Bedienungsanleitung

Um sich schnell im Rettungsdienst RS/RH zurechtzufinden, sind folgende Besonderheiten dieses Lern- und Arbeitsbuches zu berücksichtigen.

Inhaltsverzeichnis

Zur leichten und schnellen Orientierung ist der Inhalt stark untergliedert: Zu Beginn des Buches steht ein Gesamtinhaltsverzeichnis mit den Hauptüberschriften der Teile A bis E und den dazu gehörenden Überschriften der 32 Kapitel. Den Abschnitten A bis E stehen Übersichten der darin enthaltenen Kapitel voran, z. B. Teil A, Kapitel 1 bis 7. Schließlich beginnt jedes einzelne Kapitel mit einer eigenen umfassenden Inhaltsübersicht.

Farbleitsystem

Die Teile A bis E sind mit verschiedenen Farben gekennzeichnet. Die Markierungen sind am Buchrand von Kapitel zu Kapitel versetzt als Griffregister gut zu erkennen und unterstützen das schnellere Auffinden der gesuchten Seite.

Abkürzungen

Häufig wiederkehrende Begriffe werden im Text grundsätzlich abgekürzt. Auf S. IX findet sich ein ausführliches Verzeichnis der verwendeten Abkürzungen.

Kennzeichnungen

Im Text wird mit verschiedenen Kennzeichnungen gearbeitet. An farblicher Markierung und Überschrift lässt sich der Informationsschwerpunkt des betreffenden Textes auf einen Blick erkennen:

Merke

Sehr wichtige, einzuprägende Informationen und Hinweise zu dem gerade erläuterten Thema.

Achtung

Warnhinweise, häufig vermeidbare Fehler bei der Arbeit im Rettungsdienst und Hinweise auf besonders zu beachtende Umstände.

Praxistipp

Praxisrelevante Informationen für die Arbeit im Rettungsdienst.

Beispiel

Beispiele zur Erläuterung und Konkretisierung des dargestellten Themas.

Wiederholungsfragen

Die Wiederholungsfragen ermöglichen eine selbstständige Wissensüberprüfung. Sie geben Gelegenheit, den gelesenen bzw. gelernten Inhalt zu reflektieren. Verweise auf die entsprechenden Textstellen, in denen die Antworten zu finden sind, erleichtern die selbstständige Lernkontrolle.

Abbildungen und Tabellen

Mehr als 450 Abbildungen und Tabellen veranschaulichen z. B. anatomische, medizinische und rettungsdienstliche Sachverhalte, zeigen wichtige Zusammenhänge oder typische Situationen aus dem praktischen Berufsalltag des Rettungsdienstes.

Die Abbildungen und Tabellen sind jeweils kapitelweise nummeriert. An den entsprechenden Textstellen wir auf die dazugehörige Abbildung oder Tabelle verwiesen (z. B.: ☞ Abb. 2.3).

J. Luxem   D. Kühn   K. Runggaldier (Hrsg.)

Rettungsdienst RS/RH

Jürgen Luxem   Dietmar Kühn   Klaus Runggaldier
(Hrsg.)

Rettungsdienst RS/RH

Mit Beiträgen von
Ralf Bischoni, Achim Hackstein, Daniel Hülsbusch, Guido Kaiser, Dietmar Kühn,
Dennis Lentz, Andreas Lobmüller, Benjamin Lorenz, Jürgen Luxem, Oliver Peters,
Klaus Runggaldier, Frank Scheinichen, Michael Steiner

Redaktionelle Mitarbeit: Michael Knieps

Mit 324 Abbildungen und 127 Tabellen

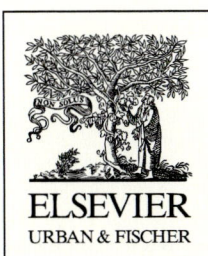

ELSEVIER
URBAN & FISCHER

URBAN & FISCHER
München · Jena

Zuschriften und Kritik an:

Elsevier GmbH, Urban & Fischer Verlag, Lektorat Fachberufe, Karlstraße 45, 80333 München

Wichtiger Hinweis für den Benutzer

Die Erkenntnisse in der Medizin unterliegen laufendem Wandel durch Forschung und klinische Erfahrungen. Herausgeber und Autoren dieses Werkes haben große Sorgfalt darauf verwendet, dass die in diesem Werk gemachten therapeutischen Angaben (insbesondere hinsichtlich Indikation, Dosierung und unerwünschten Wirkungen) dem derzeitigen Wissensstand entsprechen. Das entbindet die Nutzer dieses Werkes aber nicht von der Verpflichtung, ihre therapeutischen Entscheidungen in eigener Verantwortung zu treffen.

Bibliografische Information Der Deutschen Bibliothek

Die Deutsche Bibliothek verzeichnet diese Publikation in der Deutschen Nationalbibliografie; detaillierte bibliografische Daten sind im Internet unter http://dnb.ddb.de abrufbar.

Um den Textfluss nicht zu stören, wurde bei Patienten und Berufsbezeichnungen die grammatikalisch maskuline Form gewählt. Selbstverständlich sind in diesen Fällen immer Frauen und Männer gemeint.

Planung: Heiko Krabbe
Lektorat: Petra Eichholz
Redaktion: Dr. Antje Kronenberg, Stadtlohn
Herstellung: Kerstin Wilk, München
Satz: Mitterweger & Partner, Plankstadt
Druck und Bindung: MKT Print d. d., Ljubljana
Umschlaggestaltung: SpieszDesign, Neu-Ulm
Titelfotografie: MEV, Augsburg
Gedruckt auf 90 g Eurobulk
Printed in Slovenia

ISBN 978-3-437-48040-9

Geleitwort

Der Rettungsdienst ist fester Bestandteil der medizinischen Versorgung der Bevölkerung Deutschlands. Neben der ambulanten Behandlung und der stationären Versorgung stellt er das dritte Standbein im Rahmen der Akutversorgung dar. Damit kommt ihm ein hoher Stellenwert im Gesundheitswesen zu. Die Aufgaben des Rettungsdienstes werden mit den steigenden Ansprüchen der Betroffenen immer unfangreicher und differenzierter. Dies rechtfertigt, dass es angesichts der Fülle an Aufgaben auch differente Qualifikationsniveaus der Mitarbeiter im Rettungsdienst gibt. Das nichtärztliche Personal gliedert sich entsprechend seiner Ausbildung in verschiedene Helfergruppen. Das Gesetz (Rettungsassistentengesetz) und landesrechtliche Vorgaben unterscheiden im Bereich des rettungsdienstlichen Fachpersonals Sanitäts- und Rettungsdiensthelfer, Rettungssanitäter und Rettungsassistenten, die sich nicht nur bezüglich ihrer Qualifikation, sondern auch bezüglich der ihnen zugewiesenen Aufgaben unterscheiden, die sehr wohl verschiedene Schwerpunkte haben.

Da nicht alle Kräfte im Rettungsdienst eine Rettungsassistenten-Ausbildung durchlaufen können – nicht aus fehlendem Interesse, sondern aus zeitlichen Gründen –, bedarf es für dieses Klientel auch einer fundierten und auf die besonderen Bedürfnisse ihrer Tätigkeit zugeschnittenen Ausbildungsunterlage. Gerade im ehrenamtlichen Bereich der Hilfsorganisationen besteht hierfür ein gestiegener Bedarf. Trotz der zunehmenden Professionalierung kann auf diese Kräfte auch in Zukunft nicht verzichtet werden.

Es darf bei der demografischen Entwicklung unserer Bevölkerungsstruktur unterstellt werden, dass in Zukunft der Bedarf an rettungsdienstlichen Leistungen nicht abnehmen, sondern im Gegenteil zunehmen wird. Dazu tragen auch Entwicklungen im Krankenhaussektor bei. Der Rettungsdienst führte im Zeitraum 2000/2001 pro Jahr 1,3 Mio. Einsätze durch, wovon 57 % auf die Kategorie Krankentransport entfielen. Es darf nicht unterschätzt werden, dass sowohl der Krankentransport als auch die Notfalleinsätze, bei denen es auf Grund geringerer Schwere keines Notarztes bedarf, ebenso wie Verlegungstransporte ohne Notarztbegleitung einer fundierten Qualifikation bedürfen. Das vorliegende Lehrbuch vermittelt hierzu die notwendigen Lehrinhalte, die leicht zu verstehen sind und dem Informationsbedürfnis der Zielgruppe entsprechen. Das Werk beschränkt sich zum einen auf die wesentlichen Inhalte und vermittelt diese zudem in verständlicher Form. Basis des Inhaltes sind die gemeinsamen Grundsätze zur Ausbildung des Personals im Rettungsdienst des damaligen Bund-/Länderausschusses Rettungswesen, welche auch die Grundlage für die landesrechtlichen Regelungen und Ausbildungsordnungen der Hilfsorganisation und Feuerwehren waren.

Es ist der langjährigen Erfahrung der Autoren zu verdanken, dass mit dem vorliegenden Lehrbuch eine Informationsquelle und Ausbildungsunterlage entstanden ist, die genau auf die speziellen Bedürfnisse dieses Teiles des Rettungsfachpersonals zugeschnitten ist. Damit ist es den Autoren, die eine große Routine in der Vermittlung von Lehrinhalten besitzen, gelungen, einen wesentlichen Beitrag zur Ausbildung zu leisten. Es ist somit auch die Gewähr gegeben, dass auf Grund der ausgereiften Didaktik, der hochwertigen Bebilderung und dem prägenden Layout der angehende Rettungssanitäter und Rettungshelfer eine wertvolle Unterstützung für seine Ausbildung erhält. Besonderes Anliegen ist es den Autoren auch, bei der Vorbereitung für die Prüfung durch die integrierten Fragenkomplexe eine nachvollziehbare Hilfestellung zu geben.

Aus diesem Grunde kann aus notfallmedizinischer Sicht dem Lehrbuch eine weite Verbreitung und eine hohe Akzeptanz im Sinne der betroffenen Patienten gewünscht wer-

den. Trotz der Fülle der Angebote im Bereich der notfallmedizinischen Literatur wird dieses Lehrbuch seinen Platz in Abgrenzung zu anderen finden.

Würzburg im April 2006

Professor Dr. med. Peter Sefrin

Vorsitzender der Sektion Rettungswesen und Katastrophenmedizin der Deutschen Interdisziplinären Vereinigung für Intensiv- und Notfallmedizin (DIVI)

Vorwort

Das Lehrbuch Rettungsdienst wurde innerhalb weniger Jahre zu einem der Standardwerke für die Ausbildung von Rettungsassistenten und Notärzten in der Bundesrepublik Deutschland. Das Herausgeberteam wurde immer wieder angesprochen, auch für die vielen ehrenamtlich Tätigen und Rettungshelfer ein Buch für die praxisbegleitende Ausbildung zu entwickeln.

Das neue Lehrbuch „Rettungsdienst RS/RH" wird die bislang bestehende Lücke schließen. Nunmehr stehen zwei sich ergänzende Lehrwerke für die Ausbildung im Rettungsdienst zur Verfügung. Das vorliegende Kurzlehrbuch berücksichtigt die besonderen Gegebenheiten einer verkürzten Ausbildung im Rettungsdienst mit völlig anderen Schwerpunkten.

Angesichts der schnellen Entwicklung des Faches Notfallmedizin und des Rettungsdienstes selbst ist es nicht möglich, alle Themenbereiche in komplexer Gesamtheit darzustellen. Dies war auch nicht unser Ansatz bei der Konzeption dieses Buches. Vielmehr war für die Gewichtung der Themen ihre Bedeutung innerhalb der Ausbildung und späteren Tätigkeit entscheidend. Dies kann in Einzelfällen sicherlich auch anders gesehen werden.

Das vorliegende Lehrbuch ist kein „politisches" Buch und wir haben uns bewusst auf den gegenwärtigen Rettungsdienstalltag konzentriert. Entwicklungen sind nicht immer antizipierbar und einige sicher auch nicht wünschenswert. Auch für dieses Buch wünschen wir uns einen intensiven Austausch mit den Lesern.

Dieses Buch entstand nicht ohne konstruktive Dialoge mit Kolleginnen und Kollegen im Rettungsdienst, für die wir uns an dieser Stelle ausdrücklich bedanken wollen.

Eine Reise beginnt bekanntlich nicht nur mit dem ersten Schritt, sondern erfordert im Vorwege bereits viel Planung und begleitende Betreuung, für die wir uns an dieser Stelle auch beim Verlag bedanken möchten.

Damit sich dieses Buch weiter entwickeln kann, möchten wir alle Leser ermutigen, uns Rückmeldungen zu geben, die in weitere Auflagen einfließen können.

Aschaffenburg, Lutherstadt Wittenberg, Herne, im April 2006

J. Luxem
D. Kühn
K. Runggaldier

Autorenverzeichnis

Bischoni, Ralf
Lehrrettungsassistent, Krankenpfleger, ERC-Educator, Malteser-Schule Aachen, 52068 Aachen

Hackstein, Achim
Rettungsassistent, stellv. Schulleiter des Malteser-Schulungszentrum Nellinghof, 49434 Neuenkirchen

Hülsbusch, Daniel
Lehrrettungsassistent, Malteser-Rettungswache Bramsche, 49565 Bramsche

Kaiser, Guido
Rettungsassistent, Dozent im Rettungsdienst, Malteser Schulungszentrum Nellinghof, 49434 Neuenkirchen

Kühn, Dietmar Dr. med.
Facharzt für Anästhesiologie, Intensivmedizin, Leitender Notarzt, Dozent an Krankenpflege- und Rettungsdienstschulen, Kreiskrankenhaus Weilburg

Lentz, Dennis N.
Jurist, Rettungssanitäter, Arbeiter-Samariter-Bund, Regionalverband Heilbronn-Franken, 74081 Heilbronn

Lobmüller, Andreas
cand. med. im praktischen Jahr (Universität Würzburg), Rettungsassistent, Arbeiter-Samariter-Bund, Regional-verband Heilbronn-Franken, 74081 Heilbronn

Lorenz, Benjamin
Lehrrettungsassistent und Ausbilder im Rettungsdienst, Medizinstudent, Arbeiter-Samariter-Bund, Regional-verband Heilbronn-Franken, 74081 Heilbronn

Luxem, Jürgen Dr. Dr. med.
Facharzt für Anästhesiologie, Notfallmedizin, Leitender Notarzt des Rettungszweckverbandes Aschaffenburg, Anästhesiologische Gemeinschaftspraxis der Hofgar-tenklinik Aschaffenburg, 63739 Aschaffenburg

Peters, Oliver
Rettungsassistent, Dozent im Rettungsdienst, Malteser-Rettungswache Lohne, 49393 Lohne

Runggaldier, Klaus Prof. Dr. phil.
Rettungsassistent, Berufs- und Wirtschaftspädagoge, Diplom-Gesundheitslehrer, Leiter Rettungsdienst des Malteser-Hilfsdienstes auf Bundesebene und Schulleiter des Schulungszentrum Nellinghof, 51103 Köln, Professor für Medizinpädagogik an der SRH-Fach-hochschule für Gesundheit in Gera

Scheinichen, Frank Dipl.-Päd.
Rettungsassistent, Malteser-Schulungszentrum Nellinghof, 49434 Neuenkirchen

Steiner, Michael
Oberbrandmeister, Rettungsassistent, Ständige Wache Feuerwehr Aschaffenburg, 63739 Aschaffenburg

Abkürzungsverzeichnis

A

A.	Arteria
Aa.	Arterien
ADAC	Allgemeiner Deutscher Automobilclub
AED	automatische externe Defibrillation
AF	Atemfrequenz
ÄLRD	Ärztlicher Leiter Rettungsdienst
ALS	advanced life support
AMG	Arzneimittelgesetz
AMI	akuter Myokardinfarkt
AMV	Atemminutenvolumen
ANV	akutes Nierenversagen
AP	Angina pectoris
APVO-RettSan	Ausbildungs- und Prüfungsverordnung für Rettungssanitäter
ArbSchG	Arbeitsschutzgesetz
ArbZG	Arbeitszeitgesetz
Art.	Artikel
ASB	Arbeiter-Samariter-Bund
ASS	Azetylsalizylsäure
ATP	Adenosintriphosphat
AV-Block	atrioventrikulärer Block
AV-Knoten	Atrioventrikularknoten
AZV	Atemzugvolumen

B

BAA	Bauchaortenaneurysma
BAK	Blutalkoholkonzentration
BAK-Schema	elementarer Basischeck (Bewusstsein, Atmung, Kreislauf)
BayRDG	Bayerisches Rettungsdienstgesetz
BG	Berufsgenossenschaft
BGB	Bundesgesetzbuch

BGS	Bundesgrenzschutz
BGW	Berufsgenossenschaft Gesundheitsdienst und Wohlfahrtspflege
BLS	Basic Life Support
BMB	Beutel-Masken-Beatmung
BOS	Behörden und Organisationen mit Sicherheitsaufgaben
BtMG	Betäubungsmittelgesetz
BW	Bundeswehr
BWS	Brustwirbelsäule
BZ	Blutzucker
bzw.	beziehungsweise

C

C	Celsius
ca.	circa
CH	Charrire
cmH_2O	Zentimeter Wassersäule
CNI	chronische Niereninsuffizienz
CO_2	Kohlendioxid
COPD	chronic obstructive pulmonary disease
COX	Zyklooxygenase
CPR	kardiopulmonale Reanimation

D

d. h.	das heißt
DAG	digitaler Alarmgeber
DAU	digitale Alarmumsetzung
DGHM	Deutsche Gesellschaft für Hygiene und Mikrobiologie
DGzRS	Deutsche Gesellschaft zur Rettung Schiffbrüchiger
DIN	Deutsche Industrie-Norm

DIVI	Deutsche interdisziplinäre Vereinigung für Intensiv- und Notfallmedizin
DK	Dringlichkeitskategorie
dl	Deziliter
DLRG	Deutsche Lebensrettungs-gesellschaft
DMS-Kontrolle	Kontrolle der Durchblu-tung, Motorik, Sensibilität
DNA	Desoxyribonukleinsäure
DRF	Deutsche Rettungsflug-wacht
DRK	Deutsches Rotes Kreuz
DV	Dienstvorschrift

E

EDH	epidurales Hämatom
EKG	Elektrokardiogramm
EMD	elektromechanische Dissoziation
ERV	exspiratorisches Reservevolumen
ESH	European Society of Hypertension
$etCO_2$	exspiratorischer CO_2-Wert
EU	Europäische Union
EUG	Extrauteringravidität
evtl.	eventuell

F

FiO_2	inspiratorische Sauerstoff-konzentration
FME	Funkmeldeempfänger
FMS	Funkmeldesystem
FSH	follikelstimulierendes Hormon
FSJ	freiwilliges soziales Jahr
FSJG	Gesetz zur Förderung eines freiwilligen sozialen Jahrs

FSME	Frühsommer-Meningo-enzephalitis

G

g	Gramm
GCS	Glasgow Coma Scale
GG	Grundgesetz
ggf.	gegebenenfalls
GI-Blutung	gastrointestinale Blutung
GKV	gesetzliche Kranken-versicherung

H

h	Stunde
H_2O	Wasserstoffoxid, Wasser
HAES	Hydroxyethylstärke
HAV	Hepatitis-A-Virus
Hb	Hämoglobin
$HbCO_2$	Carboxyhämoglobin
HBO	hyperbare Oxygenierung
HbO_2	Oxyhämoglobin
HBV	Hepatitis-B-Virus
HCG	humanes Choriongon-adotropin
HDM	Herzdruckmassage
HF	Herzfrequenz
HMV	Herzminutenvolumen
HN	Hirnnerven
HNO	Hals-Nasen-Ohren
HRST	Herzrhythmusstörungen
HUS	enteropathisches hämoly-tisch-urämisches Syndrom
HWS	Halswirbelsäule
HWZ	Halbwertszeit
Hz	Hertz
HZV	Herzzeitvolumen

NNR	Nebennierenrinde
NO	Stickoxid, Stickstoffmonoxid
NS	Nervensystem
NSAR	nichtsteroidales Antirheumatikum
NSTEMI	Nicht-ST-Strecken-Hebungsinfarkt (Myokardinfarkt ohne ST-Hebung)

O

o.ä.	oder ähnlich
o.g.	oben genannt(e)
O_2	Sauerstoff
ÖEL	Örtliche Einsatzleitung
OP	Operationssaal
OrgL	Organisatorischer Leiter
OwiG	Ordnungswidrigkeitengesetz

P

P	Druck
$p(a)CO_2$	(arterieller) Kohlendioxidpartialdruck
$p(a)O_2$	(arterieller) Sauerstoffpartialdruck
p.o.	per os
P.p.	Placenta praevis
pAVK	periphere arterielle Verschlusskrankheit
PEA	pulslose elektrische Aktivität
PEEP	positiver endexspiratorischer Druck
PHTLS	pre-hospital trauma life support
PNS	peripheres Nervensystem
(P)RIND	(prolongiertes) reversibles ischämisches neurologisches Defizit

| PsychKG | Landesgesetze für psychisch kranke Personen |
| PVT | pulslose ventrikuläre Tachykardie |

R

RA	Rettungsassistent
RCA	right coronary artery
RCX	Ramus circumflexus
RD	Rettungsdienst
RettAssAPrV	Rettungsassistenten-Ausbildungs- und Prüfungsverordnung
RettAssG	Rettungsassistentengesetz
RH	Rettungshelfer
RIND	reversibles ischämisches neurologisches Defizit
RIVA	Ramus interventricularis anterior
RNA	Ribonukleinsäure
RR	Riva-Rocci (Blutdruckmessung)
RS	Rettungssanitäter
RTH	Rettungshubschrauber
RTW	Rettungswagen
RV	Residualvolumen

S

s.	siehe
s.c.	subkutan
s.o.	siehe oben
s.u.	siehe unten
SAB	Subarachnoidalblutung
SanEL	Sanitätseinsatzleitung
SanH	Sanitätshelfer
SaO_2	Sauerstoffsättigung
SAR	Search and Rescue
SDH	subdurales Hämatom
SEG	Schnelleinsatzgruppe

Sek. (s)	Sekunde
SHT	Schädel-Hirn-Trauma
SIDS	sudden infant death syndrome
SIH	schwangerschaftsinduzierte Hypertonie
SK	Seenotrettungskreuzer
SRD	Sanitäter Rettungsdienst
SSW	Schwangerschaftswoche
STEMI	ST Strecken Hebungs-infarkt
StGB	Strafgesetzbuch
StVO	Straßenverkehrsordnung
SV	Schlagvolumen
sVES	supraventrikuläre Extrasystole

T

TEL	Technische Einsatzleitung
THW	Technisches Hilfswerk
TIA	transitorisch-ischämische Attacke
TIVA	totale intravenöse Anästhesie
TLC	Totalkapazität
TRV	Totraumvolumen
TUIS	Transportunfall-, Informations- und Hilfeleistungssystem

U

u. a.	unter anderem
u.U.	unter Umständen
UHF	Ultrahochfrequenz
usw.	und so weiter
UV	Unfallversicherung
UVV	Unfall-Versicherungsvor-schrift

V

V	Volt
V.	Vena
VC	Vitalkapazität
VDE	Verband der Elektro-technik, Elektronik und Informationstechnik
VES	ventrikuläre Extrasystolen
VKOF	verbrannte Körperober-fläche
VNS	vegetatives Nervensystem
Vol.%	Volumenprozent
VT	ventrikuläre Tachykardie
Vv.	Venae

W

W	Watt
WENS	World Federation of Neurosurgical Societies
WHO	World Health Organization
WPW	Wolff-Parkinson-White-Syndrom
WS	Wirbelsäule

Z

z. B.	zum Beispiel
ZDL	Zivildienstleistender
ZNS	Zentralnervensystem
ZTG	Zivildienstgesetz

Abbildungsnachweis

Der Verweis auf die jeweilige Abbildungsquelle befindet sich bei allen Abbildungen im Buch am Ende des Legendentextes in eckigen Klammern. Alle nicht besonders gekennzeichneten Grafiken und Abbildungen: © Elsevier GmbH, München.

Abschnittsauftaktseiten: J666 (A), M235 (B), O429 (C), O433 (D), W258 (E)

A300 Reihe Klinik- und Praxisleitfaden, Elsevier GmbH, Urban & Fischer Verlag, München

A300 – 190 G. Raichle, Ulm, in Verbindung mit der Reihe Klinik- und Praxisleitfaden, Elsevier GmbH, Urban & Fischer Verlag, München

A400 Reihe Pflege konkret, Elsevier GmbH, Urban & Fischer Verlag, München

A400 – 157 S. Adler, in Verbindung mit der Reihe Pflege konkret, Elsevier GmbH, Urban & Fischer Verlag, München

A400 – 190 G. Raichle, Ulm, in Verbindung mit der Reihe Pflege konkret, Elsevier GmbH, Urban & Fischer Verlag, München

A400 – 215 S. Weinert-Spieß, Ulm, in Verbindung mit der Reihe Pflege konkret, Elsevier GmbH, Urban & Fischer Verlag, München

B117 L. Blohm: Klinische Radiologie, 1. Aufl., Jungjohann Verlag, 1992

B152 H.M. Hackenberg: EKG-Übungsbuch, 3. Aufl., Jungjohann Verlag, 1995

B159 U. Renz (Hrsg.): Fünferband-Kleine operative Fächer, 2. Aufl., Jungjohann Verlag, 1995

E221 Kohlhammer – Deutscher Gemeindeverlag GmbH, Stuttgart

E254 DokuForm-Verlag für Dokumentation und Formulardruck GmbH, Ratekau

E270 C. S. So: Praktische Elektrokardiographie, 8. Aufl., Georg Thieme Verlag, Stuttgart, 1999

F113 Medizinisches Bildarchiv, Georg Thieme Verlag, Stuttgart, © Boehringer Ingelheim Pharma KG

F206 U. Storm: Der Brandverletzte – Intensivmedizinische Therapie und Möglichkeiten der offenen und geschlossenen Wundbehandlung, in: Klinik Magazin, Nr. 5, Jg. 10/11, Verlag für Medizinische Publikationen, Stade, 1994/95

J520 – 233 Walmsley, Getty Images Deutschland GmbH, München

J600 – 106 A. Syred, Focus Photo- und Presseagentur GmbH, Hamburg

J666 Getty Images/Photo Disc

K105 H.G. Hornfeck, Bergheim

K107 H. Kastendieck, Hamburg

K108 D. Seelisch, Hamburg

K109 Bartel, Lübeck

K115 A. Walle, Hamburg

K118 G. Ippisch, Bad Tatzmannsdorf/Österreich

K157 W. Krüper, Bielefeld

K183 E. Weimer, Würselen

K206 R. Frommann, Hamburg

L106 H. Rintelen, Velbert

L106-R127 H. Rintelen, Velbert, für Speckmann/Wittkowski: Bau und Funktion des menschlichen Körpers, neu bearb. 19. A., Urban & Fischer, München, 2000

L107 M. Budowick, München

L108 R. Himmelhan, Heidelberg

L108-R123 R. Himmelhan, Heidelberg
für Larsen, Anästhesie, 7. Aufl.,
Urban & Fischer 2002
L112 M. A. Barratt-Dimes
L112-R127 M. A. Barratt-Dimes für
Speckmann/Wittkowski: Bau und Funktion
des menschlichen Körpers, neu bearb. 19. A.,
Urban & Fischer, München, 2000
L123 J. Dimes
L123-R127 J. Dimes für Speckmann/
Wittkowski: Bau und Funktion des
menschlichen Körpers, neu bearb. 19. A.,
Urban & Fischer, München, 2000
L157 S. Adler, Lübeck
L190 G. Raichle, Ulm
L215 S. Weinert-Spieß, Neu-Ulm
M100 Mensch, Körper, Krankheit.
Hrsg. von R. Huch/C. Bauer. 4. Aufl.,
Urban & Fischer, München, 2003
M117 G. Grevers, München
M138 H. Beck, Nürnberg
M161 M. Zimmer, Bammental
M207 M. Koop, Idstein-Niederrod
M232 D. Kühn, Wittenberg
M233 U. Meyer-Bothling, Hamburg
M235 J. Luxem, Aschaffenburg
M237 H.H. Hellweg, Liebshausen
M302 A. Lobmüller, Würzburg
O169 Neitzel, Ganderkesee
O414 U. Benkert, Aschaffenburg
O427 M. Steiner, Aschaffenburg
O428 B. Lorenz, ASB-HN-Franken
O429 R. Hettler, Aschaffenburg
O430 J. Kümmel, Rechtenbach
O433 Peter Rogowsky, Aschaffenburg
R103 L. Latasch, K. Ruck, W. Seiz:
Anästhesie – Intensivmedizin – Intensiv-
pflege, 1. Aufl., Urban & Fischer Verlag,
München, 1999

R127 Speckmann/Wittkowski: Bau
und Funktion des menschlichen Körpers,
neu bearb. 19. A., Urban & Fischer,
München, 2000
R161 Luxem, Kühn, Runggaldier:
Lehrbuch Rettungsdienst, 3. Auflage,
Elsevier GmbH, Urban & Fischer Verlag,
München
S005 E. J. Speckmann, W. Wittkowski:
Bau und Funktionen des menschlichen
Körpers, 19. Aufl., Urban & Schwarzenberg,
München, 1998
S005 – 106 H. Rintelen für E. J. Speck-
mann, W. Wittkowski: Bau und Funktionen
des menschlichen Körpers, 19. Aufl.,
Urban & Schwarzenberg, München, 1998
S005 – 107 M. Budowick für E. J. Speck-
mann, W. Wittkowski: Bau und Funktionen
des menschlichen Körpers, 19. Aufl.,
Urban & Schwarzenberg, München, 1998
S007 – 1-19 Sobotta, Atlas der Anatomie
des Menschen, Band 1, 19. Auflage,
Urban & Schwarzenberg, München, 1988
S007 – 1-20 Sobotta, Atlas der Anatomie
des Menschen, Band 1, 20. Auflage,
Urban & Schwarzenberg, München, 1993
S007 – 2-20 Sobotta, Atlas der Anatomie
des Menschen, Band 2, 20. Auflage,
Urban & Schwarzenberg, München, 1993
S007 – 2-21 Sobotta, Atlas der Anatomie
des Menschen, Band 2, 21. Auflage,
Elsevier GmbH, Urban & Fischer Verlag,
2004
S010 – 1-15 Benninghoff: Anatomie,
Bd. 1, 15. Auflage, Urban & Schwarzenberg,
1994
S020 Primer: Einführung in die
Bronchoskopie. Urban & Schwarzenberg
1978

S122 Sefrin: Notfalltherapie, 6. Aufl.,
Urban & Schwarzenberg, 1999
S130 – 1 Deetjen/Speckmann: Physiologie,
1. Auflage, Urban & Schwarzenberg, 1992
T112 J. Bennek, Universität Leipzig,
Kinderchirurgie, Leipzig
T127 P. Scriba, München
T132 Th. Schneider, Quedlinburg
T170 E. Walthers, Marburg-Bauerbach
T173 U. Vogel, Tübingen
T196 P. Kaiser, Müllheim
T336 Radiologie Main Park Center,
Mainaschaff
T337 Station Christoph 2, Frankfurt,
Michael Weingärtner
U120 Bode Chemie GmbH & Co.,
Hamburg
U223 B. Braun Melsungen AG, Melsungen
U234 Boehringer Ingelheim Pharma KG
V083 Weinmann Geräte für Medizin
GmbH + Co. KG, Hamburg

V089 Laerdal, München
V156 Servox AG, Troisdorf
V170 Medtronic Dantec, Dantec
Medical A/S, Skovlunde, Dänemark
V210 – 1 Tyco Healthcare Deutschland
GmbH, Neustadt/D./div.Mallinckrodt
W160 Berufsfeuerwehr Frankfurt
W161 ADAC e.V., München
W170 Landeskriminalamt Baden-
Württemberg, Stuttgart
W253 Bergwacht Aschaffenburg
W254 Freiwillige Feuerwehr
Großostheim
W255 Freiwillige Feuerwehr Wiesen
W257 Gemeinsamer Bundesausschuss,
Siegburg
W258 Malteser Archiv, Köln
X112 C. Tönshoff, Stuttgart
X211 U. Sulkowski, Münster

Inhaltsverzeichnis

D Organisations- und Einsatztaktik

E Rechtliche Grundlagen

Anhang

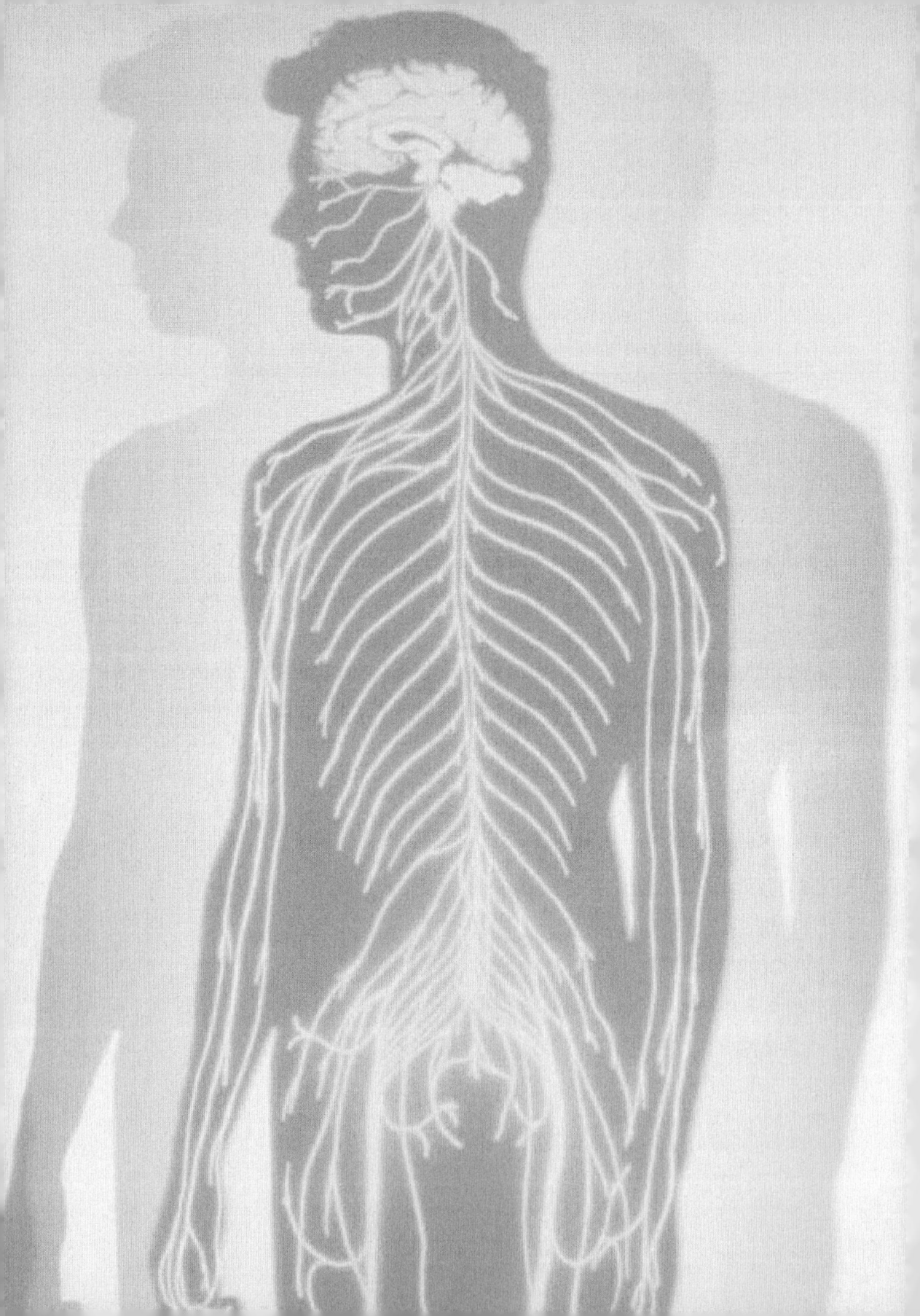

A Allgemeine und medizinische Grundlagen

Grundlagen des Lernens 1

Guido Kaiser

1.1   Was ist Lernen?

Unter den Themen, denen sich dieses Buch widmet, findet sich an erster Stelle ein Kapitel über das Lernen. Die Rettungsdienstausbildung wird es für Sie mit sich bringen, sehr viel Neues in relativ kurzer Zeit lernen zu müssen, und zwar so gründlich, dass Sie sich in Einsatzsituationen auf das Gelernte verlassen können. Dieses Kapitel soll Ihnen dabei helfen, indem Sie Grundlegendes über das Lernen erfahren und einige Tipps zur Lernorganisation erhalten.

Definition

Die Frage, was genau eigentlich unter dem Begriff „Lernen" zu verstehen ist, lässt sich nicht leicht beantworten. Es kursieren daher annähernd so viele verschiedene Begriffsdefinitionen wie Lehrbücher. Eine sehr allgemein gehaltene und dadurch brauchbare Definition lautet:

Merke

Lernen ist eine Verhaltensänderung infolge zuvor gemachter Erfahrungen.

Diese Definition beschreibt allgemein, was bei jeder Art von Lernen passiert: Ein Mensch macht eine Erfahrung, das heißt eine Wahrnehmung in einer bestimmten Situation (etwas Bestimmtes hören, sehen, fühlen). Etwas gelernt wurde genau dann, wenn sich der Betreffende danach in bestimmten Situationen anders verhält als vorher.

Ein einfaches Beispiel kann dies erläutern: Im Rettungsdienst ist unabhängig von der Einsatzsituation immer ein streng aseptisches Vorgehen gefordert. Vor dem Legen eines periphervenösen Zugangs wird die Punktionsstelle daher mit einer Desinfektionslösung eingesprüht und deren Wirkzeit, in der Regel eine halbe Minute, abgewartet. Dies wird von allen neuen Mitarbeitern nach Erlernen im Rahmen der rettungsdienstlichen Tätigkeit umgesetzt.

Das Gedächtnis

Lernen kann nur funktionieren, wenn Informationen im Gehirn gespeichert werden können. Diese Funktion des Gehirns wird als Gedächtnis bezeichnet und verfügt über drei Gedächtnisebenen:

- Ultrakurzzeitgedächtnis
- Kurzzeitgedächtnis
- Langzeitgedächtnis.

Über die Sinne (sehen, hören, riechen, tasten, schmecken) nimmt der Mensch in jeder Sekunde bis zu mehrere Millionen Bit an Information auf. Als Schutz vor Überforderung durch diese Reizflut werden ganz gezielt unwichtige Informationen vergessen und nur die wichtigen in das Gedächtnis aufgenommen.

Die erste Gedächtnisebene ist das **Ultrakurzzeitgedächtnis** mit einer Speicherdauer von maximal 20 Sekunden. In diesen Speicher gelangen zunächst alle Informationen, die der Mensch bewusst wahrnimmt. Wenige Sekunden nach der Betrachtung können noch sehr viele Details wiedergegeben werden. Nach mehreren Minuten sind nur noch solche Wahrnehmungen erinnerlich, die besonders aufgefallen sind und daher in die nächste Gedächtnisebene übergegangen sind.

Das **Kurzzeitgedächtnis** ist der „Arbeitsspeicher" des menschlichen Gehirns. Hier werden bis zu einer Dauer von etwa 20 Minuten die neuen Informationen gespeichert, die für die aktuellen Denkprozesse benötigt werden. Die Kapazität des Kurzzeitgedächtnisses ist ziemlich genau bekannt. Sie beträgt zwischen fünf und neun Einzelinformationen („7 ± 2"). Damit ist wissenschaftlich erwiesen, dass es keinen Sinn macht, mehr als zehn Nummern oder Namen in einem Anlauf lernen zu wollen.

Praxistipp

Wie man es schafft, sich 40 verschiedene Notfallmedikamente oder 15 Dinge, die für eine Intubation benötigt werden, zu merken, erfahren Sie im Abschnitt „Lernhilfen".

Die dauerhafte Gedächtnisebene ist das **Langzeitgedächtnis.** Informationen, die hier gespeichert werden, bleiben für sehr lange Zeit – in vielen Fällen sogar ein Leben lang – vorhanden und mit mehr oder weniger großem Aufwand abrufbar. Die Kapazität des Langzeitgedächtnisses ist nahezu unbegrenzt. Entscheidend für ein dauerhaftes Behalten von Informationen ist der Übergang aus dem Kurz- in das Langzeitgedächtnis. Dabei ist die Aufbereitung der Information für den Lernprozess entscheidend. Ist die Information interessant, bekannt, wichtig, durchschaubar, logisch, ästhetisch und motivierend? Je mehr dieser Fragen mit „Ja" beantwortet werden, desto schneller und dauerhafter geht die Information in das Langzeitgedächtnis über.

Lernphasen

Ein Lernprozess benötigt zwei Formen von Lerntätigkeiten, um erfolgreich und dauerhaft etwas im Gehirn des Lernenden zu bewirken: aufnehmende und ausdrückende Lerntätigkeiten. Es lassen sich daher zwei Phasen des Lernens unterscheiden (☞ Tab. 1.1), sozusagen das „Einatmen" und „Ausatmen".

Die beiden Phasen des aufnehmenden und ausdrückenden Lernens sollen sich immer wieder abwechseln, um einen optimalen Lernerfolg zu garantieren.

Tab. 1.1: Lerntätigkeiten und Lernphasen

aufnehmende Lerntätigkeiten	ausdrückende Lerntätigkeiten
Betrachten	Anwenden
Beobachten	Vortragen
Lesen	Diskutieren
Zuhören	Erklären
Abzeichnen	Rollen spielen
Auswendiglernen	Aufgaben lösen

1.2 Probleme im Lernprozess/Lernhilfen

Lernkanäle

Psychologische Untersuchungen haben gezeigt, dass der Lernerfolg stark davon abhängt, auf welchem Weg der Lernstoff wahrgenommen wird. Die Ergebnisse sind in Abb. 1.1 dargestellt.

Es ist wesentlich effektiver, im Unterricht nicht nur zu hören und zu sehen, was durch die Lehrkraft dargeboten wird, sondern auch darüber zu sprechen. Es kann auch sehr hilfreich sein, sich nach dem Lesen eines

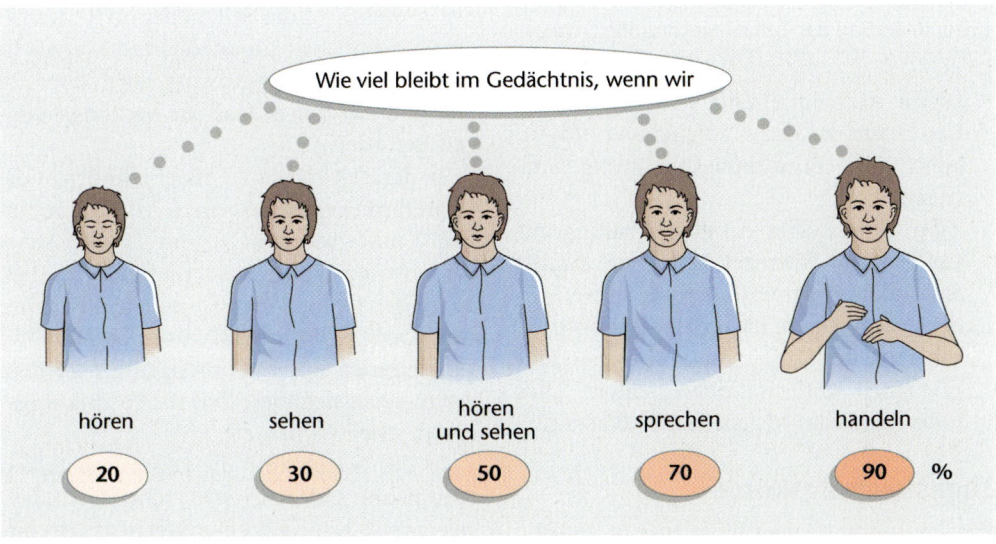

Wie viel bleibt im Gedächtnis, wenn wir

hören	sehen	hören und sehen	sprechen	handeln
20	30	50	70	90 %

Abb. 1.1: Lernkanäle [L157]

Kapitels des Lehrbuchs Notizen zu den wichtigsten bzw. neuen Inhalten zu machen, um die aufnehmende Lernphase zu fördern.

Lernhemmungen

Wenn der Lernerfolg ausbleibt, kann dies an einer der folgenden Lernhemmungen liegen:

- Folgen ähnliche Lerngegenstände zeitlich zu dicht aufeinander, so hemmen sie sich gegenseitig.
  Tipp: Pausen und Wiederholungen rechtzeitig und dosiert einsetzen, das Thema wechseln!

- Werden dem Gedächtnis mehr als 7 ± 2 Informationen auf einmal angeboten, kommt es zur Mengenhemmung (siehe Kurzzeitgedächtnis).
  Tipp: Muss eine größere Anzahl von gleichartigen Dingen gelernt werden, sollten diese in wenige Lerneinheiten aufgeteilt werden. Die Lerneinheiten werden zunächst getrennt voneinander und anschließend die zusammengehörenden Bündel gelernt.

> **Merke**
>
> Die Vorbereitung für die Intubation wird in folgende fünf Lerneinheiten aufgeteilt:
> 1. Herstellen der Absaugbereitschaft,
> 2. Vorbereiten der Beatmung,
> 3. Vorbereitung eines Tubus,
> 4. Material für die Tubusfixierung,
> 5. Durchführung der Tubuslagekontrolle.

- Wenn Aufnahme und Wiedergabe von Gelerntem zu dicht aufeinander folgen, kann eine Erinnerungshemmung auftreten.
  Tipp: Unmittelbar vor einer Prüfung mit viel Unruhe Erlerntes kann den Zugriff auf andere Informationen blockieren. In der Prüfung kann das zuletzt Gelernte erinnert werden, aber die vorher be- und gewussten Informationen fehlen. Dies führt dann zum so genannten „Blackout".

Tagesleistungskurve

Die Leistungsfähigkeit eines durchschnittlichen Menschen unterliegt tageszeitlichen

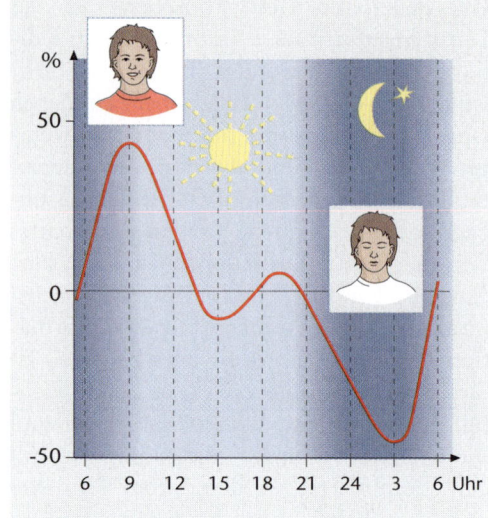

Abb. 1.2: Tagesleistungskurve [L157]

Schwankungen (☞ Abb. 1.2). Das gilt besonders für das Lernen, denn dafür braucht man ein hohes Maß an Ausdauer und Konzentrationsfähigkeit. Welche Zeiten des Tages eignen sich besonders gut zum Lernen und welche nicht?

Der Zeitraum mit der höchsten (Lern-) Leistungsfähigkeit liegt etwa zwischen sechs und zwölf Uhr morgens. Daher findet in dieser Zeit normalerweise der größte Teil des Schul- und Berufsschulunterrichts statt. Leider ist dies nicht die Zeit, in der im Rettungsdienst die höchste Einsatzdichte zu verzeichnen ist. Im Rettungsdienst wird über 24 Stunden ein hohes Maß an Leistungsfähigkeit gefordert.

In der Zeit von ca. 13 bis 15 Uhr bricht die Leistungskurve etwas ein („Mittagsmüdigkeit") und zwischen 18 und 21 Uhr steigt die Leistungsfähigkeit noch einmal deutlich an. In den frühen Abendstunden kann daher besonders selbst organisiertes Lernen und Wiederholen sinnvoll durchgeführt werden. Auch eignet sich diese Zeit für Fortbildungskurse, Abendschule etc.

In der Nacht sinkt die Leistungsfähigkeit enorm ab, sodass es sehr schwer ist, beispielsweise während einer Nachtschicht anspruchsvollen Stoff zu lernen.

Pausen

Lernen erfordert Konzentration. Kaum ein Mensch ist in der Lage, sich länger als etwa zwanzig Minuten beständig zu konzentrieren. In allen Lernprozessen, die länger als zwanzig Minuten andauern, müssen daher in gewissen Abständen Pausen von geeigneter Länge vorgesehen werden, um die Konzentrationsfähigkeit zu erhalten.

Als Richtwerte, die sowohl im Unterricht als auch beim selbst organisierten Lernen berücksichtigt werden sollten, gelten folgende Pausenzeiten:

Nach spätestens zwanzig Minuten sollte man sich eine **individuelle Lernpause** von wenigen Sekunden Dauer gönnen. In dieser Zeit sollte man beispielsweise kurz aufstehen, eine kleine Gymnastikübung machen, kurz die Augen schließen oder aus dem Fenster blicken. Im Unterricht nehmen Lehrkräfte durch Methodenwechsel auf dieses Bedürfnis Rücksicht. Geht man beispielsweise von einem Unterrichtsgespräch zur Vorführung eines Films über, erhalten die Teilnehmer in dieser Übergangsphase die Möglichkeit zu einer kurzen Ablenkungstätigkeit (Wortwechsel mit dem Nachbarn, Hervorholen von Schreibutensilien o.ä.) und können sich danach wieder konzentrieren.

Nach ca. 45 Minuten sollte eine **Minipause** von fünf Minuten erfolgen. In dieser Zeit empfehlen sich außer der Erledigung dringender Bedürfnisse etwas Bewegung und frische Luft.

Nach ca. 90 Minuten ist eine **Auffrischungspause** („Kaffeepause") von 15 bis 20 Minuten erforderlich. In dieser Pause sollte man ggf. den Raum wechseln oder nach draußen gehen und etwas trinken bzw. essen (Kekse, Pausenbrot).

Nach etwa drei Stunden Lerntätigkeit braucht der Körper eine längere **Erholungspause,** in der Regel ist das die Mittagspause des Tages. Die optimale Dauer der Erholungspause beträgt $1^1/_2$ Stunden.

Wiederholungen

Um Informationen dauerhaft und schnell verfügbar im Gedächtnis abzuspeichern oder erlernte Handlungsabläufe sicher zu beherrschen, reicht ein einmaliger Lerndurchgang in den meisten Fällen nicht aus; der Lernstoff muss in geeigneten Abständen wiederholt werden. Dabei wurde ein Wiederholungsrhythmus mit sechs Wiederholungen innerhalb von zwei Wochen entwickelt:

1. nach 15 Minuten,
2. nach zwei Stunden,
3. nach zwölf Stunden,
4. nach zwei Tagen,
5. nach einer Woche,
6. nach zwei Wochen.

Übertragen auf das Lernen in den Lehrgängen heißt das, dass der Unterrichtsstoff jeweils am Abend eines Tages (z.B. zwischen 18 und 20 Uhr; siehe „Tagesleistungskurve") und am Ende einer Woche kurz wiederholt werden sollte. Zur Wiederholung von theoretischem Lernstoff eignen sich beispielsweise das Lesen eines entsprechenden Lehrbuchkapitels oder das Durcharbeiten der eigenen Aufzeichnungen (lesen, farbig markieren, ergänzen).

1.3 Prüfungen und Prüfungsangst

Lernzielkontrollen

Lernzielkontrollen sind Tests, die im Rahmen eines Lehrganges etwa wöchentlich durchgeführt werden. In erster Linie sollen die Lernzielkontrollen dem Lernenden eine Rückmeldung darüber geben, in welchem Maß er die Lernziele des bisherigen Unterrichts erreicht hat. Gleichzeitig sollen sie auch zeigen, wie der Erwartungshorizont aussieht, also was man bisher überhaupt alles können sollte und worauf es besonders ankommt. Damit bekommt der Lernende Hinweise, in welchen Bereichen er noch weiteren Lern- bzw. Übungsbedarf hat.

Die Ergebnisse einer Lernzielkontrolle können auch dabei helfen, sich von der Lehrkraft beraten zu lassen, wie man seinen Lernerfolg verbessern kann.

Daher werden Lernzielkontrollen häufig nicht benotet, sondern nur korrigiert und dann den Lernenden wieder zurückgegeben. In jedem Fall wertet die Lehrkraft die Ergebnisse der gesamten Lerngruppe aus, um zu sehen, welche Inhalte bisher gut und welche weniger gut verstanden wurden. Das Ergebnis kann dann Ausgangspunkt für die weitere Unterrichtsplanung sein.

(Abschluss-)Prüfungen

An das Ergebnis einer Abschlussprüfung werden höhere Anforderungen gestellt. Im Rettungsdienst steht die Forderung der Qualitätssicherung an erster Stelle. Nach Bestehen der Abschlussprüfung verbürgt sich die Prüfungskommission dafür, dass der Teilnehmer in der Lage ist, Notfallpatienten fachgerechte Hilfe zu leisten.

Umgang mit Prüfungsangst

Prüfungsangst ist eine Form der Stressreaktion. Anspannung und Aufregung vor einem wichtigen Ereignis sind normal, denn sie führen zu Eustress und steigern damit die Leistungsfähigkeit des Menschen. Prüfungsangst ist allerdings kontraproduktiv, denn sie ist eine Disstressreaktion, die zu Beeinträchtigung der Handlungsfähigkeit führt.

Prüfungsangst muss im Interesse aller Beteiligten vermieden werden. Dazu einige Tipps:

- Sortieren Sie den gesamten Lehrstoff (Skripte, Arbeitsblätter, Notizen, Bücher) auf zwei Stapel: einen mit Dingen, die Sie erledigt haben, und einen mit den Dingen, die Sie noch bearbeiten müssen. Sie wissen dann immer, wo Sie gerade stehen und wie viel Sie noch vor sich haben.
- Machen Sie sich im Voraus mit den Bedingungen, die Sie am Prüfungstag erwarten, vertraut: Wo findet die Prüfung statt? Wie werden der Tag und die Prüfung ablaufen? Wie ist die Prüfung organisiert? Wie viele Prüfer gibt es und wer sind sie? So vermeiden Sie unnötige zusätzliche Unsicherheiten, denn welche Aufgabe Sie gestellt bekommen, sollte das Einzige sein, was Sie am Morgen der Prüfung noch nicht wissen.
- Üben Sie Prüfungssituationen! Nehmen Sie im Unterricht an Prüfungssimulationen teil, prüfen Sie sich ggf. gegenseitig oder schauen Sie sich – sofern möglich – Prüfungen anderer Lehrgänge an.
- Vermeiden Sie Lernhemmungen! Das gelingt Ihnen am besten, indem Sie die oben genannten Ratschläge zu Pausen und Wiederholungen befolgen.
- Zur Zeitplanung: In den Wochen und Tagen vor einer Prüfung müssen Sie sich ordentlich anstrengen. Am Prüfungstag selbst sollten Sie jedoch die Bücher und Skripte nicht mehr aufschlagen und auch nicht versuchen, im Gespräch mit anderen schnell noch weitere Details zu lernen. Dieses krampfhafte „Lernen auf den letzten Drücker" fördert nämlich die Gefahr eines „Blackouts" in der Prüfung (☞ Kap. 1.2).
- Am Abend vor der Prüfung sollten Sie spätestens um 20 Uhr mit dem Lernen aufhören. Essen Sie etwas Leichtes zu Abend, gehen Sie spazieren und legen Sie sich frühzeitig schlafen (ca. 22 Uhr). Stehen Sie am Prüfungstag rechtzeitig auf, frühstücken Sie ausreichend und in Ruhe und verbringen Sie die Zeit bis zur Prüfung mit Zeitunglesen oder anderen Dingen, die Sie entspannend finden. Wenn Sie zu Prüfungsangst neigen, vermeiden Sie längeres Warten in der Gruppe und vor dem Prüfungsraum, denn Prüflinge tendieren dazu, sich gegenseitig „verrückt zu machen".
- Machen Sie sich selbst Mut! Reden Sie sich nicht selbst ein, Ihr Wissen sei schlecht und Ihre Vorbereitungsarbeit zu gering. Dann kommt es nämlich zur „selbsterfüllenden Prophezeiung", das heißt, Sie können sich dann in der Prüfung nicht gut darstellen. Sagen Sie sich stattdessen: „Ich habe mich vorbereitet und jetzt schaffe ich das auch!"

Grundlagenwissen Physik, 2 Chemie und Biologie

Guido Kaiser

Das Grundlagenwissen der Naturwissenschaften ist für das Verständnis des menschlichen Körpers, seines Aufbaus (Anatomie), seiner Funktionen (Physiologie) und seiner Krankheiten unabdingbar. Dabei ist die Biologie mit der Chemie, Physik und Mathematik eng verflochten. Nur auf der verlässlichen Basis der naturwissenschaftlichen Grundlagen kann der Körper in seiner Komplexität und Verflechtung begreifbar werden.

2.1 Physik

Das griechische Wort „physis", von dem sich der Begriff „Physik" ableitet, bedeutet Natur. So war auch in früheren Zeiten die Physik die „eigentliche" Naturwissenschaft; Chemie und Biologie haben sich als wissenschaftliche Disziplinen erst in den letzten Jahrhunderten etabliert.

Heute ist die Physik der Teil der Naturwissenschaften, der sich vor allem mit der Messung und mathematischen Beschreibung von Vorgängen und Zuständen befasst. Daher begegnen uns physikalische Begriffe im (rettungsdienstlichen) Alltag überall dort, wo ein Wert gemessen oder ein Gerät auf einen Wert eingestellt werden muss.

Physikalische Größen

Eine physikalische Größe hat immer zwei Bestandteile: einen Zahlenwert und eine Maßeinheit. Es reicht also nicht aus, nur einen Zahlenwert anzugeben, wie z. B. Länge = 50. Eine solche Angabe lässt nämlich offen, ob es sich um eine Länge von 50 cm, 50 m oder sogar 50 km handelt (in der Seefahrt könnten auch 50 nautische Meilen gemeint sein, was einer Entfernung von 92,65 km entspricht).

Achtung

Bei der Messung der Blutzuckerkonzentration gibt es sowohl Messgeräte, die die Konzentration in mg/dl (Milligramm pro Deziliter) angeben, als auch solche, die in mmol/l (Millimol pro Liter) messen. Ein Blutzuckerwert von 20 (ohne Angabe der Maßeinheit) kann also zweierlei bedeuten: 20 mg/dl wäre ein viel zu niedriger, 20 mmol/l aber ein viel zu hoher Blutzuckerwert!

Konzentration

Die Größe Konzentration gibt an, welche Menge eines Stoffes in einem Volumen (z. B. einer Flüssigkeit oder eines Gases) enthalten ist. Dabei wird die Menge durch das Volumen geteilt, man erhält einen Quotienten:

Merke

$$\text{Konzentration} = \frac{\text{Menge}}{\text{Volumen}}$$

Als Menge kann die Masse des Stoffes (gemessen in Gramm [g] oder Milligramm [mg]) oder die so genannte Stoffmenge (gemessen in der Einheit Mol [mol] oder Millimol [mmol]) eingesetzt werden.

Aus diesem Grund kursieren in der Medizin – wie im obigen Beispiel – u. a. die Konzentrationseinheiten mg/dl (z. B. Blutzuckerspiegel) und mol/l (z. B. Elektrolytkonzentrationen im Blut).

Der Umrechnungsfaktor ist abhängig von dem betrachteten Stoff (bzw. dessen Molgewicht); bei Glukose lautet die Umrechnung 1 mg/dl = 0,055 mmol/l bzw. 1 mmol/l = 18 mg/dl.

Kraft

Was ist eine Kraft? Wenn eine Kraft wirkt, werden verschiedene Veränderungen hervorgerufen: Ein Körper kann beschleunigt, fest- bzw. hochgehalten oder auch verformt werden. Anhand dieser Veränderungen kann eine Kraft auf verschiedene Arten gemessen werden. Die praktikabelste Messvorschrift für uns auf der Erde ist die folgende:

Merke

Kräfte werden in der Einheit Newton (N) gemessen.

1 N entspricht der Kraft, die nötig ist, um ein Gewicht von 98,1 g (also ca. 100 g) anzuheben.

Druck

Überall dort, wo Kräfte nicht punktförmig an einer Stelle wirken, z. B. bei Gasen in Druckflaschen, die Kräfte auf die Behälterwände ausüben, verwendet man die Größe Druck.

Der Druck berechnet sich aus der Kraft, die auf eine Fläche einwirkt:

In der Technik wird meist die Einheit bar verwendet. 1 bar entspricht einer Kraft von 10 N (also ca. 1 kg) auf einer Fläche von 1 cm^2.

Im Rettungsdienst übliche Sauerstoffdruckflaschen werden mit einem Gasdruck von 200 bar ausgeliefert. Das bedeutet, dass auf das Flaschenventil (Querschnitt ca. 6 cm^2) eine Kraft wirkt, die einem Gewicht von 1,2 Tonnen entspricht. Was passiert, wenn eine solche Flasche nicht ordnungsgemäß gesichert wird, sodass bei einem Sturz das Ventil abreißt, kann man sich nun vorstellen!

Arbeit/Energie

Die Begriffe „Arbeit" und „Energie" stehen im Grunde für ein und dasselbe: die Möglichkeit eines Systems, einen Prozess ablaufen zu lassen, und zwar solche Prozesse, für die sich das System „anstrengen" muss. Die beiden Begriffe definieren sich gegenseitig:

Merke

Energie ist die in einem System gespeicherte Fähigkeit, Arbeit zu leisten.
Arbeit wird immer dann geleistet, wenn eine Energieform in eine andere umgewandelt wird.
Beispiel: Umwandlung von chemischer Energie in einem Muskel zu mechanischer Energie beim Gewichtheben

Arbeit und Energie werden daher auch in den gleichen Einheiten gemessen. Die wichtigste Einheit ist das Joule (J), eine andere die Kalorie (cal): 4,2 J entsprechen 1 cal. Je nachdem, welche Energieform betrachtet wird, errechnet sich die Energie aus unterschiedlichen anderen Größen (z. B. mechanische Energie = Kraft × Weg, elektrische Energie = Spannung × Stromstärke × Zeit).

Um eine Vorstellung von der Einheit Joule zu bekommen, sollen folgende Vergleiche dienen:

Merke

1 J Energie kann ein Gewicht von ca. 100 g (Kraft = 1 N) einen Meter anheben.
1 J Energie kann 1 ml Wasser um 0,24 C erwärmen.
1 J Energie kann eine Billardkugel (160 g) auf 13 km/h beschleunigen.

Die Energieeinheit Joule begegnet uns im Rettungswesen beim Umgang mit einem Defibrillator. Hier wird die an den Körper des Patienten abgegebene Energie in Joule angegeben.

Merke

Die bei der Defibrillation eines Erwachsenen eingesetzte Energie (360 J) wäre nach obigem Vergleich in der Lage, einen Notfallkoffer (15 kg) um 2,4 m anzuheben oder einen Milliliter Wasser um ca. 85 C zu erwärmen.

Leistung

Bei technischen Anwendungen ist meist von Interesse, wie schnell Arbeit geleistet oder Energie übertragen wird. Dies beschreibt die physikalische Größe Leistung.

Leistung ist „Arbeit pro Zeiteinheit" und errechnet sich daher aus Energie und benötigter Zeit:

Merke

$$Leistung = \frac{Energie}{Zeit}$$

Die Einheit der Leistung ist das Watt (W): $1\,W = \frac{1\,Joule}{Sekunde}$. Diese Einheit findet man häufig bei elektrischen Geräten: Eine Glühlampe mit der Leistungsangabe 60 W braucht pro Sekunde eine elektrische Energie von 60 J. Eine andere Einheit, die besonders bei Motoren Anwendung findet, ist die Pferdestärke (PS): 1 PS = 735,5 W.

Eine nützliche Formel für die Leistung ist der Zusammenhang beim elektrischen Strom:

Merke

Leistung = Spannung × Stromstärke

Mithilfe dieser Formel kann beispielsweise ausgerechnet werden, wie viele Geräte an eine Steckdose, deren Sicherung für eine bestimmte maximale Stromstärke ausgelegt ist, angeschlossen werden dürfen.

Frequenz

Bei sich periodisch wiederholenden Vorgängen (z. B. Schwingungen, Herzschläge, Atemzüge) wird die Schnelligkeit der Wiederholung durch die Frequenz beschrieben. Die Frequenz gibt an, wie viele Ereignisse oder Vorgänge in einer gewissen Zeit auftreten:

Merke

$$\text{Frequenz} = \frac{\text{Anzahl der Vorgänge}}{\text{benötigte Zeit}}$$

Die Einheit der Frequenz kann 1/s, 1/min, 1/h usw. sein. Für relativ schnell ablaufende Prozesse verwendet man die Einheit Hertz (Hz): 1 Hz = 1/s.

Vielfache und Bruchteile

Ist eine zu messende Größe sehr klein oder sehr groß, sodass mit der üblichen Maßeinheit unhandliche Zahlenwerte entstehen, so verwendet man Vielfache oder Bruchteile von Einheiten. Diese tragen vor dem Einheitennamen eine Vorsilbe (☞ Tab. 2.1, 2.2).

Tab. 2.1: Bruchteile von Einheiten

Vorsilbe	Abkürzung	Faktor
mikro-	μ	1/1.000.000
milli-	m	1/1000
dezi-	d	1/10

Tab. 2.2: Vielfache von Einheiten

Vorsilbe	Abkürzung	Faktor
kilo-	k	1000
Mega-	M	1.000.000
Giga-	G	1.000.000.000

Bei der Blutzuckermessung findet sich beispielsweise die Einheit Deziliter (dl). Ein Deziliter ist ein Zehntel eines Liters, also 0,1 Liter oder 100 Milliliter.

2.2 Chemie

Die Chemie ist die Wissenschaft von den Stoffen, ihren Eigenschaften und Umwandlungen. In chemischen Reaktionen entstehen aus Ausgangsstoffen (Edukten) neue Stoffe (Produkte). Diese unterscheiden sich in ihren Eigenschaften mehr oder weniger deutlich von den Ausgangsstoffen.

Ein für das Verständnis der Funktion des menschlichen Körpers wichtiger Reaktionstyp ist die Säure-Base-Reaktion.

Abhängig von den Stoffeigenschaften sind auch die Transportprozesse Diffusion und Osmose, die den Durchgang von Stoffen durch Zellmembranen und Gefäßwände ermöglichen.

Diffusion

Diffusion lässt sich an zwei Beispielen aus dem Alltag erläutern: Gerüche verteilen sich auch bei absoluter Windstille nach einiger Zeit im ganzen Raum, und Zucker löst sich auch ohne Umrühren nach langem Warten im Kaffee oder Tee.

Die Erklärung für dieses Phänomen liegt in der Brown-Teilchenbewegung. Alle Teilchen (Moleküle) sind ständig in Bewegung, daher können sich Lösungen und Gasgemische auch ohne äußeres Zutun durchmischen.

Den Gesetzen der Statistik folgend, stellt sich immer – nach einer ausreichend langen Zeit – ein Zustand ein, in dem die Stoffe gleichmäßig verteilt sind, also die Konzentration an jedem Ort gleich ist. Man kann sagen, Lösungen haben das Bestreben, ihre Konzentrationen auszugleichen.

Gibt man beispielsweise zwei Lösungen unterschiedlicher Konzentrationen in ein Gefäß, in dem sich eine durchlässige Membran befindet, die das direkte Vermischen der Lösungen verhindert, aber so große Po-

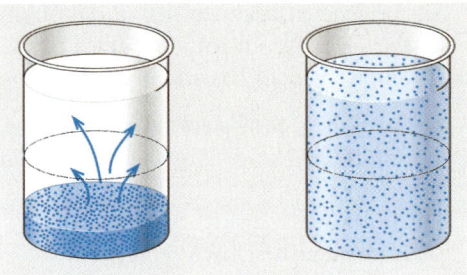

Abb. 2.1: Diffusion [A400 – 190]

ren besitzt, dass sowohl Wasser- als auch Stoffteilchen hindurchpassen, so wird der in der Abb. 2.1 dargestellte Diffusionsprozess ablaufen.

Die Teilchen des gelösten Stoffes wandern vom Ort der höheren Konzentration zum Ort der niedrigeren Konzentration, bis der Konzentrationsunterschied ausgeglichen ist.

Osmose

Im Körper gibt es zahlreiche Membranen, die halbdurchlässig (semipermeabel) sind. Das heißt, sie lassen nur sehr kleine Moleküle (z. B. Wasser) durch. Größere Teilchen wie Salz, Zucker oder Eiweiß können die semipermeable Membran nicht durchdringen.

Treffen an einer solchen Membran unterschiedliche Salzkonzentrationen aufeinander, so besteht zwischen beiden Seiten der Membran – genau wie bei der Diffusion – ein Bestreben, die Konzentration auszugleichen. Da aber das gelöste Salz nicht durch die Membran hindurchpasst, wandern nun Wassermoleküle in Richtung der höheren Salzkonzentration (☞ Abb. 2.2).

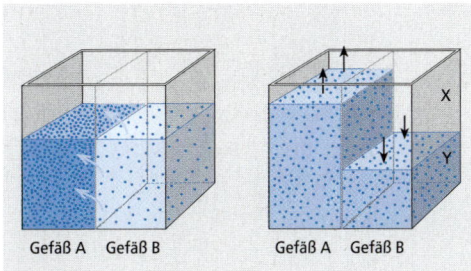

Abb. 2.2: Osmose [A400 – 190]

In Abb. 2.2 bewegt sich Wasser von der rechten auf die linke Seite. Dadurch nimmt das Volumen auf der Seite mit der höheren Salzkonzentration zu und es baut sich ein Druck – der osmotische Druck – auf.

Achtung

Eine Osmose, bei der auch die Entstehung eines osmotischen Druckes deutlich wird, tritt bei roten Blutkörperchen auf, wenn die Salzkonzentration in der sie umgebenden Flüssigkeit zu gering ist (z. B. in reinem Wasser): Die Zellmembran des Blutkörperchens ist semipermeabel, sodass keine gelösten Teilchen heraus-, wohl aber Wassermoleküle hineinwandern können. Dadurch nimmt das Volumen im Innern zu und es baut sich ein Druck auf. Das Blutkörperchen füllt sich und nimmt eine kugelrunde Form an. Steigt der Druck noch weiter, so kann es sogar zum Zerplatzen der Zellen (Hämolyse) kommen.

Merke

Diffusion und Osmose sind passive Transportvorgänge, da sie ohne den Verbrauch von Stoffwechselenergie ablaufen. Treibende Kraft ist in beiden Fällen ein Konzentrationsunterschied, der ausgeglichen werden soll.
Diffusion: Es wandert vorwiegend der gelöste Stoff (hin zu der niedrigen Konzentration).
Osmose: Es wandert das Lösungsmittel (hin zu der höheren Konzentration). Osmose tritt auf, wenn eine semipermeable Membran die unterschiedlichen Konzentrationen voneinander trennt; die Folge ist eine Volumenverschiebung und damit ein osmotischer Druck.

Säuren und Basen

Ob eine wässrige Lösung sauer oder basisch reagiert, wird durch den pH-Wert ausgedrückt. Dieser Wert errechnet sich aus der Konzentration von Wasserstoffionen (H^+) in der Lösung. Die pH-Skala (☞ Abb. 2.3) reicht von pH 0 (stark sauer) bis pH 14 (stark basisch). Bei einem pH-Wert von 7 ist die Lösung weder sauer noch basisch, sondern neutral.

Die Chemie, die dahinter steht, ist recht kompliziert; für Vorgänge im menschlichen Körper, die in ständiger Anwesenheit von Wasser ablaufen, genügt es daher, sich Folgendes zu merken:

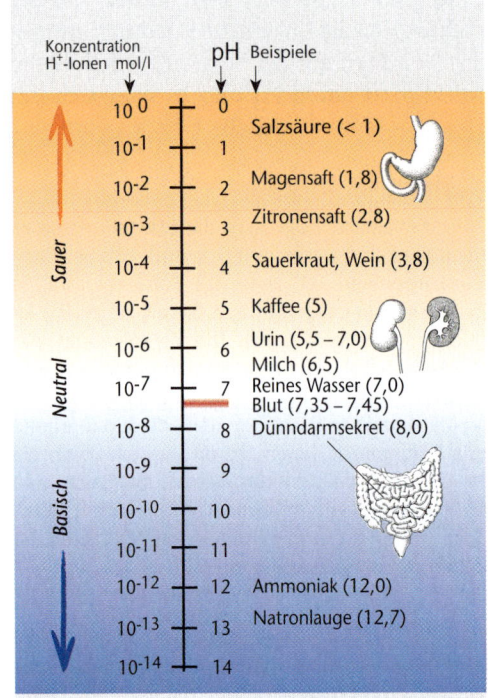

Abb. 2.3: Die pH-Skala [A400 – 190]

> **Merke**
> **Säuren** sind Stoffe, die in der Lage sind, Wasser-stoffionen abzugeben.
> **Basen,** auch Laugen genannt, sind in der Lage, Wasserstoffionen aufzunehmen.

Treffen eine Säure und eine Base aufeinander, so reagieren sie miteinander und neutralisieren sich gegenseitig. Bei einer solchen Neutralisation entstehen immer Wasser und ein (gelöstes) Salz. Beispielsweise neutralisieren sich Salzsäure und Natronlauge unter Bildung von Wasser und Kochsalz (Natriumchlorid, NaCl).

2.3 Biologie

Im Gegensatz zu Physik und Chemie ist der Begriff „Biologie" leicht zu definieren: Sie ist die Wissenschaft von der belebten Natur. Die Frage ist nur: Was ist Leben? Wann bezeichnet man ein Ding als Lebewesen?

Alle Lebewesen zeichnen sich durch Merkmale aus, die sie von nicht lebendigen Strukturen unterscheiden. Die wichtigsten sind:

- Sie betreiben **Stoffwechsel** (Aufnahme, Umwandlung und Ausscheidung von Stoffen).
- Sie sind in der Lage zu **wachsen.**
- Sie können sich selbst **vermehren.**
- Sie bestehen aus einer oder vielen **Zellen.**

Die Zelle

Zellen sind die Bausteine der Lebewesen. Je nachdem, welche Aufgabe die Zelle erfüllen soll, gibt es in hoch entwickelten Lebewesen (Mensch, Wirbeltiere) zahlreiche Arten und Formen von Zellen. Allen gemeinsam ist jedoch der grobe Aufbau aus einigen wichtigen Strukturen (⟹ Abb. 2.4).

Jede Zelle besitzt eine **Zellmembran,** die sie wie eine Haut umschließt. Im Innern befindet sich das **Zell-** oder **Zytoplasma,** eine Flüssigkeit, die zum größten Teil aus Wasser mit darin gelösten Elektrolyten (besonders Kaliumionen) und Eiweißen (Proteinen) besteht. Im Zellplasma finden sich die **Zellorganellen** – quasi die „Organe" der Zelle.

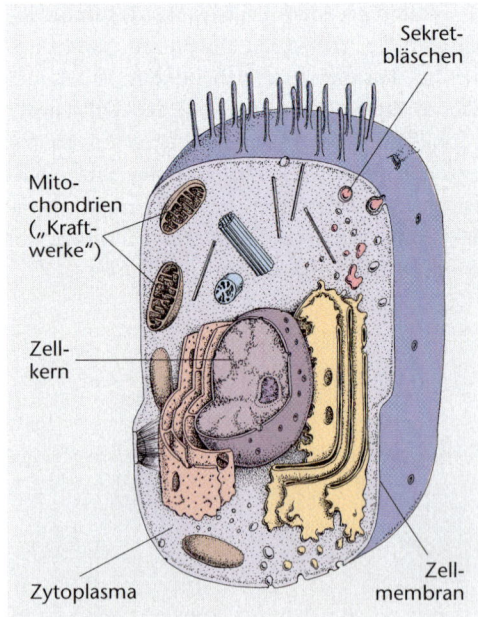

Abb. 2.4: Aufbau einer menschlichen Zelle [A400 – 190]

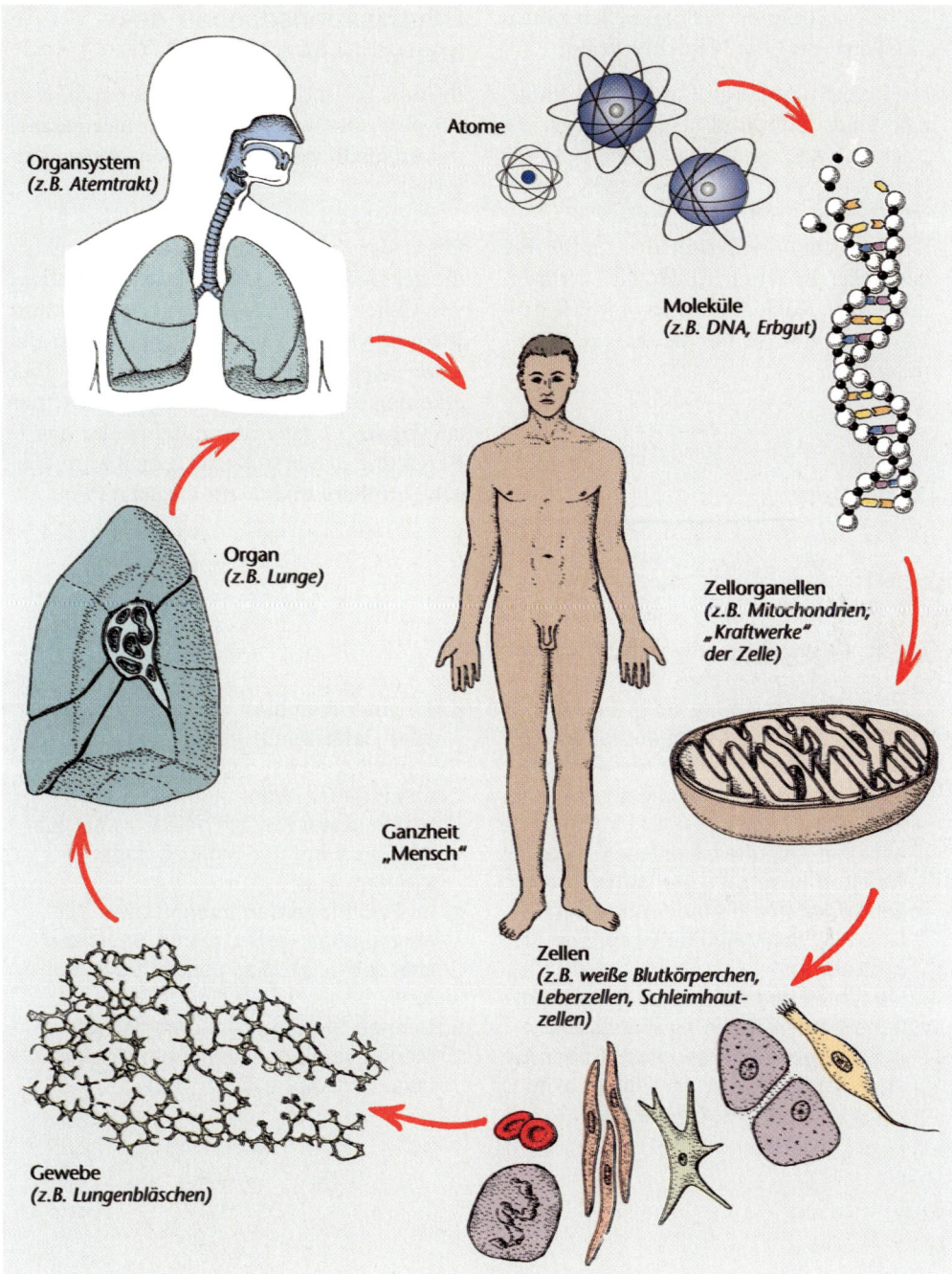

Organsystem
(z.B. Atemtrakt)

Atome

Moleküle
(z.B. DNA, Erbgut)

Organ
(z.B. Lunge)

Zellorganellen
(z.B. Mitochondrien;
„Kraftwerke"
der Zelle)

Ganzheit
„Mensch"

Zellen
(z.B. weiße Blutkörperchen,
Leberzellen, Schleimhaut-
zellen)

Gewebe
(z.B. Lungenbläschen)

Abb. 2.5: Organisationsebenen des menschlichen Körpers [A400 – 190]

Zu den wichtigsten Zellorganellen zählen der **Zellkern** und die **Mitochondrien:**

- Der Zellkern ist die größte Struktur innerhalb einer Zelle und stellt praktisch ihr „Gehirn" dar. Er enthält die DNA, die gleichzeitig den Zellstoffwechsel steuert und Träger der Erbinformation ist.
- Die Mitochondrien sind die Kraftwerke der Zelle. In ihnen findet die Verbrennung von Kohlenhydraten mithilfe von Sauerstoff und somit die Energiegewinnung statt.

Organisationsebenen des menschlichen Körpers

In Abb. 2.5 ist der Aufbau des menschlichen Körpers (Organismus) mit Beispielen für die unterschiedlichen Organisationsebenen dargestellt.

Ausgehend von der oben beschriebenen Ebene der Zellen ist die nächsthöhere Ebene die der **Gewebe.** Ein Gewebe ist ein Verband von Zellen ähnlicher Bauart und Funktion. Mehrere Gewebe, die räumlich dicht beieinander liegen und in der Regel eine deutlich erkennbare Gestalt haben, bezeichnet man als **Organ.** Organe, die miteinander eng in Beziehung stehen und eine gemeinsame Aufgabe erfüllen, bilden ein **Organsystem.**

Wiederholungsfragen

1. Eine Infusionslösung trägt die Aufschrift: „100 ml Lösung enthalten 0,9 g Natriumchlorid." Geben Sie die NaCl-Konzentration der Lösung an. (☞ Kap. 2.1)
2. Auf einer Ampulle ist zu lesen: „250 mg Wirkstoff in 10 ml". Sie sollen 100 mg des Wirkstoffs in eine Spritze aufziehen. Wie viele Milliliter benötigen Sie? (☞ Kap. 2.1)
3. Sie fühlen den Puls eines Menschen. Dabei zählen Sie in einer Zeit von 15 Sekunden 18 Pulsschläge. Geben Sie die Pulsfrequenz in der Einheit 1/Min. („pro Minute") an. (☞ Kap. 2.1)

4. An einer Membran (z. B. Zellmembran oder Gefäßwand) treffen zwei unterschiedliche Lösungen eines Salzes aufeinander. Wann kommt es zur Diffusion, wann zur Osmose? (☞ Kap. 2.2) Was läuft bei der Osmose anders? (☞ Kap. 2.2)
5. Im Zwölffingerdarm vermischen sich Mageninhalt (pH < 7) und Bauchspeichel (pH > 7). Was passiert? (☞ Kap. 2.2)
6. Nennen Sie die charakteristischen Merkmale eines lebendigen Organismus. (☞ Kap. 2.3)

Anatomie und Physiologie 3

Jürgen Luxem (3.1, 3.2, 3.3, 3.4, 3.7, 3.9), Andreas Lobmüller (3.6),
Oliver Peters (3.8), Daniel Hülsbusch (3.5), Dietmar Kühn (3.1)

3.1 Herz-Kreislauf-System und Blut

Herz und Blutgefäße ermöglichen die Zirkulation des Blutes im Organismus, sie bilden das Herz-Kreislauf-System. Mit dem Blut werden Sauerstoff und Kohlenstoffdioxid (☞ Kap. 3.2), Nährstoffe und zahlreiche andere, für die Aufrechterhaltung der Körperfunktionen notwendige Stoffe (z. B. Enzyme, Hormone, Zellen der Immunabwehr) im Körper transportiert.

3.1.1 Herz

Das Herz (Cor) ist eine „dauerhafte Pumpe". Es schlägt 60- bis 80-mal pro Minute;

das sind ca. 120.000 Schläge pro Tag und annähernd 43 Millionen Schläge im Jahr. In einem ganzen Leben schlägt das Herz etwa 3,2 Milliarden Mal. Das Herz, ein muskulöses Hohlorgan mit vier Kammern, treibt durch seine Pumparbeit den Blutfluss im Gefäßsystem an. Die Herzklappen regeln dabei die Richtung der Blutströmung.

Lage, Aussehen, Größe, Gewicht

Lage

Das Herz (☞ Abb. 3.1) liegt zwischen den beiden Lungenflügeln im Brustkorb (Thorax). Dieser Raum wird als Mittelfellraum (**Mediastinum**) bezeichnet. Im Mediastinum liegen weitere Strukturen:

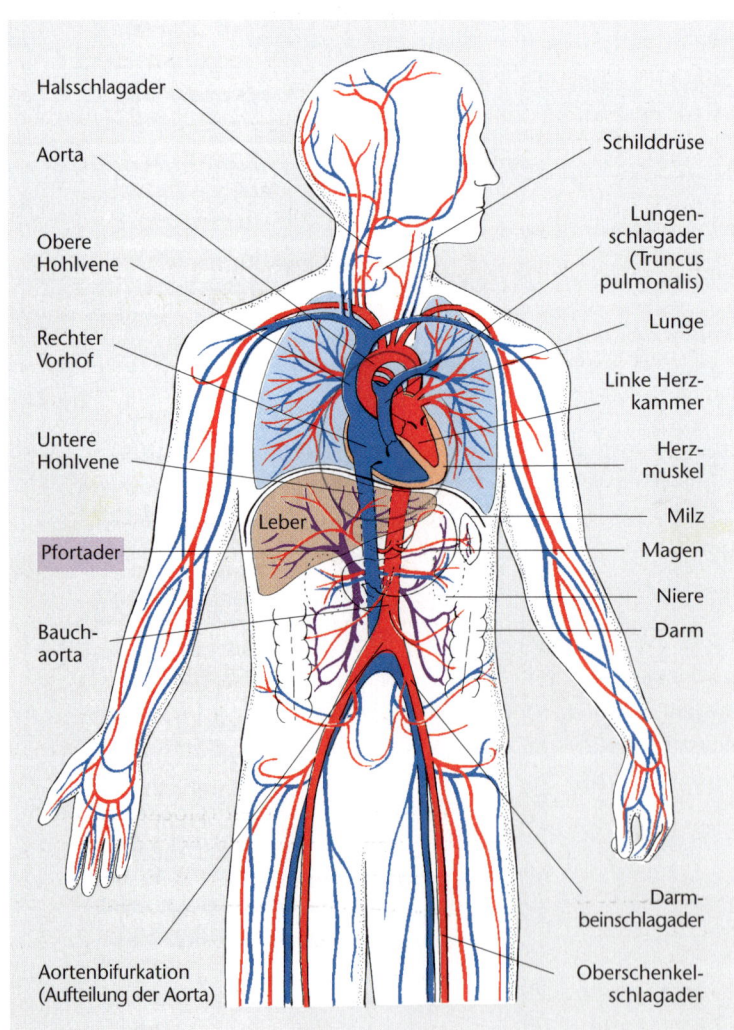

Halsschlagader

Aorta

Obere Hohlvene

Rechter Vorhof

Untere Hohlvene

Leber

Pfortader

Bauchaorta

Aortenbifurkation (Aufteilung der Aorta)

Schilddrüse

Lungenschlagader (Truncus pulmonalis)

Lunge

Linke Herzkammer

Herzmuskel

Milz

Magen

Niere

Darm

Darmbeinschlagader

Oberschenkelschlagader

Abb. 3.1: Lungen- und Körperkreislauf. Verlauf und Verzweigungen der Lungenarterien, der Bronchien sowie der Lungenvenen. [A400 – 190]

- Luftröhre (Trachea, ☞ Kap. 3.2.1),
- Speiseröhre (Ösophagus, ☞ Kap. 3.6.1),
- Körperhauptschlagader (Aorta, ☞ Kap. 3.1.3),
- Lungenblutgefäße (Pulmonalarterien und -venen, ☞ Kap. 3.1.3),
- diverse Nerven.

Innerhalb des Mediastinums ist das Herz nach links verlagert. Daher besteht die linke Lungenhälfte (☞ Abb. 3.13) auch nur aus zwei Lungenlappen, die rechte Lungenhälfte dagegen aus drei (☞ Kap. 3.2.3). Das Mediastinum ist vorn vom Brustbein (Sternum), hinten von der Wirbelsäule und unten vom Zwerchfell begrenzt, zwischen diesen Strukturen liegt das Herz.

Aussehen

In der Form gleicht das Herz einem Kegel (☞ Abb. 3.1). Das obere Ende wird dabei als **Herzbasis** (Basis cordis) und das untere als **Herzspitze** (Apex cordis) bezeichnet. Die Herzachsen beschreiben die genaue Lage des Herzens im Brustkorb. Die wichtigste Achse verläuft längs von der Herzbasis zur Herzspitze und reicht von hinten oben rechts nach vorne unten links.

Größe

Die Größe des Herzens ist von verschiedenen Faktoren wie Trainingszustand, Alter und Gesundheit abhängig. Als Faustregel gilt, dass das Herz etwa die Größe einer Faust hat. Bei Sportlern vergrößert es sich durch Zunahme des Muskelgewebes.

Gewicht

Das Herz wiegt zwischen 250 und 400 g und macht etwa 0,4 bis 0,5 % des Gesamtkörpergewichtes aus.

Aufbau

Das Herz ist ein Muskel, der innen aus vier Hohlräumen besteht (☞ Abb. 3.2). Diese werden von elastischem Bindegewebe, dem die Herzinnenhaut (Endokard) aufliegt, ausgekleidet.

Voneinander unterschieden werden die rechte und linke Herzhälfte, die durch die Herzscheidewand (**Septum**) getrennt sind. Jede Herzhälfte besteht aus einem Vorhof (**Atrium**) und einer Kammer (**Ventrikel**).

- In den **rechten Vorhof** münden obere und untere Hohlvene (Vena cava superior und inferior) sowie die Herzvenen. Von dort wird das sauerstoffarme Blut in die rechte Kammer gepumpt.
- Aus der **rechten Kammer** gelangt das Blut über den Truncus pulmonalis und die Pulmonalarterien in die Lunge.
- Aus jedem Lungenflügel transportieren zwei Lungenvenen mit Sauerstoff angereichertes Blut in den **linken Vorhof.** Aus dem Vorhof strömt das Blut in die linke Kammer.
- Die **linke Kammer** stößt das Blut in die Aorta und den Körperkreislauf aus.

Rechter Vorhof und rechte Kammer bilden die Vorderwand, linker Vorhof und linke Kammer die Hinterwand des Herzens.

Aufbau der Herzwand

Drei Schichten bilden die Herzwand von innen nach außen:

- Herzinnenhaut (**Endokard**):
  Die Herzinnenhaut liegt, wie der Name schon sagt, innen. Sie besteht aus einem glatten Oberflächengewebe und kleidet alle Innenräume aus. Das Endokard bildet auch die Herzklappen. Hauptfunktion der Herzinnenhaut ist der reibungslose Blutfluss durch die Herzhöhlen.
- Herzmuskel (**Myokard**):
  Das Herzmuskelgewebe bildet die dickste Schicht der Herzwand. Das Myokard der linken Herzhälfte ist stärker ausgebildet (Dicke ca. 1 cm) als das der rechten (Dicke ca. 0,5 cm). Der Grund dafür ist, dass die linke Herzhälfte mehr Arbeit leisten muss, um das Blut in den Körperkreislauf zu pumpen (Hochdrucksystem, ☞ Kap. 3.1.3). Die rechte Herzhälfte dagegen pumpt das Blut in die Blutgefäße der Lunge. Dafür ist weniger Kraft notwendig (Niederdrucksystem, ☞ Kap. 3.1.3).

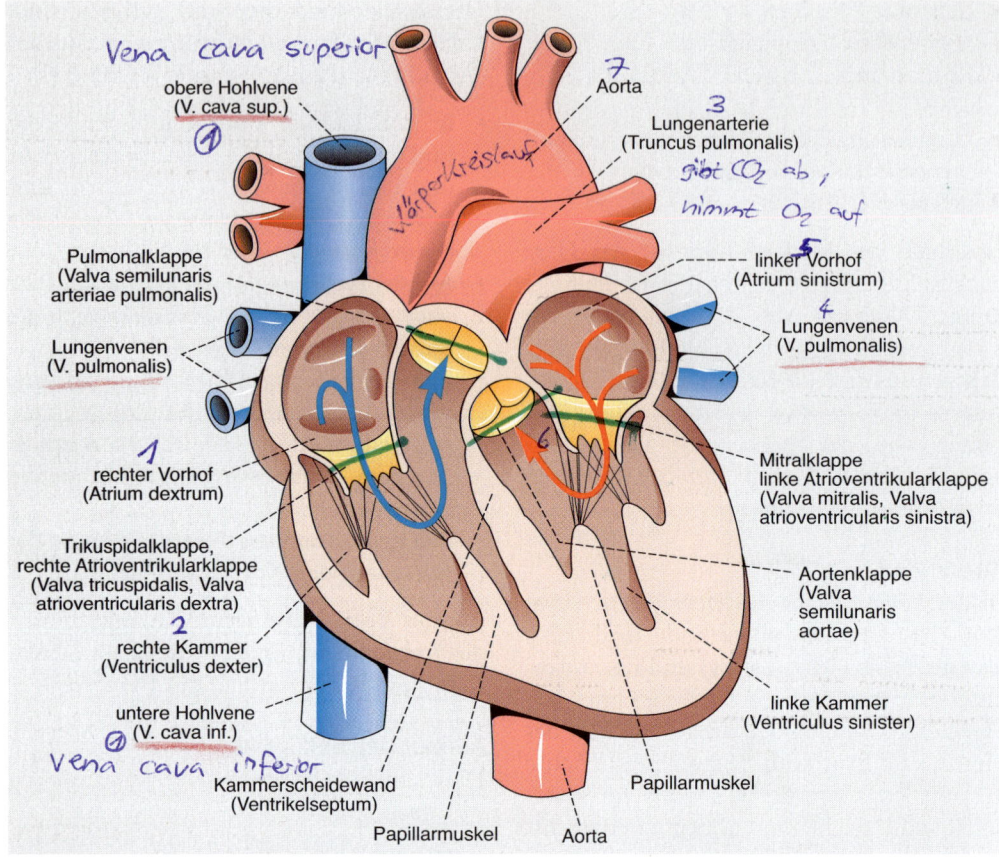

Handschriftliche Notizen in der Abbildung:
Vena cava superior — 1
Körperkreislauf
Aorta — 7
Lungenarterie (Truncus pulmonalis) — 3
gibt CO₂ ab, nimmt O₂ auf
linker Vorhof — 5
Lungenvenen — 4
rechter Vorhof — 1
rechte Kammer — 2
Vena cava inferior — 1

Bildbeschriftungen:

obere Hohlvene (V. cava sup.)

Aorta

Lungenarterie (Truncus pulmonalis)

Pulmonalklappe (Valva semilunaris arteriae pulmonalis)

linker Vorhof (Atrium sinistrum)

Lungenvenen (V. pulmonalis)

Lungenvenen (V. pulmonalis)

Mitralklappe linke Atrioventrikularklappe (Valva mitralis, Valva atrioventricularis sinistra)

rechter Vorhof (Atrium dextrum)

Trikuspidalklappe, rechte Atrioventrikularklappe (Valva tricuspidalis, Valva atrioventricularis dextra)

Aortenklappe (Valva semilunaris aortae)

rechte Kammer (Ventriculus dexter)

linke Kammer (Ventriculus sinister)

untere Hohlvene (V. cava inf.)

Kammerscheidewand (Ventrikelseptum)

Papillarmuskel

Papillarmuskel

Aorta

Abb. 3.2: Längsschnitt durch die vier Hohlräume des Herzens. Rote und blaue Pfeile entsprechen der Flussrichtung des sauerstoffarmen (blau) und sauerstoffreichen (rot) Bluts. Obwohl in der Lungenarterie sauerstoffarmes Blut und in den Lungenvenen sauerstoffreiches Blut fließt, sind die Lungenarterien wie andere Arterien rot und die Lungenvenen wie andere Venen blau dargestellt. [L112-R127]

- **Herzaußenhaut (Epikard und Perikard):** Die Herzaußenhaut besteht aus zwei Teilen, die gemeinsam den Herzbeutel (Perikardsack) bilden. Das Epikard überzieht das Herz von außen und stellt die innere Schicht des Herzbeutels dar. An der Herzbasis schlägt das Epikard um und formt die äußere Schicht (Perikard). Zwischen Epikard und Perikard entsteht auf diese Weise ein Gleitspalt. Dieser enthält eine kleine Menge eines dünnflüssigen (serösen) Sekretes. Es verhindert, dass die beiden Schichten miteinander verkleben (Adhäsionskräfte werden reduziert), und bildet einen Gleitfilm.

Achtung

Bei einer Entzündung des Herzbeutels (Perikarditis, ☞ Kap. 15.1.4) wird die Pumpfunktion des Herzens durch eine vermehrte Flüssigkeitsansammlung im Herzbeutel (Perikarderguss) eingeschränkt. Ist die Flüssigkeitsansammlung so groß, dass sie die Bewegung des Herzens unmöglich macht, wird dies als Perikardtamponade bezeichnet.

Klappensystem

Bei den **Herzklappen** werden Segel- und Taschenklappen unterschieden (☞ Abb. 3.2). Die Funktion der Herzklappen gleicht der eines Ventils. Blut kann durch sie hindurchströmen, jedoch nicht mehr zurückfließen.

Segelklappen finden sich zwischen einem Vorhof und einer Herzkammer. Die Segelklappe zwischen rechtem Vorhof und rechter Kammer heißt **Trikuspidalklappe**. Sie besteht aus drei Segeln. Zwischen dem linken Vorhof und der linken Kammer liegt die **Bikuspidalklappe**. Sie wird aus nur zwei Segeln gebildet. Da ihre Form einer Bischofsmütze (Mitra) gleicht, wird sie auch **Mitralklappe** genannt. Vorhof-Kammer-Klappen öffnen sich in Richtung Herzkammer und verhindern, dass Blut aus den Herzkammern in die Vorhöfe zurückströmen kann.

Zwischen Ventrikel und den ableitenden Blutgefäßen finden sich die **Taschenklappen**. Die **Pulmonalklappe** liegt zwischen rechter Herzkammer und Lungenarterienstamm (Truncus pulmonalis), die **Aortenklappe** befindet sich im Übergang von linker Herzkammer zur Aorta. Pulmonal- und Aortenklappe öffnen sich in Richtung der großen Gefäße (Truncus pulmonalis und Aorta). Treibende Kraft hierfür ist die Kontraktion des Kammermyokards während der Austreibungsphase.

Alle vier Herzklappen liegen in einer Ebene, der so genannten **Ventilebene**.

Merke

Schließen die Herzklappen nicht dicht ab oder öffnen sie sich nicht vollständig, muss das Herz insgesamt mehr Arbeit leisten, um das Blut pumpen zu können.

Erregungsbildung und Reizleitung

Die Funktionselemente des Herzens sind die Herzmuskelfasern. Eine Herzmuskelfaser ist eine Kette von hintereinander geschalteten Herzmuskelzellen, die von einer gemeinsamen Hülle umgeben sind. Zwei Typen von Herzmuskelfasern werden unterschieden:

- die Fasern der Arbeitsmuskulatur der Vorhöfe und Kammern, welche die Hauptmasse des Herzens ausmachen und die Pumparbeit verrichten,
- die Fasern des spezifischen Erregungsbildungs- und Reizleitungssystems.

Membranpotenziale

Die Herzmuskelfasern sind wie Nerven oder die Skelettmuskulatur erregbare Strukturen, d.h. sie haben ein Ruhemembranpotenzial und reagieren auf einen Reiz mit einem Aktionspotenzial (☞ Kap. 3.3.1).

Beziehung zwischen Erregung und Kontraktion – elektromechanische Kopplung
Wie bei Skelettmuskeln löst auch bei der Herzmuskelfaser ein Aktionspotenzial die Kontraktion aus. Durch das Aktionspotenzial wird ein wenig Kalzium in die Herzmuskelzelle befördert. Dieser nur geringe Kalziumioneneinstrom ist ein Signal für die Zelle, die daraufhin eine größere Menge Kalziumionen aus intrazellulären Speichern in das Zellplasma entlässt. Erst dieses freigesetzte Kalzium löst die Muskelkontraktion aus. Dieser Vorgang wird als elektromechanische Kopplung bezeichnet.

Refraktärperiode

Die Herzmuskulatur hat mit anderen erregbaren Geweben (z.B. Nervengewebe, Muskelgewebe) die Eigenschaft gemeinsam, dass ihre Ansprechbarkeit auf Reize während der Repolarisation aufgehoben oder vermindert – refraktär (widerspenstig, nicht beeinflussbar) – ist. Unterschieden werden die absolute und relative Refraktärperiode.

Während der **absoluten** Refraktärperiode ist keine Neuerregung der Herzmuskelzelle möglich. In der sich anschließenden **relativen** Refraktärperiode setzt die Ansprechbarkeit auf Reize allmählich wieder ein. Da das Herz in dieser Phase des Erregungsablaufs für neue Aktionspotenziale empfänglich ist, wird sie auch **vulnerable** (verletzliche) Phase genannt. Durch die lang anhaltende Refraktärzeit wird das Herz vor einer zu frühen Wiedererregung geschützt. Dieser Vorgang verhindert, dass unerwünschte elektrische Erregungen den ständigen rhythmischen Wechsel von Kontraktion und Erschlaffung stören.

Merke

Fallen in die relative Refraktärperiode neue Aktionspotenziale, besteht die Gefahr, dass die natürliche Erregungsbildung und -leitung gestört wird (☞ Kap. 9).

Reihenfolge der Erregungsausbreitung

Am gesunden Herzen geht der elektrische Impuls zu einem Herzschlag vom **Sinusknoten** aus, der im rechten Vorhof an der Einmündung der Vena cava superior (obere Hohlvene) liegt. Er treibt das Herz in Ruhe an. Vom Sinusknoten breitet sich die Erregung gleichmäßig über die Arbeitsmuskulatur der beiden Vorhöfe aus (☞ Abb. 3.3).

Die Überleitung der Erregung von den Vorhöfen auf die Kammern erfolgt am Atrio-Ventrikular-Knoten (AV- oder Vorhof-Kammer-Knoten). Der **AV-Knoten** liegt am Übergang von den Vorhöfen zu den Kammern zwischen den Segelklappen. Der übrige Bereich der Vorhof-Kammer-Grenze besteht aus unerregbarem, nicht leitendem Bindegewebe, dem Herzskelett. Die Überleitung der Erregung erfolgt im AV-Knoten mit einer Verzögerung von etwa 0,1 Sekunden. Diese Zeit ist notwendig, damit die Vorhöfe ausreichend Zeit haben, sich zu kontrahieren und Blut in die Kammern zu pumpen, während die Ventrikel noch entspannt sind.

Die Kammern selbst folgen einem komplexeren Prinzip der Erregungsausbreitung. Es muss gewährleistet sein, dass zuerst die Muskelfasern an der Herzspitze und zuletzt die Muskelfasern an den Gefäßabgängen (Aorta und Truncus pulmonalis) kontrahieren. Dies wird erreicht, indem die Reizleitung die Erregung aus den Vorhöfen über den AV-Knoten, das **His-Bündel** und die drei **Tawara-Schenkel** (Kammerschenkel) in die Herzspitze leitet, noch bevor Zellen an der Herzbasis die Erregung aufnehmen können. Dabei versorgen ein Tawara-Schenkel die rechte und zwei Tawara-Schenkel die linke Herzhälfte. Die Endaufzweigungen der Tawara-Schenkel heißen **Purkinje-Fasern.** Aus diesen Leitungsfaserspitzen treten die Erregungen aus und breiten sich, wie in den Vorhöfen, von Muskelzelle zu Muskel-

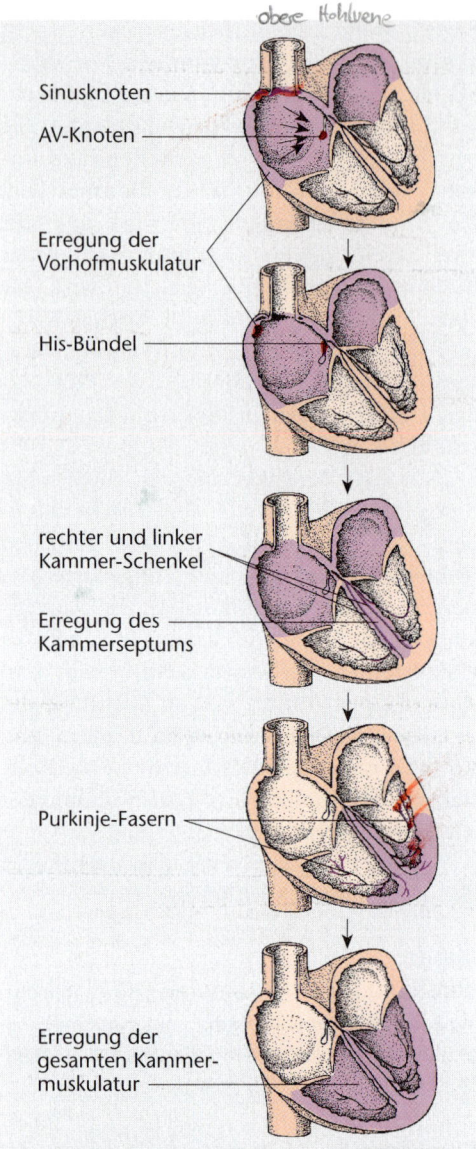

obere Hohlvene

Sinusknoten
AV-Knoten

Erregung der
Vorhofmuskulatur

His-Bündel

rechter und linker
Kammer-Schenkel

Erregung des
Kammerseptums

Purkinje-Fasern

Erregung der
gesamten Kammer-
muskulatur

Abb. 3.3: Erregungsleitungssystem des Herzens mit schematischer Darstellung von Sinusknoten, AV-Knoten, Kammerschenkeln und Purkinje-Fasern. Das His-Bündel durchstößt die Klappenebene. [A400–190]

zelle aus. Dieses Erregungsmuster ermöglicht, dass große Gebiete der Herzspitze nahezu gleichzeitig von der Erregung erfasst werden und eine gerichtete Kontraktion von der Herzspitze zur Herzbasis möglich wird.

Merke

Die elektrischen Vorgänge am Herzen können an der Körperoberfläche als Elektrokardiogramm (EKG) abgeleitet werden (☞ Kap. 9).

Autorhythmie

Die rhythmischen Pulsationen des Herzens werden, wie oben beschrieben, durch Aktionspotenziale ausgelöst, die im Herzen selbst entstehen. Diese Fähigkeit wird auch als **Autorhythmie** oder **Autonomie** des Herzens bezeichnet.

Die Fähigkeit zur spontanen, rhythmischen Auslösung von Erregungen ist normalerweise auf das Erregungsbildungs- und Reizleitungssystem beschränkt. Dabei führt jedes Aktionspotenzial bei einem gesunden Herz zu einer Kontraktion des Myokards.

Achtung

Bilden sich autonome (ektope) Zentren außerhalb des Erregungsbildungs- und Reizleitungssystems, zum Beispiel im Kammermyokard, kommt es zu unrhythmischen Extraschlägen (Extrasystolen) am Herzen. Folgen viele Extrasystolen schnell aufeinander, entstehen lebensbedrohliche Herzrhythmusstörungen, wie Kammertachykardie und Kammerflimmern (☞ Kap. 9).

Hierarchie der Erregungsbildung

Die Bildung von elektrischen Erregungen im Reizleitungssystem des Herzens ist nicht ausschließlich vom Sinusknoten abhängig, da auch die übrigen Teile des Reizleitungssystems die Fähigkeit zur eigenständigen Erregungsbildung besitzen. Sie werden Schrittmacherzentren genannt.

Der Sinusknoten ist mit 60 bis 80 Impulsen pro Minute das **primäre Schrittmacherzentrum** des Herzens, da er die höchste Entladungsfrequenz aufweist. Fällt die Erregungsbildung im Sinusknoten aus (z. B. durch Herzinfarkt, ☞ Kap. 15.2.1) oder wird die Erregung aus dem Sinusknoten nicht auf die Vorhofmuskulatur übertragen, so übernimmt der nachfolgende AV-Knoten als **sekundäres Schrittmacherzentrum** mit 40 bis 60 Impulsen pro Minute die Schrittmacherfunktion. Fällt auch hier die Erre-

gungsbildung aus, führt dies zu einer kompletten Unterbrechung der Erregungsüberleitung von den Vorhöfen auf die Kammern. Als **tertiäres Schrittmacherzentrum** verbleibt in diesem Fall nur noch die ventrikuläre Erregungsbildung (Kammereigenrhythmus). Der Kammereigenrhythmus generiert 20 bis 40 Impulse pro Minute und leitet die Aktionspotenziale über das Erregungsleitungssystem der Kammern an das Ventrikelmyokard weiter (ventrikulärer Ersatzrhythmus).

Vegetative Innervation

Der Herzmuskel wird durch sein Erregungsbildungs- und -leitungssystem autonom und dauerhaft stimuliert. Die Frequenz der Impulse, die aus dem Reizbildungssystem hervorgehen, sowie die Leitungsgeschwindigkeit im Erregungsleitungssystem werden jedoch direkt und indirekt durch Sympathikus und Parasympathikus beeinflusst.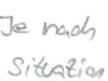

Dieser Einfluss erstreckt sich auf **Schlagkraft** (Inotropie), **Frequenz** (Chronotropie), **Überleitungsgeschwindigkeit** von den Vorhöfen auf die Kammern (Dromotropie) und die Höhe der **Reizschwelle** (Bathmotropie).

Parasympathische Innervation

Die das Herz versorgenden parasympathischen Nerven stammen direkt aus dem Nervus vagus (☞ Kap. 3.3.5). Sie gelangen vorwiegend zum Sinus- und zum AV-Knoten, wo sie sowohl die Herzfrequenz senken (negativ chronotrop) als auch die AV-Überleitungszeit verlängern (negativ dromotrop). Die parasympathische Innervation der Herzkammern ist spärlich und ihr direkter Effekt kaum nennenswert. Die parasympathische Beeinflussung der Kammern erfolgt indirekt, indem der Sympathikus zentral gedämpft wird.

Sympathische Innervation

Im Unterschied zum Parasympathikus innerviert der Sympathikus (☞ Kap. 3.3.5) alle Anteile des Herzens nahezu gleichmäßig. Die Stimulation durch den Sympathikus erfolgt direkt am Herzen.

Eine Steigerung der sympathischen Aktivität bewirkt eine Zunahme der Herzfrequenz (positiv chronotrop), eine Steigerung der Schlagkraft in den Kammern (positiv inotrop) und eine Verkürzung der AV-Überleitungszeit (positiv dromotrop). Eine maximale Stimulation des Sympathikus kann eine so hohe Zunahme der Herzfrequenz bewirken, dass ein Kammerflimmern ausgelöst wird und ein funktioneller Herzstillstand resultiert (☞ Kap. 9.5.2).

Blutversorgung am Herz

Die **Koronargefäße** (Herzkranzgefäße) versorgen den Herzmuskel mit Blut und sind in das Myokard eingelagert. Unterschieden werden Koronararterien und Koronarvenen.

Die linke und rechte **Koronararterie** entspringen als erste Gefäße nach der Aortenklappe aus dem Anfangsteil der Aorta. Die linke Koronararterie (LCA; left coronary artery) teilt sich in zwei größere Äste auf. Der Ramus interventricularis anterior (RIVA) versorgt mit seinen Nebenästen die gesamte Herzvorderwand und einen Großteil der Kammerscheidewand. Linker Vorhof und linke Hinterwand werden vom Ramus circumflexus (RCX) und seinen Seitenästen durchblutet. Die rechte Herzkranzarterie (RCA; right coronary artery) und ihre Seitenäste versorgen die Wand von rechtem Vorhof, rechter Kammer mit rechter Hinterwand sowie einen kleinen Teil der Kammerscheidewand.

Merke
Bei Verengungen oder Verschlüssen der Koronararterien (KHK, akutes Koronarsyndrom) kommt es zu einer Schädigung des Herzmuskelgewebes (☞ Kap. 15.1.3, 15.2.1).

Die **Koronarvenen** transportieren sauerstoff- und nährstoffarmes Blut. Die größte Koronarvene ist der **Sinus coronarius.** Er nimmt als Sammelvene den größten Teil des Blutes aus den Herzvenen auf und mündet in den rechten Vorhof.

Die Durchblutung des Herzens erfolgt aus zwei Gründen praktisch nur in der Diastole

(**diastolische Perfusion**): Erstens werden die Koronargefäße während der Kontraktion des Herzmuskelgewebes vor allem im linken Ventrikel so stark komprimiert, dass nur ein geringer Blutfluss möglich ist. Zweitens verschließt die geöffnete Aortenklappe während der Systole die Abgänge in der Aorta zu den Koronararterien.

Achtung
Tachykardien verkürzen die Diastole. Demzufolge verkürzt sich auch die Perfusionszeit am Herzmuskel.

Herzphasen und Herzmechanik

Unterschieden werden vier Aktionsphasen am Herzen. Anspannungs- und Austreibungsphase werden der **Systole** (Kontraktion des Herzens), Entspannungs- und Füllungsphase der **Diastole** (Erschlaffung des Herzens) zugerechnet.

Zunächst erfolgt die gleichzeitige Kontraktion der Vorhöfe, anschließend kontrahieren die Kammern gemeinsam. Den mechanischen Herzphasen gehen die elektrischen Vorgänge im Herzen voran.

Füllungsphase
Während der Füllungsphase der Vorhöfe sind die Segelklappen geschlossen. Die elektrische Entladung des Sinusknotens führt zu einer Erregung der Vorhöfe, die sich daraufhin kontrahieren. Ist der Druck in den Vorhöfen größer als in den Ventrikeln, öffnen sich die Segelklappen und die Ventrikelfüllung beginnt.

Anspannungsphase
Sind die Ventrikel mit Blut gefüllt, verschließen sich alle Klappen. Die elektrische Kammererregung und Erregungsausbreitung von der Herzspitze zur Herzbasis markiert den Beginn der Anspannungsphase. Die Ventrikel beginnen sich zu kontrahieren.

Austreibungsphase
Die Taschenklappen öffnen sich, wenn der Druck in den Kammern größer als in den Arterien ist. Jetzt wird das Blut aus den

Ventrikeln in die Arterien gepumpt. Die Austreibungsphase markiert das Ende der Systole.

Entspannungsphase
In der Entspannungsphase schließen sich die Taschenklappen. Dann beginnen sich die Vorhöfe, bei geschlossenen Segelklappen, erneut zu füllen.

Herzfrequenz
Die Schlagfolge des Herzens innerhalb einer Minute wird als Herzfrequenz (HF) bezeichnet. Sie beträgt bei einem Erwachsenen in Ruhe 60 – 80 und bei Neugeborenen bis zu 140 Schläge pro Minute.

Bei physischer oder psychischer Belastung ist die Herzfrequenz beschleunigt. In Zeiten körperlicher Ruhe kann die Herzfrequenz weiter absinken.

Schlag- und Herzminutenvolumen
Mit **Schlagvolumen** (SV) ist die in Milliliter angegebene Blutmenge gemeint, die bei der Kontraktion einer Herzkammer in die Gefäße gepumpt wird. Das Schlagvolumen beträgt bei einem Erwachsenen etwa 70 ml pro Ventrikel. Eine Reserve von weiteren 70 ml Blut pro Ventrikel bleibt in den Kammern zurück.

Das **Herzminutenvolumen** (HMV) ist das Produkt aus Herzfrequenz und Schlagvolumen und gibt an, wie viel Liter Blut pro Minute von einer Kammer gepumpt werden. Angaben über die durchschnittliche Herzfrequenz und das Herzminutenvolumen in unterschiedlichen Lebensabschnitten enthält die Tabelle 3.1.

> **Merke**
> Herzminutenvolumen = Herzfrequenz × Schlagvolumen: HMV = HF × SV

Der linke Ventrikel eines Erwachsenen pumpt in Ruhe 70-mal pro Minute 70 ml Blut. Das Herzminutenvolumen beträgt demnach 4900 Milliliter oder 4,9 Liter. Unter Belastung ist ein Erwachsener in der Lage, sein Herzminutenvolumen durch Erhöhung der

Tab. 3.1: Durchschnittliche Herzfrequenzen und Herzminutenvolumen in unterschiedlichen Lebensabschnitten

Alter	Herzfrequenz	Herzminutenvolumen
Neugeborene	ca. 140 Schläge/Min.	ca. 200 ml
Säuglinge	ca. 120 Schläge/Min.	ca. 410 ml
Erwachsene	60 bis 80 Schläge/Min.	ca. 5 l

Herzfrequenz und des Schlagvolumens auf bis zu 20 Liter zu steigern.

3.1.2 Blutgefäße
Das Blut wird in **Arterien** (Verteilergefäße) und **Venen** (Sammelgefäße) transportiert. Der Stoffaustausch findet in den **Kapillaren** (Austauschgefäße) statt. Jeder Gefäßabschnitt hat eigene Aufgaben, dies spiegelt sich im unterschiedlichen Aufbau der Gefäßwände wider.

Wandbau
Ähnlich dem schichtweisen Aufbau der Herzwand, besitzen auch die Blutgefäße, mit Ausnahme der Kapillaren, einen dreiteiligen Wandaufbau (☞ Abb. 3.4):

- Die innere Schicht (**Intima**) besteht aus einer einschichtigen Lage Endothelzellen. Die glatte Oberfläche der Intima ermöglicht ein störungsfreies Fließen des Blutes.
- In die mittlere Schicht (**Media**) sind glatte Muskulatur und elastisches Bindegewebe eingelagert. Durch Kontraktion und Erschlaffung der Muskelfasern kann das Gefäßlumen vergrößert oder verkleinert werden. Die elastischen Bindegewebsfasern ermöglichen die Dehnbarkeit des Gefäßes für unterschiedliche Füllungsvolumina.
- Die äußere Schicht (**Adventitia**) bildet eine Hülle aus Bindegewebe um das Gefäß und verankert es außen an benachbarten Strukturen.

Die Blutgefäße werden mit Eigennamen bezeichnet, die ihre genaue Lage oder ihren Verlauf im Körper beschreiben. In Abbildungen werden üblicherweise Arterien rot und Venen blau eingefärbt (☞ Abb. 3.2).

Arterien

Arterien (☞ Abb. 3.5) transportieren Blut vom Herzen weg. Diese allgemeingültige Definition gilt für alle Arterien in jedem Abschnitt des Blutgefäßsystems.

Die Aorta und große von ihr abgehende Blutgefäße weisen eine hohe Dehnungsfähigkeit auf (Arterien vom **elastischen Typ**), bedingt durch in die Media eingelagerte elastische Bindegewebsfasern. Von besonderer Bedeutung ist dies bei der Blutdruckregulierung und Organdurchblutung (☞ Kap. 3.1.3).

Bei herzfern gelegenen Arterien geht die Dehnungsfähigkeit zunehmend verloren. Stattdessen findet sich in der Media überwiegend glatte Muskulatur (Arterien vom **muskulären Typ**). Arterien vom muskulären Typ werden als **Widerstandsgefäße** bezeichnet, weil sie ihren Gefäßdurchmesser durch Erweiterung (**Vasodilatation**) und Verengung (**Vasokonstriktion**) regulieren können.

Größere Arterien zweigen sich in kleinere Arterien, so genannte **Arteriolen,** auf. Dabei nehmen die Durchmesser der Gefäße kontinuierlich ab und die Anzahl der Gefäße zu. Arteriolen speisen die Kapillaren mit Blut.

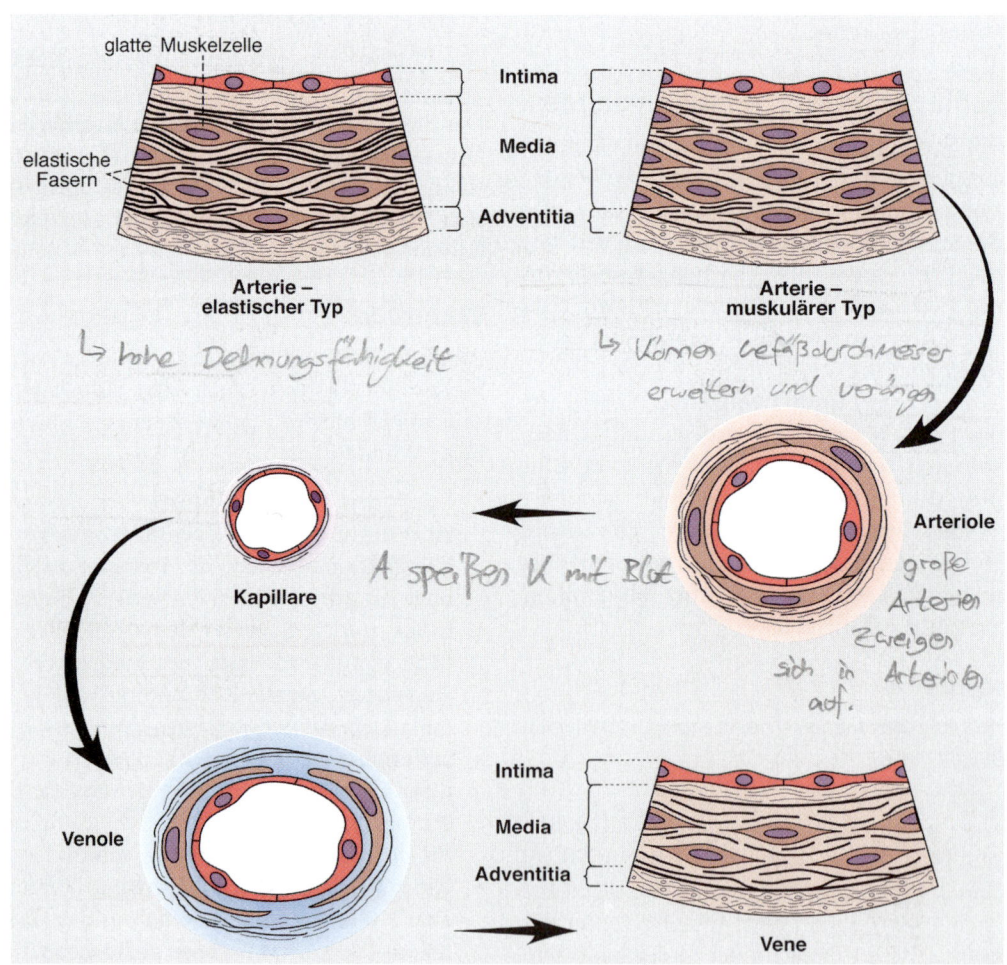

Abb. 3.4: Wandaufbau der verschiedenen Blutgefäße [S005 – 107]

Achtung

Durch Krankheiten sackartig geweitete elastische Arterien bilden ein so genanntes Aneurysma aus. Dabei geht die Wandstabilität verloren. In schweren Fällen kann die Gefäßwand zerreißen. Folgen sind lebensbedrohliche innere Blutungen in das Gehirn (☞ Kap. 17.3) oder die Brust- oder Bauchhöhle, wie beim rupturierten Bauchaortenaneurysma (☞ Kap. 20.1.7).

Kapillaren

Blutgefäße, die Arterien und Venen miteinander verbinden, werden als Kapillaren bezeichnet. Sie besitzen eine sehr dünne Gefäßwand aus einer einzigen Endothelzell-schicht. An den Kapillaren finden die **Austauschvorgänge** zwischen Blut und Körperzellen statt. Diese Stoffwechselvorgänge unterliegen umfangreichen Regulationsmechanismen.

Kontrahieren sich die Muskelfasern der vorgeschalteten Arteriolen, stoppt der Blutfluss in den nachgeschalteten Kapillaren. Letzterer kann aber in Geweben mit erhöhter Stoffwechselleistung (z. B. Entzündung) durch Erweiterung der Arteriolen auch gesteigert werden. Die Hautareale röten sich und das einströmende Blut erwärmt das Gewebe.

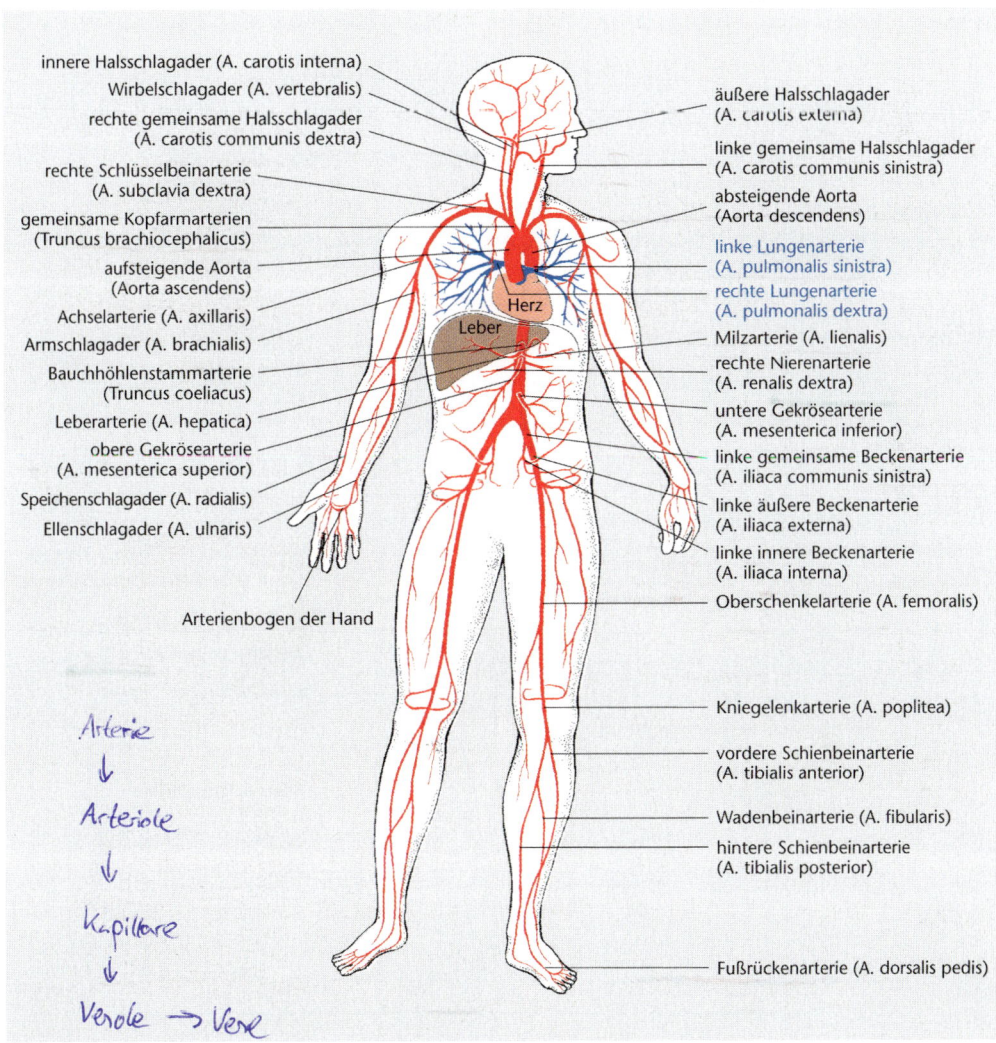

innere Halsschlagader (A. carotis interna)
Wirbelschlagader (A. vertebralis)
rechte gemeinsame Halsschlagader (A. carotis communis dextra)
rechte Schlüsselbeinarterie (A. subclavia dextra)
gemeinsame Kopfarmarterien (Truncus brachiocephalicus)
aufsteigende Aorta (Aorta ascendens)
Achselarterie (A. axillaris)
Armschlagader (A. brachialis)
Bauchhöhlenstammarterie (Truncus coeliacus)
Leberarterie (A. hepatica)
obere Gekrösearterie (A. mesenterica superior)
Speichenschlagader (A. radialis)
Ellenschlagader (A. ulnaris)

Arterienbogen der Hand

äußere Halsschlagader (A. carotis externa)
linke gemeinsame Halsschlagader (A. carotis communis sinistra)
absteigende Aorta (Aorta descendens)
linke Lungenarterie (A. pulmonalis sinistra)
rechte Lungenarterie (A. pulmonalis dextra)
Milzarterie (A. lienalis)
rechte Nierenarterie (A. renalis dextra)
untere Gekrösearterie (A. mesenterica inferior)
linke gemeinsame Beckenarterie (A. iliaca communis sinistra)
linke äußere Beckenarterie (A. iliaca externa)
linke innere Beckenarterie (A. iliaca interna)
Oberschenkelarterie (A. femoralis)
Kniegelenkarterie (A. poplitea)
vordere Schienbeinarterie (A. tibialis anterior)
Wadenbeinarterie (A. fibularis)
hintere Schienbeinarterie (A. tibialis posterior)
Fußrückenarterie (A. dorsalis pedis)

Herz
Leber

Arterie
↓
Arteriole
↓
Kapillare
↓
Venole → Vene

Abb. 3.5: Die wichtigsten Arterien in der Übersicht [A400–190]

Venen

Venen (☞ Abb. 3.6) sammeln Blut und führen es zum Herzen zurück. Diese Festlegung gilt ausnahmslos für jede Vene in jedem Gefäßabschnitt.

Das Blut aus den Kapillaren gelangt zunächst in kleinere Sammelgefäße, die **Venolen.** Diese drainieren dann das Blut in die größeren Venen. Venen besitzen eine nur schwach ausgestattete Media mit wenigen eingelagerten Muskelzellen. Dafür enthalten sie viel Bindegewebe, das ihnen eine gewisse Dehnungsfähigkeit verleiht. Wegen dieses Wandaufbaus können Venen große Blutmengen aufnehmen und werden daher auch **Kapazitätsgefäße** genannt.

Venen enthalten aus Endothel bestehende **Venenklappen,** die das Zurückfließen des Blutes verhindern und so zum venösen Rückfluss beitragen (☞ Kap. 3.1.3).

Achtung

Durch Gefäßwandschäden, intravasale Druckerhöhung oder Venenklappeninsuffizienz ausgelöste Störungen an Venen führen zu unregelmäßigen, schlauchförmigen, erweiterten und an der Oberfläche geschlängelt verlaufenden Gefäßveränderungen, den Krampfadern (Varizen).

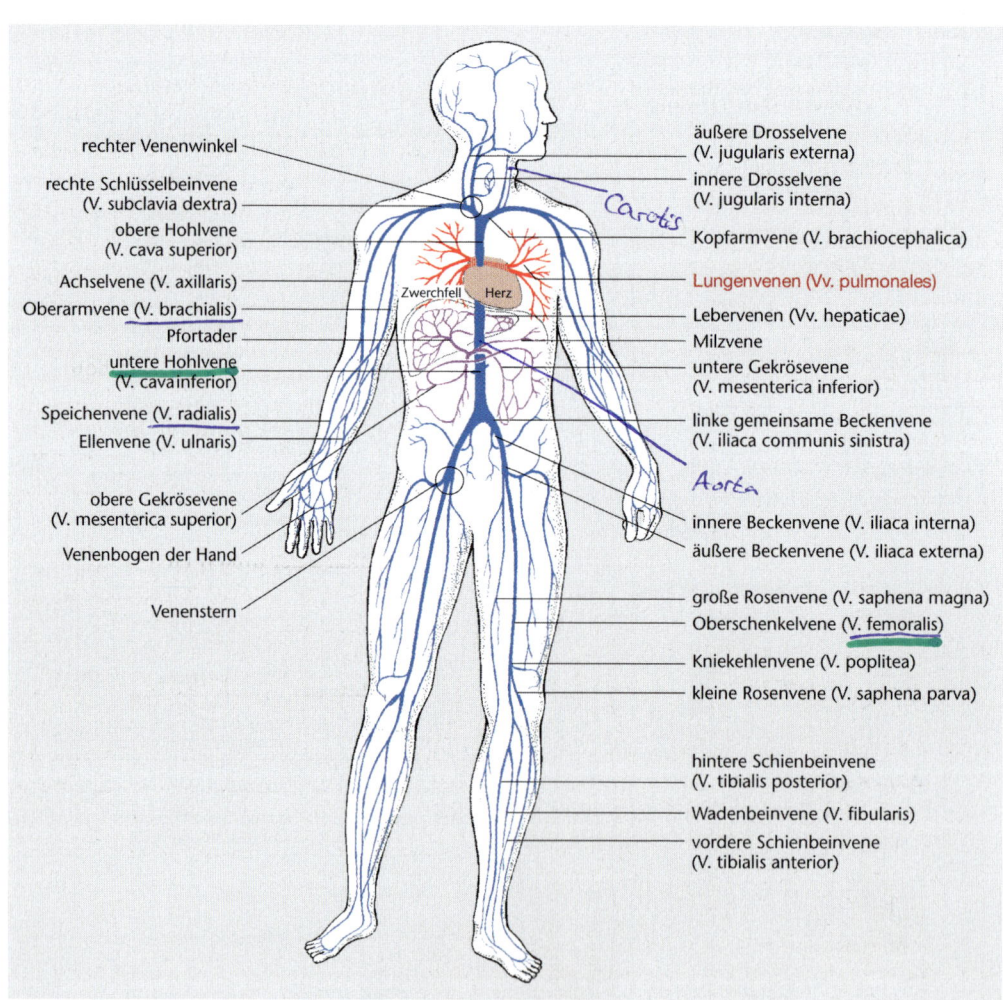

rechter Venenwinkel
rechte Schlüsselbeinvene (V. subclavia dextra)
obere Hohlvene (V. cava superior)
Achselvene (V. axillaris)
Oberarmvene (V. brachialis)
Pfortader
untere Hohlvene (V. cava inferior)
Speichenvene (V. radialis)
Ellenvene (V. ulnaris)
obere Gekrösevene (V. mesenterica superior)
Venenbogen der Hand
Venenstern

Zwerchfell   Herz

Carotis

äußere Drosselvene (V. jugularis externa)
innere Drosselvene (V. jugularis interna)
Kopfarmvene (V. brachiocephalica)
Lungenvenen (Vv. pulmonales)
Lebervenen (Vv. hepaticae)
Milzvene
untere Gekrösevene (V. mesenterica inferior)
linke gemeinsame Beckenvene (V. iliaca communis sinistra)
Aorta
innere Beckenvene (V. iliaca interna)
äußere Beckenvene (V. iliaca externa)
große Rosenvene (V. saphena magna)
Oberschenkelvene (V. femoralis)
Kniekehlenvene (V. poplitea)
kleine Rosenvene (V. saphena parva)
hintere Schienbeinvene (V. tibialis posterior)
Wadenbeinvene (V. fibularis)
vordere Schienbeinvene (V. tibialis anterior)

Abb. 3.6: Die wichtigsten Venen in der Übersicht [A400 – 190]

3.1.3 Kreislauf

Das Herz pumpt Blut über die Blutgefäße in den Lungen- und Körperkreislauf. Dabei entsteht eine Druckwelle, die an oberflächlich verlaufenden Arterien als Puls getastet werden kann. Der vom Herz und den Blutgefäßen erzeugte Blutdruck ermöglicht eine kontinuierliche Organdurchblutung. Der Kreislauf des Blutes durch den Körper kann in zwei Teilkreisläufe unterteilt werden, den Lungen- und den Körperkreislauf.

Lungenkreislauf

Der Lungenkreislauf beschreibt den Weg des Blutes von der rechten Herzkammer durch die Lunge bis zum linken Vorhof. Im Kapillarstromgebiet der Lunge wird Kohlenstoffdioxid an die Alveolen (☞ Kap. 3.2.6) abgegeben und das Blut mit Sauerstoff angereichert (oxygeniert). Eine Besonderheit des Lungenkreislaufs ist, dass die Lungenvenen das mit Sauerstoff angereicherte Blut transportieren, während die Venen in den übrigen Kreislaufabschnitten sauerstoffarmes Blut befördern.

> **Merke**
>
> Eine Lungenembolie ist der Verschluss einer Lungenarterie (☞ Kap. 15.2.5).

Körperkreislauf

Zwischen der linken Herzkammer und dem rechten Vorhof verläuft der Körperkreislauf.

Arterieller Teil

Aus dem linken Vorhof gelangt das Blut über die Mitralklappe in die linke Herzkammer. Öffnet sich die Aortenklappe, wird das Blut in die Aorta gepumpt. Die etwa daumendicke **Aorta** entspricht in ihrem Aussehen einem Gehstock. Sie wird in einen aufsteigenden Teil (Aorta ascendens), den Aortenbogen (Arcus aortae) und in einen langen absteigenden Teil (Aorta descendens) unterteilt. Der absteigende Teil verläuft sowohl im Brustkorb (Pars thoracalis) als auch in der Bauchhöhle (Pars abdominalis), wobei das Zwerchfell die Grenze der beiden Teile darstellt.

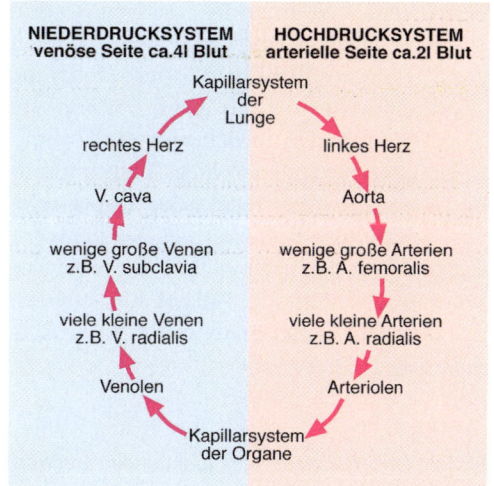

Abb. 3.7: Übersicht des Herz-Kreislauf-Systems [L108]

Von der aufsteigenden Aorta zweigen die Koronararterien ab, die den Herzmuskel versorgen. Am Aortenbogen entspringen Arterien zur Versorgung von Kopf, Hals und den oberen Extremitäten. Der absteigende Teil der Aorta steigt hinter dem Herzen ab und verläuft unmittelbar vor der Wirbelsäule bis in das Becken. Im Brustkorb zweigen Arterien für die Durchblutung der Brustorgane und der Brustwand ab. Dem Bauchteil der Aorta entspringen Gefäße für die Bauchorgane. Im Becken teilt sich die Aorta in die beiden Beckenarterien auf, die arterielles Blut an die Beckenorgane und die unteren Extremitäten abgeben.

Das Myokard der linken Herzhälfte ist besonders stark ausgebildet, weil es das Blut gegen den Widerstand der Blutsäule in den Körperkreislauf pumpen muss. Daher entsteht während der Systole des linken Ventrikels ein Blutdruck von etwa 120 mmHg. Dieser Blutdruck wird in die Arterien weitergegeben. Die linke Herzkammer sowie die Arterien und Arteriolen des Körperkreislaufs werden deshalb als Gefäße des **Hochdrucksystems** zusammengefasst (☞ Abb. 3.7).

Venöser Teil

Die Kapillaren münden über Venolen in die großen Organvenen. Die Venen der unteren Körperhälfte münden in die **untere Hohl-**

vene (Vena cava inferior). Das venöse Blut aus Kopf, Hals, Armen und dem Großteil der Brustorgane fließt in die **obere Hohlvene** (Vena cava superior) ab. Untere und obere Hohlvene münden in den rechten Vorhof.

Im überwiegenden Teil des Blutkreislaufs herrschen niedrige Blutdrücke. Daher werden der venöse Schenkel des Körperkreislaufs, die rechte Herzhälfte, der Lungenkreislauf und der linke Vorhof zum **Niederdrucksystem** zusammengefasst (☞ Abb. 3.7).

> **Merke**
>
> **Vorlast** und **Nachlast** sind funktionelle Begriffe. Als Vorlast bezeichnet man vereinfacht das dem Herzen angebotene Blutvolumen, welches das Herz pumpen muss, um es weiterzubefördern. Als Nachlast dagegen wird vereinfacht bezeichnet, „wogegen" das Herz anpumpen muss, also vor allem der Widerstand (Wandspannung) der Arterien.

Venöser Rückstrom

Der venöse Rückfluss des Blutes zur rechten Herzhälfte wird durch verschiedene Faktoren unterstützt:

- Eine **Sogwirkung** entsteht bei der Einatmung und der Kontraktion der Kammermuskulatur. Dies unterstützt den Fluss des venösen Blutes aus den Hohlvenen in den Brustkorb.
- Venen sind in den unteren Extremitäten von kraftvoller Muskulatur (Wadenmuskulatur) umgeben. Durch die Kontraktion der Beinmuskulatur wird das venöse Blut in Richtung Herz gepumpt. Dieser Mechanismus wird als **Muskelpumpe** bezeichnet.
- In Armen und Beinen verlaufen Arterien und Venen in gemeinsamen Bindegewebsschichten eng nebeneinander. Durch die Pulsation der benachbarten Arterien wird das Blut Richtung Herz gedrückt (**arteriovenöse Kopplung**).
- Durch die nachschiebende Blutsäule aus dem arteriellen Schenkel wird das Blut im venösen Schenkel in Richtung Herz geschoben.

- Die **Venenklappen** verhindern das Zurückfließen des Blutes und sind die strukturelle Grundlage des zielgerichteten Blutrückflusses.

Puls

Das aus der linken Herzkammer mit großem Druck ausgeworfene Blut löst eine Druckwelle in den Arterien aus, die als **Arterienpuls** bezeichnet wird. An unmittelbar unter der Haut verlaufenden Arterien kann die Druckwelle von außen getastet (palpiert) werden (☞ Kap. 8.2.1).

Arterieller Blutdruck

Windkesselfunktion

Der Blutdruck in den Herzkammern ist großen Schwankungen unterworfen. In der Systole entsteht durch die Kontraktion des linken Ventrikels ein **systolischer Blutdruck** von etwa 120 mmHg. In der Diastole fällt der Blutdruck unter 10 mmHg ab. Analog dem Blutdruck verändert sich auch die Blutströmung. Um eine kontinuierliche Blutströmung im arteriellen System zu gewährleisten, müssen die Druckschwankungen des linken Ventrikels im Gefäßsystem in einen gleichmäßigeren Druckverlauf umgewandelt werden (☞ Abb. 3.8). Durch die elastische Wandstruktur der herznahen Aorta wird ein Teil des vom Herzen ausgeworfenen

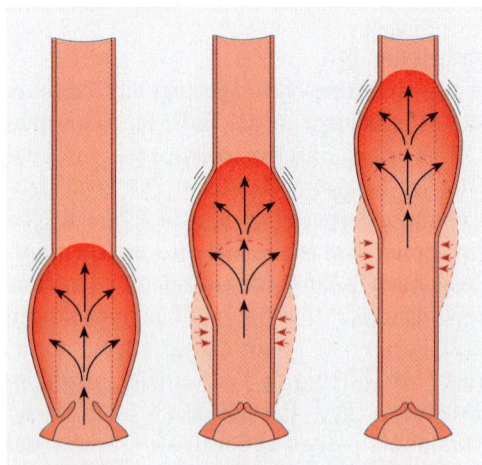

Abb. 3.8: Windkesselfunktion [L190]

Blutvolumens und dessen kinetische Energie während der Systole durch Wanddehnung in der Aorta gespeichert. Während der Diastole wird dieser gespeicherte Blutanteil kontinuierlich wieder abgegeben.

Merke

Eine Arteriosklerose führt zu einem Elastizitätsverlust der herznahen Arterien. Folgen sind Störungen in der Windkesselfunktion und Herzinsuffizienz (☞ Kap. 15.1.1).

Entstehung des arteriellen Blutdrucks

Der Blutdruck beschreibt die Kraft des Blutes auf die Gefäßwände und ist die entscheidende Größe für die Organdurchblutung. Dafür sind verschiedene Faktoren maßgeblich verantwortlich:

- Herzminutenvolumen
- Blutvolumen
- Eng- und Weitstellung der Widerstandsgefäße (peripherer Widerstand).

Wenn in der Medizin von „Blutdruck" gesprochen wird, ist damit immer der arterielle Blutdruck gemeint. Die Einheit für den Blutdruck ist mmHg (gelesen: Millimeter Quecksilbersäule). Angegeben wird der Blutdruck immer als systolischer „oberer" und diastolischer „unterer" Wert. Normalerweise beträgt er bei Erwachsenen in Ruhe 120/80 mmHg. Physische und psychische Belastungen lassen den Blutdruck steigen.

Blutdruckregulation

In der Wand der elastischen Arterien messen so genannte **Druckrezeptoren** (Pressorezeptoren) die Wanddehnung. Über Nervenfasern gelangen die Informationen in die Medulla oblongata (☞ Kap. 3.3.3), eine Hirnregion, in der das **Kreislaufzentrum** liegt. Dort werden sämtliche Funktionen des Kreislaufs kontrolliert. Das vegetative Nervensystem nimmt entweder direkt über Nervenfasern oder über die Ausschüttung der endogenen Katecholamine Noradrenalin und Adrenalin aus dem Nebennierenmark Einfluss auf Herz und Gefäße.

Der **Sympathikus** steigert das Herzminutenvolumen und bewirkt eine Vasokonstrik-

tion der Widerstandsgefäße. Folge ist eine Blutdruckerhöhung.

Durch die Wirkung des **Parasympathikus** sinkt das Herzminutenvolumen über das Absenken der Herzfrequenz. Infolgedessen sinkt der Blutdruck.

3.1.4 Blut

Das Blutvolumen macht ca. 8 % des Körpergewichtes aus. Das sind ungefähr 80 ml Blut pro Kilogramm Körpergewicht. Insgesamt fließen also zwischen 5 und 7 Liter Blut durch die Blutgefäße eines Erwachsenen. Das Blut (☞ Tab. 3.1.3) besteht aus festen und flüssigen Bestandteilen. Die festen Blutbestandteile machen etwa 45 % des Gesamtblutvolumens aus und umfassen:

- rote Blutkörperchen (Erythrozyten)
- weiße Blutkörperchen (Leukozyten)
- Blutplättchen (Thrombozyten).

Der flüssige Blutanteil ist das Blutplasma, das ungefähr 55 % des Blutvolumens ausmacht.

Erythrozyten

Erythrozyten sind Zellen des Blutes und dienen dem Sauerstofftransport zu den Körpergeweben. Erythrozyten (**rote Blutkörperchen**) werden im roten Knochenmark gebildet. Bei Erwachsenen findet sich rotes Knochenmark in den **Epiphysen** (Knochenenden) der großen Röhrenknochen und in platten Knochen, bei Kindern zusätzlich in den Diaphysen der Röhrenknochen (☞ Abb. 3.9).

Vor Eintritt in die Blutbahn verlieren die roten Blutzellen ihren Zellkern (☞ Abb. 3.11). Damit sind sie nicht mehr teilungsfähig. Hauptbestandteil der Erythrozyten ist das eisenhaltige **Hämoglobin** (Hb), der rote Blutfarbstoff. Bei Männern liegt der Hämoglobingehalt zwischen 14 und 18 g, bei Frauen zwischen 12 und 16 g pro 100 ml Blut. Erythrozyten machen den weitaus größten Teil der Blutzellen aus.

Die roten Blutkörperchen besitzen eine runde Scheibenform (☞ Abb. 3.10) und sind besonders verformbar. Diese Eigen-

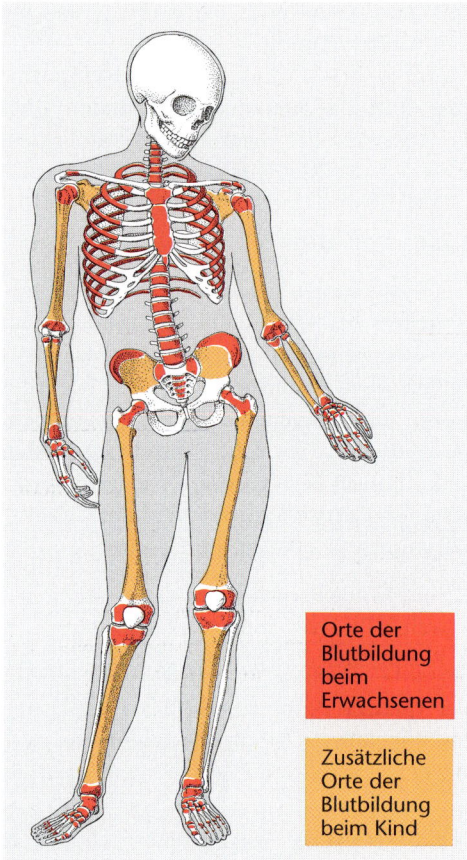

Abb. 3.9: Orte der Blutbildung [L190]

schaft ermöglicht es ihnen, noch durch die kleinsten Blutgefäße zu passen.

Die **Lebensdauer** von Erythrozyten beträgt etwa 120 Tage. Im Maschenwerk der Milz werden die Blutkörperchen abgebaut und dem Hämoglobinmolekül das Eisen

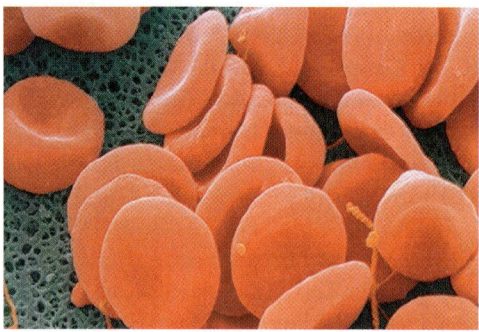

Abb. 3.10: Erythrozyten im Rasterelektronenmikroskop [J600 – 106]

entzogen. Das Eisen wird „recycled" und steht erneut zum Aufbau von Hämoglobin und Erythrozyten zur Verfügung. Die übrigen Abbauprodukte des Hämoglobins werden in der Leber zu Gallenfarbstoff umgewandelt.

Hauptaufgabe der Erythrozyten ist die Beförderung von Sauerstoff durch Bindung an das Hämoglobin (**HbO$_2$**, ☞ Kap. 3.2.8). Hämoglobin kann auch einen geringen Teil des in den Zellen anfallenden Kohlenstoffdioxids (**HbCO$_2$**) binden.

Blutgruppen

Die Erythrozyten tragen auf ihrer Zelloberfläche so genannte **Antigene**, welche die Blutgruppe eines Menschen bestimmen. Im Blutplasma befinden sich **Antikörper**, die gegen die Antigene fremder Blutgruppen gerichtet sind.

Die Blutgruppen werden anhand des AB0-Systems in Verbindung mit dem Rhesus-System bestimmt.

Im **AB0-System** werden die Blutgruppen A, B, AB und 0 unterschieden (☞ Tab. 3.2). Menschen mit der Blutgruppe A tragen das Antigen A auf ihren Erythrozyten, solche mit der Blutgruppe B das Antigen B. Bei Ersteren finden sich daher Anti-B-Antikörper im Plasma, bei Letzteren Anti-A-Antikörper.

Personen mit der Blutgruppe AB besitzen auf ihren Erythrozyten die beiden Antigene A und B. Im Blutplasma sind deshalb keine Antikörper vorhanden. Träger der Blutgruppe AB können daher jede andere fremde Blutgruppe erhalten, ohne darauf mit einer Unverträglichkeit zu reagieren. Sie sind **Universalempfänger**.

Tragen die Erythrozyten keine spezifischen Antigene, hat die betreffende Person die Blutgruppe 0. Im Blutplasma befinden sich Antikörper gegen die Antigene A und B. Entfernt man das Blutplasma durch technische Verfahren im Labor, kann jeder Mensch problemlos Erythrozytenkonzentrate der Gruppe 0 erhalten (**Universalspender**).

Ein weiteres antigenes Protein auf der Erythrozytenoberfläche ist der so genannte **Rhesusfaktor.** Bei Rhesusfaktor positiven (Rh$^+$) Menschen kann das Antigen nachge-

Tab. 3.2: Blutgruppen des ABo-Systems. Antigene auf den Erythrozyten und Antikörper im Plasma der verschiedenen Blutgruppen sowie Häufigkeit des Vorkommens in Mitteleuropa.

Blutgruppe	Antigene auf den Erythrozyten	Antikörper im Plasma	Häufigkeit in Mitteleuropa (%)
A	A	Anti-B	44
B	B	Anti-A	10
AB	A und B	kein	4
0	kein	Anti-A und Anti-B	42

wiesen werden. Rhesusfaktor negativ (rh⁻) liegt vor, wenn das Antigen auf der Erythrozytenoberfläche nicht bestimmt werden kann.

Leukozyten

Die Leukozyten (weiße Blutkörperchen) erhielten ihren Namen, weil sie im Gegensatz zu den roten Blutkörperchen keinen Farbstoff besitzen. Sie sind Zellen des Blutes und dienen der Infektionsabwehr. Alle weißen Blutkörperchen gehen aus einer gemeinsamen Stammzelle im Knochenmark hervor (☞ Abb. 3.11). Danach beginnt ihre Spezialisierung in verschiedene Zelltypen (Granulozyten, Lymphozyten, Monozyten). Leukozyten bilden also keine einheitliche Zellart, sondern haben ein unterschiedliches Aussehen und verschiedene Aufgaben. Ihre Lebensdauer reicht von wenigen Tagen bis zu einem ganzen menschlichen Leben.

Weiße Blutzellen bilden den zellulären Anteil des Abwehrsystems im Körper und wandern über das Blut durch eigenständige Fortbewegungsmöglichkeiten in die Gewebe zur **Immunabwehr** ein (☞ Tab. 3.3). In Entzündungsherden sind sie gehäuft anzutreffen.

Immunsystem

Das Immunsystem dient der Abwehr von Erregern wie Bakterien oder Viren, die in den Körper eingedrungen sind.

Die Oberflächen körperfremder Substanzen tragen Antigene, die die Bildung von spezifischen Gegenmolekülen – den Antikörpern – auslösen. Antikörper werden von differenzierten weißen Blutzellen produziert. Sie erkennen und markieren die ortsfremden Antigene und lösen verschiedene Immunreaktionen im Körper aus.

Die **unspezifische Abwehr** ist angeboren und richtet sich gegen alle körperfremden Substanzen. Fresszellen (Phagozyten) können durch Strukturen auf ihrer Zellmembran Fremdzellen, z. B. Bakterien, selbstständig erkennen und in Bruchstücke zerlegen. Eine weitere Möglichkeit der unspezifischen Abwehr ist die Verbindung von Antikörpern mit den entsprechenden Antigenen zu einem gemeinsamen Komplex. Auf diese Weise wird den Phagozyten (z. B. Makrophagen) signalisiert, den Antigen-Antikörper-Komplex zu zerstören. Eine Sonderform der Granulozyten sind die Mastzellen, die unter anderem Histamin ausschütten, das weitere Entzündungsprozesse in Gang setzt und die Kapillarwände durchlässiger macht.

Die **spezifische Abwehr** ist erworben und wird mit jedem weiteren Antigenkontakt wirksamer. Die humorale Abwehr – eine Form der spezifischen Immunreaktion – ist die klassische Antigen-Antikörper-Reaktion. Die Antikörper werden von speziellen B-Lymphozyten gebildet. Die Zellen, die nach dem Kontakt mit dem Antigen erhalten bleiben, können bei einem erneuten Kontakt sehr schnell große Mengen des entsprechenden Antikörpers produzieren (Gedächtniszellen). Werden so viele Antikörper gegen ein Antigen produziert, dass eine Infektion keine Krankheitszeichen mehr auslöst, ist die **Immunität** gegenüber diesem Erreger erreicht. Die humorale Abwehr wird durch eine zweite Form der spezifischen Abwehr-reaktion, der so genannten zellulären Abwehr, unterstützt und ergänzt. Hierbei werden die Antikörperbildung unterstützt, Immunreaktionen unterdrückt, körperfremde Zellen durch Killerzellen direkt zerstört oder ebenfalls Gedächtniszellen gebildet.

Thrombozyten

Thrombozyten (**Blutplättchen**) sind kernlose Zellfragmente. Sie sind flach und unregelmäßig geformt und stammen ebenfalls aus dem Knochenmark (☞ Abb. 3.11). Ihre Lebensdauer liegt zwischen 4 und 10 Tagen.

Die Blutplättchen werden wie die Erythrozyten in Milz und Leber abgebaut.

Bei einer Gefäßverletzung werden die Blutplättchen aktiviert und lagern sich aneinander (Thrombozytenaggregation). Sie bilden einen Pfropf (Thrombus), der die Wunde verschließt (**Blutstillung**). Außerdem sondern die Thrombozyten Enzyme ab, die die **Blutgerinnung** in Gang setzen.

Blutgerinnung

Für den Körper ist es lebensnotwendig, dass die Blutgefäße unversehrt und damit die Gefäßwände undurchlässig für Blut bleiben. Nach **Verletzung** eines Gefäßes werden da-

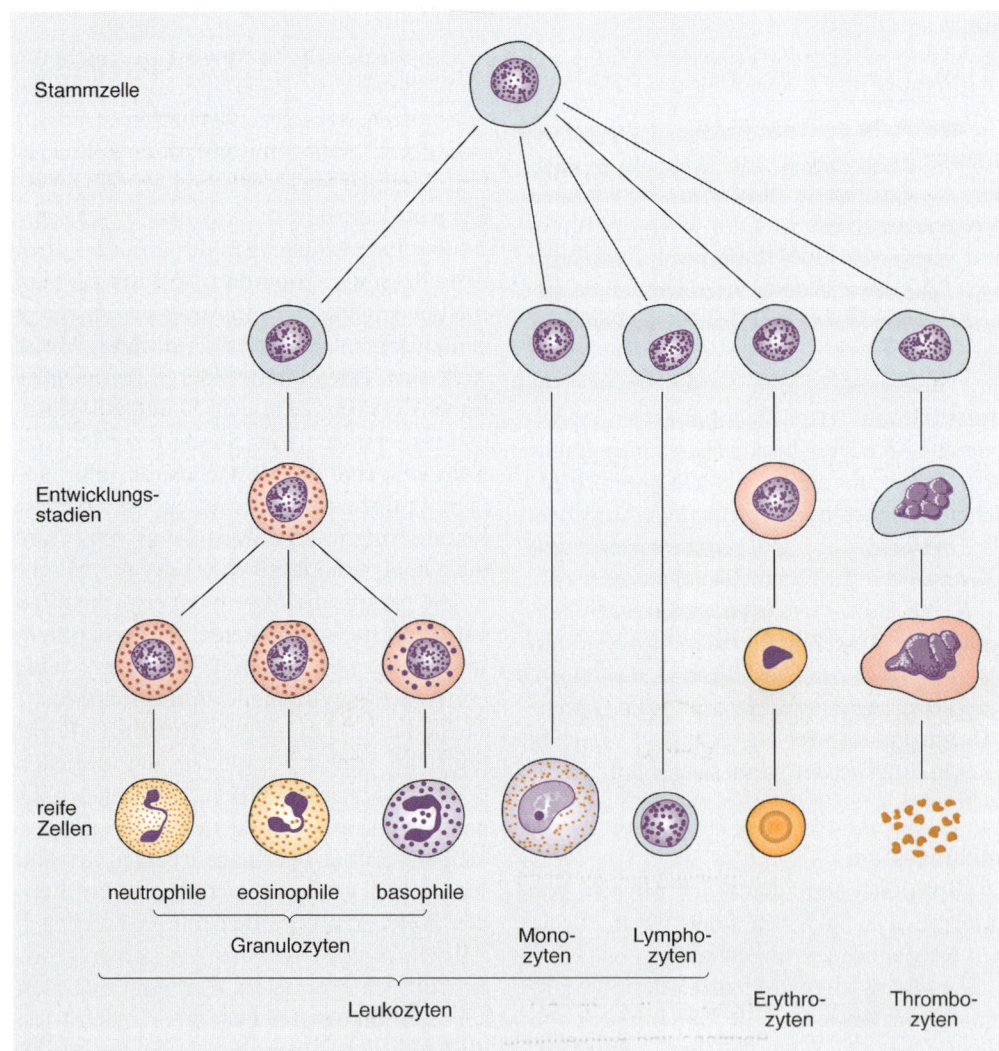

Abb. 3.11: Blutzellen und ihre Entwicklungsstadien [S005 – 106]

her verschiedene Verschluss- und Reparaturmechanismen in Gang gesetzt. Sie werden in die Phasen der Blutstillung und der Blutgerinnung unterteilt. Die primäre Blutstillung erfolgt durch das Aneinanderlagern (**Aggregation**) und Verkleben (**Agglutination**) der Blutplättchen und die Bildung eines lockeren Thrombus. Danach läuft eine Enzymkaskade (**Faktorenaktivierung**) ab, deren Ziel die Umwandlung des plasmalöslichen **Fibrinogens** in Fibrinfäden ist. Die Fibrinfäden verkleben den Thrombus und verfestigen ihn. Dieser bleibt so lange bestehen, bis die Kontinuität der Gefäßwand wiederhergestellt ist. Dann löst ein System zur Fibrinolyse den Thrombus wieder auf. Alle Blutgerinnungsfaktoren werden in der Leber (☞ Kap. 3.6.2) produziert.

Blutplasma

Das Blutplasma besteht zu 90 % aus Wasser. Weitere Bestandteile sind:

- Ionen (z. B. Kalium Kalzium, Natrium, Chlorid, ☞ Kap. 3.9)
- Hormone (z. B. Adrenalin, Noradrenalin, ☞ Kap. 3.3.1)
- Nährstoffe (Glukose, Aminosäuren, Fettsäuren, ☞ Kap. 3.6.2)
- Bluteiweiße
- Farbstoffe (z. B. Bilirubin, ☞ Kap. 3.6.2)
- Blutgerinnungsfaktoren.

3.1.5 Lymphatisches Gewebe

Lymphatisches Gewebe findet sich im gesamten Organismus als umschriebene Organe (z. B. Lymphknoten, Milz, Rachenmandeln, Appendix) oder eingebettet in andere Organe (z. B. Darm).

Hauptaufgaben sind die Aufnahme von Wasser und geringen Mengen an Eiweiß aus den Zwischenzellräumen (Interstitium) über die Lymphgefäße in das Blut sowie die Teilnahme an der Immunabwehr durch die Lymphozyten (spezialisierte Leukozyten). Die Darmlymphgefäße beteiligen sich an der Nährstoffaufnahme und nehmen die Endprodukte des Fettstoffwechsels aus dem Darm auf.

Lymphe und Lymphgefäße

Die Lymphe ist dem Blutplasma in seiner Zusammensetzung nur bedingt ähnlich. Neben einem unterschiedlichen Proteingehalt finden sich in der Lymphe weder Erythrozyten noch Blutplättchen, jedoch viele Leukozyten. Täglich produziert der Körper zwei bis drei Liter Lymphe.

Die Lymphgefäße bilden neben dem Blutgefäßsystem ein **zweites System flüssigkeitsführender Röhren.** In ihrem Aufbau ähneln sie den Venen und besitzen teilweise auch Klappen, die den gerichteten Fluss der Lymphe ermöglichen. Die Lymphgefäße entspringen den Zwischenzellräumen. Dort entstehen Lymphkapillaren, die in größere

Tab. 3.3: Aufgaben des Blutes

Blutbestandteil	Aufgabe
Erythrozyten	• Sauerstofftransport am Hämoglobin (☞ Kap. 3.2.8) • Blutgruppenantigene auf den Erythrozyten (☞ Kap. 3.1.4)
Leukozyten	• Immunabwehr
Thrombozyten	• Blutstillung und Blutgerinnung
Blutplasma	• Nährstofftransport (Glukose, Aminosäuren, Fettsäuren) • Kohlenstoffdioxidtransport (physikalisch gelöst als HCO_3^-, ☞ Kap. 3.2.8 und 3.9.2) • Lösungsmedium für Salze (Ca^{2+}, K^+, Na^+, Cl^-, ☞ Kap. 3.9), Bluteiweiße, Hormone und Blutgerinnungsfaktoren • Pufferfunktion (Einstellung des pH-Wertes, ☞ Kap. 3.9.3)

Lymphgefäße übergehen und schließlich in die Venen münden.

Lymphknoten

Die bohnenförmigen Lymphknoten sind Filterstationen zur Reinigung der Lymphe. Weiterhin dienen sie als Reservoir für Lymphozyten. Bei Kontakt mit körperfremden Substanzen leiten diese Abwehrreaktionen ein.

Lymphknoten liegen in Gruppen an den Zusammenflüssen größerer Lymphgefäße, vor allem in der Leiste, am Hals und an der Lungenpforte.

Milz

Die Milz (Splen, Lien) ist das größte lymphatische Organ. Nähere Angaben zu Aufbau und Funktion der Milz finden sich in Kap. 3.6.2.

Wiederholungsfragen

1. Beschreiben Sie die Lage des Herzens und benennen Sie benachbarte Strukturen. (☞ Kap. 3.1.1)
2. Benennen Sie die Hohlräume im Herz und erklären Sie den Aufbau der Herzwand. (☞ Kap. 3.1.1)
3. Unterscheiden Sie die Herzklappen nach Aufbau und Lage und benennen Sie diese. Welche Funktion haben die Herzklappen? (☞ Kap. 3.1.1)
4. Wie erfolgt die Erregungsausbreitung am Herzen? (☞ Kap. 3.1.1)
5. Was wird unter dem Begriff „Autorhythmie" verstanden? (☞ Kap. 3.1.1)
6. Beschreiben Sie den Einfluss von Sympathikus und Parasympathikus auf das Herz. (☞ Kap. 3.1.1)
7. Erklären Sie die Blutversorgung am Herzen. Warum wird das Herz praktisch nur in der Diastole durchblutet? (☞ Kap. 3.1.1)
8. Beschreiben Sie die Phasen der Herzmechanik. Wann schließen und öffnen sich die Herzklappen? Wie erfolgt die Blutströmung? (☞ Kap. 3.1.1)
9. Wie hoch ist die Herzfrequenz eines Erwachsenen in Ruhe pro Minute? Wie oft schlägt das Herz eines zwei Monate alten Säuglings? (☞ Kap. 3.1.1)
10. Beschreiben Sie den allgemeinen Aufbau eines Blutgefäßes. (☞ Kap. 3.1.2)
11. Nennen Sie Unterschiede im Wandbau von Arterien, Venen und Kapillaren. (☞ Kap. 3.1.2)
12. Was sind Widerstandsgefäße und welche Aufgabe haben sie? (☞ Kap. 3.1.2)
13. Erklären Sie den Verlauf und die Funktion des Körperkreislaufs. (☞ Kap. 3.1.3)
14. Erklären Sie die Mechanismen des venösen Rückstroms zum Herzen. (☞ Kap. 3.1.3)
15. Wie entsteht der arterielle Blutdruck? Wie hoch ist normalerweise der arterielle Blutdruck? (☞ Kap. 3.1.3)
16. Erläutern Sie den Einfluss des vegetativen Nervensystems auf die Regulierung des arteriellen Blutdrucks. (☞ Kap. 3.1.3)
17. Beschreiben Sie die Blutbestandteile und nennen Sie deren Funktion. (☞ Kap. 3.1.4)
18. Erläutern Sie die Blutgruppen des AB0-Systems. (☞ Kap. 3.1.4)

3.2 Atmung

Der menschliche Organismus ist durch die Atmung (**Respiration**) in der Lage, einen regelmäßigen Gasaustausch zwischen Umgebungsluft und Lunge aufrechtzuerhalten.

Bei der Einatmung (**Inspiration**) gelangt Sauerstoff (O_2) in die Lungen. Dort wird er anschließend von den Erythrozyten im Blut aufgenommen und über das Kreislaufsystem zu allen Zellen transportiert. In den Zellen wird aus Sauerstoff und den Nährstoffen durch Stoffwechselprozesse Energie gewonnen (☞ Kap. 3.9). Der Vorgang der Sauerstoffaufnahme durch Ventilation der Atemwege, Diffusion in das Kapillarnetz der Lunge und Transport durch die Erythrozyten zu den Körperzellen heißt **äußere Atmung,** der Sauerstoffverbrauch in den Körperzellen zur Energiegewinnung hingegen **innere Atmung.**

Bei der Ausatmung (**Exspiration**) gibt der Organismus Kohlenstoffdioxid (CO_2) ab, das ein Endprodukt der Stoffwechselprozesse im Körper ist.

3.2.1 Atemwege

Die Luft gelangt über die Atemwege in die Lunge. Die Atemwege werden funktionell in das luftleitende und das gasaustauschende System aufgeteilt. Zum luftleitenden System zählen die Nase und der Mund, der Rachen (Pharynx), der Kehlkopf (Larynx), die Luftröhre (Trachea) und die Hauptbronchien. Das gasaustauschende System wird von den kleinen Bronchien und den Lungenbläschen (Alveolen) gebildet.

Anatomisch werden die Atemwege in die oberen und unteren Atemwege gegliedert, abgegrenzt durch den Kehlkopf.

Obere Atemwege

Nase

Die Nase ist der natürliche Einatemweg. Die gut durchblutete Nasenschleimhaut erwärmt die eingeatmete Luft und feuchtet sie an, die feinen Haare der Nase filtern Schadstoffpartikel heraus.

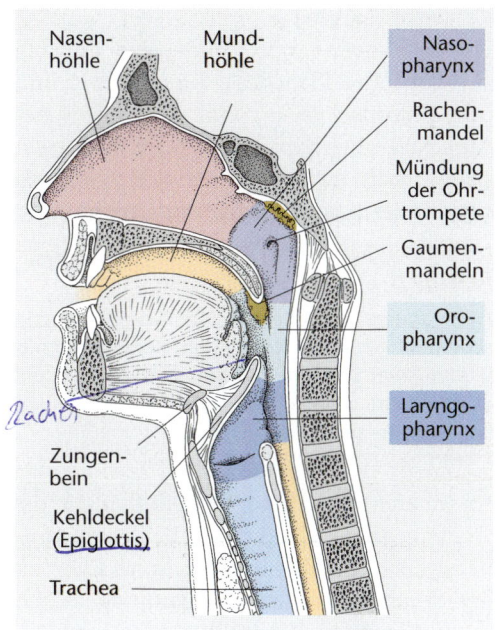

Abb. 3.12: Schnitt durch den Rachen [B159]

Die Nase besteht aus den beiden Nasenbeinen, die den knöchernen Nasenrücken bilden, und Knorpelgewebe an der Nasenspitze. Die Nasenscheidewand (Septum) trennt die Nasenhöhle in zwei Hälften.

Im Inneren ist die Nase in drei Nasengänge aufgeteilt. Der untere Nasengang führt in den Nasenrachenraum (Nasopharynx). Der mittlere Gang steht mit den Nasennebenhöhlen in Verbindung. Der obere Nasengang enthält die Riechschleimhaut, über die Gerüche erfasst und über den Riechnerv in das Gehirn weitergeleitet werden.

Rachen (Pharynx)

Der Rachen (☞ Abb. 3.12) gliedert sich in den Nasenrachenraum (Nasopharynx), Mundrachenraum (Oropharynx) und Kehlkopfrachenraum (Laryngopharynx/Hypopharynx).

Eine besondere Bedeutung hat der Kehlkopfrachenraum, denn in ihm kreuzen sich Luft- und Speisewege. Die Luftröhre wird beim Schlucken der Nahrung durch den Kehldeckel des Kehlkopfes verschlossen (s. u.).

Kehlkopf (Larynx)

Der Kehlkopf (Larynx) bildet den Eingang zur Luftröhre (Trachea). Ringknorpel und Schildknorpel geben ihm sein typisches Aussehen. Zwischen den beiden Knorpeln spannt sich an der Vorderseite (ventral) ein dünnes Band (Ligamentum conicum).

Achtung

Wenn andere Methoden der Atemwegssicherung scheitern, kann im Notfall ein Kehlkopfschnitt (Koniotomie) auf Höhe des Ligamentum conicum durchgeführt werden, über den eine Beatmung des Notfallpatienten möglich ist.

Im Inneren des Kehlkopfes befinden sich die Stellknorpel. Sie sind mit den beiden **Stimmbändern** verbunden und regeln im Rahmen der Stimmbildung deren Spannung, durch die die Tonlage eingestellt werden kann.

Bei Erwachsenen ist die Stimmritze die engste Stelle des luftleitenden Systems. Bei Neugeborenen, Säuglingen und Kleinkindern, bei denen die Anatomie entwicklungsbedingt etwas verändert ist, wird die engste Stelle von einem Schleimhautwulst gebildet. Er liegt unmittelbar unterhalb der Stimm-

ritze und ist mit dem Laryngoskop nicht einsehbar.

Beim Schluckakt (☞ Kap. 3.6.1) wird der Kehlkopf vom Zungenbein, an dem er aufgehängt ist, durch Muskelkraft nach oben gezogen, sodass der Kehldeckel (**Epiglottis**) den Eingang zur Luftröhre verschließt. Dieser Mechanismus verhindert, dass flüssige oder feste Fremdstoffe (z. B. Essensreste, Erbrochenes) in die Luftröhre gelangen (**Aspiration**).

Achtung

Bei Bewusstlosigkeit oder bestimmten neurologischen Störungen (z. B. Schlaganfall, ☞ Kap. 17.2) können der Schluckmechanismus und/oder der Hustenreflex (☞ Kap. 3.3.3) ausfallen, sodass eine erhöhte Aspirationsgefahr besteht.

Untere Atemwege

Luftröhre (Trachea)

Die Luftröhre (☞ Abb. 3.13) verläuft vor der Speiseröhre (Ösophagus) im Hals und Mediastinum und reicht vom Kehlkopf bis zu ihrer Teilung (Bifurkation) in die beiden Hauptbronchien. Insgesamt ist sie beim Erwachsenen etwa 10 bis 15 cm lang und hat

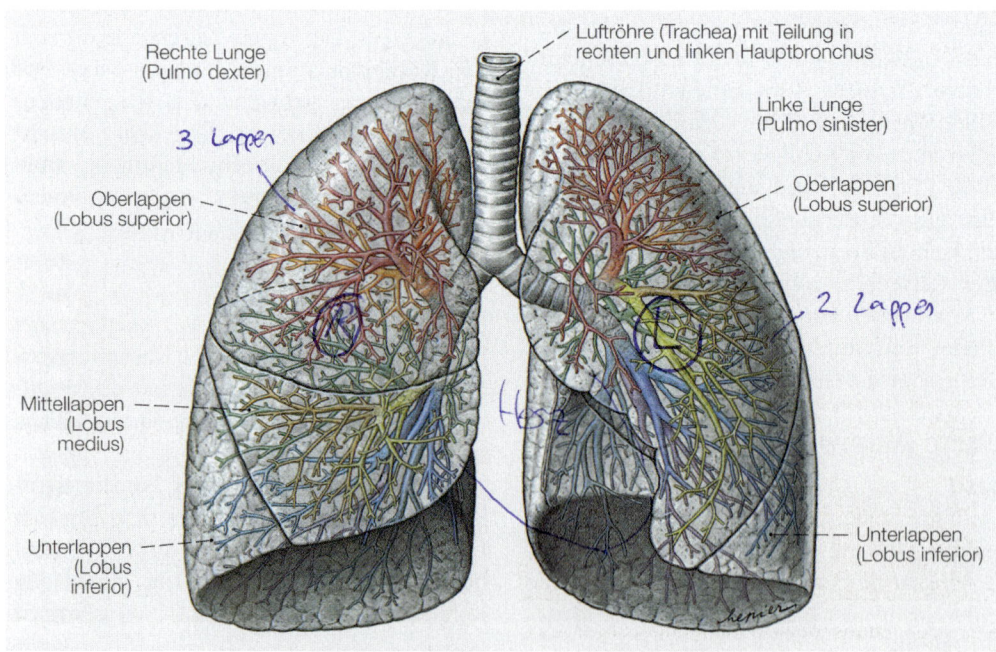

Rechte Lunge (Pulmo dexter)

Luftröhre (Trachea) mit Teilung in rechten und linken Hauptbronchus

Linke Lunge (Pulmo sinister)

Oberlappen (Lobus superior)

Oberlappen (Lobus superior)

Mittellappen (Lobus medius)

Unterlappen (Lobus inferior)

Unterlappen (Lobus inferior)

Abb. 3.13: Lungenansicht mit Luftröhre und Bronchialbaum [S007 – 2-20]

einen Durchmesser von 2 bis 2,5 cm (Neugeborene: Länge 4 cm, Durchmesser 0,5 cm).

Die Trachea besteht aus einem Gerüst aus hufeisenförmigen Knorpelspangen. Die einzelnen Spangen sind zum Rücken hin (dorsal) durch eine bindegewebige Membran verschlossen. Diese Anordnung der Knorpelspangen schafft einen Hohlraum (**Lumen**), der für die Luftströmungen fortwährend offen gehalten wird.

Innen ist die Luftröhre, wie der gesamte luftleitende Teil des Respirationstrakts bis zu den Bronchiolen, von einer mit **Flimmerepithel** bedeckten Schleimhaut überzogen. Die darin vorhandenen Flimmerhärchen befördern durch einen regelmäßigen wellenförmigen Flimmerschlag eingeatmete Fremdpartikel in Richtung Kehlkopf und Rachen. Unterstützt und verstärkt werden kann dieser Partikeltransport durch Hustenstöße.

In die Schleimhaut eingelagert sind mikroskopisch kleine Drüsen, die ständig Sekret absondern und ein feuchtes Milieu erzeugen. Wie die Nasenschleimhaut ist auch die Schleimhaut im Respirationstrakt stark durchblutet.

Bronchialbaum

Die Luftröhre teilt sich an ihrem unteren Ende (☞ Abb. 3.14), der so genannten **Bifurkation,** in den rechten und linken **Hauptbronchus,** die entsprechend in den rechten und linken Lungenflügel ziehen. Dabei zweigt der rechte Hauptbronchus steiler als der linke ab. Die Bronchien verlaufen im Lungengewebe. Die beiden Hauptbronchien teilen sich rechts in drei und links in zwei untergeordnete **Lappenbronchien** und diese jeweils wieder in **Segmentbron-**

chien. So entsteht ein weit verzweigtes System der Atemwege in den Lungen, der so genannte Bronchialbaum (☞ Abb. 3.13).

Die **Bronchien** (Haupt-, Lappen- und Segmentbronchien) folgen weitgehend dem Bauprinzip der Trachea. Knorpelspangen legen sich um die Bronchien und halten das Lumen offen. In die Schleimhaut eingelagert ist glatte Muskulatur. In der Wand der Lappen- und Segmentbronchien werden die typischen Knorpelspangen zunehmend durch unregelmäßig geformte Knorpelplättchen ersetzt.

Den Segmentbronchien folgen die **Bronchioli.** Sie besitzen kein Knorpelgewebe, jedoch glatte Muskulatur, die einen Einfluss auf die Weitstellung der Bronchien nehmen kann. Entsprechend der Aufästelung werden die Durchmesser der kleinen Bronchien immer geringer, gleichzeitig steigt mit der Anzahl der luftleitenden Wege deren Gesamtquerschnitt an.

Die Bronchioli münden in die Lungenbläschen (**Alveolen**). Alveolen sind kleine, sackartige Ausstülpungen der Bronchioli und bilden die Endabschnitte des Bronchialbaums. Sie sind auch für das schwammartige Aussehen der Lungen verantwortlich.

Bronchioli und Alveolen bilden das gasaustauschende System. Entlang dieser Strukturen verlaufen kleinste Blutgefäße (**Kapillaren**). Die äußerst dünne Wand (Endothel) der Bronchioli und Alveolen und die Endothelschicht der Kapillaren ermöglichen als miteinander verschmolzene, gasdurchlässige Membranen (Blut-Luft-Schranke) den Übertritt (**Diffusion,** ☞ Kap. 2.2) von Sauerstoff aus der Einatemluft in das Blut und von Kohlenstoffdioxid aus dem Blut in die Alveole.

In den Alveolen erzeugen Anziehungskräfte zwischen den Atemgasen eine Spannung, die die Oberflächen der Alveolen zu verkleinern droht. Dieser Spannung wirkt jedoch der so genannte Oberflächenfaktor, der **Surfactant,** entgegen, mit dem die Innenflächen der Lungenbläschen überzogen sind. Fehlt der Alveole Surfactant, kollabieren die Lungenbläschen wegen der zu hohen

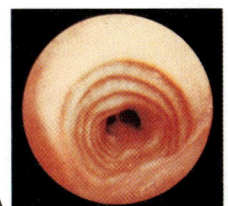
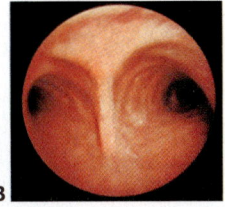

Abb. 3.14: Endoskopische Bilder der Luftröhre (A) und ihrer Aufzweigung in die beiden Hauptbronchien (B) [S020]

Spannung und verkleben. Dann ist ein unge-
störter Gasaustausch nicht mehr möglich.

3.2.2 Lungenvolumina und -kapazitäten

Kenntnisse über Lungenvolumina und -ka-
pazitäten sind im Rettungsdienst unerlässlich. Beispielsweise muss die Frage beantwortet werden können, mit wie viel Litern
Luft ein Notfallpatient zu beatmen ist, damit
ein Gasaustausch in den Alveolen erfolgen
kann.

Eine Übersicht über die verschiedenen
Atemvolumina bei Ruheatmung und ver-
tiefter Ein- und Ausatmung zeigt die Abbildung 3.15.

Totraumvolumen (TRV)

Wie schon oben beschrieben, wird zwischen
den luftleitenden und gasaustauschenden
Atemwegen unterschieden. Nur in den
Letzteren (Bronchioli und Alveolen) ist die
Diffusion und damit der Übertritt von
Sauerstoff in die Lungenkapillaren möglich.
Aufgrund dessen werden die luftleitenden
Atemwege, in denen die Luft lediglich
strömt, aber nicht verwertet werden kann,

auch als **anatomischer Totraum** bezeichnet.
Das Totraumvolumen beträgt mit 2 ml/kg
Körpergewicht bei einem 70 kg schweren
Patienten etwa 140 ml. Dieses Volumen
wird eingeatmet, nimmt jedoch nicht am
Gasaustausch teil.

Bei gesunden Menschen ist der **funktionelle Totraum** gleichbedeutend mit dem
anatomischen Totraum. Verlieren jedoch
Teile des gasaustauschenden Systems ihre
Diffusionseigenschaft und damit ihre Funktion, so erhöht sich der Anteil des funktionellen Totraums. Der funktionelle Totraum
ist besonders bei lungenkranken Patienten
(z. B. mit Lungenemphysem) stark vergrößert.

Atemfrequenz (AF)

Die Atemfrequenz gibt an, wie oft ein
Mensch atmet, um die notwendigen Sauer-
stoffmengen aufzunehmen. Die Atemfrequenz beträgt bei Erwachsenen in Körperruhe etwa 12 Atemzüge pro Minute (Neugeborene: 40 bis 50 Atemzüge pro Minute).

Atemzugvolumen (AZV)

Mit Atemzugvolumen ist die in Milliliter angegebene Luftmenge gemeint, die bei einer
Inspiration eingeatmet wird. Im Mittel be-

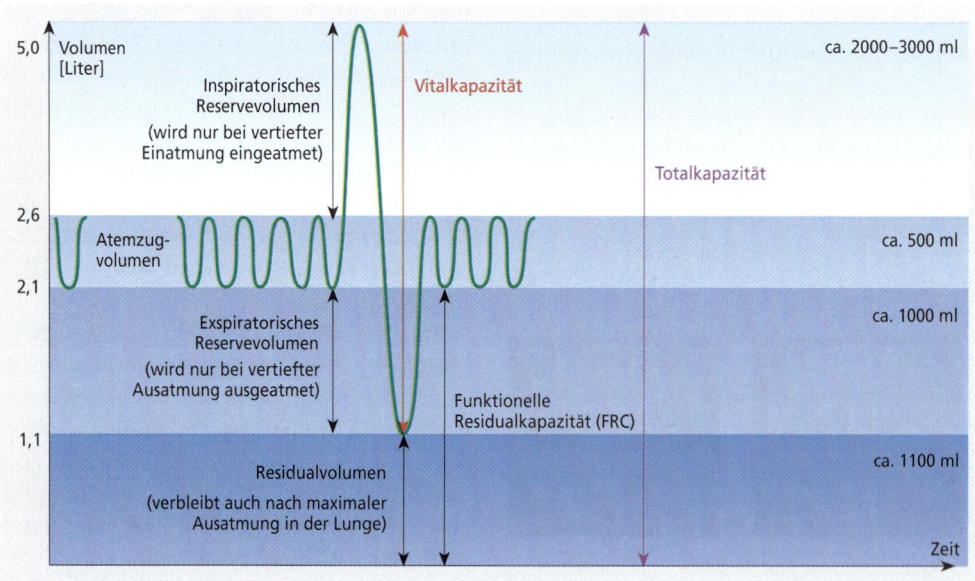

Abb. 3.15: Einteilung der Atemvolumina und Atemkapazitäten

trägt das Atemzugvolumen zwischen 8 und 10 ml/kg Körpergewicht, das sind bei einem durchschnittlich schweren Erwachsenen 500 bis 800 ml.

Atemminutenvolumen (AMV)

Das Atemminutenvolumen ist das Produkt aus Atemfrequenz und Atemzugvolumen und gibt an, wie viele Liter Luft pro Zeiteinheit (Minute) eingeatmet werden.

Angaben über durchschnittliche Werte der Atemfrequenz, des Atemzugvolumens und des Atemminutenvolumens in unterschiedlichen Lebensabschnitten enthält die Tab. 3.4.

Merke

Atemminutenvolumen =

$$\frac{\text{Atemfrequenz} \times \text{Atemzugvolumen}}{\text{Minute}}:$$

$$AMV = \frac{AF \times AZV}{Min}.$$

Inspiratorisches/exspiratorisches Reservevolumen und Residualvolumen

Das inspiratorische Reservevolumen (IRV) ist die Luftmenge, die nach einer normalen Einatmung noch zusätzlich eingeatmet werden kann. Bei Erwachsenen beträgt es etwa 2,5 Liter.

Das exspiratorische Reservevolumen (ERV) ist die Luftmenge, die nach einer normalen Ausatmung noch zusätzlich ausgeatmet werden kann. Das exspiratorische Reservevolumen eines Erwachsenen liegt bei etwa 1 Liter.

Die Luft, die trotz maximaler Ausatmung immer in den Atemwegen verbleibt, wird als Residualvolumen (RV) bezeichnet. Es hat bei Erwachsenen ein Volumen von etwa 1,1 Litern.

Vital- und Totalkapazität

Die Vitalkapazität (VC) ist die Summe aus Atemzugvolumen, inspiratorischem und exspiratorischem Reservevolumen. Sie beträgt bei Erwachsenen etwa 4 Liter.

Merke

Vitalkapazität = Atemzugvolumen + inspiratorisches Reservevolumen + exspiratorisches Reservevolumen:

VC = AZV + IRV + ERV

Die Totalkapazität (TLC) ist die Summe aus Atemzugvolumen, inspiratorischem und exspiratorischem Reservevolumen sowie dem Residualvolumen. Die Totalkapazität eines Erwachsenen liegt bei etwa 5 Litern.

Merke

Totalkapazität = Atemzugvolumen + inspiratorisches Reservevolumen + exspiratorisches Reservevolumen + Residualvolumen:

TLC = AZV + IRV + ERV + RV

3.2.3 Atemmuskulatur und Atemorgane

Zu der Atemmuskulatur zählen die Zwischenrippenmuskulatur und das Zwerchfell. Als Atemhilfsmuskulatur wird eine Gruppe von Muskeln an Brust, Schultern und Hals bezeichnet, die zum Beispiel bei besonders schwerer Atemnot (Orthopnoe) die Arbeit der Atemmuskulatur unterstützen kann.

Brustkorb und Zwischenrippenmuskulatur

Die Form des knöchernen Brustkorbes (Thorax) wird größtenteils durch die zwölf spangenförmigen **Rippenpaare** geprägt, die rechts und links die lebenswichtigen Organe

Tab. 3.4: Durchschnittliche Atemfrequenzen, Atemzugvolumen und Atemminutenvolumen in unterschiedlichen Lebensabschnitten

Alter	Atemfrequenz	Atemzugvolumen	Atemminutenvolumen
Neugeborenes	40 – 50/Min.	ca. 30 ml	ca. 1,5 l
Erwachsener	12/Min.	500 – 800 ml	ca. 6 – 9,5 l

in der Brusthöhle umspannen und schützen. Rückenwärts (dorsal) sind alle Rippen mit der **Brustwirbelsäule** über kleine Gelenke verbunden. Brustwärts (ventral) stehen die ersten sieben Rippenpaare direkt mit dem Brustbein (Sternum) in Verbindung. Die 8., 9. und 10. Rippe auf jeder Seite setzen über Knorpelgewebe gemeinsam an der 7. Rippe an und bilden den **Rippenbogen.** Die 11. und 12. Rippe enden frei (☞ Kap. 3.5.3).

An der Unterkante der Rippen verlaufen geschützt jeweils eine **Zwischenrippenvene** und **-arterie** sowie ein **Zwischenrippennerv.**

Zwischen den einzelnen Rippen liegen jeweils die in äußere und innere Gruppen aufgeteilten Zwischenrippenmuskeln (**Interkostalmuskeln**). Diese verspannen die Zwischenrippenräume unter den bei Inspiration und Exspiration im Pleuraspalt wechselnden Druckverhältnissen. Die äußeren Interkostalmuskeln heben die Rippen. Sie können somit bei der Inspirationsbewegung des Thorax mithelfen. Die innere Zwischenrippenmuskulatur senkt die Rippen und wirkt exspiratorisch.

Zwerchfell

Das Zwerchfell (Diaphragma) ist der wichtigste Atemmuskel. Es besteht aus einer Muskelplatte aus quer gestreifter Muskulatur, die sich kuppelartig vom unteren Thoraxrand in den Thoraxinnenraum hineinwölbt. Das Diaphragma bildet die Grenze zwischen Thorax und Abdomen und besitzt viele Öffnungen für Leitungsbahnen, die aus dem Brustkorb in die Bauchhöhle absteigen (z. B. Aorta). Bei der Inspiration senkt und flacht sich das Zwerchfell ab, bei der Exspiration hebt und wölbt es sich.

Innervation der Atemmuskulatur

Die Atemmuskulatur besteht aus quer gestreiften Muskeln (☞ Kap. 3.5.4), die nach Nervenimpulsen aus dem Gehirn in Abhängigkeit vom Atemzyklus abwechselnd kontrahieren und erschlaffen (☞ Kap. 3.2.4). Die Interkostalmuskulatur erhält ihre Impulse direkt von den aus dem Rückenmark kommenden **Interkostalnerven.** Das Zwerchfell wird vom **Nervus phrenicus** erregt (innerviert). Der Phrenicusnerv stammt aus dem Halsrückenmark (C 3 bis C 5, ☞ Kap. 3.3.3).

Neben der Steuerung durch das Nervensystem kann die Atmung auch willentlich beeinflusst werden. Der Mensch ist imstande, die Ein- und Ausatmung bewusst auszulösen und in ihrer Geschwindigkeit und Intensität zu verändern. Außerdem kann die Atmung trainingsabhängig auch für wenige Minuten ausgesetzt werden.

Achtung

Kommt es durch eine Fraktur der Halswirbelsäule im Bereich von C 1 bis C 5 zu einer Verletzung des Rückenmarks (hoher Querschnitt), fällt die Innervation sämtlicher Atemmuskeln aus. Der Notfallpatient erleidet einen Atemstillstand.

Lunge

Die Lunge (☞ Abb. 3.13) besteht aus zwei **Lungenhälften.** Die rechte Lungenhälfte gliedert sich in drei und die linke in zwei Lungenlappen. Diese werden weiter in Lungensegmente unterteilt. Zwischen den beiden Lungenhälften liegt der Mittelfellraum (Mediastinum). Am Lungenhilus (Pforte) treten Blutgefäße in die Lunge ein (Aa. pulmonales) oder aus (Vv. pulmonales).

Das **Lungengewebe** (Lungenparenchym) enthält einen hohen Anteil an elastischem Bindegewebe und erhält dadurch eine gewisse Dehnbarkeit und Eigenelastizität. Im Bindegewebe eingebettet sind die Bronchien, Bronchialarterien und -venen.

Für die Atemmechanik entscheidend sind die die Lunge umgebenden Strukturen. Das **Lungenfell** (Pleura visceralis) liegt außen direkt dem Lungengewebe auf und grenzt die Lunge ab. An der Lungenspitze (Apex pulmonis) und an der Lungenbasis schlägt das Lungenfell um und bildet das **Rippenfell** (Pleura parietalis). Das Rippenfell ist mit der Innenseite der Rippen verwachsen. Lungen- und Rippenfell werden gemeinsam **Brustfell** (Pleura) genannt.

Durch das Umschlagen des Lungenfells in das Rippenfell bildet sich ein Spaltraum, der so genannte **Pleuraspalt.** Dieser enthält eine kleine Menge eines dünnflüssigen (serösen) Sekretes. Es verhindert, dass die beiden Blätter miteinander verkleben (Adhäsionskräfte werden reduziert), und verbessert die gleitende Bewegung bei der Respiration.

3.2.4 Atemmechanik (Ventilation)

Inspiration

Die Einatmung erfolgt aktiv durch den Einsatz von Muskelkraft und unter Energieverbrauch. Bei der Einatmung hebt sich der Brustkorb durch die Kontraktion der äußeren Zwischenrippenmuskeln an, zugleich senkt und flacht sich das Zwerchfell ab. Das so vergrößerte Thoraxvolumen ermöglicht die Aufnahme von ausreichenden Luftmengen. Da alle Atemorgane der Thoraxhebung und der Zwerchfellsenkung folgen, entsteht in der Thoraxhöhle und im Pleuraspalt im Vergleich zur Umgebungsluft ein **Unterdruck,** der durch Einströmen von Luft von außen ausgeglichen wird. Die Luft gelangt nun über die Atemwege in die Alveolen.

Exspiration

Bei der Ausatmung kommt es zu einer Strömungsumkehr der Luft. Die Umkehr tritt ein, wenn der Brustkorb sich absenkt und die Zwerchfellkuppel durch Erschlaffung wieder in den Thoraxraum gleitet. Dieser Vorgang erfolgt überwiegend **passiv.** Die elastischen Rückstellkräfte des Lungengewebes führen – ähnlich wie bei einem Luftballon, bei dem die Luft abgelassen wird – das Thoraxvolumen und in der Folge das Lungenvolumen wieder in ihre Ausgangslage zurück. Dadurch wird der Druck in der Lunge erhöht, die Luft wird nach außen gedrückt.

3.2.5 Luftzusammensetzung

Die Umgebungsluft ist die Luft, die ständig ein- und ausgeatmet wird. Sie enthält ein Gemisch verschiedener Gase, die allesamt farblos, geschmacklos und geruchlos sind.

Im Einzelnen finden sich **Stickstoff** (N_2) zu 78 %, **Sauerstoff** (O_2) zu 21 %, **Kohlenstoffdioxid** (CO_2) zu 0,03 % und verschiede-

Tab. 3.5: Zusammensetzung der Inspirations- und der Exspirationsluft

Molekül	Inspirations-luft (Vol.%)	Exspirations-luft (Vol.%)
Stickstoff (N_2)	78	78
Sauerstoff (O_2)	21	16
Kohlenstoff-dioxid (CO_2)	0,03	5,03
Edelgase	0,97	0,97

ne **Edelgase** zu 0,97 % in der uns umgebenden Luft. Sie ist also praktisch frei von Kohlenstoffdioxid.

Der menschliche Organismus kann aus der Umgebungsluft den Sauerstoff nur zum Teil verwerten (☞ Tab. 3.5). In der Ausatemluft finden sich noch 16 % Sauerstoff (d. h. minus 5 % gegenüber der Atmosphärenluft). Gleichzeitig gibt der Organismus über die Ausatemluft das Stoffwechselendprodukt Kohlenstoffdioxid ab; sein Anteil beträgt 5,03 % (d. h. plus 5 % gegenüber der Atmosphärenluft). Alle anderen Gase werden unverändert wieder ausgeatmet. Die Konzentrationsunterschiede zwischen Sauerstoff und Kohlenstoffdioxid beeinflussen sowohl die Diffusionsvorgänge (☞ Kap. 3.2.6) als auch die Atemregulation (☞ Kap. 3.2.7).

3.2.6 Diffusionsvorgänge

Im gasaustauschenden System tritt Sauerstoff aus den Alveolen in das Kapillarnetz der Lunge über. Im Austausch gelangt Kohlenstoffdioxid aus den Lungenkapillaren in die Alveolen. Diese Vorgänge folgen den Gesetzmäßigkeiten der Diffusion (☞ Kap. 2.2).

Kohlenstoffdioxidpartialdruck

Der Kohlenstoffdioxidpartialdruck (pCO_2) ist der Teildruck des Kohlenstoffdioxids am Gesamtdruck der Umgebungsluft. Er entspricht dem Volumenanteil des CO_2 am Gesamtgasvolumen und wird in mmHg angegeben. Er kann sowohl in der Luft als auch im Blut gemessen werden. Der pCO_2 beträgt in der

Umgebungsluft 0,2 mmHg (= 0,03 % des Barometerdrucks von 760 mmHg) und fällt damit praktisch nicht ins Gewicht. Durch die Vermischung der Inspirationsluft mit der Alveolarluft steigt der pCO_2 in den Alveolen auf 40 mmHg an. Das Kapillarblut der Lunge („venöses" Blut) enthält einen Kohlenstoffdioxidanteil von 46 mmHg. Dieser Unterschied im Partialdruck zwischen der Alveole und der Lungenkapillare ist die treibende Kraft für den Übertritt von CO_2 aus dem Blut in die Alveole. Der pCO_2 im arteriellen Blut ($paCO_2$) liegt physiologisch aber immer noch zwischen 35 und 45 mmHg.

Sauerstoffpartialdruck

Wie beim Kohlenstoffdioxidpartialdruck, spricht man auch vom Sauerstoffpartialdruck (pO_2) als einem Anteil am Gesamtgasgemisch. In der Umgebungsluft beträgt er 160 mmHg (= 21 % des Barometerdrucks von 760 mmHg). Die Inspirationsluft vermischt sich mit der Alveolarluft. Daher fällt der pO_2 in den Alveolen auf 100 mmHg ab. Das Blut der Lungenarterien hat nur einen Sauerstoffpartialdruck von 40 mmHg. Die Differenz zwischen den beiden Partialdrücken in den Alveolen und den Lungenkapillaren ist die treibende Kraft für den Sauerstoffübertritt von der Alveolarluft in das Blut (**Oxygenierung**). Nach der Oxygenierung liegt der pO_2 im arteriellen Blut (paO_2) bei etwa 100 mmHg.

Achtung

Bei einem Lungenödem ($\Rightarrow$ Kap. 15.2.2) kommt es zunächst zu einer Wasseransammlung in dem Raum zwischen Alveole und Kapillare (interstitielles Lungenödem). Die Diffusionsstrecke ist dadurch verlängert, der Sauerstoffübergang wird gestört.

Gastransport im Blut

Die **Pulmonalarterien** transportieren sauerstoffarmes Blut aus der rechten Herzkammer in die Lunge. Im **Kapillarnetz** der Lunge kommt es zum eben beschriebenen **Gasaustausch.** Die **Pulmonalvenen** transportieren jetzt sauerstoffreiches Blut in den linken Vorhof ($\Rightarrow$ Kap. 3.1.3)

In den Endstromgebieten der Organe diffundiert der Sauerstoff in die Körperzellen und wird dort durch Stoffwechselprozesse in Energie umgewandelt. Kohlenstoffdioxid tritt als Stoffwechselendprodukt aus den Körperzellen in das Blut über und wird über den Blutkreislauf in das Kapillarnetz der Lunge transportiert. Auch der Gasaustausch zwischen Körperzellen und Blut und umgekehrt folgt den Gesetzmäßigkeiten der Diffusion.

3.2.7 Atemregulation

Der Organismus muss die Atmung mitunter innerhalb sehr kurzer Zeit auf innere oder äußere Einflüsse abstimmen und somit regulieren. Zum Beispiel beschleunigt und vertieft er bei physischer oder psychischer Belastung die Atmung. Die lebenswichtige Atemregulation erfolgt über verschiedene, zum Teil miteinander verknüpfte Mechanismen.

Atemzentrum

Das Atemzentrum liegt wie das Brech- und Kreislaufregulationszentrum in der Medulla oblongata, dem verlängerten Rückenmark, einem Teil des Hirnstamms ($\Rightarrow$ Kap. 3.3.3). Hier werden alle die Atmung betreffenden Werte, wie Kohlenstoffdioxid-/Sauerstoffpartialdruck und pH-Wert des Blutes, zusammengefasst und zueinander in Beziehung gesetzt. Das Atemzentrum kann die Atemfrequenz, die Atemtiefe und den Atemrhythmus regulieren, indem es Impulse aussendet, die Atemmuskeln und Hilfsmuskeln zur Kontraktion veranlassen.

Kohlenstoffdioxidpartialdruck (pCO_2)

Der pCO_2 im arteriellen Blut hat den größten Einfluss auf die Atemregulierung. Steigt der pCO_2 im Blut an (**Hyperkapnie**), wird die Atmung gesteigert. Fällt er im Blut ab (**Hypokapnie**), wird die Atmung gehemmt. Eine Zunahme des pCO_2 kann das Atemzeitvolumen etwa verzehnfachen.

Sauerstoffpartialdruck (pO_2)

Steigt der pO_2 im Blut an, wird die Atmung gehemmt. Fällt er im Blut ab (**Hypoxämie**), wird die Atmung gesteigert. Eine Abnahme des pO_2 unter 60 mmHg kann das Atemzeitvolumen etwa verdreifachen.

pH-Wert des Blutes

Neben den CO_2- und O_2-Partialdrücken ist der pH-Wert des Blutes die dritte atemregulierende Größe ($\rhd$ Kap. 3.9.3). Er liegt zwischen 7,35 und 7,45. Fällt der pH-Wert ab (**Azidose**), wird die Atmung gesteigert. Steigt er an (**Alkalose**), wird die Atmung gehemmt. Ein Abfall des pH-Wertes kann das Atemzeitvolumen etwa vervierfachen.

Chemorezeptoren

Chemorezeptoren für den pCO_2, den pO_2 und den pH-Wert ($\rhd$ Kap. 3.3.1) finden sich in der Medulla oblongata selbst, im Aortenbogen und an der A. carotis. Hier werden ständig die notwendigen Parameter registriert und zur Auswertung und Steuerung an das Atemzentrum geleitet, sodass die Atmung ständig an die Vorgänge im Organismus angepasst werden kann.

Einfluss des vegetativen Nervensystems

Neben der direkten Steuerung der Atemregulierung beeinflusst auch das vegetative Nervensystem über so genannte β_2-Rezeptoren die Atmung. Der Sympathikus ($\rhd$ Kap. 3.3.5) weitet die Atemwege (**Bronchodilatation**) und vermindert die Bronchialsekretion. Der Parasympathikus hingegen verengt die Atemwege (**Bronchokonstriktion**) und steigert die Bronchialsekretion.

3.2.8 Sauerstoff- und Kohlenstoffdioxidtransport

Sauerstoff und Kohlenstoffdioxid können im Blut auf unterschiedliche Weise zu den Körperzellen bzw. in die Lunge transportiert werden. Sauerstoff wird überwiegend an das **Hämoglobin** der Erythrozyten gebunden (HbO_2), wobei sich vier Sauerstoffmoleküle an jedes Hämoglobinmolekül anlagern ($\rhd$ Kap. 3.1.4). Darüber hinaus kann Sauerstoff auch an andere Bluteiweiße binden. Der geringste Teil des Sauerstoffs ist im Blut physikalisch gelöst.

Kohlenstoffdioxid ist gut in Wasser (H_2O) löslich. Es verbindet sich in einer chemischen Reaktion mit Wasser zu Kohlensäure, die zu Protonen und Bikarbonat zerfällt. Als freiwerdendes Bikarbonat (HCO_3^-) wird das Kohlenstoffdioxid hauptsächlich transportiert ($\rhd$ Kap. 3.9.3). Ein geringer Teil des Kohlenstoffdioxids kann jedoch auch am Hämoglobin der Erythrozyten gebunden ($HbCO_2$) und so befördert werden.

Sauerstoffsättigung (SaO_2)

Die SaO_2 gibt in Prozent der maximal möglichen Sauerstoffaufnahme an, wie viel Sauerstoff an Hämoglobin gebunden ist. Normalerweise liegt der SaO_2-Wert im arteriellen Blut zwischen 95 und 100 %.

Praxistipp

Durch ein Überangebot an Sauerstoff kann die Sauerstoffsättigung und damit der Sauerstoffgehalt des Blutes nicht weiter ansteigen.

Wiederholungsfragen

1. Nennen Sie den Unterschied zwischen äußerer und innerer Atmung. (☞ Kap. 3.2)
2. Beschreiben Sie den Verlauf der Atemwege. Trennen Sie zwischen den oberen und unteren Atemwegen sowie zwischen dem luftleitenden und dem gasaustauschenden System. (☞ Kap. 3.2.1)
3. Wie hoch ist die Atemfrequenz eines Erwachsenen pro Minute in Ruhe? Wie oft atmet ein Neugeborenes? (☞ Kap. 3.2.2)
4. Berechnen Sie das Atemzugvolumen für einen 75 kg schweren Mann. Wie hoch ist das Atemminutenvolumen? (☞ Kap. 3.2.2)
5. Wie verlaufen Inspiration und Exspiration? (☞ Kap. 3.2.4)
6. Benennen Sie die atmosphärische Luftzusammensetzung. Wie viel Sauerstoff enthält die Exspirationsluft? (☞ Kap. 3.2.5)
7. Beschreiben Sie den Gasaustausch in der Lunge und an den Körperzellen. (☞ Kap. 3.2.6)
8. Nennen Sie die atemregulierenden Größen und beschreiben Sie ihre Wirkung auf die Atmung. (☞ Kap. 3.2.7)
9. Welchen Einfluss haben Sympathikus und Parasympathikus auf die Atmung? (☞ Kap. 3.2.7)
10. Wie können Sauerstoff und Kohlenstoffdioxid im Blut transportiert werden? (☞ Kap. 3.2.8)
11. Was gibt die Sauerstoffsättigung an? (☞ Kap. 3.2.8)

3.3 Nervensystem

Milliarden von Nervenzellen bilden das Nervensystem. Wegen ihrer hohen Spezialisierung arbeitet das Nervensystem außerordentlich differenziert und präzise. Seine Grundfunktionen sind Aufnahme, Leitung, Verarbeitung, Speicherung und Bildung von Reizen.

Das Nervensystem ist das wichtigste **Informations- und Kommunikationssystem** im Körper. Daneben werden zusätzlich Informationen durch **Hormone** aus speziellen Hormondrüsen (z. B. Insulin aus dem Pankreas, ☞ Kap. 3.6.2) und durch Beeinflussung benachbarter Zellen mittels hormonähnlicher Wirkstoffe, so genannter **Mediatoren** (z. B. Histamin), weitergegeben.

Die **Informationsübermittlung** in das Nervengewebe oder aus diesem heraus erfolgt mittels energetischer Potenziale, den so genannten **Aktionspotenzialen,** die über Nerven geleitet werden. Durch Überträgersubstanzen (**Transmitter**) erfolgt die Übertragung der Aktionspotenziale auf die Empfangsstellen (**Rezeptoren**) der Organe. Umgekehrt können Rezeptoren von außen gereizt werden und Aktionspotenziale generieren. Auf diese Weise können Informationen aus der Umwelt in Richtung Rückenmark und Gehirn geleitet werden.

Zentrum des Nervensystems ist das Gehirn, das mit dem Rückenmark zum zentralen Nervensystem zählt. Beide Bestandteile des **zentralen Nervensystems** sind von den Hirnhäuten umgeben und geschützt. Daneben existiert das **periphere Nervensystem,** das aus dem Gehirn selber und aus dem Rückenmark hervorgeht. Eine Besonderheit stellt das **vegetative Nervensystem** dar, das mit seinen beiden Anteilen Sympathikus und Parasympathikus die Funktionen der inneren Organe beeinflusst.

3.3.1 Nervenzellen

Nervenzellen (**Neurone**) zählen zu den größten Zellen im menschlichen Körper.

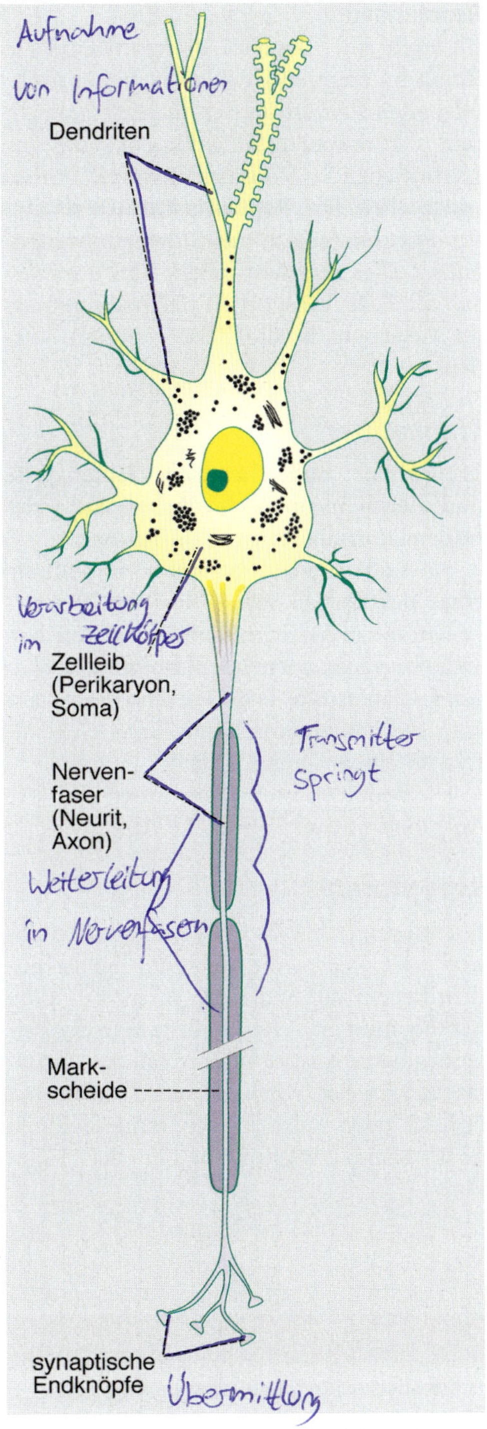
Aufnahme
von Informationen
Dendriten
Verarbeitung
im Zellkörper
Zellleib
(Perikaryon,
Soma)
Transmitter
springt
Nerven-
faser
(Neurit,
Axon)
Weiterleitung
in Nervenfasern
Mark-
scheide
synaptische
Endknöpfe
Übermittlung

Abb. 3.16: Nervenzelle der Großhirnrinde [S005 – 106]

Ihr charakteristisches Baumerkmal sind zahlreiche Fortsätze, die vom Nervenkörper (**Perikaryon**) ausgehen (☞ Abb. 3.16).

Die kurzen, wurzelähnlichen Ausläufer heißen **Dendriten.** Sie stehen mit benachbarten Nervenzellen in Verbindung und bilden die Aufnahmeorte von Reizen. Über sie werden Impulse zum Nervenkörper hingeleitet.

Der lange Fortsatz wird **Axon** genannt. Axone leiten Aktionspotenziale von der Nervenzelle zu benachbarten Dendriten oder speziellen Zellrezeptoren. Sie enden in so genannten Synapsen (s. u.).

Wegen ihrer hohen Spezialisierung sind Nervenzellen im Gegensatz zu anderen Zellen im Organismus nicht mehr teilungsfähig. Allenfalls das Axon besitzt die Fähigkeit, sich teilweise neu bilden zu können.

Membranpotenziale

Auslöser für die Entstehung von Membranpotenzialen sind elektrische und biochemische Vorgänge an der Nervenzellmembran. Sie bauen einen **Spannungsunterschied** zwischen dem Zellinneren (Intrazellulärraum) und dem Zelläußeren (Extrazellulärraum) auf.

Ruhemembranpotenzial

Das Ruhemembranpotenzial ist mit einer Batterie vergleichbar: Entlang einer semipermeablen Membran (☞ Kap. 2.2) bestehen zwischen dem Zellinneren und dem Zelläußeren **unterschiedliche Konzentrationen von Ladungsträgern.** Intrazellulär befinden sich viele Kaliumionen und wenig Natriumionen (☞ Kap. 3.9.2) sowie reichlich negativ geladene Proteine. Extrazellulär ist die Konzentration der Natriumionen hoch und die der Kaliumionen gering. Dadurch ist das Zellinnere gegenüber dem Zelläußeren insgesamt negativ geladen.

Potenziale schaffen, einem Elektromagneten ähnlich, **elektrische Felder,** die mit Elektroden gemessen werden können. Das Ruhemembranpotenzial wird als Spannung ausgedrückt und beträgt etwa -70 Millivolt (mV).

Aktionspotenzial

Wird nun die Zellmembran mit einem **Stromstoß** gereizt, öffnen sich in ihr kleine Kanäle, sodass Natriumionen von außen in das Zellinnere strömen können (Schwellenreiz; ☞ Abb. 3.17). Dadurch ist der Stromkreis geschlossen, und es fließt Strom. Durch diesen Stromfluss ändert sich das Membranpotenzial. Dieser Vorgang wird **Depolarisation** genannt. Durch die Depolarisation ändert sich für die Dauer des Ionenflusses das elektrische Feld in der Umgebung der Zelle: Das Zellinnere wird im Membranbereich positiv und das Membranpotenzial beträgt maximal +30 mV. Auch diese Änderung kann mit Elektroden gemessen werden.

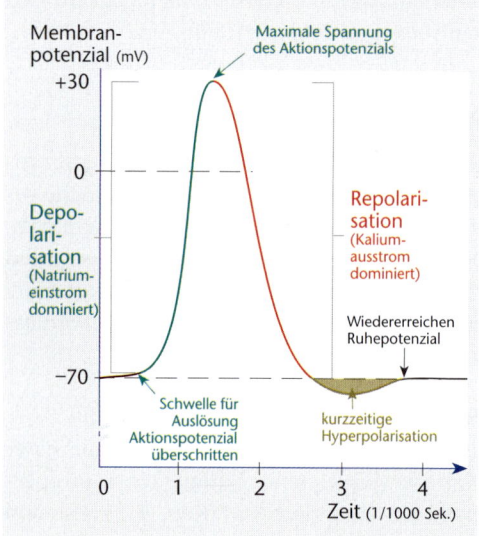

Abb. 3.17: Der Spannungsverlauf an der Zellmembran bei Ablauf eines Aktionspotenzials

Repolarisation

Am Ende einer Depolarisation ist die Zelle in ihrem Inneren positiv geladen. In der nachfolgenden Zeit erholt sich die Zelle von ihrem Aktionspotenzial und stellt die ursprünglichen Konzentrationsverhältnisse wieder her. Die **Repolarisation** dient also der Rückführung in das Ruhemembranpotenzial. Dies geschieht, indem Natriumionen aus der Zelle transportiert und Kaliumionen im Gegenzug in die Zelle gepumpt werden.

Transmitter

Transmitter sind **chemische Botenstoffe** und dienen in unterschiedlicher Weise der Informationsübertragung im Körper.

Sie sind einerseits an der Umwandlung eines elektrischen Signals aus dem Nervensystem in ein biochemisches Signal beteiligt; andererseits können im Blutplasma vorliegende Botenstoffe (z. B. Katecholamine aus dem Nebennierenmark, ☞ Kap. 3.7.2) direkt an einem Organ wirken.

Die bedeutendsten Transmitter und ihre Aufgaben sind in Tabelle 3.6 dargestellt.

Rezeptoren

Rezeptoren (☞ Abb. 3.18) sind die „Antennen" der Zellen. Sie nehmen Signale aus dem Körper auf und leiten sie in die Zellen der Organe weiter. Resultat ist ein in der Zelle messbarer Anstieg oder Abfall der Aktivität. Rezeptoren reagieren auf Transmitter, Drücke oder Reize in den Sinnesorganen (z. B. Schmerzempfindung in der Haut,

Tab. 3.6: Transmitter und ihre Funktionen

Transmitter	Funktion
Acetylcholin	neuromuskuläre Übertragung an der motorischen Endplatte, Übertragung parasympathischer Nervenimpulse im vegetativen Nervensystem
Dopamin	Kontrolle emotionaler und geistiger Leistungen, Steuerung von Bewegungsabläufen, Katecholaminwirkung
Noradrenalin, Adrenalin	Katecholaminwirkung, Übertragung sympathischer Nervenimpulse im vegetativen Nervensystem

Tab. 3.7: Wichtige Rezeptoren im menschlichen Körper

Gruppe	Reaktion auf	Lokalisation
chemische Rezeptoren (Chemorezeptoren)	• Atemgase • pH-Wert	Atemzentrum, Aortenbogen, A. carotis
Druckrezeptoren (Barorezeptoren)	• Blutdruck • Venendruck • Füllungszustand von Hohlorganen • osmotischer Druck von Salzen	• Aortenbogen, A. carotis • Herzvorhof • Herzvorhof, Darm, Blase • Gehirn
α-Rezeptoren	Adrenalin und Noradrenalin	periphere Arteriolen
β_1-Rezeptoren	Adrenalin, Noradrenalin, Acetylcholin	Reizbildungszentren und -weiterleitung am Herzen
β_2-Rezeptoren	Adrenalin, Noradrenalin, Acetylcholin	Lunge, Gebärmutter

Lichteinfall, Schallwellen). Tabelle 3.7 zeigt die wichtigsten Gruppen von Rezeptoren im Körper und nennt Beispiele für ihre Transmitter und Lokalisation.

Synapse

Die im Nervenkörper erzeugten Aktionspotenziale breiten sich innerhalb weniger Millisekunden entlang des Axons aus. Die Aktionspotenziale werden an das Ende des Axons zu den Endaufzweigungen, den Synapsen (☞ Abb. 3.18), geleitet. Synapsen bilden die **Verbindungspunkte** zwischen einem Axon und nachgeschalteten Strukturen wie Dendriten, Muskeln und Drüsen. Die Nervenimpulse werden über die Transmitter in den Synapsen weitergeleitet und mithilfe von Rezeptoren in ein biochemisches Signal umgewandelt.

Aufbau einer Synapse

Die **präsynaptische Membran** liegt am kolbenartig verdickten Ende des Axons. Sie enthält in Vesikel eingeschlossene Transmitter. Ihr gegenüber liegt die **postsynaptische Membran,** der die Rezeptoren für die Transmitter aufsitzen. Zwischen beiden Membranen liegt der etwa 50 nm breite **synaptische Spalt,** der Elektrolytflüssigkeit und Enzyme enthält.

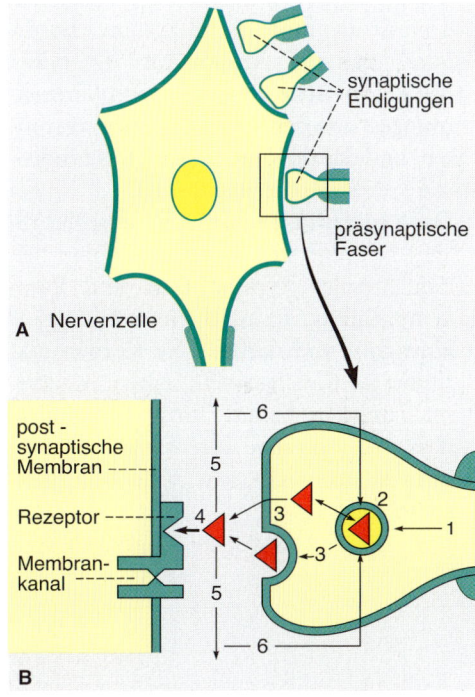

Abb. 3.18: Elementarprozesse der Erregungsübertragung an einer Synapse.
A: Nervenzelle mit Synapsen. Der gekennzeichnete Abschnitt ist in B vergrößert dargestellt. [L123-R127]
B: Synthese (1), Speicherung (2), Freisetzung (3), Rezeptorbindung (4), Inaktivierung (5) und Rücktransport (6) eines Transmitters an der Kontaktstelle zwischen präsynaptischer Faser und postsynaptischer Nervenzelle. [S130 – 1]

3.3.2 Einteilung des Nervensystems

Anatomische Gliederung

Topographisch werden zwei große Bereiche des Nervensystems unterschieden:

- Zum **zentralen Nervensystem (ZNS)** gehören Gehirn und Rückenmark.
- Das **periphere Nervensystem (PNS)** besteht aus Spinal- und Hirnnerven.

Funktionelle Gliederung

Bei der Gliederung nach den Funktionen des Nervensystems ergibt sich folgende Unterteilung (☞ Tab. 3.8):

- Das **animale** (willkürliche) Nervensystem umfasst das **motorische** System, das die quer gestreifte Muskulatur innerviert, das **sensorische** System, das Wahrnehmungen aus den Sinnesorganen vermittelt, und das **sensible** System, das Eindrücke von Rezeptoren sammelt.
- Das **vegetative (autonome,** unwillkürliche) Nervensystem besteht aus den beiden Anteilen **Sympathikus** und **Parasympathikus,** die auf die inneren Organe einwirken und darüber die Körperfunktionen im Gleichgewicht halten. Aus dieser Funktion heraus wird verständlich, dass das vegetative Nervensystem autonom ist, also nicht dem Willen des Menschen folgt.

3.3.3 Zentrales Nervensystem (ZNS)

Hüllen und Hohlräume des ZNS

Hirn- und Rückenmarkshäute

Gehirn und Rückenmark liegen geschützt innerhalb knöcherner Strukturen und sind an ihrer Oberfläche von den so genannten Hirnhäuten (**Meningen**) umgeben. Diese werden nach Beschaffenheit und Aussehen unterschieden und benannt:

- Dura mater (harte Hirnhaut)
- Arachnoidea (Spinnwebenhaut)
- Pia mater (weiche Hirnhaut).

Merke

Eine Entzündung der Hirnhäute heißt Meningitis.

Dura mater

Die **harte Hirnhaut** (Dura mater) ist eine feste, aus Bindegewebe bestehende Haut, die dem Schädelknochen von innen fest anhaftet. Dazwischen verlaufen Arterien, die die Dura mater und die platten Schädelknochen versorgen (Aa. meningeae).

Im Bereich der Wirbelsäule liegt zwischen Knochen und Dura mater ein von Fett und Venen gefüllter Raum (**Epiduralraum**).

Duplikaturen von Dura mater erzeugen im Gehirn Hohlräume (**Sinus**), die venöses Blut enthalten (Sinus durae matris) und zugleich Gehirnstrukturen voneinander abgrenzen (z. B. Falx cerebri).

Merke

Eine Verletzung der Hirnhautarterien führt zu einer Einblutung zwischen Schädelknochen und Dura mater, die als epidurales Hämatom (EDH) bezeichnet wird (☞ Kap. 20.4).

Tab. 3.8: Funktionelle Gliederung des Nervensystems

Animales Nervensystem			Vegetatives Nervensystem	
motorisches System	sensorisches System	sensibles System	Sympathikus	Parasympathikus
bewusste und unbewusste Innervation quer gestreifter Muskulatur	• Sehen • Hören • Riechen • Schmecken	• Berührung • Schmerz • Temperaturempfinden	• Abbau • Energieentladung	• Aufbau/Erholung • Energiespeicherung

Zwischen der Dura mater und der Arachnoidea liegt der **Subduralraum,** der als kleiner Spalt Kapillaren enthält.

Merke
Eine Blutung in den Subduralraum wird als subdurales Hämatom (SDH) bezeichnet (☞ Kap. 20.4).

Arachnoidea
Die Arachnoidea (**Spinnwebenhaut**) besteht aus einem dünnen Häutchen, das unterhalb der Dura mater anhaftet und von dem aus feine „spinnwebenartige" Bindegewebsfäden zur Gehirn- bzw. Rückenmarksoberfläche ziehen, ohne in die einzelnen Furchen hineinzureichen. Die auf diese Weise entstehende Höhle ist der **Subarachnoidalraum,** in dem zahlreiche Arterien verlaufen und der den äußeren Liquorraum bildet.

Merke
Einblutungen in den Subarachnoidalraum heißen Subarachnoidalblutungen (SAB, ☞ Kap. 17.3).

Pia mater
Die Pia mater (**weiche Hirnhaut**) liegt als dünnes, transparentes und gefäßführendes Häutchen direkt der Gehirn- bzw. Rückenmarksoberfläche auf und reicht dabei in alle Furchen hinein. Dadurch wird das Gehirn

bzw. Rückenmark von den übrigen Strukturen abgegrenzt.

Ventrikelsystem und Liquorräume
Hohlräume (**Ventrikel**) im Inneren des Gehirns und des Rückenmarks sowie der Subarachnoidalraum enthalten Liquor cerebrospinalis. Nach ihrer Lage werden sie in die inneren und äußeren Liquorräume unterteilt:

- Der Subarachnoidalraum bildet den äußeren Liquorraum.
- Die inneren Liquorräume bestehen im Gehirn aus vier Hirnventrikeln und im Rückenmark aus dem Zentralkanal.

Liquor cerebrospinalis (Gehirnwasser) ist eine klare Flüssigkeit, die in den Hirnventrikeln gebildet wird und neben geringen Mengen an Leukozyten und Eiweißen einen Zuckergehalt von etwa 60 mg/dl (3,3 mmol/l) aufweist. Der Liquor umhüllt das gesamte ZNS und schützt es so vor Stößen. Insgesamt werden täglich etwa 600 ml Liquor produziert, die im Subarachnoidalraum rasch wieder resorbiert werden.

Gehirn

Das Gehirn (☞ Abb. 3.19) ist das **wichtigste Organ** des ZNS. Es liegt geschützt zwischen Schädelbasis und Schädelkalotte in der

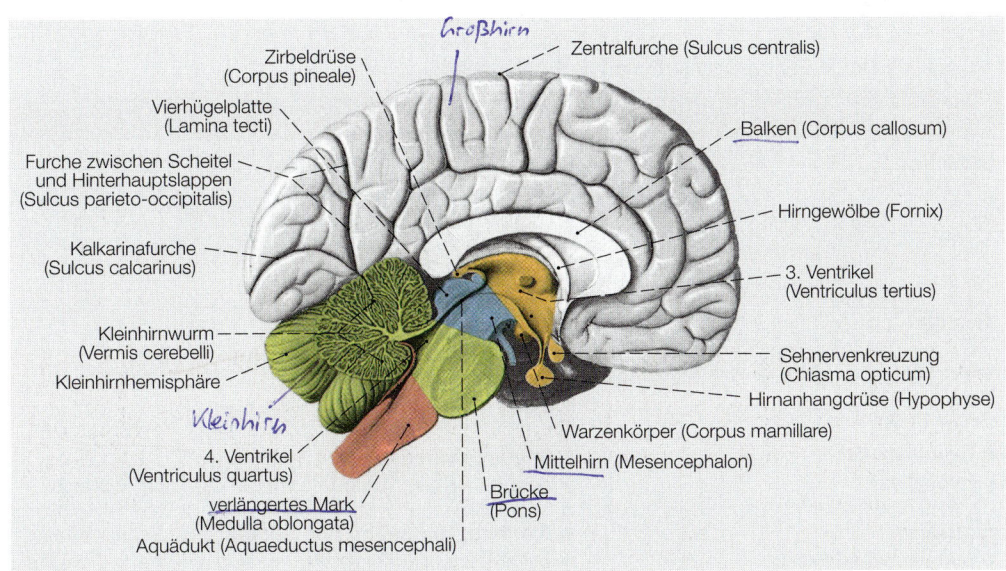

Abb. 3.19: Hirnstrukturen in einem Medianschnitt des Gehirns [S007 – 1-19]

Schädelhöhle (☞ Kap. 3.5.3). Die wesentliche Aufgabe des Gehirns ist es, Informationen von Sinneswahrnehmungen aus der Umwelt zu verarbeiten, motorische Vorgänge zu steuern und die inneren Organe zu kontrollieren. Das Gehirn ist generell für alle Aktivitäten – sowohl bewusste als auch unbewusste – verantwortlich. Es kann auch als Sitz der Persönlichkeit eines Menschen mit all seinen Gefühlen, Gedanken und Begabungen bezeichnet werden.

Das Gehirn besteht aus über 14 Milliarden **Nervenzellen,** von denen jede einzelne wiederum über Fortsätze mit bis zu 10.000 anderen Nervenzellen bis in das Rückenmark hinein verbunden ist.

Die **Oberflächenbeschaffenheit** des Gehirns ähnelt einer Walnuss und seine Konsistenz einem Pudding. Bei einem ausgewachsenen Menschen wiegt es durchschnittlich 1,3 Kilogramm. Heute gilt es als ausgeschlossen, dass ein Zusammenhang zwischen der Größe des Gehirns und der Intelligenz eines Menschen besteht.

Das Gehirn setzt sich aus mehreren, entwicklungsgeschichtlich unterschiedlich alten **Abschnitten** zusammen, die auch unterschiedliche Aufgaben wahrnehmen (☞ Tab. 3.9).

Merke

Über zwei dicke Nervenstränge – die so genannte **Pyramidenbahn** – ist das Großhirn mit der Skelettmuskulatur verbunden. Dabei kreuzen die Fasern der rechten Gehirnhälfte auf die linke Seite und umgekehrt. Das führt dazu, dass die rechte Gehirnhälfte die linke Körperhälfte steuert und umgekehrt.

Blutversorgung des Gehirns

Die **arterielle** Blutversorgung des Gehirns erfolgt über die rechte und linke A. carotis und zwei Arterien der Wirbelsäule (Aa. vertebralis), die einen kleinen, eigenständigen Kreislauf (Circulus arteriosus cerebri bzw. Circulus arteriosus Willisii) bilden und verschiedene Abgänge ausbilden (☞ Abb. 3.20). Die Blutgefäße des Hirnarterienrings verlaufen im Subarachnoidalraum und können die Hirndurchblutung in Grenzen unabhängig vom systemischen Blutdruck konstant halten (**Autoregulation**). In der Hirnsubstanz selbst finden sich viele Kapillaren zur weiteren Blutversorgung, die aus den Arterien im Subarachnoidalraum entspringen. Pro Minute erhält das Gehirn etwa 750 ml Blut (∼15 % des HMV) zur Durchblutung.

Der **venöse** Abfluss des Blutes aus dem Gehirn erfolgt über die Hirnsinus in die V. jugularis interna und von dort über die obere Hohlvene in den rechten Herzvorhof.

Tab. 3.9: Wichtige Gehirnabschnitte und ihre Aufgaben

Abschnitt	Funktionen
Großhirn	• Psyche, Stimmung, Motivation • Bewegung • Sinneswahrnehmungen • Sensibilität • Sprache
Kleinhirn	• Koordinierung von Bewegungen • unbewusste Stütz- und Haltemotorik
Zwischenhirn • Thalamus • Hypothalamus • Hypophyse	• sensibles Integrationszentrum • übergeordnetes Zentrum des autonomen Nervensystems, Steuerung des endokrinen Systems • endokrine Drüse, Steuerung des endokrinen Systems
Hirnstamm • Mittelhirn und Brücke • verlängertes Mark (Medulla oblongata)	• Verbindung von Gehirn und Rückenmark, Schutzreflexe • Atemzentrum, Kreislaufzentrum, Brechzentrum

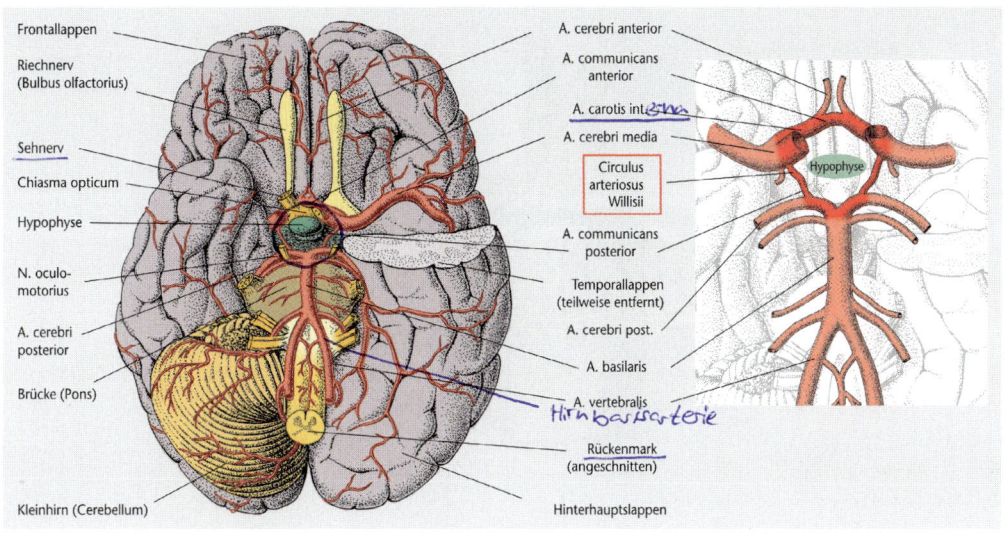

Frontallappen
Riechnerv (Bulbus olfactorius)
Sehnerv
Chiasma opticum
Hypophyse
N. oculo-motorius
A. cerebri posterior
Brücke (Pons)
Kleinhirn (Cerebellum)

A. cerebri anterior
A. communicans anterior
A. carotis int.
A. cerebri media
Circulus arteriosus Willisii
Hypophyse
A. communicans posterior
Temporallappen (teilweise entfernt)
A. cerebri post.
A. basilaris
A. vertebralis
Hirnbasisarterie
Rückenmark (angeschnitten)
Hinterhauptslappen

Abb. 3.20: Verlauf der das Gehirn versorgenden Arterien an der Hirnbasis [A400–190]

Achtung

Durchblutungsstörungen im Gehirn können vielfache Ursachen haben. Am häufigsten ist der Schlaganfall (Apoplex) (☞ Kap. 17.2). Ebenso kann ein Schädel-Hirn-Trauma (☞ Kap. 20.4) die Durchblutung des Gehirns empfindlich stören. Sauerstoffmangel im Gehirn führt zwangsläufig zur Bewusstlosigkeit und zum Untergang von Nervengewebe.

Bewusstsein

Arbeiten die verschiedenen Bereiche des zentralen Nervensystems ungestört zusammen, ist der Mensch bei Bewusstsein. Das Bewusstsein wird von dem Wachheitsgrad (**Vigilanz**) des Menschen und seiner Qualität bestimmt. Bewusstseinsklare Menschen sind zur eigenen Person, zur Situation, zu Ort und Zeit orientiert und ihre Gedanken folgen formal-logischen Denkabläufen (z. B. gezieltes Antworten auf Fragen). Weitere **Bewusstseinsqualitäten** sind:

- Reaktion auf Reize (z. B. Schmerz, Rütteln an den Schultern)
- ungestörte Sinneswahrnehmungen (Sehen, Hören, Riechen, Schmecken, Fühlen/Tasten)
- Merkfähigkeit und Erinnerung
- Bewegungsfähigkeit (Funktion der Skelettmuskulatur)

- intakte Schutzreflexe: Husten, Schlucken, Niesen.

Ein uneingeschränktes Bewusstsein wird begrifflich als klar, wach oder orientiert zusammengefasst.

Achtung

In Abhängigkeit von der Tiefe einer Bewusstseinsstörung verliert der Patient seine Bewusstseinsqualitäten bis zu einem vollständigen Ausfall lebenswichtiger Schutzreflexe.

Rückenmark

Das Rückenmark ist etwa 40–50 cm lang und reicht von der Unterseite des Gehirns bis in den Bereich des zweiten Lendenwirbels. Sein Durchmesser beträgt etwa 1 cm und es wiegt etwa 25 g. Der röhrenförmige Aufbau des Rückenmarks ermöglicht seine Lage im Wirbelkanal (**Spinalkanal,** ☞ Abb. 3.21) im Inneren der Wirbelsäule (☞ Kap. 3.5.3).

Die Nervenzellen des Rückenmarks bilden dabei einen **Nervenstrang,** der wie ein Informationskabel der Signalübermittlung dient: Sensorische und sensible Informationen aus der Körperperipherie werden empfangen und in das Gehirn weitergeleitet. Aus dem Gehirn werden motorische Befehle an

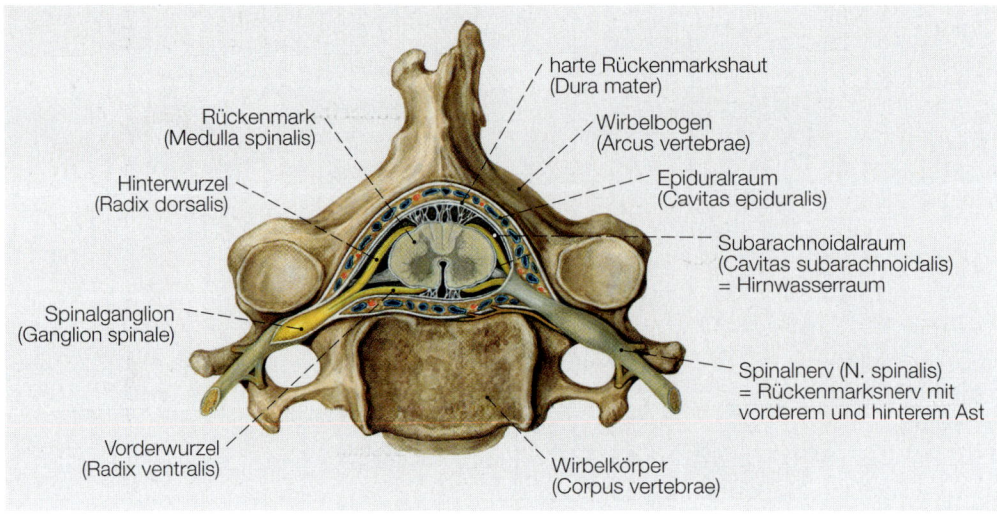

Abb. 3.21: Lage des Rückenmarks im Wirbelkanal eines Halswirbels [S007 – 1-20]

die Nerven des peripheren Nervensystems abgegeben.

Das Rückenmark folgt einer **segmentalen Gliederung** in acht Gebiete des Halsmarks (C1 bis C8), zwölf Gebiete des Brustmarks (Th1 bis Th12), fünf Gebiete des Lendenmarks (L1 bis L5), vier bis fünf Segmente des Kreuzbeingeflechts (S1 bis S4/5) und ein bis drei Steißbeinsegmente (Co1 bis Co3). Aus den einzelnen Rückenmarkssegmenten entspringen die Nervenwurzeln der peripheren Nerven (**Spinalnerven**). Obwohl das Rückenmark kürzer als die Wirbelsäule ist, verlassen die Spinalnerven den Wirbelkanal erst in Höhe des zugehörigen Wirbels. Auf der Haut lassen sich sensibel versorgte Hautareale (**Dermatome**) mit Bezug zum entsprechenden Rückenmarkssegment identifizieren.

Praxistipp

Insbesondere bei traumatologischen Notfällen unter Mitbeteiligung des Rückenmarks (z. B. Querschnittslähmung, ☞ Kap. 20.3) können aufgrund von Ausfallerscheinungen der Hautsensibilität Rückschlüsse auf die Höhe einer Rückenmarksverletzung gezogen werden. Dabei gilt als ein wichtiger Orientierungspunkt, dass das Hautareal um den Bauchnabel herum dem zehnten Brustsegment (Th 10) entspricht.

3.3.4 Peripheres Nervensystem (PNS)

Das periphere Nervensystem verbindet das zentrale Nervensystem mit dem Körper über 43 Nervenpaare. Davon stammen 12 Hirnnervenpaare aus dem Gehirn und 31 bzw. selten 32 Spinalnervenpaare aus dem Rückenmark.

Die **Hirnnerven** (HN) entspringen direkt dem Gehirn und durchqueren die Schädelbasis. Ihre Hauptversorgungsgebiete sind der Kopf, der Hals und die Thoraxeingeweide. Die wichtigsten Hirnnerven sind:

- N. oculomotorius (III. HN): Einstellung der Pupillenweite,
- N. facialis (VII. HN): Innervation der mimischen Muskulatur und der Zunge,
- N. vagus (X. HN): Parasympathikus im Kopf-, Hals- und Thoraxbereich.

Aus den Zwischenwirbellöchern rechts und links der Wirbelsäule treten die **Spinalnerven** aus dem Rückenmark aus und bilden die peripheren Nerven. Die Nerven enthalten Axone, die als Fortsätze aus den Nervenzellkörpern des ZNS stammen und über Bindegewebshüllen gegeneinander isoliert sind.

3.3.5 Vegetatives Nervensystem (VNS)

Das vegetative Nervensystem gliedert sich in zwei Teile: Sympathikus und Parasympathikus. Sie beeinflussen durch ihr antagonistisches Zusammenspiel die Tätigkeit sämtlicher innerer Organe im Körper nahezu gegenläufig. Dabei werden Sympathikus und Parasympathikus dergestalt reguliert, dass Aktivität und Entspannung der Organe im Gleichgewicht bleiben (☞ Tab. 3.10).

Der **Sympathikus** entspringt dem Brust- und Lendenmark des Rückenmarks und bildet den so genannten sympathischen Grenzstrang. Er bewirkt zumeist eine Leistungssteigerung von Herz, Lunge und Muskulatur in Stress- und Gefahrenmomenten.

Neben einigen weiteren Hirnnerven stellt der N. vagus den wichtigsten Teil des **Parasympathikus** dar. Außerdem entspringen dem Kreuzbeingeflecht zusätzliche parasympathische Fasern. Der Parasympathikus bewirkt die Entspannung und Regeneration des Körpers und dient dem Energieaufbau.

Merke

Am vegetativen Nervensystem wirken zahlreiche Medikamente. So führen z. B. Katecholamine wie Adrenalin (z. B. Suprarenin®) zu einer Aktivitätszunahme des sympathischen Systems. Atropinsulfat (z. B. Atropin®) blockiert das parasympathische System und stimuliert somit indirekt den Sympathikus.

Tab. 3.10: Wirkung von Sympathikus und Parasympathikus an verschiedenen Organen

Organ	Funktion	Sympathikus	Parasympathikus
Auge (☞ Kap. 3.4.2)	Pupille	Mydriasis	Miosis
Bronchien (☞ Kap. 3.2.7)	Durchmesser	Bronchodilatation	Bronchokonstriktion
	Sekretion	verminderte Sekretion	vermehrte Sekretion
Haut (☞ Kap. 3.4.1)	Blutgefäße	Vasokonstriktion	–
Herz (☞ Kap. 3.1.1)	Frequenz	Frequenzzunahme	Frequenzabnahme
	Kraft	Kraftzunahme	–
	Erregbarkeit	Erregungszunahme	–
	Erregungsleitung	schnellere Erregungsleitung	langsamere Erregungsleitung
	Koronargefäße	Vasokonstriktion Vasodilatation	–
Magen-Darm-Trakt (☞ Kap. 3.6.1)	Blutgefäße	Vasokonstriktion	–
	Peristaltik	Tonusminderung	Tonussteigerung
	Sekretion	verminderte Sekretion	vermehrte Sekretion

Frequenzerhöhung, Herzkraft

Normalzustand : Sympathikus

Wiederholungsfragen

1. Welche Hauptaufgaben hat das Nervensystem? (☞ Kap. 3.3)
2. Welche charakteristischen Baumerkmale prägen die Nervenzelle? Nennen Sie ihre Funktionen. (☞ Kap. 3.3.1)
3. Wie kommt das Ruhemembranpotenzial zustande? (☞ Kap. 3.3.1)
4. Was sind Transmitter und welche Aufgaben haben sie? (☞ Kap. 3.3.1)
5. Was ist eine Synapse und wo sind Synapsen lokalisiert? Beschreiben Sie den Aufbau einer Synapse und ihre Funktionsweise. (☞ Kap. 3.3.1)
6. Gliedern Sie das Nervensystem nach seiner Lage im Körper. Welche Bereiche werden unterschieden und welche Aufgaben haben sie? (☞ Kap. 3.3.2)
7. Welche Gebiete des Nervensystems können bei einer Gliederung nach seinen Funktionen unterschieden werden? Nennen Sie ihre Funktionen. (☞ Kap. 3.3.2)
8. Benennen Sie die Hirn- und Rückenmarkshäute, beschreiben Sie ihre Lage zueinander und erläutern Sie ihre Funktionen. (☞ Kap. 3.3.3)
9. Was ist Liquor? Wo kommt er vor und welche Aufgaben erfüllt er? (☞ Kap. 3.3.3)
10. Erläutern Sie die wichtigsten Funktionen des Gehirns anhand der unterschiedlichen Gehirnabschnitte. (☞ Kap. 3.3.3)
11. Wie erfolgt die arterielle Blutversorgung des Gehirns? Wo sind die Hirnarterien lokalisiert? Welche großen Körperarterien ermöglichen seine Versorgung? (☞ Kap. 3.3.3)
12. Welchem Funktionsprinzip folgt das vegetative Nervensystem? (☞ Kap. 3.3.5)
13. Erläutern Sie die Wirkung des vegetativen Nervensystems an Herz, Bronchien, Arterien, Magen-Darm-Trakt und Pupillen. (☞ Kap. 3.3.5)

3.4 Sinnesorgane

Mithilfe der Sinnesorgane nimmt der menschliche Körper **Eindrücke aus der Umwelt** wahr. Diese Sinneseindrücke werden über das Nervensystem in das Gehirn weitergeleitet. Dort werden sie dem Menschen bewusst. Zu den Sinnesorganen zählen:

- Haut (Tastsinn, Temperatur, Schmerz)
- Augen (Sehen)
- Ohr (Hören, Gleichgewicht)
- Nase (Riechen, ☞ Kap. 3.2.1)
- Zunge (Geschmack, ☞ Kap. 3.6.1).

Verschiedene Sinneseindrücke sind miteinander vernetzt. So reagieren die Augen auf Veränderungen im Gleichgewicht. Mit der Wahrnehmung bestimmter Gerüche über die Nase wird der dazugehörige Geschmack assoziiert.

3.4.1 Haut

Die Haut (☞ Abb. 3.22) ist mit einer Fläche von 1,5 – 2 Quadratmetern und einem Eigengewicht von etwa einem Sechstel des Körpergewichtes das größte Organ des menschlichen Körpers. Sie überzieht als derb-elastische Hülle die äußere Oberfläche des Körpers und geht an den Körperöffnungen in die Schleimhaut über. Die Haut gliedert sich in drei Schichten:

- Die **Oberhaut** (Epidermis) besteht aus einem mehrschichtigen, verhornten Plattenepithel, das über zapfenartige Vorstülpungen (Papillen) mit der darunter liegenden Lederhaut verbunden ist. Die Oberhaut enthält keine Blutgefäße.
- Die **Lederhaut** (Korium) besteht aus elastischem, kollagenem Bindegewebe, das die mechanische Widerstandsfähigkeit der Haut ermöglicht. Die Lederhaut ent-

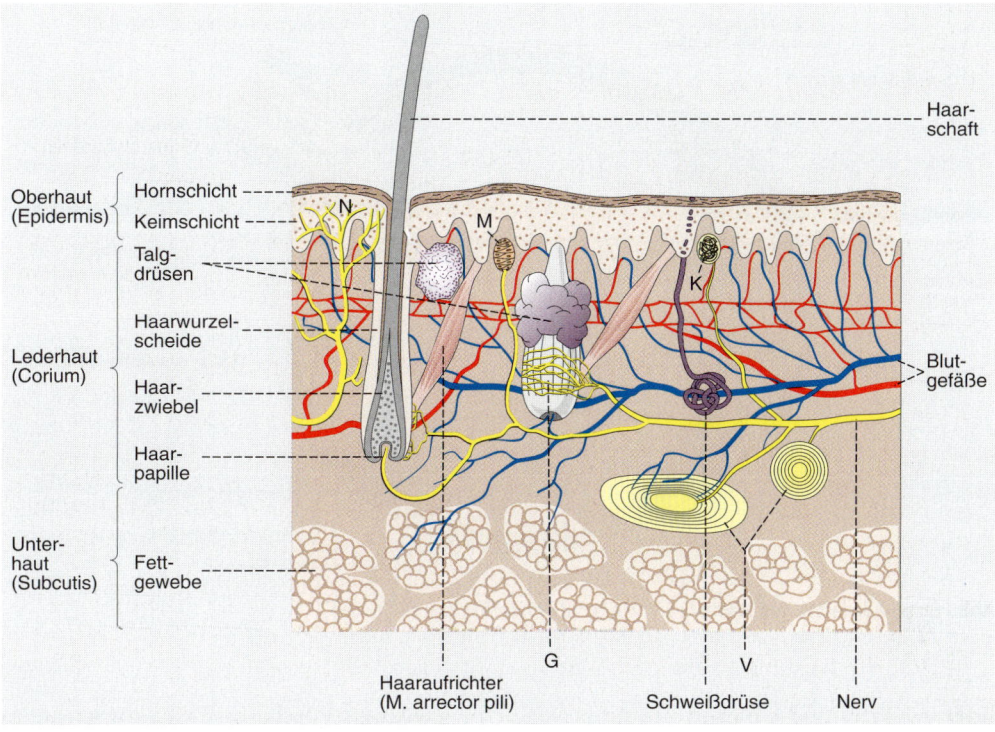

Haar-
schaft

Oberhaut
(Epidermis)

Hornschicht
Keimschicht

N

M

K

Talg-
drüsen

Haarwurzel-
scheide

Lederhaut
(Corium)

Haar-
zwiebel

Blut-
gefäße

Haar-
papille

Unter-
haut
(Subcutis)

Fett-
gewebe

G

V

Haaraufrichter
(M. arrector pili)

Schweißdrüse

Nerv

Abb. 3.22: Schichten, Strukturelemente und Anhangsorgane der Haut. M, K, N, G und V stellen Rezeptoren in der Haut dar. Die einzelnen Nervenfasern, die von den verschiedenen Rezeptoren ausgehen, wurden zur besseren Übersicht in einem Nerv zusammengefasst. [L106]

hält Blut- und Lymphgefäße und die meisten **Hautanhangsgebilde,** wie Haarwurzeln mit Talgdrüsen, Schweißdrüsen, Tastkörperchen sowie freie Nervenendigungen zur Schmerzempfindung und als Kälte- und Wärmerezeptoren.

- Die **Unterhaut** (Subkutis) ist eine Verschiebeschicht zwischen der Haut und den tiefer liegenden Faszien der Muskulatur. In der Unterhaut findet sich vermehrt **Fettgewebe.** Dieses dient der Polsterung und Wärmeisolation, es enthält bereits größere Blutgefäße und kleinere Nerven.

Merke

Wunden führen zu einer Kontinuitätsunterbrechung der Haut.

Die Haut ist ein äußerst vielseitiges Organ und für die Beurteilung von Verletzten und Kranken (☞ Kap. 8.2.1) besonders be-

deutsam. Die wichtigsten **Funktionen** der Haut sind:

- mechanischer Schutz und Widerstandsfähigkeit
- Schutz vor dem Eindringen von Mikroorganismen über den Säureschutzmantel der Haut
- Schutz vor Verdunstung und Beteiligung an der Regulation des Wasser-Elektrolyt-Haushaltes
- Tastsinn über eingelagerte Rezeptoren
- Schmerz- und Temperaturempfindung über freie Nervenenden.

3.4.2 Auge

Die Augen (☞ Abb. 3.23) sind im vorderen Teil der knöchernen Augenhöhle (Orbita, ☞ Kap. 3.5.3) eingebettet und stellen einen vorgelagerten Teil des Gehirns dar. **Augenmuskeln** ermöglichen den Augen eine beachtliche Bewegungsfähigkeit. Die **Augen-**

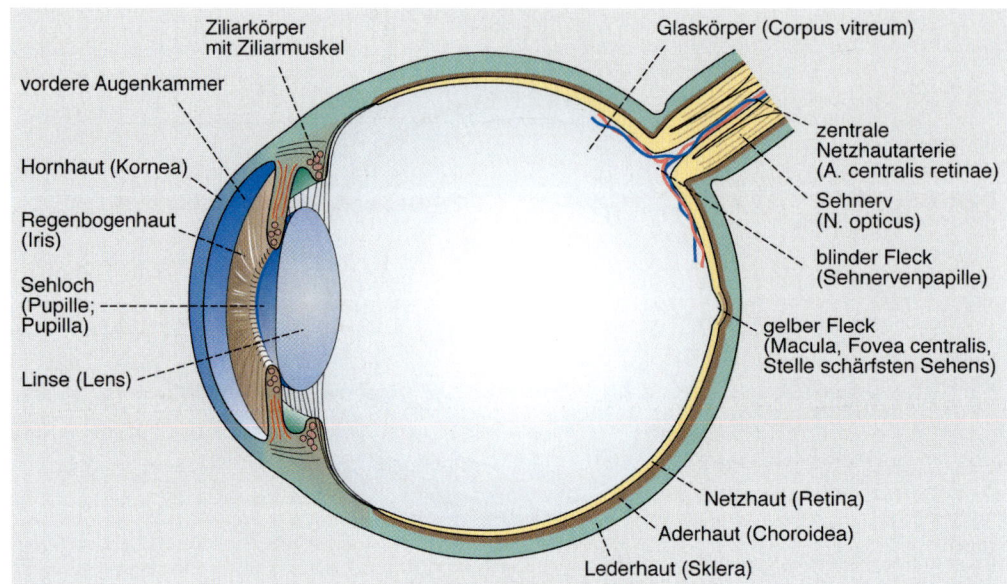

Abb. 3.23: Augapfel mit Wandschichten und Innenstrukturen [L106]

lider – Ober- und Unterlid – sind bewegliche Hautfalten, die gemeinsam mit der Orbita dem Auge einen erheblichen Schutz gegenüber äußeren Einflüssen bieten.

Das Auge ist aus drei Hüllen aufgebaut:

- Die äußere Hülle des Auges ist die **Bindehaut** (Konjunktiva). Sie besteht im vorderen Teil des Auges aus **Hornhaut (Kor-
nea)** und geht im oberen und unteren
Teil in die **Lederhaut** (Sklera) über. Die
Bindehaut bestimmt im Wesentlichen
Form und Widerstandsfähigkeit des Augapfels. Als feucht glänzende Schleimhaut
mit zahlreichen, hellroten Blutgefäßen
legt sie sich unter Freilassung der Hornhaut über den Augapfel. Die Bindehaut
verbindet Lider und Augapfel zu einer beweglichen Einheit.
- Die mittlere Hülle des Auges besteht aus
der **Regenbogenhaut (Iris)**, dem **Ziliarkörper** und der **Aderhaut (Chorioidea)**.
Zwischen Regenbogenhaut und Bindehaut liegt die **vordere Augenkammer,**
die das Kammerwasser zur Ernährung
von Binde- und Regenbogenhaut enthält.
In der Mitte der Regenbogenhaut gibt es
eine kreisrunde Aussparung, die **Pupille.**

Zwischen Pupille und Glaskörper befindet sich die am Ziliarkörper aufgehängte
Linse, die mit der Regenbogenhaut die
hintere Augenkammer bildet. Hornhaut
und Linse stellen zusammen den optischen Brechapparat dar. Über Kontraktion und Entspannung des Ziliarkörpers
verändert die Linse ihre Form und damit
ihre Brechkraft. Wie bei einem Fotoappa-
rat dient sie der Fokussierung des einfal-
lenden Lichtes und ermöglicht so eine
scharfe Abbildung auf der Netzhaut. Im
hinteren Teil des Auges geht die Regenbogenhaut in die Aderhaut über. Diese verfügt über ein umfangreiches Gefäßnetz
und stellt ein wichtiges Blutreservoir
mit Ernährungsfunktionen für das Auge
dar. Der wasserklare und gallertartige
Glaskörper füllt den Raum zwischen Linse und Netzhaut aus und gilt als mechanischer Puffer.

- Die innerste Hülle des Auges ist die **Netzhaut** (Retina). Sie liegt am hinteren Rand
des Auges und ist der Ort des Sehens. Sie
enthält die **Sehzellen** (Fotorezeptoren:
Stäbchen und Zapfen), die über den optischen Brechapparat die Lichtimpulse aufnehmen und als Nervenimpulse über den

Sehnerv in den okzipitalen Teil des Großhirns (☞ Kap. 3.3.3) (Sehzentrum) weiterleiten.

3.4.3 Ohr

Das Ohr (☞ Abb. 3.24) besteht aus Außen-, Mittel- und Innenohr und dient als **Hör- und Gleichgewichtsorgan.** Beim Hörvorgang werden Schallwellen aus der Umgebung aufgenommen und in Nervenimpulse umgewandelt. Die Gleichgewichtswahrnehmung erfolgt über Lageveränderungen des Körpers.

Das **Außenohr** besteht aus der Ohrmuschel und dem äußeren Gehörgang. Die Ohrmuschel ist aus elastischem Knorpel aufgebaut, der von Haut überzogen ist. Wie ein Trichter erfasst sie Schallwellen aus der Umwelt, die über den äußeren Gehörgang zum Trommelfell weitergeleitet werden.

Das **Mittelohr** (Paukenhöhle) wird vom Außenohr durch das Trommelfell luftdicht abgegrenzt. In der Paukenhöhle liegen die

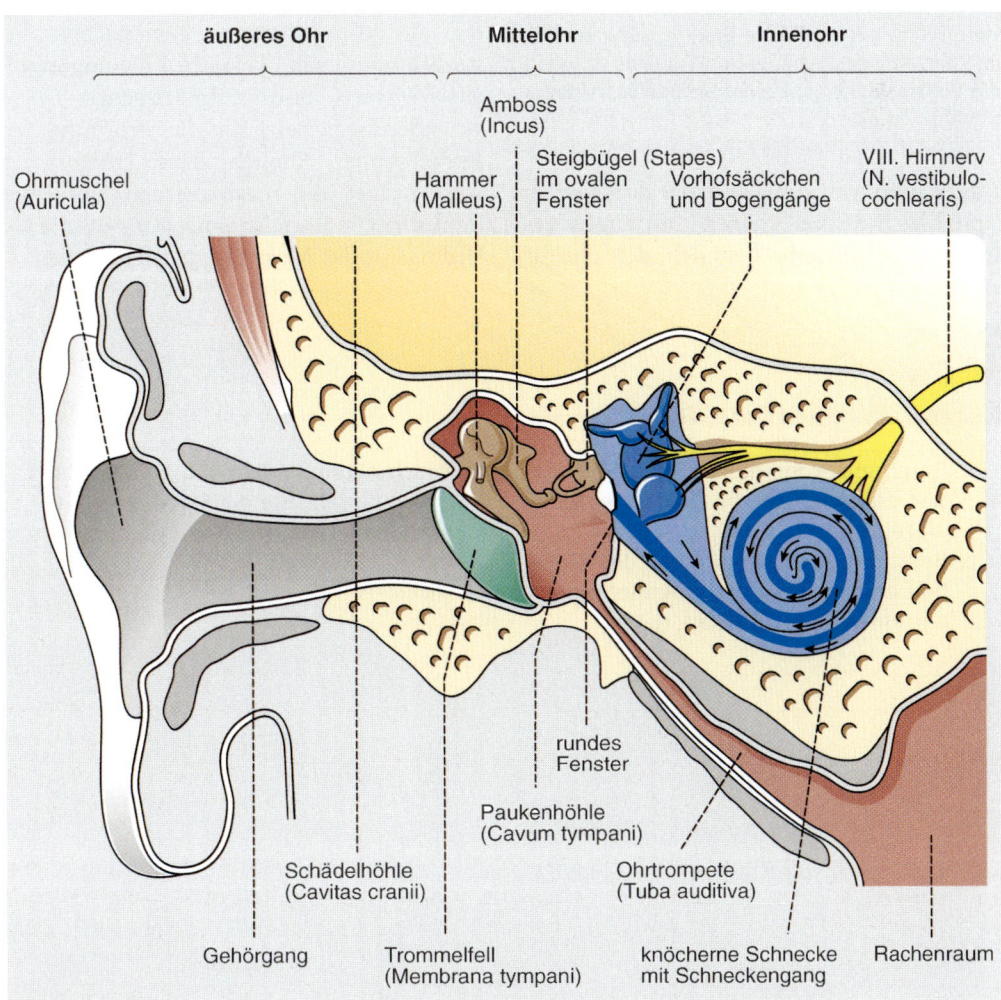

Abb. 3.24: Bau des Hörorgans (mit Vestibularapparat). Hellblau = Perilymphe; dunkelblau = Endolymphe. [L106-R127]

drei **Gehörknöchelchen** Hammer, Amboss und Steigbügel, die über kleine Gelenke miteinander verbunden sind. Der Hammer ist mit dem Trommelfell verwachsen. Gerät nun das Trommelfell durch die eintreffenden Schallwellen in Schwingungen, bewegen sich die Gehörknöchelchen mit und leiten die Schalldruckwellen auf diese Weise in das Innenohr weiter. Um einen Druckausgleich im Mittelohr herstellen zu können, besteht über die Ohrtrompete (**Eustachische-Röhre,** Tuba auditiva) eine Verbindung zum Rachenraum.

Achtung

Das Mittelohr ist nur über einen dünnen Knochen der Schädelbasis (☞ Kap. 3.5) und die Hirnhäute vom Gehirn getrennt. Eine Blutung aus dem Ohr im Rahmen eines Schädel-Hirn-Traumas erfordert die Verdachtsdiagnose einer Schädelbasisfraktur (☞ Kap. 20.4).

Das **Innenohr** ist vom Mittelohr durch einen Knochen mit zwei kleinen Öffnungen getrennt. Im Innenohr befinden sich die für den Hörvorgang und die Gleichgewichtswahrnehmung maßgeblichen Organe, die Schnecke (Cochlea) und die Bogengänge (Vestibularorgan).

Die **Schnecke** besteht aus einem flüssigkeitsgefüllten Raum. Durch die Schalldruckwellen wird die Flüssigkeit (**Endolymphe**) in Bewegung gebracht. Die strömende Flüssigkeit in den Schneckengängen reizt die Härchen der Hörzellen. Diese Reize lösen elektrische Impulse aus, die in das Hörzentrum im Großhirn weitergeleitet werden.

Das **Vestibularorgan** besteht aus drei Bogengängen und zwei Vorhofsäckchen, die ebenfalls mit Endolymphe gefüllt sind. Die Bogengänge registrieren Drehbewegungen wie Nicken, Wenden und Drehen des Kopfes, die Vorhofsäckchen ermöglichen die Realisierung von Linearbeschleunigungen wie Vorwärts- und Rückwärtsgehen. Lageveränderungen bewirken die Strömung der Endolymphe. Ähnlich dem Hörvorgang werden hier die mechanischen Vorgänge in elektrische Impulse umgewandelt, die allerdings in das Kleinhirn geleitet werden.

Wiederholungsfragen

1. Beschreiben Sie den Aufbau der Haut und erläutern Sie die Funktionen der einzelnen Teile. (☞ Kap. 3.4.1)
2. Beschreiben Sie den Aufbau des Auges und erläutern Sie die Aufgaben der einzelnen Teile. (☞ Kap. 3.4.2)
3. Beschreiben Sie den Aufbau des Ohres und erläutern Sie die Funktionen der einzelnen Teile. (☞ Kap. 3.4.3)

3.5 Stütz- und Bewegungsapparat

Der Stütz- und Bewegungsapparat des menschlichen Körpers sorgt für die Formgebung des Körpers, ermöglicht ihm Haltung und Bewegung und schützt sensible Körperstrukturen, wie Gehirn, Rückenmark, Herz und Lunge. Für diese Aufgaben ist er aus festen und beweglichen Körperstrukturen (Knochen, Gelenke und Muskeln) zusammengesetzt.

3.5.1 Aufbau eines Röhrenknochens

Es wird der passive vom aktiven **Bewegungsapparat** unterschieden. Als passiver Bewegungsapparat wird das menschliche **Skelett** mit seinen über 200 Knochen bezeichnet, welches ausschließlich der Stützfunktion dient. In Verbindung mit den Muskeln, Sehnen und Bändern entsteht insgesamt der aktive Bewegungsapparat.

Im Aufbau eines **Knochens** (z. B. Röhrenknochen, ☞ Abb. 3.25) werden äußerlich drei Bereiche unterschieden:

- Der Knochenschaft wird als **Diaphyse** bezeichnet und besteht aus einer harten Rinde (Kompakta), welche die mit Fettmark ausgefüllte Markhöhle (Knochenmark) umschließt. Umhüllt ist der Knochenschaft von der Knochenhaut (Periost). In ihr verlaufen die Nerven und die Gefäße, die in den Knochen ziehen und ihn ernähren.
- An den Knochenenden befinden sich die von Knorpelgewebe überzogenen Gelenkflächen, die **Epiphysen.** Sie sind mit einer Substanz (Spongiosa) ausgekleidet, die räumlich so angeordnet ist, dass sie bei geringem Eigengewicht optimale Festigkeit gewährleistet.
- Zwischen den erstgenannten beiden Strukturen liegt die Wachstumszone (**Metaphyse** oder **Epiphysenfuge**). Von dieser Region geht im Kindes- und Jugendalter das Knochenlängenwachstum aus. Später verknöchert sie.

Größe, Form und innere Struktur der verschiedenen Knochen richten sich nach ihrer **Funktion.** Neben den Röhrenknochen gibt es noch kurze Knochen (z. B. Hand- und Fußwurzelknochen) und flache/platte Kno-

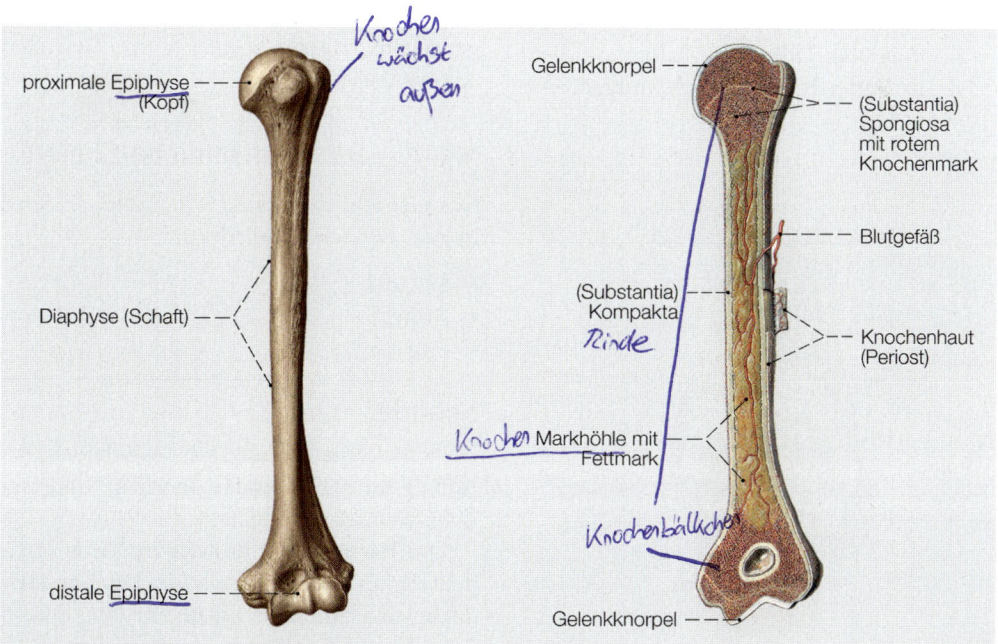

Abb. 3.25: Röhrenknochen [S007 – 1-20]

chen (z. B. Schädel, Schulterblatt). Knochen, die in keine dieser Gruppen passen, werden als unregelmäßig geformte Knochen bezeichnet (z. B. Wirbelknochen).

3.5.2 Knochenverbindungen

Miteinander verbunden sind die einzelnen Knochen über **Gelenke** (nicht kontinuierliche, bewegliche Verbindungen) und **Haften** (kontinuierliche Verbindungen, z. B. Kreuzbein).

Gelenkaufbau

Gelenke bestehen aus den folgenden Anteilen (☞ Abb. 3.26):

- **Gelenkkopf** und **Gelenkpfanne:**
  Sie sind mit Knorpel überzogen und bezeichnen die am Gelenk beteiligten Knochenenden.
- **Gelenkkapsel:**
  Sie setzt an der Knochenhaut an und umschließt das komplette Gelenk als bindegewebige Membran.
- **Gelenkschmiere:**
  Sie befindet sich in dem Spalt zwischen Gelenkkopf und -pfanne. Zum einen verhindert sie die Reibung bei Bewegungen, zum anderen ernährt sie den gefäßlosen Knorpel über Diffusion. Außerdem dient sie als Puffer bei Druckbelastungen.

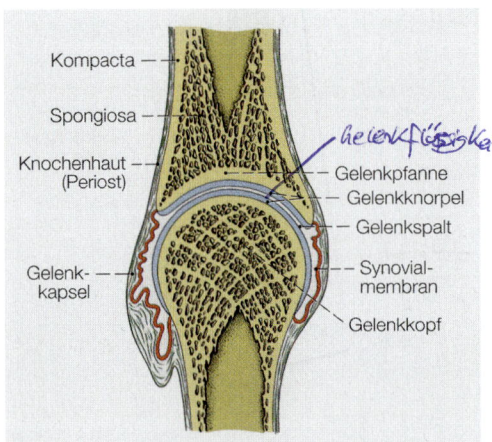

Abb. 3.26: Gelenkaufbau [S010 – 1-15]

- **Gelenkbänder:**
  Die Bänder sind straffe Fasern aus Bindegewebe, die von Knochen zu Knochen ziehen und mit der Kapsel verwoben sind. Sie geben zusätzliche Stabilität. Das Körpergewicht und die Muskeln halten die Gelenke ebenfalls zusammen.

Gelenkformen

Die Gelenke werden nach ihren Bewegungsmöglichkeiten unterteilt:

- einachsige Gelenke:
  Das **Scharniergelenk,** z. B. im Finger, lässt als Bewegung nur das Beugen und Strecken (Bewegung in einer Ebene) zu.
- zweiachsige Gelenke:
  Sie erlauben Bewegungen um zwei Hauptachsen. Beispiele hierfür sind das **Sattelgelenk** des Daumens oder das **Eigelenk** zwischen Hand und Unterarm.
- dreiachsige Gelenke:
  Der typische Vertreter dieser Gelenkform ist das **Kugelgelenk,** z. B. das Hüftgelenk. Hier sind auch kreisende Bewegungen in alle Richtungen möglich.

Man findet auch Kombinationen aus verschiedenen Gelenken, so z. B. das **Drehscharniergelenk** im Knie oder das Ellenbogengelenk, das sich sogar aus drei Gelenken zusammensetzt.

3.5.3 Das menschliche Skelett

Das menschliche Skelett (☞ Abb. 3.27) wird in drei Bereiche gegliedert:

- Schädel
- Rumpf
- Extremitäten.

Schädel

Die knöchernen Strukturen des Schädels (☞ Abb. 3.28, 3.29) werden in Hirn- und Gesichtsschädel unterteilt.

Der **Hirnschädel** besteht aus dem Schädeldach und der Schädelbasis. Das **Schädeldach** wird aus dem Stirnbein, den beiden Scheitel- und Schläfenbeinen und dem größten Teil des Hinterhauptbeins gebildet. Die

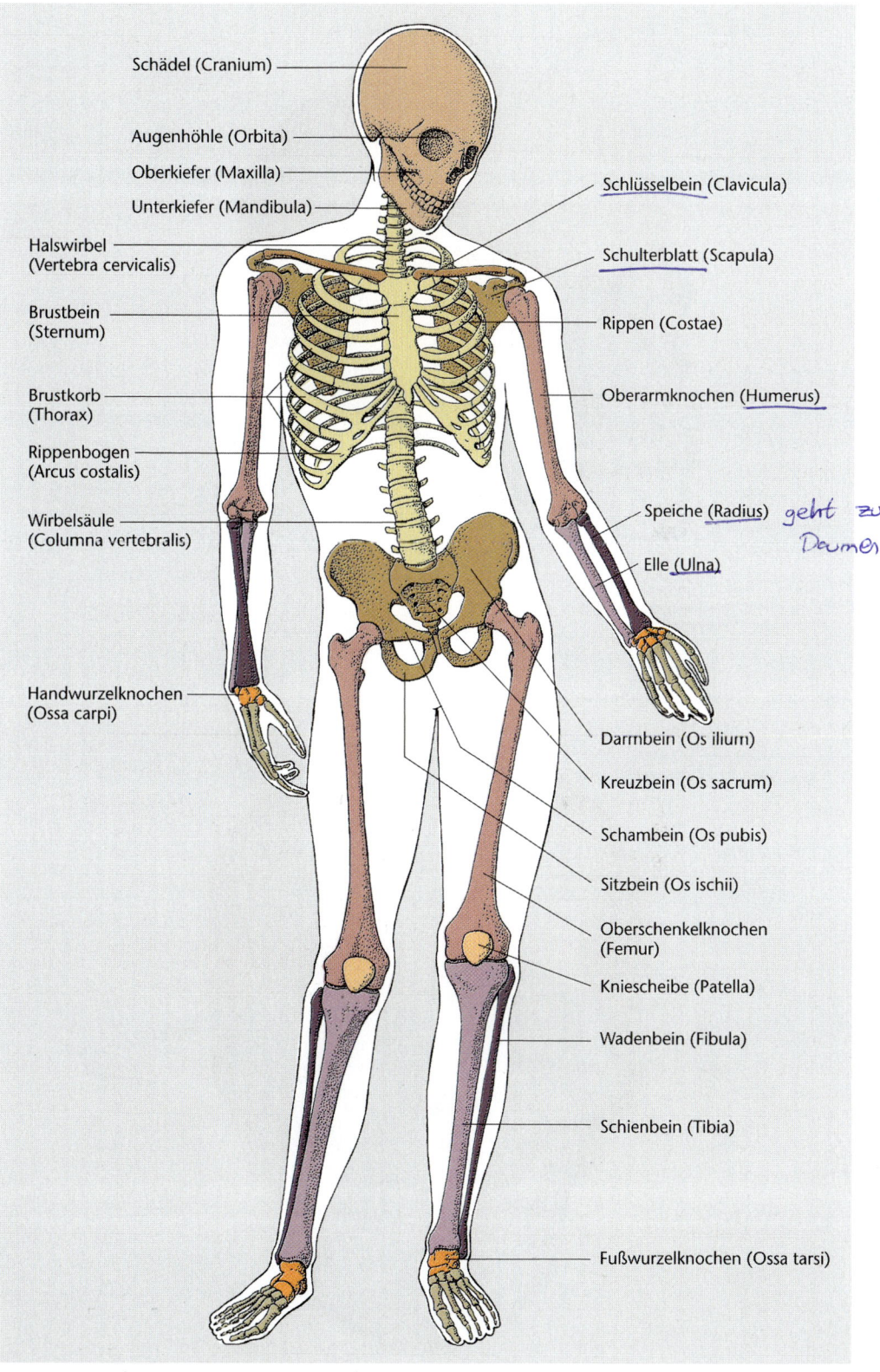

Schädel (Cranium)

Augenhöhle (Orbita)

Oberkiefer (Maxilla)

Unterkiefer (Mandibula)

Halswirbel
(Vertebra cervicalis)

Brustbein
(Sternum)

Brustkorb
(Thorax)

Rippenbogen
(Arcus costalis)

Wirbelsäule
(Columna vertebralis)

Handwurzelknochen
(Ossa carpi)

Schlüsselbein (Clavicula)

Schulterblatt (Scapula)

Rippen (Costae)

Oberarmknochen (Humerus)

Speiche (Radius) *geht zum Daumen*

Elle (Ulna)

Darmbein (Os ilium)

Kreuzbein (Os sacrum)

Schambein (Os pubis)

Sitzbein (Os ischii)

Oberschenkelknochen
(Femur)

Kniescheibe (Patella)

Wadenbein (Fibula)

Schienbein (Tibia)

Fußwurzelknochen (Ossa tarsi)

Abb. 3.27: Menschliches Skelett [A400 – 190]

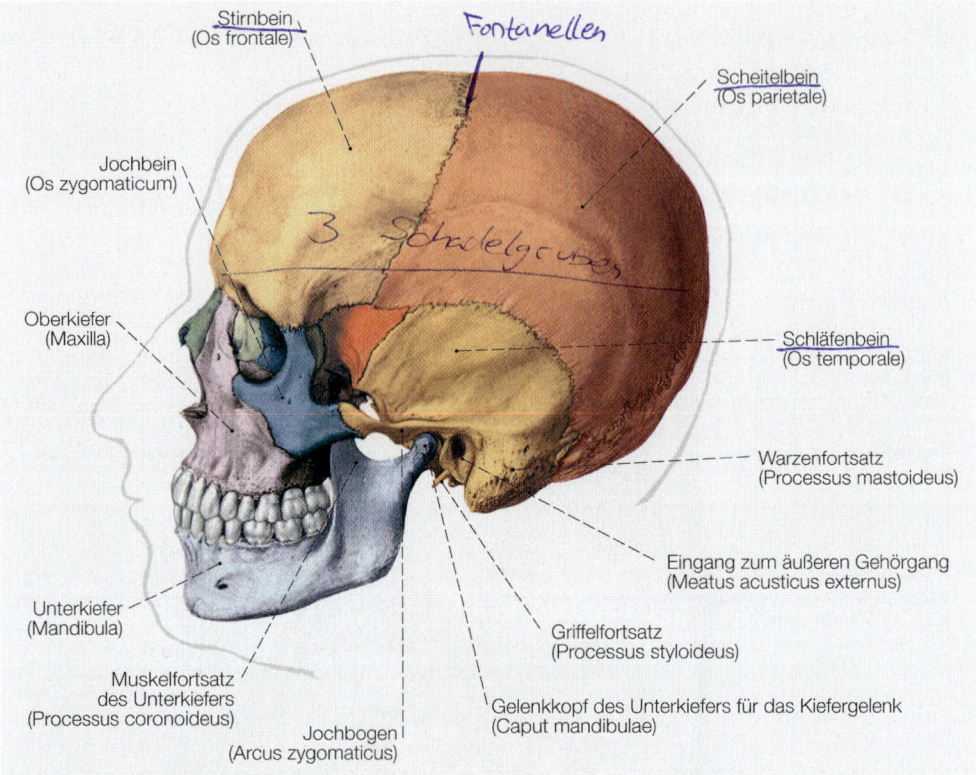

Stirnbein
(Os frontale)

Fontanellen

Scheitelbein
(Os parietale)

Jochbein
(Os zygomaticum)

3 Schädelgruben

Oberkiefer
(Maxilla)

Schläfenbein
(Os temporale)

Warzenfortsatz
(Processus mastoideus)

Eingang zum äußeren Gehörgang
(Meatus acusticus externus)

Unterkiefer
(Mandibula)

Griffelfortsatz
(Processus styloideus)

Muskelfortsatz
des Unterkiefers
(Processus coronoideus)

Jochbogen
(Arcus zygomaticus)

Gelenkkopf des Unterkiefers für das Kiefergelenk
(Caput mandibulae)

Abb. 3.28: Schädel Seitenansicht [S010 – 1-15]

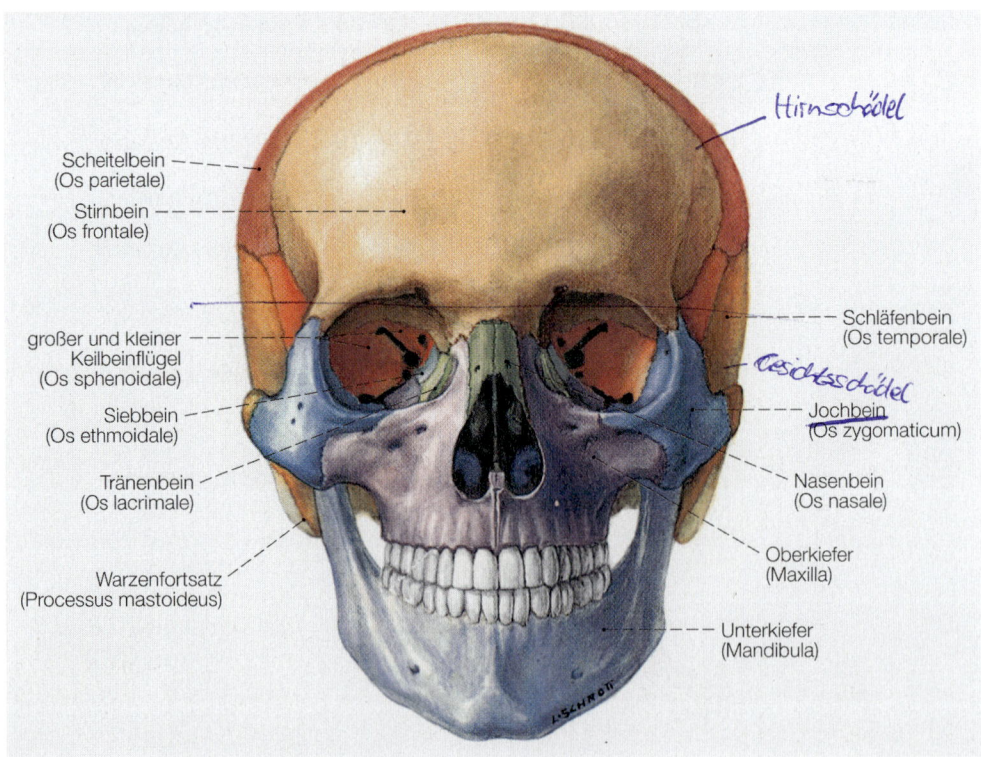

Scheitelbein
(Os parietale)

Stirnbein
(Os frontale)

Hirnschädel

großer und kleiner
Keilbeinflügel
(Os sphenoidale)

Siebbein
(Os ethmoidale)

Schläfenbein
(Os temporale)

Gesichtsschädel

Jochbein
(Os zygomaticum)

Tränenbein
(Os lacrimale)

Nasenbein
(Os nasale)

Warzenfortsatz
(Processus mastoideus)

Oberkiefer
(Maxilla)

Unterkiefer
(Mandibula)

Abb. 3.29: Schädel Frontalansicht [S021]

komplette untere Begrenzung der Schädelhöhle wird als **Schädelbasis** bezeichnet, die in die vordere, mittlere und hintere Schädelgrube unterteilt wird. In jeder dieser Gruben gibt es zahlreiche Löcher, durch die Nerven und Gefäße aus der Schädelhöhle austreten. Die größte Öffnung ist das **Hinterhauptsloch** (Foramen magnum); hier verlassen das Rückenmark sowie Nerven und Blutgefäße die Schädelhöhle.

Der **Gesichtsschädel** besteht aus mehreren Anteilen. Zu seinen wichtigsten Knochen gehören:

- der **Unterkiefer** mit den **Zahnfächern,**
- der **Oberkiefer,** der Anteile der knöchernen Nasenhöhle und den Boden der knöchernen Augenhöhle (**Orbita**) bildet; zusätzlich gibt es auch hier Zahnfächer,
- das **Jochbein,** es begrenzt die Augenhöhle seitlich,
- das **Nasenbein,** welches den oberen Teil des Nasenrückens bildet (anschließend Knorpel).

Rumpf

Als Rumpf wird die Kombination aus Wirbelsäule, Brustkorb und Becken bezeichnet.

Wirbelsäule

Der aufrechte Gang des Menschen wird maßgeblich durch die Wirbelsäule (☞ Abb. 3.30) und das Becken ermöglicht. Die Wirbelsäule ist durch die zwischen den **Wirbelknochen** liegenden **Bandscheiben** sehr beweglich. Diese dienen als Puffer und vermindern die Reibung bei Bewegungen. Insgesamt besteht die Wirbelsäule aus 33 bis 34 Wirbeln, die sich in ihrer Form bis auf zwei Ausnahmen sehr ähneln. Die Bestandteile des Wirbelknochens sind:

- Wirbelkörper
- Wirbelbogen
- Dornfortsatz
- zwei Querfortsätze
- vier Gelenkfortsätze.

Zwischen den Wirbelkörpern und den Dornfortsätzen existiert ein Hohlraum (**Wirbelloch**). Die Wirbellöcher bilden den **Wirbel- oder Spinalkanal,** durch den das **Rückenmark** zieht. Seitlich treten die Spinalnerven aus. Aufgrund der zunehmenden Körperlast nimmt auch die Größe der Wirbelkörper von oben nach unten zu.

Die Wirbelsäule ist in fünf Abschnitte unterteilt:

- **Halswirbelsäule (HWS):**
  Sie besteht aus sieben Halswirbeln (C1 bis C7). Der erste (**Atlas**) und zweite (**Axis**) Halswirbel unterscheiden sich anatomisch von allen anderen Wirbelknochen. Der Atlas ist lediglich ein Knochenring (Wirbelbogen) ohne eigentlichen Wirbelkörper. Auf ihm sitzt der Hinterhauptsknochen des Schädels. Er ist mit dem zweiten Halswirbelkörper über einen vom Axis nach oben gerichteten Zahn (**Dens axis**) verbunden. Dieses Gelenk ermöglicht die Drehbewegung des Kopfes (**Genick**). Bei einer Fraktur des Dens axis besteht die Gefahr, dass dieser Zahn das verlängerte Rückenmark verletzt. Im Halsbereich ist die Wirbelsäule leicht nach vorn gebogen (Lordose).
- **Brustwirbelsäule (BWS):**
  Sie besteht aus zwölf Brustwirbeln (Th1 bis Th12). An ihnen setzen die Rippen an. Im Brustbereich ist die Wirbelsäule leicht nach hinten geneigt (**Kyphose**).
- **Lendenwirbelsäule (LWS):**
  Sie besteht aus fünf Lendenwirbeln (L1 bis L5). Neben der HWS ist hier die Beweglichkeit am größten. Die Wirbelsäule ist leicht nach vorn gebogen (**Lordose**).
- **Kreuzbein:**
  Es besteht aus fünf miteinander verschmolzenen Kreuzbeinwirbeln (S1 bis S5), die eine Kyphose bilden.
- **Steißbein:**
  Es besteht aus vier bis fünf verwachsenen Steißbeinwirbeln (Co1 bis Co5).

Brustkorb (Thorax)

Der Brustkorb umschließt die in der Brusthöhle und der oberen Bauchhöhle liegenden Organe. Er besteht aus dem **Brustbein (Sternum),** den zwölf **Rippenpaaren (Costae)** und den zwölf **Brustwirbeln,** mit denen

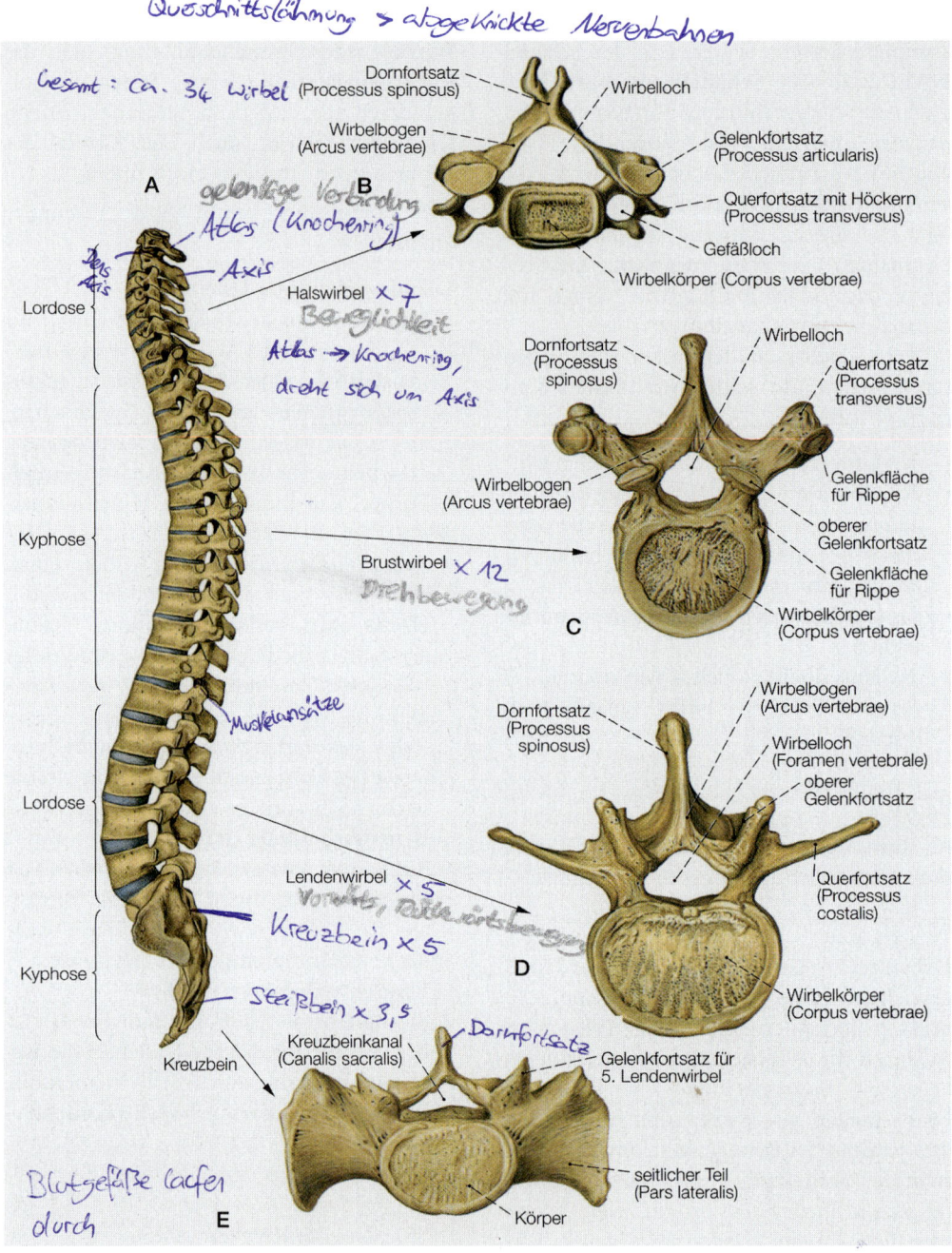

Querschnittslähmung > abgeknickte Nervenbahnen

Gesamt: ca. 34 Wirbel

Dornfortsatz (Processus spinosus)
Wirbelloch

Wirbelbogen (Arcus vertebrae)

A

gelenkige Verbindung

B

Atlas (Knochenring)

Axis

Gelenkfortsatz (Processus articularis)

Querfortsatz mit Höckern (Processus transversus)

Gefäßloch

Wirbelkörper (Corpus vertebrae)

Halswirbel × 7

Beweglichkeit

Atlas → Knochenring, dreht sich um Axis

Lordose

Dornfortsatz (Processus spinosus)
Wirbelloch

Querfortsatz (Processus transversus)

Wirbelbogen (Arcus vertebrae)

Gelenkfläche für Rippe

oberer Gelenkfortsatz

Gelenkfläche für Rippe

Wirbelkörper (Corpus vertebrae)

C

Kyphose

Brustwirbel × 12

Drehbewegung

Muskelansätze

Dornfortsatz (Processus spinosus)

Wirbelbogen (Arcus vertebrae)

Wirbelloch (Foramen vertebrale)

oberer Gelenkfortsatz

Querfortsatz (Processus costalis)

Lordose

Lendenwirbel × 5

vorwärts, rückwärtsbewegung

Kreuzbein × 5

D

Wirbelkörper (Corpus vertebrae)

Kyphose

Steißbein × 3,5

Kreuzbein

Kreuzbeinkanal (Canalis sacralis)

Dornfortsatz

Gelenkfortsatz für 5. Lendenwirbel

seitlicher Teil (Pars lateralis)

Blutgefäße laufen durch

E

Körper

Abb. 3.30: Wirbelsäule und Wirbelknochen [S007 – 2-20]

die Rippen über Gelenke verbunden sind. Das Sternum ist ein platter, mit rotem Knochenmark gefüllter Knochen. Bei den Rippen unterscheidet man auf jeder Seite die **sieben echten Rippen** (1. bis 7. Rippe), die eine direkte Gelenkverbindung zum Sternum haben, die **drei falschen Rippen** (8. bis 10. Rippe), die über eine gemeinsame Knorpelverbindung mit dem Sternum verbunden sind, und die beiden **frei endenden freien oder kurzen Rippen,** die keine Verbindung zum Sternum haben (11. und 12. Rippe).

Becken (Pelvis)

Das Becken ist die Verbindung zwischen der Wirbelsäule und den unteren Extremitäten. Es ist ringförmig und wird aus dem Kreuzbein und den beiden Hüftbeinen gebildet, die sich wiederum jeweils aus drei platten, miteinander verwachsenen Knochen (**Schambein, Darmbein** und **Sitzbein**) zusammensetzen. Die Schambeine sind vorne über eine Knorpelhaft, die **Schambeinfuge (Symphyse)**, miteinander verbunden. Als Verbindung zwischen Kreuzbein und Beckenschaufeln dient eine Knochenhaft, die hohe Stabilität und Schutz der im Becken liegenden Organe bietet. Den unteren Abschluss des Beckens bildet der **Beckenboden,** eine Platte aus Muskeln und Sehnen, die geschlechtsspezifische Unterschiede aufweist.

Obere Extremitäten

Als obere Extremitäten werden die **Arme** bezeichnet. Diese setzen sich aus den **Oberarmknochen (Humerus),** den Unterarmen mit **Elle (Ulna)** und **Speiche (Radius)** sowie den **Handskeletten** zusammen. Der Oberarmknochen ist ein klassischer Röhrenknochen, der über das Schultergelenk mit dem Brustkorb verbunden ist. Beim **Schultergelenk** handelt es sich um ein Kugelgelenk, welches sich aus dem **Schulterblatt (Skapula),** dem **Schlüsselbein (Klavikula)** und dem **Humeruskopf** zusammensetzt. Als Verbindung zwischen Ober- und Unterarm dient das **Ellenbogengelenk** (Drehscharniergelenk). An der Daumenseite schließt sich hier die Speiche (Radius), auf der Kleinfingerseite die Elle (Ulna) an. Deren jeweils anderes Ende bildet zusammen mit den Handwurzelknochen das **Handgelenk.** Zwischen den Handwurzelknochen und den Fingerknochen liegen die Mittelhandknochen. Die Finger bestehen bis auf den Daumen aus drei Knochen. Der **Daumen** hat nur zwei Glieder und ist über ein Sattelgelenk mit den Mittelhandknochen verbunden.

Untere Extremitäten

Der am Hüftgelenk ansetzende **Oberschenkelknochen (Femur)** beschreibt den Anfang der unteren Extremitäten, der Beine. Der Femurkopf bildet zusammen mit der Gelenkpfanne des Beckens das **Hüftgelenk** (Kugelgelenk). Der Oberschenkelknochen ist der größte und kräftigste Röhrenknochen des menschlichen Körpers. Sein Schaft ist über den Oberschenkelhals in einem Winkel von 130° mit dem Oberschenkelkopf verbunden. Nach unten schließt sich der Unterschenkel an, der über das **Kniegelenk** (Drehscharniergelenk) mit dem Oberschenkel verbunden ist. Zum Knie gehört auch die **Kniescheibe (Patella),** die eine Reibung zwischen Sehne und Knochen verhindern soll. Der Unterschenkel besteht wie der Unterarm aus zwei Röhrenknochen, dem **Schienbein (Tibia)** und dem **Wadenbein (Fibula).** Sie bilden zusammen mit einem der Fußwurzelknochen (**Sprungbein**) das obere **Sprunggelenk,** welches durch seitlich verlaufende Bänder stabilisiert wird (→ Bänderdehnung/-riss). Es schließen sich weitere Fußwurzelknochen und Mittelfußknochen an (Aufbau ähnlich der Hand). Die **Zehen** bestehen wie die Finger aus drei Knochen. Eine Ausnahme bildet hier der große Zeh, denn er besteht wie schon der Daumen aus nur zwei Knochen.

3.5.4 Muskulatur

Die Bewegung des Körpers ist nur durch das Zusammenspiel der Muskeln, Knochen, Bänder und Gelenke möglich. Die Muskulatur (☞ Abb. 3.31, 3.32) ist über Sehnen mit dem Skelett verbunden. Man unterscheidet bei den Muskeln zwischen **Beugern** und **Streckern. Die quer gestreifte Skelettmuskulatur** ist willkürlich innerviert (☞ Kap. 3.3.2). Sie kann große Kräfte mobilisieren, hat aber nur eine geringe Ausdauer. Daneben gibt es noch die **glatte Muskulatur** der inneren Organe. Sie ist nicht willkürlich innerviert und entwickelt nur eine geringe Kraft, ermüdet dafür aber nicht. Eine Ausnahme stellt das Herz mit seiner charakteristischen **Herzmuskulatur,** dem **Myokard,** dar, die Elemente beider Muskelarten besitzt. Das Herz ist unwillkürlich innerviert, sehr kräftig und ermüdet nicht.

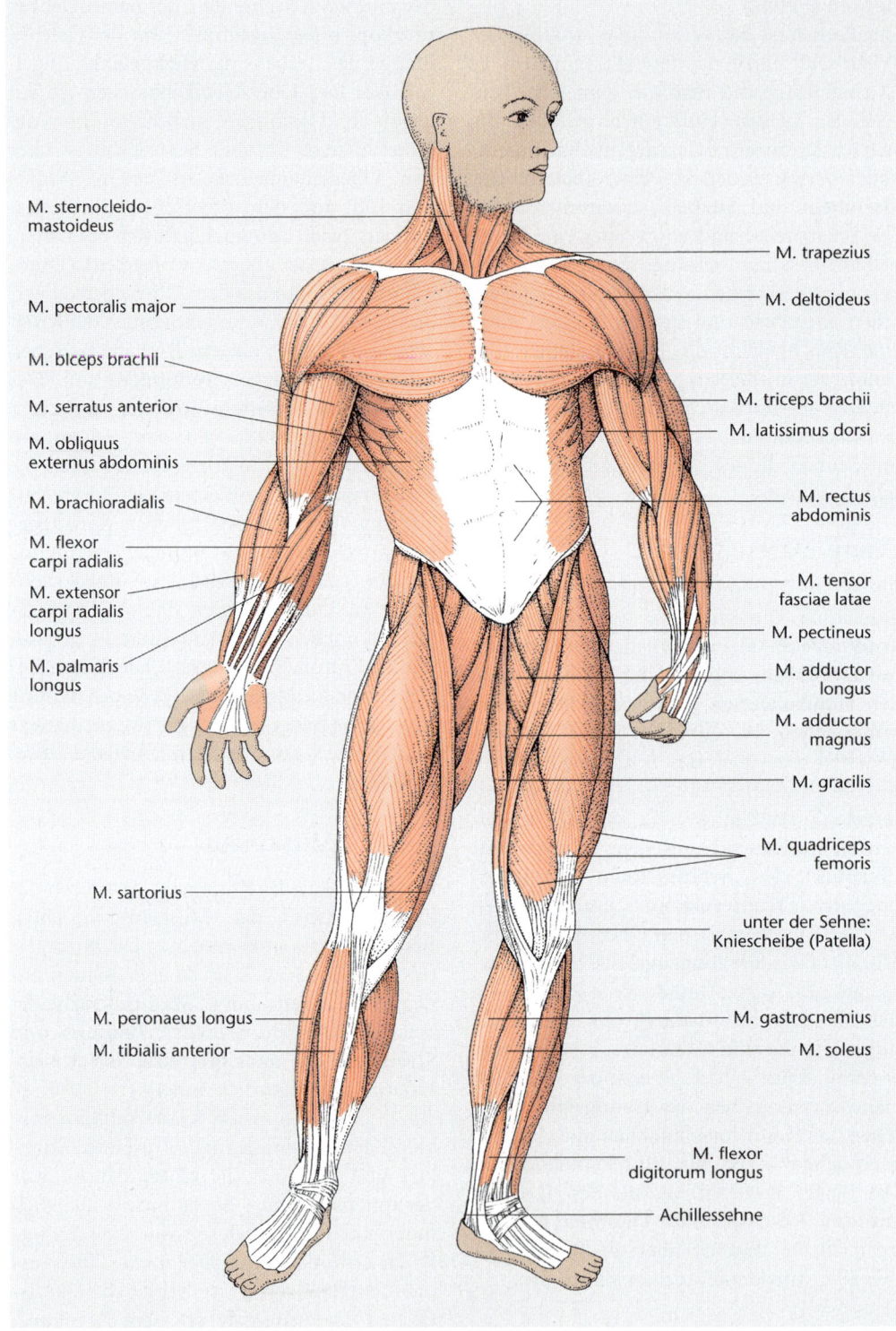

M. sternocleido-
mastoideus

M. pectoralis major

M. biceps brachii

M. serratus anterior

M. obliquus
externus abdominis

M. brachioradialis

M. flexor
carpi radialis

M. extensor
carpi radialis
longus

M. palmaris
longus

M. sartorius

M. peronaeus longus

M. tibialis anterior

M. trapezius

M. deltoideus

M. triceps brachii

M. latissimus dorsi

M. rectus
abdominis

M. tensor
fasciae latae

M. pectineus

M. adductor
longus

M. adductor
magnus

M. gracilis

M. quadriceps
femoris

unter der Sehne:
Kniescheibe (Patella)

M. gastrocnemius

M. soleus

M. flexor
digitorum longus

Achillessehne

Abb. 3.31: Skelettmuskulatur von vorn [A400 – 190]

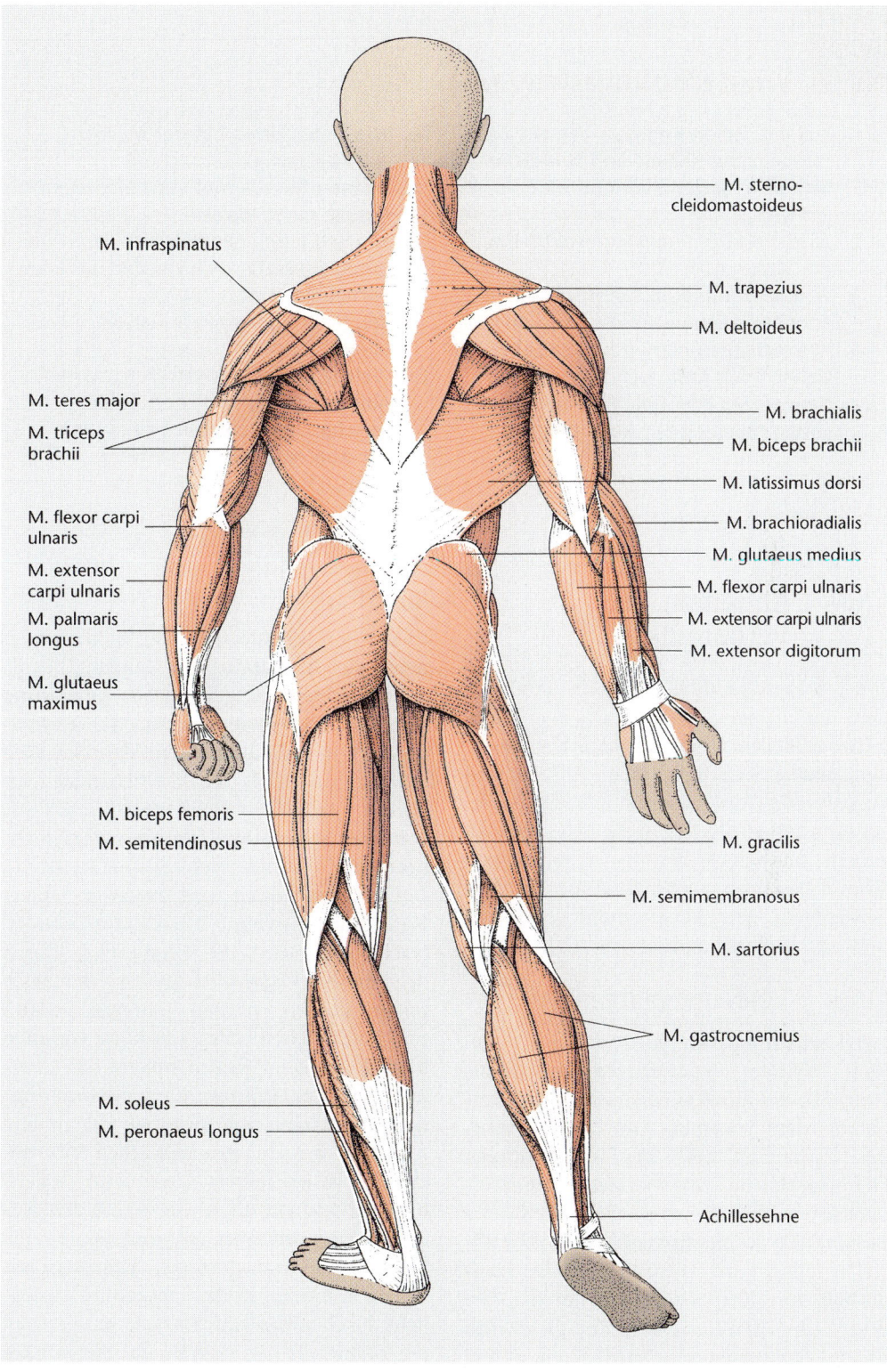

M. sterno-
cleidomastoideus

M. trapezius

M. deltoideus

M. infraspinatus

M. teres major

M. triceps
brachii

M. flexor carpi
ulnaris

M. extensor
carpi ulnaris

M. palmaris
longus

M. glutaeus
maximus

M. brachialis

M. biceps brachii

M. latissimus dorsi

M. brachioradialis

M. glutaeus medius

M. flexor carpi ulnaris

M. extensor carpi ulnaris

M. extensor digitorum

M. biceps femoris

M. semitendinosus

M. gracilis

M. semimembranosus

M. sartorius

M. gastrocnemius

M. soleus

M. peronaeus longus

Achillessehne

Abb. 3.32: Skelettmuskulatur von hinten [A400 – 190]

1. Aus wie vielen Knochen besteht das menschliche Skelett und in welche Gruppen werden sie unterteilt? (☞ Kap. 3.5.1)

2. Wie ist ein Röhrenknochen aufgebaut? (☞ Kap. 3.5.1)

3. Welche Verbindungsarten zwischen Knochen kennen Sie? (☞ Kap. 3.5.2)

4. Aus welchen Anteilen besteht ein Gelenk? (☞ Kap. 3.5.2)

5. Nennen Sie drei Gelenkformen mit je einem Beispiel. (☞ Kap. 3.5.2)

6. Wie viele Wirbel hat der Mensch? (☞ Kap. 3.5.3)

7. Nennen Sie die fünf verschiedenen Anteile eines Wirbels. (☞ Kap. 3.5.3)

8. Wie heißt der erste Halswirbel und wie unterscheidet er sich von den anderen Wirbeln? (☞ Kap. 3.5.3)

9. Wie viele Rippenpaare hat ein Mensch? (☞ Kap. 3.5.3)

10. Welche verschiedenen Muskelarten gibt es im menschlichen Körper? Welche Eigenschaften haben sie? (☞ Kap. 3.5.4)

3.6 Abdomen und Verdauung

Die rettungsdienstliche Tätigkeit konfrontiert den Rettungsdienstmitarbeiter häufig mit verschiedenen Notfallsituationen, in denen genaue Kenntnisse über Aufbau und Funktion des Abdomens und des Speiseweges erforderlich sind. Deshalb ist es wichtig, sich die physiologischen und anatomischen Grundkenntnisse des Magen-Darm-Traktes anzueignen, um entsprechend reagieren und intervenieren zu können.

3.6.1 Verdauungsorgane

Der **Verdauungstrakt** gliedert sich in mehrere Abschnitte, von denen jeder spezifische Aufgaben erfüllt, sei es bei der Nahrungsaufnahme, dem Transport, der Zerkleinerung, der Verdauung oder der Ausscheidung. Der menschliche Körper ist stets auf die Aufnahme von Nahrung angewiesen, die in ihre Bestandteile Kohlenhydrate, Fette und Eiweiße zerlegt wird. Diese dienen dem **Neuaufbau** von Körpersubstanz, Botenstoffen und Wirkstoffen sowie dem **Energiegewinn** für das Nervensystem, die Muskulatur und die Aufrechterhaltung aller Körperfunktionen.

Mundhöhle

In der Mundhöhle (☞ Abb. 3.33) erfolgt neben der **Aufnahme** von Nahrung bereits deren **Zerkleinerung,** die grobe **Anpassung** an die Körpertemperatur und die enzymatische **Vorverdauung** durch den Speichel, welcher zusätzlich die Gleitfähigkeit verbessert. Ausgekleidet ist die Mundhöhle von einer **Schleimhaut,** die aus mehrschichtigem und unverhorntem Epithel besteht.

Der **Mundboden** wird durch im Unterkiefer quer gespannte Muskulatur gebildet. Nach oben wird die Mundhöhle durch den harten Gaumen begrenzt, der nach hinten in den weichen Gaumen ausläuft und im **Zäpfchen** endet. Der **harte Gaumen** besteht aus einer Knochenplatte des Oberkiefers (**Os palatinum**), die von einer dünnen Hautschicht überzogen ist. Der hintere Abschnitt besteht aus willkürlich beweglicher (quer gestreifter) Muskulatur, welche beim Schluckakt als Muskelwulst den Nasenrachenraum verschließt und somit einen regelrechten Transport des Nahrungsbreis über den Rachen in die Speiseröhre ermöglicht. Nach vorne und zur Seite hin grenzen die **Zähne** die Mundhöhle ab, die je nach Position unterschiedliche Aufgaben erfüllen (schneiden, mahlen). Zum Schlund hin en-

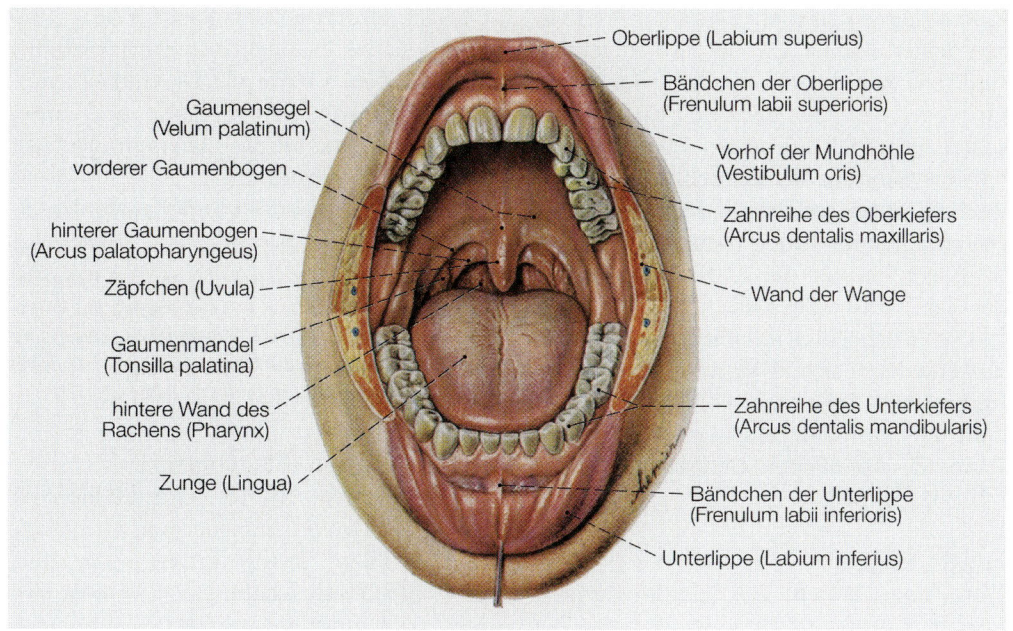

Abb. 3.33: Anatomie der Mundhöhle [S007 – 1-19]

det die Mundhöhle in der so genannten **Rachenenge,** die beidseits von zwei bogenförmigen Muskeln begrenzt ist, zwischen denen je eine **Gaumenmandel** zu liegen kommt.

Zähne (Dentes)

Die Zähne (☞ Abb. 3.34) bestehen aus den Hartsubstanzen **Zahnschmelz** (Enamelum), **Zahnbein** (Dentin) und **Zahnzement** (Cementum). Sie ragen mit ihrer **Zahnwurzel**

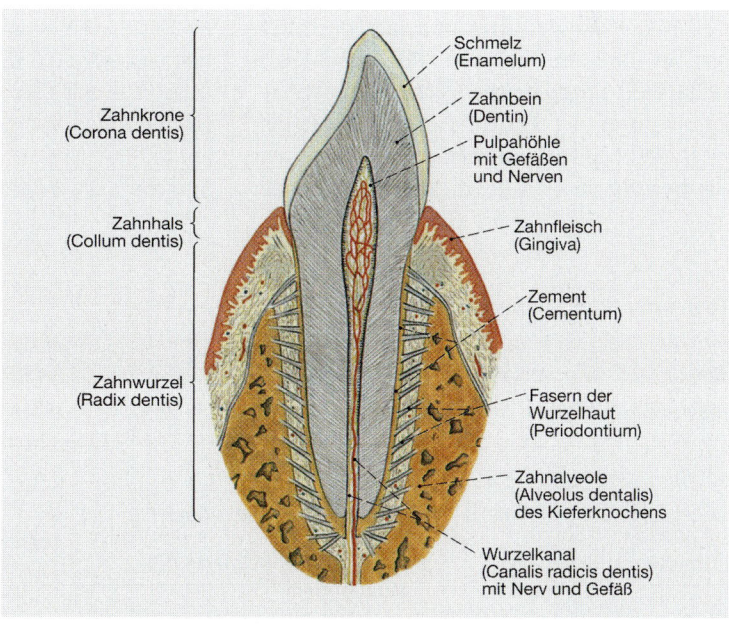

Abb. 3.34: Aufbau der Zähne [S005]

zapfenartig in den Kiefer, wo sie mittels vieler kleiner Bänder extrem fest aufgehängt sind. Die **Zahnkrone** ist von Zahnschmelz überzogen, der mit bis zu 97 % anorganischem Material (Kalzium, Phosphat) die härteste Substanz im menschlichen Körper ist. Im **Dentin,** welches härter als Knochen ist, verlaufen in kleinen Kanälchen die Nervenfasern, die für die sensible Versorgung des Zahns zuständig sind.

Das **Milchgebiss** mit insgesamt 20 Zähnen entwickelt sich ab dem 6. Lebensmonat und ist im 2. Lebensjahr voll entwickelt. Ab dem 7. Lebensjahr erscheinen die ersten Zähne des **bleibenden Gebisses** mit insgesamt 32 Zähnen.

Zunge (Lingua)

Die Zunge besteht aus einem **Zungenkörper** (Corpus linguae), dem beweglichen **Zungenrücken** und dem feststehenden **Zungengrund.** Die Unterfläche der Zunge ist von einer sehr dünnen Schleimhautschicht überzogen, durch welche die einzelnen Zungenvenen gut sichtbar sind. Dank der extremen Beweglichkeit des Zungenrückens ist die Zunge in der Lage, mit ihrer Spitze jeden Punkt der Mundhöhle zu erreichen und die Nahrung sehr sensibel auf **thermische, geschmackliche und taktile Reize** zu untersuchen. Den hinteren Teil bildet der Zungengrund, der unmittelbar in den muskulösen Rachenschlauch (**Pharynx**) mündet. Die starke Verformbarkeit kommt der **Lautbildung,** dem Transport der Nahrung (**Schluckakt**) sowie der **Säuberung** des Mundes zugute. Auf der Oberfläche und an den Randbereichen befinden sich in charakteristischer Anordnung **Sinneszellen,** welche die Geschmacksempfindungen süß, salzig, sauer und bitter weiterleiten und für die Tastempfindlichkeit verantwortlich sind.

Praxistipp

Aufgrund der guten Durchblutung der Zunge ist es möglich, Medikamente „sublingual" zu verabreichen. Diese Applikationsform ist besonders für den Rettungsdienst aufgrund niedriger Invasivität und schnellem Wirkungseintritt sehr attraktiv.

Speicheldrüsen (Glandulae)

Neben kleinen, in der Mundhöhle versprengten Drüsen sind die drei wichtigsten und größten Speicheldrüsen (☞ Tab. 3.11) die **Ohrspeicheldrüse** (Glandula parotis), die **Unterzungendrüse** (Gl. sublingualis) sowie die **Unterkieferdrüse** (Gl. submandibularis). Das Sekret der kleinen Drüsen dient vor allem dazu, die Wände der Mundhöhle feucht und glatt zu halten, weswegen sie auch **Spüldrüsen** genannt werden. Das Sekret der großen Drüsen wird über Ausführungsgänge in die Mundhöhle abgegeben. Neben der Anfeuchtung der Mundhöhle leitet es mittels spezieller Enzyme (**Amylase**) auch die **Vorverdauung** und biochemische Aufspaltung der Nahrung in kleine Bruchstücke ein. Insgesamt werden täglich zwischen 0,5 und 1,5 Liter Speichel produziert. Auch hier steuern der Sympathikus (zähflüssiger Speichel) und der gegenspielende Parasympathikus (reichlich flüssiger Speichel) die Funktion.

Tab. 3.11: Speicheldrüsen

Drüse	Lage	Ausmündung
Glandula parotis	Grube zwischen aufsteigendem Unterkieferast und dem äußeren Gehörgang	Wangeninnenseite in Höhe der oberen Backenzähne
Glandula submandibularis	Innenseite des Unterkiefers	neben dem Zungenbändchen
Glandula sublingualis	auf einer Muskelplatte des Mundbodens	

Rachen (Pharynx)

Der Rachen (☞ Abb. 3.12) besteht aus einem muskulösen Schlauch, der mit Schleimhaut ausgekleidet und an der Unterseite des Schädels befestigt ist. Er verbindet den Nasenrachen und den Mundrachen mit der Speiseröhre und dient dem **Nahrungstransport** zum Magen mittels nach unten (kaudal) gerichteter Muskelwellen (**Peristaltik**). Eingeteilt wird er in drei Abschnitte:

- **Nasopharynx** (oberer Anteil)
- **Oropharynx** (mittlerer Anteil)
- **Laryngopharynx** (unterer Anteil)

Beim **Schluckakt** schiebt die Zunge den Nahrungsbrei willkürlich zum Rachen. Durch Berühren der sehr sensiblen Hinterwand und des Gaumens läuft eine Reflexkaskade ab, die durch Anheben des Gaumensegels den Nasenrachen abdichtet und durch Kontraktion des Pharynx und der Schluckmuskulatur die Nahrung befördert. Diese passiert den vom Kehldeckel abgedichteten Kehlkopf und gelangt in die Speiseröhre.

Speiseröhre (Ösophagus)

Die Speiseröhre (☞ Abb. 3.35) ist ein muskulös-elastischer Schlauch, der den Pharynx mit dem Magen verbindet. Sie ist zwischen 22 und 25 cm lang und aus verschiedenen Muskelschichten aufgebaut, die den **Abwärtstransport** der Nahrung mithilfe der Peristaltik ermöglichen. Sie gliedert sich in drei Bereiche, die jeweils durch charakteristische und **physiologische Engstellen** (☞ Tab. 3.12) begrenzt werden. In den oberen zwei Dritteln besteht sie aus quer gestreifter Muskulatur, im unteren Drittel aus rein

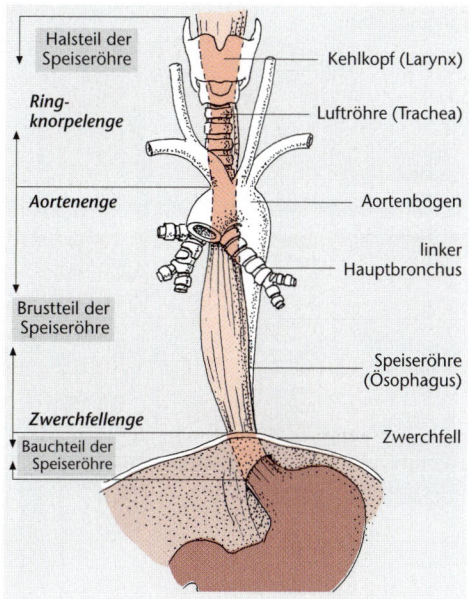

Abb. 3.35: Die Speiseröhre [A400 – 190]

Tab. 3.12: Die Passagehindernisse der Speiseröhre

Engstellen im Verlauf der Speiseröhre	
1. Enge	in Kehlkopfhöhe (Ringknorpel), engste Stelle
2. Enge	in Höhe der pulsierenden Aorta
3. Enge	beim Übertritt in den Zwerchfellschlitz

glatter Muskulatur. Im Halsteil verläuft die Speiseröhre direkt auf bzw. vor den Wirbelkörpern und hinter der Luftröhre, um im weiteren Verlauf hinter dem Herz durch das Zwerchfell in den Bauchraum einzutreten.

Achtung

Krampfadern (Varizen) in der Speiseröhre können zu starken, mitunter lebensbedrohlichen Blutungen führen.

Magen (Gaster)

Den Übergang von der Speiseröhre zum Magen bildet ein Schließmuskel aus zirkulär angeordneten Muskelfasern, die funktionell einer „chinesischen Fingerfalle" ähneln. Die Form des Magens variiert je nach Körperlage und Füllungszustand zwischen einem länglich gezogenen Muskelschlauch und einem hakenförmigen Beutel bei praller Füllung. Seine **Hauptaufgaben** bestehen im Zermahlen der festen Nahrung, der Emulgierung von Fetten und der Andauung von Nahrungsproteinen. Beim Erwachsenen fasst der Magen durchschnittlich 1,5 Liter. Die **Magenwand** (☞ Abb. 3.36) besteht

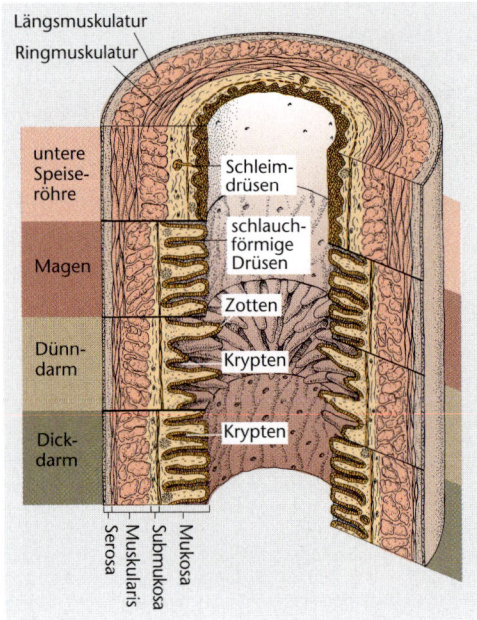

Längsmuskulatur
Ringmuskulatur

untere
Speise-
röhre

Magen

Dünn-
darm

Dick-
darm

Schleim-
drüsen

schlauch-
förmige
Drüsen

Zotten

Krypten

Krypten

Serosa
Muskularis
Submukosa
Mukosa

Abb. 3.36: Aufbau der Magenwand [A400 – 190]

aus drei Schichten längs und ringartig ange-ordneter glatter Muskulatur, die durch rhythmische Kontraktionen den Magenin-halt „vermischen". Im Inneren ist der Magen von einer Schleimhaut überzogen, in der zy-

Tab. 3.13: Zelltypen der Magenschleimhaut

Zelltyp	Produktion von
Neben-zellen	zähem, säurefestem Magen-schleim, der die Schleimhaut überzieht und vor dem ätzenden Milieu optimal schützt
Haupt-zellen	Vorstufen von Eiweiß spaltenden Enzymen (Pepsinogen), die zum Schutz der Zellen erst im Magen-inneren durch die Salzsäure akti-viert werden (Pepsin)
Beleg-zellen	Salzsäure sowie dem „Intrinsic Factor", einem Glykoprotein, wel-ches die Resorption von Vitamin B_{12} für die Blutbildung ermöglicht

lindrisch angeordnete Zellen (Zylinderepi-thel) formiert und die Magendrüsen in klei-nen Grübchen eingelagert sind. In den **Ma-gendrüsen** befinden sich speziell angepasste Zellen, die unterschiedliche Aufgaben erfül-len (☞ Tab. 3.13).

Anatomisch wird der Magen in folgende Abschnitte gegliedert (☞ Abb. 3.37, 3.38):

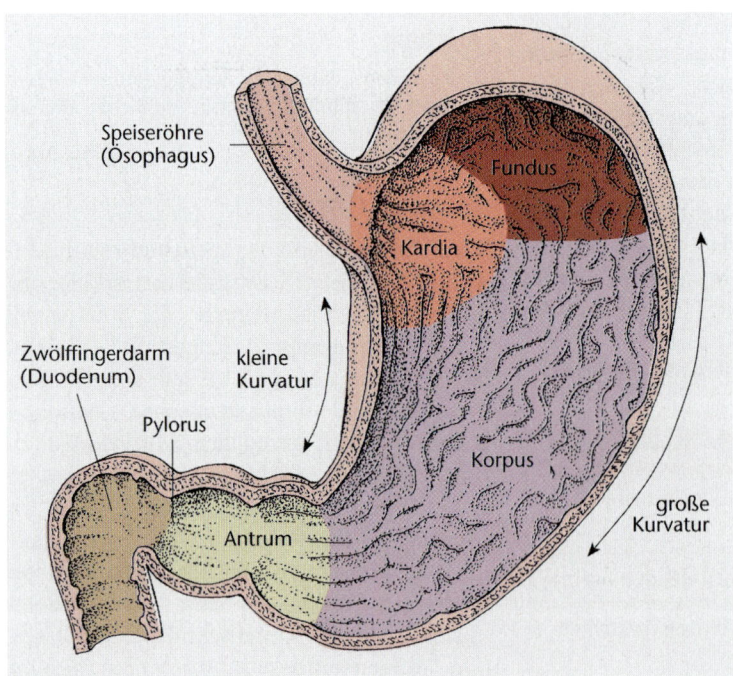

Speiseröhre
(Ösophagus)

Fundus

Kardia

Zwölffingerdarm
(Duodenum)

kleine
Kurvatur

Pylorus

Korpus

Antrum

große
Kurvatur

Abb. 3.37: Anatomie des Magens [A400 – 190]

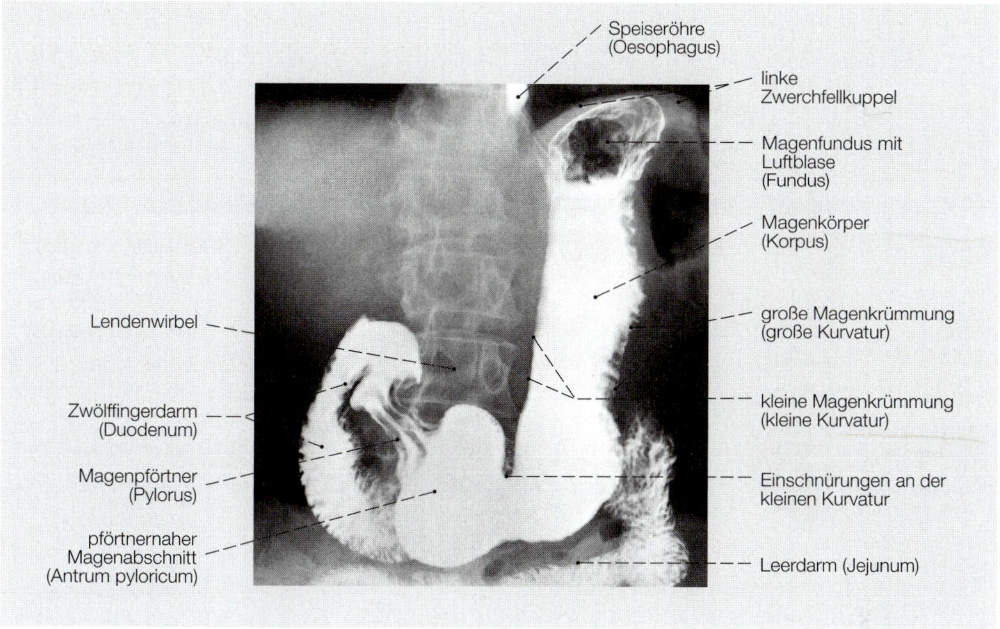

Abb. 3.38: Röntgenbild des mit Kontrastmittel gefüllten Magens (beachte die Einschnürungen am Anfang und Ende). [S007 – 2-20]

- Als **Magenmund** (Kardia) bezeichnet man den funktionellen Schließmuskel beim Übergang vom Ösophagus in den Magen.
- In der **Magenblase** (Fundus), dem am höchsten gelegenen Abschnitt, sammelt sich überschüssige Luft.
- Der **Magenkörper** (Korpus) stellt den größten Bereich des Magens dar. Ober- und Unterrand beschreiben einen bogen-förmigen Verlauf (**große und kleine Kurvatur**).
- Den **Pförtnervorraum** (Antrum pylori-cum) kann man sich als erweiterten Vor-raum kurz vor dem **Schließmuskel** am Magenausgang (**Pförtner**, Pylorus) vor-stellen, wo der gut durchmischte und fer-tig verdaute Nahrungsbrei (Chymus) portionsweise und vom vegetativen Ner-vensystem gesteuert in den Dünndarm abgegeben wird.

Achtung

Stress oder die häufige Einnahme von Schmerz-mitteln wie Azetylsalizylsäure (Aspirin®) hemmen die Schleimproduktion der Nebenzellen. Die nack-te Schleimhaut wird durch die Säure angedaut und ein Magengeschwür kann sich bilden.

Darm (Intestinum)

Der Darm lässt sich in zwei große Bereiche, den **Dünn-** und den **Dickdarm** einteilen, welche sich jeweils in weitere kleinere Ab-schnitte untergliedern (☞ Abb. 3.39).

Dünndarm (Intestinum tenue)

Den ersten Abschnitt des Dünndarms bildet der etwa 30 cm lange **Zwölffingerdarm (Duodenum),** der direkt nach dem Pfört-ner mit einer kleinen Erweiterung (Bulbus duodeni) beginnt. Beim Absteigen umgibt er den Kopf der Bauchspeicheldrüse (Pan-kreas) „C"-förmig, um direkt nach Über-kreuzung der Bauchschlagader in den **Leer-darm (Jejunum)** überzugehen. In der Mitte des absteigenden Dünndarmschenkels mün-det der gemeinsame Ausführungsgang (**Pa-pilla Vateri**) von Leber und Bauchspeichel-drüse (☞ Kap. 3.6.2), durch den die **Galle** und die weiteren Verdauungsenzyme zum Nahrungsbrei gelangen. Das Jejunum geht ohne scharfen Übergang in den längsten Teil des Dünndarms, den **Krummdarm (Ileum)** über.

Beim Erwachsenen ist der Dünndarm etwa 5 m lang. Das Oberflächenrelief weist

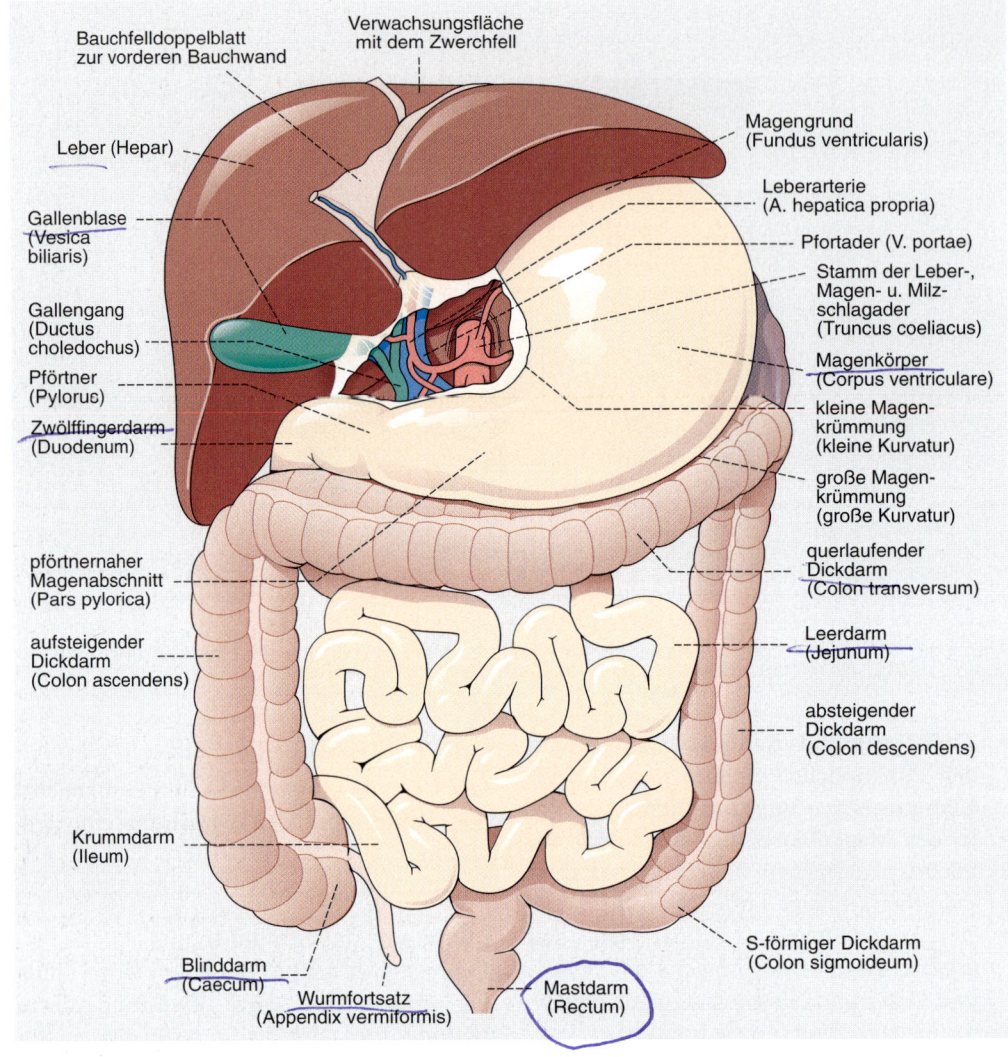

Bauchfelldoppelblatt zur vorderen Bauchwand

Verwachsungsfläche mit dem Zwerchfell

Leber (Hepar)

Gallenblase (Vesica biliaris)

Gallengang (Ductus choledochus)

Pförtner (Pylorus)

Zwölffingerdarm (Duodenum)

pförtnernaher Magenabschnitt (Pars pylorica)

aufsteigender Dickdarm (Colon ascendens)

Krummdarm (Ileum)

Blinddarm (Caecum)

Wurmfortsatz (Appendix vermiformis)

Magengrund (Fundus ventricularis)

Leberarterie (A. hepatica propria)

Pfortader (V. portae)

Stamm der Leber-, Magen- u. Milz- schlagader (Truncus coeliacus)

Magenkörper (Corpus ventriculare)

kleine Magen- krümmung (kleine Kurvatur)

große Magen- krümmung (große Kurvatur)

querlaufender Dickdarm (Colon transversum)

Leerdarm (Jejunum)

absteigender Dickdarm (Colon descendens)

S-förmiger Dickdarm (Colon sigmoideum)

Mastdarm (Rectum)

Abb. 3.39: Übersicht des Abdomens [L123 – R127]

unzählige **Ringfalten** und **Zotten** (Schleim-hautaufwerfungen) auf, die zu einer erstaunlichen **Oberflächenvergrößerung** führen. Hierdurch steht dem Körper eine fast 200 m² große Austauschfläche für die Aufnahme der Nahrungsbestandteile zur Verfügung. Zum Ende des Dünndarms flachen die Ringfalten immer stärker ab. Während des gesamten Verlaufes ist der Dünndarm an einem Aufhängeband aus Bindegewebe, dem Gekröse (**Mesenterium**), befestigt. Hierdurch ist der gesamte Abschnitt sehr flexibel und dennoch fest aufgehängt.

Im **Mesenterium** verlaufen ferner zahlreiche Arterien, Venen, Lymphgefäße und Nervenfasern, die für die Versorgung des Darmes und den Abtransport der Nahrungsbestandteile zuständig sind.

Dickdarm (Kolon)
Am Ende des Ileums trennt eine Klappe (Bauhin- oder auch Ileozäkalklappe) die beiden großen Darmbereiche ab. Unterhalb dieser Klappe bezeichnet man das Kolon als **Blinddarm (Caecum)**, der sich in einen sehr dünnen Bereich verjüngt. Bei diesem

Anhängsel handelt es sich um den so genannten **Wurmfortsatz (Appendix vermiformis)**.

Merke

Wird im Volksmund von einer Blinddarmentzündung gesprochen, so meint dies die Entzündung des Wurmfortsatzes und nicht des eigentlichen Blinddarms. Klinisch sollte man hier von einer Appendizitis sprechen.

Oberhalb der Bauhin-Klappe verläuft der aufsteigende Anteil des Dickdarms (**Colon ascendens**), der steil nach oben führt und direkt unterhalb der Leber nahezu rechtwinklig (rechte Kolonflexur) in den Querdarm (**Colon transversum**) übergeht. Nach annähernd horizontalem Verlauf knickt der Dickdarm erneut rechtwinklig nach unten als absteigender Anteil (**Colon descendens**) ab. Der gesamte Dickdarm wird von drei schmalen **Muskelbündeln** (Taenien) begleitet, die als Längsbänder der Verkürzung des Darms und damit dem Transport des Nahrungsbreis dienen. Buckelförmige Ausbuchtungen (**Haustren**) und anschließende Einziehungen (**Plicae**) geben dem Dickdarm seine charakteristische und gekammert erscheinende Form. Die im linken Becken „S"-förmig verlaufende Darmschlinge wird als **Sigma** bezeichnet. Sie geht nach kurzer Strecke in den **Enddarm (Rektum)** über und endet schließlich im **Analkanal (Anus)**.

Praxistipp

Aufgrund der guten Durchblutung des Analkanals ist auch hier die Applikation von Medikamenten (Rektiolen, Zäpfchen) möglich, bei der ebenfall ein rascher Wirkungseintritt zu verzeichnen ist.

Im etwa 1,5 m langen Dickdarm wird der **Kot** eingedickt und Wasser entzogen, um den Flüssigkeitsverlust möglichst gering zu halten. Die bakterielle Besiedlung des Dickdarms, vor allem durch den **Fäkalkeim** *Escherichia coli*, spaltet letzte noch unverdaute Nahrungsreste auf.

3.6.2 Abdominalorgane

Bauchspeicheldrüse (Pankreas)

Die Bauchspeicheldrüse (☞ Abb. 3.40) gliedert sich in den **Kopf** (Caput pancreaticus), den **Körper** (Corpus pancreaticus) sowie den **Schwanz** (Cauda pancreaticus). Sie wiegt insgesamt ungefähr 70 – 90 g und misst in ihrem längsten Ausmaß zwischen 15 und 20 cm. Sie liegt den großen **Gefäßstämmen** (Bauchaorta und Vena cava) auf und ist an ihrer Vorderfläche vom **Bauchfell** überzogen (retroperitoneale Lage). In ihr verlaufen viele kleine Kanälchen, die sich zu dem im Inneren verlaufenden Bauchspeichelgang vereinigen. Kurz vor dem Austritt in die Papille vereinigen sich der von der Leber kommende Gallengang und der Pankreasgang, um zusammen die Verdauungssäfte über die gemeinsame Papille in das Duodenum abzuleiten. Das Pankreas produziert zum Schutz vor Selbstverdauung nur unreife Vorstufen von Eiweiß spaltenden Enzymen (**Chymotrypsinogen, Trypsinogen**), die erst im Dünndarm durch das dort herrschende Milieu aktiviert werden (**Chymotrypsin, Trypsin**). Ferner bildet das Pankreas neben weiteren Enzymen wie **Lipase** (Fett spaltend) und **Amylase** (Kohlenhydrat spaltend) einen wichtigen **Säurepuffer** (**Bikarbonat**), um die Magensäure zu neutralisieren.

Funktionell unterscheidet man den **Verdauungssäfte** produzierenden Anteil (**exokrin**) von dem Anteil, der die wichtigsten **Hormone** zur Regelung des Blutzuckerspiegels bildet (**endokrin**). In bis zu 1,5 Millionen kleinen Zellinseln (**Langerhans-Inseln**) werden Letztere in drei verschiedenen Zelltypen gebildet (☞ Tab. 3.14).

Bauchfell (Peritoneum)

Das Peritoneum ist eine zarte **Haut,** die alle Oberflächen des Bauchraums und der Bauchorgane überzieht. Alle vom Peritoneum vollständig umgebenen Organe liegen **intraperitoneal,** d. h. in der Bauchhöhle. Das Pankreas oder das Duodenum sind jeweils nur an der Vorderfläche vom Bauchfell

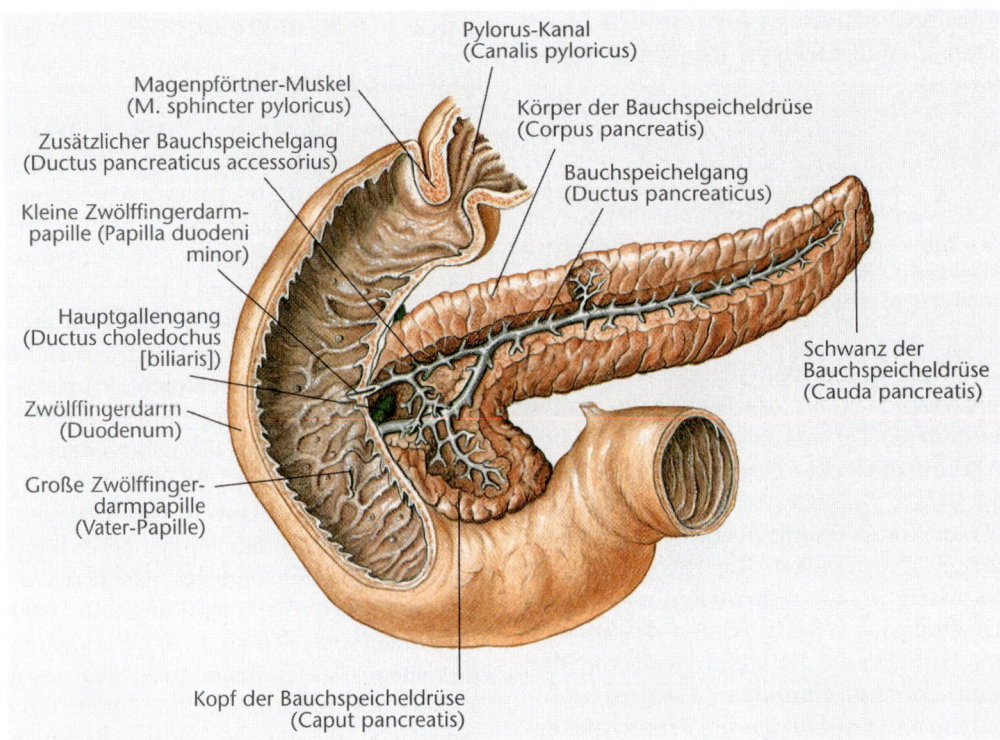

Pylorus-Kanal
(Canalis pyloricus)

Magenpförtner-Muskel
(M. sphincter pyloricus)

Körper der Bauchspeicheldrüse
(Corpus pancreatis)

Zusätzlicher Bauchspeichelgang
(Ductus pancreaticus accessorius)

Bauchspeichelgang
(Ductus pancreaticus)

Kleine Zwölffingerdarm-
papille (Papilla duodeni
minor)

Hauptgallengang
(Ductus choledochus
[biliaris])

Schwanz der
Bauchspeicheldrüse
(Cauda pancreatis)

Zwölffingerdarm
(Duodenum)

Große Zwölffinger-
darmpapille
(Vater-Papille)

Kopf der Bauchspeicheldrüse
(Caput pancreatis)

Abb. 3.40: Aufbau der Bauchspeicheldrüse und ihre Lagebeziehung zum Zwölffingerdarm [S007 – 2-21]

überzogen und liegen damit **extra- oder auch retroperitoneal.** Bei Darmverletzungen oder offenen Bauchtraumata gelangen Bakterien in die Bauchhöhle und führen dort zu einer **Bauchfellentzündung (Peritonitis).**

Leber (Hepar)

Die Leber (☞ Abb. 3.41) ist das größte und wichtigste Stoffwechselorgan des Menschen. Sie ist rotbraun glänzend, wiegt beim Erwachsenen je nach Geschlecht und Konstitution bzw. Gesundheitszustand zwischen 1200 und 1800 g und kann in ihrer horizon-

talen Ausdehnung bis zur Milz reichen. Die **hohe Stoffwechselaktivität** der Leberzellen macht sie mit ca. 38 °C zum wärmsten Organ des menschlichen Körpers. Sie kommt direkt unter der rechten Zwerchfellkuppel zu liegen und ist mit ihrer Oberseite fest am Zwerchfell (Diaphragma) verwachsen. Von vorne betrachtet, gliedert sie sich in einen linken und einen rechten **Leberlappen.** Beide werden von einem festen Band getrennt und sind gleichzeitig daran aufgehängt. Von unten betrachtet, lassen sich noch zwei weitere Lappen abgrenzen, der quadratische und der schwanzförmige Leber-

Tab. 3.14: Zelltypen des endokrinen Pankreas

Zelltyp	Hormon	Funktion
A-Zellen	Glukagon	erhöht den Blutzuckerspiegel durch Glykogenabbau in der Leber
B-Zellen	Insulin	macht Zellmembranen durchlässiger für Zucker und erniedrigt den Blutzuckerspiegel durch erhöhte Aufnahme von Glukose in die Zellen
C-Zellen	Somatostatin	hemmt die Ausschüttung von Insulin und Glukagon

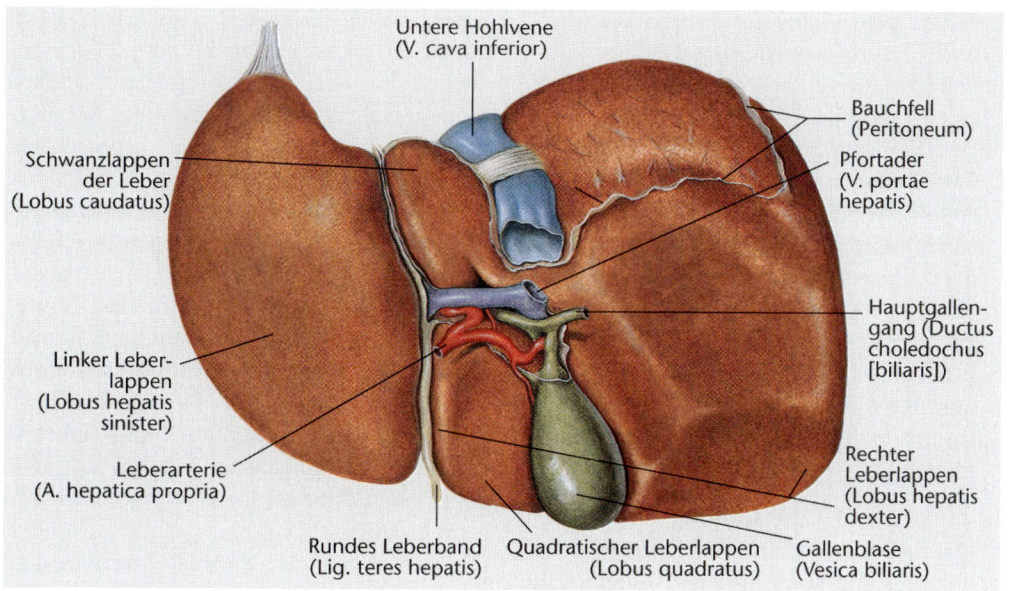

Labels in figure:
- Untere Hohlvene (V. cava inferior)
- Schwanzlappen der Leber (Lobus caudatus)
- Linker Leberlappen (Lobus hepatis sinister)
- Leberarterie (A. hepatica propria)
- Rundes Leberband (Lig. teres hepatis)
- Quadratischer Leberlappen (Lobus quadratus)
- Gallenblase (Vesica biliaris)
- Rechter Leberlappen (Lobus hepatis dexter)
- Hauptgallengang (Ductus choledochus [biliaris])
- Pfortader (V. portae hepatis)
- Bauchfell (Peritoneum)

Abb. 3.41: Aufbau und Lagebeziehungen der Leber, Ansicht von unten [S007 – 2-21]

lappen. Weiterhin sind an der Unterseite die wie in einer Kuhle eingebettete **Gallenblase,** die untere **Hohlvene** und die zugehörigen **Lebergefäße** (Pfortader, Leberarterie, Gallengang) zu sehen.

Die Leber ist von einem dünnen Maschenwerk an Kapillaren durchzogen, um die Leberzellen (**Hepatozyten**) möglichst stark mit Blut zu umspülen. Diese Blutversorgung dient zum einen der Versorgung der Zellen mit Nährstoffen und Sauerstoff (hohe Stoffwechselaktivtät) und zum anderen der weiteren Verwertung der aufgenommenen Nahrungsbestandteile. Die abführenden Gefäße vom unteren Magenabschnitt, von der Milz (Vena splenica) und nahezu des gesamten Darmabschnittes (die beiden Gekrösevenen) vereinen sich zur **Pfortader,** die das nährstoffreiche Blut der Leber zuführt. Lediglich die tiefer gelegenen Enddarmabschnitte leiten ihr Blut direkt in die untere Hohlvene und nicht zur Pfortader.

Hauptaufgaben der Leber

Produktion und Sekretion

- **Galle**
  Täglich werden (von Hormonen und dem autonomen Nervensystem gesteuert) bis zu 800 ml **Galle** gebildet, die in der Gallenblase (s. u.) extrem konzentriert werden. Die Galle besteht aus Wasser, Elektrolyten, Cholesterin, Lezithin und dem Gallenfarbstoff Bilirubin, der beim Abbau des roten Blutfarbstoffes (Hämoglobin) in der Leber entsteht. Mittels der Galle werden die Fette im Dünndarm löslich (emulgiert) und damit resorbierbar gemacht. Der Cholesterinhaushalt wird reguliert sowie Medikamente und Fremdstoffe ausgeschieden. Um einen zu großen Verlust von Gallensalzen zu vermeiden, werden diese im Darm resorbiert und wieder zur Leber transportiert (**enterohepatischer Kreislauf**).

- **Bluteiweiße** (Plasmaproteine)
  Hierzu zählen u. a. die
  - Serumeiweiße (**Albumin**), die durch osmotischen Druck die Flüssigkeit im Gefäßsystem halten,
  - **Blutgerinnungsfaktoren,** die eine Blutstillung ermöglichen (Vitamin K ist hierfür ein wichtiger Aufbaustoff),
  - **Enzyme, Lipoproteine** (Blutfette) und viele weitere.

Speicherfunktion und Abgabe

- **Neubildung von Glukose** (Glukoneogenese)

Laktat (nach schwerer Arbeit vermehrt) und Glyzerin (aus dem Fettgewebe) dienen der Leber neben anderen Stoffen zur Glukoseneubildung. Diese kann in den Kreislauf abgegeben oder in Form von **Glykogen** (viele Zuckermoleküle aneinandergereiht) als Speicherform eingelagert werden. Bei erhöhtem Zuckerbedarf (Sport) kann das Glykogen sehr schnell zu Glukose abgebaut werden.

- **Bildung von Blutfetten**
  Fettsäuren aus der Nahrung werden zusammen mit Cholesterin zu kleinen Fetttröpfchen verpackt und dienen den peripheren Zellen ebenfalls als Energiequelle.

Entgiftung und Umwandlung

- Die Leber wandelt Medikamente und körpereigene Stoffe um und scheidet sie über die Galle oder über die Nieren aus.

> **Merke**
>
> Funktionsverluste der Leber (Entzündung, Alkohol) führen zu den vielfältigsten Krankheitssymptomen, wie zum Beispiel Bauchwassersucht (Aszites, durch mangelnde Proteinbildung), Gerinnungsstörungen oder Gelbsucht.

Gallenblase (Vesica biliaris)

Die Gallenblase kann zwischen 40 und 70 ml Flüssigkeit speichern und ist sackartig aufgebaut. Sie gliedert sich in den **Halsbereich** (Kollum), den **Körper** (Korpus) und in das **blinde Ende** (Fundus). Die Wand besteht aus zwei feinen Epithelschichten, zwischen denen eine dünne Muskelschicht liegt. Die von den Leberzellen (**Hepatozyten**) ge-

bildete **Gallenflüssigkeit** fließt über kleine Kanälchen ab, die sich zu immer größer werdenden Kanälen und nachfolgend zu den großen Gallengängen zusammenschließen. Die vom linken und rechten Lappen ausgehenden **Gallengänge** (Ductus hepaticus dexter und sinister) vereinen sich zum gemeinsamen Gallengang und leiten ihre Flüssigkeit in die Gallenblase ab. Hier verbleibt die Galle, bis Nahrungsbrei in den Dünndarm gelangt und die Gallenblase aufgrund chemischer Reize zum Ausschütten ihres Inhalts angeregt wird. Die Galle fließt dann über den ableitenden Gang (**Ductus choledochus**) ab. Dieser vereint sich mit dem Gang der Bauchspeicheldrüse zu einem gemeinsamen Endstück und mündet schließlich über die **Papilla Vateri** in den Dünndarm.

Milz (Lien, Splen)

Die Milz (☞ Abb. 3.42) liegt im linken, hinteren, oberen Bereich der Bauchhöhle und beschreibt grob die Form einer Kaffeebohne. Sie ist rotbraun, beim Erwachsenen etwa 11 cm lang, 4 cm dick und 7 cm breit, wiegt ungefähr 150 g und ist damit das **größte lymphatische Organ** des Körpers. Die Maße können je nach Körpergröße, Gesundheitszustand und Blutmenge stark variieren und beträchtliche Dimensionen annehmen. Die normale Milz liegt geschützt unter dem Rippenbogen und ist nicht tastbar. An ihrer Unterseite findet sich die **Gefäßpforte (Hilus)**, an der die verhältnismäßig große Milzarterie und die Milzvene das Organ erreichen. An ihrer Oberfläche ist sie von einer bindege-

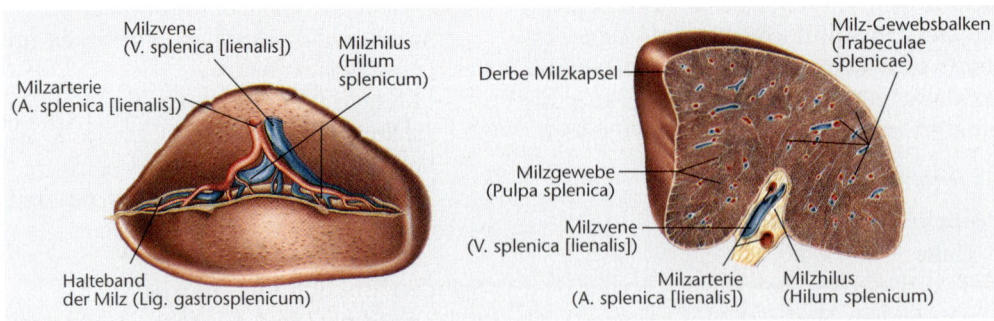

Abb. 3.42: Aufbau und Lagebeziehungen der Milz [S007 – 2-21]

webigen Kapsel überzogen, das Mark gleicht einem dichten Maschenwerk von Zellen.

Die Milz dient dem Körper als **Blutfilter**, sie „siebt" überalterte Erythrozyten aus, bildet und vermehrt weiße Blutkörperchen, speichert etwa ein Drittel der Blutplättchen und spielt eine wichtige Rolle bei der **Abwehr** von Erregern oder Fremdkörpern. Sie erhält ihr arterielles Blut über die A. splenica direkt aus der Aorta. Das venöse Blut fließt über den **Pfortaderkreislauf** in die Leber.

Wiederholungsfragen

1. Nennen Sie die Aufgaben des Mundspeichels. (☞ Kap. 3.6.1)
2. Nennen Sie die Aufgaben der Zunge. (☞ Kap. 3.6.1)
3. Welche Speicheldrüsen kennen Sie und wo befinden sich diese? (☞ Kap. 3.6.1)
4. In welche Bereiche gliedert sich der Rachen? (☞ Kap. 3.6.1)
5. In welchem Bereich der Speiseröhre kann ein Nahrungsbrocken leicht hängen bleiben? (☞ Kap. 3.6.1)
6. Nennen Sie die unterschiedlichen Zelltypen der Magenschleimhaut und beschreiben Sie deren Funktion. (☞ Kap. 3.6.1)
7. In welche Bereiche gliedert sich der Magen? (☞ Kap. 3.6.1)
8. Welche Aufgaben erfüllt der Zwölffingerdarm? (☞ Kap. 3.6.1)
9. Welchen Zweck erfüllen die Darmzotten? (☞ Kap. 3.6.1)
10. Welche Aufgaben erfüllt der Dickdarm? (☞ Kap. 3.6.1)
11. In welche Bereiche gliedert sich das Pankreas anatomisch? (☞ Kap. 3.6.2)
12. In welche Bereiche gliedert sich das Pankreas funktionell und welche Aufgaben erfüllen die unterschiedlichen Zelltypen? (☞ Kap. 3.6.2)
13. Wo liegt die Leber? (☞ Kap. 3.6.2)
14. Welche Aufgaben erfüllt die Leber? (☞ Kap. 3.6.2)
15. Beschreiben Sie den Weg, den die Galle von der Leber zum Duodenum nimmt. (☞ Kap. 3.6.2)
16. Welche Aufgabe erfüllt die Milz? (☞ Kap. 3.6.2)

3.7 Harnorgane, Nebenniere und männliche Geschlechtsorgane

Zu den Harnorganen (☞ Abb. 3.43) zählen die paarig angelegten Nieren mit den beiden Harnleitern, die Harnblase und die Harnröhre. Die **Funktion** der Nieren lässt sich in drei Bereiche unterteilen:

* Entgiftung,
* Ausgleich der Wasser- und Elektrolytbilanz und
* Hormonbildung.

Die **Nieren** sind in Rinde und Mark gegliedert. Die Funktionseinheit der Niere ist das Nephron. Die **Nebennieren** sind den oberen Nierenpolen aufgelagert, gehören aber nicht zum Harnsystem. Sie sind endokrine Drüsen. **Geschlechtsorgane** dienen zur Fortpflanzung und damit der Arterhaltung.

3.7.1 Harnsystem

Niere

Lage, Größe und Form

Die **Niere** (Ren) ist ein paarig angelegtes Organ, das beiderseits der Wirbelsäule im rückwärtigen Raum der Bauchhöhle gelegen ist (☞ Abb. 3.43).

Die Nieren liegen atmungsverschieblich etwa zwischen dem 12. Brustwirbel und dem 3. Lendenwirbel. Wegen ihrer Nähe zur Leber steht die rechte Niere etwas tiefer als die linke Niere. Letztere befindet sich unter der Milz. Die Niere eines Erwachsenen wiegt zwischen 120 und 200 g. In ihrem Aussehen gleicht sie einer Bohne.

Als **Nierenhülle** werden drei Schichten zusammengefasst, die die Niere außen umschließen:

- Die **Nierenkapsel** (Organkapsel) bildet die innerste Hüllschicht, besteht aus derbem Bindegewebe und ist mit dem Nierengewebe locker verbunden.
- Die **Fettkapsel** besteht aus Speicherfettgewebe und ist mit der Organkapsel locker verbunden.
- Ein **Fasziensack** umgibt als äußerste Schicht die Fettkapsel.

Die drei Schichten der Nierenhülle werden von den ein- bzw. austretenden Leitungsbahnen spaltförmig durchstoßen.

Durchblutung

Die Niere ist außerordentlich gut durchblutet. Sie zeichnet sich in ihrem Inneren durch eine besondere Gefäßarchitektur aus, die den Feinbau und die Funktionsweise der Niere erklärt. Zwischen 20 und 25 % des Herzzeitvolumens fließen stetig aus der Aorta über die beiden Nierenarterien in die Nieren. Täglich fließen somit etwa 1500 Liter Blut durch die Nieren, d. h. das gesamte Blut mehrmals.

Die **Nierenarterie** (A. renalis) teilt sich vielfach auf und gibt schließlich die so genannten zuführenden Arteriolen (Arteriolae glomerularis afferentes oder Vas afferens) ab, die in ein Kapillarknäuel, den Glomerulus, eintreten. Der **Glomerulus** ist ein spezialisiertes arterielles Kapillarnetzwerk, das aus etwa 30 Kapillarschlingen besteht. Aus dem Glomerulus wird das Blut über die so ge-

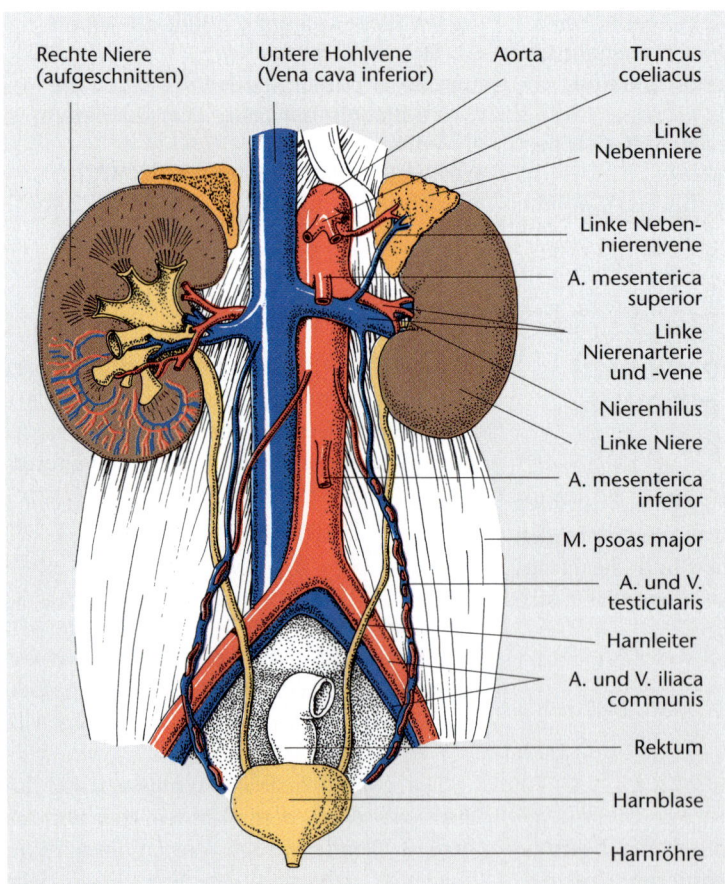

Rechte Niere (aufgeschnitten)

Untere Hohlvene (Vena cava inferior)

Aorta

Truncus coeliacus

Linke Nebenniere

Linke Nebennierenvene

A. mesenterica superior

Linke Nierenarterie und -vene

Nierenhilus

Linke Niere

A. mesenterica inferior

M. psoas major

A. und V. testicularis

Harnleiter

A. und V. iliaca communis

Rektum

Harnblase

Harnröhre

Abb. 3.43: Makroskopischer Aufbau und Lage des Harnsystems. Die rechte Niere ist im Längsschnitt dargestellt. Dieser zeigt in der oberen Hälfte die Markpyramiden mit ihrer Mündung in die Nierenpapillen. In der unteren Hälfte ist die Verzweigung der Blutgefäße innerhalb der Niere dargestellt. Auf den oberen Nierenpolen befinden sich die zum endokrinen System gehörenden Nebennieren. Die rechte Nebenniere ist im Längsschnitt dargestellt und lässt ebenfalls eine Gliederung in Rinde und Mark erkennen. [A400 – 190]

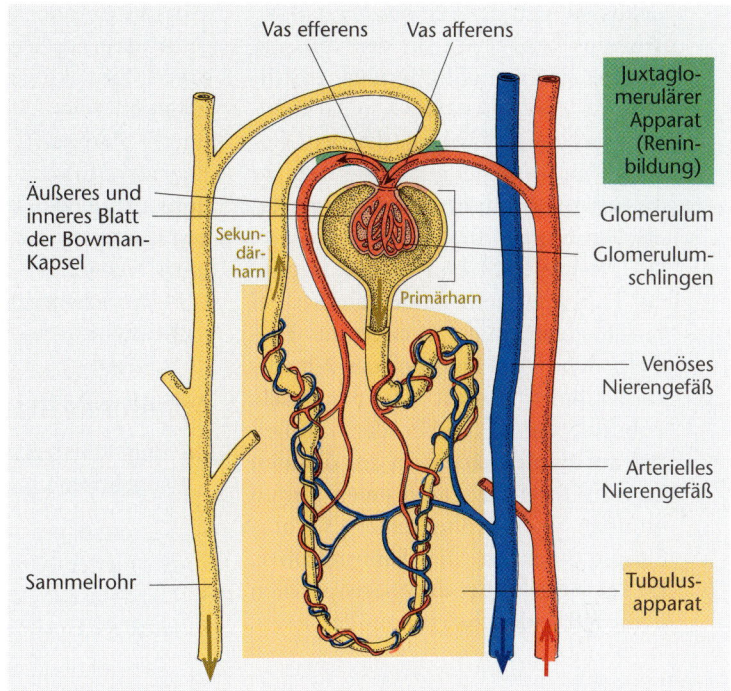

Vas efferens   Vas afferens

Juxtaglo-
merulärer
Apparat
(Renin-
bildung)

Äußeres und
inneres Blatt
der Bowman-
Kapsel

Sekun-
där-
harn

Glomerulum

Glomerulum-
schlingen

Primärharn

Venöses
Nierengefäß

Arterielles
Nierengefäß

Sammelrohr

Tubulus-
apparat

Abb. 3.44: Schematische Darstellung des Feinbaus der Niere. Zu sehen sind das Nephron mit Glomerulus und zu- und abführender Arteriole, Bowman-Kapsel und Tubulussystem mit peritubulären Kapillaren sowie der Verbindungstubulus und das Sammelrohr. [A400–190]

nannten abführende Arteriolen (Arteriolae glomerularis efferentes oder Vas efferens) abgeleitet, die ein zweites Kapillarnetzwerk bilden (Vasa recta). Das zusammengeflossene venöse Blut gelangt über die **Nierenvene** (V. renalis) direkt in die untere Hohlvene.

Feinbau

Schon mit dem bloßen Auge lässt sich an einem Längsschnitt durch die Niere eine Gliederung in Rinde und Mark unterscheiden (☞ Abb. 3.43):

- Die **Nierenrinde** liegt unmittelbar unter der Organkapsel und grenzt an das pyramidenförmige Nierenmark. Zwischen den Markpyramiden reicht die Nierenrinde säulenförmig in das Nierenmark hinein.
- Das **Nierenmark** besteht aus den so genannten Markpyramiden. Die Pyramidenbasis ist gegen die Nierenrinde gerichtet. Von der Basis der Markpyramide ragen so genannte Markstrahlen in die Nierenrinde, die im Wesentlichen aus Sammelrohren und gestreckten Nierenkanälchen bestehen.

- Die funktionelle Einheit (Elementarapparat) der Niere ist das **Nephron** (☞ Abb. 3.44). Das Nierengewebe jeder Niere enthält etwa 1 Million dieser kleiner Filtereinheiten, die für „Blutwäsche" und Urinbildung zuständig sind. Jedes Nephron besteht aus dem Nierenkörperchen und dem dazugehörigen Harnkanälchen (Tubulus).

  - Die in der Nierenrinde gelegenen **Nierenkörperchen** bestehen jeweils aus einem kapillaren Gefäßknäuel, dem Glomerulus, das von der Bowman-Kapsel, die als eine Art Auffangbehälter bereits den Beginn des Harnröhrensystems darstellt, umschlossen wird, dem Gefäßpol und dem Harnpol. Die **Bowman-Kapsel** ist ein doppelwandiger, kugelförmiger Becher, in den der **Glomerulus** eingestülpt ist und der den Kapselraum weitgehend ausfüllt. Die innere Wand der Bowman-Kapsel liegt unmittelbar den Kapillaren auf. Die äußere Wand begrenzt den Spaltraum nach außen. Am Gefäßpol verbinden sich beide Blätter. Als

Gefäßpol wird der Teil des Nierenkörperchens bezeichnet, an dem die Vas afferens in den Glomerulus eintritt bzw. die Vas efferens das Kapillarknäuel verlässt. Am **Harnpol,** der dem Gefäßpol in der Regel gegenüberliegt, ist die Bowman-Kapsel zu den Nierenkanälchen hin geöffnet.

– Die **Nierenkanälchen** (Tubulusapparat, Tubulussystem) bilden ein System verschiedenförmiger Röhren aus Epithelgewebe. Am Harnpol des Nierenkörperchens beginnt der **proximale** Tubulus**,** der sich über den dünnen Teil der **Henle-Schleife** in den **distalen** Tubulus fortsetzt. Die distalen Tubuli münden jeweils über einen Verbindungstubulus in die **Sammelrohre,** die schließlich über die Nierenpapillen in die **Nierenkelche** zusammenfließen.

Funktionsweise

Die Niere ist neben der Lunge das wichtigste **Ausscheidungsorgan** für überschüssige Säuren. Da aber reine Säuren im Harn die Schleimhäute verätzen würden, neutralisiert der Körper diese mit basischen Mineralien (Magnesium, Kalzium), wodurch Salze entstehen, die problemlos von der Niere über die Harnwege ausgeschieden werden können. Außerdem regelt die Niere den Wasser- und Elektrolythaushalt des Körpers.

Glomeruläre Filtration

Über die zuführende Arteriole gelangt Blut in den Glomerulus und die Bowman-Kapsel. Die Membranen dieser beiden Strukturen haben eine Filterfunktion, sodass neben der Flüssigkeit nur kleinmolekulare Bestandteile passieren können. Die auf diese Weise entstandene Flüssigkeit entspricht in ihrer Zusammensetzung im Wesentlichen dem eiweißfreien Blutplasma und wird **Primärharn** genannt. Täglich produzieren die Nieren etwa 150 Liter Primärharn.

Tubuläre Sekretion und Resorption

Der Primärharn gelangt anschließend in das Tubulussystem. Entlang dieses Systems und der Sammelrohre findet die **Harnkonzentrierung** statt. So werden etwa 99 % des Wassers und der übrigen Bestandteile rückresorbiert. Die Vorgänge der **Rückresorption** erfolgen aktiv, d. h. Energie verbrauchend entgegen einem Konzentrationsgefälle (z. B. durch Pumpen), oder passiv, d. h. ohne Energieverbrauch entlang einem Konzentrationsgefälle (z. B. Osmose, ☞ Kap. 2.2). Der verbleibende Teil des Harns wird als **Endharn** bezeichnet und beträgt täglich etwa 1,5 Liter. Er enthält alles, was für den Körper nicht mehr verwendbar oder giftig ist.

Ableitende Harnwege

Zu den ableitenden Harnwegen (☞ Abb. 3.43) gehören

- Nierenbecken
- Harnleiter (Ureter)
- Harnblase
- Harnröhre (Urethra).

Nierenbecken

Über die Nierenpapillen gelangt der Endharn in die Nierenkelche und von dort in das Nierenbecken, das an der Nierenpforte in den Harnleiter übergeht.

Harnleiter

Der Harnleiter (**Ureter**) ist ein schlauchförmiges Hohlorgan und besteht im Wesentlichen aus einer kräftigen und dehnbaren Ringmuskelschicht aus glatter Muskulatur und Bindegewebe. Diese erzeugt peristaltische Wellen und treibt auf diese Weise den Harn in Richtung Harnblase.

Der etwa 4 mm dicke und 30 cm lange, paarig angelegte Harnleiter verbindet das Nierenbecken mit der Harnblase. Durch die Form der Einmündung werden die beiden Öffnungen der Harnblase zu den Harnleitern wie ein **Ventil** verschlossen. So wird verhindert, dass Urin aus der Harnblase zurück in die Harnleiter fließen kann.

Harnblase

Die Harnblase ist ein muskulöses Hohlorgan, das beim Erwachsenen im kleinen Becken liegt. Beim Mann ist die Harnblase zwischen Symphyse und Rektum lokalisiert und liegt der Prostata auf. Bei der Frau befindet sie sich hinter der Symphyse und vor der Gebärmutter. Die Harnblase nimmt den **Harn** auf und sammelt ihn bis zur ihrer Entleerung über die Harnröhre. Das Fassungsvermögen der Harnblase liegt normalerweise zwischen 150 und 500 ml, bei stärkster Füllung kann sie aber auch einen Liter und mehr enthalten.

Harnröhre

Die Harnröhre (**Urethra**) ist der Endabschnitt des Harnsystems und dient der Urinausscheidung. Die weibliche Harnröhre ist etwa 4 cm lang, verläuft gestreckt und mündet in den Scheidenvorhof. Die männliche Harnröhre hat eine Länge von ca. 20 cm und ist unterschiedlich weit. Nach Verlassen der Harnblase durchläuft sie die Prostata und nimmt die Samengänge auf. Ab da verlaufen sie gemeinsam als **Harn-Samen-Röhre** durch den Beckenboden und treten in den Penis ein, wo sie an der Spitze der Eichel frei enden.

3.7.2 Nebenniere

Die Nebenniere (Glandula suprarenalis) ist eine paarige, endokrine Drüse, die jeweils dem oberen Nierenpol aufliegt und von einer bindegewebigen Organkapsel, dem Nierenfettkörper und dem Fasziensack der Niere umgeben ist. Wie bei der Niere lässt sich auch bei der Nebenniere bereits makroskopisch eine Gliederung in Rinde und Mark unterscheiden, die auch funktionell von Bedeutung ist (☞ Abb. 3.43).

Nebennierenrinde

Die Nebennierenrinde (NNR) liegt direkt unterhalb der Organkapsel und bildet den Großteil der Nebenniere. In der Nebennierenrinde werden in verschiedenen, fließend ineinander übergehenden Zonen so genannte **Kortikosteroide** produziert und an das Blut abgegeben. Die drei wichtigsten Gruppen der Steroide sind:

- **Mineralokortikoide** (z. B. Aldosteron): Aldosteron ist entscheidend an der Regulierung des Wasser-Elektrolyt-Haushalts (☞ Kap. 3.9.2) beteiligt.
- **Glukokortikoide** (z. B. Kortisol): Kortisol wirkt tageszeitabhängig tief greifend auf nahezu alle Stoffwechselaktivitäten des Körpers.
- **Sexualhormone:** Die Nebennierenrinde produziert in geringen Mengen weibliche und männliche Sexualhormone, die vor allem der Erhaltung der Geschlechtsfunktion dienen und für die Ausprägung der Geschlechtsmerkmale verantwortlich sind.

Die Produktion der Kortikosteroide in der Nebennierenrinde unterliegt einer übergeordneten Regulation durch das zentrale Nervensystem und endokrine Regelkreise.

Nebennierenmark

Das Nebennierenmark (NNM) grenzt an die Nebennierenrinde und steht unter anderem über Nervenfasern in enger Beziehung zum sympathischen Teil des vegetativen Nervensystems. Das Nebennierenmark ist Bildungsort der körpereigenen **Katecholamine** Adrenalin, Noradrenalin und Dopamin. Dopamin ist eine biochemische Vorstufe von Noradrenalin. Noradrenalin kann vom Körper leicht in Adrenalin umgewandelt werden.

Adrenalin und Noradrenalin finden sich auch als **Transmitter** im sympathischen Teil des vegetativen Nervensystems (☞ Kap. 3.3.5). Im Nebennierenmark produziertes Adrenalin bzw. Noradrenalin wird ins Blutplasma abgegeben und entfaltet eine direkte Organwirkung, die im Wesentlichen der Wirkung des **Sympathikus** entspricht. Adrenalin greift darüber hinaus in den Zuckerstoffwechsel ein.

3.7.3 Männliche Geschlechts- organe

Die männlichen Geschlechtsorgane (☞ Abb. 3.45) werden in äußere und innere Geschlechtsorgane unterteilt.

Äußere Geschlechtsorgane

Zu den äußeren männlichen Geschlechtsorganen werden der Hodensack und der Penis gezählt.

Hoden und Nebenhoden sind wegen der temperaturabhängigen Reifung der Spermien außerhalb der Peritonealhöhle im **Hodensack** (Skrotum) untergebracht. Dort liegt die Temperatur 2 – 4 °C unterhalb der Körperkerntemperatur. Der aus Bauchhaut bestehende Hodensack ist frei von Fettgewebe. Die Wand besteht aus reichlich glatter Muskulatur, sodass die Haut in Falten aufgeworfen wird. So kann der Hodensack bei Kälteeinwirkung an den Körper herangezogen werden, um die Spermien zu schützen.

Das männliche Glied (**Penis**) ist sowohl Ausscheidungsorgan für den Harn als auch Begattungsorgan. Es besteht aus der fest verankerten Peniswurzel und dem beweglichen Penisschaft, der in der **Eichel** (Glans penis) mit ihrer Öffnung für die **Harn-Samen-Röhre** endet. Die Eichel ist mit einer leicht verschiebbaren Hautfalte, der Vorhaut, bedeckt. Für die Erektion stehen dem Penis insgesamt drei Schwellkörper zur Verfügung, die sich durch verstärkten arteriellen Bluteinstrom bei gedrosseltem venösem Blutabfluss füllen.

Innere Geschlechtsorgane

Paarige innere Geschlechtsorgane des Mannes sind:

- Hoden
- Nebenhoden
- Samenleiter
- Cowper-Drüse
- Bläschendrüse.

Zu den unpaarigen inneren Geschlechtsorganen des Mannes gehören:

- Vorsteherdrüse (Prostata)
- Harn-Samen-Röhre.

Die Sekrete, die den weitaus größten Teil des Spermas ausmachen, entstammen den so genannten akzessorischen (hinzutretenden) Geschlechtsdrüsen.

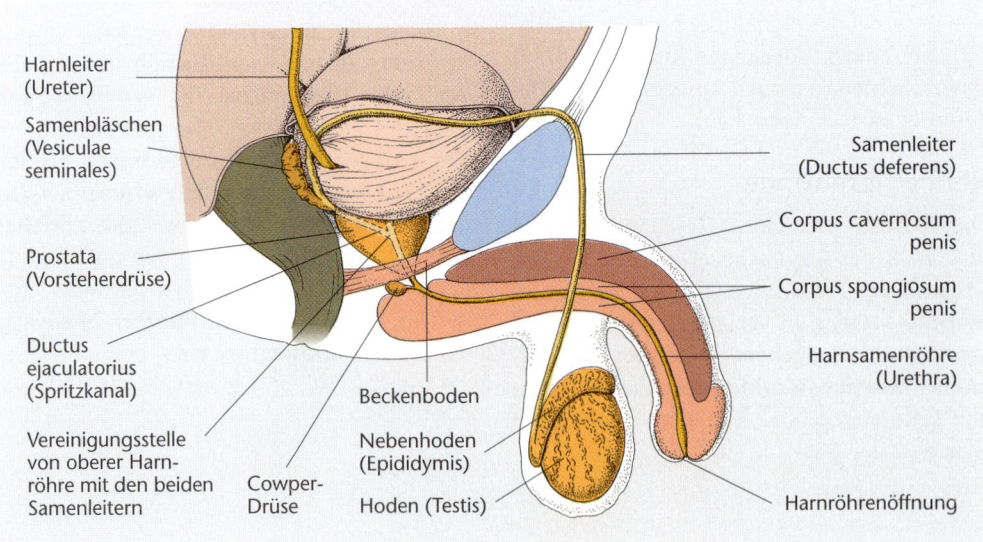

Abb. 3.45: Männliche Geschlechtsorgane [A400 – 190]

Hoden

Der pflaumenförmige Hoden (**Testis**) ist die zentrale Geschlechts- bzw. Keimdrüse des Mannes. Über den Hoden umgebende Hodenhüllen ist er im Hodensack befestigt. Durch unterschiedliche Zellen gekennzeichnet, hat er sowohl exokrine als auch endokrine Funktionen:

- **exokrine Funktion:** nach Eintritt der Geschlechtsreife Bildungs- und Reifungsort der Spermien (Samenfäden), die das Erbgut des Mannes enthalten,
- **endokrine Funktion:** Bildung des wichtigsten männlichen Sexualhormons Testosteron, das wesentliche Aufgaben in der Entwicklung und Erhaltung männlicher Geschlechtsfunktionen und Geschlechtsmerkmale sowie im Stoffwechsel hat.

Nebenhoden

Der **Nebenhoden** (Epididymis) liegt dem Hoden an und besteht im Wesentlichen aus einem vielfach gewundenen, vier bis fünf Meter langen **Gangsystem.** Hier reifen die Spermien endgültig heran und werden gespeichert. Außerdem produziert der Nebenhoden Sekrete, die dem Sperma beigemischt werden. Aus dem Nebenhodengang geht der Samenleiter hervor.

Samenleiter

Der etwa 50 bis 60 cm lange **Samenleiter** (Ductus deferens) ist die Fortsetzung des Nebenhodengangs. Er nimmt die Samenflüssigkeit aus der ihm zugewandten Bläschendrüse auf und leitet sie in einem gemeinsamen Endabschnitt (**Spritzgang**) zusammen mit den Spermien zur Prostata, wo er in die Harnröhre mündet.

Der Samenleiter bildet gemeinsam mit zahlreichen zum Hoden ziehenden Blutgefäßen, Nerven und bindegewebigen Hüllen den **Samenstrang** (Funiculus spermaticus), an dem der Hoden beweglich aufgehängt ist.

Akzessorische Geschlechtsdrüsen

Die **Prostata** (Vorsteherdrüse) ist die wichtigste akzessorische Geschlechtsdrüse und ähnelt in Form und Größe einer Kastanie. Als unpaariger Muskelkörper mit exokrinem Drüsengewebe liegt sie zwischen Harnblasengrund und Beckenboden. Sie umschließt vollständig den Anfangsteil der Harnröhre und nimmt den in die Harnröhre mündenden Endabschnitt des Samenleiters, den Spritzgang, auf. Das Sekret der Prostata ist dünnflüssig und schwach sauer und wird dem Sperma bei der Ejakulation beigemischt. Es enthält unter anderem Enzyme zur Verflüssigung des Ejakulats und hat Pufferwirkung.

Die **Bläschendrüse** (Samenbläschen) liegt als paarige Drüse zwischen Harnblasengrund und Rektum, seitlich des ihr zugewandten Samenleiters. An den gibt sie ihr Sekret ab. Beide enden in einem gemeinsamen Ausführungsgang im Prostatateil der Harnröhre. Die Bläschendrüse produziert im Gegensatz zur Prostata ein schwach alkalisches Sekret, das auf die Spermien bewegungsauslösend wirkt und zugleich wegen des hohen Zuckeranteils als Energielieferant für die Spermien dient. Die erbsengroße **Cowper-Drüse** sondert ein schleimiges, schwach alkalisches Sekret direkt in die Harn-Samen-Röhre ab, das bei einer Erektion die Eichel des Penis befeuchtet und Urinreste in der Harn-Samen-Röhre neutralisiert.

Harn-Samen-Röhre

Die Harn-Samen-Röhre ist der gemeinsame **Ausscheidungsweg** für den Urin und das Sperma.

Wiederholungsfragen

1. Beschreiben Sie Lage, Form und Größe der Niere. (☞ Kap. 3.7.1)
2. Warum steht die rechte Niere tiefer als die linke Niere? (☞ Kap. 3.7.1)
3. Was ist der Glomerulus und welche Aufgabe hat er? (☞ Kap. 3.7.1)
4. Welche Strukturen der Niere werden der Rinde bzw. dem Mark zugerechnet? (☞ Kap. 3.7.1)
5. Aus welchen Bestandteilen besteht ein Nephron? Erläutern Sie die Funktionen. (☞ Kap. 3.7.1)
6. Woraus besteht der Endharn? (☞ Kap. 3.7.1)
7. Welche Strukturen gehören zu den ableitenden Harnwegen? (☞ Kap. 3.7.1)
8. Wo liegen die Nebennieren und welche Form haben sie? (☞ Kap. 3.7.2)
9. Welche Substanzen werden in Nebennierenrinde bzw. Nebennierenmark gebildet? (☞ Kap. 3.7.2)
10. Welche Strukturen zählen zu den inneren und welche zu den äußeren Geschlechtsorganen des Mannes? (☞ Kap. 3.7.3)

3.8 Gynäkologie und Schwangerschaft

Die weiblichen Geschlechtsorgane haben vielfältige Aufgaben. Sie produzieren die Geschlechtszellen (Eizellen) und Sexualhormone, welche die Differenzierung, Reifung und Funktion der Keimzellen ermöglichen. Die weiblichen Keimzellen (Eizellen) enthalten die mütterlichen Erbanlagen und gehören zu den größten Zellen des menschlichen Körpers.

In den Eileitern findet als Beginn einer Schwangerschaft die Befruchtung der weiblichen Keimzelle (Eizelle) durch die männliche Keimzelle (Samen) statt. In der Gebärmutter nistet sich das befruchtete Ei ein und wächst ab dem Zeitpunkt der Befruchtung über 38 Wochen (266 Tage) zu einem Kind heran.

3.8.1 Weibliche Geschlechtsorgane und Sexualhormone

Die weiblichen Geschlechtsorgane (☞ Abb. 3.46) lassen sich in **äußere Geschlechtsorgane:**

- große und kleine Schamlippen (Labien)
- Kitzler (Klitoris)
- Scheidenvorhof (Vestibulum vaginae)

und **innere Geschlechtsorgane:**

- Eierstöcke (Ovarien)
- Eileiter (Tuben)
- Gebärmutter (Uterus)
- Scheide (Vagina)

unterteilen. Eileiter, Eierstöcke, die dazugehörigen Bänder und die umgebenden Bindegewebe werden auch als Adnexe bezeichnet.

Äußere Geschlechtsorgane

Die äußeren Geschlechtsorgane der Frau werden in ihrer Gesamtheit als **Vulva** bezeichnet (☞ Abb. 3.47). Die **großen Schamlippen** (große Labien) sind äußerlich sichtbare, fettreiche Hautfalten. Darunter liegen die **kleinen Schamlippen** (kleine Labien), die meist erst beim Spreizen der großen Schamlippen zu erkennen sind. Zwischen den kleinen Schamlippen liegt der **Scheidenvorhof** und davor die **Klitoris**. Die Klitoris ist ein schwellfähiges (erektiles) Organ, dessen Schwellkörper in seiner Konstruktion dem des männlichen Penis gleicht. Im Scheidenvorhof, begrenzt durch die kleinen Schamlippen, liegen der Harnröhrenausgang und dahinter der Scheideneingang. Der Scheideneingang kann teilweise von einer Haut (**Hymen**) verschlossen sein, die

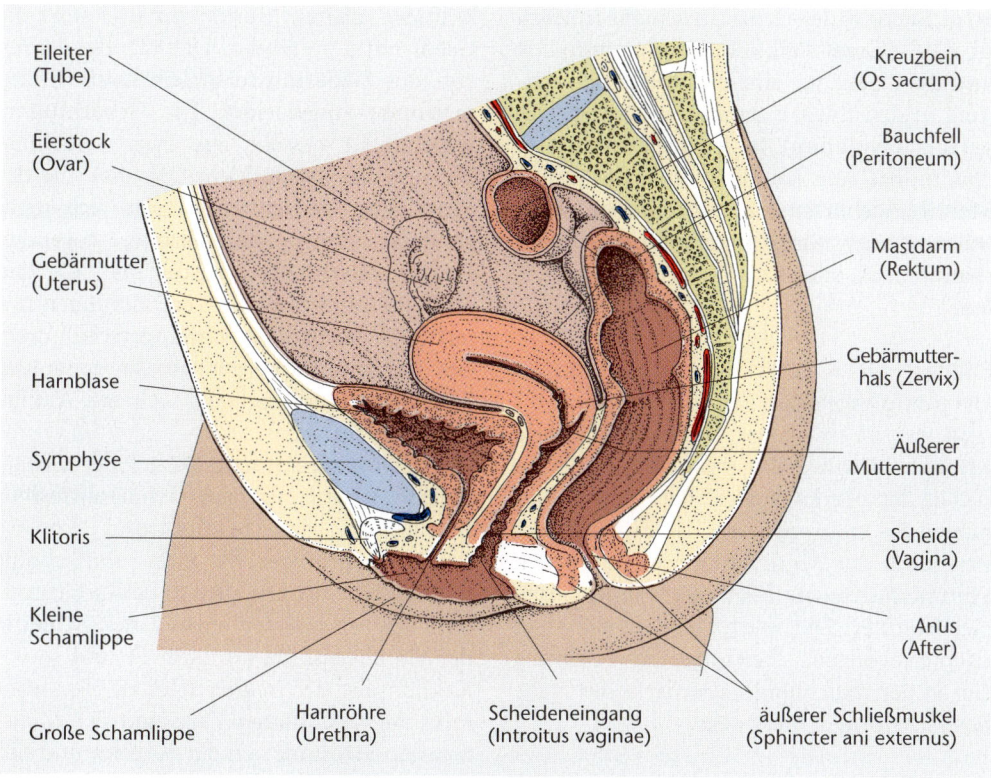

Abb. 3.46: Die weiblichen Geschlechtsorgane (Sagittalschnitt) [A400 – 190]

beim ersten Geschlechtsverkehr einreißt und sich zurückbildet.

Innere Geschlechtsorgane

Eierstöcke

Die Eierstöcke (☞ Abb. 3.48) sind paarig angelegte, etwa pflaumengroße Drüsen. Sie liegen im kleinen Becken innerhalb des Bauchfells (intraperitoneal) und sind durch ein quer liegendes Band mit der Gebärmutter verbunden. In den Eierstöcken ist von Geburt an der gesamte Vorrat an **Eizellen** (ca. 40.000 bis 200.000 Eier je Eierstock) angelegt. Jede Eizelle ist von einer Haut, dem Eibläschen oder **Follikel,** umgeben. Man spricht in diesem Stadium von Primärfollikeln. Während der Pubertät erfolgt die Reifung der Eizellen, die Eifollikel wandeln sich in flüssigkeitsgefüllte Bläschen (Sekundärfollikel) um. In regelmäßigen Abständen von etwa 4 Wochen reift ein solcher Follikel bis auf Kirschgröße heran (Tertiärfollikel).

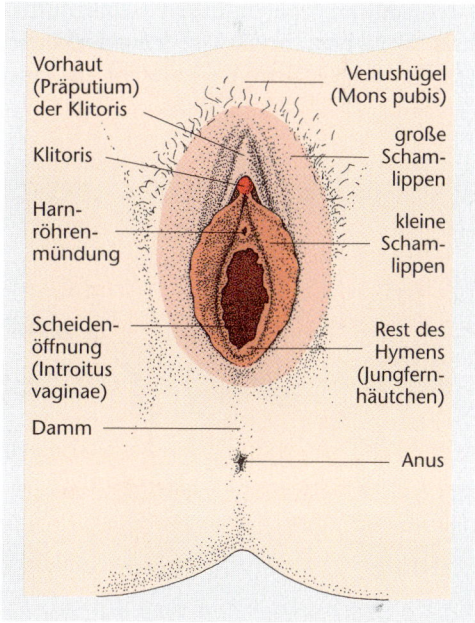

Abb. 3.47: Vulva einer erwachsenen Frau [A400 – 190]

Schließlich ist der Druck in seinem Inneren so groß **(Graaf-Follikel),** dass er aufplatzt und die Eizelle für eine eventuelle Befruchtung in den Eileiter geschwemmt wird **(Eisprung, Ovulation).** In der Regel kommt jeden Monat nur ein Ei (Ausnahme stellen Mehrlingsgeburten dar) zur Reifung, sodass während der fortpflanzungsfähigen Zeitspanne i.d.R. nur 400 – 500 Follikel ausreifen.

Eileiter

Die paarig angelegten Eileiter (☞ Abb. 3.48) sind ca. 10 cm lange, trompetenförmige Muskelschläuche, die ihren Ursprung an den beiden oberen „Ecken" der Gebärmutter haben. Sie transportieren das Ei durch die Peristaltik der Muskulatur und durch den Flimmerhaarbesatz des Epithels in Richtung Gebärmutter. Die Eileiter enden mit einer trichterförmigen, bewimperten Öffnung frei in der Bauchhöhle, jeweils in der Nähe des zugehörigen Eierstocks.

Gebärmutter

Die Gebärmutter (☞ Abb. 3.48) ist ca. 7 – 9 cm lang und hat die Form einer umgedrehten Birne. Unterteilt wird sie in den Gebärmutterkörper und den Gebärmutterhals. Der obere, breite **Gebärmutterkörper** (ca. 2/3 der Gebärmutter) besteht aus einer

kräftigen, glatten Muskulatur und stellt die Gebärmutterhöhle dar. Die Wände werden von der **Gebärmutterschleimhaut** (Endometrium) ausgekleidet. Die Gebärmutterschleimhaut besteht aus zwei Schichten: der unteren **Basalschicht** (Basalis), die der Muskulatur benachbart ist und sich nicht verändert, sowie der darüber liegenden **Funktionalschicht** (Funktionalis), die den zyklischen hormonalen Veränderungen unterliegt. Während der Schwangerschaft dient der Gebärmutterkörper als so genannter Fruchthalter und beteiligt sich am Aufbau des Mutterkuchens.

Das untere, schmale Drittel der Gebärmutter besteht aus dem **Gebärmutterhals** (Zervix) mit dem **Muttermund** (Portio). Letzterer verbindet die Gebärmutterhöhle mit der Scheide. Die Drüsen des Gebärmutterhalses produzieren einen zähen **Schleim,** der die Uterushöhle verschließt und so vor Keimen aus der Vagina schützt. Nur während der fruchtbaren Tage und der Menstruation verdünnt sich der Schleim und öffnet den Kanal um einige Millimeter. Während einer Schwangerschaft schließt der Gebärmutterhals die Fruchthöhle nach außen hin ab.

Die drüsenreiche **Schleimhaut** der Gebärmutter baut sich im Laufe des Menstruationszyklus auf (Funktionalschicht/Funktio-

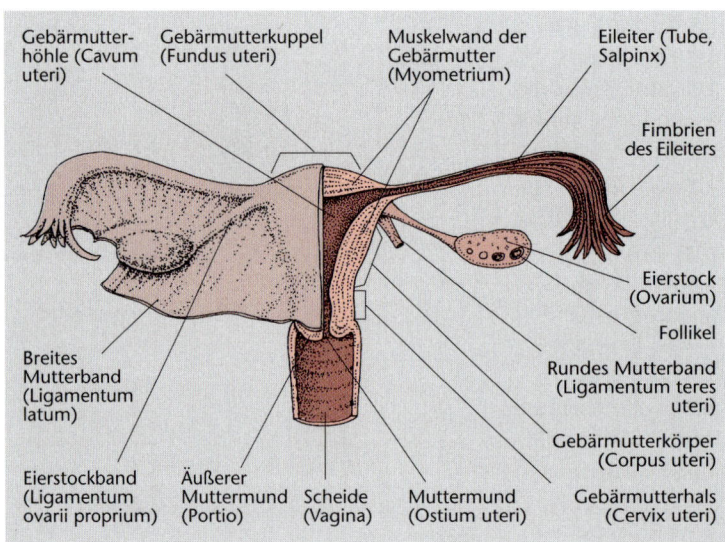

Gebärmutter-
höhle (Cavum
uteri)

Gebärmutterkuppel
(Fundus uteri)

Muskelwand der
Gebärmutter
(Myometrium)

Eileiter (Tube,
Salpinx)

Fimbrien
des Eileiters

Eierstock
(Ovarium)

Follikel

Rundes Mutterband
(Ligamentum teres
uteri)

Gebärmutterkörper
(Corpus uteri)

Breites
Mutterband
(Ligamentum
latum)

Eierstockband
(Ligamentum
ovarii proprium)

Äußerer
Muttermund
(Portio)

Scheide
(Vagina)

Muttermund
(Ostium uteri)

Gebärmutterhals
(Cervix uteri)

Abb. 3.48: Innere Geschlechtsorgane der Frau [L190]

nalis) und bereitet sich auf die Einnistung einer Frucht vor. Erfolgt keine Befruchtung, wird die überschüssige Schleimhaut wieder abgestoßen (**Menstruation**).

Scheide

Die Scheide (☞ Abb. 3.48) ist ein 8 – 10 cm langer, elastischer **Muskelschlauch.** Er stellt die Verbindung zwischen der Gebärmutter und der Außenwelt dar. Die Scheidenwand ist mit 3 mm Wandstärke vergleichsweise dünn. Oberhalb der Muskelschicht wird sie von Epithelzellen bedeckt, die reichlich Glykogen enthalten. Das Glykogen wird beim natürlichen Zerfall der Deckzellen freigesetzt und durch die in der Scheide vorhandenen **Milchsäurebakterien** in Milchsäure umgewandelt. Dieses für die Scheide typisch saure Milieu (pH-Wert < 4,6) verhindert das Eindringen und das Wachstum von Krankheitserregern in die Gebärmutter. Damit sich die Samenzellen während des Geschlechtsakts ungehindert fortbewegen können, wird das saure Scheidenmilieu durch die basische Samenflüssigkeit neutralisiert.

Weibliche Sexualhormone

Die Bildung geschlechtsspezifischer Hormone beginnt mit der Pubertät. Die Hormone der Frau sind jedoch vielfältiger als die des Mannes. Sie steuern nicht nur die Entwicklung der Geschlechtsmerkmale und der Eireifung, sondern auch den Menstruationszyklus, die Schwangerschaft, den Geburtsvorgang und die Stillperiode.

Die beiden wichtigsten Sexualhormone der Frau, das **Östrogen** und das **Progesteron,** werden in wechselnden Konzentrationen in den Eierstöcken gebildet. Die Freisetzung und Hemmung wird durch die Hormonausschüttung der Hypophyse (FSH und LH) gesteuert.

Das **FSH** (follikelstimulierendes Hormon) bewirkt in der ersten Zyklushälfte die Follikelreifung zum Graaf-Follikel und die Ausschüttung von Östrogenen aus den Eierstöcken.

Das **LH** (luteinisierendes Hormon) löst zusammen mit dem FSH in der Zyklusmitte den Eisprung und die Umwandlung des Graaf-Follikels in den so genannten **Gelbkörper** aus, der seinerseits Progesteron und eine geringe Menge Östrogene produziert.

Östrogene

Die **Aufgaben** der Östrogene sind sehr vielfältig:

- Förderung der Ausprägung der Geschlechtsmerkmale
- Aufbau der Uterusschleimhaut (Endometrium) in der ersten Zyklushälfte
- Förderung der Eireifung
- Anpassung des mütterlichen Organismus an die Schwangerschaft
- Vorbereitung der mütterlichen Brust für die Milchproduktion.

Im Alter zwischen 45 und 55 Jahren nimmt die Stimulation durch die Hormone der Hypophyse ab, sodass die Eierstöcke ihre Tätigkeit allmählich einstellen und die Regelblutungen seltener werden, bis sie schließlich ganz aussetzen. Die Zeit der letzten Regelblutung wird als **Menopause** bezeichnet.

Progesteron

Der im Eierstock geplatzte, zurückbleibende Graaf-Follikel fällt zusammen und wandelt sich dann zum **Gelbkörper** um (☞ LH). Der Gelbkörper bildet für die Dauer von zwei Wochen das Gelbkörperhormon (Progesteron), dessen Funktion die Erhaltung einer eventuellen Schwangerschaft ist. Erfolgt eine Befruchtung und Einnistung, so bleibt der Gelbkörper bis zum 3. Schwangerschaftsmonat bestehen. Nach dieser Zeit ist der **Mutterkuchen** (Plazenta) in der Lage, die Bildung des Progesterons zu übernehmen. Stellt der Gelbkörper die Progesteronbildung vor dem 3. Schwangerschaftsmonat ein oder übernimmt die Plazenta die Hormonproduktion zu spät, droht eine **Fehlgeburt** (Abort). Bei ausbleibender Befruchtung bildet sich der Gelbkörper zurück und stellt die Progesteronbildung ein. Die für die Schwangerschaft benötigte verdickte Schleimhaut wird zyklusgemäß abgestoßen.

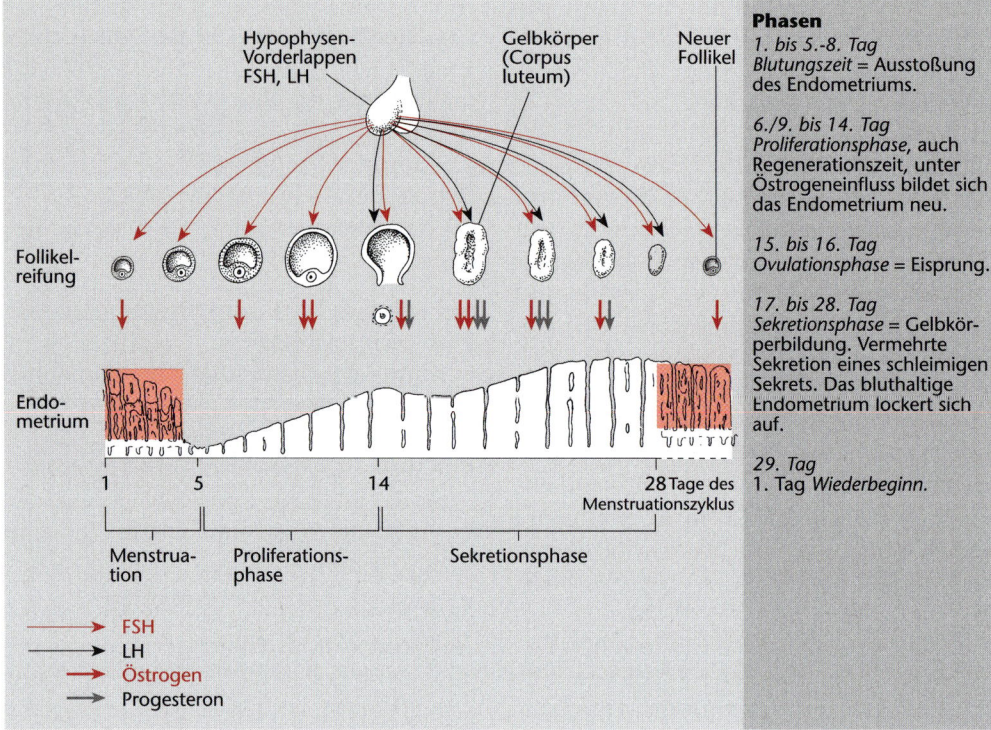

Abb. 3.49: Hormoneller Einfluss auf den Monatszyklus [L190]

Monatszyklus

In den 30 bis 40 Jahren zwischen dem Beginn der monatlichen Blutung (**Menarche**) und ihrem Ende (**Menopause**) treten außerhalb einer Schwangerschaft und dem ersten Teil der Stillzeit im Bereich des Endometriums regelmäßig wiederkehrende Veränderungen auf. In der Mitte dieser meist 28 ± 3 Tage dauernden Periode (**Menstruationszyklus**, ☞ Abb. 3.49), wird ein befruchtungsfähiges Ei bereitgestellt.

Menstruation

Kommt es zu keiner Eibefruchtung und -einnistung, schrumpft die Funktionalisschicht. Die darin befindlichen Blutgefäße degenerieren und lassen dabei Blut austreten. Während der 4–6 Tage dauernden **Regelblutung** löst sich die Funktionalis stückweise mit Blut vermischt ab. Der Blutverlust beträgt dabei etwa 30–70 ml. Die Schleimhautablösung wird zum Teil von schmerzhaften Gebärmutterkontraktionen unterstützt.

3.8.2 Schwangerschaft und Geburt

Etwa am 14. Tag des Zyklus findet der **Eisprung** statt. Die in den Eileiter gespülte Eizelle bleibt dort ca. 8–12 Stunden befruchtungsbereit. Trifft die Eizelle während dieser Zeit auf ihrem Weg zur Gebärmutter auf befruchtungsfähige Spermien, kann es zur Verschmelzung beider Keimzellen und damit zur **Befruchtung** kommen.

Entstehung und Entwicklung des Kindes

Befruchtung und Zellteilung

Berührt eine befruchtungsfähige **Spermie** die Eihülle, bleibt sie an ihr haften und beginnt in sie einzudringen. Die Eizelle wird in dieser Phase für weitere Spermien undurchlässig. Die Zellmembran der Spermie verschmilzt mit der Zellmembran der Eizelle. Die Befruchtung führt zu einer Wiederherstellung des doppelten (diploiden) **Chromo-**

somensatzes und sorgt durch Vermischung des Erbgutes für **Speziesvariationen.** Im Augenblick der Befruchtung wird auch bereits das (chromosomale) **Geschlecht** des neuen Organismus festgelegt.

Die befruchtete Eizelle (**Zygote**) beginnt sich zu teilen. Die entstehenden zwei Zellen teilen sich ihrerseits. So entstehen vier Zellen, acht Zellen usw., bis eine kugelige Zellansammlung vorliegt. In dieser Zeit wandert die sich stetig teilende Eizelle innerhalb von ca. 3–4 Tagen durch den Eileiter (☞ Abb. 3.50) in die Gebärmutter.

Einnistung und Entwicklung

Anfänglich ernährt sich der Keim von den Sekreten der vorbereiteten Gebärmutterwand. Am 5.–6. Tag beginnt die Einnistung des Keims in die Gebärmutter. Er dringt dabei durch die Schleimhaut in das mütterliche Gewebe ein. Ort der Einnistung (Nidation) ist meist die hintere, obere Wand der Gebärmutter. Zu diesem Zeitpunkt ist die **Keimentwicklung** abgeschlossen und es beginnt die **Embryonalphase** (3.–8. Schwangerschaftswoche). In dieser Zeit bilden sich die Organe des Embryos. Ab der 9. Schwangerschaftswoche (SSW) spricht man von der **Fetalphase,** die bis zur Geburt andauert. Dieser dritte Entwicklungsabschnitt ist vom Wachstum und der Differenzierung der Organsysteme geprägt.

Fruchtblase

Um den Keimling bildet sich ab dem achten Tag nach der Befruchtung ein Hohlraum (☞ Abb. 3.51), der sich im weiteren Verlauf zur Fruchtblase entwickelt. In dieser Fruchtblase schwimmt der Embryo bzw. später der Fetus in einer Art Kissen aus **Fruchtwasser.** Die Fruchtblase schützt die Frucht vor Stößen, Verklebungen und Austrocknung und hat einen erheblichen Anteil an der **Temperaturregelung.** Das Fruchtwasser wird vom Embryo bzw. Fetus selbst gebildet. Es ist zunächst ein Produkt des fetalen Blutplasmas. Ab der 2. Schwangerschaftshälfte ist die fetale Niere mit dem Urin der Hauptproduzent. Die Menge des Fruchtwassers nimmt stetig zu. Am Ende der Schwangerschaft befinden sich ca. 1,5 l in der Fruchtblase.

Plazenta und Nabelschnur

Ab dem achten Tag nach der Befruchtung beginnt die **Plazentaentwicklung.** Der Keimling in seiner Zellhülle bildet eine Art zottige Verbindung zum **Uterus** (☞ Abb. 3.51), über die auch eine Verbindung zu den Uteruskapillaren hergestellt wird. Hierbei erfolgt der Austausch von Sauerstoff und

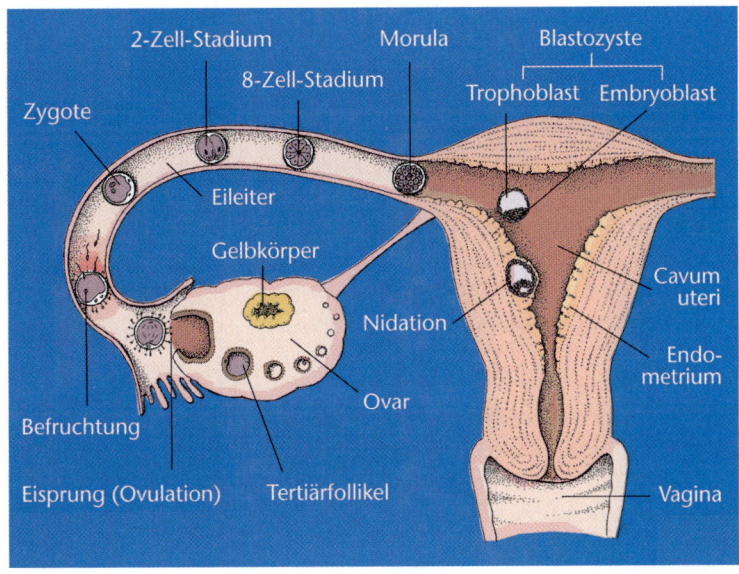

Abb. 3.50: Entwicklung des Keimes [L190]

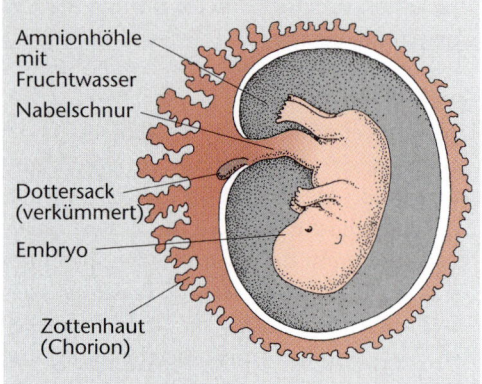

Amnionhöhle
mit
Fruchtwasser

Nabelschnur

Dottersack
(verkümmert)

Embryo

Zottenhaut
(Chorion)

Abb. 3.51: Keimling im 2. Entwicklungsmonat
(7. – 8. Woche) [L190]

Nährstoffen gegen Kohlendioxid und Stoffwechselendprodukte mittels Diffusion, es besteht also keine direkte Verbindung zwischen dem mütterlichen und dem fetalen Kreislauf. Diese anfangs sehr lockere Verbindung festigt sich innerhalb der ersten drei Monate zu der bekannten Plazenta. Der **Haftstiel** wird im Verlauf der Schwangerschaft zur **Nabelschnur**, einem ca. 50 – 60 cm langen Strang. Sie enthält drei **Gefäße:** zwei muskelstarke Arterien, die sich spiralförmig um eine Vene winden. Diese Gefäße werden von einer gallertartigen Masse umgeben, die sie vor Druck schützt.

Fetalkreislauf

Ab dem 21. Tag beginnt das Herz des Embryos zu schlagen und er besitzt sein eigenes Herz-Kreislauf-System. Die Funktion dieses Kreislaufes ist es schon jetzt, die Zellen mit Sauerstoff und Nährstoffen zu versorgen und Kohlendioxid und Stoffwechselendprodukte abzutransportieren. Aufgrund der Tatsache, dass die Aufgaben der Lungen und der Leber bis zur Geburt durch die Plazenta wahrgenommen werden, gestaltet sich der Blutkreislauf anders als der des geborenen Kindes (☞ Abb. 3.52). Im fetalen Kreislauf finden sich drei **Kurzschlüsse,** die es ermöglichen, sich diesen Besonderheiten anzupassen und das Blut überwiegend dem großen Kreislauf zuzuführen. Das sauerstoffreiche Blut des Fetus, das über die **Na-**

belvene von der Plazenta her einströmt, fließt zum Großteil durch den Ductus venosus Arantii an der Leber vorbei direkt in die untere Hohlvene. Von der unteren Hohlvene aus gelangt das Blut zum rechten Vorhof. Hier findet sich zwischen dem rechten und linken Vorhof eine Öffnung im Vorhofseptum, das Foramen ovale. Das im Herzen ankommende sauerstoffreiche Blut vermischt sich im rechten Vorhof mit dem sauerstoffärmeren Blut aus der oberen Hohlvene. Die eine Hälfte des ankommenden Blutes strömt, gesteuert durch eine Falte im Vorhof, durch das Foramen ovale vom rechten Vorhof über den linken Vorhof in die linke Kammer und versorgt auf diesem Weg die obere Körperhälfte (**Gehirnversorgung**). Die andere Hälfte des Blutes fließt – unter Umgehung der Lunge – durch den Ductus arteriosus Botalli in die Aorta und versorgt so die untere Körperhälfte. Nur ein kleiner Teil, ca. 10 %, durchströmt die Lunge. Ein Teil des Blutes aus dem Körperkreislauf fließt über die untere Hohlvene zurück zum rechten Herzen. Das meiste Blut wird jedoch durch die zwei **Nabelarterien,** die nun venöses Blut enthalten, zur Plazenta zurückgeführt, wo es Kohlendioxid und Stoffwechselendprodukte abgibt sowie Sauerstoff und Nährstoffe im Gegenzug wieder aufnimmt.

Umstellung des Kreislaufs nach der Geburt

Mit dem ersten Atemzug des Neugeborenen dehnen sich die Lungen aus und ziehen Luft in die Alveolen. Blut strömt in die Lungengefäße. Damit wird der Ductus arteriosus Botalli stillgelegt. Das durch die Lungen zurückströmende Blut drückt das Vorhofseptum mit seinem Foramen ovale gegen die Falte im rechten Vorhof, sodass auch dort kein Blut mehr fließt. Ab diesem Zeitpunkt ist der fetale Kreislauf umgestellt. Auch die Nabelarterien und -venen werden nach dem ersten Atemzug nicht mehr durchflossen. Die nicht mehr benötigten Gefäße kollabieren und verwachsen in den nächsten Tagen.

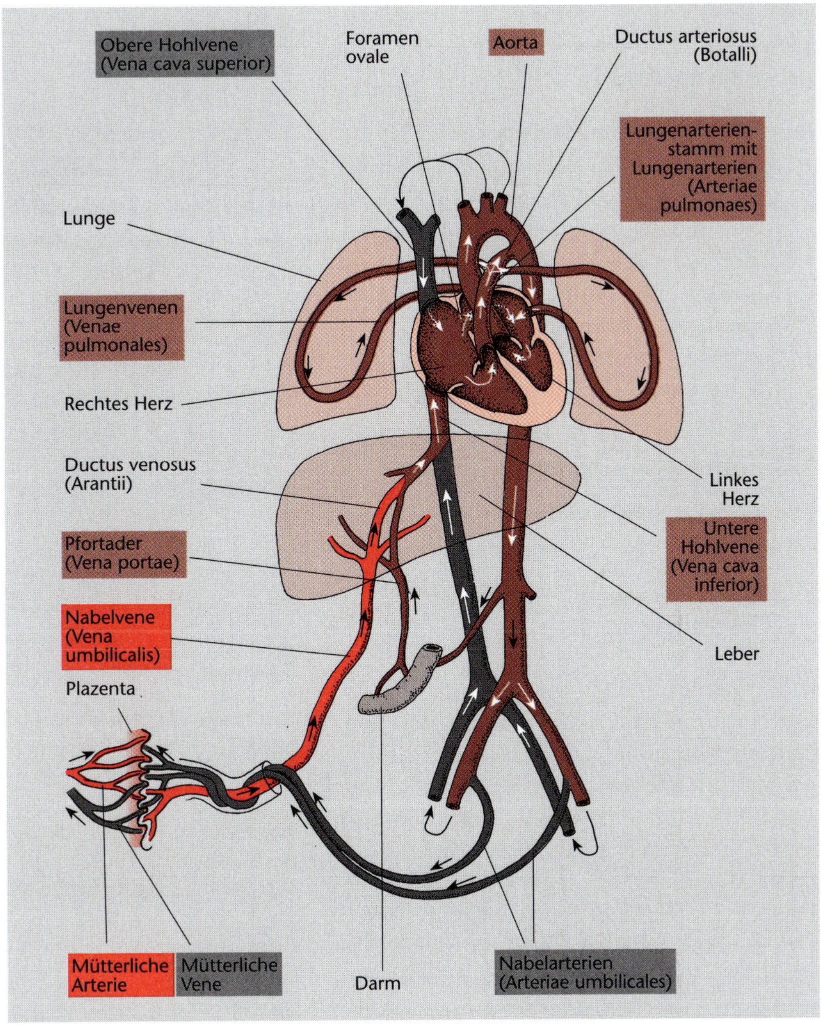

Obere Hohlvene (Vena cava superior)
Foramen ovale
Aorta
Ductus arteriosus (Botalli)
Lungenarterienstamm mit Lungenarterien (Arteriae pulmonaes)
Lunge
Lungenvenen (Venae pulmonales)
Rechtes Herz
Ductus venosus (Arantii)
Linkes Herz
Pfortader (Vena portae)
Untere Hohlvene (Vena cava inferior)
Nabelvene (Vena umbilicalis)
Leber
Plazenta
Mütterliche Arterie
Mütterliche Vene
Darm
Nabelarterien (Arteriae umbilicales)

Abb. 3.52: Fetalkreislauf [L190]

Schwangerenvorsorge

Die Feststellung der Schwangerschaft geschieht über einen **Schwangerschaftstest.** Dabei wird im Urin oder im Blut das **HCG** (humanes Choriongonadotropin) nachgewiesen, ein Hormon, das der eingenistete Keim bildet. Dieser Schwangerschaftstest gilt als einzig **sicheres Zeichen** in der Frühphase der Schwangerschaft, da sich andere, **unsichere Zeichen** einer Schwangerschaft, wie z. B. Übelkeit, Erbrechen, Ausbleiben der Menstruation, auch durch psychischen Einfluss, z. B. beim unbedingten Kinderwunsch, einstellen können.

Die Schwangere sollte nach der festgestellten Schwangerschaft in regelmäßigen Abständen die speziellen **Vorsorgeuntersuchungen** beim Gynäkologen wahrnehmen. Diese umfassen die Feststellung des Geburtstermins, Bestimmung der Blutgruppe, körperliche Untersuchungen, aber auch Ultraschalluntersuchungen zur Beurteilung des Alters und der Entwicklung des Kindes.

Die Ergebnisse und Befunde werden in einem Vorsorgeheft (**Mutterpass,** ☞ Abb. 3.53) – das die Schwangere ständig mit sich führen sollte – eingetragen. Der Mutterpass dient dem schnellen Überblick aller Besonderheiten bei plötzlich auftretenden Problemen. Bei Notfällen mit Schwangeren sollte das Rettungsfachpersonal daher immer einen Blick in das Vorsorgeheft werfen und dieses unbedingt mit in die Klinik nehmen! Der Mutterpass ist für zwei Schwangerschaften ausgelegt.

Wichtige Seiten im Mutterpass:
- Seite 5 – 6 (21 – 22 bei zweiter beschriebener Schwangerschaft): u. a. besondere Befunde und der eigentliche Geburtstermin,
- Seite 7 – 8 (23 – 24): wichtige Daten zur Kindslage, Blutdruck der Schwangeren, Schwangerschaftswoche usw.,
- Seite 9 (25): wichtige Daten zum Kind sowie Vermerke der Ultraschalldiagnostik

Normaler Geburtsverlauf

Die normale Geburt verläuft in drei Phasen:

- Eröffnungsperiode
- Austreibungs- und Pressperiode
- Nachgeburtsperiode.

Eröffnungsperiode

Die Eröffnungsperiode beginnt mit dem **Blasensprung** oder dem Einsetzen von regelmäßigen **Wehen** im maximalen Abstand von 8 – 10 Minuten. Der Muttermund weitet sich dabei auf etwa 10 cm und ermöglicht dabei das Eintreten des kindlichen Köpfchens in die Beckenöffnung. Bei einer Weite von 3 – 5 cm löst sich ein blutiger Schleimpfropfen, der den Muttermundhals verschlossen hatte. Dieses ist ein normaler Vorgang, der jedoch Erstgebärende oft sehr beunruhigt. Die Eröffnungsperiode dauert ca. 5 – 10 Stunden, was bei Mehrfachgebärenden um die Hälfte verkürzt sein kann. Die Wehen werden während der Eröffnungsperiode immer stärker, halten länger an und treten in immer kürzeren Abständen auf (bis < 3 min).

Austreibungs- und Pressperiode

Ist der Muttermund vollständig eröffnet, beginnt die Austreibungs- und Pressperiode, die das Kind durch den **Geburtskanal** treibt. Dieser Vorgang dauert zwischen 30 und 60 Minuten und kann bei Mehrfachgebärenden stark verkürzt sein. Erreicht der Kopf des Kindes den Beckenboden, drückt er auf das Rektum und die Patientin verspürt

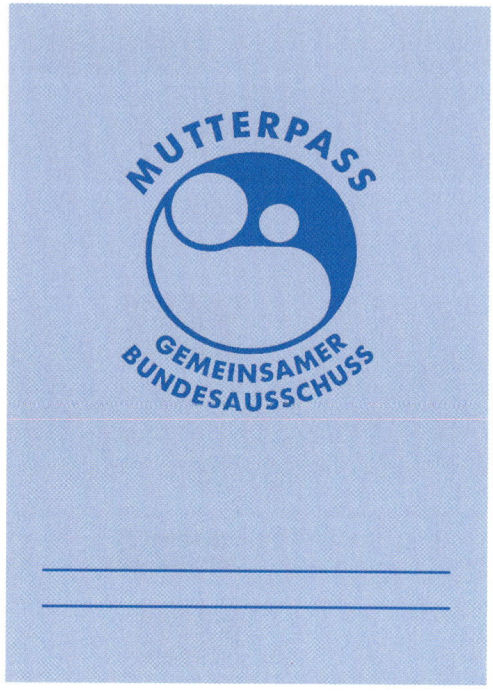

Abb. 3.53: Mutterpass [W257]. Auf Seite 6 werden besondere Befunde und die Terminbestimmung eingetragen.
2006 wird voraussichtlich dieser neue Mutterpass vom Gemeinsamen Bundesausschuss (Nachfolger des Bundesausschusses der Ärzte und Krankenkassen) herausgegeben (www.g-ba.de).

oft das Gefühl des Stuhldrangs. Ab dieser Zeit unterliegt die Patientin einem vegetativen Reflex (**Presswehen**), der bis zur kompletten Geburt des Kindes anhält. Der kindliche Körper wird unter den Presswehen schneller durch den Geburtskanal getrieben. Nachdem das Köpfchen geboren ist, folgt die Seitwärtsdrehung des Körpers im Geburtskanal, was an der Drehung des Köpfchens sichtbar wird. Danach erfolgt die Geburt der Schultern und des restlichen Körpers.

Nachgeburtsperiode

Die Nachgeburtsperiode beginnt unmittelbar nach der Geburt. Durch die **Nachgeburtswehen** verkleinert sich der Uterus und damit die Haftfläche der Plazenta und der Eihäute, was zu deren Ausstoßung führt.

Wiederholungsfragen

1. Welche Geschlechtsorgane gehören bei der Frau zu den inneren und welche zu den äußeren? (☞ Kap. 3.8.1)
2. Welche Aufgaben haben die Eileiter? (☞ Kap. 3.8.1)
3. Welche Aufgabe erfüllt die Gebärmutter? (☞ Kap. 3.8.1)
4. Nennen Sie die beiden wichtigsten Geschlechtshormone der Frau. (☞ Kap. 3.8.1)
5. Beschreiben Sie den Menstruationszyklus. (☞ Kap. 3.8.1)
6. Was geschieht bei der Befruchtung? (☞ Kap. 3.8.2)
7. Welche Gefäße befinden sich in der Nabelschnur? (☞ Kap. 3.8.2)
8. Beschreiben Sie die Blutzirkulation beim ungeborenen Kind. (☞ Kap. 3.8.2)
9. Beschreiben Sie die Umstellung des fetalen Kreislaufes nach der Geburt. (☞ Kap. 3.8.2)
10. Was ist der Mutterpass? (☞ Kap. 3.8.2)
11. Beschreiben Sie den normalen Geburtsverlauf. (☞ Kap. 3.8.2)

3.9 Stoffwechsel, Wasser- und Elektrolythaushalt und Säure-Basen-Haushalt

Ohne **Wasser** und **Elektrolyte** wäre das Leben nicht denkbar. Auch der Körper des Menschen besteht zu einem großen Teil aus Wasser (**Körperwasser**). Das Körperwasser befindet sich überwiegend innerhalb der Zellen des menschlichen Körpers (intrazellulär) und zu etwa einem Drittel außerhalb der Körperzellen (extrazellulär). Ursache für diese unterschiedliche Verteilung sind die darin enthaltenen Elektrolyte, die osmotisch wirksam sind (☞ Kap. 2.2).

Der gesamte Stofftransport und Stoffumsatz unseres Körpers, unser Wachstum, der Transport wichtiger Stoffe, die Ausscheidung, für alle diese Funktionen hat die Körperflüssigkeit und ihre Zusammensetzung eine große Bedeutung. Die Gesamtheit dieser Vorgänge wird als Stoffwechsel bezeichnet.

3.9.1 Stoffwechsel (Metabolismus)

Für den Aufbau von Körpersubstanz und zur Energiegewinnung muss der Mensch Nahrungsmittel aufnehmen. Die Verwertung der aufgenommenen Nahrungsmittel wird als Stoffwechsel (griech. metabolismos = Stoffwechsel) bezeichnet. Der Stoffwechsel umfasst die **Aufnahme,** den **Transport** und die **chemische Umwandlung** von Stoffen im Körper sowie die Abgabe von **Stoffwechselendprodukten** aus dem Körper an die Umgebung. Alle Vorgänge des Stoffwechsels dienen dem Aufbau und der Erhaltung der Körpersubstanz sowie der Aufrechterhaltung der Körperfunktionen.

Mit der Nahrung werden Energie liefernde Stoffe (z. B. Kohlenhydrate) aufgenommen. Im Körper werden diese hochmolekularen Substanzen zur Verwertung umgewandelt. **Enzyme** ermöglichen die dafür notwendigen Reaktionsabläufe im Körper, indem sie helfen, den Stoff (Substrat) zu spalten oder zu verändern. Dabei geht das Enzym mit dem Stoff eine vorübergehende Verbindung ein (**Enzym-Substrat-Komplex),** wird aber durch die Reaktion in seiner eigenen Struktur nicht verändert. Die meisten Enzyme sind Eiweiße (Proteine).

Im Hinblick auf die Funktion der Stoffwechselreaktionen im Organismus können zwei zusammenhängende Vorgänge unterschieden werden:

- der Baustoffwechsel (Anabolismus) und
- der Energiestoffwechsel (Katabolismus).

Der Baustoffwechsel (**Anabolismus**) dient dem Aufbau von Stoffen (z. B. Muskulatur); durch ihn werden Bestandteile des Körpers aus anderen Substanzen gebildet. Er erfordert Energie, die aus dem Energiestoffwechsel zur Verfügung gestellt wird.

Der Energiestoffwechsel (**Katabolismus**) hat die Aufgabe, den Abbau von Stoffwechselprodukten zu betreiben. Komplexe Moleküle werden in einfache Moleküle umgewandelt und zur Ausscheidung aus dem Körper bereitgestellt. Während des Abbauvorgangs wird Energie gewonnen und dem Baustoffwechsel zur Verfügung gestellt. Dieser Vorgang wird als Energiekopplung bezeichnet.

Merke

Der Energiestoffwechsel und der Baustoffwechsel sind durch Energiekopplung miteinander verbunden.

3.9.2 Wasser- und Elektrolythaushalt

Flüssigkeitsräume und Ionenverteilung

Der Wassergehalt beträgt beim Mann 60 %, bei der Frau 50 % (größerer Fettanteil) und bei Säuglingen 75 % des Körpergewichtes. Das **Körperwasser** ($\rightarrow$ Abb. 3.54) verteilt sich zu $2/3$ innerhalb der Zelle (intrazellulär) und zu $1/3$ außerhalb der Zelle (extrazellulär). Der extrazelluläre Flüssigkeitsanteil umfasst die Flüssigkeit zwischen den Zellen (interstitiell) und im Blutkreislauf (intravasal).

Ursache für die unterschiedliche Wasserverteilung im Körper ist die Verteilung der osmotisch wirksamen Substanzen (Kationen und Anionen) auf die Flüssigkeitsräume ($\rightarrow$ Abb. 3.55). In der intrazellulären Flüssigkeit sind vornehmlich Kalium-Kationen (K^+) und als Anionen Phosphate und Eiweiße vorhanden. In der extrazellulären Flüssigkeit überwiegen das Kation Natrium (Na^+) und die Anionen Chlorid (Cl^-) und Bikarbonat (HCO_3^-). Aufgrund des unterschiedlichen Eiweißgehaltes ergeben sich nur geringe Ionenverschiebungen zwischen interstitieller und intravasaler Flüssigkeit.

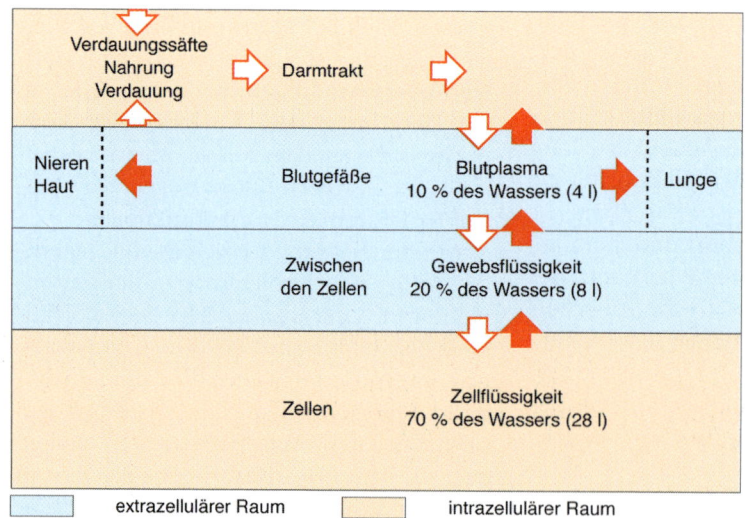

Abb. 3.54: Verteilung des Körperwassers [L108]

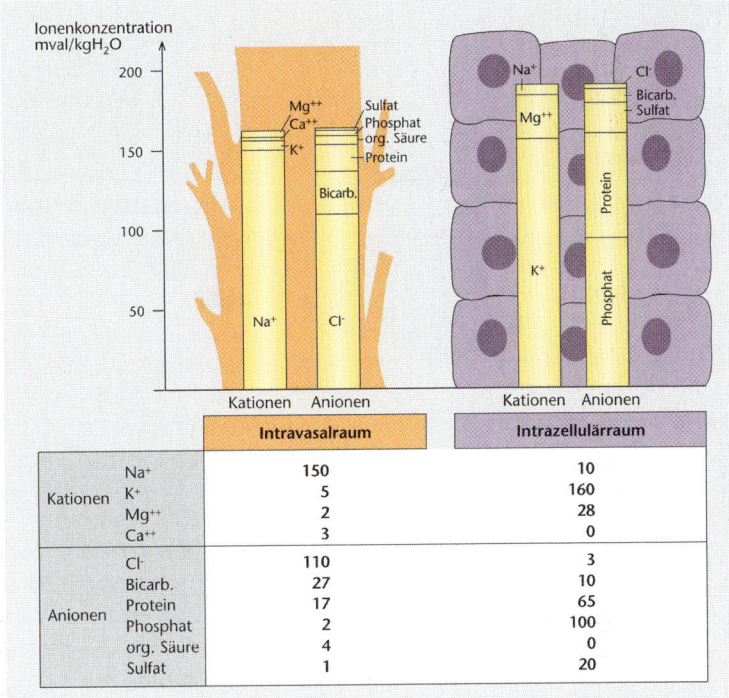

		Intravasalraum	**Intrazellulärraum**
		Kationen	
Kationen	Na⁺	150	10
	K⁺	5	160
	Mg⁺⁺	2	28
	Ca⁺⁺	3	0
Anionen	Cl⁻	110	3
	Bicarb.	27	10
	Protein	17	65
	Phosphat	2	100
	org. Säure	4	0
	Sulfat	1	20

Abb. 3.55: Flüssigkeitsräume und ihre Elektrolytzusammensetzung [L157]

Regulation der Körperflüssigkeiten

Die Aufrechterhaltung der Körperflüssigkeiten (**Homöostase**) ist eine wesentliche Bedingung für das Leben. Ihr Volumen und ihre Zusammensetzung müssen daher innerhalb enger Grenzen konstant gehalten werden. Gesteuert werden die Wasserverschiebungen durch die oben genannten osmotisch wirksamen Substanzen (Ionen).

Merke

Die **Osmolarität** ist die Konzentration aller gelösten Teilchen in einem Liter Lösungswasser.
Die **Osmolalität** ist die Konzentration der gelösten Teilchen in einem Kilogramm Lösungswasser.

Durch den **osmotischen Druck** (☞ Kap. 2.2) wird die Verteilung der Flüssigkeiten im Körper aufrechterhalten und geregelt. Die osmotischen Verhältnisse sind für die Wasserverteilung in den Flüssigkeitsräumen des Körpers verantwortlich; so erfolgt z. B. ein Einstrom von Wasser in die Zelle entweder bei einem Absinken der Osmolalität im extrazellulären Raum oder bei einem Anstieg der Osmolalität im intrazellulären Raum. Entgegengesetzte Veränderungen bewirken einen Wasserausstrom aus der Zelle. Ziel der Regulation ist die Gewährleistung von **Isotonie** und **Isovolämie,** d. h. die Aufrechterhaltung der normalen osmotischen Konzentration und die Konstanthaltung des Volumens im Extrazellulärraum. Der Gesamtkörperbestand an Wasser und Elektrolyten wird durch die normale Aufnahme (**Resorption**) und eine normale Ausscheidung (Niere, Atmung, Magen-Darm-Trakt) gewährleistet (☞ Abb. 3.56).

Störungen des Wasser-Elektrolyt-Haushaltes

Abweichungen des Wasser- und Elektrolythaushaltes sind eng miteinander verknüpft und können zu ernstlichen Erkrankungen besonders älterer Patienten führen. Dabei können bereits geringe Störungen katastrophale Entgleisungen und eine ernsthafte Bedrohung des Lebens bewirken.

Es wird zwischen Störungen des Flüssigkeitshaushaltes und Störungen des Elektro-

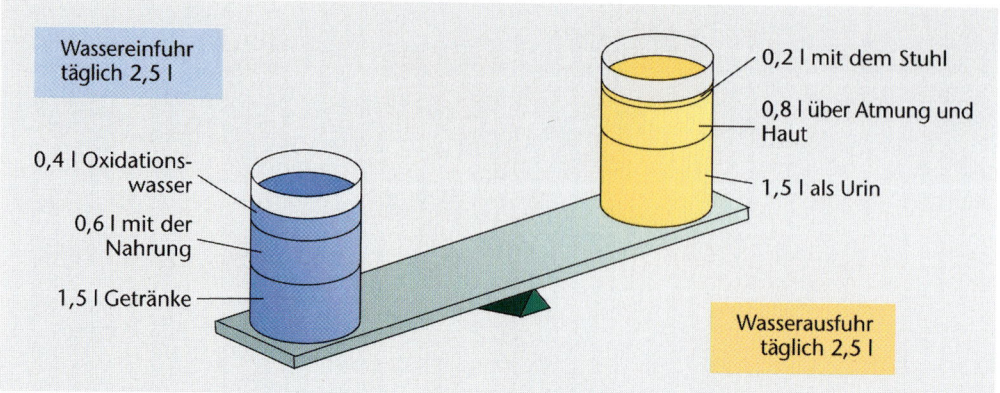

Abb. 3.56: Physiologische Wasserein- und -ausfuhr [A400]

lythaushaltes, insbesondere des Natriumhaushaltes, unterschieden.

- Störungen der **Flüssigkeitsbilanz** werden
  z. B. durch eine verminderte Flüssigkeitszufuhr bei vermehrter Ausfuhr von Körperflüssigkeit verursacht.
- Störungen der **Flüssigkeitsverteilung** werden vor allem durch Zufuhr wässriger
  Lösungen ohne ausreichenden Elektrolytgehalt ausgelöst.
- Störungen der **Flüssigkeitsregulation** werden in erster Linie durch Erkrankung der
  renalen, kardialen oder endokrinen Organe
  hervorgerufen.

Als **Hyperhydratation** werden Störungen
mit einem erhöhten Wassergehalt bezeichnet, als **Dehydratation** Störungen mit einem
verminderten Wassergehalt. Osmolalitäts-
störungen sind weitgehend von der Natri-
umkonzentration abhängige Störungen des
Flüssigkeitsstatus und können **isoton, hy-
perton** oder **hypoton** sein (☞ Abb. 3.57).

Dehydratationen

Als Dehydratation oder **Exsikkose** (lat. sic-
cus = trocken) wird die Austrocknung des
Körpers durch die Abnahme von Körperwasser bezeichnet. Die **isotone** Dehydratation bezeichnet dabei eine Verminderung der
Körperflüssigkeit bei normaler Osmolalität
des Serums und kommt im Rahmen von
Durchfallerkrankungen oder bei vermin-
dertem Durstgefühl vor.

Die **hypertone** Dehydratation ist die Verminderung der Körperflüssigkeit bei gleichzeitig erhöhter Osmolalität des Serums, z. B.
durch massive Wasserverluste von mehr als
20 Litern täglich über die Niere bei Diabetes
insipidus.

Die **hypotone** Dehydratation bezeichnet
die Verminderung der Körperflüssigkeit bei
erniedrigter Osmolalität des Serums, d. h.
der Verlust an Natrium ist größer als der
an Wasser. Als Ursachen kommen Nieren-
oder Magen-Darm-Erkrankungen in Frage.

Hyperhydratationen

Die **isotone** Hyperhydratation bezeichnet
eine Vermehrung der Körperflüssigkeit bei
erhaltener normaler Osmolalität des Serums.
Sie kommt bei gestörter Natriumausschei-
dung im Harn (Anurie) oder aber unter Zufuhr großer Infusionsmengen vor.

Die **hypotone** Hyperhydratation ist die
Vermehrung der Körperflüssigkeit bei erniedrigter Osmolalität des Serums. Sie tritt
bei vermehrter Wasserzufuhr (Beinahe-Ertrinken in Süßwasser) oder verminderter
Wasserausscheidung durch die Infusion salz-
freier Lösungen (Wasserintoxikation) auf.

Als **hypertone** Hyperhydratation bezeichnet man eine Vermehrung der Körperflüssigkeit bei erhöhter Osmolalität des Serums.
Man beobachtet sie nach Infusion von hy-
pertoner Kochsalzlösung oder nach dem
Trinken von hypertonen Lösungen (z. B.
Meerwasser).

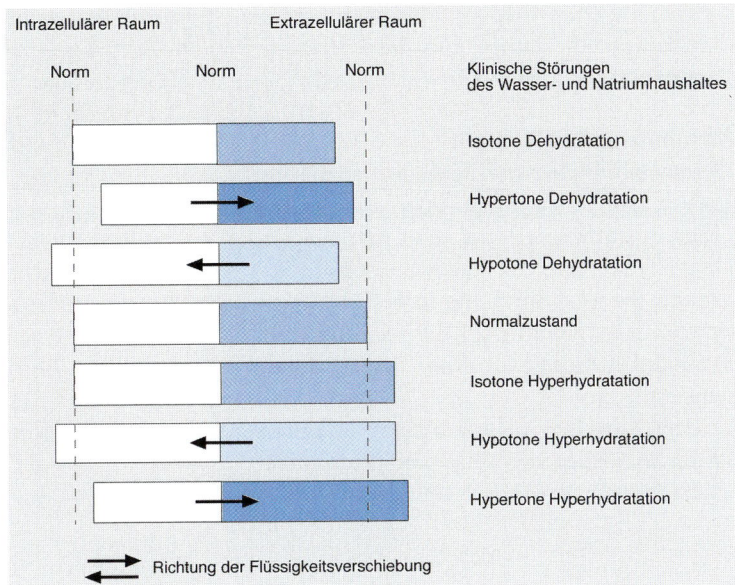

Abb. 3.57: Flüssigkeits-
verschiebungen bei
Dedydratation und
Hyperhydratation [L108]

Im Bild: Intrazellulärer Raum | Extrazellulärer Raum

Norm — Norm — Norm

Klinische Störungen
des Wasser- und Natriumhaushaltes

Isotone Dehydratation
Hypertone Dehydratation
Hypotone Dehydratation
Normalzustand
Isotone Hyperhydratation
Hypotone Hyperhydratation
Hypertone Hyperhydratation

Richtung der Flüssigkeitsverschiebung

3.9.3   Säure-Basen-Haushalt

Säure-Basen-Haushalt ist die zusammenfas-
sende Bezeichnung für physiologische Regulationsmechanismen im Körper, deren Aufgabe es ist, Säuren und Basen (☞ Kap. 2.2)
in einem konstanten Verhältnis zueinander
zu halten.

Regulation des Säure-Basen-Haushalts

Die Messgröße für den Säure-Basen-Haushalt ist der **pH-Wert,** der in den meisten
Körperzellen bei pH 7,2 und im Blut bei
pH 7,4 liegt. Da sein Wert über die Wasser-
stoffionenkonzentration bestimmt wird, erfolgt die Steuerung des Säure-Basen-Haushalts über die Einstellung einer festen H^+-
Konzentration (Isohydrie). Die Isohydrie
(pH 7,37 – 7,43) lässt die meisten Stoffwechselvorgänge unter optimalen Bedingungen
ablaufen. Deren Effizienz und Wirksamkeit
hängen von der exakten Einstellung des
pH-Wertes in den Körperzellen und im
Blut ab.

Zur Regulierung des Säure-Basen-Gleich-
gewichts stehen dem Körper

- Puffersysteme in Blut und Geweben (Bikarbonat und Proteine),

- der Gasaustausch über die Lunge und
- der Ausscheidungsmechanismus der Nieren

zur Verfügung.

Unter den Bedingungen der Isohydrie besteht ein Gleichgewicht der Konzentrationen
von Bikarbonat (HCO_3^-) und physikalisch gelöster Kohlensäure (CO_2) sowie saurer und
basischer Gruppen in den Eiweißen, die H^+
und OH^- abgeben bzw. aufnehmen können.

Störungen des Säure-Basen-Haushalts

Die Ursache für Störungen des Säure-Basen-
Haushalts ist entweder in der Atmung (**respiratorische Störung**) oder im Stoffwechsel
(**metabolische Störung**) begründet. Beide
Störungen verschieben den pH-Wert des
Blutes (**Dyshydrie**) in Richtung der basischen oder der sauren Seite. Ein Absinken
des pH-Wertes unter 7,37 wird **Azidose,**
ein Ansteigen über 7,43 wird **Alkalose** genannt. Die Verschiebung des pH-Wertes erfolgt aufgrund einer veränderten CO_2-Abga-
be über die Atmung (**Hypo- oder Hyperventilation** oder durch den vermehrten Anfall
von Säuren bzw. Basen aus den Stoffwechsel-
kreisläufen des Körpers (☞ Abb. 3.58).

Um eine Dyshydrie auszugleichen, stehen dem Körper die Lunge und die Nieren als Kompensationsorgane zur Verfügung.

Metabolische Störungen

Der metabolischen **Azidose** liegt meist ein Verlust von Bikarbonat über die Nieren (Niereninsuffizienz) oder über den Magen-Darm-Trakt (z. B. Diabetes, Alkohol) zugrunde. Sie wird durch die vermehrte Abgabe von CO_2 (Säure) über die Atmung (z. B. Kußmaul-Atmung, ☞ Kap. 21.2.1) kompensiert.

Ursachen der metabolischen **Alkalose** sind ein Anstieg der Bikarbonatkonzentra-tion durch eine verminderte Ausscheidung von Bikarbonat über die Niere und/oder ein übermäßiger Verlust von Magensäure (z. B. Erbrechen). Ihre Kompensation erfolgt über eine verminderte, flache Atmung, um vermehrt CO_2 zurückzuhalten.

Respiratorische Störungen

Der respiratorischen **Alkalose** liegt eine alveoläre Hyperventilation aufgrund psychogener (z. B. Hyperventilationstetanie) oder somatischer Stimulation des zentralen Atemzentrums (Hirnhautentzündung) zugrunde. Ihre Kompensation wird durch

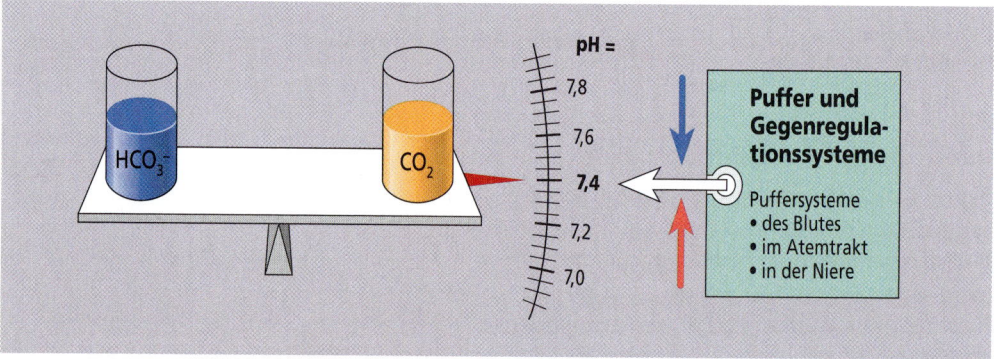

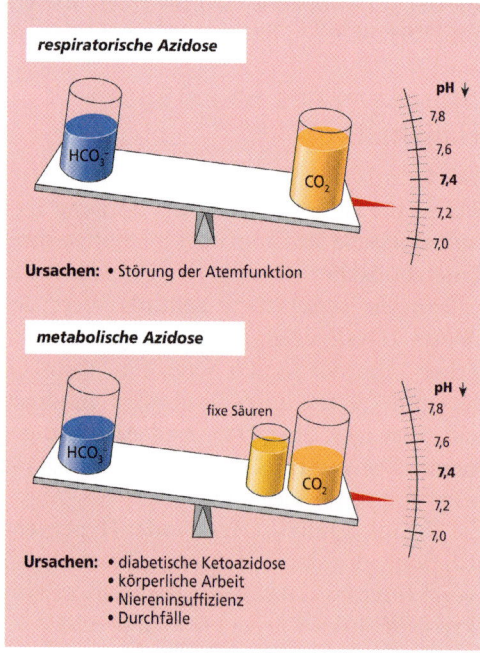

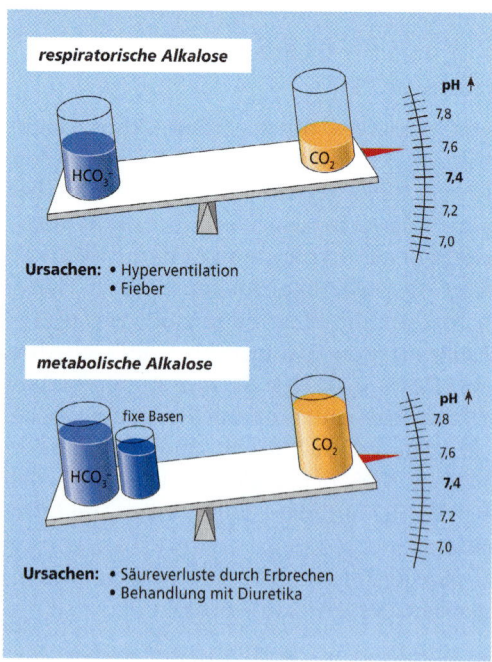

Abb. 3.58: Häufige Ursachen von Azidosen und Alkalosen

die gesteigerte Ausscheidung von Bikarbonat über die Nieren erreicht.

Die respiratorische **Azidose** wird durch eine alveoläre Hypoventilation durch Lungenfunktionsstörungen verursacht. Durch die gestörte oder fehlende Atmung (Sauerstoffmangel) reichern sich physikalisch gelöstes CO_2 (Säure) und Wasserstoffionen (H^+) im Körper an. Die respiratorische Azidose wird über die Ausscheidung von H^+-Ionen und Rückresorbierung von Bikarbonat über die Nieren kompensiert.

Merke

Metabolische Störungen werden über die Atmung und respiratorische über die Nieren ausgeglichen.

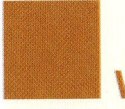

Wiederholungsfragen

1. Wie sind Anabolismus und Katabolismus miteinander verbunden? (☞ Kap. 3.9.1)
2. Welche Flüssigkeitsräume gibt es im Körper? (☞ Kap. 3.9.2)
3. Wie unterscheiden sich Hyperhydratation und Dehydratation? (☞ Kap. 3.9.2)
4. Was ist der Unterschied zwischen Azidose und Alkalose? (☞ Kap. 3.9.3)
5. Nennen Sie zwei Kompensationsmechanismen der Säure-Basen-Regulation. (☞ Kap. 3.9.3)

Heben und Tragen 4

Michael Steiner

Dem Rücken schonenden Heben und Tragen von Patienten im Rettungsdienst wird oft zu wenig Beachtung geschenkt, obwohl fehlerhafte Bewegungsabläufe über Jahre wiederholt zu ernsthaften Schäden des Rückens führen können.

Die Berufsgenossenschaften in Deutschland haben ermittelt, dass etwa ein Drittel aller Arbeitsunfähigkeitstage auf Erkrankungen des Muskel-Skelett-Systems zurückzuführen sind.

Besonders gefährdet sind Beschäftigte in Gesundheitsfachberufen. Das Risiko, eine Erkrankung des Bewegungsapparates, insbesondere der Wirbelsäule, zu erleiden, liegt für Angehörige der Gesundheitsfachberufe entschieden höher als in anderen Berufsgruppen. Ungünstige Körperhaltungen und das Heben und Tragen von schweren Patienten werden als mögliche Ursachen bei der Entstehung von **Verschleißerkrankungen** der Wirbelsäule, Bandscheiben und Gelenke angesehen.

4.1 Physikalische Grundlagen der Rückenbelastung

Während des Anhebens oder des Tragens eines Patienten wirkt eine Kraft auf die Wirbelsäule des hebenden Mitarbeiters. Die Krafteinwirkung lässt sich nach dem **Hebelgesetz**

$$\text{Kraft} \times \text{Kraftarm} = \text{Last} \times \text{Lastarm}$$

errechnen.

Das Hebelsystem der Wirbelsäule entspricht einem zweiarmigen Hebel (☞ Abb. 4.1). Dabei greift die Kraft an den fünf Zentimeter langen Dornfortsätzen der Rückenwirbel an (**Kraftarm**). Der Abstand zwischen den Rückenwirbeln und dem gemeinsamen Schwerpunkt von Oberkörper und Last (**Lastarm**) kann eine Länge von bis zu 40 cm aufweisen. Aus diesem Verhältnis ergibt sich bei gebeugtem Rücken der Faktor acht (5 cm zu 40 cm), mit dem sich die Gewichtskraft der Last (Patientengewicht plus eigenes Gewicht des Oberkörpers) zur entstehenden Kraft, die auf die Wirbelsäule wirkt, multipliziert.

Zusätzlich tritt während des Hebevorgangs bei gebeugtem Rücken eine keilförmige Verformung der **Bandscheiben** auf und es kommt an den Wirbelkörperkanten zu einer Überbelastung (☞ Abb. 4.1). In der Folge kann dies zu einer Gewebeschwächung der Bandscheiben führen, die bei einer ungünstigen, auch schon geringen Belastung einreißen können. Tritt dabei der gallertartige Kern aus und drückt gegen das Rückenmark oder seitlich verlaufende Spinalnerven, wird dieser Vorgang als **Bandscheibenvorfall** (☞ Kap. 17.5) bezeichnet.

Um die beschriebene **Hebelwirkung** zu minimieren, sind folgende **Vorgehensweisen** zu beachten, um einer Schädigung der Wirbelsäule vorzubeugen (☞ Abb. 4.2):

- So nahe wie möglich an die zu hebende Last stellen.
- Mit geradem Rücken in die Knie gehen.
- Last aus der Hocke (Füße etwa hüftbreit auseinander) aufnehmen und körpernah halten.
- Last mit gestreckten Armen halten.
- Last durch Streckung im Kniegelenk bei gerade aufgerichtetem Oberkörper langsam anheben.
- Bei mehreren Helfern müssen alle Helfer gleichzeitig anheben (der Helfer am Kopf gibt das Kommando) (☞ Abb. 4.6b).
- Ruckartiges Hochreißen oder schwungvolle Bewegungen vermeiden.
- Gleichzeitiges Heben und Verdrehen der Wirbelsäule vermeiden.

Zusätzlich sollte jeder Mitarbeiter im Rettungsdienst, der regelmäßig Patienten anheben und tragen muss, seine Rückenmuskulatur durch gezieltes **Training** kräftigen.

Merke

Lasten immer mit geradem Rücken heben und tragen.

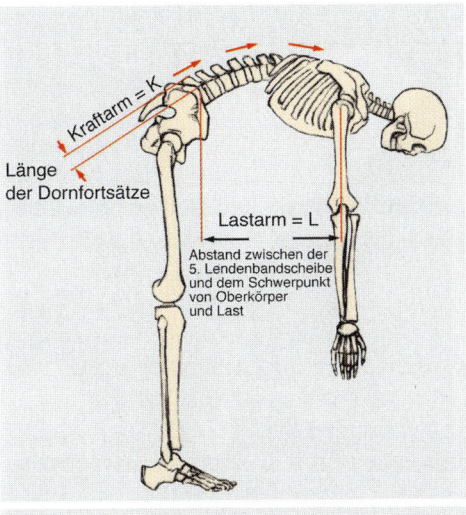

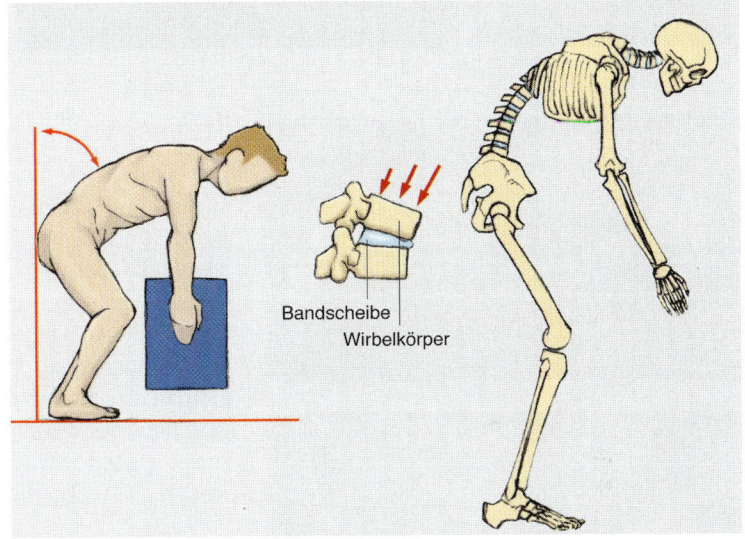

Abb. 4.1: Vergleich der Wirbelsäule bei Belastung und Überlastung [L108]

4.2 Einsatz der Transportmittel im Krankentransport

Für die Arbeit im Rettungsdienst sind die beiden Transportmittel Krankentrage und Tragesessel von besonderer Bedeutung.

Krankentrage

Die Krankentrage besteht aus einem Fahruntergestell und der aufliegenden Patiententrage. Durch die Verwendung des Fahruntergestelles kann der Patient schonend und für die Helfer Kraft sparend auf ebenem Untergrund transportiert werden. Soll der Patient umgelagert werden, kann durch die Höhenverstellung des fahrbaren Untergestells eine optimale Arbeitshöhe gewählt werden. Durch die lenkbaren Räder des Fahrgestells kann die Krankentrage anschließend direkt neben das Bett gefahren werden.

Ist ein Patiententransport in unebenem Gelände oder einem Treppenhaus erforderlich, so kann das Fahruntergestell von der Patiententrage getrennt werden, um das Gesamtgewicht zu reduzieren (☞ Abb. 4.3).

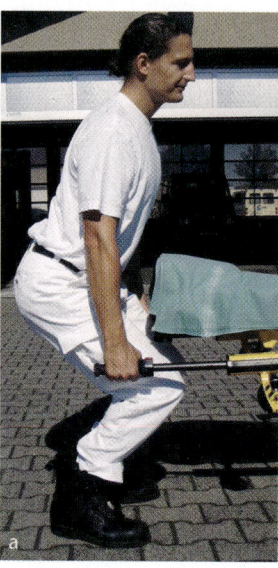
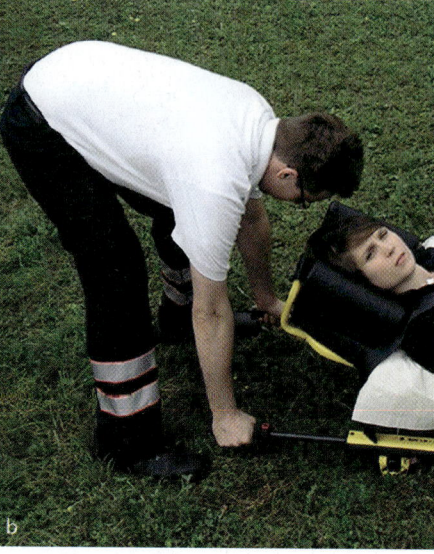

Abb. 4.2: a) Rücken schonendes Anheben, b) Rücken belastendes Anheben [O427, M302]

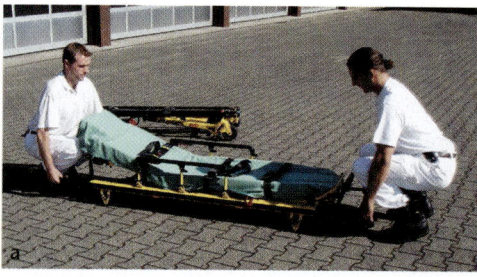

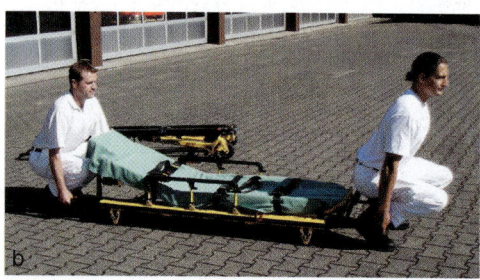

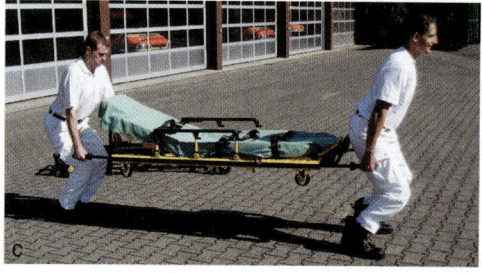

Abb. 4.3 a – c: Anheben der Krankentrage [O427]

Tragesessel

Der Tragesessel findet beim Transport von sitzenden Patienten seine Anwendung. Er kann, ähnlich wie ein Rollstuhl, Kraft sparend auf ebenem Untergrund gerollt werden, besitzt aber integrierte, ausklappbare Griffe, die ein Tragen z. B. über Treppenstufen ermöglichen. Durch spezielle Arretierungen und Sicherheitsgurte im Krankenwagen kann der Patient ohne weitere Umlagerung sitzend im Tragesessel transportiert werden (☞ Abb. 4.4).

Umlagerung des liegenden Patienten

Um den liegenden Patienten auf die Krankentrage oder zum Tragesessel zu bringen, stehen verschiede Rücken schonende Möglichkeiten und Hilfsmittel zur Verfügung.

Unterstützung des gehfähigen Patienten
Kann der Patient selbstständig aufstehen bzw. gehen, so sollte er immer geführt werden, um einen möglichen Sturz zu vermeiden (☞ Abb. 4.5). Das Aufstehen kann dem Patienten erleichtert werden, indem sich der Helfer neben ihn stellt und seinen Fuß quer vor die Füße des Patienten setzt. So wird ein Wegrutschen der Patientenfüße verhindert.

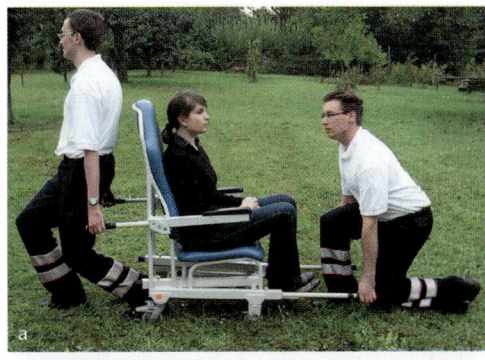

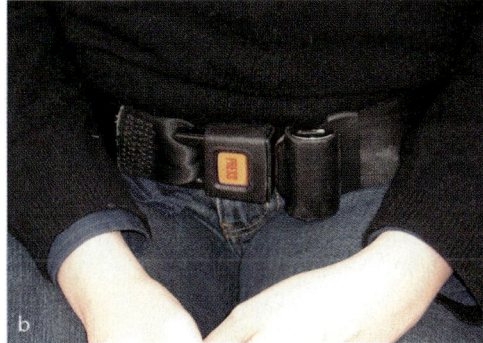

Abb. 4.4: a) Anheben eines Patienten auf dem Tragesessel, b) Verriegelung des Beckengurtes [M302]

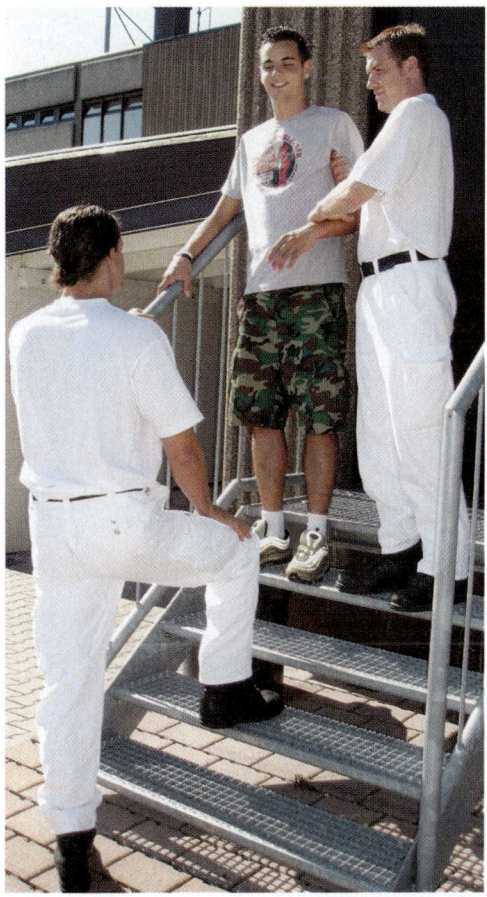

Abb. 4.5: Führen des gehfähigen Patienten zur Trage [O427]

Der Helfer ergreift anschließend mit seinen Händen Unter- und Oberarm des Patienten seitlich an dessen Körper und stabilisiert das Gehverhalten des Patienten. Während des Treppensteigens muss der Patient sich selbst am Treppengeländer festhalten können. Der zweite Helfer geht zusätzlich hinter dem Patienten, um im Falle eines Sturzes sofort eingreifen zu können. Bestehen von Seiten der Helfer Bedenken oder fällt eine Gangunsicherheit des Patienten auf, so muss der Patient getragen werden.

Unterstützung des gehunfähigen Patienten

Muss ein **gehunfähiger** Patient auf die Krankentrage umgelagert werden, so stehen zwei technische Tragehilfen zur Verfügung.

Tragetuch

Zur Umlagerung des Patienten auf ein Tragetuch muss er zuerst auf die Seite gedreht werden (☞ Abb. 4.6a). Das Tragetuch wird der Länge nach zweimal gefaltet, sodass die Griffschlaufen nach außen weisen. Die Griffschlaufen sind umlaufend an der Liegefläche angebracht, um ein Anheben des Patienten, auch mit mehreren Personen, zu erleichtern. Anschließend wird das längs gefaltete Tragetuch direkt an den Rücken des Patienten geschoben. Der Patient wird in die Gegenrichtung gedreht, sodass das Tuch unter ihm ausgebreitet werden kann. Durch diese Drehtechnik wird die körperliche Belastung des Lagerungsvorganges für den Patienten auf ein Minimum reduziert. Es ist ebenfalls möglich, einen sitzenden Patienten kurz anzuheben und das vorbereitete Tragetuch unter ihn zu legen. Dies erlaubt auch das sitzende Tragen bei unter Umständen

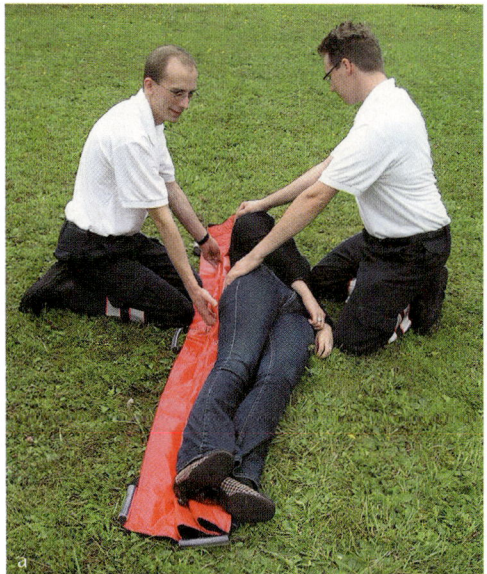

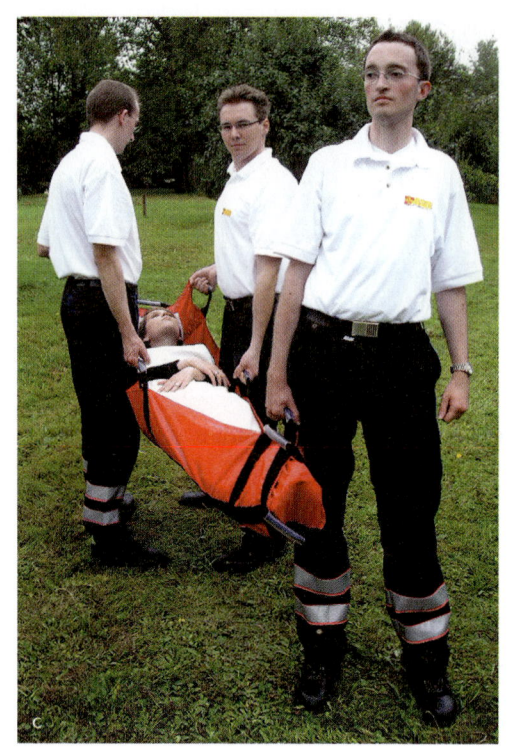

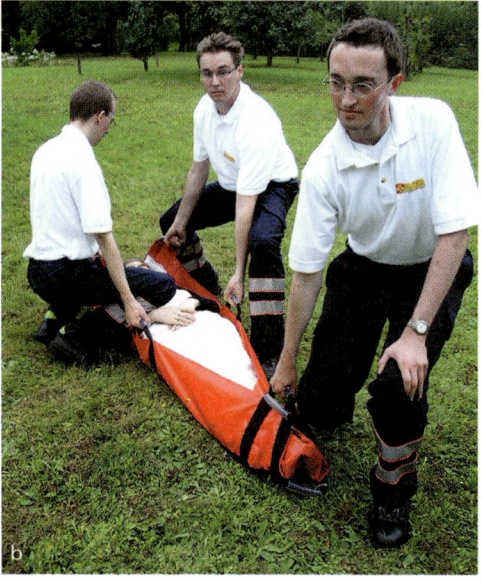

Abb. 4.6: a) Umlagerung des Patienten auf das Tragetuch, b), c) Rücken schonendes Anheben des Patienten mit dem Tragetuch [M302]

sehr engen Zimmerverhältnissen. Zum anschließenden Überheben des Patienten auf die Krankentrage sind mindestens drei Helfer erforderlich (☞ Abb. 4.6 b, c).

Schaufeltrage
Auch die Schaufeltrage eignet sich zur Umlagerung eines liegenden, gehunfähigen Patienten. Sie ist eine zweiteilige, in der Länge verstellbare, starre Tragehilfe, aus Aluminium in Leichtbauweise gefertigt. Ursprüng-

lich wurde sie entwickelt, um Patienten mit Verdacht auf Wirbelsäulenverletzungen schonend und sachgerecht umzulagern. Aufgrund der einfachen Handhabung und ihrer Vielseitigkeit ist die Schaufeltrage eine wirksame Tragehilfe. Die schaufelförmigen Zangen bieten die Möglichkeit, durch schonendes Unterführen der Seitenteile unnötige Manipulationen zu vermeiden. Die Schaufeltrage ist kopf- und fußseitig zu öffnen und zu verschließen. Durch ihr geringes Eigengewicht und ihre Steifigkeit reichen zwei Helfer zum schonenden und achsengerechten Überheben des Patienten auf die Krankentrage aus.

Durchführung der Umlagerung mit der Schaufeltrage Die Schaufeltrage wird flach neben den Patienten gelegt. Das schmale Teil zeigt fußwärts, das breite kopf- und brustwärts. Die Länge wird nunmehr patientengerecht verstellt. Nun wird die Arretierung kopf- und fußseitig gelöst und die Tragenhälften dicht an den Patienten angelagert. Beide Helfer treten zunächst an eine Patientenseite und fassen den Körper jeweils an Becken und Unterschenkel sowie im Bereich von Lenden und Schultern. Ein dritter Helfer hält ggf. den Kopf. Der Körper wird nur minimal achsengerecht abgehoben und die Tragenhälfte schonend bis zum Rand untergeschoben. Dasselbe Vorgehen erfolgt nun auf der Gegenseite. Anschließend werden die Verriegelungen nacheinander wieder verschlossen, es wird mit dem Kopfende begonnen (☞ Abb. 4.7).

Umlagerung des sitzenden Patienten

Zum Umlagern eines sitzenden Patienten auf einen Tragesessel oder Rollstuhl bieten sich ebenfalls mehrere Möglichkeiten an.

Patient kann kurzzeitig stehen
Kann der Patient mit Unterstützung kurzzeitig stehen, so stellt sich ein Helfer vor den Patienten. Er setzt seine Füße rechtwinklig vor die Füße des Patienten und stützt mit seinen Knien die Knie des Patienten. Der Patient umfasst anschließend den Hals des Helfers und verschränkt seine Hände in dessen Nacken. Der Helfer greift mit beiden Armen unter den Achselhöhlen hindurch bis an die Schulterblätter des Patienten und zieht den Patienten langsam und gerade hoch.

Der zweite Helfer kann nun, nachdem ein sicherer Stand gewährleistet ist, den Rollstuhl wegziehen und gegen den Tragesessel austauschen. Das Absetzen des Patienten in den Tragesessel erfolgt in umgekehrter Reihenfolge.

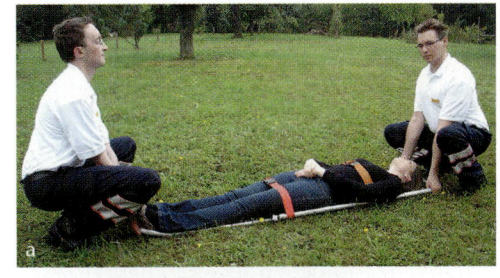

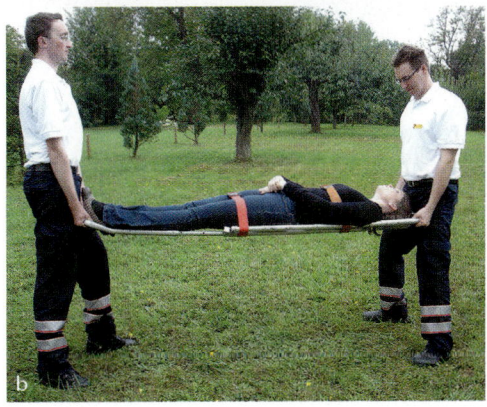

Abb. 4.7: a) Umlagern eines Patienten mit der Schaufeltrage, b) Anheben eines Patienten mit der Schaufeltrage [M302]

Patient kann nicht kurzzeitig stehen
Kann der Patient auch mit Unterstützung nicht kurzzeitig stehen, so können an Rollstuhl oder Tragesessel die Seitenteile abgebaut oder die Armlehnen hochgeklappt werden, um den Patienten anschließend auf gleicher Höhe auf den andern Stuhl herüberzuziehen.

Es ist zu beachten, dass die Anwendung des **„Rautek-Rettungsgriffes"** (☞ Kap. 20.8) nur in der Notfallrettung, also zur unmittelbaren Rettung aus einem Gefahrenbereich, zugelassen ist. Im Krankentransport darf er nicht angewendet werden, da bei seiner Durchführung Verletzungen des Patienten nicht ausgeschlossen werden können.

Wiederholungsfragen

1. Wie kann die auf den Rücken des Helfers einwirkende Kraft bestimmt werden? (☞ Kap. 4.1)
2. Worauf ist bei einem Rücken schonenden Anheben eines Patienten zu achten? (☞ Kap. 4.1)
3. Wie wird die Schaufeltrage angewandt? (☞ Kap. 4.2)
4. Wann dürfen Sie den Rautekgriff anwenden? (☞ Kap. 4.2)

Pflegerische Betreuung von Verletzten und Kranken 5

Ralf Bischoni

Im Rettungsdienst und vor allem im Krankentransport nimmt die pflegerische Betreuung einen hohen Stellenwert ein. In diesem Kapitel werden Techniken betrachtet, die einer Prophylaxe oder der Vermeidung einer Verschlimmerung des Krankheitszustandes dienen. Ein weiterer Bestandteil dieses Abschnittes ist der Umgang mit Patienten, die einen besonderen pflegerischen Anspruch an das Rettungsfachpersonal stellen.

5.1 Relevante Lagerungen auf dem Transport

5.1.1 Dekubitusprophylaxe

Ein Dekubitus ist eine **Wunde,** die von den oberflächlichen Hautschichten über die tiefer liegenden Bindegewebsschichten bis zum Knochen reichen kann. Schon die Benennung „Dekubitus" (lat. decumbere = sich niederlegen) und der deutsche Begriff **„Wundliegen"** weisen auf die häufigste Ursache des Dekubitus hin – langes Liegen. Bei der Entstehung der Wundfläche treffen unterschiedliche Faktoren zusammen.

Dekubitusentstehung

Drei **Faktoren** spielen bei der Entstehung eines Dekubitus eine Rolle:

- Druck (Auflagedruck)
- Zeit (Druckverweildauer)
- Disposition (Risikofaktoren).

Merke

Es gilt immer: Ohne Druck kein Wundliegen!

Das Zusammenspiel dieser Faktoren kann zu den gefürchteten Hautschädigungen führen (☞ Abb. 5.1). Auf intakter, gesunder Haut kann ein Auflagedruck ungefähr zwei Stunden ohne bleibende Schäden toleriert werden. Deutlich gefährdeter sind Patienten mit vorgeschädigter oder schlecht durchbluteter Haut. **Risikofaktoren** für eine erhöhte Dekubitusgefährdung können sein: Fieber, Inkontinenz, Fettleibigkeit, Diabetes mellitus, Scherkräfte sowie Abwehrschwächen,

allgemeine Durchblutungsstörungen und ein reduzierter Allgemeinzustand.

Besonders gefährdet sind die Körperstellen, an denen sich zwischen Haut und darunter liegenden Knochen nur wenig Muskulatur befindet (☞ Abb. 5.2).

Zur **Vermeidung** eines Druckgeschwürs bei längeren Transport- oder Liegezeiten, insbesondere auf langen Verlegungsfahrten, muss auf die richtige Lagerung und ein regelmäßiges Umlagern des Patienten während des Transportes geachtet werden. Falls möglich, sollte der Patient möglichst viele Bewegungen eigenständig durchführen. Wenn umgelagert wird, ist darauf zu achten, dass Umlagerungshilfen wie Schlingen oder Manschetten nicht unter dem Patienten liegen bleiben. Der Patient sollte auch nicht in 90°-Seitenlagerung (Halbseitenlagerung) gelagert werden, denn dabei wird die Haut-

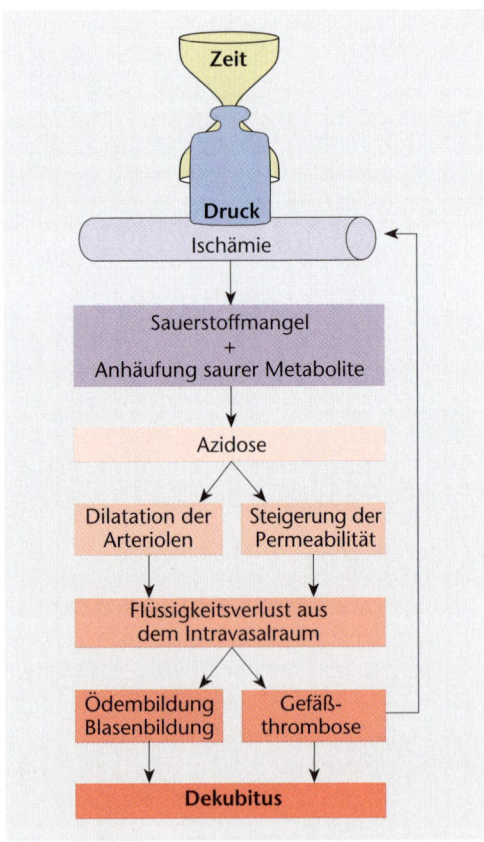

Abb. 5.1: Schritte von der andauernden Druckeinwirkung bis zur Dekubitusentstehung [A400]

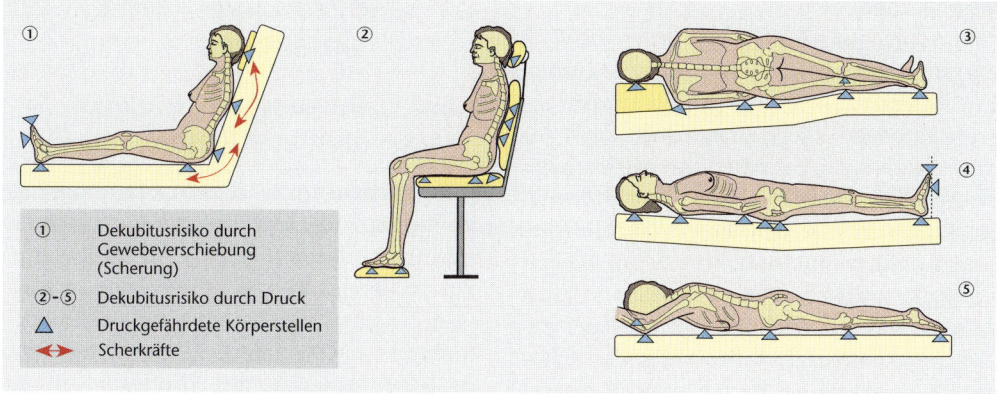

Abb. 5.2: Dekubitusrisiko durch Scherung und Druck [A400 – 157]

durchblutung eher verschlechtert. 30°-Lagerungen (**Schräglage**) sind dagegen erlaubt, da sich der Druck hier auf eine größere Auflagefläche verteilt.

Grundsätzlich sollte der Einsatz von Materialien wie Plastik- oder Kunststofffolien vermieden werden, weil sie die Hautatmung einschränken und zur Feuchtigkeitsansammlung durch Schwitzen führen. Sie erhöhen die Gefahr der Dekubitusentstehung deutlich. **Atmungsaktive und aufsaugende Unterlagen** sind besser geeignet.

5.1.2 Maßnahmen bei Kontrakturen

Wenn sich Patienten aus eigener Kraft nicht oder kaum mehr bewegen können, besteht die Gefahr, dass Gelenke in ihrer Funktion und ihrer Beweglichkeit eingeschränkt werden. Ein Muskel, der nicht mehr bewegt wird, schrumpft. Dadurch kommt es zur Verkürzung der Bänder, die den Muskel mit der Gelenkkapsel verbinden. Auch die Produktion der Gelenkflüssigkeit ist von der Bewegung abhängig. Sie bildet die so genannte „Gelenkschmiere" und ist unter anderem zur Erhaltung der Geschmeidigkeit der Gelenkkapsel notwendig. Wenn diese Schmierung ausbleibt, kommt es zu einer Schrumpfung der Kapsel und somit zur weiteren Versteifung des Gelenkes. Diese Funktionseinschränkung durch **Verkürzung von**

Muskeln, Sehnen und Bändern entsteht nach tage- oder wochenlangem Bewegungsmangel und ist als Kontraktur definiert. Durch die Kontraktur entsteht eine **Zwangshaltung,** die vom Patienten nicht aufgehoben werden kann (☞ Abb. 5.3).

Ursachen
Ursachen der Kontraktur sind:

- Bettlägerigkeit mit Immobilisationseinschränkung
- Inaktivität (auch therapiebedingt durch Ruhigstellung)
- Lähmungen
- Schonhaltungen bei chronischen Schmerzen
- großflächige Narben.

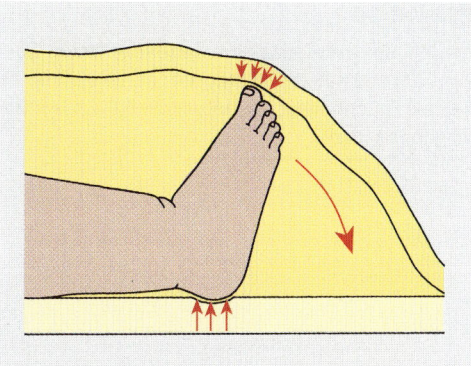

Abb. 5.3: Entstehung eines Spitzfußes [A400 – 157]

Maßnahmen

Die prophylaktischen Maßnahmen im Rettungsdienst und Krankentransport nehmen eine untergeordnete Rolle ein, da sie der länger währenden Pflege zuzuordnen sind. Allerdings muss bei Patienten mit bestehenden Kontrakturen während des Transportes darauf hingewirkt werden, eine Verschlimmerung wie auch eine zusätzliche Schmerzbelastung des Patienten zu vermeiden. Neben dem Aspekt der Dekubitusprophylaxe auf Langstreckenfahrten sollte auch die **schonende Lagerung** bei bestehenden Kontrakturen berücksichtigt werden. Wichtige Informationen zur Lagerung von betroffenen Patienten sollten beim Übergabegespräch mit dem Pflegedienstpersonal geklärt werden.

Grundsätzlich sollen alle kontrakturgefährdeten Gelenke in **physiologischer Mittelstellung** gelagert und nicht durch zusätzlichen Druck belastet werden. Bei bestehenden Kontrakturen müssen die Gelenke so gelagert werden, wie es dem Wunsch des Patienten entspricht, um weitmögliche Schmerzfreiheit zu erreichen. Zur Umlagerung und zum Transport von Patienten mit Kontrakturen sollte ggf. im Vorfeld über eine geeignete **Schmerzmedikation** nachgedacht werden. Meist verursacht die Lagerung eine zusätzliche Mobilisation und damit verbundene Schmerzen. Häufig ist es bei Patienten mit Kontrakturen schwierig, sie auf der beengten Trage geeignet zu lagern und zu sichern.

> **Praxistipp**
>
> Achten Sie darauf, dass die Bettdecke locker über das Fußende hängt und stecken Sie sie auf keinen Fall am Fußende fest. So haben die Füße mehr Bewegungsfreiheit.

5.2 Besondere Pflegesituationen

5.2.1 Umgang mit Tracheostomapatienten

Eine **Tracheostomie** ist ein operativ angelegter **Zugang** zur Luftröhre, der zur Langzeitbeatmung oder im Vorfeld großer Operationen im Bereich von Kopf und Hals angelegt wird. Er gewährleistet eine Verbindung der Luftwege nach außen, unter Umgehung des Nasenrachenraumes. Die Haut wird an der eröffneten Trachea angenäht (**Tracheostoma**). So entsteht ein Kanal aus Haut und Schleimhaut für die Trachealkanüle (☞ Abb. 5.4).

Dieser Kanal muss sehr gründlich gepflegt werden, vor allem vor dem Hintergrund, dass die Atemluft bei einem tracheotomierten Patienten nicht durch die Nase, sondern unter vollständiger Umgehung der oberen Atemwege durch die Trachealkanüle direkt in die unteren Atemwege gelangt. Der Körper kann die Atemluft nicht ausreichend aufbereiten. Bei Patienten mit einem Tracheostoma (☞ Abb. 5.5) oder einer Trachealkanüle kann es notwendig sein, gehäuft endotracheal abzusaugen. Die **Absaugeinheit** ist vorzubereiten. **Wärme- und Feuchtigkeitsaustauscher,** so genannte künstliche Nasen, die sowohl einen grob reinigenden Effekt haben als auch eine Befeuchtung der Atemluft

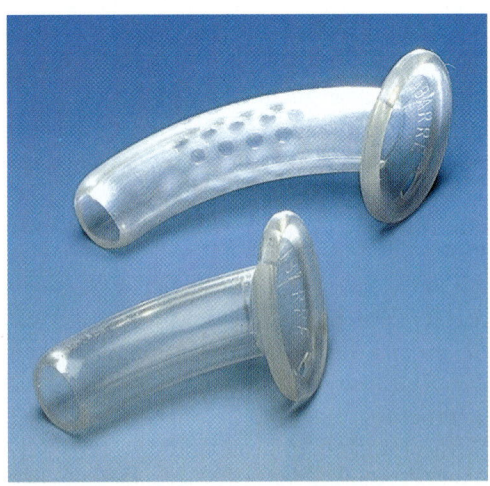

Abb. 5.4: Trachealkanülen aus Silikon [V156]

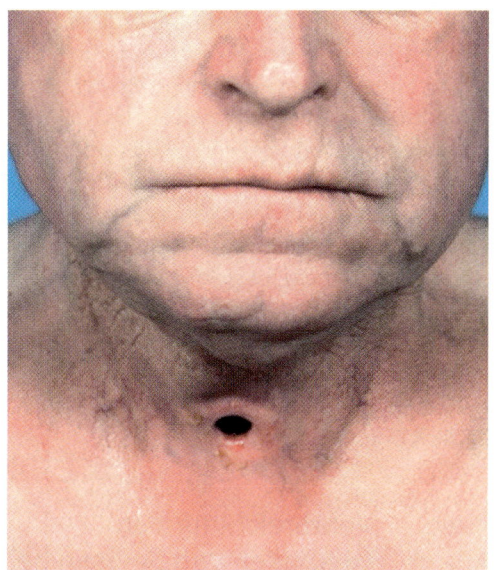

Abb. 5.5: Patient mit Tracheostoma [M117]

als eine krankhafte Sollwertverstellung im Temperaturzentrum des Hypothalamus mit **Anstieg der Körperkerntemperatur auf über 38 °C** definiert. Viele Erkrankungen gehen mit Fieber einher. Fieber ist keine eigenständige Erkrankung, sondern eine Reaktion des Körpers auf äußere (z. B. Infektionen) oder innere (z. B. Tumoren) Einflüsse, und zeigt lediglich an, dass der Organismus mit **Abwehraufgaben** belastet ist. Grundsätzlich sollte daher die Höhe und, wenn möglich, die Ursache jedes Fiebers geklärt werden.

Achtung

Bei bestimmten Infektionen oder auch Fieber unklarer Herkunft sind ggf. Eigenschutzmaßnahmen des Personals erforderlich, um sich vor einer Ansteckung zu schützen und um die Krankheit nicht weiterzuverbreiten.

sicherstellen, sind ebenfalls häufig genutzte Hilfsmittel. Sie müssen in jedem Falle bereitliegen, um eine vorhandene feuchte Nase bei Verunreinigung sofort austauschen zu können.

Die Sicherstellung und Erhaltung der respiratorischen Funktion des Patienten ist im Rettungsdienst eine Kernaufgabe. Dies gilt in gleichem Maße für Tracheostomapatienten. Von daher muss ein blockierter Luftweg (z. B. durch Sekret, Schleim) bei einem Tracheostomapatienten sofort wieder eröffnet werden. Gelingt dies durch eine ausschließliche **Sekretabsaugung** nicht, so ist die Kanüle zu entfernen und eine Ersatzkanüle bzw. notfalls ein gekürzter oder nur einige Zentimeter vorgeschobener Endotrachealtubus einzusetzen. Grundsätzlich kann über ein sauberes Tracheostoma genauso beatmet werden wie über einen intakten Luftweg. Eine sterile **Wundversorgung** ist obligat.

5.2.2 Umgang mit fiebrigen und stark schwitzenden Patienten

Die Körperkerntemperatur wird durch das Zusammenspiel von Wärmebildung und Wärmeabgabe konstant gehalten. **Fieber** ist

Weitere **Symptome** bei fiebernden Patienten sind:

- Müdigkeit und Schwäche
- Glieder- und Gelenkschmerzen
- Appetitlosigkeit
- Frösteln und Schüttelfrost
- warme, gerötete Haut, trockene Lippen und Mundschleimhaut
- Herzrasen
- schnelle, flache Atmung
- Schwitzen, zum Teil mit starkem Flüssigkeitsverlust verbunden.

Daher sollten diese Patienten zunächst vor weiterer Auskühlung geschützt werden. Bei fiebernden Patienten ist auf einen adäquaten **Flüssigkeitsersatz,** der häufig oral nicht zu gewährleisten ist, zu achten. Eine großzügige intravenöse Gabe kristalloider Lösungen ist in vielen Fällen angezeigt. Die **Überwachung des Temperaturverlaufs** während des Transportes ist durchzuführen. Blendende Lichtreize, die störend für den Patienten sind, sollten vermieden werden.

5.2.3 Umgang mit Steckbecken und Urinflasche

Steckbecken und Urinflasche sollten sich auf jedem in der Notfallrettung und im Krankentransport eingesetzten Fahrzeug befinden. Der Transport von Patienten, die aus Krankheitsgründen nicht in der Lage sind, Harn und/oder Stuhl zu halten (Inkontinenz), kommt im Krankentransport häufig vor. In den meisten Fällen wird der männliche Patient, der den **Harndrang** verspürt, selbst in der Lage sein, die Urinflasche (☞ Abb. 5.6) zu verwenden. Ist er dazu nicht imstande, ist ihm Hilfe anzubieten. Die gefüllte Urinflasche ist in einer entsprechenden **Haltevorrichtung** zu fixieren und mit einem Verschlussdeckel zu versehen. Bei weiblichen Patienten wird das Steckbecken benutzt.

Das Steckbecken (Bettpfanne, ☞ Abb. 5.7) ist als **Hilfsmittel zur Stuhl- und Urinausscheidung** bei bettlägerigen Patienten anzuwenden. Der Patient muss die Beine anwinkeln und das Gesäß anheben, sodass ein Unterschieben des Steckbeckens möglich ist. Eine seitliche Drehung des Patienten ist aufgrund der beengten Verhältnisse auf der Tra-

ge meist schwierig. Grundsätzlich ist die richtige Position des Steckbeckens auf der Trage zu prüfen. Die **Reinigung** der Ausscheidungsorgane ist von vorne nach hinten vorzunehmen, um einer Verschleppung von Fäkalkeimen ins Urogenitalsystem vorzubeugen. Das gefüllte Steckbecken ist in einer entsprechenden Haltevorrichtung zu fixieren und mit einem Verschlussdeckel zu versehen.

Merke

Beim Umgang mit Ausscheidungen sind grundsätzlich Einmalhandschuhe zu tragen.

5.2.4 Verabreichung von Getränken und Speisen bei Kranken und Verletzten

Die Verabreichung von Speisen und Getränken kann auf Langstreckentransporten zu Schwierigkeiten führen, wenn die orale Nahrungsaufnahme des Patienten krankheitsbedingt behindert ist. Grundsätzlich sollte das Fahrzeug zur Aufnahme von Speisen angehalten werden. Zur Unterstützung gibt es verschiedene **Hilfsmittel,** die auch dem liegenden Patienten die Nahrungsaufnahme erleichtern. Hier zu nennen sind beispielsweise Schnabelbecher, Schnabeltassen, mit Saugfuß an einem Tablett fixierte Teller oder Becher. Es ist zu beachten, dass für den Patienten in liegender Position eine deutlich größere Gefahr des „Verschluckens" und damit des Eindringens von Fremdkörpern in die Luftwege (**Aspiration**) besteht. Daher sind nur kleine Schlucke und Nahrungsportionen zu verabreichen. Für die Nahrungsaufnahme sollte der Oberkörper des Patienten leicht angehoben werden.

Merke

Soweit es möglich und aus medizinischer Sicht erlaubt ist, sollte der Patient die Nahrungsaufnahme selbstständig durchführen.

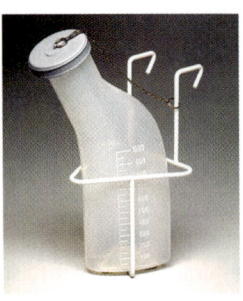

Abb. 5.6: Urinflasche [K183]

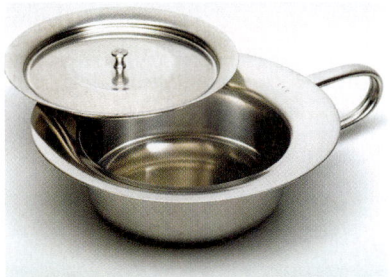

Abb. 5.7: Steckbecken [K183]

5.2.5 Transport ambulant operierter Patienten

Die Anzahl ambulant operierter Patienten nimmt stetig zu. Bei diesen Patienten bestehen grundsätzlich dieselben Risiken wie bei jedem anderen operierten Patienten. Zu nennen sind hier eine erhöhte **Thrombose-, Embolie-, Blutungs- und Infektionsgefahr.** Daher ist eine ausführliche Patientenübergabe bei Übernahme des Patienten notwendig. Neben dem Krankheitsbild sowie einer Information über den durchgeführten Eingriff müssen dem Rettungsfachpersonal sowohl die potenziellen Risiken als auch erforderliche **Verhaltensregeln** erläutert werden. Vor allem die **Medikation** während der Operation und möglicherweise im Anschluss daran sollte vor Beginn des Transportes geklärt werden. Treten während des Transportes Komplikationen auf, so muss als mögliche Ursache immer der durchgeführte operative Eingriff in Betracht gezogen und umgehend geeignete Hilfe nachgefordert werden, z. B. Notarztalarmierung.

Wiederholungsfragen

1. Nennen Sie die Ursachen, die zur Entstehung eines Dekubitus führen. (☞ Kap. 5.1.1)
2. Welche Maßnahmen ergreifen Sie zur Vermeidung von Dekubiti auf einem Langzeittransport? (☞ Kap. 5.1.1)
3. Wie sollten die betroffenen Gelenke eines Patienten mit Kontrakturen möglichst gelagert werden? (☞ Kap. 5.1.2)
4. Welche Maßnahmen müssen bei einem verschlossenen Tracheostoma ergriffen werden? (☞ Kap. 5.2.1)
5. Welche Hilfsmittel zur Ausscheidung sind auf jedem in Krankentransport und Notfallrettung eingesetzten Fahrzeug mitzuführen? (☞ Kap. 5.2.3)
6. Welche Gefahr ist beim liegenden Patienten bei der Verabreichung von Nahrung und Flüssigkeit deutlich erhöht? (☞ Kap. 5.2.4)

Hygiene, Infektionskrankheiten und Arbeitsschutz 6

Jürgen Luxem, Heiko Krabbe

Besondere Verantwortung trägt das Rettungsfachpersonal bei der Verhütung von Infektionskrankheiten. Es muss ihm bewusst sein, dass es selbst Träger und Überträger von Mikroorganismen ist und bei Missachtung hygienischer Grundmaßnahmen, wie z. B. die Durchführung einer regelmäßigen und sorgfältigen hygienischen Händedesinfektion, die Notfallpatienten und sich selbst gefährdet. Somit sind Kenntnisse über eine hygienische Arbeitsweise und über den Schutz der Umwelt vor gefährlichen Keimen eine wesentliche Voraussetzung für den professionellen Umgang mit Notfallpatienten.

Das **Infektionsschutzgesetz** regelt hauptsächlich die Vorgehensweise bei meldepflichtigen Infektionserkrankungen und benennt die zur Meldung verpflichteten Personen. Außerdem gibt es Vorgaben für den Datenaustausch zwischen Meldebehörden, Ärzten und Kliniken.

Infektionsfahrten sind Transporte infektiöser Patienten. Sie erfordern vor, während und nach dem Transport besondere Verhaltensregeln und Schutzmaßnahmen, die dem Schutz des Personals und der Patienten dienen.

Der **Arbeitschutz** gliedert sich in die staatlichen Arbeitsschutzvorschriften und die Vorschriften der gesetzlichen Unfallversicherung. Arbeitsunfälle sind meldepflichtig und müssen dokumentiert werden.

Schutzimpfungen sollen Immunität gegen Krankheitserreger ausbilden und den Ausbruch einer Infektionskrankheit verhindern. Unterschieden werden aktive und passive Impfungen.

6.1 Hygiene

Hygiene ist die wissenschaftliche Lehre von der **Gesundheit** und der **Verhütung** von Krankheiten. Sie zielt darauf ab, die Gesundheit zu erhalten, Erkrankungen vorzubeugen sowie die Entstehung und Ausbreitung von Krankheitserregern zu verhindern.

Das **Infektionsschutzgesetz** (IfSG), das 2001 in Kraft trat, betont einen weiteren Aspekt des modernen Hygieneverständnis

ses. Es macht deutlich, dass nicht nur das Erkennen und Bekämpfen von Infektionskrankheiten zählt, sondern die Basis in deren Vorbeugung (Prävention) zu suchen ist.

Merke

Hygienemaßnahmen, bezogen auf die Aufgaben im Rettungsdienst, sind die Summe aller Präventionsmaßnahmen, die die Übertragung und damit die Ausbreitung von Infektionskrankheiten verhindern sollen. Nur die Beachtung grundlegender Hygienemaßnahmen, wie persönliche Hygiene, Arbeitsplatzhygiene und Umwelthygiene, kann zum Schutz vor Infektionen beitragen.

6.2 Mikrobiologie

6.2.1 Mikroorganismen

Mikroorganismen (Bakterien, Viren, Pilze) sind weder tierisch noch pflanzlich, sondern bilden ein eigenes Reich. Sie begegnen dem Menschen zu allen Zeiten und überall: im Boden, im Trinkwasser, in Lebensmitteln, in der Luft und sogar im menschlichen Körper (z. B. Darmbakterien, die bei der Verdauung helfen). Wir atmen, essen und trinken inmitten von Mikroorganismen. Nur verhältnismäßig wenige rufen beim Menschen Infektionskrankheiten hervor; sie werden dann als Krankheitserreger (Infektionserreger, Krankheitskeime, kurz: Keime) bezeichnet. Es sind vier Gruppen von Krankheitserregern bedeutend: die Bakterien, die Viren, die Pilze und, als tierische Gruppe, die Parasiten (☞ Tab. 6.1).

6.2.2 Bedrohlichkeit von Mikroorganismen

Mikroorganismen (z. B. Bakterien, ☞ Abb. 6.1) besitzen ein unterschiedliches Ausmaß krankmachender Eigenschaften (Pathogenität). Mit **Virulenz** (Giftigkeit) wird der erregertypische Grad der Aggressivität beschrieben. Ein Mikroorganismus ist umso virulenter, je geringer seine infektionsauslösende Konzentration und je höher seine Fähigkeit entwickelt ist, in gesundes Gewebe einzudringen, sich dort zu vermehren und den

Tab. 6.1: Die vier großen Gruppen der für den Menschen bedeutenden Krankheitserreger

	Merkmale	Beispiele
Bakterien	Einzeller ohne Zellkern, das Erbgut liegt frei im Zytoplasma	Salmonellen, Meningokokken, Tuberkelbakterien, Clostridien
Viren	kleinste Krankheitserreger, nur aus Erbinformation (DNA oder RNA) bestehend, die in einer Hülle verpackt ist	HIV, Hepatitisviren
Pilze	pflanzenähnliche Mikroorganismen	*Candida albicans* (Hefepilz), *Aspergillus flavus* (Schimmelpilz)
Parasiten: • Protozoen • Würmer, Insekten	• einzellige tierische Krankheitserreger • vielzellige tierische Krankheitserreger	• Plasmodien (Malariaerreger) • Rinderbandwurm, Schweinebandwurm, Kopflaus, Krätzemilben

Organismus des Infizierten durch Toxine zu schädigen oder zu zerstören.

Zwei **Bedingungen** müssen zutreffen, damit ein Mikroorganismus zum Krankheitserreger wird:

• Der Mikroorganismus ist für den Menschen pathogen.

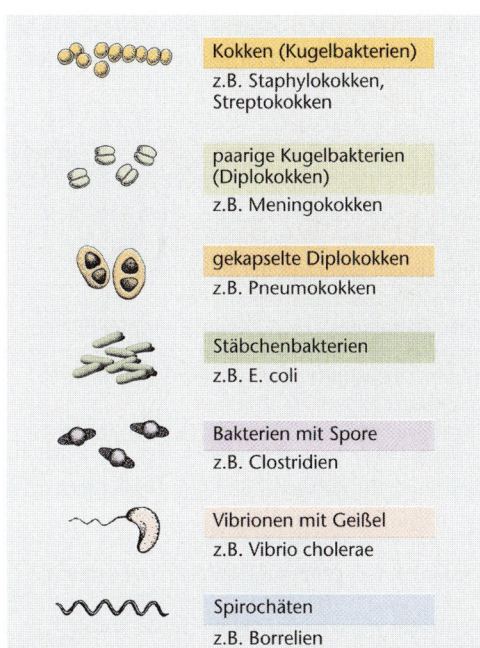

Abb. 6.1: Verschiedene Bakterienformen, die lichtmikroskopisch zu unterscheiden sind [A400]

Kokken (Kugelbakterien)
z.B. Staphylokokken, Streptokokken

paarige Kugelbakterien (Diplokokken)
z.B. Meningokokken

gekapselte Diplokokken
z.B. Pneumokokken

Stäbchenbakterien
z.B. E. coli

Bakterien mit Spore
z.B. Clostridien

Vibrionen mit Geißel
z.B. Vibrio cholerae

Spirochäten
z.B. Borrelien

• Das Immunsystem des Menschen kann diesen pathogenen Mikroorganismus nicht abwehren.

6.2.3 Mikrobiologische Begriffe

Kontamination und Infektion

Als Kontamination wird die **Verunreinigung** von Stoffen, Gegenständen oder Personen mit pathogenen Mikroorganismen bezeichnet. Werden diese Mikroorganismen in den menschlichen Körper übertragen, kann eine Infektion (lat. inficere = hineintun, anzünden) auftreten. Diese kann von einer einzelnen Infektionsquelle ausgehen. Die Infektionsquelle ist das **Erregerreservoir,** in dem sich die Keime aufhalten. Der Übertragungsweg ist die Verbindung zwischen Infektionsquelle und Eintrittspforte in den Körper. Infektionskrankheiten werden erst dann ausgelöst, wenn es krankmachenden Erregern gelingt, über diese Eintrittspforten in den Organismus einzudringen und dort die Immunabwehr zu überwinden.

Nosokomiale Infektionen (griech. nosokoméon = Krankenhaus) sind Infektionen, die in einem zeitlichen Zusammenhang mit einer stationären Behandlung oder medizinischen Maßnahme – also auch denen des Rettungsdienstes – erworben wurden.

Inkubationszeit

Als Inkubationszeit (lat. incubatio = brüten) wird der zeitliche Abstand zwischen Anstekkung und Krankheitsausbruch verstanden. Kurz vor dem Auftreten der ersten Krankheitszeichen findet meist eine explosionsartige Vermehrung der Keime statt.

Die Inkubationszeit kann **unterschiedlich lang** sein: Während sie bei der Virusgrippe nur 1 bis 3 Tage beträgt, kann sie bei der Lepra bis zu 20 Jahre dauern. Die meisten Infektionskrankheiten besitzen allerdings eine Inkubationszeit von wenigen Tagen bis drei Wochen.

Ausbreitung einer Infektion

Die **Infektionskette** ist der Weg des Mikroorganismus von der Infektionsquelle bis zu einer Infektion. Zur Infektionskette gehören

- die Infektionsquelle,
- der Infektionsweg (Übertragungsweg) und
- der Empfänger, der wiederum Infektionsquelle sein kann.

Infektionsquelle

Infektionsquellen (☞ Tab. 6.2) sind Orte, an denen sich Erreger aufhalten und von denen aus sie Infektionskrankheiten verbreiten können, also der **Ursprung** einer Infektion.

Bedeutende Infektionsquellen

Die wichtigste Infektionsquelle ist der **Mensch** selbst. Sowohl kranke als auch gesunde Menschen sind Keimträger. Die Keime werden z. B. mit dem Sputum (Tuberkulose), dem Stuhl (Salmonellose), dem Urin oder über Hautwunden ausgeschieden.

Infektionswege (Übertragungswege)

Erreger können von der Infektionsquelle auf den Empfänger **direkt** oder **indirekt** übertragen werden (☞ Tab. 6.3). Die wichtigsten Übertragungswege (☞ Abb. 6.2) sind:

- **Aerogen,** d. h. über die Luft oder gebunden an Staubpartikel, werden Erreger bei der Tröpfchen- (Niesen!) oder Staubinfektion übertragen.
- **Hämatogen** werden Keime übertragen, wenn sie von Blut, Plasmaersatz oder Sekreten eines Menschen, z. B. über oft kleinste, zum Teil nicht sichtbare Wunden oder Verletzungen, direkt in die Blutbahn eines anderen Menschen gelangen.

Tab. 6.2: Infektionsquellen und ihre Bedeutung

Erregerreservoir	Träger (Auswahl)	Beispiele
Mensch	Patienten, Personal, Angehörige	• Personal als Keimträger (z. B. von *Staphylococcus aureus* auf der Haut als Wundinfektionskeim) • Ausscheidungen während der Inkubationszeit (z. B. bei Salmonellenerkrankungen) • infektiöse Patienten (z. B. Virusinfizierte, MRSA)
Geräte und Instrumente	Inhalationsgeräte, Katheter, Schläuche, Spritzen, Stethoskope, Blutdruckmessgeräte, Laryngoskope, Beatmungszubehör	• ungenügend gereinigte, desinfizierte, sterilisierte Instrumente • Feuchtigkeit in Instrumenten und Geräten (Keimbrutstätten) • Fremdkörper (z. B. Katheter, Sonden, Drainagen) als Leitschiene für Mikroorganismen • Infektion des Rettungsfachpersonals durch kontaminierte Kanülen (so genannte Nadelstichverletzung)
Medikamente	Stechampullen, Infusionslösungen	• Kontamination von Stechampullen durch unsachgemäßen Umgang • Kontamination beim Auflösen von Medikamenten oder Herstellen von Verdünnungen

Tab. 6.3: Übertragungswege von Infektionen

Art der Übertragung	Übertragungsweg	Beispiele
direkte Übertragung: Übertragung von der Infektionsquelle direkt auf den Empfänger	Kontakt-, Schmierinfektion (fäkal, oral)	Hepatitis A infolge unzureichender Händehygiene
	Tröpfcheninfektion (aerogen)	Tuberkulose durch beim Husten verbreitete Tuberkelbakterien
	Nahrungsmittel und Wasser (alimentär)	Gastroenteritis infolge Salmonellenübertragung über Ei- und Rohmilchprodukte
	Blut (hämatogen)	Hepatitis B infolge Verletzung mit infizierter Kanüle (Nadelstichverletzung)
indirekte Übertragung: Übertragung von der Infektionsquelle mittels „Übertragungsmedium" auf den Empfänger	Hände	Pneumonie durch Darmbakterien des Rettungsfachpersonals bei ungenügender Händedesinfektion
	Zwischenwirte	durch Zecken übertragenes Frühsommer-Meningo-Enzephalitis-Virus
	unbelebte Infektionsquellen	Pneumonie nach Inhalationstherapie

- Bei der **parenteralen** Übertragung wird der Erreger über kontaminierte Infusionen oder Kanülen direkt in die Blutbahn übertragen. Auf diese Weise können auch gegenüber Austrocknung oder Abkühlung empfindliche Keime in den Körper gelangen.
- Die **sexuelle** Übertragung wird oft als Sonderfall der parenteralen Übertragung angesehen. Intensiver sexueller Schleimhautkontakt und kleinste Schleimhautverletzungen ermöglichen hier die Keimübertragung.

- Die für den Rettungsdienst bedeutendste Infektion ist die **Kontaktinfektion** (Schmierinfektion), bei der Keime, z. B. über Händeschütteln, Kratzen, Augenreiben, durch kontaminierte (verschmutzte) Gegenstände oder, besonders bei verwirrten Menschen, auch **fäkal-oral** (vom After zum Mund) weitergegeben werden. Besonders häufig sind die Hände des Rettungsfachpersonals, z. B. bei der Wundversorgung, Ursache einer Schmierinfektion.
- Bei **oralen** Infektionen (alimentär) dringen die Erreger über den Mund und den Verdauungstrakt in den Körper ein. Gefürchtet sind Salmonellenübertragungen durch kontaminierte Lebensmittel, die in Einrichtungen mit Großküchen immer wieder zu Massenerkrankungen führen.

Zwischen oralen Infektionen und Schmierinfektionen ergeben sich **Überschneidungen,** da viele Keime sowohl über verseuchte Nahrungsmittel bzw. Getränke als auch über verschmutzte Hände oder Gegenstände in den Mund gelangen können. Dies gilt beispielsweise für die Erreger der Hepatitis A.

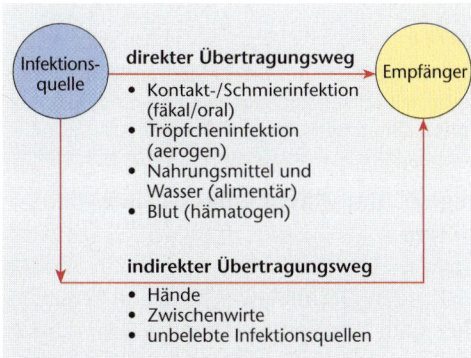

Abb. 6.2: Infektionswege [A400]

6.3 Desinfektion und Sterilisation

6.3.1 Methoden der Erregerbekämpfung

Um im Rettungsdienst eine Verschleppung (Vernetzung) von Krankheitserregern und die Entstehung nosokomialer Infektionen zu verhindern, ist es erforderlich, Mikroorganismen gezielt zu vernichten oder zu reduzieren. Hierzu stehen die Sterilisation und die Desinfektion zur Verfügung.

Sterilisation

Die Sterilisation umfasst Maßnahmen und Verfahren mit dem Ziel der absoluten Keimfreiheit. Darunter sind das Abtöten und die irreversible Inaktivierung aller vermehrungsfähigen Mikroorganismen zu verstehen.

Asepsis (Keimfreiheit) ist ein angestrebter keimfreier Zustand. Dieser soll durch Maßnahmen herbeigeführt werden, die eine Kontamination mit Mikroorganismen (vor allem mit Krankheitserregern) von vornherein ausschließen, beispielsweise durch Verwendung steriler Instrumente.

Desinfektion

Desinfektion ist die gezielte Reduktion (Verminderung) von Mikroorganismen durch ihre irreversible chemische oder physikalische Inaktivierung oder durch deren Abtötung.

Antiseptische (keimreduzierende) Verfahren sind Maßnahmen zur Bekämpfung bereits bekannter oder zu erwartender Infektionserreger, also kontinuierliches Einhalten der Hygienestandards durch den gezielten Einsatz von Desinfektionsmitteln.

6.3.2 Desinfektionsverfahren

Chemische und physikalische Desinfektion

Chemische Verfahren werden besonders dann angewendet, wenn die zu desinfizierenden Materialien thermische Verfahren nicht aushalten oder Geräte desinfiziert werden müssen, die für den Autoklaven (Hochdrucksterilisator) zu groß sind. Daher wird im Rettungsdienst meistens die chemische Desinfektion durchgeführt. Viele chemische Stoffe können Mikroorganismen abtöten und desinfizierend wirken (z. B. Aldehyde, Alkohole und Oxidationsmittel). Daneben gibt es physikalische Methoden, um Mikroorganismen gezielt zu vernichten: Sie basieren beispielsweise auf Hitze (thermische Desinfektion). **Physikalische** Verfahren sind im Allgemeinen umweltverträglicher und in der Anwendung sicherer. Deshalb sollte ihnen der Vorzug vor chemischen Verfahren gegeben werden. Sie finden im Rettungsdienst jedoch meist keine Anwendung.

Auswahl der Desinfektionsmittel

Die Wirksamkeit der Desinfektionsmittel wird von der **Deutschen Gesellschaft für Hygiene und Mikrobiologie** (DGHM) einem Prüfverfahren unterzogen. Über die wirksamen und empfehlenswerten Desinfektionsmittel führt die DGHM eine Liste.

Eine weitere Einteilung der mikrobiziden Wirkung von Desinfektionsmitteln hat das **Robert-Koch-Institut** (RKI) vorgenommen. Die vom RKI gelisteten Produkte werden speziell zur Schlussdesinfektion im Seuchenfall eingesetzt. Ihre längerfristige Verwendung verbietet sich aufgrund ihres hohen Wirkstoffgehaltes, z. B. an Aldehyd, Chlor, Phenol.

Zur laufenden Desinfektion sollten ausschließlich die nach den DGHM-Richtlinien getesteten Produkte verwendet werden.

Merke

Nur nach DGHM und RKI gelistete Präparate und Verfahren dürfen auch für Hygiene- und Desinfektionsmaßnahmen verwendet werden.

Regeln zum Umgang mit Desinfektionsmitteln

Um die Anwender der größtenteils toxisch wirkenden Desinfektionsmittel zu schützen, aber auch zum Schutz der Patienten, müssen im Umgang mit Desinfektionsmitteln einige wichtige **Regeln** beachtet werden.

- Beim Arbeiten ist grundsätzlich geeignete **Schutzkleidung,** bestehend aus Schutzbrille, Schürze und flüssigkeitsfesten (chemoresistenten) Handschuhen (z. B. Haushaltshandschuhe, Nitrilhandschuhe), zu tragen. Einmalschutzhandschuhe aus Latex – wie sie im Rettungseinsatz getragen werden – reichen nicht aus.
- Bei der Herstellung einer Desinfektionsmittellösung werden Konzentrate bestimmter chemischer Zusammensetzungen mit Wasser verdünnt. Dabei ist die **Dosierung** des Wirkstoffkonzentrates genau einzuhalten. Wird zu viel hinzugegeben, erhöht sich neben der Konzentration des Desinfektionsmittels auch die Belastung für das mit der Desinfektionslösung arbeitende Personal; eine zu geringe Konzentration hingegen könnte die Desinfektionsmittellösung unwirksam machen.
- Zur **Verdünnung** wird das Wirkstoffkonzentrat in das Wasser gegeben. Wird umgekehrt verfahren, kann das Konzentrat verspritzen, und die erforderliche Konzentration des Lösungsmittels wird nicht erzielt. Außerdem entsteht zu viel Schaum. Das verwendete Wasser muss kühl sein und darf nicht oberhalb der Zimmertemperatur aufbewahrt werden. Ansonsten entwickeln sich übel riechende und evtl. sogar gesundheitsschädliche Dämpfe.
- In **Eimern** oder **Wannen** angesetzte Desinfektionsmittellösungen müssen immer mit einem Deckel verschlossen werden. Die Verdunstung des Desinfektionsmittels in die Raumluft wird damit vermieden.

Anwendungsbereiche chemischer Desinfektion

Die im Rettungsdienst wichtigsten Anwendungsbereiche chemischer Desinfektionsverfahren sind:

- Flächendesinfektion
- hygienische Händedesinfektion
- Hautdesinfektion
- Instrumentendesinfektion
- Wäschedesinfektion.

Flächendesinfektion

Die Flächendesinfektion ist notwendig, um die Mikroorganismen zu minimieren und pathogene Keime zu beseitigen. Sie wird mit der normalen **Reinigung** (Putzen) von Flächen verbunden, die dem Erhalt der optischen Sauberkeit dient.

Ein akzeptiertes Verfahren ist die feuchte **Wisch-Scheuer-Methode.** Hierbei wird die Desinfektionsmittellösung z. B. mit einem Lappen oder Wischmopp auf den zu desinfizierenden Flächen verteilt. Die damit verbundenen mechanischen Kräfte auf Verschmutzungen, wie Druck und Abrieb, lassen das Desinfektionsmittel ausreichend durch Schmutzpartikel dringen und garantieren damit eine gute Desinfektionswirkung.

Beim **Zwei-Eimer-Wischverfahren** werden zunächst zwei Eimer mit einer zuvor frisch angesetzten Desinfektionsmittellösung gefüllt. Dann wird das Desinfektionsutensil in den ersten Eimer eingetaucht und die Lösung auf die zu desinfizierenden Flächen aufgetragen. Anschließend wird der benutzte Lappen oder Wischmopp in dem zweiten Eimer ausgewaschen, bevor er erneut in den ersten Eimer eingetaucht wird. Auf diese Weise wird eine grobe Verunreinigung der Lösung im „reinen" Eimer, z. B. mit Schmutz, verhindert.

Während der Desinfektionsarbeiten muss für eine ausreichende **Belüftung** gesorgt werden. Im Anschluss an die Scheuer-Wisch-Desinfektion wird das Fahrzeug verschlossen. Das Öffnen bzw. Betreten des Fahrzeuges ist bis nach Ablauf der **Einwirkzeit** zu vermeiden (in der Regel bis zum Abtrocknen der desinfizierten Fläche).

Hygienische Händedesinfektion

Durch die hygienische Händedesinfektion (☞ Abb. 6.3) erfolgt eine gezielte Abtötung von Krankheitserregern auf der Haut. Sie ist die bedeutendste Maßnahme zur **Prophylaxe nosokomialer Infektionen.** Mit ihrer konsequenten Durchführung soll sichergestellt werden, dass von den Händen des Rettungsfachpersonals, die potenziell als die wichtigsten Überträger und Infektionsquellen anzusehen sind, möglichst wenig Infektionen ausgehen.

Die hygienische Händedesinfektion zählt zu den Maßnahmen der **persönlichen Hygiene** und sollte möglichst immer in folgenden Fällen erfolgen:

- vor Dienstbeginn und nach Dienstschluss,
- vor und nach jedem Patientenkontakt bzw. nach dem Ausziehen der Schutzhandschuhe,
- bei der Vorbereitung von Injektionen und Infusionen,
- unmittelbar nach ungeschütztem Kontakt mit Körperflüssigkeiten, Ausscheidungen, Sekreten, kontaminierten Oberflächen, Materialien und Instrumenten,
- vor Kontakt mit Patienten, die in besonderem Maße vor Infektionen geschützt werden müssen,
- vor einer Wundbehandlung und -versorgung,
- vor dem Umgang mit Sterilgut und
- vor dem Essen, nach jedem Toilettenbesuch, nach dem Niesen bzw. Naseputzen, nach dem Husten.

Die Abbildung 6.3 zeigt das korrekte Vorgehen bei der hygienischen Händedesinfektion nach Euro-Norm (EN) 1500, Standardeinreibeverfahren.

Wichtig ist zunächst, dass die Hände vor der Desinfektion absolut **trocken** und **seifenfrei** sind. Dann werden mindestens drei Milliliter (entsprechend mindestens zwei Hübe) alkoholisches Händedesinfektionsmittel mit der Ellenbogenbedienung aus dem Dosierspender in die hohle Hand gegeben. Das Händedesinfektionsmittel ist entsprechend der in der Abbildung 6.3 gezeigten Reihenfolge sorgfältig auf die Handoberflächen, die Nagelfalze und Fingerkuppen sowie in die Fingerzwischenräume zu verreiben. Je nach Präparat beträgt die **Einwirkzeit,** die unbedingt einzuhalten ist, 30 Sekunden bis eine Minute. Erst dann tritt auch die Wirkung rückfettender Substanzen ein, die vielen Hautdesinfektionsmitteln zugesetzt

sind. Die rückfettenden Substanzen tragen dazu bei, dass die Haut trotz der austrocknenden Wirkung des Alkohols geschmeidig bleibt (**Hautschutzfunktion**).

Erst nach der Desinfektion dürfen die Hände mit Seife und Wasser gewaschen werden. Anschließend sind sie mit Papierhandtüchern aus einem Handtuchspender abzutrocknen. Die Handtücher müssen in einem Abfallsammelbehälter entsorgt werden.

Sind die Hände stark verschmutzt, ist vor der Händedesinfektion eine **Reinigung** erforderlich. Sie erfolgt mit einem in Desinfektionsmittel getränkten Papierhandtuch. Bei starker Kontamination ist die hygienische Händedesinfektion zweimal durchzuführen.

Merke
Zuerst desinfizieren, dann bei Bedarf waschen!

Achtung
Alkohol trocknet die Hände aus. Nach der Händedesinfektion darf die Hautpflege mit einem geeigneten Hautpräparat nicht vergessen werden.

Hautdesinfektion
Bei vielen Behandlungseingriffen, z. B. bei der Anlage peripherer Venenzugänge, muss die **Haut** verletzt werden. Die Gefahr besteht, dass der Haut aufliegende Krankheitserreger durch die so geschaffene Eintrittspforte in den Körper eindringen und eine Infektion hervorrufen. Aus diesem Grund ist vor Verletzungen der Haut die Anzahl der Mikroorganismen zu reduzieren und eine Hautdesinfektion durchzuführen.

Zur Desinfektion mit alkoholischen Präparaten reicht die Mindesteinwirkzeit von 15 bis 30 Sekunden aus. Hierbei ist zuerst **Alkohol** auf die entsprechende Hautstelle aufzubringen und die Einwirkzeit abzuwarten. Dann müssen die abgetöteten Keime mit einem Tupfer von der Hautstelle entfernt werden. Schließlich ist nochmals das Hautareal mit Alkohol zu benetzen und die Einwirkzeit einzuhalten. Erst dann kann injiziert oder punktiert werden.

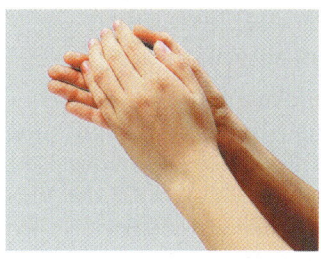

a) Desinfektionsmittel in die hohle, trockene Hand geben und die Handfläche der anderen Hand darüber legen. Dann beide Handflächen fünfmal gegeneinander reiben.

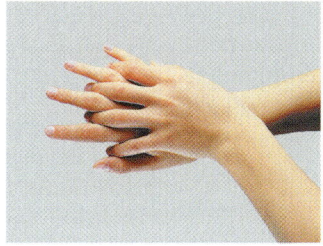

b) Linke Handfläche über rechten Handrücken legen und fünfmal kreisend bewegen. Anschließend rechte Handfläche auf linken Handrücken legen und gleiche Bewegung ausführen.

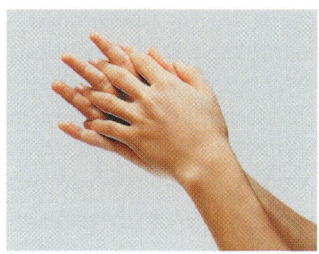

c) Handfläche auf Handfläche legen und Finger beider Hände verschränken, wieder öffnen, verschränken, wieder öffnen (fünfmal wiederholen).

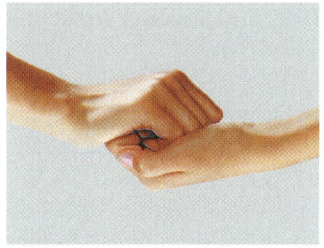

d) Mit den Händen Hakengriff einnehmen. Dann den Griff fünfmal hintereinander lockern und wieder einnehmen.

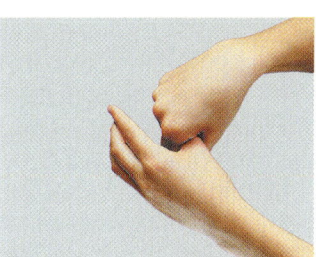

e) Mit der rechten Hand den linken Daumen umfassen und fünfmal kreisend einreiben, dann mit der linken Hand den rechten Daumen umfassen und gleiche Bewegung ausführen.

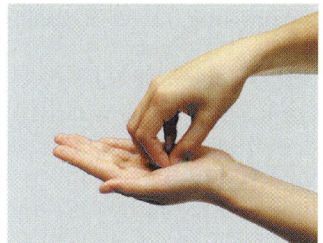

f) Fingerkuppen der rechten Hand fünfmal in der linken Handfläche kreisend bewegen, dann gleiche Bewegung mit der linken Hand ausführen.

Abb. 6.3 a – f: Hygienische Händedesinfektion, Standardeinreibeverfahren nach Euro-Norm 1500. Nach Durchführung aller Schritte wieder beim ersten Schritt beginnen, bis die angegebene Einwirkungszeit von mindestens 30 Sekunden erreicht ist. Darauf achten, dass die Hände während der Einreibezeit feucht bleiben! [U120]

Instrumentendesinfektion

Zur Instrumentendesinfektion werden die Desinfektionsmittel im Rettungsdienst zumeist in einem **Wannenbad** angesetzt. Die Angaben des Herstellers und des Hygiene- und Desinfektionsplans zur Dosierung des Desinfektionsmittels, zur Einwirkzeit und zum regelmäßigen Austausch der Lösung müssen streng eingehalten werden. Aufgrund der meist toxischen Desinfektionsmittelwirkung auf Haut und Schleimhäute sowie der Abgabe reizender Gase muss das Wannenbad nach Einlegen und Entnehmen der Instrumente sofort wieder mit der Abdeckung verschlossen werden.

Die Aufbereitung der Instrumente, wie Laryngoskope, Absaugpumpen und Beatmungszubehör, erfolgt in den **Einzelschritten:**

- Reinigen
- Zerlegen, Desinfizieren
- Spülen, Trocknen, Pflegen
- Funktionsprüfung.

Unmittelbar nach Gebrauch eines Instruments sollte es zunächst **gereinigt** werden, damit Verunreinigungen nicht antrocknen können. Nach Einsatzende werden die gesäuberten und zu desinfizierenden Instrumente in ihre Einzelteile zerlegt, sodass das Desinfektionsmittel möglichst alle Geräteteile erreicht. Bei starker Verunreinigung ist in einem zusätzlichen Arbeitsgang die Reinigung mit Desinfektionslösung notwendig. Die durch diese Reinigung verunreinigte Desinfektionslösung ist zu verwerfen, die gesäuberten Instrumente sind in eine neu vorbereitete Desinfektionslösung einzulegen. Es ist darauf zu achten, dass die Instrumente vollständig in das Desinfektionsmittelbad eingetaucht sind. **Hohlkörper** müssen so eingelegt werden, dass die Luft aus den Hohlräumen vollständig entweicht.

Nach Einhaltung der vom Hersteller angegebenen Einwirkzeit sind die desinfizierten Instrumente zu reinigen und abzuspülen. Nach der Trocknung muss eine **Funktionsprüfung** vorgenommen werden.

Wäschedesinfektion

Die Reinigung von Wäsche und Textilien aus dem Rettungsdienst unterliegt strengen **Anforderungskriterien,** die in den „Richtlinien für Krankenhaushygiene und Infektionsprävention" des Robert-Koch-Institutes beschrieben sind. Waschbare Textilien, wie Schutzkleidung, Decken und Bezüge, müssen durch thermische Desinfektionswaschverfahren (z. B. Kochwäsche mit Waschmittel), chemo-thermische Desinfektionswaschverfahren (z. B. Wäsche mit Desinfektionswaschmittel) oder chemische Verfahren (z. B. Behandlung mit Desinfektionsmittellösungen) gereinigt und desinfiziert werden.

In der Regel erfolgt die Wäschedesinfektion nicht in den Räumlichkeiten der Rettungswache, sondern wird durch Fremdfirmen mit den dazu zulässigen Verfahren durchgeführt.

Beim **Umgang** mit Textilien muss das Rettungsfachpersonal Folgendes beachten:

- Wäsche unmittelbar, d. h. ohne Zwischenablage, in reißfeste, ausreichend keim- und feuchtigkeitsdichte Textil- oder Foliensäcke abwerfen.
- Nasse oder stark mit Körperausscheidungen kontaminierte Wäsche in gesonderten, flüssigkeitsdichten Behältnissen sammeln.

Laufende Desinfektion und Schlussdesinfektion

Laufende Desinfektion

Zur so genannten laufenden Desinfektion gehören regelmäßig durchzuführende Desinfektionsmaßnahmen, durch die die Verbreitung von Krankheitserregern in den Fahrzeugen und Einrichtungen des Rettungsdienstes eingeschränkt werden soll. Zu den **Desinfektionsmaßnahmen** der laufenden Desinfektion gehören:

- Desinfektion **während** der Behandlung bzw. des Transports, um beispielsweise Verunreinigungen mit Blut, Erbrochenem, Stuhl, Urin und anderen Ausscheidungen zu desinfizieren,
- **tägliche** reinigende Desinfektion der patientennahen Flächen des Krankenraums und der Griffflächen in der Fahrgastzelle,
- **wöchentliche** Grunddesinfektion des gesamten Fahrzeugs wie bei der täglichen Desinfektion einschließlich aller Schubladen und Koffer von innen sowie der Decke und der Wände.

Schlussdesinfektion

Eine Schlussdesinfektion wird nach Beendigung einer Behandlung oder eines Transports durch das Begleitpersonal durchgeführt.

Handelte es sich bei dem Einsatz um einen **Regeltransport** – also ohne Hinweise auf oder Kenntnisse über eine Infektionskrankheit –, werden dazu Desinfektionsmittel nach der DGHM-Liste verwendet. Desinfiziert werden müssen die patientennahen Flächen, die vom Patienten berührten Einrichtungsgegenstände und die verwendeten Instrumente.

Nach Durchführung eines **Infektionstransportes** erfolgt eine Schlussdesinfektion nach den Vorgaben des Infektionsschutzgesetzes mit Desinfektionsmitteln und Konzentrationen aus der RKI-Liste. Zumeist reicht eine sorgfältige Scheuer-Wisch-Desinfektion der Flächen aus. Nur in seltenen Fällen ist eine Raumdesinfektion durch Verdampfen oder Vernebelung erforderlich.

Es ist sicherzustellen, dass das Fahrzeug anschließend ohne Infektionsgefährdung, aber auch ohne schädigende Wirkung durch das verwendete Desinfektionsmittel benutzt werden kann.

6.3.3 Persönliche Hygiene

Die Hygiene des Personals ist ein wichtiges Glied in der Kette der Hygienemaßnahmen im Rettungsdienst, denn es ist das Personal, das mit den Patienten, deren Mikroorganismen, Sekreten und Ausscheidungen in Kontakt kommt und durch die wechselnden Tätigkeiten schnell Keime verteilt. Nicht zu unterschätzen ist auch das potenzielle **Infektionsrisiko** des Personals selbst, das aus dem beschriebenen Umgang mit keimbelastetem Material resultiert.

Bei der Personalhygiene sind neben der persönlichen Verantwortung der einzelnen Mitarbeiter die **Hinweise** zur Hygiene in den Unfallverhütungsvorschriften der gesetzlichen Unfallversicherungsträger zu beachten.

Die **Personalhygiene** umfasst folgende Punkte:

- Körperpflege
- Haarhygiene und Schmuck
- persönliche Schutzausrüstung
- Schutzkleidung
- hygienische Händedesinfektion (☞ Kap. 6.3.2)
- Schutzimpfungen (☞ Kap. 6.6.2).

Körperpflege

Die allgemeine Körperpflege ist eine grundsätzliche Maßnahme der Personalhygiene, die sowohl ein sorgfältig gepflegtes äußeres Erscheinungsbild liefert als auch zur Infektionsprophylaxe beiträgt. Besonders zu **beachten** sind:

- Nur geduscht zum Dienst erscheinen.
- Fingernägel kurz halten, um Patienten nicht zu verletzen, Schutzhandschuhe nicht zu beschädigen und das Ansammeln von Schmutz und Krankheitserregern unter den Nägeln zu vermeiden.

- Mehrmals täglich Hautschutzpflege durchführen, um Allergien gegen Schutzhandschuhe und Desinfektionsmitteln vorzubeugen.
- Sichtbare Wunden bzw. kleinere Verletzungen an der Haut abdecken.

Haarhygiene und Schmuck

Haarhygiene

Die Haare jedes Menschen sind auch bei intensiver Pflege ein **Reservoir** für Mikroorganismen. Deshalb müssen lange Haare schon vor Dienstbeginn sicher zusammengebunden werden, um zu verhindern, dass Haare in offene Wunden eingebracht werden.

Schmuck

Schmuck, wie (Ehe-)Ringe, Armbänder, Ketten und Ohrringe, aber auch Uhren sollten während der Arbeit nicht getragen werden. Zwar besteht zurzeit kein Verbot für das Tragen von Schmuck im Rettungsdienst, doch sprechen für den **Verzicht** zwei Gründe:

- Schmuckstücke und Uhren bieten wegen ihrer rauen Oberfläche ideale Haftstellen für schmutz- und erregerhaltige Partikel und folglich einen ausgezeichneten Nährboden für Mikroorganismen.
- Schmuck birgt ein erhebliches Verletzungsrisiko. Vor allem Schmuck an Handgelenken und Unterarmen sowie lange Ohrringe können sich bei der Versorgung von Patienten verhaken und Wunden setzen. Verletzungsgefahr besteht ebenfalls, wenn sich renitente Patienten an langen Halsketten oder Ohrringen des Rettungsfachpersonals festhalten.

Persönliche Schutzausrüstung

Die persönliche Schutzausrüstung (Arbeitskleidung, Berufskleidung, Dienstbekleidung) ist die Kleidung, die während der Arbeit getragen wird und vor Verschmutzung und Kontamination mit erregerhaltigem Material schützt.

Die Auswahl der Dienstbekleidung richtet sich nach den Vorgaben des zuständigen gesetzlichen Unfallversicherungsträgers. Sie ist dem Arbeitnehmer kostenlos vom Arbeitgeber zur Verfügung zu stellen. Zur **Arbeits-kleidung** zählen:

- Einsatzhose
- Schutzjacke
- Pullover, Sweatshirt, Poloshirt
- Sicherheitsschuhwerk.

Bei der **Auswahl** der Kleidung sollte auf bequeme Trageeigenschaften und Strapazierfähigkeit geachtet werden. Außerdem muss sie den Verfahren der Wäschedesinfektion genügen.

Für den **Umgang** mit der persönlichen Schutzausrüstung gilt:

- Arbeitskleidung nur während der Dienstzeit tragen.
- Dienstbekleidung stets nur auf der Rettungswache aufbewahren.
- Dienstbekleidung täglich wechseln, außerdem zusätzlich bei sichtbarer Verschmutzung. Nach Dienstende Sicherheitsschuhe desinfizieren.
- Dienstbekleidung von privater Kleidung getrennt aufbewahren.

Schutzkleidung

Schutzkleidung ist Kleidung, die zusätzlich zur persönlichen Schutzausrüstung getragen wird. Sie kommt bei Tätigkeiten zum Einsatz, bei denen der Kontakt mit erregerhaltigem Material, wie bei Infektionstransporten, oder aggressiven oder toxischen Substanzen, wie bei Desinfektionsarbeiten, möglich bzw. unvermeidbar ist.

Der § 7 der BGV-C8 (Unfallverhütungsvorschrift „Gesundheitsdienst") (☞ Tab. 6.7) schreibt vor, dass der Arbeitgeber dem Personal geeignete Schutzkleidung in ausreichender Zahl zur Verfügung stellen muss, wenn die persönliche Schutzausrüstung des Personals mit Krankheitskeimen verschmutzt werden kann. Seinerseits unterliegt das Personal der Verpflichtung, die Schutzkleidung in den oben genannten Situationen zu tragen.

Es gibt, entsprechend den unterschiedlichen **Hygieneanforderungen,** eine Vielzahl von Schutzkleidungstücken. Im Rettungsdienst kommen zum Einsatz:

- **in jedem Rettungsdiensteinsatz:**
  - bei Patientenkontakt: dünnwandige und flüssigkeitsdichte Einmalhandschuhe aus Latex, Vinyl oder Nitril
  - bei Spritzgefahr von Blut oder anderen kontaminierten Flüssigkeiten (z. B. bei der Intubation): Mund-, Nasen- und Augenschutz
- **bei Infektionstransporten** (☞ Kap. 6.5.2)**:**
  - Einmal-Overall
  - Schutzhandschuhe
  - Filtermaske (z. B. FFP2- oder FFP3-Filtermasken) als Mund- und Nasenschutz
  - Schutzbrille
  - Plastik-Überschuhe
- **bei Desinfektionsarbeiten** (☞ Kap. 6.3.2)**:**
  - feste, flüssigkeitsdichte Handschuhe
  - flüssigkeitsdichte Schürze
  - Schutzbrille.

6.3.4 Hygiene- und Desinfektionsplan

Im Infektionsschutzgesetz, in den technischen Regeln für Gefahrstoffe und den Unfallverhütungsvorschriften der gesetzlichen Unfallversicherungsträger wird das Aufstellen eines Hygieneplans (☞ Abb. 6.4) mit dem Ziel, das Personal und die Patienten vor möglichen Infektionsgefahren zu schützen, verbindlich vorgeschrieben.

Genaue Angaben zur Dosierung und zur Anwendung der Desinfektionsverfahren werden im Desinfektionsplan festgehalten, der oft integrierter Bestandteil eines Hygieneplans ist.

6.3.5 Dokumentation

Alle Desinfektionsmaßnahmen müssen im **Desinfektionsbuch** dokumentiert werden. Nur schriftlich dokumentierte Maßnahmen gelten rechtlich auch als durchgeführt.

Die **Dokumentation** umfasst folgende Schritte:

- Dokumentation der täglichen Desinfektion

- Dokumentation der wöchentlichen Grunddesinfektion
- Dokumentation jeder Instrumentendesinfektion
- Dokumentation jeder Schlussdesinfektion nach Regeleinsätzen.

Die Schlussdesinfektion nach Infektionsfahrten erfordert eine gesonderte Dokumentation in einem so genannten **Desinfektionsbericht.**

DESINFEKTIONSPLAN

BODE

oooo Musterplan		- Rettungsdienst -				Stand:
Gegenstand/Maßnahme	**Produkt/Verfahren**	**Konz. %**	**Ein-wirk-zeit**	**Häufigkeit**	**Ausführung**	
Hygienische Händedesinfektion	STERILLIUM 3 ml - einreiben	gebr.-fertig	30Sek.	Nach pflegerischen und vor therapeutischen Maßnahmen	Aus dem Spender direkt in die trockenen Hände geben und gleichmäßig einreiben. Besonders auf Fingerzwischenräume und Nagelfalz achten.	
Händedesinfektion bei sichtbarer Kontamination	STERILLIUM 2 x 3 ml - einreiben	gebr.-fertig	60Sek.	Bei Bedarf	Beschmutzte Stellen vor der eigentlichen Händedesinfektion mit einem mit Desinfektionsmittel angefeuchteten Tuch reinigen. Anschl. ist die hygienische Händedesinf. 2 x durchzuführen.	
Händewaschung	BAKTOLIN soft - waschen	gebr.-fertig		Nach Toilettenbesuch, Naseputzen, bei Verschmutzung	Waschlotion in die angefeuchteten Hände geben, gleichmäßig aufschäumen lassen und gründlich mit Wasser nachspülen. Mit Einmalhandtuch trocknen.	
Hautdesinfektion	CUTASEPT F - sprühen / wischen	gebr.-fertig	30Sek.	Vor Blutentnahmen und Injektionen	Mit einem sterilisierten Tupfer die aufgebrachte Menge gründlich einreiben und auftrocknen lassen.	
Instrumente incl. Schläuche	ASEPTISOL - einlegen	0,5 %	15Min.	Nach Gebrauch	Instrumente u. Schläuche in Lösung einlegen. Vollständig benetzen. Luft muß aus Hohlräumen beseitigt werden. Nach EWZ mit Wasser nachspülen, trocknen u. der Sterilisation zuleiten.	
Blutdruck-manschetten/ Stethoskope	BACILLOL plus - sprühen / wischen	gebr.-fertig	15Min.	Bei Bedarf, bei Patientenwechsel	Mit einem befeuchteten Einmaltuch die Flächen abwischen. Die behandelten Flächen nicht trockenwischen, sondern auftrocknen lassen. Nicht abwischware Flächen einsprühen.	
Inkubatoren	DISMOZON pur - wischen	0,5 %	60Min.	Nach jedem Transport	Inkubator nach Herstellerangaben demontieren und alle zu desinfizierenden Flächen abwischen.	
Transportliege	BACILLOL plus - sprühen / wischen BACILLOCID rasant - wischen	gebr.-fertig 0,5 %	15Min. 15Min.	Nach jeder Benutzung, Bei Verunreinigung	Flächen lückenlos benetzen und mit einem Wischtuch die Flächen abwischen.	
Rettungswagen	BACILLOCID rasant - wischen	0,5 %	15Min.	Bei Bedarf, mindestens 1 x täglich	Alle Flächen sind mit einem sauberen Wischtuch mit Desinfektionsmittel abzuwischen. Es ist auf eine gleichmäßige Benetzung der Flächen zu achten. Nicht nachtrocknen.	
Arbeitsflächen	BACILLOCID rasant - wischen	0,5 %	15Min.	Mehrmals täglich	Alle Arbeitsflächen sind mit einem sauberen Wischtuch mit Desinfektionsmittel abzuwischen. Es ist auf eine gleichmäßige Benetzung der Flächen zu achten. Nicht nachtrocknen.	
Steckbecken und Urinflaschen	BACILLOCID rasant - wischen	0,5 %	15Min.	Nach Patientenbenutzung, bei Bedarf	Grobe Verunreinigungen entfernen. Materialien von innen und außen gründlich ausspülen, reinigen und trocknen.	
Entsorgung von Spritzen, Kanülen etc., infektiöse Abfälle	Abwurf in entsprechende Behältnisse BACILLOCID rasant - wischen	0,5 %	15Min.	Nach jedem Transport	Abwischbare Behältnisse sind mindestens 1 x täglich gründlich von innen und außen abzuwischen.	
Wäsche-entsorgung	Einmalwäsche - verwerfen Mehrfachwäsche - waschen			Nach Patientenbenutzung, bei Verschmutzung	Nach jedem Transport ist die Wäsche sachgerecht zu entsorgen. Anerkanntes thermisches bzw. chemo-thermisches Waschverfahren einsetzen.	
Rettungswache	BACILLOCID rasant - wischen	0,5 %	15Min.	1 x täglich	Arbeitsflächen und Fußboden naß wischen. Auf die vollständige Benetzung achten. Feucht nachwischen und auftrocknen lassen.	
IfSG	KOHRSOLIN - wischen	3,0 %	4 Std.	Nach ärztlicher Anordnung	Durchführung nur von Personen mit entsprechender Fachkenntnis.	

DIE UVV VBG 103 UND DIE BGA-RICHTLINIE MÜSSEN BERÜCKSICHTIGT WERDEN

Abb. 6.4: Beispiel eines kombinierten Hygiene- und Desinfektionsplans für den Rettungsdienst [U120]

6.3.6 Umgang mit sterilem Material

In den Fahrzeugen des Rettungsdienstes befinden sich zahlreiche **Sterilprodukte,** die, anders als im Krankenhaus, in Pflegeheimen oder in Arztpraxen, einem enormen Lagerungsstress durch Stauchen im Notfallkoffer und großen Temperaturschwankungen ausgesetzt sind. Die meisten Sterilgüter werden als **Einmalprodukte** verwendet, z. B.

- Spritzen, Kanülen, Venenverweilkanülen
- Endotrachealtuben, Pharyngealtuben, Katheter, Drainagen
- Verbandstoffe.

Haltbarkeit

Sterilprodukte weisen eine nur **begrenzte** Haltbarkeit auf. Das Verfalldatum ist der Verpackung aufgedruckt und muss deutlich lesbar sein. Grundsätzlich gilt, dass nur unbeschädigte Sterilprodukte Verwendung finden dürfen. Bei der täglichen Fahrzeugüberprüfung ist auf Haltbarkeit und Unversehrtheit zu achten und der/die Artikel gegebenenfalls auszutauschen.

> **Merke**
>
> Vor dem Umgang mit Sterilgutverpackungen sollte immer eine hygienische Händedesinfektion erfolgen. Steril verpacktes Material darf erst kurz vor Gebrauch geöffnet werden. Die Entnahme muss möglichst unter aseptischen Bedingungen erfolgen.

Die Sterilverpackung ist sofort nach der Entnahme zu **kontrollieren:**

- Sie muss unbeschädigt und trocken sein.
- Das Verfallsdatum darf noch nicht überschritten sein.
- Der Indikatorstreifen zum Nachweis der erfolgten Sterilisation muss sich verfärbt haben.

6.4 Infektionskrankheiten

Eine Infektionskrankheit ist die Erkrankung durch Eindringen und Vermehrung von Mikroorganismen im Körper. Viele Infektionskrankheiten werden von Mensch zu Mensch übertragen, sind also **infektiös** (ansteckend).

Die Infektion mit einem Krankheitserreger führt zu einer Aktivierung des Immunsystems, falls keine Immunität oder eine entsprechend durchgeführte Schutzimpfung gegen den Erreger schützt. Nach einer überstandenen Infektionskrankheit kann lebenslange Immunität gegen den zu dieser Infektionskrankheit führenden Erreger bestehen.

6.4.1 Allgemeine Krankheitssymptome

Eine Infektionskrankheit (☞ Tab. 6.5) zu erkennen, ohne dass der Erreger nachgewiesen wurde, ist außerklinisch sehr schwierig. Der Infizierte kann nur leicht beeinträchtigt, aber auch lebensgefährlich erkrankt sein. Viele Infektionskrankheiten beginnen mit unspezifischen allgemeinen **Krankheitszeichen,** wie:

- Fieber unterschiedlicher Höhe
- Kopf- und Gliederschmerzen
- reduzierter Allgemein- und Ernährungszustand
- Übelkeit, Erbrechen, Durchfall
- Husten, Schnupfen.

6.4.2 MRSA

Definition

MRSA (Synonym: Methicillin- oder multiresistenter *Staphylococcus aureus*) ist die geläufige Abkürzung für eine Bakterienart, die gegen alle bekannten Antibiotika **resistent** (unempfindlich; lat. resistere = widersetzen) ist.

Eine besondere Herausforderung ist MRSA, weil er sehr verbreitet vorkommt. So lässt sich *Staphylococcus aureus* fast immer auf den Schleimhäuten von Gesunden nachweisen. Außerdem ist *Staphylococcus aureus* ein häufiger Erreger nosokomialer Infektionen.

Tab. 6.4: Übersicht über die wichtigsten Infektionskrankheiten (außer MRSA, ⇨ Kap. 6.4.2)

Erkrankung	Erreger	Infektionsweg	Ausscheidungen	Klinik	Vorkommen	Desinfektion	Besonderheiten
AIDS (acquired immune deficiency syndrome)	HIV (human immunodeficiency virus)	hämatogen, parenteral, Kontaktinfektion	Blut und Sexualsekrete	zunehmende Immunschwäche, Fieber, Exanthem, Leistungsabfall	weltweit bei Menschen	Routinemaßnahmen	Todesursache oft Pneumonie
Enzephalitis (Gehirnentzündung)	neurotrope Viren, Arboviren	fäkal-oral, hämatogen	Milch bei Tieren, Speicheldrüsen bei Insekten	Kopfschmerzen, Schüttelfrost, Erbrechen, Schläfrigkeit, Koma, neurogener Schock, Endokarditis	weltweit bei Menschen und Tieren, insbes. Insekten	Schlussdesinfektion nach § 18 IfSG	Schutzimpfungen möglich (FSME)
Gonorrhoe (Tripper)	*Neisseria gonorrhoeae* (Bakterien)	Geschlechtsverkehr	eitriger Ausfluss aus der Harnröhre oder Scheide	Eiterungen und Entzündungen an der Harnröhre, Brennen beim Wasserlassen	weltweit bei Menschen	Routinemaßnahmen	–
Hepatitis A	Hepatitis-A-Virus (HAV)	fäkal-oral, selten hämatogen	Blut, Speichel, Sekret	Appetitlosigkeit, Übelkeit, Bauchschmerzen, Ikterus, Krankheitsgefühl	weltweit bei Menschen	laufende Desinfektion, Routinemaßnahmen	Impfung ist möglich (Einzelimpfung bzw. Kombinationsimpfung mit Hepatitis B)
Hepatitis B	Hepatitis-B-Virus (HBV)	hämatogen, parenteral, Kontaktinfektion	Blut, Speichel, Sekret	Appetitlosigkeit, Übelkeit, Bauchschmerzen, Ikterus, Krankheitsgefühl	weltweit bei Menschen	laufende Desinfektion, Routinemaßnahmen	Impfung ist möglich (Einzelimpfung bzw. Kombinationsimpfung mit Hepatitis A)
Hepatitis C	Hepatitis-C-Virus (HCV)	hämatogen, parenteral, Kontaktinfektion	Blut, Speichel, Sekret	Appetitlosigkeit, Übelkeit, Bauchschmerzen, Ikterus, Krankheitsgefühl	weltweit bei Menschen	laufende Desinfektion, Routinemaßnahmen	keine Impfung möglich, hohe Durchseuchungsrate bei Dialysepatienten

Tab. 6.4: Übersicht über die wichtigsten Infektionskrankheiten (außer MRSA, ☞ Kap. 6.4.2) (Forts.)

Erkrankung	Erreger	Infektionsweg	Ausscheidungen	Klinik	Vorkommen	Desinfektion	Besonderheiten
Lues (Syphilis)	*Treponema pallidum* (Bakterien)	fäkal-oral, Geschlechtsverkehr	Blut	chronischer Verlauf	weltweit bei Menschen	Routinemaßnahmen	–
Malaria	*Plasmodium malariae* u. a. (Einzeller)	hämatogen durch Mückenstich der Gattung Anopheles	keine	Fieberschübe, Schüttelfrost, schwer krankes Aussehen	tropische und subtropische Gebiete	Routinemaßnahmen	medikamentöse Prophylaxe bei Reisen in Epidemiegebiete
Meningitis (Hirnhautentzündung)	Meningokokken (Bakterien)	Tröpfcheninfektion	Nasen- und Rachenraum	hohes Fieber, Erbrechen, starke Kopfschmerzen, Nackensteifigkeit, Koma, Lähmungen, zerebrale Krämpfe, neurogener Schock, Endokarditis	weltweit bei Menschen	Schlussdesinfektion nach § 18 IfSG	Infektionsschutz tragen, Patienten zusätzlich Schutzmaske mit Ausatemventil aufsetzen
Salmonellose (Enteritis infectiosa)	Salmonella enteritidis, Salmonella typhimurium	fäkal-oral, hämatogen	Stuhl, Urin, Erbrochenes, Blut	Brechdurchfall, Fieber, Schock, Bauchschmerzen	kontaminierte Milchprodukte, rohe Eier, Speiseeis, Backwaren	Schlussdesinfektion nach § 18 IfSG	bei älteren Menschen und Abwehrgeschwächten tödlicher Verlauf möglich
Tetanus (Wundstarrkrampf)	*Clostridium tetani* (anaerobe Bakterien)	hämatogen	keine	Schlafstörungen, Kopfschmerzen, Krämpfe, Atemlähmung	weltweit im Erdboden	Routinemaßnahmen	aktive Schutzimpfung Standard, sterile Wundversorgung

Krankheit	Erreger	Übertragung	Material	Symptome	Vorkommen	Maßnahmen	Bemerkungen
Tollwut (Rabies, Lyssa)	neurotrope Viren, Rhabdoviren	hämatogen	Speichel	Fieber, Erbrechen, Licht- und Lärmempfindlichkeit, Krämpfe und Lähmungen	Hund, Katze; in Europa v.a. bei Fuchs, Dachs, Iltis, Marder	Schlussdesinfektion nach § 18 IfSG	auch noch über tote Tiere Infektion möglich, Schutzimpfungen für gefährdete Personengruppen möglich, Infektionsschutz tragen, Patienten zusätzlich Schutzmaske mit Ausatemventil aufsetzen
offene Lungentuberkulose	Mycobacterium tuberculosis (Bakterien)	Tröpfcheninfektion (Mensch zu Mensch), fäkaloral (Tier zu Mensch)	Bronchialsekret, Sputum	Schwäche, Fieber, Leistungsschwäche, Bluthusten	weltweit bei Menschen und Tieren	Schlussdesinfektion nach § 18 IfSG	bakteriologische Superinfektion bei AIDS

Vorkommen und Übertragungswege

MRSA finden sich vor allem bei **medizinischem Personal,** Patienten, im Krankenhaus, in Pflegeheimen und in der häuslichen Umgebung. Medizinisches Personal ist neben den Patienten der Hauptüberträger von MRSA, der sich vor allem an den Schleimhäuten von Nase, Mund und Rachen sowie an Wunden, Hautläsionen und Kathetereintrittstellen ansiedelt.

Die Übertragung kann direkt über Kontakt mit den Händen und auch indirekt über die Luft stattfinden. Regelmäßige **Hygienemaßnahmen** wie die persönliche Hygiene des Personals, der Gebrauch von Schutzhandschuhen und die Routinedesinfektionsarbeiten in den Fahrzeugen sind die wichtigsten Maßnahmen zur Verhütung und zur Kontrolle von MRSA.

Merke

Zur Schlussdesinfektion nach Transporten von MRSA-Patienten reichen Verfahren der DGHM-Liste aus.

6.5 Besonderheiten bei Infektionsfahrten

6.5.1 Infektionsschutzgesetz

Das am 1. Januar 2001 in Kraft getretene Gesetz zur Verhütung und Bekämpfung von Infektionskrankheiten beim Menschen (Infektionsschutzgesetz, IfSG) dient (§ 1 IfSG)

- der **Vorbeugung** übertragbarer Krankheiten beim Menschen,
- der frühzeitigen **Erkennung** von Infektionen sowie
- der **Verhinderung** einer weiteren Verbreitung von übertragbaren Krankheiten.

Es **regelt** hauptsächlich die

- Übermittlung von meldepflichtigen Krankheiten (§ 6 IfSG, ☞ Tab. 6.5)
- meldepflichtigen Nachweise von Krankheitserregern (§ 7 IfSG)
- den Umfang der zur Meldung verpflichteten Personen und Einrichtungen (§ 8 IfSG, ☞ Tab. 6.6).

Tab. 6.5: Übersicht über die meldepflichtigen Erkrankungen nach §§ 6 und 7 IfSG

Meldepflichtige Erkrankungen	
Meldepflicht bei Krankheitsverdacht, Erkrankung, Tod	Botulismus
	Cholera
	Diphtherie
	humane spongiforme Enzephalopathie, außer familiär-hereditäre Formen
	akute Virushepatitis
	virusbedingtes hämorrhagisches Fieber
	enteropathisches hämolytisch-urämisches Syndrom (HUS)
	Masern
	Meningokokken-Meningitis oder Meningokokken-Sepsis
	Milzbrand
	Poliomyelitis
	Pest
	Tollwut
	Typhus abdominalis, Paratyphus
Meldepflicht besteht ebenfalls bei	• Verdacht auf bzw. Erkrankung an einer mikrobiell bedingten Lebensmittelvergiftung oder an einer akuten infektiösen Gastroenteritis, wenn entweder eine Person betroffen ist, die eine Tätigkeit im Umgang mit Lebensmitteln ausübt, oder zwei oder mehr gleichartige Erkrankungen auftreten, bei denen ein epidemischer Zusammenhang wahrscheinlich ist oder vermutet wird. • Verletzung eines Menschen durch ein tollwutkrankes, -verdächtiges oder -ansteckungsverdächtiges Tier sowie die Berührung eines solchen Tieres oder Tierkörpers • Erkrankung und Tod an einer behandlungswürdigen Tuberkulose, auch wenn ein bakteriologischer Nachweis nicht vorliegt • Nachweis verschiedener Krankheitserreger

Tab. 6.6: Gesetzliche Meldepflicht nach § 8 IfSG

Wer	Wann
feststellender Arzt	Verdacht, Erkrankung und Tod
• Leiter von Medizinaluntersuchungsämtern • private und öffentliche Untersuchungsstellen • Laboratorien	Erregernachweis
Angehörige eines anderen Heil- oder Pflegeberufs, der für die Berufsausübung oder die Führung der Berufsbezeichnung eine staatlich geregelte Ausbildung oder Anerkennung erfordert	Die Meldepflicht besteht nicht für Personen des Not- und Rettungsdienstes, wenn der Patient unverzüglich in eine ärztlich geleitete Einrichtung gebracht wurde. Die Meldepflicht besteht nur, wenn ein Arzt nicht hinzugezogen wurde.

Das Infektionsschutzgesetz bestimmt Vorgaben für den Datenaustausch zwischen Meldebehörden, Ärzten und Kliniken. Darüber hinaus wird erstmals der **Prävention** (Vorbeugung) einer übertragbaren Krankheit gesetzlich eine besondere Bedeutung zuerkannt (§§ 1 und 3).

6.5.2 Transport infektiöser Patienten

Infektionsfahrten sind Transporte infektiöser Patienten, die vor, während und nach dem Transport besondere Verhaltensregeln und Maßnahmen erfordern, die dem Schutz des Personals und der Patienten dienen.

> **Merke**
> Grundsätzlich hat der Erhalt vitaler Funktionen gegenüber der Ausschaltung von Infektionsgefährdungen Vorrang, solange der gebotene Eigenschutz nicht missachtet werden muss.

Voraussetzungen

Infektionstransporte sollten nur von **geschultem Personal** durchgeführt werden, das zum Zeitpunkt des Transports körperlich gesund ist und die erforderlichen Schutzimpfungen besitzt.

Vielerorts werden für den Transport Infektionskranker **gesonderte Fahrzeuge** vorgehalten, die nur die notwendigsten Ausrüstungsgegenstände mitführen. Stehen solche Rettungsmittel nicht zur Verfügung, sind die Regelfahrzeuge des Rettungsdienstes vor Fahrtantritt auf das notwendige Maß abzurüsten. Das Abrüsten orientiert sich jedoch grundsätzlich an dem Patientenzustand.

Entscheidend ist die **Informationsgewinnung** über die von einem Patienten ausgehende Infektionsgefährdung, seinen Gesundheitszustand und die zu treffenden Schutzmaßnahmen, wie das Tragen von Schutzkleidung. Auskunft erhält das eingesetzte Personal von dem behandelnden Arzt, der Rettungsleitstelle und dem zuständigen Desinfektor des Rettungsdienstbereiches.

Durchführung

Infektionstransporte geschehen immer auf **direktem Wege.** Trennscheiben zwischen Fahrgastzelle und Patientenraum sind geschlossen zu halten. Der direkte Patientenkontakt ist auf das notwendige Maß zu beschränken. Für Kontaminationen während des Transports gelten die Maßnahmen der laufenden Desinfektion.

Planbare Infektionstransporte sollten den Regelfall darstellen. Alle notwendigen Informationen können vor Fahrtantritt gesammelt und entsprechend alle Verhaltensweisen geplant werden. **Nicht planbare** Infektionstransporte treten auf, wenn sich vor Ort ein Verdacht auf eine Infektionskrankheit ergibt. Darüber ist unverzüglich die Rettungsleitstelle zu informieren, die weitere Informationen sammelt und dem Personal vor Ort Maßnahmen zur Infektionsprophylaxe mitteilt. Das Personal an der Einsatzstelle legt die notwendige zusätzliche Schutzausrüstung an und vermeidet bis dahin jeden unnötigen Patientenkontakt.

Feststellung einer Infektion nach Transportende (Nachdeklaration)

Nach Durchführung eines Transports, der sich im **Nachhinein** als Infektionstransport herausstellt, weil erst im Krankenhaus ein infektiöser Erreger nachgewiesen wurde, sind das betroffene Fahrzeug und das Personal zunächst nicht einsatzbereit.

Nach Rücksprache mit den zuständigen Stellen und dem Desinfektor müssen weitere **Maßnahmen,** je nach Art der Erkrankung, durchgeführt werden, z. B.

- Schlussdesinfektion des Fahrzeugs
- Desinfektion des Personals
- Postexpositionsprophylaxe des Personals z. B. die Einnahme eines Antibiotikums.

Schlussdesinfektion nach §§ 17 und 18 IfSG

Nach der Patientenübergabe wird ohne Umwege die Heimatrettungswache bzw. die Desinfektionsstätte des Rettungsdienstbereiches angefahren.

Dort erfolgt eine Schlussdesinfektion des Fahrzeugs nach den Vorgaben des zuständigen Desinfektors oder Gesundheitsamtes. Die Desinfektion kann an die Fahrzeugbesatzung delegiert werden. Bestimmte Desinfektionsarbeiten müssen jedoch von einem staatlich geprüften **Desinfektor** persönlich durchgeführt werden. Desinfiziert werden muss der gesamte Krankenraum einschließlich aller Einrichtungs- und Gebrauchsgegenstände, Trage oder Tragestuhl und vom Kranken benutzte Gegenstände.

Die Desinfektion des **Personals** umfasst den Wechsel der persönlichen Schutzausrüstung und die persönliche Reinigung. Kontaminierte Kleidungsstücke werden nach dem Transport in mit dem (Verdachts-)Erreger gekennzeichnete und verschließbare Säcke abgelegt. Anschließend muss sich jedes Besatzungsmitglied ausgiebig reinigen (duschen), bevor sich im Anschluss die Besatzung mit frischer Dienstkleidung erneut einkleidet.

Alle durchgeführten Desinfektionsarbeiten müssen abschließend **dokumentiert** werden.

Merke

Für Schlussdesinfektionen nach §§ 17 und 18 IfSG dürfen nur Desinfektionsverfahren zur Anwendung kommen, die in der RKI-Liste aufgeführt sind.

6.6 Arbeitsschutz

Zahlreiche Rechtsvorschriften regeln den Arbeitsschutz in der Bundesrepublik Deutschland. Dazu zählen die staatlichen Arbeitsschutzvorschriften und die Vorschriften der gesetzlichen Unfallversicherungsträger (☞ Tab. 6.7).

6.6.1 Gesetzliche Unfallversicherungsträger

Die gesetzliche Unfallversicherung zählt zum **Sozialversicherungssystem** der Bundesrepublik Deutschland. Jeder Betrieb ist Mitglied in einer für ihn fachlich zuständigen gesetzlichen Unfallversicherung (**Berufsgenossenschaft**, BG). Die Arbeitgeber versichern in den Berufsgenossenschaften ihre Beschäftigten und zahlen für sie die Beiträge. Unternehmen und Arbeitnehmer sind Pflichtmitglieder ihrer zuständigen Unfallversicherung.

Der Gesetzgeber **verpflichtet** die Berufsgenossenschaften

- zur Unfallverhütung und
- zur Entschädigung von Arbeits- und Wegeunfällen sowie Berufskrankheiten.

Bei einem Arbeitsunfall, Wegeunfall oder einer Berufskrankheit tritt die gesetzliche Unfallversicherung für den Betrieb ein und übernimmt die Entschädigung verletzter Beschäftigter.

Tab. 6.7: Auswahl wichtiger Arbeitsschutzvorschriften

Quelle der Vorschriften	Name der Vorschriften
staatliche Arbeitsschutzvorschriften	- Arbeitsschutzgesetz - Arbeitssicherheitsgesetz - Arbeitsstättenverordnung - Betriebssicherheitsverordnung - Biostoffverordnung - Gefahrstoffverordnung
Vorschriften der gesetzlichen Unfallversicherungsträger	- Arbeitsmedizinische Grundsätze (z. B. G 42 „Tätigkeiten mit Infektionsgefährdung" - Unfallverhütungsvorschriften (z. B. BGV C8, „Gesundheitsdienst") - Merkblätter (z. B. Bildschirmarbeitsplätze) - Sicherheitsregeln (z. B. GUV-R 2106 „Persönliche Schutzausrüstung im Rettungsdienst")

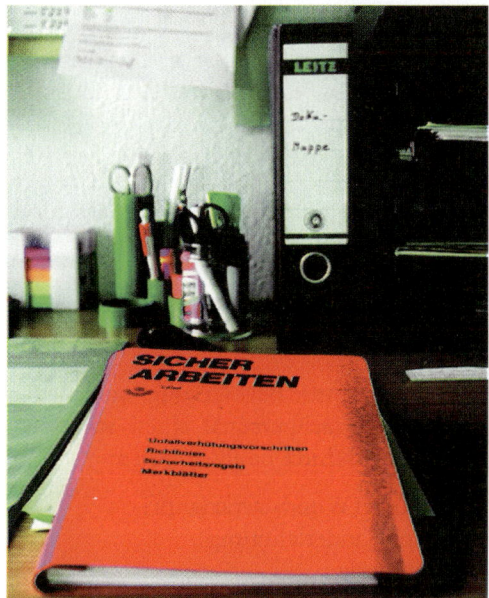

Abb. 6.5: Unfallverhütungsvorschriften der Berufsgenossenschaft [K157]

Die Berufsgenossenschaft erlässt **Unfallverhütungsvorschriften** (UVV, ☞ Abb. 6.5), berät ihre Mitgliedsbetriebe und wendet sich mit gezielten Maßnahmen, z. B. Seminaren, Broschüren, Plakaten, Filmen usw., an die Beschäftigten ihrer Mitgliedsbetriebe. Sie vermittelt so neue Erkenntnisse, gibt Anregungen und hilft, Unfälle zu vermeiden.

Die **Vorschriften der Unfallversicherungsträger** haben Rechtsnormcharakter und sind für die versicherten Unternehmen und Arbeitnehmer bindend. Die Unfallverhütungsvorschriften sollen in der Arbeitsstätte für das Personal ausliegen, damit im Bedarfsfall die Bestimmungen nachgelesen werden können.

Gesetzliche **Unfallversicherungsträger** im Gesundheitswesen sind:

- Berufsgenossenschaft für Gesundheitsdienst und Wohlfahrtspflege (BGW)
- Landesunfallkassen (LUK).

Arbeits- und Wegeunfall

Ein Arbeitsunfall ist ein Unfall, den ein Versicherter bei einer versicherten Tätigkeit erleidet (z. B. Nadelstichverletzungen des Rettungsfachpersonals beim Herrichten von Injektionen). Ein Wegeunfall entsteht auf dem direkten Weg zur Arbeitsstätte oder von der Arbeitsstätte nach Hause. Für die Heilbehandlung und die Folgekosten kommt nicht die Krankenversicherung, sondern der gesetzliche Unfallversicherungsträger auf.

Arbeits- und Wegeunfälle sind bei der zuständigen Unfallversicherung über eine **Unfallanzeige** meldepflichtig. Nach Arbeits- und Wegeunfällen, die einer ärztlichen Behandlung bedürfen, muss der versicherte Arbeitnehmer den zuständigen **Betriebsarzt** oder einen von der Unfallversicherung zugelassenen **Durchgangsarzt** (z. B. im Krankenhaus) aufsuchen.

Ferner sollen alle während der Arbeitszeit erlittenen Verletzungen in das **Verbandbuch** eingetragen werden, das am Arbeitsplatz ausliegen muss.

Berufskrankheit

Eine Berufskrankheit ist eine durch **Einwirkungen am Arbeitsplatz** hervorgerufene Erkrankung, die durch bestimmte und für den Beruf typische Arbeitsweisen und Herstellungsverfahren auftritt (z. B. Rückenleiden durch Heben und Tragen sowie Hautreizungen durch Latex im Rettungsdienst). Grundsätzlich müssen Berufskrankheiten als solche anerkannt sein, damit der Versicherte Förderungen und Rehabilitationsmöglichkeiten über den gesetzlichen Unfallversicherungsträger erhält.

Vorsorgeuntersuchungen

Vorsorgeuntersuchungen dienen der **Krankheitsverhütung.** Sie müssen vor Beschäftigungsantritt und als Nachfolgeuntersuchungen in regelmäßigen Abständen während der Beschäftigung (z. B. alle 36 Monate) durch den Betriebsarzt erfolgen. Nach Beendigung der Tätigkeit kann der Versicherte eine nachgehende Untersuchung verlangen.

Im Rettungsdienst unterziehen sich die Beschäftigten in der Regel folgenden **Vorsorgeuntersuchungen:**

- G 24 „Hauterkrankungen"
- G 25 „Fahr-, Steuer- und Überwachungstätigkeiten"
- G 26 „Atemschutzgeräte"
- G 37 „Bildschirmarbeitsplätze" (z. B. für Leitstellenpersonal)
- G 42 „Tätigkeiten mit Infektionsgefährdung".

6.6.2   Schutzimpfungen

Schutzimpfungen sind die wichtigsten und wirksamsten **Präventionsmaßnahmen,** die der Medizin zur Verfügung stehen. Sie sollen Immunität gegen Krankheitserreger und deren Gifte ausbilden und den Ausbruch einer Infektionskrankheit verhindern.

Immunität ist die erworbene Fähigkeit des Immunsystems, eingedrungene Mikroorganismen zu erkennen und wirkungsvoll zu bekämpfen, ohne dass Krankheitssymptome auftreten. Einige, vor allem virusbedingte, systemische Infektionskrankheiten hinterlassen eine lang andauernde Immunität. Die Auseinandersetzung mit den Erregern aktiviert die Bildung von erregerspezifischen Antikörpern. Diese garantieren Schutz vor einer erneuten Erkrankung durch den gleichen Erreger.

Aktive Impfung

Aktive Impfungen werden mit gentechnisch veränderten Krankheitserregern durchgeführt, sodass der Organismus eigenständig Antikörper ausbilden muss.

Bis ein **vollständiger** Impfschutz vorliegt, sind oft mehrere Einzelimpfungen notwendig. Dafür hält der Impfschutz mehrere Jahre an.

Passive Impfung

Bei einer passiven Impfung werden Antikörper übertragen, die von anderen Organismen stammen.

Nach einer passiven Impfung liegt der Impfschutz meist **sofort** vor. Er hält jedoch nur wenige Wochen an, bis die Fremdeiweiße wieder abgebaut sind.

Impfungen für Rettungsfachpersonal

Wie die gesamte Bevölkerung, sollte auch das Rettungsfachpersonal einen wirkungsvollen **Impfschutz** besitzen gegen:

- Tetanus (Wundstarrkrampf)
- Polio (Kinderlähmung)
- Diphtherie
- Mumps (Ziegenpeter)
- Röteln
- Pertussis (Keuchhusten)
- *Haemophilus influenzae* Typ B (HIB)
- Masern.

Darüber hinaus werden für das Personal im Rettungsdienst zusätzlich folgende Impfungen **empfohlen,** da sie als medizinisches Personal einem erhöhten Infektionsrisiko ausgesetzt sind:

- Hepatitis A und B als Kombinationsimpfung (muss vom Arbeitgeber kostenfrei angeboten werden)
- Influenza (Grippeschutz).

Wiederholungsfragen

1. Begründen Sie, warum Hygiene- und Desinfektionsmaßnahmen für den Rettungsdienst von Bedeutung sind. (☞ Kap. 6.1)

2. Welche Mikroorganismen können unterschieden werden? Nennen Sie die Unterscheidungsmerkmale. (☞ Kap. 6.2.2)

3. Was bedeutet Kontamination? (☞ Kap. 6.2.3)

4. Wie kann es zu einer Infektion kommen und wie breitet sie sich aus? (☞ Kap. 6.2.3)

5. Definieren Sie den Begriff Desinfektion. (☞ Kap. 6.3)

6. Was bedeutet Asepsis und Sterilität? (☞ Kap. 6.3.1)

7. Was wird unter einer chemischen Desinfektion verstanden? (☞ Kap. 6.3.2)

8. Was ist eine Flächendesinfektion? Welche anderen Desinfektionsarten kennen Sie außerdem? (☞ Kap. 6.3.2)

9. Beschreiben Sie das Vorgehen bei der hygienischen Händedesinfektion. (☞ Kap. 6.3.2)

10. Erläutern Sie die Maßnahmen der laufenden Desinfektion. (☞ Kap. 6.3.2)

11. Welche Formen der Schlussdesinfektion kommen in Frage? (☞ Kap. 6.3.2)

12. Welche Maßnahmen zählen zur persönlichen Hygiene? (☞ Kap. 6.3.3)

13. Erläutern Sie die Dokumentation zur Hygiene und Desinfektion. (☞ Kap. 6.3.5)

14. Beschreiben Sie den Umgang mit sterilem Material. (☞ Kap. 6.3.6)

15. Erläutern Sie die Problematik bei MRSA-Patienten. (☞ Kap. 6.4.2)

16. Erklären Sie den praktischen Ablauf eines Infektionstransports. (☞ Kap. 6.5.2)

17. Was sind die gesetzlichen Unfallversicherungsträger? Welche Aufgaben haben sie? (☞ Kap. 6.6.1)

18. Was ist ein Arbeits- bzw. Wegeunfall? Welche Maßnahmen müssen Sie nach einem Arbeitsunfall einleiten? (☞ Kap. 6.6.1)

19. Nennen Sie Beispiele für Berufskrankheiten im Rettungsdienst. (☞ Kap. 6.6.1)

20. Welchen Zweck verfolgen Vorsorgeuntersuchungen? (☞ Kap. 6.6.1)

21. Nennen Sie Unterschiede zwischen einer aktiven und einer passiven Impfung. (☞ Kap. 6.6.2)

Gerätekunde 7

Guido Kaiser, Dennis Lentz (7.1, Einleitung)

Die Gerätekunde thematisiert die Handhabung und die Anwendung von medizinischen Geräten am Patienten durch das Rettungsfachpersonal. Vornehmlich werden diese Geräte im Rettungsdienst zur Diagnostik und/oder Behandlung von Patienten eingesetzt. Damit das Rettungsfachpersonal mit ihnen den bestmöglichen Behandlungserfolg oder diagnostischen Nutzen für den Patienten erzielen kann, müssen zunächst die jeweiligen Geräte, ihre Ausführungen und auch ihre Funktion genau bekannt sein.

7.1 Medizinprodukterecht

Die Teile des Medizinprodukterechts, die für das Rettungsfachpersonal wichtig sind, finden sich im **Medizinproduktegesetz** (MPG), in der **Medizinprodukte-Betreiberverordnung** (MPBetreibV) und in der **Medizinprodukte-Sicherheitsplanverordnung** (MPSV). Das Medizinprodukterecht soll die Sicherheit, Eignung und Leistung der Medizinprodukte sicherstellen sowie bei der Anwendung von Medizinprodukten für die Gesundheit und den erforderlichen Schutz der Patienten, Anwender und Dritter sorgen.

Medizinprodukte sind, neben allen medizinischen Geräten (z. B. Defibrillator/EKG-Gerät, Beatmungseinheit, Absaugpumpe, Perfusor, Pulsoxymeter, Blutzuckermessgerät, Blutdruckmessgerät), sämtliche sonstigen Produkte und Materialien, die zur Erkennung, Überwachung, Behandlung oder Linderung von Krankheiten oder Verletzungen eingesetzt werden und keine Arzneimittel sind (z. B. Verbrauchsmaterial, Stifneck®, KED®-System, Spineboard, Schaufeltrage, Vakuummatratze).

Medizinprodukte dürfen nur für ihren eigentlichen Zweck benutzt werden. Dabei müssen Gebrauchsanweisungen sowie sonstige beigefügte sicherheitsbezogene Informationen und Instandhaltungshinweise, die allgemein anerkannten Regeln der Technik sowie Arbeitsschutz- und Unfallverhütungsvorschriften beachtet werden.

Es ist verboten, Medizinprodukte (z. B. Venenverweilkanülen oder Spritzen) zu verwenden, die Mängel aufweisen oder deren Verfallsdatum abgelaufen ist (§ 4 Abs. 1 MPG).

Medizinprodukte dürfen nur von Personen verwendet werden, die aufgrund ihrer Ausbildung die Gewähr für deren sachgerechte Handhabung bieten (§ 2 MPBetreibV). Für die Anwendung mancher Medizinprodukte, z. B. Defibrillator/EKG-Gerät/externer Schrittmacher, Beatmungsgerät, Perfusor/(Motor-)Spritzenpumpe und Säuglingsinkubator, ist zusätzlich eine **spezielle Einweisung** in ihre sachgerechte Handhabung durch den Hersteller oder durch eine vom Hersteller eingewiesene Person (**MPG-Beauftragter**) zwingende Voraussetzung (§ 5 Abs. 2 MPBetreibV). Diese Einweisung muss **dokumentiert** werden. Ohne diese zusätzliche Einweisung, die stets für den konkreten Gerätetyp zu erfolgen hat, ist weder Rettungsfachpersonal noch ein (Not-)Arzt befugt, solche Geräte zu bedienen.

Merke

Der Gebrauch von abgelaufenen oder mangelhaften Medizinprodukten ist verboten. Manche Medizinprodukte dürfen nur nach spezieller Einweisung durch zur Einweisung befugte Personen angewendet werden.

Soweit es der Zustand des Patienten erlaubt, muss sich das Rettungsfachpersonal vor jedem Gebrauch eines Medizinprodukts, zumindest aber bei jedem Dienstbeginn, von dessen **Funktionsfähigkeit** und **ordnungsgemäßen Zustand** überzeugen (§ 2 Abs. 5 MPBetreibV). Besonders in sanitätsdienstlichen SEG- oder Katastrophenschutzeinheiten wird häufig vernachlässigt, dass für bestimmte Medizinprodukte (z. B. Geräte zur Bestimmung der Körpertemperatur, nichtinvasive Blutdruckmessgeräte und wenn vom Hersteller vorgeschrieben) regelmäßig **sicherheits- und messtechnische Kontrollen** zu veranlassen sind (§§ 6 und 11 MPBetreibV).

Verstöße gegen das Medizinprodukterecht werden als Ordnungswidrigkeiten mit Geldbußen oder mit Freiheitsstrafe bis zu fünf Jahren geahndet. Auch können sie zu weiteren straf- und haftungsrechtlichen Konsequenzen führen.

7.1.1 Betreiberpflichten

Die Pflichten des Betreibers nach MPBetreibV werden in den meisten medizinischen Einrichtungen nicht vom Eigentümer (Inhaber oder Geschäftsführer) selbst, sondern von einer durch ihn bestellten und besonders ausgebildeten Person, dem **Medizinproduktebeauftragten,** wahrgenommen. Die wichtigsten Betreiberpflichten sind:

- Führen eines Bestandsverzeichnisses der Geräte,
- Führen von Gerätebüchern für jedes Gerät,
- Durchführung der sicherheitstechnischen Kontrollen,
- Veranlassung der Inspektionen in den vorgeschriebenen Intervallen,
- Einweisung des Personals,
- Aufbewahrung der Bedienungsanleitungen und Gerätebücher, sodass jeder Anwender (Mitarbeiter) diese während seiner Dienstzeit einsehen kann,
- Meldung von Störungen an das Bundesinstitut für Arzneimittel und Medizinprodukte, wenn das aufgetretene Problem zu einer erheblichen Verschlechterung des Gesundheitszustandes eines Patienten, eines Anwenders oder einer sonstigen Person geführt hat oder hätte führen können.

7.1.2 Anwenderpflichten

Die Anwenderpflichten gelten für jeden, der ein Gerät bedient, im Rettungsdienst also für Rettungsfachpersonal und Notärzte. Die **Pflichten** sind:

- Medizinische Geräte immer gemäß den Vorschriften der Bedienungsanleitung anwenden.
- Geräte nur anwenden, wenn eine Geräteeinweisung durch eine berechtigte Person (z. B. Medizinproduktebeauftragter) erfolgt ist.

- Vor jeder Anwendung eines Gerätes ist eine Funktionskontrolle durchzuführen.
- Mängel und Funktionsstörungen sind umgehend dem Geräteverantwortlichen mitzuteilen.
- Werden Mängel festgestellt, Gerät keinesfalls mehr anwenden, sondern außer Betrieb nehmen und deutlich als defekt kennzeichnen.

7.2 Mess- und Überwachungsgeräte

7.2.1 Blutdruckmessgeräte

Zur **manuellen** Blutdruckmessung nach Riva-Rocci (RR) wird eine Luftmanschette um den Oberarm gelegt. Unter Abtasten (**Palpation**) der A. radialis wird die Manschette rasch mit Luft aufgepumpt. Wenn das Gefäß durch den Manschettenluftdruck verschlossen ist, kann kein Blut mehr passieren. Anschließend wird der Luftdruck der Manschette allmählich mithilfe einer Ablassschraube so weit abgesenkt, bis der **systolische Blutdruck,** also das Blutdruckmaximum, in der Lage ist, für einen kurzen Moment das Gefäß ein wenig gegen den Manschettenluftdruck zu öffnen, sodass Blut hindurchströmt. Mithilfe eines Stethoskops sind die entsprechenden Strömungsgeräusche in der Ellenbogenbeuge zu hören. Der Manschettenluftdruck ist daher in diesem Moment etwa gleich dem systolischen Druck in dem betreffenden Gefäß.

Lässt man den Manschettenluftdruck weiter absinken, so dehnt der systolische Blutdruck das Gefäß auf seine ursprüngliche Weite. Nach Beendigung der Systole kollabiert das Gefäß zunächst jedoch wieder. Erniedrigt man den Manschettenluftdruck weiter, so ist irgendwann auch der **diastolische Blutdruck** in der Lage, das Gefäß offen zu halten. Dann sind normalerweise keine Geräusche mehr hörbar. Der Punkt, an dem die Strömungsgeräusche verschwinden, entspricht in etwa dem diastolischen Blutdruck.

Viele Rettungswagen verfügen heute auch über **oszillometrische** Blutdruckmessgeräte.

Diese Geräte funktionieren **vollautomatisch,** d. h. der Anwender legt lediglich die Druckmanschette am Arm des Patienten an und startet die Messung über das Gerät. Aufblasen der Manschette, Ablassen des Drucks und Registrierung der Pulswelle werden von der Elektronik gesteuert. Das Messergebnis wird vom Gerät direkt angezeigt.

Nachteile dieser Technik sind die relativ lange Dauer (ca. eine Minute) und vor allem die Störanfälligkeit der Messung. Da das Gerät die Pulswelle über Druckschwankungen in der Manschette misst, funktioniert die Messung nur bei bewegungs- und erschütterungsfreier Lagerung des Armes, also regelmäßig nicht auf dem Transport und häufig auch nicht bei Herzrhythmusstörungen. Aus diesem Grund lässt sich das Verfahren nicht bei unruhigen Patienten und nur schlecht während der Fahrt einsetzen.

7.2.2 Blutzuckermessgeräte

Zur schnellen Bestimmung des **Blutzuckergehaltes** (BZ) sind zahlreiche mobile Messgeräte auf dem Markt. Die Bedienung der Geräte richtet sich nach den Angaben des jeweiligen Herstellers.

Ein **Messstreifen** wird in das Gerät eingesteckt und ein Tropfen **Kapillarblut** aufgebracht. Nach ca. 20 Sekunden zeigt das Gerät den BZ-Wert auf einer Digitalanzeige an. Maßeinheit ist in der Regel mg/dl, bei einigen Geräten auch mmol/l. Der Messbereich liegt bei den im Rettungsdienst verwendeten Modellen etwa zwischen 20 und 500–800 mg/dl. Liegt der Glukosegehalt außerhalb des Messbereichs, so zeigen die Geräte die Unter- oder Überschreitung der Messgrenzen an.

7.2.3 Pulsoxymeter

Da das Hämoglobin bei Aufnahme von Sauerstoff seine Farbe ändert (von dunkelrot nach hellrot), kann über die Absorption eines Lichtstrahls im Kapillargewebe die **Sauerstoffsättigung** des Blutes gemessen werden. Außerdem ändert sich der Sauerstoffgehalt des Kapillarblutes im Rhythmus

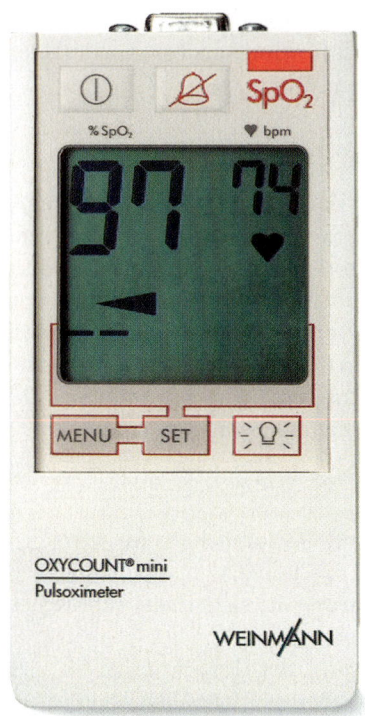

Abb. 7.1: Pulsoxymeter [Vo83]

des Pulsschlages, sodass mit demselben Messgerät (☞ Abb. 7.1) gleichzeitig die **Pulsfrequenz** bestimmt werden kann. Daher bezeichnet man dieses Verfahren als Pulsoxymetrie.

Die Pulsoxymetrie ist ein einfaches und schnelles Messverfahren: Der Messsensor muss lediglich an einem schmalen und relativ gut durchstrahlbaren Körperteil (Finger, bei Bedarf auch Ohrläppchen, Nasenrücken oder Fußsohle bei Kindern) angebracht werden. Nach wenigen Sekunden können Pulsfrequenz (in Schläge/Min.) und Sauerstoffsättigung des Hämoglobins (in % SaO_2) am Gerät abgelesen werden.

Die Aussagekraft der **Sauerstoffsättigungsmessung** kann jedoch durch zahlreiche Faktoren beeinflusst werden. Periphere Durchblutungsstörungen (z. B. Schock), Anämie (Mangel an Erythrozyten), eine Kohlenstoffmonoxidvergiftung oder Verunreinigungen der Haut führen zu einer veränderten Lichtabsorption im Gewebe, sodass die angezeigten Werte verfälscht werden.

7.2.4 Elektrokardiographen (EKG)

Die bei der Tätigkeit des **Herzmuskels** auftretenden Stromspannungsschwankungen der Haut können mit einem empfindlichen Messgerät, dem Elektrokardiographen (EKG), abgeleitet werden. Sie sagen allerdings nichts über die tatsächliche Kontraktion des Herzmuskels aus (☞ Kap. 9.5.2). Man erhält eine charakteristische EKG-Kurve (**Spannungs-Zeit-Kurve),** aus der Rückschlüsse auf die Herzfrequenz, den Herzrhythmus und die Funktion verschiedener Bereiche des Herzmuskels gezogen werden können. Die elektrischen Spannungsschwankungen auf der Haut werden über aufgeklebte Elektroden abgeleitet und mittels eines Verbindungskabels an das EKG-Gerät übermittelt (☞ Abb. 7.2).

7.2.5 Kapnometrie/Kapnographie

Kohlendioxid (CO_2) ist das Stoffwechselendprodukt, das über die Atemluft ausgeatmet wird. Der Kapnograph erlaubt die **Messung dieses Kohlendioxidanteils** in der Ausatemluft eines Patienten mithilfe eines Photosensors, der beim beatmeten Patienten zwischen Endotrachealtubus und Beatmungsventil gesteckt wird. Dieses Messverfahren wird Kapnometrie genannt.

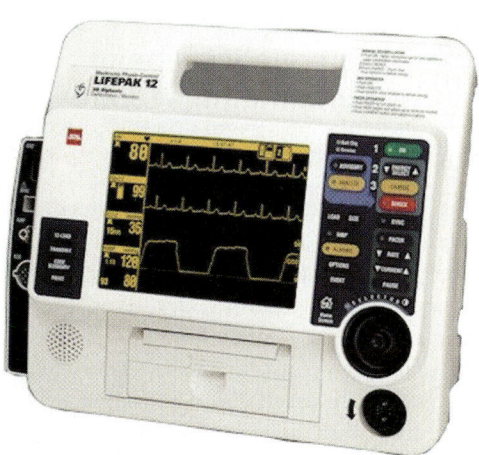

Abb. 7.2: EKG Lifepak 12 [V170]

Die Kapnometrie hilft bei der Beurteilung des Gasaustausches in den Lungenbläschen und lässt sicher erkennen, ob sich der Endotrachealtubus in der Trachea oder in der Speiseröhre befindet. Der eigentliche Wert der Kapnometrie liegt in der Möglichkeit einer kontinuierlichen Überwachung beatmeter Patienten und deren Kontrolle bezüglich einer ausreichenden Lungenbelüftung.

7.3 Sauerstoffbehandlungsgeräte

7.3.1 Sauerstoffeinheit

Eine Sauerstoffeinheit besteht aus einer **Sauerstoffdruckflasche** und einem aufgesetzten **Druckminderer,** der den hohen Druck des Sauerstoffs (O_2) in der Flasche auf den normalen Umgebungsdruck absenkt. Nur so kann der Sauerstoff gefahrlos dem Patienten zugeführt werden.

In der Druckflasche steht der Sauerstoff anfangs unter einem Druck von 200 bar. Um den **Inhalt** und die Verfügbarkeit an Sauerstoff zu berechnen, wird das Volumen der Flasche mit dem Druck in der Flasche multipliziert. Das heißt: In einer 10-Liter-Flasche befinden sich bei einem Druck von 200 bar 2.000 Liter Sauerstoff, „zusammengedrückt" auf ein Volumen von 10 Litern.

> **Merke**
>
> Der Inhalt einer Sauerstoffflasche wird über das Produkt aus Volumen und Druck berechnet:
> Druck × Volumen = Flascheninhalt

Über den **Druckminderer** wird der Sauerstoffdruck von 200 bar in der Flasche auf den Umgebungsdruck von 1 bar gemindert. Der Sauerstoff kann anschließend über ein **Sauerstoff-Inhalationsgerät** (☞ Abb. 7.3 und 7.4) dem Patienten angeboten werden. Jedes dieser Geräte verfügt über eine **Regulierungseinheit,** mit der die Sauerstoffmenge, die pro Minute durch das Inhalationsgerät fließt, eingestellt werden kann. Diese Menge O_2 pro Minute nennt man Sauer-

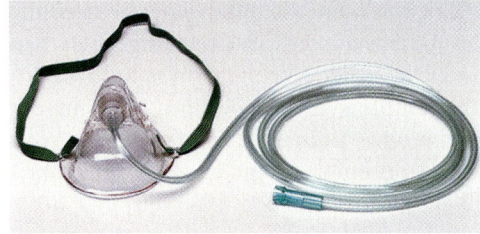

Abb. 7.3: Sauerstoffmaske [K183]

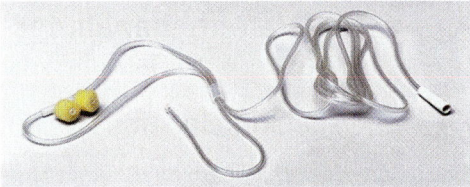

Abb. 7.4: Sauerstoffbrille [K183]

stoff-Flow oder Flussrate, z. B. 4 Liter pro Minute.

Sind die Menge des Sauerstoffes in der Druckflasche und die Flussrate bekannt, kann ausgerechnet werden, wie lange der Sauerstoff zur Inhalationstherapie ausreicht. So werden beispielsweise 2.000 l O$_2$ bei einer Flussrate von 4 l/Min. in 500 Minuten verbraucht, bei einer Flussrate von 12 l/Min. in 166 Minuten.

> **Merke**
> Die Verfügbarkeit von Sauerstoff wird über die Division des Flascheninhaltes durch die Flussrate ermittelt:
> $$\frac{\text{Flascheninhalt}}{\text{Flussrate}} = \text{Zeitraum der Verfügbarkeit}$$

Wegen des hohen Innendrucks sind beim Umgang mit **Sauerstoffdruckflaschen** folgende **Sicherheitsregeln** zu beachten:

- Druckflaschen gegen Umfallen und Herunterfallen sichern.
- Druckflaschen vor Erwärmung und Sonneneinstrahlung schützen.
- Gewinde immer nur handfest anziehen.
- Dichtungen und Gewinde **nicht einfetten** und nicht mit unbedeckten Fingern berühren (Fettspuren können bei Anwesen-

heit von unter Druck stehendem Sauerstoff explosionsartig verbrennen).

- Beim mobilen Einsatz von Druckflaschen Schutzmaßnahmen gegen Beschädigungen am Ventil treffen (z. B. speziell gepolsterte Sauerstoffkoffer oder -taschen benutzen).
- Druckflaschen niemals ganz entleeren, sondern sie bereits bei einem Restdruck von ca. 10 bar auswechseln und füllen lassen.
- Beim Lösen von Gewinden vor Zuhilfenahme von Werkzeug kontrollieren, ob das System wirklich drucklos ist.

7.3.2 Beatmungsgeräte

Beatmungsgeräte werden im Rettungsdienst überwiegend eingesetzt, um die fehlende oder im Rahmen einer Narkose ausgeschaltete Eigenatmung eines Patienten zu ersetzen. Dafür ist es erforderlich, den **Beatmungsschlauch** des Beatmungsgerätes über einen **Endotrachealtubus** mit den Atemwegen des Patienten zu verbinden (☞ Kap. 14.1). Das Beatmungsgerät übernimmt dann die Atemtätigkeit durch ein abwechselndes Hineindrücken und Ablassen von Atemluft mit einem hohen Sauerstoffanteil. Dieser Sauerstoff aus der Sauerstoffdruckflasche dient dabei nicht nur als Atemgas, sondern auch als Betriebsmittel zum Antrieb des Beatmungsgerätes (**pneumatische Steuerung**).

7.4 Energiebetriebene Behandlungsgeräte

7.4.1 Absauggerät

Mit Absauggeräten lässt sich ein **Unterdruck** erzeugen, mit dessen Hilfe Flüssigkeiten oder Sekrete durch Absaugkatheter schnell aus bestimmten Regionen des menschlichen Körpers entfernt werden können. Sie sind in verschiedenen Ausführungen sowohl elektrisch als auch mechanisch betrieben erhältlich. Elektrisch betriebene **Absaugpumpen** (☞ Abb. 7.5) finden als tragbare oder stationär im RTW eingebaute Geräte Verwen-

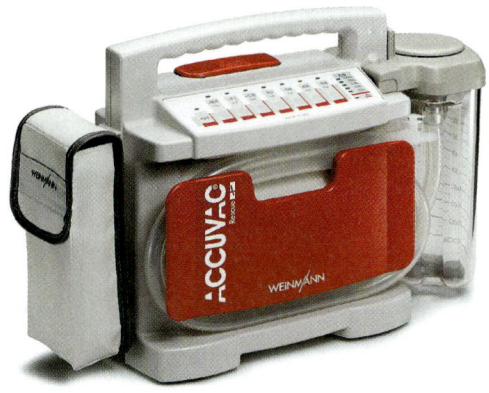

Abb. 7.5: Elektrische Absaugeinheit [Vo83]

dung, mechanisch betriebene (☞ Abb. 7.6) vor allem als kleine, handliche und wartungsarme Geräte zum Mitführen im Notfallkoffer.

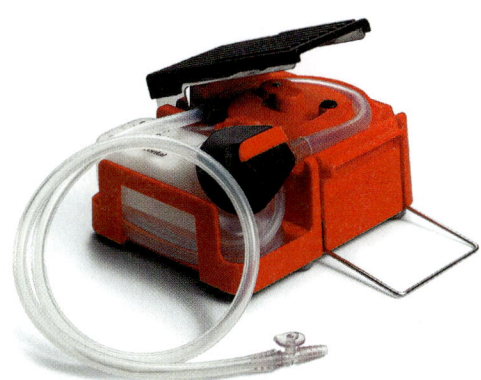

Abb. 7.6: Mechanische Absaugpumpe [Vo83]

An den Saugschlauch der Absaugpumpe werden ein steriler **Absaugkatheter** geeigneter Dicke und ein **Fingertip-Absaugunterbrecher** als Verbindung angeschlossen. Bei jedem aspirationsgefährdeten Patienten muss eine **Absaugbereitschaft** hergestellt werden, d.h. das Absauggerät ist in greifbarer Nähe am Kopf des Patienten zu platzieren, der Schlauch einsatzbereit abzurollen, der Absaugkatheter ist anzuschließen und das Gerät auf volle Funktionstüchtigkeit zu prüfen.

7.4.2 Defibrillator

Ein Defibrillator (☞ Abb. 7.7) ist ein Gerät zur Erzeugung elektrischer Impulse zur Therapie verschiedener lebensbedrohlicher Herzrhythmusstörungen (☞ Kap. 9.5.2). Um diese zu beenden, kann er einen **Stromstoß** durch den Brustkorb des Patienten an die Herzmuskeln abgeben. Dazu werden zwei **Elektroden** am Brustkorb des Patienten angebracht.

Je nach Gerät stehen unterschiedliche **selbstklebende Elektroden** zur Verfügung, die mit Kontaktgel versehen und auf den Brustkorb aufgepresst werden müssen.

Es werden drei **Arten** von Defibrillatoren unterschieden:

- manuelle Geräte
- halbautomatische Geräte
- automatische Geräte.

Bei den **manuellen Geräten** muss die Herzrhythmusstörung vom Gerätebediener selbstständig interpretiert werden. Er muss entscheiden, ob und mit welcher Stromstärke eine Defibrillation erforderlich ist. Die Anwendung von manuellen Geräten ist dem Notarzt vorbehalten.

Halbautomatische Geräte sind in der Lage, die Herzrhythmusstörung zu analysieren, und geben dem Bediener vorprogrammierte Verhaltensmuster zur Entscheidung vor. Der Gerätebediener muss lediglich den Anweisungen eines Sprachprogramms folgen und die Defibrillation per Knopfdruck auslösen.

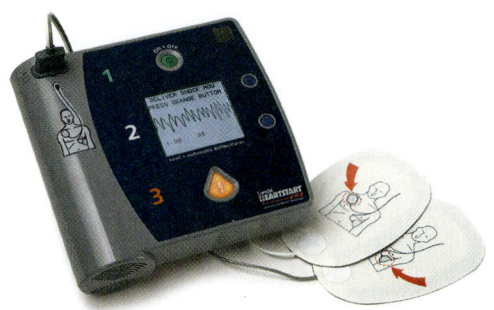

Abb. 7.7: Halbautomatischer Defibrillator mit Klebeelektroden [Vo89]

Automatische Geräte sind kleine Defibrillatoren, die wie ein Herzschrittmacher operativ implantiert werden, um im Falle einer speziellen Herzrhythmusstörung automatisch einen Stromstoß an das Patientenherz abzugeben. Diese Geräte finden im Rettungsdienst keine Verwendung.

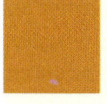

Wiederholungsfragen

1. Nennen Sie zehn Beispiele für Medizinprodukte. Was müssen Sie bei der Anwendung von Medizinprodukten beachten (☞ Kap. 7.1)?
2. Welche besonderen Regeln müssen Sie als Anwender eines aktiven Medizinproduktes nach MPG beachten? (☞ Kap. 7.1.2)
3. Welche Kreislaufparameter können Sie mithilfe eines Pulsoxymeters bestimmen? (☞ Kap. 7.2.3)
4. Eine 2-Liter-Sauerstoffflasche hat einen Restdruck von 80 bar. Wie viel Liter Sauerstoff befinden sich noch in der Flasche? (☞ Kap. 7.3.1)
5. Wie gehen Sie beim Absaugen von Sekret aus dem Mund-Rachen-Raum vor? (☞ Kap. 7.4.1)

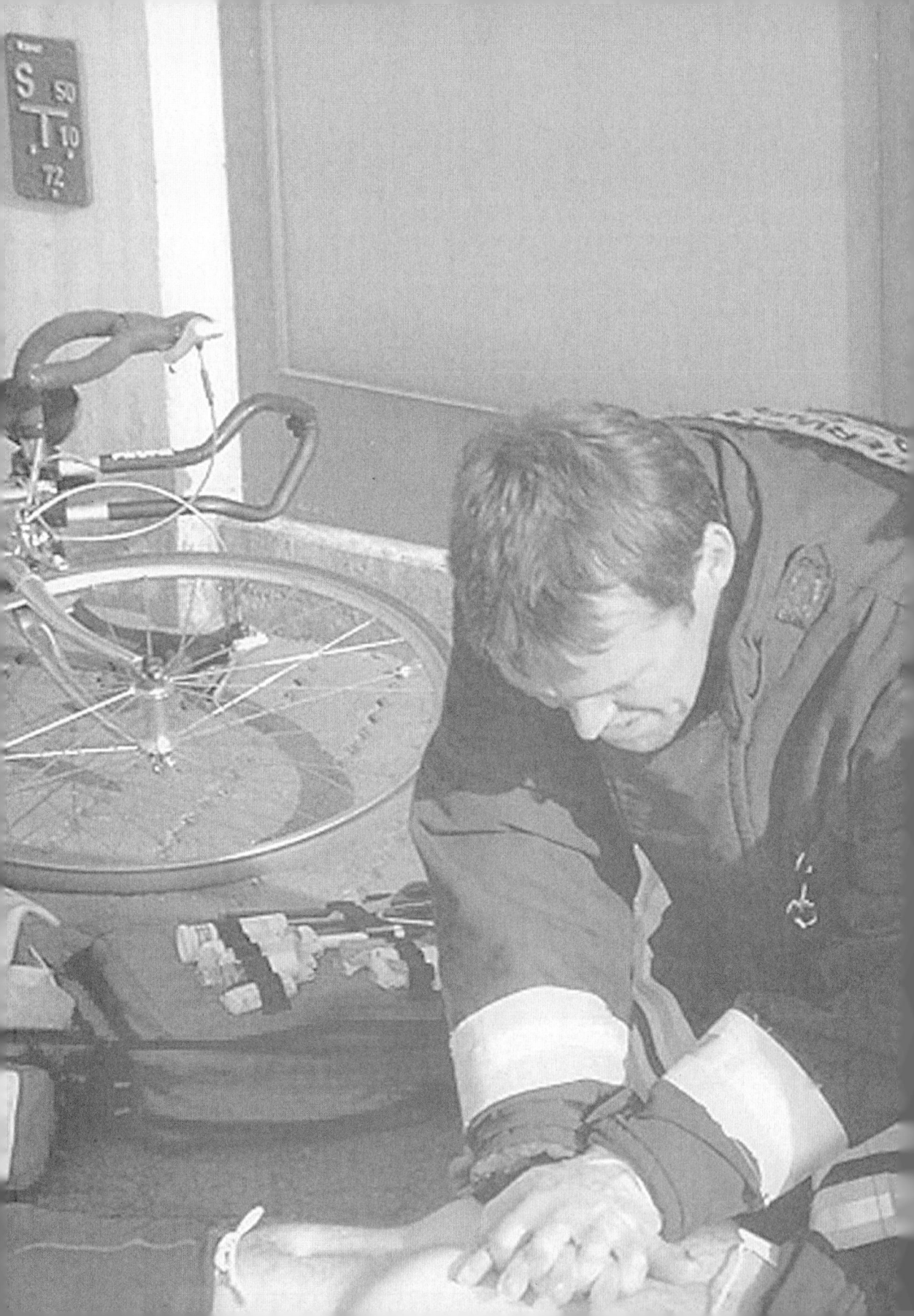

B Allgemeine Notfallmedizin

Beurteilung von Verletzten und Kranken 8

Jürgen Luxem, Dietmar Kühn

Die wichtigsten Lebenszeichen (**Vitalfunktionen**) sind Bewusstsein, Atmung und Herz-Kreislauf-Tätigkeit. Tritt eine plötzliche Störung einer oder mehrerer **Vitalfunktionen** auf, wird diese Störung als Notfall bezeichnet. Die wichtigsten Ursachen für Notfälle sind Erkrankungen, Verletzungen oder Vergiftungen.

In **Notfällen** besteht eine unmittelbare oder zu erwartende bzw. nicht auszuschließende Lebensgefahr für den Patienten. Lebensgefährlich erkrankte oder verletzte Patienten werden als Notfallpatienten eingestuft.

Die Beurteilung von Notfallpatienten erfolgt mithilfe der so genannten **Notfalldiagnostik.** Sie erfolgt problem- und patientenorientiert und umfasst einen elementaren Basischeck, die vollständige Untersuchung des Patienten, die Anwendung ausgewählter diagnostischer Hilfsmittel, die Anamneseerhebung und die Dokumentation der gewonnenen Informationen.

8.1 Notfallpatienten

Ein **Notfall** ist ein lebensbedrohlicher Zustand mit Störung von Bewusstsein, Atmung und/oder Herz-Kreislauf. Die wichtigsten **Ursachen,** die zu einem Notfall führen, sind plötzlich auftretende Erkrankungen, Verletzungen oder Vergiftungen.

Bei Notfallpatienten besteht eine unmittelbare oder zu erwartende bzw. nicht auszuschließende Lebensgefahr. Sie werden in **Rettungstransportwagen** (RTW) transportiert, die aufgrund ihrer Ausstattung und personellen Besetzung für die Versorgung von Notfallpatienten ausgelegt sind. Tabelle 8.1 nennt Notfallsituationen, zu denen zusätzlich zum Rettungstransportwagen ein **Notarzt** entsendet wird.

Patienten, die infolge einer Erkrankung oder einer Verletzung Leistungen des Rettungsdienstes benötigen, ohne jedoch vital gefährdet zu sein, werden als **Nichtnotfall-**

Tab. 8.1: Notarzt-Indikationskatalog am Beispiel der Vorgaben des Bayerischen Staatsministeriums des Inneren (Stand Oktober 2002)

Notrufabfrage	Beschreibung
Notfallbeschreibung	• ein oder mehrere Schwerverletzte • Sturz aus großer Höhe • Wasser-, Ertrinkungs-, Tauch- und Eisunfälle • eingeklemmte oder verschüttete Personen • Verbrennungen, Verbrühungen, Verätzungen größeren Ausmaßes • Suizid, suizidale Handlung • Schuss-, Stich-, Hiebverletzungen im Kopf-, Hals- oder Rumpfbereich • unmittelbar bevorstehende oder stattgefundene Geburt
Zustandsbeschreibung	• Bewusstseinsstörungen (z. B. Hypoglykämie, Intoxikationen) • Atemstörungen (z. B. Lungenödem, Asthmaanfall) • Kreislaufstörungen (z. B. Schock, akutes Koronarsyndrom) • starke Schmerzen (z. B. thorakaler Vernichtungsschmerz, heftigste Kopfschmerzen) • akute Lähmungen (z. B. Schlaganfall)
Ausschlusskriterien für Notarzteinsatz	• Schmerzen, die nicht unter „starke Schmerzen" fallen (z. B. chronische Kopfschmerzen, Gelenk-, Bauchschmerzen, Menstruationsbeschwerden, Bandscheibenschmerzen) • Atembeschwerden unter Ausschluss einer Atemstörung (Lungenödem etc.) oder schon länger bestehend • Bluthochdruck-, Rhythmusstörungen ohne Begleiterscheinungen (Atmung, Kreislauf) • „kleine" Frakturen oder Amputationen (z. B. Finger, Zehen)

patienten eingestuft. Diese Patienten werden in **Krankentransportwagen** (KTW) befördert.

8.2 Notfalluntersuchung

Die Notfalluntersuchung wird bei jedem Notfallpatienten durchgeführt. Sie muss **problemorientiert** erfolgen, das heißt, alle möglichen Ursachen für die Erkrankungen/Verletzungen sollen erfasst werden. Auch das Umfeld des Patienten ist zu beachten.

8.2.1 Grundlagen der Patientenbeobachtung im Rettungsdienst

Bewusstsein

Das Bewusstsein gibt den Wachheitsgrad (Vigilanz) eines Menschen an. Bewusstseinsklare Patienten sind ansprechbar, wach, zur eigenen Person, zu Raum und Zeit orientiert, und ihre Gedanken folgen formal-logischen Denkabläufen.

Bewusstseinsstörungen (☞ Kap. 17.1) reichen von einer Benommenheit bis zum Koma mit Ausfall der Schutzreflexe. Die Übergänge zwischen den einzelnen Formen der Bewusstlosigkeit sind fließend und oftmals schwer zu unterscheiden. Zudem bestehen Unterschiede in der Einschätzung des Bewusstseinszustandes bei verschiedenen Untersuchern. Daher kommt der Verlaufsbeobachtung eine besondere Bedeutung zu.

Die **Wachheit** eines Notfallpatienten wird zunächst durch **Anschauen, Ansprechen** und **Anfassen** überprüft. Erwidert der Patient den Blickkontakt des Untersuchers, antwortet er auf dessen Ansprache oder reagiert er auf das Berühren an seinen Schultern, so gilt er zunächst als nicht bewusstlos. Um den Grad der Bewusstseinsstörung zu ermitteln, ist die **Glasgow-Coma-Scale** (GCS, ☞ Tab. 8.2 und 8.3) entwickelt worden. Sie dient der objektiven Beurteilung der Bewusstseinsqualität. Die Beurteilung erfolgt aufgrund der erreichten Summe in den Kon-

Tab. 8.2: Glasgow-Coma-Scale (GCS)

Funktion	Punkte
Augen öffnen	
• spontan	4
• auf Ansprache	3
• auf Schmerzreize	2
• kein	1
beste verbale Reaktion (Worte)	
• orientiert (verständlich)	5
• verwirrt	4
• einzelne Worte/inadäquate Äußerungen	3
• Laute/Schreie (unverständliche Laute)	2
• keine	1
beste motorische Reaktion (Bewegungen)	
• auf Aufforderung	6
• gezielte Schmerzreaktion	5
• ungezielte Schmerzreaktion (Beugeabwehr)	4
• Beugekrämpfe	3
• Streckkrämpfe	2
• keine	1

trollfeldern. Maximal können fünfzehn, minimal drei Punkte erreicht werden.

Um die **Orientierung** eines ansprechbaren Patienten verfeinert bewerten zu können, werden ihm zusätzlich Fragen zum Ereignis, zur eigenen Person (z. B. Name, Wohnort, Geburtsdatum), zur Auffindesituation (z. B. Ort) und zur Uhrzeit gestellt.

Atmung

Die regelrechte Atmung (**Eupnoe**) ist der ungestörte Gasaustausch zwischen Lunge und Blut.

Tab. 8.3: Interpretation der Glasgow-Coma-Scale

Punkte	Beurteilung	Erforderliche Maßnahmen
15 bis 14	keine Bewusstseinsstörung	keine
13 bis 12	geringe Bewusstseinsstörung	engmaschige Überwachung
11 bis 9	schwere Bewusstseinsstörung	stabile Seitenlage, Notarztruf, engmaschige Überwachung
8 bis 3	tiefe Bewusstlosigkeit, Ausfall der Schutzreflexe	Narkose, Intubation, Beatmung, Reanimationsbereitschaft

Die Vitalfunktion Atmung kann anhand folgender Parameter sicher beurteilt werden:

- Atemfrequenz
- Atemtiefe
- Atembewegungen und Atemmuster

Atemfrequenz

Die Atemfrequenz beträgt bei einem gesunden Erwachsenen in körperlicher Ruhe 12 bis 15 Atemzüge pro Minute (**Normopnoe**). Eine beschleunigte Atemfrequenz über 15 Atemzüge pro Minute wird **Tachypnoe** genannt. Ursachen hierfür sind unter anderem:

- Angst
- Anstrengung
- Aufenthalt in großen Höhen
- Schonatmung
- Azidose
- Fieber
- Schock.

Sinkt die Atemfrequenz unter 10 Atemzüge pro Minute, wird von einer **Bradypnoe** gesprochen. Diese kann unter anderem auftreten bei:

- Schlaf
- Schädel-Hirn-Trauma
- Vergiftungen.

Die **Hyperventilation** ist ein eigenständiges Krankheitsbild mit einer übermäßig gesteigerten Atemfrequenz (☞ Kap. 16.2.3).

Atemtiefe

Bei der Atemtiefe wird die tiefe (großes Atemzugvolumen) von der flachen (kleines Atemzugvolumen) Atmung unterschieden.

Eine **flache** Atmung wird vor allem daran erkannt, dass sich der Brustkorb bei der Ein- und Ausatmung nur eingeschränkt hebt und senkt. Ursachen können Störungen in der Thoraxbeweglichkeit (z. B. Verschüttung) oder Schonatmung (z. B. Rippenfraktur oder Bauchschmerzen) sein. **Tiefe** Atemzüge können auf eine metabolische Azidose (☞ Kap. 3.9.3) hinweisen.

Atembewegungen und Atemmuster

Die Atembewegungen sind normalerweise gleichseitig, gleichzeitig und regelmäßig. Inspiration und Exspiration folgen wechselseitig aufeinander.

Jede Abweichung von dieser Regel ist als Krankheits- oder Verletzungshinweis zu deuten (☞ Abb. 8.1). Als **Dyspnoe** (Atemnot, Luftnot) wird eine erschwerte Atemtätigkeit unabhängig von der Ursache verstanden.

Die **Orthopnoe** ist als eine hochgradige Atemnot in aufrechter Haltung unter Einsatz der Atemhilfsmuskulatur definiert.

Die **Kußmaul-Atmung** (Azidoseatmung) ist eine auffallend tiefe und regelmäßige Atmung. Typisch ist die Kußmaul-Atmung beim diabetischen Koma (☞ Kap. 21.2.1) mit metabolischer Azidose.

Die **Cheyne-Stokes-Atmung** (periodische Atmung) ist durch zu- und abnehmende Atemfrequenzen mit an- und absteigenden Atemzugvolumina und Apnoephasen (s. u.) gekennzeichnet. Hauptursache

Bezeichnung	Atemmuster	Vorkommen bei …
normale Ruheatmung	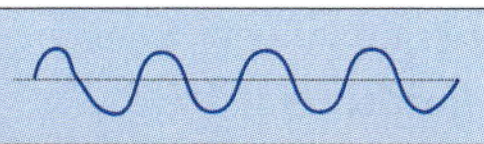	Gesunden
Cheyne-Stokes-Atmung	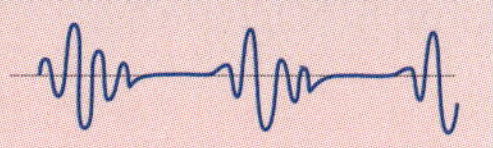	gelegentlich im Schlaf, Enzephalitis, Schlaganfall
Kußmaul-Atmung	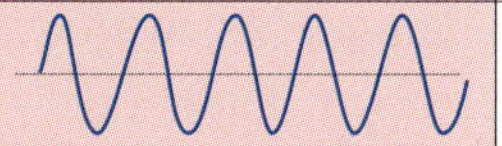	metabol. Azidose (z.B. diabetisches Koma)
Biot-Atmung	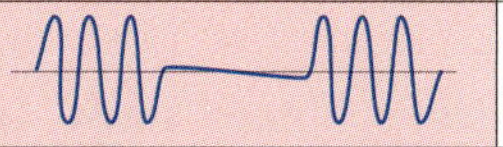	Hirnverletzung, Hirndrucksteigerung
Schnapp-Atmung	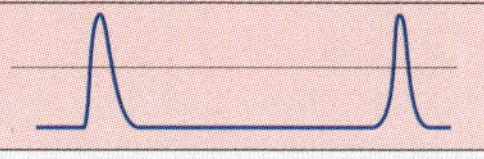	Frühgeborenen, kurz vor Todeseintritt

Abb. 8.1: Pathologische Atemmuster [A400]

ist eine nicht ausreichende Sauerstoffversorgung des Atemzentrums. Die Cheyne-Stokes-Atmung ist als präfinale Atmung anzusehen.

Die **Biot-Atmung** (periodische Atmung) zeichnet sich durch kräftige, gleichmäßig tiefe Atemzüge aus, die plötzlich von Atempausen unterbrochen werden. Sie findet sich häufig bei Schädel-Hirn-Trauma (☞ Kap. 20.4), erhöhtem Hirndruck (☞ Kap. 17.3), Meningitis und Hirntumoren im Bereich der Medulla oblongata (☞ Kap. 3.3.3).

Fehlende Atembewegungen deuten auf einen Atemstillstand (**Apnoe**) hin.

Kreislauf

Die Kreislauffunktion ist abhängig vom Herzschlag und der Zirkulation des Blutes in den Gefäßen. Mithilfe der Pulstastung und der Blutdruckmessung kann die Kreislauffunktion kontrolliert werden.

Puls

Der Puls ist die Druckwelle des Blutes in den Arterien, die an oberflächlich gelegenen Arterien ertastet werden kann:

- zentrale Arterie:
  - **A. carotis** (Halsarterie)
- periphere Arterien:
  - **A. brachialis** (Oberarmarterie), vor allem bei Säuglingen und Kleinkindern
  - **A. radialis** (Handgelenkarterie)

  - **A. femoralis** (Leistenarterie)
  - **A. dorsalis pedis** (Fußrückenarterie).

Am einfachsten kann der Puls am **Handgelenk** palpiert werden. Zeige- und Mittelfinger der palpierenden Hand werden auf der Handgelenkinnenseite am Übergang der Handwurzelknochen zur Speiche (Daumenseite) gelegt. Der Puls ist an peripheren Arterien von einem ausreichend hohen systolischen Blutdruck von mindestens 80–100 mmHg abhängig.

Bei Notfallpatienten mit schlechten Kreislaufverhältnissen wird der Puls am **Hals** aufgesucht, weil er im Rahmen einer Kreislaufzentralisation am Handgelenk fehlen kann. Am Hals wird der Puls palpiert, indem die untersuchenden Finger auf den Kehlkopf aufgelegt werden. Von dort lässt der Untersucher die palpierenden Finger (Zeige- und Mittelfinger) nach rechts oder links in die Falte zwischen Kopfwendermuskel und Kehlkopf gleiten. Manchmal muss dabei ein sanfter Druck ausgeübt werden. Bei zu starkem Druck kann es jedoch passieren, dass der Puls vom Untersucher abgedrückt wird. Ist der Puls an der A. carotis tastbar, herrscht ein systolischer Blutdruck von mindestens 70 mmHg.

Puls- und Herzfrequenz

Die physiologische Herzfrequenz (**Normfrequenz**) liegt bei einem Erwachsenen in Körperruhe zwischen 60 und 80 Schlägen pro Minute.

Beim Erwachsenen bezeichnet **Tachykardie** eine Herz- oder Pulsfrequenz von über 100 Schlägen/Min., **Bradykardie** eine Herz- oder Pulsfrequenz von unter 60 Schlägen/Min.

Pulsqualität

Mithilfe der Pulstastung können wichtige Aussagen über die Herz-Kreislauf-Funktion getroffen werden:

- Ein **tastbarer** Puls bedeutet immer, dass auch eine Herztätigkeit vorliegt, der es gelingt, einen adäquaten Blutdruck aufzubauen, um die lebenswichtigen Organe zu versorgen. Fehlt der Puls am Hals, muss mit Wiederbelebungsmaßnahmen (☞ Kap. 10.2) begonnen werden.
- Weiterhin gibt die Pulstastung darüber Aufschluss, ob das Herz **regelmäßig** schlägt. Bei einem unregelmäßigen Puls liegen Herzrhythmusstörungen (☞ Kap. 9.5) vor.
- Bei gleichzeitig angelegtem EKG kann beobachtet werden, ob jedem Herzschlag eine Pulswelle folgt. Eine **Differenz** zwischen Herzfrequenz und Pulsfrequenz wird als Pulsdefizit bezeichnet und weist auf eine Herzinsuffizienz (☞ Kap. 15.1.1) oder auf Herzrhythmusstörungen (☞ Kap. 9.5) hin.
- Ein **Druckpuls** – hoher Blutdruck und niedrige Pulsfrequenz – kommt bei Störungen des Kreislaufzentrums im Gehirn (Schädel-Hirn-Trauma, ☞ Kap. 20.4) vor.

Blutdruck

Der Blutdruck ist die treibende Kraft für den Blutfluss in den Gefäßen. Ein physiologischer Blutdruck wird als **normoton** bezeichnet und beträgt bei Erwachsenen 120/80 mmHg.

Eine **Hypotonie** ist bei Erwachsenen das Absinken des systolischen Blutdrucks unter 100 mmHg. **Hypertonie** (nach WHO-Kriterien; ☞ Kap. 15.2.3) bezeichnet bei Erwachsenen einen systolischen Blutdruck über 140 mmHg oder einen diastolischen Blutdruck von mehr als 90 mmHg.

Haut

Die Haut ist mit etwa 1,5 – 2 m² das größte Organ unseres Körpers. Veränderungen an der Haut können beim ersten Patientenkontakt sofort wahrgenommen werden.

Hautfarbe

Die **Zyanose** ist eine Blaufärbung der Haut. Sie ist Ausdruck einer zu geringen Beladung des Hämoglobins mit Sauerstoff. Dadurch verfärbt sich das Blut dunkel. Vor allem an der **Schleimhaut,** den Lippen und dem Nagelbett ist eine Zyanose gut zu erkennen, da in diesen Regionen die Durchblutung der Haut besonders kräftig ist.

Blasse Haut entwickelt sich infolge eines Blutverlustes (Anämie), einer Zentralisation des Blutkreislaufs (Schock) oder einer peripheren Durchblutungsstörung in den Arterien (☞ Kap. 15.2.5).

Hautbeschaffenheit

Durch Ertasten der Haut lassen sich die **Hauttemperatur** und die **Hautfeuchtigkeit** feststellen. Normalerweise fühlt sich die Haut trocken und warm an. Sie sollte sich überall am Körper gleich anfühlen, was auf eine gleichmäßige Durchblutung schließen lässt. Befindet sich der Patient im Schockzustand, wird die Haut kalt und feucht. Durch die Zentralisation des Körperkreislaufs im Schock kommt es zu einer Minderdurchblutung der Kreislaufperipherie und die feuchte Haut wird nicht mehr erwärmt.

Der **Hautturgor** gibt den Spannungszustand der Haut an. Mit zunehmendem Alter nimmt die Hautspannung durch verminderte Flüssigkeitseinlagerung ab. Eine **Exsikkose** (Austrocknung) lässt sich an stehenden Hautfalten, trockener Zunge und eingesunkenen und geränderten Augen erkennen.

Augen

Wichtig für die Beurteilung der Augen ist, dass sie immer im **Seitenvergleich** untersucht werden. Für die Untersuchung wird dazu ein Auge abgedeckt. In einem zweiten Untersuchungsgang wird dann das andere Auge vergleichend beurteilt.

Pupillen

Wichtige diagnostische Hinweise liefern die Pupillen, die mit einer Pupillendiagnostikleuchte untersucht werden können. Normalerweise sind die Pupillen gleich weit (**isokor**), kreisrund und verengen sich gleichzeitig auf Lichteinfall (**konsensuelle Reaktion**).

Beidseits enge Pupillen werden als **Miosis** und beidseitig weite Pupillen als **Mydriasis** bezeichnet. Eine unterschiedliche Pupillenweite wird Pupillendifferenz (**Anisokorie**) genannt. Diese spricht für eine Hirndruckentwicklung in der Großhirnhemisphäre auf der Seite des betroffenen Auges (z. B. Schädel-Hirn-Trauma, ☞ Kap. 20.4, oder intrazerebrale Blutung, ☞ Kap. 17.3).

Achtung

Eine nur einseitig erweiterte Pupille spricht bei vollem Bewusstsein des Patienten und ohne Anzeichen für ein Schädel-Hirn-Trauma am ehesten für ein lokales Trauma des Auges. Auch an ein Glasauge muss gedacht werden.

Augapfel und Augenlider

Schädigungen am Auge selbst sind durch die **Symptomtrias** Tränenfluss, Rötung und Sehstörungen gekennzeichnet. Zusätzlich können Unterblutungen auf Verletzungen hinweisen und Fremdkörper im Auge erkennbar sein. Ein beim Betasten verhärteter Augapfel ist typisch für einen Glaukomanfall (☞ Kap. 25.1.2).

Geschwollene Augenlider können auf eine allergische Reaktion hinweisen. Ein herabhängendes (gelähmtes) Augenlid spricht für eine Gesichtslähmung, wie sie etwa bei einem Schlaganfall (☞ Kap. 17.2) auftritt.

Mundhöhle

Für die Untersuchung der Mundhöhle sollten möglichst eine Diagnostikleuchte und zusätzlich ein Mundspatel verwendet werden.

Hämatome an der hinteren Rachenwand können eine Verletzung der Halswirbelsäule als Ursache haben (☞ Kap. 20.3). Schwerwiegende Blutungen im Mund können nach Operationen (z. B. Tonsillektomie) auftreten und die Gefahr einer Aspiration nach sich ziehen. Auch ein **Zungenbiss** –

wie er bei einem zerebralen Krampfanfall (☞ Kap. 17.4) auftritt – kann eine Blutung in der Mundhöhle zur Folge haben.

Eine verrußte Mundhöhle und **Rußablagerungen** um den Mund herum sprechen für das Einatmen von Rauch- und Reizgasen, die bei Bränden entstehen können.

Der Untersucher kann aber auch **Mundgerüche** (Foetor ex ore) wahrnehmen. Azetongeruch ist ein typisches Merkmal des diabetischen Komas. Alkohol kann ebenfalls als Mundgeruch festgestellt werden (☞ Kap. 27.2.2).

Ein herabhängender **Mundwinkel** und die Unfähigkeit, die Zunge gerade herausstrecken zu können, sind wichtige Hinweise auf eine Gesichtslähmung beim Schlaganfall (☞ Kap. 17.2).

8.2.2 Vorgehen bei der Patientenuntersuchung

Am Anfang der Patientenversorgung steht der **Basischeck** (Vitalcheck), bei dem die lebenswichtigen Funktionen Bewusstsein, Atmung und Kreislauf (**BAK-Schema**) überprüft werden.

Gegebenenfalls sind bereits jetzt wichtige Erstmaßnahmen einzuleiten, um eine Störung der Vitalfunktionen zu beheben (z. B. Beatmung, ☞ Kap. 14.1, oder Reanimation, ☞ Kap. 10.2.3).

Dann erfolgt die erweiterte **Untersuchung** von Kopf bis Fuß, mit und ohne Einsatz von Hilfsmitteln, inklusive einer genauen **Anamneseerhebung.** Anhand der gewonnenen Erkenntnisse wird eine Arbeitsdiagnose gestellt. Daran orientiert sich die gesamte weitere Therapie. Abschließend werden alle gesammelten Befunde dokumentiert, der Transport ins Krankenhaus durchgeführt und der Patient dort in die weiterführende Versorgung übergeben.

Achtung

Die Behebung lebensbedrohlicher Störungen (z. B. Stillung lebensbedrohlicher Blutungen) hat gegenüber einer vollständigen Untersuchung Vorrang. In jedem Fall sollte jedoch zu gegebener Zeit eine komplette Notfalluntersuchung erfolgen.

Vitalcheck (BAK-Schema)

Der elementare **Basischeck** dient der Orientierung sowie der Beurteilung der Vitalfunktionen. Die Durchführung folgt dem so genannten BAK-Schema: Bewusstseinskontrolle, Atemkontrolle, Kreislaufkontrolle.

Bewusstseinskontrolle

Der Patient wird laut angesprochen und ein Blickkontakt hergestellt. Reagiert er nicht, wird er an der Schulter gefasst und gerüttelt. Ist der Patient bewusstlos, erfolgt die umgehende Alarmierung des Notarztes. Ist das Bewusstsein vorhanden, werden Atmung und Kreislauf überprüft.

Atemkontrolle

Sollte der Patient bewusstlos sein, wird der Kopf mithilfe des **Kinn-Scheitel-Griffes** (☞ Abb. 8.2) überstreckt und der Mund geöffnet. Bei vorhandener Atmung können

* Thoraxbewegungen gesehen
* Atemgeräusche gehört und
* die Atemluft gespürt werden.

Ist die Atmung erhalten, der Patient aber bewusstlos, wird er in die stabile Seitenlage gebracht (☞ Abb. 8.3).

Ist keine Atmung innerhalb der ersten 10 Sekunden, nachdem durch Überstrecken des Kopfes und Anheben des Kinns die Atem-

wege frei gemacht und kontrolliert wurden, vorhanden, müssen umgehend die Atemwege freigemacht werden (**Basic Life Support,** ☞ Kap. 10.2.3).

Kreislaufkontrolle

Die Kreislaufkontrolle umfasst primär nur die **Pulspalpation.** Bei bewusstseinsklaren Patienten können bereits bei der Begrüßung der Puls am Handgelenk getastet und die Pulsqualitäten bestimmt werden.

Bei bewusstlosen Patienten hat sich gezeigt, dass die Prüfung des Pulses am Handgelenk (A. radialis) oder einer Halsseite (A. carotis) eine zu ungenaue Methode ist, um festzustellen, ob ein Kreislauf vorhanden ist. Ist allerdings der Puls an der A. carotis nicht tastbar **und** fehlen weitere Zeichen einer Kreislauftätigkeit (Bewegungen, Husten oder Atmen), wird mit der Reanimation (Basic Life Support, ☞ Kap. 10.2.3) begonnen.

Neben der Pulstastung ist im Rahmen des Vitalchecks auch auf lebensbedrohliche **Blutungen** zu achten, die sofort gestillt werden müssen.

Vollständige Notfalluntersuchung

Die vollständige Notfalluntersuchung schließt sich an den Vitalcheck und die Erstmaßnahmen an. Sie sollte dann erfolgen, wenn genügend Zeit zur Verfügung steht.

Die vollständige Untersuchung folgt dem so genannten **IPPAF-Schema.** Dieses Schema orientiert sich an den Sinneswahrnehmungen des Untersuchers und soll eine systematische Untersuchung des Patienten ermöglichen:

* **Inspektion** (lat. inspectio = Durchsicht, Prüfung): Betrachtung aller Körperregionen
* **Palpation** (lat. palpare = tasten): Abtasten des Patienten
* **Perkussion** (lat. percutere = schlagen, klopfen): Abklopfen von Thorax und Abdomen
* **Auskultation** (lat. auscultare = horchen): Abhören mit und ohne Stethoskop

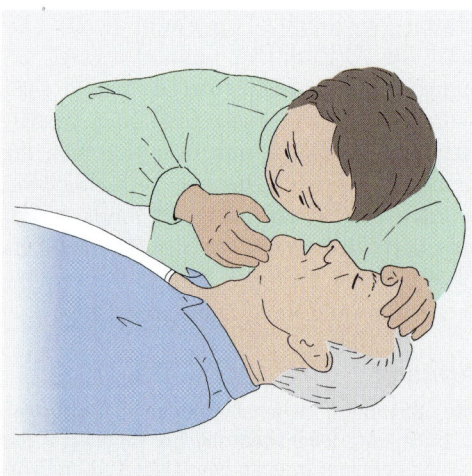

Abb. 8.2: Durchführung der Atemkontrolle [A400 – 190]

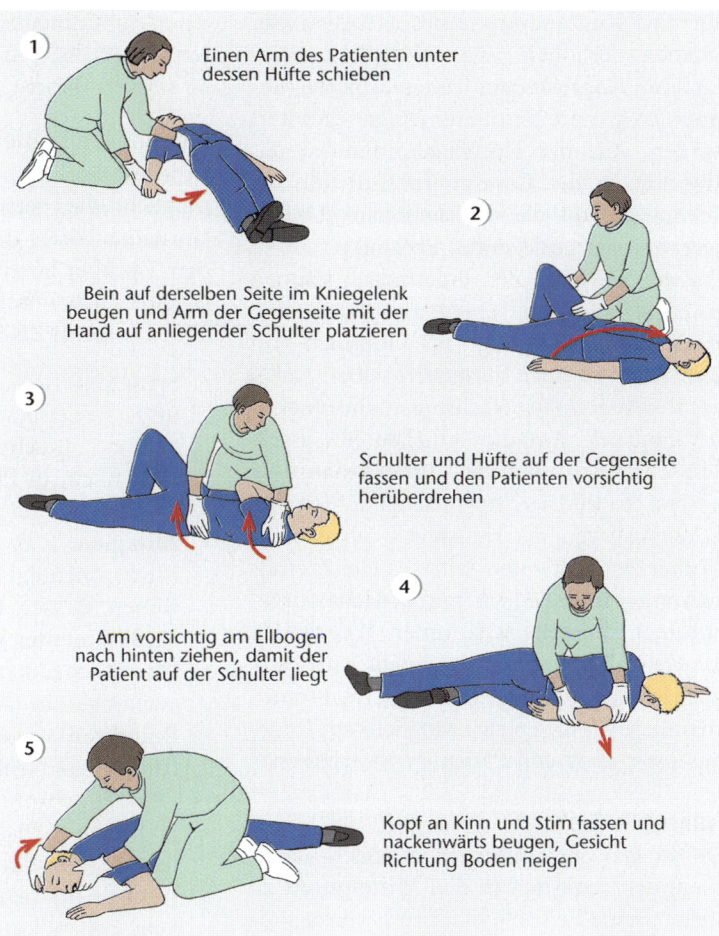

1. Einen Arm des Patienten unter dessen Hüfte schieben

Bein auf derselben Seite im Kniegelenk beugen und Arm der Gegenseite mit der Hand auf anliegender Schulter platzieren

2.

3.

Schulter und Hüfte auf der Gegenseite fassen und den Patienten vorsichtig herüberdrehen

4.

Arm vorsichtig am Ellbogen nach hinten ziehen, damit der Patient auf der Schulter liegt

5.

Kopf an Kinn und Stirn fassen und nackenwärts beugen, Gesicht Richtung Boden neigen

Abb. 8.3: Stabile Seitenlage [L157]

- **Funktion** (lat. functionare = Aufgabe): neurologische Untersuchung und Überprüfung der Bewegungsfähigkeit

Rettungshelfer und Rettungssanitäter verwenden vor allem die Inspektion, Palpation, Auskultation und die Funktionsprüfung. Die Perkussion bleibt dem erfahrenen Rettungsassistenten und dem Notarzt vorbehalten.

Diagnostische Hilfsmittel

Der Einsatz diagnostischer Hilfsmittel soll dem Rettungsteam helfen, die gewonnenen Erkenntnisse aus der Notfalluntersuchung zu vertiefen und differenzialdiagnostisch abzugrenzen.

Einfache **Hilfsmittel** sind:

- Stethoskop, Diagnostikleuchte und Mundspatel

- Blutdruckmessgerät
- Blutzuckermessgerät
- Thermometer.

Umfassendere Werte können mithilfe von EKG (☞ Kap. 9), Pulsoxymetrie (☞ Kap. 7.2.3) und Kapnometrie (☞ Kap. 7.2.5) bestimmt werden.

Wichtig ist nicht die Anzahl der eingesetzten Geräte, sondern der **gezielte Einsatz** technischer Hilfen.

Notfallanamnese

Grundlagen

Mithilfe der Anamnese (griech. anamnesis = Erinnerung) sollen möglichst umfassende Informationen über die Vorgeschichte der Beschwerden des Notfallpatienten gewonnen werden. Im Rettungsdienst wird meist nur eine **Kurzanamnese** des aktuellen Geschehens erhoben. Die Notfallanamnese kann um Angaben über frühere, soziale, biographische und familiäre Daten erweitert werden. Ziel der Notfallanamnese ist das **Einschätzen der Gesamtsituation** und die Rekonstruktion des Geschehenen (Unfallhergang oder auslösendes Ereignis).

Zwei Formen der Anamnese können grundsätzlich unterschieden werden. Die **Eigenanamnese** erfolgt im Gespräch mit dem Kranken oder Verletzten selbst. Dabei soll durch gezieltes Nachfragen ein objektiver Eindruck über die aktuellen Beschwerden entstehen. Bei der **Fremdanamnese** werden Angehörige, Augenzeugen, Freunde, Arbeitskollegen, der Hausarzt – also Dritte – über den Patienten befragt. Die Fremdanamnese muss jedoch mit Bedacht vorgenommen werden, weil unter Umständen das Geschehen verzerrt dargestellt wird (z. B. Kindesmisshandlung). Jedoch ist die Fremdanamnese oft die einzige Möglichkeit, Informationen über den Patienten zu erhalten.

Fragetechniken

Die Fragen des Untersuchers sollen versuchen, den Patienten in den **Mittelpunkt** zu stellen, seine Persönlichkeit zu berücksichtigen und ein Vertrauensverhältnis zu ihm aufzubauen. Dazu trägt bei, während des Gesprächs den Blickkontakt zum Patienten zu halten und einen dezenten Körperkontakt herzustellen (z. B. Hände halten), wenn es der Patient zulässt.

Die verwendete **Sprache** sollte leicht verständlich und präzise sein. Manchmal kann es helfen, die Sprachgewohnheiten des Patienten anzunehmen. Fachbegriffe sollten, wenn es sich vermeiden lässt, nicht verwendet werden. Unbedingt notwendige Fachausdrücke sind dem Patienten zu erklären.

Grundsätzlich sollen nur die notwendigen Fragen in einer schlüssigen **Reihenfolge** gestellt werden. Häufig berichten die Patienten jedoch bereits von sich aus. Unterbrechungen sollten nur dann erfolgen, wenn der Bericht ziellos wird oder eine zu ungenaue Darstellung präzisiert werden muss. Sinnvolle Zwischenfragen – beispielsweise in Form einer Zusammenfassung des bisher Gehörten – signalisieren dem Patienten Interesse an seinem Bericht.

Anamneseerhebung

In jedem Anamnesegespräch sollten, soweit möglich, die persönlichen Daten (Name, Vorname, Alter) des Patienten erfragt werden. Darüber hinaus enthält ein Anamneseschema medizinische Fragestellungen, wozu sich das **SAMPLE-Schema** bewährt hat:

- **Symptome** (aktuelle Beschwerden): Haupt- und Begleitbeschwerden, Beschwerdebeginn, Beschwerdeverlauf (plötzlich, allmählich, in Phasen), Schmerzen (Ort, Qualität, Dauer)
- **Allergien:** z. B. Allergie gegen Pflaster, Medikamente, Insekten, Lebensmittel, Blüten, Gräser, Pollen
- **Medikamente:** Welche? Wie oft? Wann? Dosis? Medikamentenplan oder Verpackungen in die Klinik mitnehmen!
- **Präerkrankungen** (Vorerkrankungen): frühere Krankenhausaufenthalte, Voroperationen, chronische Erkrankungen (z. B. Hypertonie, Diabetes mellitus, Herzinsuffizienz, koronare Herzkrankheit, psychiatrische Erkrankungen), regelmäßige ärztliche Behandlung (Wer ist der Hausarzt?)
- **Letzte Mahlzeiten und Lebensgewohnheiten:** normale Flüssigkeitsaufnahme, Risikofaktoren für Erkrankungen, Drogen- und Medikamentenmissbrauch, Alkoholabusus, Tabakkonsum
- **Ereignis (Provokation):** Ereignisse vor dem Notfall (Auslandsaufenthalte, Unfallmechanismus, schwere Arbeit), vorhergehende Symptome oder Warnzeichen (Schweißausbrüche, Angst, Ärger, Stress).

Wichtige **zusätzliche** Informationen, die zu einer vollständigen Anamnese beitragen, sind abhängig von der Gesamtsituation:

- Bei Frauen immer auch nach einer möglichen oder bestehenden Schwangerschaft fragen.
- Die Raumtemperatur (besonders kalt, besonders warm) und die Umgebungsluft (z. B. Alkoholgeruch) erfassen.

- Herumliegende Medikamente und Verpackungen sicherstellen und mitnehmen (z. B. bei Intoxikationen).
- Tablettenreste, Erbrochenes, Stuhl auch in Ausgüssen und Toiletten suchen (z. B. bei Intoxikationen).
- Abschiedsbrief (z. B. bei Suizidversuchen, ☞ Kap. 18.2) einziehen und dem Arzt übergeben.
- Die Körperstellung des Patienten bei Eintreffen an der Einsatzstelle erfassen.

8.2.3 Dokumentation im Rettungsdienst

Die Dokumentation des Rettungsdiensteinsatzes ist die Zusammenfassung der erhobenen Daten während des Einsatzes. Sie ist zentraler Bestandteil jeder Notfallversorgung.

Datenerhebung

Objektive Daten sind unbeeinflusste Sinneswahrnehmungen und Messergebnisse. Unter **subjektiven Daten** werden Interpretationen des Zustands- und Beschwerdebildes des Patienten verstanden. Sie sind beeinflusst von der untersuchenden Person.

Jeder Rettungsdiensteinsatz muss **protokolliert** werden (☞ Kap. 32.1.2). Mithilfe der erhobenen Daten sollen folgende Zwecke erfüllt werden:

- Überprüfung der Vollständigkeit der Maßnahmen
- Erinnerungsstütze bei späteren Nachfragen
- Kommunikation innerhalb des Rettungsdienstes und zu den Schnittstellen, Hilfe bei der Übergabe
- Beweisgrundlage bei juristischen Streitigkeiten und Beschwerden (☞ Kap. 32.3.3)
- Analyse des Rettungsdienstsystems, Kosten- und Effizienzanalyse
- Qualitätssicherung und -verbesserung
- Wissenschaft und Forschung anhand statistischer Daten
- Aus- und Fortbildung des Personals
- Verwaltungsaufgaben (Einsatzabrechnung gegenüber den Krankenkassen).

Achtung

Alle im Rettungsdienst erhobenen Daten und gewonnenen Erkenntnisse über den Patienten unterliegen dem Datenschutz.

Einsatzprotokoll

Die Einsatz- und Patientendokumentation erfolgt auf standardisierten **Vordrucken** und folgt in erster Linie formalen Gesichtspunkten. Dabei geben die Träger des Rettungsdienstes die einzusetzenden Protokolle und die zu dokumentierenden Einsätze (z. B. Notfallrettungseinsätze) verbindlich vor.

Verbreitete Protokolle enthalten **Datensätze,** die den Vorgaben der Deutschen interdisziplinären Vereinigung für Intensiv- und Notfallmedizin (DIVI) folgen. Diese hat sowohl für Notfalleinsätze mit Notarzt als auch für den Notfalleinsatz ohne Notarzt beziehungsweise Krankentransport einheitliche Datensätze erarbeitet (☞ Abb. 8.4), die folgende **Kerndaten** enthalten:

- Abrechnungsdaten (Personalien, Krankenkasse, Versicherungsnummer)
- rettungstechnische Daten
- Notfallsituation (Hauptbeschwerden, Anamnese, Untersuchung)
- Erstbefund (Vitalparameter)
- Erkrankung/Verletzung (Erstdiagnose)
- Maßnahmen und Verlauf (Transport, Reaktion auf die getroffenen Maßnahmen)
- Ersthelfermaßnahmen
- Übergabe und Ergebnis (Veränderungen im Zustand)
- Bemerkungen (z. B. Hausarzt, soziales Umfeld)
- Zwischenfälle/Ereignisse/Komplikationen.

Auf dem Einsatzprotokoll wird die **Summe aller Beobachtungen und Maßnahmen** dokumentiert, um der weiteren Versorgungseinrichtung eindeutig und übersichtlich aussagekräftige Informationen zu übermitteln. Damit soll sichergestellt werden, dass keine für die weitere Diagnostik und Behandlung des Patienten wichtigen Befunde verloren gehen.

Der **Transportschein** enthält die Abrechnungsdaten für den Rettungsdiensteinsatz.

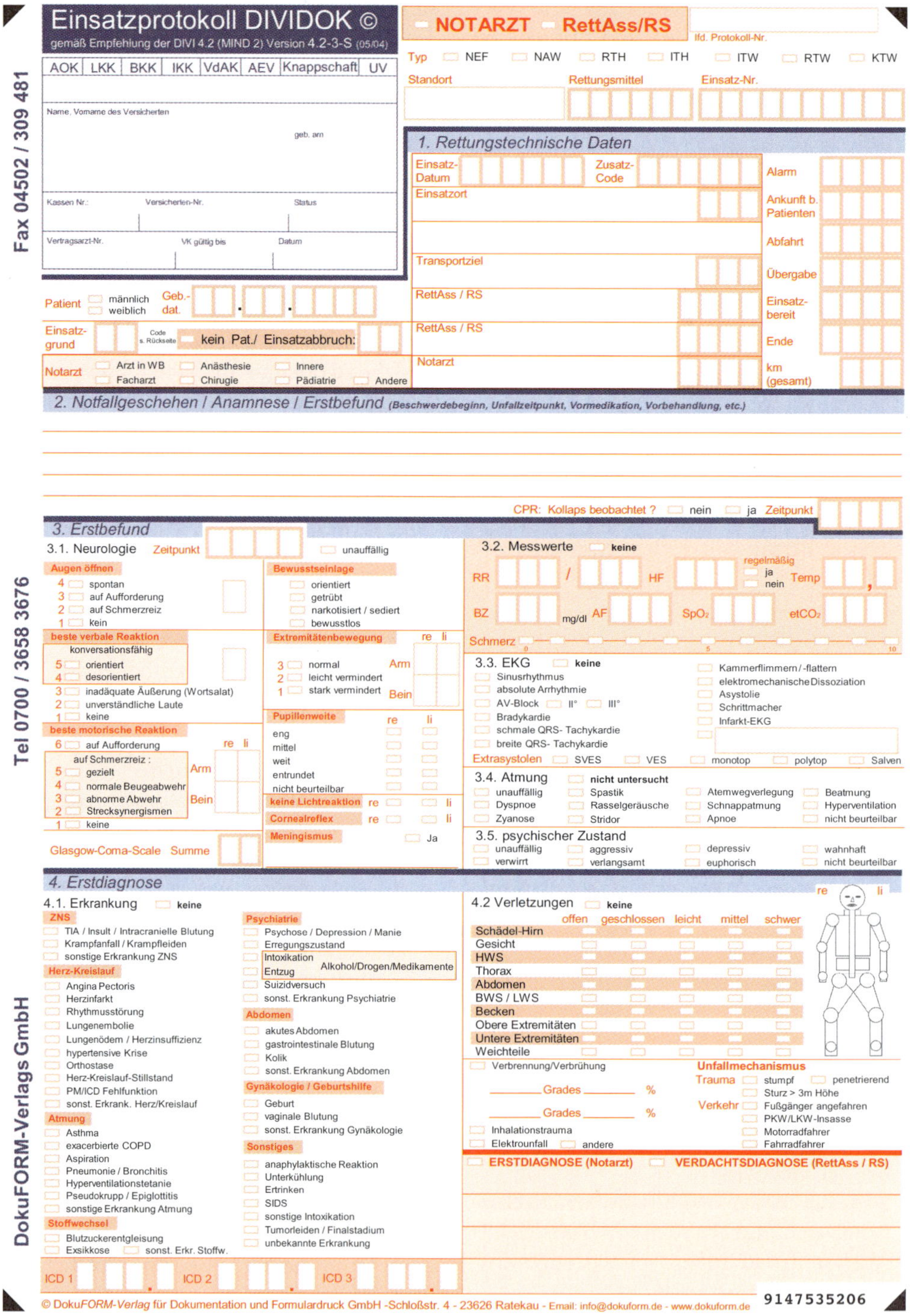

Fax 04502 / 309 481

Einsatzprotokoll DIVIDOK ©
gemäß Empfehlung der DIVI 4.2 (MIND 2) Version 4.2-3-S (05/04)

| AOK | LKK | BKK | IKK | VdAK | AEV | Knappschaft | UV |

Name, Vorname des Versicherten

geb. am

Kassen Nr.:   Versicherten-Nr.   Status

Vertragsarzt-Nr.   VK gültig bis   Datum

Patient ☐ männlich ☐ weiblich   Geb.-dat.

Einsatz-grund   Code s. Rückseite   kein Pat./ Einsatzabbruch:

Notarzt ☐ Arzt in WB ☐ Anästhesie ☐ Innere
☐ Facharzt ☐ Chirurgie ☐ Pädiatrie ☐ Andere

― NOTARZT ― RettAss/RS   lfd. Protokoll-Nr.

Typ ☐ NEF ☐ NAW ☐ RTH ☐ ITH ☐ ITW ☐ RTW ☐ KTW

Standort   Rettungsmittel   Einsatz-Nr.

1. Rettungstechnische Daten

Einsatz-Datum	Zusatz-Code	Alarm
Einsatzort		Ankunft b. Patienten
		Abfahrt
Transportziel		Übergabe
RettAss / RS		Einsatz-bereit
RettAss / RS		Ende
Notarzt		km (gesamt)

2. Notfallgeschehen / Anamnese / Erstbefund (Beschwerdebeginn, Unfallzeitpunkt, Vormedikation, Vorbehandlung, etc.)

Tel 0700 / 3658 3676

CPR: Kollaps beobachtet ? ☐ nein ☐ ja Zeitpunkt

3. Erstbefund

3.1. Neurologie Zeitpunkt   ☐ unauffällig

Augen öffnen
4 spontan
3 auf Aufforderung
2 auf Schmerzreiz
1 kein

beste verbale Reaktion
konversationsfähig
5 orientiert
4 desorientiert
3 inadäquate Äußerung (Wortsalat)
2 unverständliche Laute
1 keine

beste motorische Reaktion
6 auf Aufforderung   re ☐ li ☐
auf Schmerzreiz :
5 gezielt
4 normale Beugeabwehr Arm
3 abnorme Abwehr
2 Strecksynergismen Bein
1 keine

Glasgow-Coma-Scale Summe

Bewusstseinlage
☐ orientiert
☐ getrübt
☐ narkotisiert / sediert
☐ bewusstlos

Extremitätenbewegung   re li
3 normal   Arm
2 leicht vermindert
1 stark vermindert Bein

Pupillenweite   re li
eng
mittel
weit
entrundet
nicht beurteilbar
keine Lichtreaktion re ☐ li ☐
Cornealreflex re ☐ li ☐
Meningismus   ☐ Ja

3.2. Messwerte ☐ keine

RR /   HF   regelmäßig ☐ ja ☐ nein Temp
BZ   mg/dl AF   SpO₂   etCO₂

Schmerz 0 .... 5 10

3.3. EKG ☐ keine
☐ Sinusrhythmus
☐ absolute Arrhythmie
☐ AV-Block ☐ II° ☐ III°
☐ Bradykardie
☐ schmale QRS- Tachykardie
☐ breite QRS- Tachykardie
Extrasystolen ☐ SVES ☐ VES
☐ Kammerflimmern / -flattern
☐ elektromechanische Dissoziation
☐ Asystolie
☐ Schrittmacher
☐ Infarkt-EKG
☐ monotop ☐ polytop ☐ Salven

3.4. Atmung ☐ nicht untersucht
☐ unauffällig ☐ Spastik ☐ Atemwegverlegung ☐ Beatmung
☐ Dyspnoe ☐ Rasselgeräusche ☐ Schnappatmung ☐ Hyperventilation
☐ Zyanose ☐ Stridor ☐ Apnoe ☐ nicht beurteilbar

3.5. psychischer Zustand
☐ unauffällig ☐ aggressiv ☐ depressiv ☐ wahnhaft
☐ verwirrt ☐ verlangsamt ☐ euphorisch ☐ nicht beurteilbar

4. Erstdiagnose

4.1. Erkrankung ☐ keine

ZNS
☐ TIA / Insult / Intracranielle Blutung
☐ Krampfanfall / Krampfleiden
☐ sonstige Erkrankung ZNS

Herz-Kreislauf
☐ Angina Pectoris
☐ Herzinfarkt
☐ Rhythmusstörung
☐ Lungenembolie
☐ Lungenödem / Herzinsuffizienz
☐ hypertensive Krise
☐ Orthostase
☐ Herz-Kreislauf-Stillstand
☐ PM/ICD Fehlfunktion
☐ sonst. Erkrank. Herz/Kreislauf

Atmung
☐ Asthma
☐ exacerbierte COPD
☐ Aspiration
☐ Pneumonie / Bronchitis
☐ Hyperventilationstetanie
☐ Pseudokrupp / Epiglottitis
☐ sonstige Erkrankung Atmung

Stoffwechsel
☐ Blutzuckerentgleisung
☐ Exsikkose ☐ sonst. Erkr. Stoffw.

Psychiatrie
☐ Psychose / Depression / Manie
☐ Erregungszustand
☐ Intoxikation Alkohol/Drogen/Medikamente
☐ Entzug
☐ Suizidversuch
☐ sonst. Erkrankung Psychiatrie

Abdomen
☐ akutes Abdomen
☐ gastrointestinale Blutung
☐ Kolik
☐ sonst. Erkrankung Abdomen

Gynäkologie / Geburtshilfe
☐ Geburt
☐ vaginale Blutung
☐ sonst. Erkrankung Gynäkologie

Sonstiges
☐ anaphylaktische Reaktion
☐ Unterkühlung
☐ Ertrinken
☐ SIDS
☐ sonstige Intoxikation
☐ Tumorleiden / Finalstadium
☐ unbekannte Erkrankung

4.2 Verletzungen ☐ keine   re / li

	offen	geschlossen	leicht	mittel	schwer
Schädel-Hirn					
Gesicht					
HWS					
Thorax					
Abdomen					
BWS / LWS					
Becken					
Obere Extremitäten					
Untere Extremitäten					
Weichteile					

☐ Verbrennung/Verbrühung
_____ Grades _____ %
_____ Grades _____ %
☐ Inhalationstrauma
☐ Elektrounfall ☐ andere

Unfallmechanismus
Trauma ☐ stumpf ☐ penetrierend
☐ Sturz > 3m Höhe
Verkehr ☐ Fußgänger angefahren
☐ PKW/LKW-Insasse
☐ Motorradfahrer
☐ Fahrradfahrer

ERSTDIAGNOSE (Notarzt)   **VERDACHTSDIAGNOSE (RettAss / RS)**

ICD 1 .   ICD 2 .   ICD 3 .

DokuFORM-Verlags GmbH

9147535206

Abb. 8.4: EDV-taugliches Einsatzprotokoll für Rettungsfachpersonal [E254]

5. Verlauf *Verlaufsbeschreibung*

UHRZEIT	15	30	45		15	30	45		15

Puls · ●· ·
RR V ν
HDM
Defibrillation
Transport
In/Extubation
Spontanatmung ○
assistierte Beatmung ●
kontrollierte Beatmung

280 260 240 220 200 180 160 140 120 100 80 60 40 20

Maßnahmen
SpO₂
et CO₂
Temp

6. Maßnahmen

6.1. Herz / Kreislauf ☐ keine   Anzahl
☐ peripher-venöser Zugang Ort/Größe
☐ zentral-venöser Zugang Ort/Größe
☐ intraossäre Kanüle Ort/Größe
☐ Spritzenpumpe   Anzahl Joule letzte Defi.
☐ Schrittmacher (extern)
☐ Reanimation / HDM
☐ Defibrillation / Kardioversion ☐ monophasisch ☐ biphasisch

Zeit 1. Defi   Zeit 1.ROSC

Reanimationsregister (DIVI-MIND 2) s. Rückseite -nur RD / NA

6.2. Atmung ☐ keine   O₂ l/min
☐ Sauerstoffgabe
☐ Freimachen der Atemwege
☐ Absaugen   Tubus Größe ID
Beatmung ☐ manuell ☐ maschinell
Atemwegssicherung / Intubation ☐ ITN oral ☐ ITN nasal
☐ LMA ☐ Combitubus ☐ chir./tracheost. ☐ andere

AMV   AF   PEEP   FiO₂

6.5. Medikamente   Dosis : (mg / ml / IE)

6.3. Weitere Maßnahmen ☐ keine
☐ Anästhesie ☐ Entbindung ☐ Dauerkatheter
☐ Blutstillung ☐ Magensonde ☐ Krisenintervention
☐ Verband
Reposition Ort
bes. Lagerung Art
☐ Cervicalstütze ☐ Vakuummatratze ☐ Schaufeltrage
☐ Thoraxdrainage ☐ rechts ☐ links   Ch
Ort
☐ Sonstiges
Art

☐ keine Medikamente	☐ Antihypertensiva	☐ Kortikosteroide	☐ Kristalloide					
☐ Analgetika (Opiate)	☐ Antikoagulantien	☐ Muskelrelaxantien	☐ Kolloide					
☐ Antiarrhythmika	☐ Bronchodilatantien	☐ Narkotika	☐ Small Volume Lsg.					
☐ Antidota	☐ Diuretika	☐ Sedativa	☐ Pufferlösung					
☐ Antiemetika	☐ Glukose	☐ Thrombolytikum/Lyse	☐ Sonstige					
☐ Antiepileptika	☐ Katecholamine	☐ Vasodilatantien						

6.4. Monitoring ☐ keine ☐ Kapnometrie
☐ EKG Monitor ☐ manuelle Messung
☐ 12-Kanal-EKG ☐ oszillometr. Messung RR
☐ Pulsoxymetrie ☐ Temperatur ☐ Sono
Sonstiges

7. Übergabe

7.1. Zustand ☐ verbessert ☐ gleich ☐ verschlechtert
Zeit-punkt   Glascow-Coma-Scale ☐ orientiert ☐ narkotisiert/sediert
☐ getrübt ☐ bewusstlos

7.2. Messwerte ☐ keine Temp. , BZ mg/dl
RR /   HF   regelmäßig ☐ ja ☐ nein
AF SpO₂ O₂ l/min etCO₂
Schmerz 0   5   10

7.3. EKG ☐ keine
☐ Sinusrhythmus ☐ Kammerflimmern / -flattern
☐ absolute Arrhythmie ☐ elektromechanische Dissozation
☐ AV-Block ☐ II° ☐ III° ☐ Asystolie
☐ Bradykardie ☐ Schrittmacher
☐ schmale QRS- Tachykardie ☐ Infarkt-EKG
☐ breite QRS- Tachykardie
Extrasystolen ☐ SVES ☐ VES ☐ monotop ☐ polytop ☐ Salven

7.4. Atmung ☐ nicht untersucht
☐ unauffällig ☐ Spastik ☐ Atemwegverlegung ☐ Beatmung
☐ Dyspnoe ☐ Rasselgeräusche ☐ Schnappatmung ☐ Hyperventilation
☐ Zyanose ☐ Stridor ☐ Apnoe ☐ nicht beurteilbar

8. Ergebnis

8.1. Einsatzbeschreibung
☐ Transport ins KH ☐ mit Notarzt
☐ Sekundäreinsatz ☐ ohne Notarzt
☐ Patient lehnt Transport ab
☐ nur Untersuchung/Behandlung
☐ Übergabe an anderes Rettungsmittel

Art
☐ Übernahme von arztbesetztem Rettungsmittel
☐ Reanimation primär erfolgreich
☐ Reanimation primär erfolglos
☐ Tod auf dem Transport
☐ Todesfeststellung
Zeitpunkt

8.2. Ersthelfermaßnahmen (Laien)
☐ suffizient ☐ insuff. ☐ keine ☐ AED

8.5. Zielklinik / Patientenübergabe
☐ Notaufnahme ☐ Intensivstation ☐ Allgemeinstation ☐ OP ☐ k.A.

8.3. Notfallkategorie
☐ kein Notfall
☐ akute Erkrankung
☐ Vergiftung
☐ Verletzung

Unfall
☐ Verkehr ☐ Sportunfall
☐ Arbeit ☐ Hausunfall
☐ Sonstiger

8.4. NACA-Score
☐ I geringfügige Störung
☐ II ambulante Abklärung
☐ III stationäre Behandlung
☐ IV akute Lebensgefahr nicht auszuschließen
☐ V akute Lebensgefahr
☐ VI Reanimation
☐ VII Tod

9. Bemerkungen *(z.B. Allergien, Hausarzt, Tel. Angeh., Wertsachen, etc.)*

Unterschrift Notarzt   Unterschrift RettAss / RS

Arztbrief erbeten ☐ ja ☐ nein Nachforderung Notarzt ☐ ja ☐ nein
ZEK (s. Rückseite) ☐ ja ☐ nein Notkompetenz RettAss/RS ☐ ja ☐ nein

4160535206

Doku*FORM*-Verlags GmbH Tel 0700 / 3658 3676 Fax 04502 / 309 481

8

Er dient als ärztliche Bescheinigung über die Notwendigkeit des durchgeführten Transports und ist der Transportbeleg. Es ist darauf zu achten, dass der Transportschein von dem den Transport anweisenden Arzt (z. B. Notarzt, Arzt in der Klinik, Hausarzt) unterschrieben und mit einem Stempel versehen wird.

Außerdem ist auf dem Einsatzprotokoll oder auf gesonderten Formularen zu dokumentieren:

- die Übergabe von persönlichem Eigentum und Wertgegenständen
- die Transportverweigerung unter Angabe der Konsequenzen für den Patienten.

Grundsätze der Einsatzdokumentation

- Die Dokumentation des Einsatzgeschehens erfolgt grundsätzlich **schriftlich** und in leserlicher Handschrift. Manche Rettungsdienstbereiche arbeiten bereits mit elektronisch unterstützten Dokumentationsformen.
- Das Einsatzprotokoll muss **zweckmäßig** und objektiv sein und genaue Formulierungen enthalten, das heißt frei von unwesentlichen und überflüssigen Kommentaren.
- Die Aufzeichnungen werden **zeitgerecht** vom Transportführer fertig gestellt, beispielsweise während des Transportes, jedoch spätestens bis zur Patientenübergabe.
- Maßnahmen, die auf **ärztliche Anweisung** durchgeführt wurden, sind gesondert zu kennzeichnen.
- Zweifelhafte oder **unklare Befunde** werden gesondert und eindeutig gekennzeichnet.
- Gängige **Symbole und Abkürzungen** können verwendet werden. Fachsprache sollte nur dann, wenn sie in Wort, Schrift und Sinn beherrscht wird, gebraucht werden.
- Nach Abgabe der Durchschläge dürfen am Protokoll **keine Veränderungen** mehr vorgenommen werden. Notwendige Korrekturen oder Nachträge müssen

gesondert gekennzeichnet werden, beispielsweise mit Datum, Namen und Unterschrift. Dabei muss der ursprüngliche Text immer lesbar bleiben.

8.3 Übernahme und Übergabe von Notfallpatienten

8.3.1 Voranmeldung im Krankenhaus

Die Voranmeldung von Patienten in einer weiterführenden Versorgungseinrichtung kann in verschiedenen Einsatzsituationen notwendig werden. Die **Klinik** kann sich auf diese Weise auf Verletzungsmuster oder Erkrankungsbilder einstellen und notwendige Vorbereitungen treffen (z. B. Schockraum oder OP vorbereiten, ärztlichen Hintergrunddienst alarmieren, interdisziplinäre Maßnahmen koordinieren).

Voranmeldungen sind abhängig von der Dichte an Krankenhäusern unterschiedlicher Versorgungsstufen, der Sach- und Personalausstattung der Zielklinik sowie der Tageszeit, jedoch fast immer **nötig** bei:

- Reanimation
- beatmeten Patienten
- intensivpflichtigen Patienten
- Polytrauma
- schwerwiegenden Amputationsverletzungen
- großflächigen Verbrennungen
- akutem Abdomen
- inneren Blutungen
- unmittelbar bevorstehender Geburt
- Apoplex
- interventioneller Kardiologie
- Intoxikationen
- notfallmäßiger Dialyse
- Unterkühlungen
- Ertrinkungs- und Tauchunfällen.

Die zuständige Rettungsleitstelle führt ständig einen aktuellen Bettennachweis über die zur Verfügung stehenden Versorgungskapazitäten der Krankenhäuser in ihrem Einzugsbereich.

8.3.2 Bedeutung der Patientenübernahme und -gabe im Rettungsdienst

Die Übernahme und Übergabe der dem Rettungsdienst anvertrauten Patienten ist ein grundlegender Bestandteil der **Patientenversorgung.** Als Teil der Rettungskette markiert sie die Schnittstelle zwischen dem Rettungsdienst und den vorgeschalteten beziehungsweise nachgeschalteten Versorgungseinrichtungen (z. B. Hausarztpraxis, Pflegeheim, Krankenhaus, Notarzt).

Hinsichtlich ihrer rechtlichen Bedeutung werden die Patienten in die Obhut des Rettungsdienstes übergeben oder die Verantwortung für den Patienten an die weiterführende Versorgung übertragen.

Die weitere Patientenversorgung ist von einer genauen und vollständigen Übergabe entscheidend abhängig.

8.3.3 Merkmale einer Patientenübergabe

Die Patientenübergabe geschieht im Krankenhaus in der Regel in der zentralen **Notaufnahme** oder direkt auf der **Intensivstation.**

Das **Übergabegespräch** sollte so kurz wie möglich und so lange wie nötig geführt werden. Dabei ist es nach logischen Gesichtspunkten zu gliedern und so einfach wie möglich zu gestalten.

Durch Konzentration auf das Wesentliche, Vermeidung von Nebensächlichkeiten und durch Schilderung objektiver Tatsachen – ohne Übertreibungen und Interpretationen – nimmt das Übergabegespräch einen optimalen **Verlauf:**

- Vorstellen des Patienten: Name und Alter
- Grund der Einweisung: Geschehen schildern, Einweisungsschein vorzeigen
- Vitalparameter, Anfangssymptome und Verletzungszeichen (Besonderheiten und Auffälligkeiten) nennen
- Anamnese schildern, Medikamentenplan und Asservate abgeben
- präklinische Maßnahmen und Transportverlauf schildern

- Übergabe der persönlichen Gegenstände
- Übergabe des Einsatzprotokolls.

8.4 Todesfeststellung

Der **Tod** ist definiert als das Ende aller Lebensvorgänge eines Lebewesens. In der Medizin ist der Tod eine charakteristische Abfolge unumkehrbarer (irreversibler) Funktionsverluste von Atmung, Herz-Kreislauf-Tätigkeit und Zentralnervensystem.

Der **klinische Tod** ist definiert als der Ausfall von Bewusstsein, Atmung und Herz-Kreislauf-Tätigkeit mit einer noch erhaltenen, aber zeitlich eng begrenzten Gehirnaktivität. Dieser Zustand kann durch die Maßnahmen der kardiopulmonalen Reanimation umkehrbar sein.

Als **Hirntod** wird der irreversible Ausfall aller Hirnfunktionen bezeichnet. Dabei kann die Kreislauffunktion jedoch noch aufrechterhalten oder künstlich bewahrt werden. Der Hirntod gilt als das eigentliche Kriterium für den Tod eines Menschen und ist ein wichtiges rechtliches Kennzeichen für den Zeitpunkt der Organentnahme bei Organspendern. Der **biologische Tod** hingegen ist der irreversible Funktionsausfall aller Organe.

Merke

In der Bundesrepublik Deutschland ereignen sich etwa 900.000 Todesfälle jährlich.

8.4.1 Todeszeichen

Die Feststellung des Todes ist ausschließlich dem Arzt vorbehalten! Aber auch das nichtärztliche Personal im Rettungsdienst muss die Todeszeichen kennen. Davon hängt die Entscheidung über den Beginn von Reanimationsmaßnahmen bei leblosen Personen ab.

Unsichere Todeszeichen

Bei erkennbar sicheren Todeszeichen kann auf eine Reanimation verzichtet werden. Sobald jedoch die kleinste Unsicherheit besteht oder unsichere Todeszeichen (☞ Tab. 8.4)

Tab. 8.4: Unsichere Todeszeichen (Agoniebefunde)

Befund	Zeitlicher Verlauf nach Herzstillstand
Puls- und Reflexlosigkeit (Areflexie)	sofort
Bewusstlosigkeit	5 bis 15 Sekunden
Atemstillstand und Zyanose	15 bis 30 Sekunden
weite, entrundete und lichtstarre Pupillen	45 bis 90 Sekunden

vorliegen, muss immer mit **Wiederbelebungsmaßnahmen** begonnen werden.

Achtung

Alkohol, **E**lektrizität, **I**njuries (= Verletzungen, z. B. starker Blutverlust), **O**pium und **U**nterkühlung (AEIOU-Regel) können Todeszeichen vortäuschen, obwohl Wiederbelebungschancen bestehen.

Für die **Unterkühlung** gilt, dass die Reanimation so lange durchgeführt wird, bis die normale Körpertemperatur durch Wiedererwärmungsverfahren erreicht ist.

Sichere Todeszeichen

Zu den sicheren Todeszeichen zählen:

- Leichenflecke
- Leichenstarre
- Fäulnis
- mit dem Leben nicht vereinbare Verletzungen (z. B. Abtrennung des Kopfes)
- Tierfraß, Madenbefall, Mumifizierung, Skelettierung als Formen einer späten Leichenveränderung.

Leichenflecke (Livores)

Leichenflecke treten 30 bis 60 Minuten nach dem Kreislaufstillstand auf. Sie entstehen durch das Absinken des still stehenden Blutes in tiefer gelegene Körperregionen. Innerhalb der ersten sechs Stunden sind Leichenflecke noch wegdrück- und umlagerbar. Danach tritt das Blut durch die Gefäßwand in das Gewebe, sodass die Leichenflecke

nicht mehr entfernbar sind. Leichenflecke besitzen ein blau- bis grauviolettes Aussehen. An den Aufliegestellen des Körpers entstehen wegen der Druckbelastung keine Leichenflecke.

Leichenstarre (Rigor mortis)

Die Leichenstarre tritt etwa 30 bis 120 Minuten nach dem Kreislaufstillstand aus Mangel an Energieträgern (ATP) ein. Sie beginnt meist am Unterkiefer oder im Bereich der Nackenmuskulatur, weil hier Muskeln mit hoher Aktivität angesiedelt sind. Nach sechs Stunden ist die Leichenstarre voll ausgebildet und löst sich ein bis zwei Tage nach dem Tod, in Abhängigkeit von der Umgebungstemperatur, durch beginnende Autolyse der Muskulatur.

Fäulnis

Der Beginn der Fäulnis ist stark temperaturabhängig. Sie entsteht durch bakterielle oder enzymatische Zersetzung, meist zuerst im Darm.

8.4.2   Leichenschau

Da die Feststellung des Todes eine ärztliche Aufgabe ist, muss das nichtärztliche Personal den **Notarzt** alarmieren.

Die Leichenschau wird durch die Bestattungsgesetze der Länder geregelt, die sich zum Teil stark unterscheiden. Die Todesfeststellung wird in einem amtlichen Formular (☞ Abb. 8.5), das im Rettungsdienst stets mitgeführt wird, sorgfältig dokumentiert.

Achtung

Grundsätzlich gilt: „Leben vor Tod". Ein neuer Einsatz zur Lebensrettung hat gegenüber einer Leichenschau immer Vorrang. Daher ist die Einsatzbereitschaft unverzüglich wiederherzustellen.

Mit den **Angehörigen** muss ein pietätvoller Umgang gepflegt werden. Bei Bedarf kann ihnen die Notfallseelsorge angeboten werden.

Die Leichenschau dient der **Feststellung** der Identität des Toten sowie der Todesart (☞ Tab. 8.5), der Todesursache und der To-

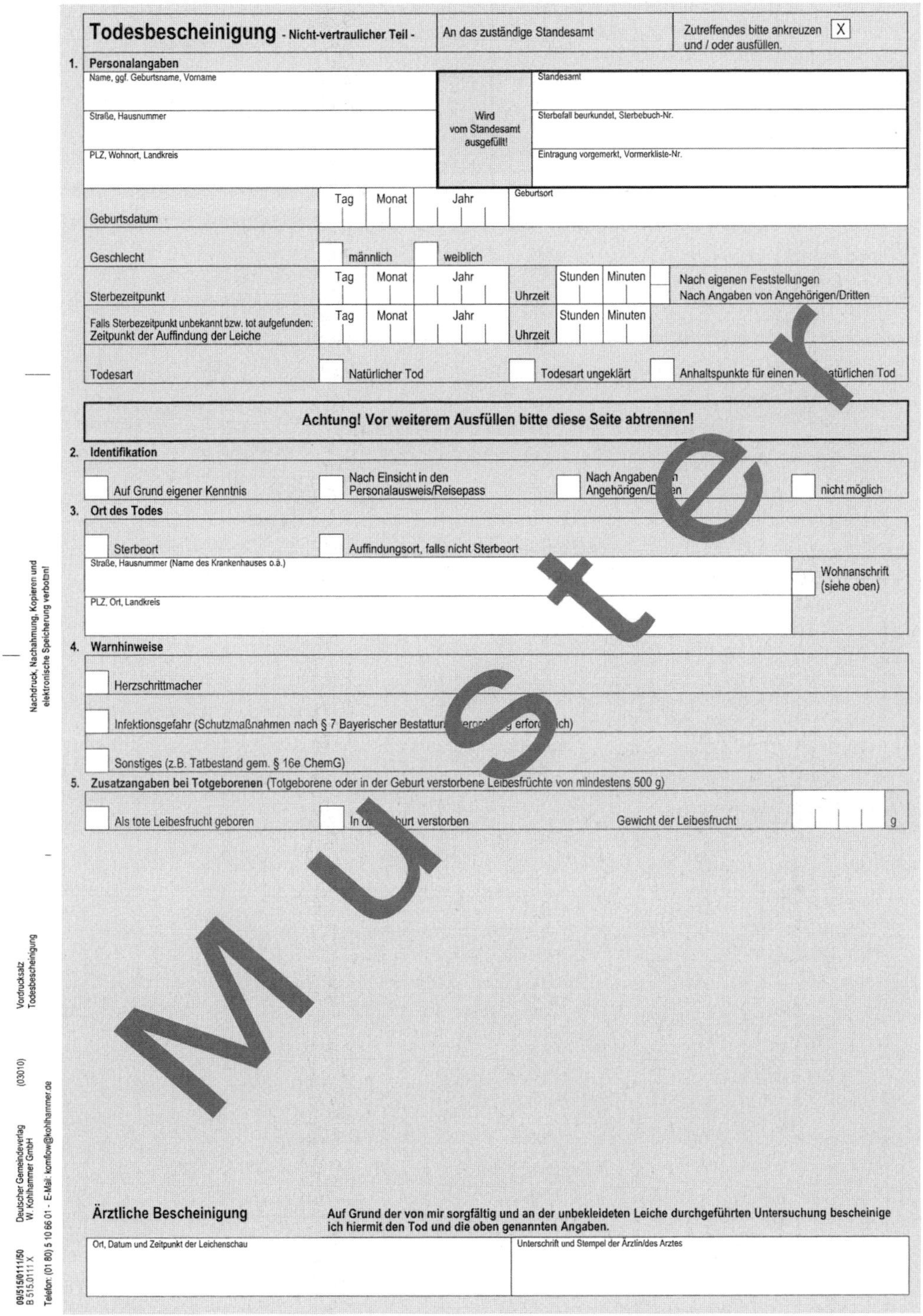

Todesbescheinigung - Nicht-vertraulicher Teil - | An das zuständige Standesamt | Zutreffendes bitte ankreuzen [X] und / oder ausfüllen.

1. Personalangaben

Name, ggf. Geburtsname, Vorname

| | Standesamt |

Straße, Hausnummer

Wird vom Standesamt ausgefüllt!

Sterbefall beurkundet, Sterbebuch-Nr.

PLZ, Wohnort, Landkreis

Eintragung vorgemerkt, Vormerkliste-Nr.

	Tag	Monat	Jahr	Geburtsort
Geburtsdatum				

	männlich	weiblich
Geschlecht		

	Tag	Monat	Jahr		Stunden	Minuten	Nach eigenen Feststellungen
Sterbezeitpunkt				Uhrzeit			Nach Angaben von Angehörigen/Dritten

Falls Sterbezeitpunkt unbekannt bzw. tot aufgefunden: Zeitpunkt der Auffindung der Leiche	Tag	Monat	Jahr		Stunden	Minuten
				Uhrzeit		

| Todesart | Natürlicher Tod | Todesart ungeklärt | Anhaltspunkte für einen natürlichen Tod |

Achtung! Vor weiterem Ausfüllen bitte diese Seite abtrennen!

2. Identifikation

| Auf Grund eigener Kenntnis | Nach Einsicht in den Personalausweis/Reisepass | Nach Angaben von Angehörigen/Dritten | nicht möglich |

3. Ort des Todes

| Sterbeort | Auffindungsort, falls nicht Sterbeort |

Straße, Hausnummer (Name des Krankenhauses o.ä.)

| | Wohnanschrift (siehe oben) |

PLZ, Ort, Landkreis

4. Warnhinweise

Herzschrittmacher

Infektionsgefahr (Schutzmaßnahmen nach § 7 Bayerischer Bestattungsverordnung erforderlich)

Sonstiges (z.B. Tatbestand gem. § 16e ChemG)

5. Zusatzangaben bei Totgeborenen (Totgeborene oder in der Geburt verstorbene Leibesfrüchte von mindestens 500 g)

| Als tote Leibesfrucht geboren | In der Geburt verstorben | Gewicht der Leibesfrucht | | g |

Ärztliche Bescheinigung

Auf Grund der von mir sorgfältig und an der unbekleideten Leiche durchgeführten Untersuchung bescheinige ich hiermit den Tod und die oben genannten Angaben.

Ort, Datum und Zeitpunkt der Leichenschau | Unterschrift und Stempel der Ärztin/des Arztes

Nachdruck, Nachahmung, Kopieren und elektronische Speicherung verboten!

Vordrucksatz Todesbescheinigung

(03010)

Deutscher Gemeindeverlag W. Kohlhammer GmbH

Telefon: (01 80) 5 10 66 01 · E-Mail: komllow@kohlhammer.de

09/515/0111/50 B 515.0111 X

Abb. 8.5: a) Leichenschauformular Bayern (Todesbescheinigung – nicht vertraulicher Teil) [E221]

Todesbescheinigung - Vertraulicher Teil 1 -

Blatt 1: Gesundheitsamt

Zutreffendes bitte ankreuzen [X] und / oder ausfüllen.

1. Personalangaben

Name, ggf. Geburtsname, Vorname

Straße, Hausnummer

PLZ, Wohnort, Landkreis

Standesamt

Wird vom Standesamt ausgefüllt!

Sterbefall beurkundet, Sterbebuch-Nr.

Eintragung vorgemerkt, Vormerkliste-Nr.

Geburtsdatum — Tag | Monat | Jahr | Geburtsort

Geschlecht — männlich | weiblich

Sterbezeitpunkt — Tag | Monat | Jahr | Uhrzeit — Stunden | Minuten — Nach eigenen Feststellungen / Nach Angaben von Angehörigen/Dritten

Falls Sterbezeitpunkt unbekannt bzw. tot aufgefunden: Zeitpunkt der Auffindung der Leiche — Tag | Monat | Jahr | Uhrzeit — Stunden | Minuten

Todesart — Natürlicher Tod | Todesart ungeklärt | Anhaltspunkte für einen nicht natürlichen Tod

2. Zuletzt behandelnde(r) Ärztin/Arzt — Name und Telefonnummer der/des behandelnden Ärztin/Arztes oder Krankenhaus, Straße, Hausnummer, PLZ, Ort

3. Sichere Zeichen des Todes — Totenstarre | Totenflecke | Fäulnis | ...ungen, die nicht mit dem ...einbar sind | Hirntod

Reanimationsbehandlung: ja | nein — ...eanim...on par...ger erfolgreich (...einsetze...er Herztätigkeit) ja | nein

4. Anhaltspunkte für einen nicht natürlichen Tod — Weitere Angaben s. vertraulicher Teil 2

5. Todesursache/Klinischer Befund — Bitte nur eine Todesursache pro Feld; ...zustände wie Atemstillstand, Herz-Kreislauf-Versagen, ...oxie usw. eintragen | Zeitdauer zwischen Beginn der Krankheit und Tod | ICD-Code

I. Unmittelbar zum Tode führende Krankheit — a) unmittelbare Todesursache

Vorangegangene Ursachen Krankheiten, die die unmittelbare Todesursache unter a) herbeigeführt haben, mit der ursprünglichen Ursache (Grundleiden) an letzter Stelle — b) als Folge von / c) als Folge von (Grund...)

II. Andere wesentliche Krankheiten

Obduktion angestrebt? — ja | nein

6. Angaben zur Todes...che und zu Begleiterkrankungen — Weitere Angaben s. vertraulicher Teil 2

7. Weitere Angaben zur ...sifi...tion der Todesursache — Äußere Ursache der Schädigung (Angaben über den Hergang)

Z. B. ...Vergiftung, ...walteinwirkung, Selbstt...g...bei Komplikationen medizinisch...Reha... — Bei Vergiftung: Angabe des Mittels — ICD-Code

Unfallkategorie (bitte nur eine Untergruppe ankreuzen) — Schulunfall (ohne Wegeunfall) | Arbeits- oder Dienstunfall (ohne Wegeunfall) | Verkehrsunfall

häuslicher Unfall | Sport- oder Spielunfall (nicht in Haus oder Schule) | Sonstiger Unfall

Bei Kindern unter einem Jahr sowie bei Totgeburten — Mehrlingsgeburt? ja | nein | Länge bei Geburt cm | Geburtsgewicht g

Bei Neugeborenen, die innerhalb der ersten 24 Stunden verstorben sind — Frühgeburt in der Schwangerschaftswoche | Lebensdauer in vollendeten Stunden — Stunden | unbekannt

Bei Frauen — Liegt eine Schwangerschaft vor? ja, im -ten Monat | nein | unbekannt

Erfolgte in den letzten 42 Tagen eine Entbindung, eine Interruptio, ein Abort oder eine Extrauteringravidität? ja | nein | unbekannt

Erfolgte zwischen dem 43. Tag und dem Beginn des letzten Jahres vor Todeseintritt eine Entbindung, eine Interruptio, ein Abort oder eine Extrauteringravidität? ja | nein | unbekannt

Ärztliche Bescheinigung — Auf Grund der von mir sorgfältig und an der unbekleideten Leiche durchgeführten Untersuchung bescheinige ich hiermit den Tod und die oben genannten Angaben.

Ort, Datum und Zeitpunkt der Leichenschau | Unterschrift und Stempel der Ärztin/des Arztes

Nachdruck, Nachahmung, Kopieren und elektronische Speicherung verboten!

Vordrucksatz Todesbescheinigung

(02010)

Deutscher Gemeindeverlag W. Kohlhammer GmbH

Telefon: (07 80) 5 10 66 01 · E-Mail: kunffona@kohlhammer.de

09415/011100 B 51-0 011 X

Abb. 8.5: b) Leichenschauformular Bayern (Todesbescheinigung – vertraulicher Teil) [E221]

Tab. 8.5: Todesarten und ihre Definition

Todesart	Definition	Beispiel
natürlicher Tod	Ein krankheitsbedingter Einfluss, ohne Anzeichen für eine Gewalteinwirkung oder Vergiftung, ist todesursächlich.	Krebsleiden, Herzinsuffizienz, Schlaganfall
nicht natürlicher Tod	Der Tod wurde durch eigene oder fremde Hand von außen verursacht, ausgelöst oder beeinflusst.	Unfall, Tötungsdelikt, Berufskrankheit, Vergiftung, Suizid, Behandlungsfehler
Todesart ungeklärt	Es ist keine eindeutige Zuordnung möglich.	–

deszeit. Weiterhin müssen Hinweise auf übertragbare Erkrankungen im Sinne des Infektionsschutzgesetzes (☞ Kap. 6.5.1) dem Gesundheitsamt zur Kenntnis gebracht werden. Das nichtärztliche Personal unterstützt den Notarzt bei seiner Aufgabe und erfasst Auffälligkeiten am Fundort der Leiche (☞ Tab. 8.6), die gewissenhaft dokumentiert werden müssen.

Bei **ungeklärter Todesart** oder nicht natürlichem Tod wird die Polizei zur Einsatzstelle hinzugezogen, die ihrerseits weitere Ermittlungen anstellt. Bestehen Hinweise auf ein Tötungsdelikt, muss für die Spurensicherung der Polizei alles unverändert belassen werden. Alle im Rahmen des Einsatzes getroffenen Maßnahmen und Veränderungen am Leichnam (z. B. Reanimationsmaßnahmen, Bolusentfernung, Veränderung der Leichenposition) und Veränderungen in der Umgebung (z. B. verrückte Tische und Stühle) sind genau festzuhalten.

Tab. 8.6: Auffälligkeiten am Leichenfundort

Lokalisation	Art der Auffälligkeit und Veränderungen
Leiche	• beschädigte (z. B. zerrissene) Bekleidung • Einschüsse • Blutanhaftungen • Substanzanlagerungen (z. B. Sperma)
Umfeld	• verwahrloste Wohnung • Raumtemperatur (→ Todeszeit) • mögliche Tatwerkzeuge, Fixerbesteck (Spritzen) • Alkoholika und Gifte • Kampfspuren, Blutspuren • offene Stromkabel, Strom führende Geräte • Erbrochenes (asservieren) • Medikamente, Tablettenverpackungen • Rezepte
Verkehrsunfälle	• angeschnallt • Helm und Schutzkleidung • Sitzposition vor Rettung

Wiederholungsfragen

1. Was ist ein Notfall? Nennen Sie Beispiele. (☞ Kap. 8.1)
2. Welche Patienten werden als Notfallpatienten eingestuft? Geben Sie Beispiele. (☞ Kap. 8.1)
3. Welche Kriterien führen zur Notarztalarmierung? (☞ Kap. 8.1)
4. Welche Fahrzeuge können Notfallpatienten transportieren? (☞ Kap. 8.1)
5. Was ermittelt die Glasgow-Coma-Scale? Wie werden die Ergebnisse interpretiert? (☞ Kap. 8.2.1)
6. Anhand welcher Parameter kann die Atmung kontrolliert werden? (☞ Kap. 8.2.1)
7. Was bedeuten Tachypnoe und Bradypnoe? (☞ Kap. 8.2.1)
8. Was bedeuten Dyspnoe und Orthopnoe? Nennen Sie die Unterschiede. (☞ Kap. 8.2.1)
9. Welche pathologischen Atmungsformen kennen Sie? Beschreiben Sie diese und nennen Sie Beispiele für ihr Vorkommen. (☞ Kap. 8.2.1)
10. Wo kann der Puls getastet werden? Welche Pulsqualitäten können beurteilt werden? (☞ Kap. 8.2.1)
11. Ab welcher Pulsfrequenz wird von einer Tachykardie gesprochen? (☞ Kap. 8.2.1)
12. Erläutern Sie die Begriffe Hypertonie und Hypotonie. (☞ Kap. 8.2.1)
13. Was beurteilen Sie bei der Untersuchung der Haut? Nennen Sie Beispiele. (☞ Kap. 8.2.1)
14. Schildern Sie die Untersuchung der Pupillen und nennen Sie Beispiele für Störungen in der Pupillenmotorik. (☞ Kap. 8.2.1)
15. Welchem Ablauf folgt der Vitalcheck? (☞ Kap. 8.2.2)
16. Mithilfe welcher diagnostischen Hilfsmittel können Sie die Kreislauffunktion näher beurteilen? (☞ Kap. 8.2.2)
17. Für welche Untersuchungen steht das IPPAF-Schema? (☞ Kap. 8.2.2)
18. Erläutern Sie die Anamneseerhebung anhand des SAMPLE-Schemas. (☞ Kap. 8.2.2)
19. Welche Bedeutung hat die Einsatzdokumentation? (☞ Kap. 8.2.3)
20. Welche Kerndaten sollte die Einsatzdokumentation enthalten? (☞ Kap. 8.2.3)
21. In welchen Situationen sollte eine Voranmeldung im Krankenhaus erfolgen? (☞ Kap. 8.3.1)
22. Welche Bedeutung hat das Übergabegespräch? (☞ Kap. 8.3.2)
23. Worin besteht der Unterschied zwischen klinischem Tod, Hirntod und biologischem Tod? (☞ Kap. 8.4)
24. Welche unsicheren Todeszeichen können unterschieden werden? (☞ Kap. 8.4.1)
25. Welche sicheren Todeszeichen kennen Sie? (☞ Kap. 8.4.1)

EKG und 9
Herzrhythmusstörungen

Jürgen Luxem

Die Erregungsausbreitung im Herzen kann als elektrische Potenzialänderung mit einem **Elektrokardiogramm** (EKG) abgeleitet werden. Hierzu werden an Brustwand und/oder den Extremitäten Elektroden angebracht, welche die im Millivolt-Bereich liegenden elektrischen Spannungen aufnehmen. Nach entsprechender Verstärkung im EKG-Gerät werden diese am Monitor angezeigt. Größe, Richtung und Dauer der elektrischen Spannungsänderungen ergeben das typische EKG-Bild: Dies ist im Normalfall der Sinusrhythmus.

Schädigungen des Herzens verändern den Erregungsablauf in unterschiedlicher Weise. Die Ableitung eines EKG kann daher wertvolle Hinweise für die präklinische und klinische Therapie liefern. **Herzrhythmusstörungen** können ihren Ursprung im Vorhof- oder im Kammermyokard (Ventrikel) haben. Daher werden sie in supraventrikuläre und ventrikuläre Herzrhythmusstörungen eingeteilt. Außerdem werden bradykarde von tachykarden Herzrhythmusstörungen unterschieden. Unmittelbar **lebensbedrohliche Rhythmusstörungen** sind Asystolie, pulslose elektrische Aktivität, Kammerflimmern und pulslose ventrikuläre Tachykar-

die. Allen vier Formen ist gemeinsam, dass das Herz still steht und sofort mit den Maßnahmen der kardiopulmonalen Reanimation begonnen werden muss.

9.1 Grundlagen des EKG

Bei der Bildung, Ausbreitung und Rückbildung der Erregung im Herzen (☞ Kap. 3.1.1) entsteht ein elektrisches Feld, das bis an die Körperoberfläche reicht. Die zeitlichen Veränderungen der Größe und Richtung dieses Feldes können als **Potenzialdifferenz** (Spannungsunterschied) auf der Haut abgeleitet werden.

Bei einer Ableitung zwischen rechtem Arm und linkem Bein (Ableitung II nach Einthoven, übliche Ableitung im präklinischen Bereich ☞ Abb. 9.2) finden sich Ausschläge in positiver und negativer Richtung, so genannte **Zacken** und **Wellen,** die mit den Buchstaben P, Q, R, S und T in alphabetischer Reihenfolge bezeichnet werden (☞ Abb. 9.1).

Der Abstand zwischen zwei Erhebungen heißt **Strecke.** Strecken gibt es zwischen dem Ende der P-Welle und dem Beginn

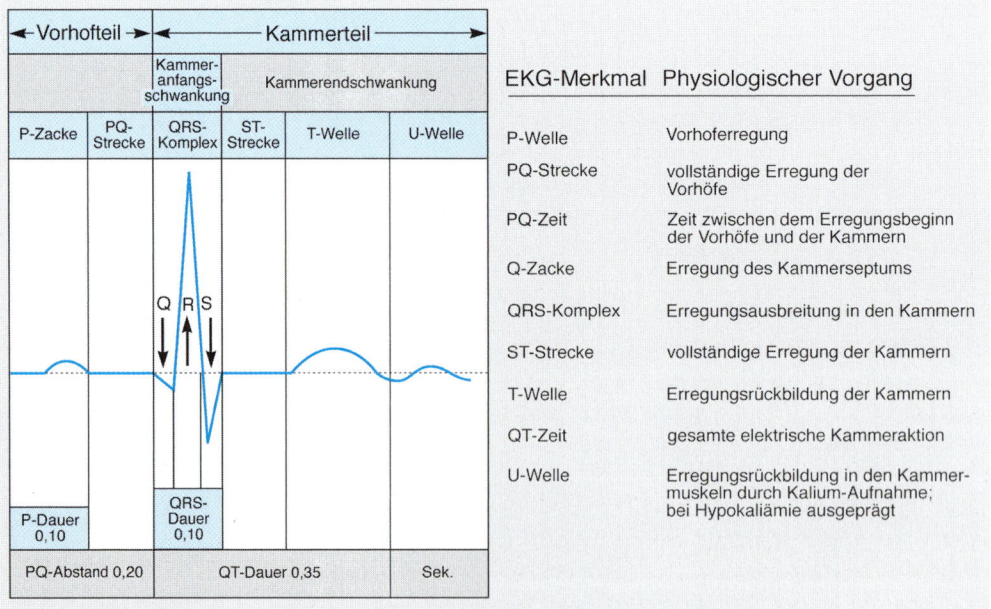

Abb. 9.1: EKG-Abschnitte und physiologisches Korrelat [R103]

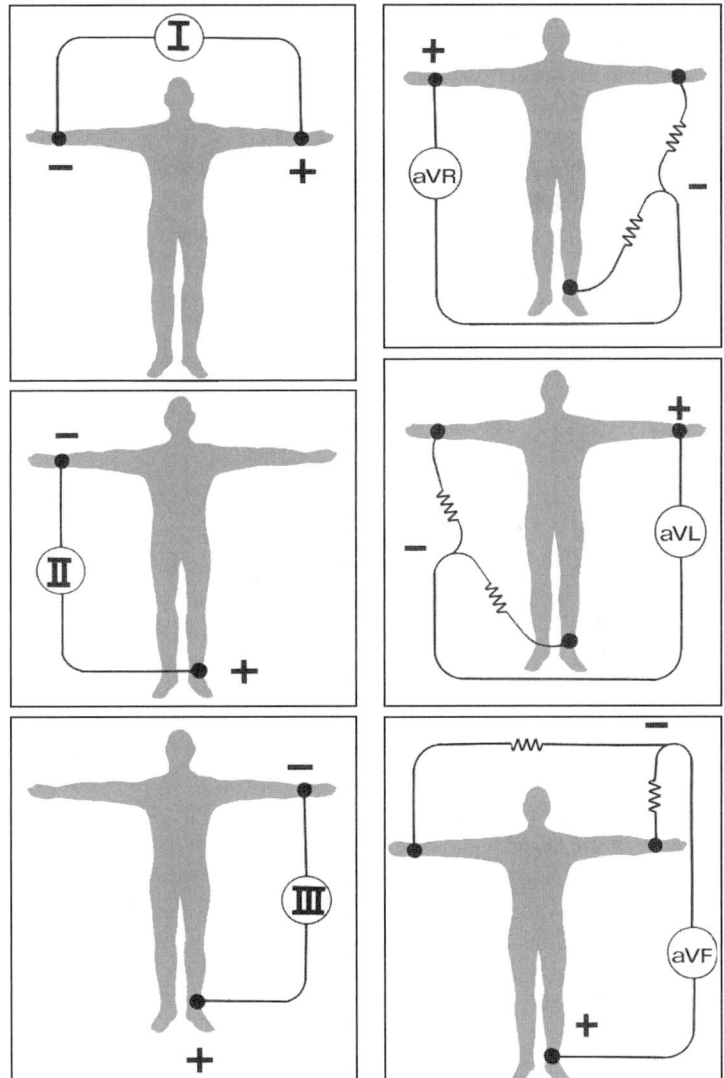

Abb. 9.2: Bipolare Extremitätenableitung nach Einthoven (links) und unipolare Extremitätenableitung nach Goldberger (rechts) [E270]

der Q-Zacke (PQ-Strecke) und zwischen dem Ende der S-Zacke und dem Beginn der T-Welle (ST-Strecke).

Ein **Intervall** umfasst Zacken und Strecken. So reichen das **PQ-Intervall** vom Anfang der P-Welle bis zum Ende der Q-Zacke und das **ST-Intervall** vom Anfang der S-Zacke bis zum Ende der T-Welle. Das **RR-Intervall** ist der Bereich zwischen den Gipfeln zweier aufeinander folgender R-Zacken und entspricht der Dauer einer Herzperiode, also der Dauer zwischen zwei Kammererregungen.

Im EKG werden Vorhofteil und Kammerteil voneinander unterschieden.

• Der **Vorhofteil** beginnt mit der **P-Welle.** Sie ist Ausdruck der Erregungsausbreitung über beide Vorhöfe. Die Erregungsbildung im Sinusknoten umfasst so wenige Zellen, dass dieser Prozess auf dem EKG nicht beobachtet werden kann. Während der anschließenden **PQ-Strecke** sind die Vorhöfe als Ganzes erregt. Die Potenziale ändern sich für eine Weile nicht mehr und es entsteht eine kurzzeitige Nulllinie. Die Erregungsrückbildung der Vorhöfe fällt mit dem QRS- oder Kammer-Komplex zusammen und ist daher nicht sichtbar.

- Der **Kammerteil** dauert von Beginn der Q-Zacke bis zum Ende der T-Welle. Der **QRS-Komplex** ist Ausdruck der Erregungsausbreitung über beide Kammern, die **T-Welle** entspricht der ventrikulären Erregungsrückbildung. Dazwischen liegt die **ST-Strecke,** die – analog zur PQ-Strecke – die Totalerregung des Ventrikelmyokards anzeigt. Der aufsteigende Teil der T-Welle entspricht der **vulnerablen** (verletzlichen) **Phase** der Repolarisation. Hier einfallende neue Aktionspotenziale können lebensgefährliche Herzrhythmusstörungen auslösen.

9.2 EKG-Ableitungen

Ein EKG kann im Prinzip von allen Körperstellen abgeleitet werden; jedoch sind zur Standardisierung und Vergleichbarkeit **definierte Punkte** festgelegt worden. Auch die Anzahl der Ableitungen sollte dem jeweiligen Zweck entsprechen. Bei der üblichen EKG-Diagnostik lassen sich insgesamt zwölf Ableitungen unterscheiden.

Praxistipp

Um ein EKG schreiben zu können, muss mindestens der Oberkörper frei gemacht werden. Es dürfen keine Metallteile berührt werden, da sonst die Impulse gestört werden können. Der Patient muss während der Aufzeichnung ruhig liegen bleiben.

Die Extremitätenableitungen folgen zwei verschiedenen Messverfahren. Bei den drei bipolaren Ableitungen nach **Einthoven** (☞ Abb. 9.2) fließt der Strom zwischen zwei Elektroden. Die durch den Stromfluss zwischen den Elektroden entstehenden Ableitungen heißen:

- Ableitung Einthoven I: rechter Arm → linker Arm
- Ableitung Einthoven II: rechter Arm → linkes Bein
- Ableitung Einthoven III: linker Arm → linkes Bein.

Die Ableitung Einthoven II nimmt dabei die Herzströme entlang der Herzachse auf.

Die drei unipolaren Extremitätenableitungen nach **Goldberger** (☞ Abb. 9.2) messen die Potenzialdifferenz zwischen einer einzelnen Elektrode und zwei Referenzelektroden. Es entstehen die Ableitungen aVR, aVL und aVF.

Neben den sechs Extremitätenableitungen können außerdem sechs unipolare **Brustwandableitungen** (V1 – V6) nach **Wilson** (☞ Abb. 9.3) unterschieden werden. Die Elektroden werden dazu an verschiede-

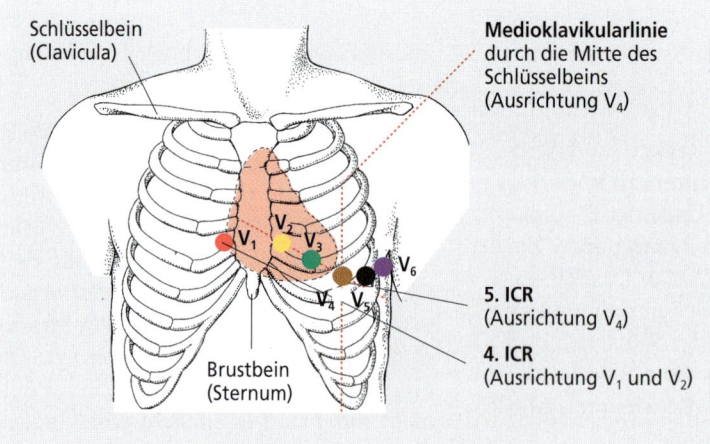

Schlüsselbein (Clavicula)

Mediastinalklavikularlinie
Medioklavikularlinie durch die Mitte des Schlüsselbeins (Ausrichtung V₄)

5. ICR (Ausrichtung V₄)

4. ICR (Ausrichtung V₁ und V₂)

Brustbein (Sternum)

Abb. 9.3: Unipolare Brustwandableitungen nach Wilson [A400 – 190]

nen Punkten des Brustkorbs platziert und anschließend farbig markierte Kabel angeschlossen:

- V1: rechter Sternalrand im 4. Interkostalraum (ICR) $\rightarrow$ rot
- V2: linker Sternalrand im 4. ICR $\rightarrow$ gelb
- V3: in der Mitte zwischen V2 und V4 $\rightarrow$ grün
- V4: linke Medioklavikularlinie auf Höhe des 5. ICR $\rightarrow$ braun
- V5: linke vordere Axillarlinie auf Höhe V4 $\rightarrow$ schwarz
- V6: linke mittlere Axillarlinie auf Höhe V4 $\rightarrow$ lila.

Praxistipp

Die Farbcodierungen an den Ableitungskabeln können in Ausnahmefällen zwischen den Herstellern variieren. Nur eine sorgfältige Einweisung in den Umgang mit dem EKG-Gerät durch eine entsprechend autorisierte Person erlaubt dem Anwender, selbstständig zu arbeiten.

9.2.1 3-Pol-Ableitungen (1-Kanal-EKG)

Um eine EKG-Ableitung (1-Kanal-EKG) erzeugen zu können, sind **drei Ableitungskabel** (3-Pol-Ableitung) notwendig. In der Regel wird dazu die Ableitung Einthoven II – die parallel zur Herzachse verläuft – inklusive einer Erdungselektrode auf die Brust des Patienten geklebt. In der rettungsdienstlichen Praxis hingegen werden die Ableitungen aus praktischen Gründen modifiziert angebracht:

- rechte Schulter: rote Elektrode
- linke Schulter: gelbe oder schwarze Elektrode (Erdungselektrode)
- linke Brustwand: grüne oder gelbe Elektrode.

Mit dieser Ableitungsform sind nur die Darstellung des Herzrhythmus und ein kontinuierliches Monitoring möglich.

9.2.2 4-Pol-Ableitungen (3-Kanal-EKG)

Die klassischen 1-Kanal-Geräte sind von moderneren EKG-Geräten abgelöst worden, die die gleichzeitige Ansicht aller Extremitätenableitungen ermöglichen. Im Rettungsdienst wird heute hauptsächlich die gleichzeitige Ansicht aller bipolaren Extremitätenableitungen nach Einthoven als **Standard-EKG** verwendet:

- rechte Schulter: rote Elektrode
- linke Schulter: gelbe Elektrode
- linke Brustwand: grüne Elektrode
- rechte Brustwand: schwarze Elektrode (Erdung).

Auch das 3-Kanal-EKG lässt im Wesentlichen nur die Rhythmusdiagnostik mit Erkennen von Überleitungsstörungen vom Vorhof zur Kammer und das Überwachen der elektrischen Herzfunktion zu. Nur mit Einschränkungen ist auch die Diagnose einer kardialen Ischämie (z. B. Hinterwandinfarkt) möglich ($\rightarrow$ Kap. 15.2.1).

9.2.3 12-Kanal-EKG

Das 12-Kanal-EKG ist der **Goldstandard** der kardialen Basisdiagnostik, mit der weiterführend auch Herzlagetypen, ST-Strecken-Hebungsinfarkte (STEMI, $\rightarrow$ Kap. 15.2.1) und andere kardiale Ischämiezeichen (z. B. ST-Strecken-Senkung bei Angina pectoris, $\rightarrow$ Kap. 15.2.1) diagnostiziert werden können. Für das ausschließliche Monitoring ist das 12-Kanal-EKG weiterhin entbehrlich.

Mit dem 12-Kanal-EKG sind bis zu **zwölf verschiedene Ableitungen** möglich, wobei die sechs Extremitätenableitungen nach Einthoven (I, II, III) und nach Goldberger (aVR, aVL, aVF) sowie die sechs Brustwandableitungen nach Wilson (V1 bis V6) geklebt und von dem EKG-Gerät zum gleichen Zeitpunkt aufgezeichnet und ausgedruckt werden können. Dazu wird wie gewohnt das vierpolige Kabel für die Extremitätenableitungen und zusätzlich ein sechspoliges Kabel für die Brustwandableitungen benötigt.

Moderne, im Rettungsdienst verwendete EKG-Geräte haben überwiegend eine 12-Kanal-Option, wodurch die Möglichkeit besteht, schon präklinisch ein vollständiges 12-Kanal-EKG abzuleiten. Nur damit ist die Diagnose eines Myokardinfarkts möglich.

9.3 Grundlagen der EKG-Beurteilung

Zuerst muss sich das Rettungsteam vergewissern, dass das abgeleitete Bild auch wirklich dem EKG des Patienten entsprechen kann und keine Störungen (z. B. Kabelbruch, lockere Elektrode) oder fehlerhafte Anschlüsse vorliegen.

Die **Rhythmusdiagnostik** umfasst:

- Angabe der Herzfrequenz:
  – Tachykardie oder Bradykardie?
- Beurteilung der Rhythmusform:
  – Ist sie regelmäßig oder unregelmäßig?
  – Sind P-Wellen vorhanden?
  – Folgt jeder P-Welle ein QRS-Komplex?
  – Welche Form – breit oder schmal – haben die QRS-Komplexe?
- Beschreibung der Abweichungen von einem normalen EKG:
  – Extraschläge?
  – ST-Strecken-Veränderungen?

Achtung

Das EKG-Bild beschreibt lediglich die elektrische Aktivität am Herzen. Daher sind keine Rückschlüsse auf die Herzleistung möglich. Nur mit einer weiteren klinischen Diagnostik und Überwachung ist das Herz-Kreislauf-Monitoring vollständig.

9.3.1 Technische Störungen

Technische Störungen können die sorgfältige und sichere EKG-Interpretation verhindern und Fehlentscheidungen bei der Therapie begünstigen.

Störungen durch Wechselstrom

Um die isoelektrische Linie tritt ein gleichmäßiges **50-Hz-Band** auf. P-Wellen und QRS-Komplexe bleiben meist sichtbar. Störungen durch Wechselstrom werden durch eine schlechte Erdung des Gerätes, schlechte Elektrodenhaftung, Wackelkontakte der Stecker oder Kabel, Störungen durch andere Geräte (z. B. Heizdecke, Strahler, Mobiltelefone) oder eine ungünstige Kabelführung ausgelöst.

Praxistipp

Die Wechselstromstörung kann oft durch eine verbesserte Erdung des EKG-Gerätes, das Abschalten von Fremdgeräten, durch Umdrehen des Netzsteckers oder Überprüfung der Kabel behoben werden.

Störungen durch Muskelzittern

Unregelmäßige **Zacken** treten um die isoelektrische Linie herum auf. P-Wellen sind nur noch schwer erkennbar, die QRS-Komplexe aber sichtbar. Zugrunde liegen können eine falsche Lagerung des Patienten, Angst oder Schmerz, Kältezittern oder ungenügende Muskelentspannung, beispielsweise bei Patienten mit der Parkinson-Krankheit. Differenzialdiagnostisch muss Kammerflimmern ausgeschlossen werden.

Störungen der isoelektrischen Linie

Lose Elektrodenkontakte, Elektroden unter Zug des Kabels, Husten, Schluckauf, Extremitätenbewegung oder Kabelbruch können ebenfalls zu Behinderungen in der EKG-Darstellung führen. Moderne EKG-Monitore haben **Alarmfunktionen,** die auf fehlerhafte Kontakte hinweisen (☞ Abb. 9.4).

9.4 Normaler Sinusrhythmus

Kennzeichen eines normalen Sinusrhythmus (☞ Abb. 9.5) sind regelmäßig auftretende P-Wellen und schmale QRS-Komplexe, die

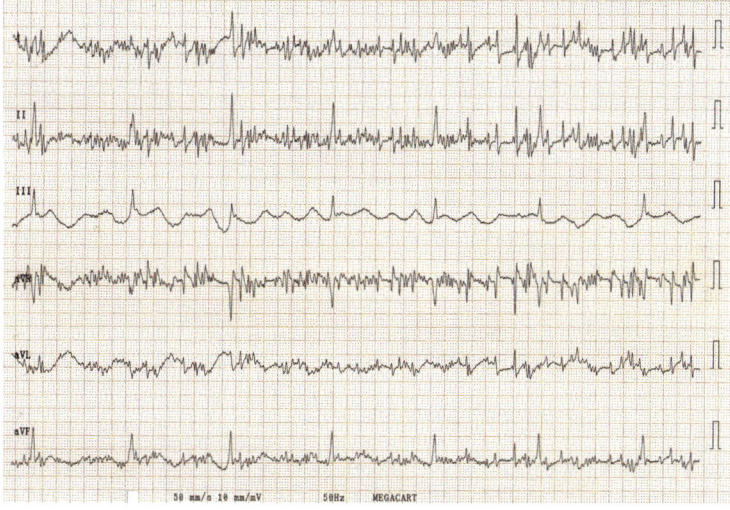

Abb. 9.4: EKG-Störung durch lockere Elektrode [M302]

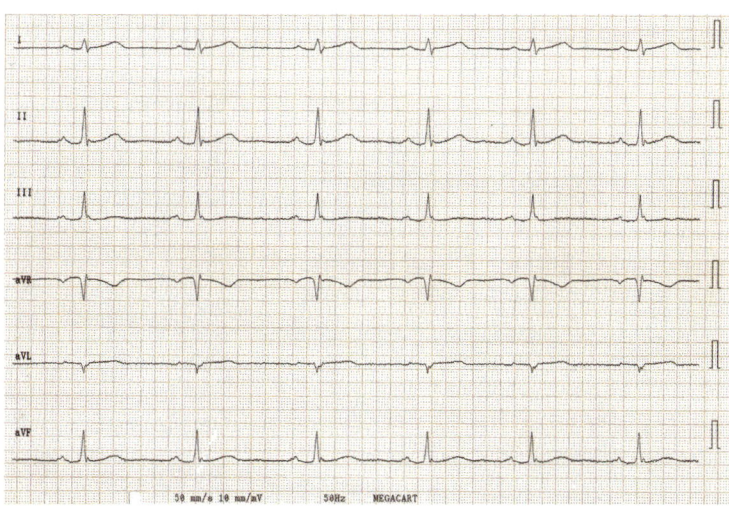

Abb. 9.5: Normofrequenter Sinusrhythmus [M302]

zueinander in Beziehung stehen und immer im gleichen Abstand aufeinander folgen. Die normale **Herzfrequenz** liegt zwischen 60 und 80 Impulsen pro Minute. Der Sinusknoten ist als primäres Erregungsbildungszentrum tätig und die Erregungsausbreitung läuft regelrecht ab.

9.5 Herzrhythmusstörungen

Nicht alle Herzrhythmusstörungen (HRST) sind für den Patienten unmittelbar lebens-bedrohlich. Einige jedoch sind eindeutig **lebensgefährlich** und bedürfen unverzüglich einer Therapie, andere werden von den Patienten individuell unterschiedlich toleriert. Tab. 9.1 gibt einen Überblick über die wichtigsten Herzrhythmusstörungen.

Für die Therapie von Herzrhythmusstörungen im Rettungsdienst kommen grundsätzlich zwei Vorgehensweisen in Betracht:

- **Elektrotherapie** (☞ Kap. 10.2.4) mittels Defibrillation, Kardioversion oder transthorakaler Herzschrittmacher
- **medikamentöse Therapie** mit Katecholaminen oder Antiarrhythmika (☞ Kap. 13.2).

Tab. 9.1: Überblick über die wichtigsten Herzrhythmusstörungen

Art der HRST	Lebensgefahr	potenzielle Lebensgefahr	keine unmittelbare Lebensgefahr
supraventrikuläre HRST	• pulslose elektrische Aktivität • Asystolie	• AV-Block II. Grades • AV-Block III. Grades • Vorhofflattern	• Sinusbradykardie • Sinustachykardie • absolute Arrhythmie • AV-Block I. Grades • supraventrikuläre Extrasystolen (sVES)
ventrikuläre HRST	• Kammertachykardie • Kammerflimmern	• ventrikuläre Extrasystolen (VES) in Salven	• vereinzelte ventrikuläre Extrasystolen (VES)

Die **Defibrillation** (☞ Kap. 10.2.4) mittels halbautomatischer Defibrillatoren ist eine lebensrettende Maßnahme und darf nach gründlicher Schulung auch von nichtärztlichem Rettungsfachpersonal durchgeführt werden.

9.5.1 Supraventrikuläre Herzrhythmusstörungen

Supraventrikuläre Herzrhythmusstörungen haben ihren Ursprung im **Vorhofmyokard,** meistens im Sinusknoten selbst. Merkmale einer supraventrikulären Rhythmusstörung sind in der Regel sichtbare P-Wellen und schmale Kammerkomplexe.

Sinusbradykardie

Eine Sinusbradykardie ist definiert als Sinusrhythmus mit einer **Herzfrequenz unter 50 Impulsen/Min.** beim Erwachsenen. Bei Sportlern, im Schlaf oder bei chronisch erhöhtem Vagotonus tritt sie in der Regel ohne Beschwerden auf. Eine Therapie ist selten nötig, da sich das Herz ausreichend mit Blut füllt.

Sinustachykardie/supraventrikuläre Tachykardie

Die Sinustachykardie ist bei Erwachsenen durch eine **Herzfrequenz von mehr als 100 Impulsen/Min.** gekennzeichnet. Ursächlich kommen Angst, Stress, Aufregung, Anstrengung, Schmerzen, Fieber oder ein erhöhter Sympathikotonus in Frage.

Häufig äußern die Betroffenen ein unangenehmes Gefühl, das von ihnen als „Herzrasen" oder „Herzjagen" beschrieben wird.

Pulslose elektrische Aktivität (PEA)

Die pulslose elektrische Aktivität (PEA), auch **elektromechanische Dissoziation** (EMD) genannt, liegt dann vor, wenn eine elektrische Aktivität besteht, die aber nicht von einer Myokardkontraktion beantwortet wird. Im EKG sind elektrische Herzaktionen sichtbar, denen jeglicher Rhythmus zugrunde liegen kann. So kann z.B. auch ein Sinusrhythmus mit einer PEA einhergehen. Das Herz wirft dabei nur noch sehr wenig oder gar kein Blut mehr aus, sodass kein effektiver Kreislauf besteht. Es liegt also eine **Entkopplung** (Dissoziation) von elektrischer und mechanischer Herzaktion vor.

Asystolie

Bei Asystolie (☞ Abb. 9.6) ist im EKG **keine elektrische Herzaktion** zu sehen. Vielmehr kommt es zum Auftreten einer oft leicht wellenförmigen, so genannten „Nulllinie". Gelegentlich sind auch Aktionen des Sinusknotens ohne ventrikuläre Antwort im EKG zu sehen. Gleichzeitig fehlen jedoch mechanische Herzaktionen.

Achtung

Bevor die Diagnose „Asystolie" gestellt wird, sind unbedingt alle technischen Fehlermöglichkeiten auszuschließen, die eine fatale Fehleinschätzung zur Folge hätten.

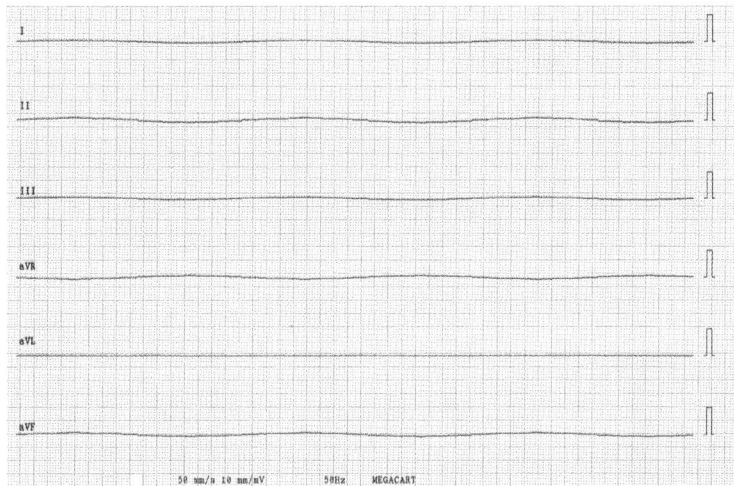

Abb. 9.6: Asystolie
[M302]

9.5.2 Ventrikuläre Herzrhythmusstörungen

Ventrikuläre Herzrhythmusstörungen stammen von eigenständigen **Erregungsbildungszentren** (Automatiezentren) des Kammermyokards, die einen Sinusrhythmus stören können oder nach Ausfall eines höheren Stimulationszentrums eigenständig Impulse aussenden.

Kammertachykardie

Im EKG sind hochfrequente, verbreiterte und gleichmäßige Kammerkomplexe sichtbar, die gleiches Aussehen besitzen. P-Wellen finden sich nicht (☞ Ab. 9.7). Die Frequenzen variieren stark und können zwischen 100 und 250 Impulsen pro Minute liegen. Nicht anhaltende Kammertachykardien (**ventrikuläre Tachykardie**) sind selbstlimitierend und halten bis zu 30 Sekunden an.

Anhaltende Kammertachykardien hingegen dauern länger an und sind oft hämodynamisch relevant. Mechanisch gesehen kommt es zwar zu koordinierten Kontraktionen der Ventrikel, die Herzkammern schlagen jedoch mit einer so hohen Frequenz, dass deren Füllungsphase (Diastole) stark verkürzt wird. Da in der Diastole nicht genügend Blut in die Herzkammer strömen kann, ist ein Blutkreislauf nicht aufrechtzuerhalten, und es wird kein Puls mehr zu tasten sein. Diese Form heißt **pulslose ventrikuläre Tachykardie** (PVT).

Hierbei handelt es sich funktionell um einen **Herz-Kreislauf-Stillstand.** Ursachen für eine Kammertachykardie zeigt Tabelle 9.2.

Unbehandelt gehen Kammertachykardien oft in Kammerflimmern über.

Kammerflimmern

Bei Kammerflimmern (**ventrikuläres Flimmern**) sind im EKG ausschließlich hochfrequente, arrhythmische, mehr oder weniger hohe Wellen bzw. Zacken ohne abgrenzbare Kammerkomplexe zu sehen (☞ Abb. 9.8). Dabei werden die Muskelfasern völlig unko-

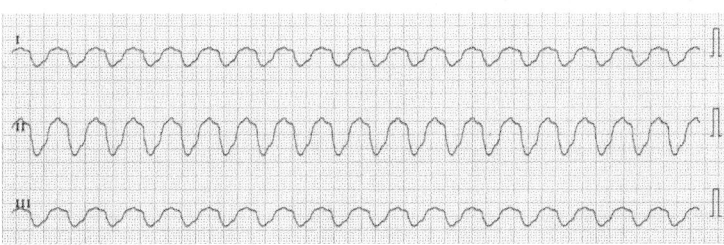

Abb. 9.7: Ventrikuläre Tachykardie (VT) [M302]

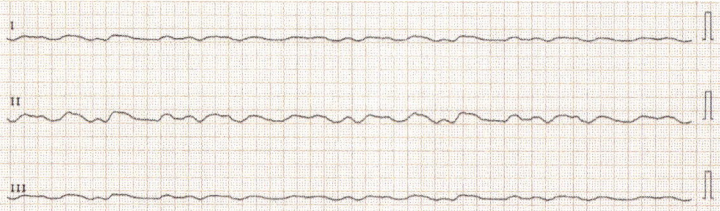

Abb. 9.8: Kammerflimmern [M302]

Tab. 9.2: Ursachen für Kammertachykardien und Kammerflimmern

kardiale Ursachen	• Hypoxie • Myokardinfarkt (☞ Kap. 15.2.1) • entzündliche Herzerkrankungen (☞ Kap. 15.1.4) • erhöhter Sympathikotonus (☞ Kap. 3.3.5)
extra-kardiale Ursachen	• Elektrolytstörungen (☞ Kap. 3.9.2) • Stromunfälle (☞ Kap. 19.5) • Ertrinkungsunfälle (☞ Kap. 26.1) • Unterkühlung (☞ Kap. 19.4.1)

ordiniert erregt und kontrahieren sich unabhängig voneinander. Es kommt zu schnellen, fibrillierenden Bewegungen der einzelnen Muskelfasern des Herzens, ohne dass eine gerichtete Blutbewegung erreicht und Blut in das Gefäßsystem ausgeworfen wird. Das Herz wird nicht perfundiert, da keine mechanische Herzarbeit stattfindet. Funktionell handelt es sich hierbei ebenfalls um einen **Herz-Kreislauf-Stillstand.** Es muss sofort mit den Maßnahmen der kardiopulmonalen Reanimation (☞ Kap. 10.2) begonnen werden.

Wiederholungsfragen

1. Definieren Sie den Begriff „EKG". (☞ Kap. 9.1)
2. Benennen Sie die Wellen und Zacken im EKG und setzen Sie diese zu den physiologischen Vorgängen in Beziehung. (☞ Kap. 9.1)
3. Erläutern Sie die unterschiedlichen Ableitungsmöglichkeiten bei einem EKG. (☞ Kap. 9.2)
4. Nennen Sie die Ableitungen des 3-Kanal-EKGs und beschreiben Sie die Lokalisation der Elektroden. (☞ Kap. 9.2.2)
5. Welche Ableitungen werden beim 12-Kanal-EKG geklebt? Beschreiben Sie die Lokalisation der Elektroden. (☞ Kap. 9.2.3)
6. Erläutern Sie Ihr Vorgehen bei der EKG-Diagnostik. (☞ Kap. 9.3)
7. Nennen Sie Störungen in der EKG-Ableitung. (☞ Kap. 9.3.1)
8. Was ist ein Sinusrhythmus? (☞ Kap. 9.4)
9. Wie können Herzrhythmusstörungen voneinander unterschieden werden? (☞ Kap. 9.5)
10. Nennen Sie die lebensbedrohlichen Herzrhythmusstörungen. (☞ Kap. 9.5)
11. Wie lautet der therapeutische Grundsatz bei der Behandlung von Herzrhythmusstörungen und welche Therapieoptionen kommen grundsätzlich in Frage? (☞ Kap. 9.5)
12. Definieren Sie eine Sinusbradykardie. Welche Ursachen kommen in Frage? (☞ Kap. 9.5.1)
13. Beschreiben Sie eine Sinustachykardie. Zählen Sie die Ursachen auf. (☞ Kap. 9.5.1)
14. Was ist eine pulslose elektrische Aktivität? (☞ Kap. 9.5.1)
15. Definieren Sie eine Asystolie. (☞ Kap. 9.5.1)
16. Was ist Kammerflimmern und wie entsteht es? (☞ Kap. 9.5.2)

Reanimation 10

Jürgen Luxem

Reanimation bedeutet Wiederbelebung. Die Wiederbelebung eines Patienten wird notwendig, wenn ein Atem- bzw. Kreislaufstillstand vorliegt, der höchste Lebensgefahr für den Patienten bedeutet. Der **Kreislaufstillstand** ist Ausdruck des Ausfalls der mechanischen Herztätigkeit (Pumpfunktion). Der Patient ist **pulslos,** ohne Blutdruck und der Körper wird nicht mehr mit Sauerstoff versorgt.

Dieser anfangs durch Wiederbelebungsmaßnahmen oft noch reversible Zustand wird als **klinischer Tod** bezeichnet. Im Gegensatz zu anderen Organen, die für eine gewisse Zeit auch ohne Sauerstoff überleben können, ist das Gehirn in hohem Maße von einer kontinuierlichen Sauerstoffzufuhr abhängig.

Bedingt durch den Sauerstoffmangel im zentralen Nervensystem, wird der Patient nach etwa 5 bis 15 Sekunden **bewusstlos.** Nach 15 bis 30 Sekunden folgt der **Atemstillstand.** Dieser kann zunächst in Form einer Schnappatmung auftreten, die durch einzelne, ineffektive Atemzüge charakterisiert ist. Nach etwa 45 bis 90 Sekunden werden die Pupillen weit (**Mydriasis**) und lichtstarr. Auch zerebrale Krampfanfälle sind in dieser Phase möglich. Die Hautfarbe des Patienten ist blassgrau und nur selten zyanotisch.

Wird die Sauerstoffversorgung des Gehirns länger als drei Minuten unterbrochen, muss mit dauerhaften (irreversiblen) **Gehirnschäden** gerechnet werden, die im Extremfall in den Hirntod einmünden, bei dem alle Hirnfunktionen unumkehrbar erloschen sind.

Merke

Mit der Reanimation wird begonnen, wenn folgende Symptome vorliegen:
- keine bewusste Kontaktaufnahme möglich – Bewusstlosigkeit und
- keine eigenständigen Atembewegungen – Atemstillstand und
- kein tastbarer Puls an der A. carotis – Kreislaufstillstand.

10.1 Der Kreislaufstillstand

10.1.1 Ursachen

Verschiedene Ursachen können einen Kreislaufstillstand bewirken. Unterschieden wird zwischen kardialen und respiratorischen Ursachen.

Kardiale Erkrankungen und deren Komplikationen (z. B. Myokardinfarkt) können die normalen Funktionen des Herzmuskels oder des Reizleitungssystems des Herzens so stark beeinträchtigen, dass ein Blutkreislauf nicht mehr aufrechterhalten werden kann.

Die Störungen der normalen **Atmung** können vielfältig sein. Häufig liegt eine zentrale Atemdepression vor, verursacht durch Medikamente (z. B. Opiate) oder ein Schädel-Hirn-Trauma. Die periphere Atemdepression ist durch die Behinderung der normalen Atembewegung gekennzeichnet, beispielsweise durch muskelrelaxierende Medikamente oder schwere Verletzungen im Brustbereich. Durch die jeweilige Schädigung erfolgt eine Sauerstoffunterversorgung des Gehirns (**Hypoxie),** die zum Atemstillstand führt, dem ohne Therapie in kürzester Zeit der Kreislaufstillstand folgt.

10.1.2 Formen des Kreislaufstillstands

Durch das Fehlen von Bewusstsein, Atmung und **Karotispuls** kann ein Kreislaufstillstand schnell erkannt werden. So schnell wie möglich sollte nach Einleitung der Basismaßnahmen (☞ Kap. 10.2.3) ein EKG abgeleitet werden, da die dem Kreislaufstillstand zugrunde liegende **Rhythmusstörung** erkannt werden muss. Je nach Rhythmusstörung sind unterschiedliche Maßnahmen während der Reanimation durchzuführen.

Werden nun die elektrischen Herzaktionen mithilfe eines EKG-Gerätes analysiert, können verschiedene Formen der Störung unterschieden werden:

- Kammerflimmern
- pulslose ventrikuläre Tachykardie
- Asystolie
- pulslose elektrische Aktivität.

Merke

Präklinisch erleiden 75 bis 90 % aller reanimationspflichtigen Patienten primär ein Kammerflimmern.

10.2 Therapie des Herz-Kreislauf-Stillstands

10.2.1 Das Reanimationsteam

Für die Reanimation im Rettungsdienst stehen in der Regel zwei Personen zur Verfügung. Dieses Team muss bis zum Eintreffen des Notarztes die Reanimation nach der **Zwei-Helfer-Methode** durchführen.

Grundsätzlich wird in diesem Fall die Reanimation durch den Helfer mit der größeren Erfahrung geleitet. Dieser nimmt seine Position am Kopf des Patienten ein (**Teamleiter**) und ist für folgende Aufgaben zuständig:

- Vitalcheck und Diagnostik
- Vorbereitung der Beatmung
- Beatmung des Patienten
- Vorbereitung der Defibrillation
- Durchführung der Defibrillation.

Der Erfolg einer Reanimation hängt vom Zusammenspiel des Teams ab und wird nur gewährleistet, wenn der Teamleiter klare Anweisungen gibt. Diese sind von dem zweiten Helfer (**Teampartner**), der seine Position an der Seite des Patienten hat, zu bestätigen und auszuführen. Seine Aufgaben sind:

- Alarmierung des Notarztes
- Durchführung der Thoraxkompression unter lautem Mitzählen der Zyklen.

Wichtig ist außerdem eine möglichst optimale Platzierung von Geräten und Notfallausrüstung (☞ Abb. 10.1).

Die **Ein-Helfer-Methode** bezeichnet die Durchführung der Reanimationsmaßnahmen nur durch einen Helfer. Die Unterschiede in der Vorgehensweise zwischen Zwei- und Ein-Helfer-Methode werden weiter unten im Text erklärt.

10.2.2 Erstmaßnahmen

Unmittelbar vor Einleitung der Reanimationsmaßnahmen ist festzustellen, ob der Patient einen Herz-Kreislauf-Stillstand erlitten hat. Hierzu ist ein **Basischeck** nach dem BAK-Schema durchzuführen. Der Ablauf ist in Kapitel 8.2.2 näher erläutert und in der Tabelle 10.1 dargestellt. Er umfasst mindestens:

- **B = Bewusstseinskontrolle** durch Anschauen, Ansprechen und Schütteln an den Schultern,
- **A = Atemkontrolle** bei überstrecktem Kopf und angehobenem Kinn durch Sehen, Hören und Fühlen für maximal 10 Sekunden,
- **K = Kreislaufkontrolle** durch Tasten des Pulses der A. carotis; es werden beide Seiten nacheinander für insgesamt 10 Sekunden geprüft. (Diese Maßnahme gilt weiterhin für professionelle Helfer! Sie wird nur in der Ersten Hilfe nicht mehr gelehrt.)

Wurde bei einem Patienten ein Kreislaufstillstand festgestellt, müssen umgehend die Basismaßnahmen der Reanimation begonnen werden. Im Vordergrund steht die unmittelbar zu beginnende Herzdruckmassage, um zumindest eine geringe Blutzirkulation in Herz und Gehirn zu ermöglichen. Die Herzdruckmassage ist besonders wichtig, wenn eine erforderliche Defibrillation nicht innerhalb der ersten 5 Minuten nach dem Kreislaufstillstand verabreicht werden kann (☞ Kap. 10.2.4).

10.2.3 Basic Life Support (BLS)

Bei der **kardiopulmonalen Reanimation (CPR)** müssen die Atmung durch Beatmung und die Herztätigkeit durch Thoraxkompressionen ersetzt werden. Dies kann durch Basismaßnahmen erreicht werden, die als Basic Life Support (BLS) bezeichnet werden.

Früh einsetzende BLS-Maßnahmen einschließlich Defibrillation sind die einzigen Maßnahmen, die eine eindeutige Steigerung der Überlebenswahrscheinlichkeit gezeigt

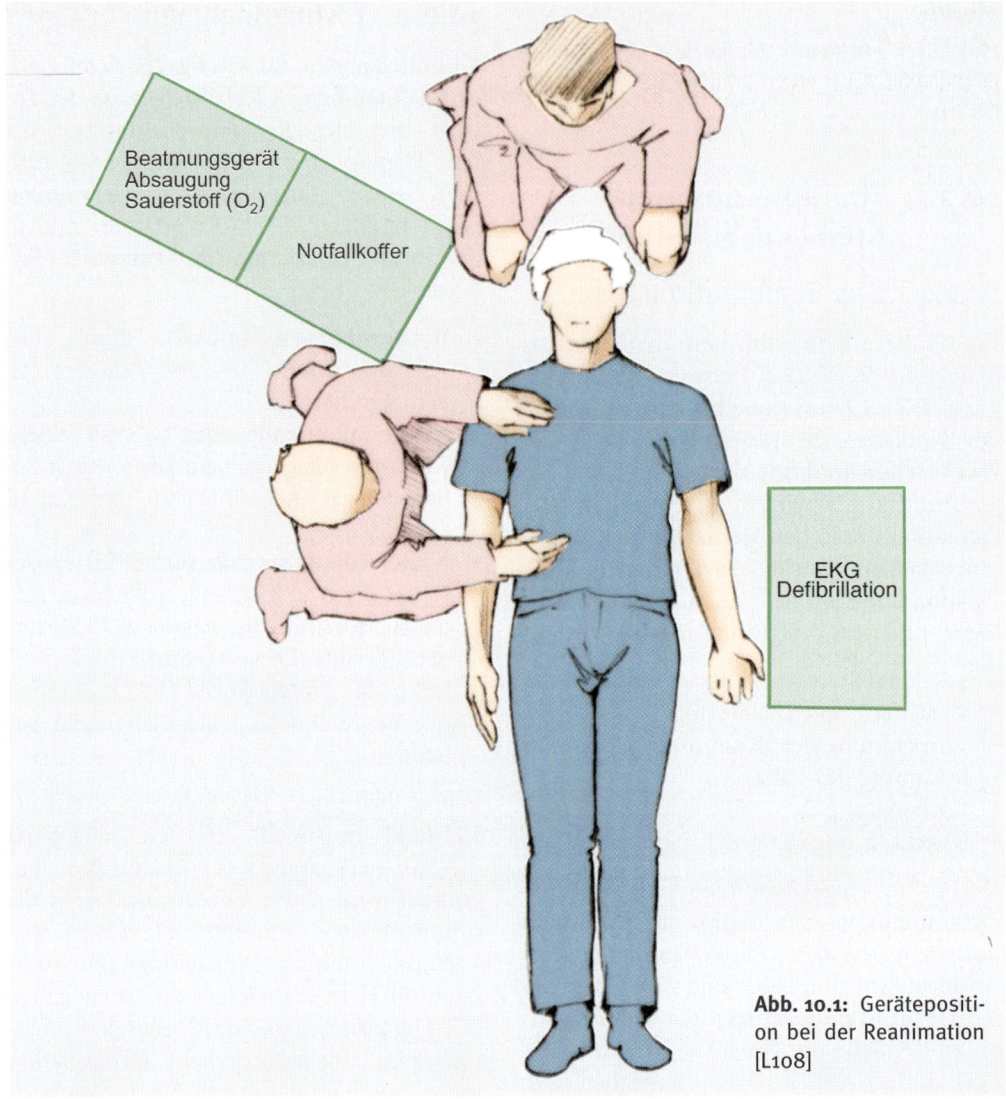

Beatmungsgerät
Absaugung
Sauerstoff (O_2)

Notfallkoffer

EKG
Defibrillation

Abb. 10.1: Geräteposition bei der Reanimation [L108]

haben. **Thoraxkompressionen** und **Beatmungen** werden in einem rhythmischen Wechsel (Zyklus) durchgeführt. Im Rahmen der BLS-Maßnahmen folgen sowohl bei der Ein-Helfer- als auch bei der Zwei-Helfer-Methode auf dreißig Thoraxkompressionen zwei Beatmungen.

Wird nach Eintreffen beim Patienten festgestellt, dass dieser nicht über eigenständige Atmung und eigenständigen Kreislauf verfügt, werden sofort 30 Thoraxkompressionen (Frequenz 100/min) durchgeführt. In unmittelbarem Anschluss wird die Beatmungsmaske aufgesetzt und der Kopf zur Beatmung überstreckt. Es erfolgen zwei Beatmungen durch Beutel-Masken-Beatmung. Bei Bedarf sind die Atemwege freizumachen.

Thoraxkompression

Mit der Thoraxkompression kann eine **kardiale Auswurfleistung** von etwa 25 % des Normalkreislaufs erzielt werden. Hierbei entsteht im Idealfall ein systolischer Blutdruck von etwa 80 mmHg, während der diastolische Druck unter 10 mmHg verbleibt.

Tab. 10.1: Basischeck und Basismaßnahmen beim Auffinden einer leblosen Person (Anpassung an die örtlichen Gegebenheiten)

Teamleiter	Teampartner
B = Bewusstseinskontrolle • Patient ansprechen und leicht an den Schultern schütteln • *„Patient ist bewusstlos, NA alarmieren!"*	Notfallkoffer öffnen Notarzt nachalarmieren • *„Ich fordere den NA über Funk nach."* oder • *„Notarzt ist bereits alarmiert."*
A = Atemkontrolle • Kopf mit Scheitel-Kinn-Griff überstrecken • Atmung überprüfen • *„Patient atmet nicht"*	
K = Kreislaufkontrolle • Puls an Halsseite (A. carotis) prüfen • *„Kein Puls tastbar!"* • *„Herzdruckmassage beginnen!"*	*„Ich beginne Herzdruckmassage"* (laut mitzählen)
Beatmung vorbereiten • Sauerstoffflasche öffnen, maximaler Flow • Beatmungsbeutel mit Reservoirbeutel und passender Maske • Sauerstoff an Reservoir anschließen • *„Beatmung ist vorbereitet"*	30 Thoraxkompressionen • Druckfrequenz 100 pro Minute • Drucktiefe 4 – 5 cm • Druckpunkt Mitte des Brustkorbes
2 effektive Beatmungen (je Hub 1 Sekunde) • ggf. Patienten mit Rücken auf harte Unterlage legen • Guedeltubus einlegen • Maske von der Nase zum Kinn hin aufsetzen und im C-Griff halten • Tidalvolumen: halber Beutel (ca. 500 ml) • Beatmungsdruck niedrig halten	30 Thoraxkompressionen
2 effektive Beatmungen • Die Maske bleibt zwischen den einzelnen Beatmungen fest auf dem Patienten. • Thoraxhebungen müssen sichtbar sein.	30 Thoraxkompressionen
2 effektive Beatmungen Defibrillator (AED) vorbereiten • Elektroden aufkleben • Elektroden anschließen • Defibrillator einschalten	30 Thoraxkompressionen
Rhythmusdiagnostik durchführen, nachdem Defibrillator (AED) angeschlossen ist (☞ Tab. 10.3).	

Dies ist zum Aufbau eines Not-Kreislaufs ausreichend und kann häufig die Entstehung von Organschäden durch Sauerstoffunterversorgung so lange verzögern, bis durch erweiterte Maßnahmen ein ausreichender Spontankreislauf aufgebaut wird.

Achtung

Jede Unterbrechung der Thoraxkompressionen führt zu einem Zusammenbruch des aufgebauten Blutkreislaufs. Daher darf die Thoraxkompression nur für notwendige Maßnahmen (z. B. Beatmung) unterbrochen werden.

10

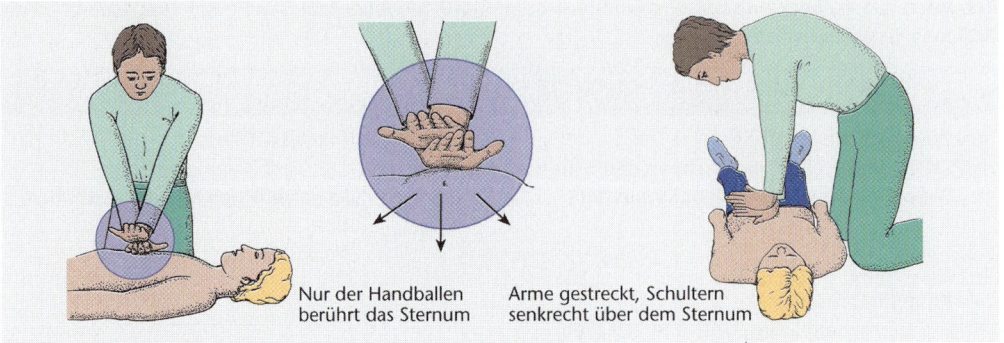

Nur der Handballen berührt das Sternum

Arme gestreckt, Schultern senkrecht über dem Sternum

Abb. 10.2: Korrekte Körperhaltung bei der Thoraxkompression [A400 – 190]

Aufsuchen des Druckpunkts und Durchführung der Thoraxkompression

Spätestens zu Beginn der Thoraxkompression muss der Patient mit dem Rücken auf einer harten Unterlage liegen, um die Effektivität der Thoraxkompression zu gewährleisten. Auf einer weichen Unterlage – zum Beispiel einer Bettmatratze – gibt die Wirbelsäule bei Druck auf das Brustbein nach, und das Herz kann nicht ausreichend komprimiert werden. Thoraxkompressionen sollen kontrolliert, exakt senkrecht und gleichmäßig, nicht ruckartig durchgeführt werden. Dazu kniet sich der Teampartner nahe neben den Patienten und bringt den eigenen Oberkörper so weit über ihn, dass sich die Arme senkrecht und gestreckt über dem Druckpunkt befinden ($\rightarrow$ Abb. 10.2).

Der **Druckpunkt** liegt in der Mitte des Brustkorbes, nahe dem Herzen, und wird wie folgt aufgesucht ($\rightarrow$ Abb. 10.2):

- Kleidung öffnen, ggf. aufschneiden.
- Handballen einer Hand in ganzer Breite auf die Mitte des Brustkorbes legen, dies entspricht der Hälfte der Strecke zwischen Jugulum und Xiphoidspitze.
- Die andere Hand deckungsgleich auf die untere Hand legen.
- Die Finger beider Hände können, müssen aber nicht, miteinander verhakt werden.
- Darauf achten, dass kein Fingerkontakt zum Brustkorb besteht.

Richtwerte für die Thoraxkompression bei Erwachsenen sind:

- Drucktiefe: 4 bis 5 cm,
- Frequenz: 100/Min,
- Verhältnis von Kompression zu Dekompression: 1:1,
- vollständige Entlastung.

Einer vollständigen **Entlastung** des Brustkorbs kommt bei der Thoraxkompression eine besondere Bedeutung zu, denn durch die direkte Druckausübung auf den Brustkorb wird das Herz unmittelbar gegen die Wirbelsäule gedrückt, wodurch das Herzblut in die großen Arterien abfließt. Indirekt wird dieser Vorgang durch den Anstieg des Gesamtdrucks im Brustkorb unterstützt. Während der **Entlastungsphase** sinkt der Druck im Brustkorb und Blut aus den großen Venen kann in das Herz nachfließen. Durch diesen Mechanismus füllt sich das Herz mit Blut und kann ausreichende Blutmengen auswerfen, die eine Organdurchblutung gewährleisten.

Achtung

Um ein Ermüden des Teampartners bei der Thoraxkompression zu verhindern, soll dieser, sobald ausreichend Personal (z. B. RTW-Besatzung plus NEF-Fahrer) vorhanden ist, alle 2 Minuten abgelöst werden.

Der **Puls** sollte während der Durchführung von Thoraxkompressionen überprüft werden, um die Effektivität der Kompressionen beurteilen zu können.

Merke

Hinweise auf effektive Thoraxkompressionen sind:
- tastbarer Puls am Hals (A. carotis) oder in der Leiste (A. femoralis),
- Pupillen werden im zeitlichen Verlauf wieder enger.

Schwierigkeiten und Komplikationen der Thoraxkompression

Durch falsche Durchführung ist der Erfolg der Thoraxkompression gefährdet, und das Auftreten zusätzlicher Schäden wird provoziert. **Fehler** und **Gefahren** bei der Thoraxkompression sind:

- Eine falsche Haltung der Hände führt zu einer Verlagerung des Druckpunkts.
- Ein falscher Druckpunkt komprimiert das Herz nicht ausreichend und begünstigt die Gefahr von Sternum- und Rippenfrakturen.
- Eine zu geringe Drucktiefe verhindert den Aufbau eines ausreichend hohen Blutdrucks.
- Zu schnelle Thoraxkompressionen verhindern die Herzfüllung und vermindern das Herzminutenvolumen.
- Zu langsame Thoraxkompressionen vermindern ebenfalls das Herzminutenvolumen und führen durch unzureichenden Aufbau eines Blutdrucks nur zu einer ungenügenden Organdurchblutung, insbesondere des Gehirns.
- Unvollständige Entlastungen behindern die Herzfüllung.

Achtung

Die häufigsten Komplikationen bei der Thoraxkompression sind Sternum- und Rippenfrakturen, die zu einer deutlichen Reduzierung des Reanimationserfolges führen.

Beatmung

Nachdem die Atemwege freigemacht wurden, erfolgt die Beatmung durch **Beutel-Masken-Beatmung** (BMB) mit Sauerstoff

und Reservoir. Zur Unterstützung kann ein Guedeltubus (☞ Kap. 14.1.2) in die Mundhöhle eingelegt werden. Im Anschluss wird die Maske aufgesetzt und der Kopf zur Beatmung überstreckt.

Überstreckung des Kopfes

Dazu wird der Kopf mit dem **Kinn-Scheitel-Griff** (☞ Abb. 8.2) gefasst. Das Kinn wird mit dem Unterkiefer vorgeschoben und der Kopf in den Nacken gelegt (**Reklination**).

Neben einer ausreichenden Reklination des Kopfes kann es für die Beatmung hilfreich sein, durch Unterlegen eines Kissens den Kopf einige Zentimeter erhöht zu lagern.

Merke

Der Esmarch-Handgriff (☞ Abb. 10.3) kann ebenfalls zur Mundinspektion bei Verdacht auf Verlegung der Atemwege angewendet werden.

Sichtbare **Fremdkörper** werden entfernt, indem der Kopf zur Seite gedreht und der Mund von Hand ausgeräumt wird (☞ Kap. 14.1.1). Feste, tief sitzende Fremdkörper werden mit einer gewinkelten Magillzange (☞ Abb. 14.6) entfernt. Flüssige Bestandteile können über ein Absauggerät abgesaugt werden.

Aufsetzen und Halten der Maske

Die Maske wird mit einer Hand an der Nasenwurzel aufgesetzt und über Nase und Mund auf die Gesichtshaut des Patienten gedrückt. Dann wird die Maske mit dem so

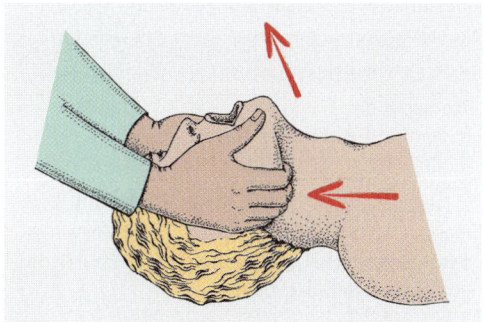

Abb. 10.3: Esmarch-Handgriff zum Öffnen des Mundes [L190]

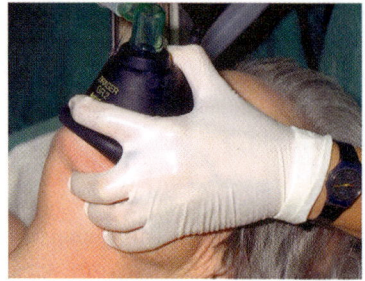

Abb. 10.4: Maskenhaltung mit C-Griff [K183]

genannten **C-Griff** (☞ Abb. 10.4) gehalten, bei dem Daumen und Zeigefinger die Maske C-förmig umschließen. Die übrigen drei Finger liegen am Unterkiefer – der Kleinfinger am Unterkieferwinkel – und ziehen das Kinn vor.

Durchführen der Beatmung

Unter Beachtung eines niedrigen Beatmungsdrucks (Vorsicht wegen Magenüberblähung) erfolgen zwei Beatmungen hintereinander, die insgesamt zwei Sekunden dauern dürfen. Da der **Erfolg** einer Reanimation in hohem Maße von der Beseitigung der Hypoxie des Herzens und des Gehirns abhängt, ist auf eine ausreichende Sauerstoffversorgung zu achten. Dies kann durch die Verwendung eines Sauerstoffreservoirs mit einem Sauerstoff-Flow bis maximal 12 bis 15 l/Min. oder durch den Einsatz eines Demand-Ventils erreicht werden (☞ Tab. 10.2).

Tab. 10.2: Verwendete Beatmungsform und inspiratorische Sauerstoffkonzentration (FiO_2)

Beatmungsform	FiO_2
Atemspende (z. B. Mund-zu-Mund-Beatmung)	16 %
Beatmungsbeutel ohne Sauerstoffanschluss	21 %
Beatmungsbeutel mit Reservoir und Sauerstoffanschluss	80 – 85 %
Beatmungsbeutel mit Demand-Ventil	95 – 100 %

Ziel ist, den Patienten mit einem Beatmungsvolumen von 500 bis 600 ml zu beatmen; das entspricht etwa dem halben Inhalt des Beatmungsbeutels. Dabei muss der Beatmungsbeutel sanft zusammengedrückt werden, um zu hohe Beatmungsdrücke zu verhindern. Die Gefahr der Magenüberblähung immer bedenken und eine mögliche sichtbare Vorwölbung der Magengrube registrieren.

Merke

Die wichtigsten Zeichen für eine effektive Beatmung sind:
• sichtbare Thoraxbewegungen
• rosige Hautfarbe
• keine Nebengeräusche hörbar, die auf eine undichte Maske schließen lassen.

Schwierigkeiten und Komplikationen bei der Maskenbeatmung

Jede Beatmung entspricht nicht der natürlichen Eigenatmung des Patienten, weil sie als **Überdruckbeatmung** durchgeführt wird.

Schwierigkeiten bei der Maskenbeatmung offenbaren sich in einem spürbar zu hohen bzw. zu niedrigen Beatmungsdruck oder in fehlenden Brustkorbbewegungen. In jedem Fall muss ein ruckartiges und kraftvolles Komprimieren des Beatmungsbeutels unterbleiben, weil Beatmungsdrücke über 20 mbar zu einer Überblähung des Magens und dadurch zu Erbrechen und Aspiration führen können. Daher muss immer auf fehlende Brustkorbbewegungen geachtet werden, um eine reine „Magenbeatmung" schnell zu erkennen. Bei **Problemen** mit der Maskenbeatmung sollten folgende Einflüsse überprüft und ggf. korrigiert werden:

• **Kopfposition:**
  – Ist der Kopf ausreichend rekliniert? Kopf weiter reklinieren und etwas erhöht lagern.
  – Ist der Mund geöffnet? Mund mit dem Esmarch-Handgriff öffnen.
• **Guedeltubus:**
  – Richtige Größe? Mundwinkel-Ohr-Abstand messen. Kleineren oder größeren Guedeltubus einsetzen (☞ Kap. 14.1.2).

- **Maskensitz:**
  - Sitzt die Maske dicht? C-Griff durchführen. Maske mit beiden Händen halten und durch eine Hilfsperson den Beutel zusammendrücken lassen.
  - Richtige Maskengröße? Sind die Mundwinkel im Sichtfeld der Maske erkennbar? Größere oder kleinere Maske verwenden.
  - Maske richtig herum aufgesetzt? Spitzes Ende zeigt zur Nase.
  - Maskenwulst ausreichend mit Luft gefüllt? Maskenwulst aufblasen.
- **Mund-Rachen-Raum:**
  - Hat der Patient aspiriert? Verlegen größere feste Fremdkörper die Atemwege? Absaugen und größere Teile von Hand bzw. mit der Magillzange entfernen (☞ Kap. 14.1.1).

Achtung

Hauptgefahr jeder Beutel-Masken-Beatmung ist die Überblähung des Magens mit nachfolgender Aspiration.

Auf keinen Fall darf durch die Beatmungsprobleme die **Thoraxkompression** verzögert werden. Auch ohne suffiziente Beatmung ist sofort mit der Thoraxkompression zu beginnen. So kann anfangs noch im Körper vorhandenes, mit Sauerstoff angereichertes Blut zu Herz und Gehirn transportiert werden.

10.2.4 Stromtherapie

Zur Behandlung von akut lebensbedrohlichen Herzrhythmusstörungen können Therapiemaßnahmen mit elektrischem Strom durchgeführt werden. Im Rettungsdienst werden halbautomatische und konventionelle **Defibrillatoren** (☞ Kap. 7.4.2) verwendet. Der Einsatz konventioneller Defibrillatoren ist ausnahmslos dem **notärztlichen** Personal vorbehalten. Dennoch soll an dieser Stelle die Vorbereitung und Durchführung der konventionellen Defibrillation besprochen werden, da es Aufgabe des nichtärztlichen Personals ist, die Defibrillation vorzubereiten und sie auch auf Anweisung

und unter Aufsicht des Notarztes durchzuführen (☞ Tab. 10.3). Ist noch kein Arzt am Notfallort eingetroffen, verwendet das nichtärztliche Personal ausschließlich halbautomatische Defibrillatoren.

Defibrillation

Die Defibrillation ist ein **Gleichstromimpuls,** der als elektrische Energie aus einem vorher aufgeladenen Kondensator (Defibrillator) an das Myokard abgegeben wird. Diese Energieabgabe (Defibrillation) bewirkt eine gleichzeitige und gemeinsame **Depolarisation** aller Myokardfasern, wodurch nach gemeinsamer Repolarisation dem **Sinusknoten** die Möglichkeit gegeben wird, seine physiologische Funktion eines geordneten Herzrhythmus wieder zu übernehmen. Indiziert ist die Defibrillation bei Kammerflimmern und der pulslosen ventrikulären Tachykardie.

Vorbereitung der Defibrillation
Art der Energieabgabe

Die Energie einer Defibrillation kann auf zwei Weisen verabreicht werden:

- **Defi-Paddles** sind metallbeschichtete Platten, die auf den Brustkorb aufgesetzt werden. Bei ihrer Benutzung ist ein Anpressdruck von 10 bis 12 kg auf den Brustkorb notwendig, um den Hautwiderstand zu vermindern. Die Verwendung von Elektrodengel verringert ebenfalls den Hautwiderstand und verhindert Verbrennungen. Zu viel Elektrodengel führt zu Kriechströmen und ist eine Gefahr für den Anwender. Ungleichmäßig verteiltes Elektrodengel führt zu unterschiedlich fließenden Strömen.
- **Defi-Pads** sind metallbeschichtete Klebeelektroden und bestehen aus flexiblen, dünnen Kunststoffplatten, die auf den Thorax aufgeklebt werden. Als Alternative zu den Defi-Paddles reduzieren sie den Hautwiderstand, ermöglichen einen gleichmäßigen Stromfluss und können bis zu 24 Stunden belassen werden. Grundsätzlich dürfen nur solche Klebeelektroden verwendet werden, die der Hersteller des Defibrillators empfiehlt.

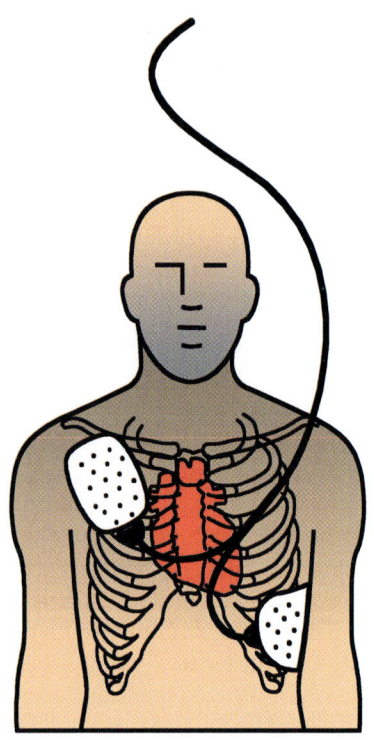

Abb. 10.5: Position der Elektroden oder Paddles zur Defibrillation in Anterior-Anterior-Stellung [M302, V089]

Elektrodenposition

Die Position der Defi-Paddles oder Klebeelektroden ist so zu wählen, dass die abgegebene Energie direkt durch das Herz fließt und so möglichst wirkungsvoll ist:

- Standard ist die **Anterior-Anterior-Position** (☞ Abb. 10.5) entlang der anatomischen Herzachse. Dazu wird eine Elektrode rechts neben dem Brustbein unterhalb des Schlüsselbeins positioniert und die andere Elektrode links, in der vorderen Axillarlinie in Höhe des fünften Zwischenrippenraumes über der Herzspitze angebracht.
- Alternativ kann auch die **Anterior-Posterior-Position** gewählt werden. Dabei wird eine Elektrode auf der Brustwand in Höhe des Druckpunkts links neben dem Brustbein positioniert und die andere Elektrode direkt unter der Spitze des linken Schulterblattes auf dem Rücken angebracht.

Durchführung der Defibrillation

Voraussetzung für eine erfolgreiche Defibrillation ist vor allem ein **frühzeitiger Beginn.** Je schneller ein Kammerflimmern defibrilliert wird, umso höher sind die Erfolgsaussichten. Mit jeder Minute Kammerflimmern sinkt die Wahrscheinlichkeit, das Herz erfolgreich zu defibrillieren, um etwa 10 bis 15 %.

Ist anzunehmen, dass der Herz-Atem-Stillstand **weniger als 5 Minuten** besteht, so wird umgehend eine Rhythmusanalyse durchgeführt. Wird ein Schock freigegeben, so wird eine Defibrillation ausgelöst.

Ist allerdings anzunehmen, dass der Herz-Atem-Stillstand bereits **mehr als 5 Minuten** besteht, wird umgehend mit der Herzdruckmassage und Beatmung im Rhythmus 30:2 begonnen. Die Reanimation wird 2 Minuten durchgeführt und ist erst dann für die erforderliche Rhythmusanalyse zu unterbrechen.

Defibrillationen werden als Einzelschock appliziert. Dazu wird bei Erwachsenen die Energie bei Verwendung eines monophasischen Gerätes wie folgt gewählt:

- Einzelschock: → 360 J monophasisch (biphasisch: 150 – 200 J).

Die Thoraxkompression und die Beatmung sind nur für die Defibrillation zu unterbrechen. Im Anschluss wird ohne weitere Rhythmusanalyse 2 Minuten weiter reanimiert. Erst dann erfolgt eine erneute Rhythmusanalyse. Ergibt diese Analyse die erneute Notwendigkeit einer Defibrillation, wird bei Erwachsenen die Energie bei Verwendung eines monophasischen Gerätes wie folgt gewählt:

- Einzelschock: → 360 J monophasisch (biphasisch: 200 – 360 J).

Automatisierte externe Defibrillatoren (AED)

Automatisierte externe Defibrillatoren (AED) sind halbautomatische Defibrillatoren meist ohne Monitor (☞ Kap. 7). Nach Durchführung des Basischecks/der Basismaßnahmen und Aufkleben der Elektroden werden die Geräte eingeschaltet, der Herzrhythmus vom Gerät selbstständig analysiert und eine passende Energiemenge bereitgestellt. Der Anwender muss nur noch den Schock auslösen

(☞ Tab. 10.3). Außerdem führen AED den Anwender oft durch die Reanimation, indem eine Stimme **Handlungsanweisungen** gibt. AED werden zunehmend auch von Laien verwendet (z. B. von großen Fluggesellschaften und Konzernen), halten aber auch im Rettungsdienst – zum Beispiel in Krankentransportwagen – Einzug.

Auf **Rettungswagen** werden überwiegend halbautomatische Defibrillatoren mit der Möglichkeit zum Umstellen auf eine konventionelle Defibrillation eingesetzt. Diese Defibrillatoren verfügen zusätzlich über eine EKG-Monitor-Einheit sowie zahlreiche andere Diagnosefunktionen (z. B. Pulsoxymetrie).

Rhythmusanalyse

Die Rhythmusanalyse ist bei Verwendung von halbautomatischen Defibrillatoren der Defibrillation vorgeschaltet. Nur wenn das Gerät zweifelsfrei einen defibrillationspflichtigen Rhythmus erkennt, gibt es die während der Analyse geladene Energie frei. Dabei ist Folgendes zu **beachten:**

- Grundsätzlich die Analyse nur dann starten, wenn ein Kreislaufstillstand vorliegt.
- Vor Analysestart sollte laut und deutlich auf den Beginn der Rhythmusanalyse hingewiesen werden.
- Patienten und Ableitungskabel während der Rhythmusanalyse nicht berühren und bewegen. Auch keine Beatmungen oder Thoraxkompressionen durchführen.
- Für die Dauer der Analyse den Monitor – falls vorhanden – beobachten und kontrollieren.

Bei Manipulationen am Patienten bzw. am Kabel oder in Zweifelsfällen ist die Analyse zu verwerfen und neu zu starten.

Hinweise zur Defibrillation

Die Energieabgabe bei der Defibrillation ist für das Rettungsfachpersonal ungefährlich, wenn die **Sicherheitsregeln** und der **Eigenschutz** beachtet werden:

- Einschränkungen des Geräteherstellers bezüglich **Alter** und **Gewicht** des Patienten müssen beachtet werden.

- Vor Durchführung der Defibrillation auf **Eigen- und Fremdgefährdungen** achten.
- **Keine** Defibrillation auf nassem Untergrund oder Strom leitenden Unterlagen!
- **Niemand** darf während der Defibrillation den Patienten berühren. Beatmungen und Thoraxkompressionen sind zu unterbrechen. Der Beatmungsbeutel ist beiseite zu legen. Geöffnete Sauerstoffflaschen und aus Leitungen ausströmender Sauerstoff sind vom Defibrillator entfernt zu positionieren.
- Das Rettungsteam muss laut und deutlich auf die bevorstehende Defibrillation hinweisen und sich unmittelbar vorher vergewissern, dass **kein Patientenkontakt** mehr besteht (☞ Tab. 10.3). Erhobene Hände und eine deutliche Bestätigung des Teampartners signalisieren dem Teamleiter, dass er die Defibrillation durchführen kann.
- Bei Verwendung von **Defi-Paddles** müssen diese so lange am Gerät verankert bleiben, bis die Energie bereitsteht. Das Elektrodengel darf nicht zwischen den Paddles verrieben werden. Defi-Paddles niemals ungesichert neben das Gerät legen oder beide Paddles in einer Hand halten.
- Defibrilliert wird grundsätzlich in **Exspirationsstellung**, da ein luftgefüllter Brustkorb den Widerstand erhöht und die Defibrillation ineffektiv macht. Daher muss bei Verwendung von Klebeelektroden auch darauf geachtet werden, dass beim Aufkleben keine Luftblasen zwischen der Elektrode und der Haut eingeschlossen werden.
- Unmittelbar vor der Defibrillation ist ein **Kontrollblick** auf den Patienten zu werfen und – falls vorhanden – auf den Monitor zu schauen, ob sich noch einmal der Rhythmus geändert hat.
- In Zweifelsfällen ist die Defibrillation **abzubrechen** und eine neue Rhythmusanalyse zu starten.

10

Tab. 10.3: Basic Life Support mit AED

Teamleiter	Teampartner
• *„Achtung, Analyse, vom Patienten wegtreten!"*	• *„O.K.!"*
Rhythmusdiagnostik • ggf. Analysetaste drücken oder AED einschalten • Patient während der Analyse nicht berühren • Interpretation des EKG-Bildes, falls Monitor vorhanden. Nicht blind auf das Gerät verlassen!	Vorbereitungen weiterführen • Absaugung und Intubation vorbereiten Analyse beobachten
Defibrillation • *„Patient flimmert, Defibrillator hat Schock empfohlen, alle vom Patienten zurücktreten, 1. Schock!"* • Kontrollblick • Schock auslösen	• *„O.K.!"* • Darauf achten, dass weder direkt noch über Gegenstände Patientenkontakt besteht.
2 Minuten CPR im Rhythmus 30:2 • 2 Beatmungen • 5 Zyklen	2 Minuten CPR im Rhythmus 30:2 • 30 Thoraxkompressionen • 5 Zyklen • laut mitzählen
Rhythmusdiagnostik • ggf. Analysetaste drücken oder AED analysiert selbstständig • Patient während der Analyse nicht berühren • Interpretation des EKG-Bildes, falls Monitor vorhanden. Nicht blind auf das Gerät verlassen!	Analyse beobachten

Präkordialer Faustschlag

Durch den präkordialen Faustschlag wird versucht, eine lebensbedrohliche Rhythmusstörung zu unterbrechen, indem mit der **geballten Faust** einmalig auf die Mitte des Brustbeins geschlagen wird. Hierdurch wird ein Teil der mechanischen Energie des Faustschlages in elektrische Energie umgewandelt und wirkt im Idealfall wie eine Defibrillation am Herzen.

Der präkordiale Faustschlag (☞ Abb. 10.6) ist nur unmittelbar nach Eintreten eines Kreislaufstillstands Erfolg verspre-chend und sollte deshalb grundsätzlich nur beim beobachteten Kreislaufstillstand (z. B. während des Transportes) durchgeführt werden. Bei ventrikulärer Tachykardie werden Erfolgsquoten von bis zu 40 %, beim Kammerflimmern bis zu 2 % angegeben.

10.2.5 Advanced Life Support (ALS)

Unter dem Begriff „Advanced Life Support" werden erweiterte Reanimationsmaßnahmen des Reanimationsteams nach Eintreffen

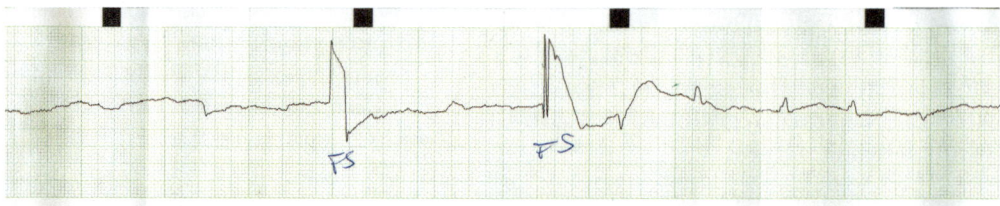

Abb. 10.6: Präkordialer Faustschlag (FS) bei Kammerflimmern mit nachfolgender Kammeraktion und Auswurfleistung am Herzen [M235]

eines Notarztes zusammengefasst. Dazu wird das bekannte ABC-Schema erweitert:

A Atemwege

- endotracheale Intubation

B Beatmung

- Beatmung über Endotrachealtubus mit einem Notfallbeatmungsgerät

C Circulation

- venöse Gefäßzugänge, Volumengabe und endobronchiale Medikamentenapplikation

D Drugs

- Adrenalin, Atropin, Antiarrhythmika, Puffersubstanzen

E Elektrotherapie

- elektrische Defibrillation
- Schrittmachertherapie.

Endotracheale Intubation und Beatmung

Durch den **Notarzt** erfolgt die endotracheale Intubation (☞ Kap. 14.1.2) des Patienten – als erste erweiterte Maßnahme – in der Regel ohne Narkose und Relaxierung (☞ Kap. 14.2). Die Intubation bringt folgende **Vorteile:**

- sicherer Aspirationsschutz
- Medikamentenapplikation möglich
- endobronchiales Absaugen möglich
- höhere Beatmungsdrücke ohne Überblähung des Magens möglich
- Beatmung mit einem automatischen Beatmungsgerät und Beatmung mit 100 % Sauerstoff möglich.

Sobald die Atemwege durch die Intubation gesichert sind, kann ein **Beatmungsgerät** angeschlossen werden. Während der Beatmung (10/Min.) wird die Thoraxkompression ohne Unterbrechung mit einer Frequenz von 100/Min. durchgeführt, weil hierdurch höhere koronare Perfusionsdrücke erzielt werden, als wenn die Thoraxkompression für die Beatmung unterbrochen wird.

Applikationswege für Medikamente

Der **venöse Zugang** ist der beste Applikationsweg zur Verabreichung von Medikamenten während der Reanimation, aber oftmals nur zeitverzögert verfügbar. Dennoch ist er das Mittel der Wahl, um Medikamente für die Reanimation zu verabreichen.

Ist ein Venenzugang hergestellt, können Reanimationsmedikamente schneller und besser steuerbar eingesetzt werden. Alle Medikamente werden mit 10 bis 20 ml Infusionslösung eingeschwemmt.

Ist die Anlage eines intravenösen Venenzugangs zu schwierig oder nicht möglich, kann durch Anlage eines intraossären Zuganges eine ausreichende Wirkstoffkonzentration von Medikamenten im Blut erreicht werden. Üblicherweise wird der intraossäre Zugang bei Kindern und Säuglingen angelegt. Er ist aber bei Erwachsenen ebenfalls wirksam und der endobronchialen Medikamentenapplikation überlegen.

Falls keiner der vorgenannten Zugänge angelegt werden kann, besteht die Möglichkeit der **endobronchialen Applikation** (☞ Kap. 12.1.2).

Adrenalin (z. B. Suprarenin®) und Atropinsulfat (z. B. Atropin®) können in zwei- bis dreifacher Dosierung gegenüber der intravenösen Gabe über die Bronchien in die Lunge appliziert werden. Die Medikamente werden über einen dünnen Katheter (z. B. handelsüblicher **Absaugkatheter**) verabreicht, der in den Trachealtubus geschoben wird. Zur Verabreichung wird die Medikamentenmenge (z. B. 3 mg Suprarenin®) mit 10 ml NaCl 0,9 % in einem 20-ml-Spritzenkörper aufgezogen. Die darin enthaltenen restlichen 10 ml Luft dienen zur Entleerung und besseren Verteilung über den Absaugkatheter.

Reanimationsmedikamente

Adrenalin

Adrenalin (z. B. Suprarenin®, ☞ Kap. 13.2.2) ist das Medikament der Wahl bei allen Formen des Kreislaufstillstands. **Hauptwirkungen** von Adrenalin sind:

- Beschleunigung der Herzfrequenz
- Steigerung der Herzkraft
- Verbesserung der Erregungsleitung am Herzen
- Erweiterung der Bronchien und Koronargefäße
- Verengung der Arteriolen. Hierdurch wird der durch Thoraxkompression erzielte Blutdruck gesteigert.

Atropin

Atropinsulfat (z.B. Atropin®, ☞ Kap. 13.2.14) kann zur Dämpfung des parasympathischen Nervensystems bei bradykarden Kreislaufstillständen – also bei einer Asystolie oder PEA – eingesetzt werden. Dabei ist es **auf keinen Fall** das Medikament der ersten Wahl.

Antiarrhythmika

Amiodaron (z.B. Cordarex®) (☞ Kap. 13.2.4) hat **mittlerweile einen festen Platz** während der Reanimation. Der Einsatz von Amiodaron erfolgt nach der dritten erfolglosen Defibrillation. Amiodaron (z.B. Cordarex®) sollte gegenüber Lidocain (z.B. Xylocain®) unbedingt bevorzugt werden. Lidocain sollte nur als Ersatzmedikament benutzt werden, wenn Amiodaron nicht verfügbar ist. Amiodaron kann nur intravenös verabreicht werden.

Puffersubstanzen

8,4 % Natriumbikarbonat ist eine basische Puffersubstanz, die einer **Übersäuerung** des Blutes (☞ Kap. 3.9.3) entgegenwirkt. Ihr Nutzen während der Reanimation ist umstritten. Der Einsatz von Natriumbikarbonat kann nach mindestens 20-minütiger erfolgloser Reanimation erwogen werden. Der **routinemäßige** Einsatz von Natriumbikarbonat wird nicht empfohlen.

Die Abbildungen 10.7 und 10.8 zeigen beispielhaft Algorithmen bei Asystolie und Kammerflimmern.

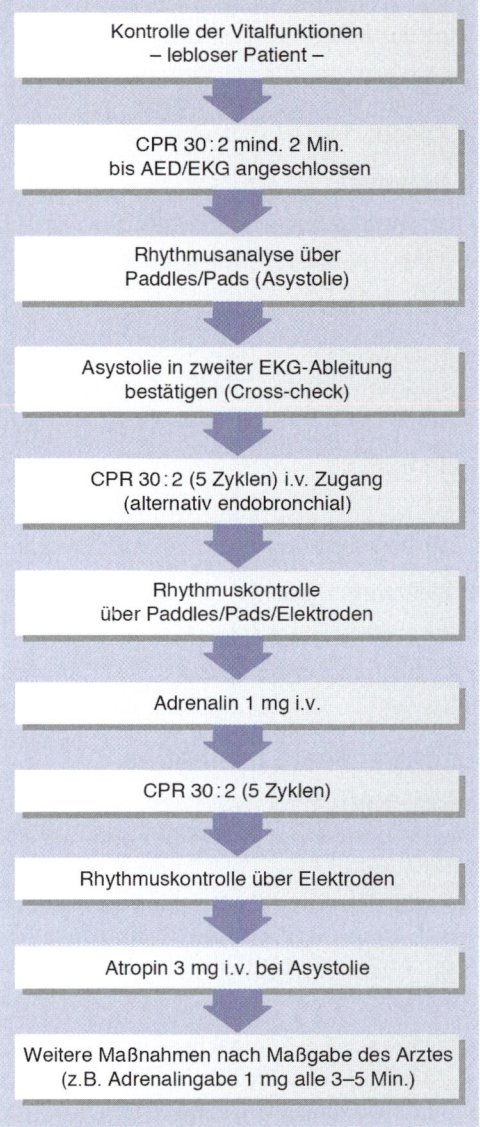

Abb. 10.7: Algorithmus bei Asystolie (nach European Resuscitation Council [ERC] 2005)

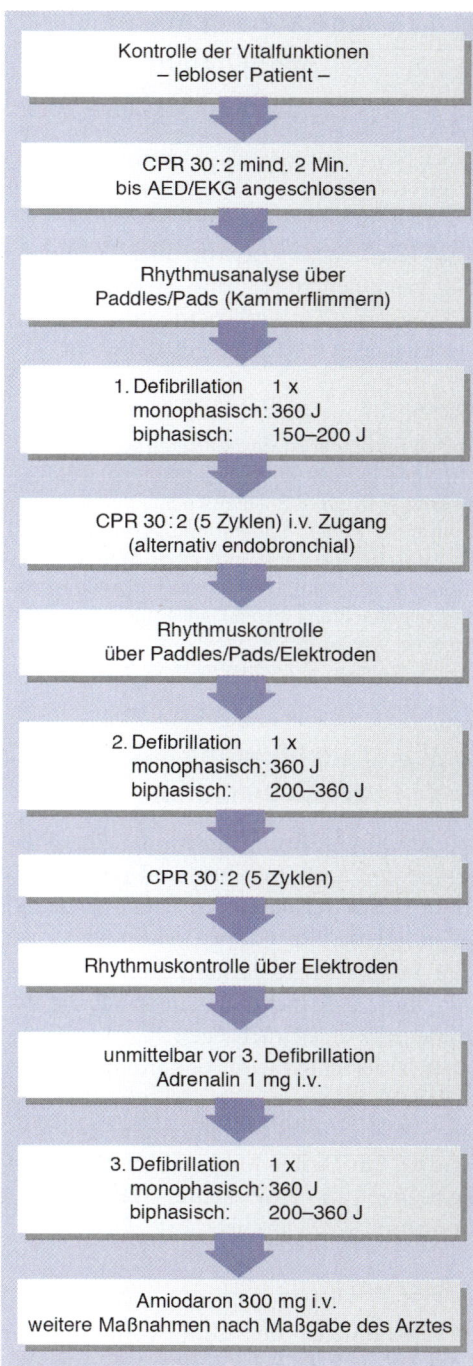

Abb. 10.8: Algorithmus bei Kammerflimmern (nach ERC 2005)

10.3 Postreanimationsphase

10.3.1 Erkennen eines Spontankreislaufs

Hinweise auf das **Wiedereintreten** eines Spontankreislaufs während der Reanimation sind:

- Spontanbewegungen des Patienten (z. B. Husten des Patienten am Tubus)
- neuer EKG-Rhythmus
- tastbarer Karotispuls.

Bei einem tastbaren Karotispuls werden Atmung und Bewusstsein überprüft sowie der Blutdruck gemessen. In der Regel muss der Patient auch nach dem Wiedereinsetzen des Kreislaufs mit dem Beatmungsbeutel etwa alle fünf Sekunden beatmet werden (ca. 10/Min).

10.3.2 Maßnahmen in der Postreanimationsphase

In der unmittelbaren Postreanimationsphase gilt es, den Gesamtzustand des Patienten zu beurteilen, ihn ggf. zu stabilisieren und den Patienten für den Transport in die Klinik vorzubereiten. Eine regelmäßige Kontrolle der **Vitalzeichen** (peripherer und zentraler Puls, Blutdruck und Atmung) und der Pupillen (Größe, Form und Reaktion auf Licht) gehört ebenso dazu wie die **Überwachung** des EKGs, der Sauerstoffsättigung und damit verbunden auch der Hautfarbe. Der **Bewusstseinszustand** sollte ebenfalls laufend beurteilt werden. Neben spontanen Bewegungen oder einem Pressen gegen die kontrollierte Beatmung können plötzliche Herzfrequenz- und Blutdruckanstiege Zeichen für das Aufklaren des Patienten sein. In diesem Fall ist durch den **Notarzt** eine ausreichende Sedierung anzustreben. Die venösen Zugänge und der Endotrachealtubus sind auf ihre korrekte Lage zu kontrollieren und ausreichend zu sichern.

Bei Patienten mit einem spontanen Kreislauf nach Kreislaufflimmern, die sich weiterhin in einem komatösen Zustand befinden, soll eine bestehende Unterkühlung präklinisch nicht durch Maßnahmen zum Erwärmen beseitigt werden.

Merke

Bewusstlose Patienten (Erwachsene) mit spontanem Kreislauf nach Kammerflimmern sollen auf $32° - 34°C$ Körperkerntemperatur gekühlt werden.

10.3.3 Transport und Zielklinik

Auf dem Weg zum RTW/NAW wie auch auf dem anschließenden Transport in die Klinik ist größter Wert auf die **Vermeidung** abrupter Lageänderungen des Patienten zu legen, da der Transport ohne Verlust von venösen Zugängen oder des Tubus möglich sein muss.

Während des Transports wird der Patient flach gelagert; bei stabilen Kreislaufverhältnissen jedoch mit leicht erhöhtem Oberkörper. Die **Vitalfunktionen** werden weiterhin regelmäßig kontrolliert. Die Fahrt erfolgt zügig und schonend. Der bisherige Ablauf wird in einem geeigneten Protokoll dokumentiert (☞ Kap. 8.2.3).

10.4 Reanimation im Kindesalter

Die Reanimation von **Kindern** stellt für das Personal im Rettungsdienst eine besondere Herausforderung dar. Selten verfügt das Personal über Erfahrungen auf diesem Gebiet, der Erfolgsdruck ist enorm, und durch die Anwesenheit der Eltern wird die Stresssituation weiter verschärft. Als **Ursachen** für einen Kreislaufstillstand im Kindesalter kommen vor allem in Frage:

- Verletzungen (☞ Kap. 20)
- respiratorische Störungen (☞ Kap. 24.3.2)
- plötzlicher Kindstod (☞ Kap. 24.6)
- Vergiftungen (☞ Kap. 27)
- angeborene Herzfehler.

10.4.1 Indikationen zur Reanimation

Mit der Reanimation wird begonnen, wenn:

- bei Neugeborenen die Herzfrequenz unter 100 bzw. bei Säuglingen unter 60 Schlägen/Min. liegt oder
- bei Kindern im Alter von über einem Jahr keine Zeichen für eine Herz-Kreislauf-Tätigkeit (Atemstillstand und pulslos) vorliegen.

Merke

Typisch für Kinder ist das Auftreten von Bradykardien als Ausdruck eines Sauerstoffmangels. Daher kommt es oftmals bereits allein durch die Beatmung mit hohem Sauerstofffluss zu einem Anstieg der Herzfrequenz und einer Stabilisierung des Kreislaufs. Kammerflimmern hingegen ist selten zu beobachten ($< 10\%$), allenfalls bei angeborenen Herzfehlern.

10.4.2 Durchführung der Reanimation

Bei der Durchführung der Kinder-Reanimation ist den **anatomischen und physiologischen Besonderheiten** bei Säuglingen und Kleinkindern Rechnung zu tragen (☞ Kap. 24.2). Prinzipiell läuft die Kinder-Reanimation aber nicht viel anders als die Reanimation von Erwachsenen ab. Als wesentlicher Unterschied wird die kardiopulmonale Reanimation bei Kindern grundsätzlich mit 5 Beatmungen begonnen und anschließend als **Ein-Helfer-Methode im Rhythmus 30:2** und als **Zwei-Helfer-Methode im Rhythmus 15:2** durchgeführt.

Basischeck

Die Reihenfolge der Untersuchungen im Rahmen des Basischeck folgt dem BAK-Schema.

Bewusstseinskontrolle

Durch **Streicheln** der Fußsohlen bei Säuglingen oder Abtrocknen bei Neugeborenen bzw. durch Ansprache oder leichtes Schütteln bei größeren Kindern (außer bei Verletzung der Halswirbelsäule) kann das Bewusstsein kontrolliert werden. Besonders kräftiges Schütteln kann bei Neugeborenen und Säuglingen zu Gehirnverletzungen (Schütteltrauma, ☞ Kap. 24.7) führen und ist daher zu unterlassen.

Atemkontrolle

Kinder atmen überwiegend mit dem **Zwerchfell** und nur wenig mit den Thoraxmuskeln. Daher ist bei der Atemkontrolle besonders auf die Bewegungen der Bauchdecke zu achten. Der Kopf wird mit dem Kinn-Scheitel-Griff nur leicht überstreckt, da sonst ein Verschluss der Atemwege droht.

Kreislaufkontrolle

Zur Überprüfung des Kreislaufes sollen nicht mehr als 10 Sekunden verwendet werden. Bei Kindern älter als 1 Jahr wird der Puls am Hals (Karotispuls) getastet. Bei Säuglingen dagegen ist der **Puls** am Oberarm (A. brachialis) oft einfacher zu tasten als am Hals (A. carotis). Bei Neugeborenen wird auf die Pulsation der Nabelschnur geachtet. Eine erneute Pulskontrolle findet statt:

- bei Hinweis auf einen einsetzenden Spontankreislauf
- bei Neugeborenen nach je einer Minute Reanimation
- unter laufender Thoraxkompression, um dessen Effektivität zu überprüfen.

Basismaßnahmen

Beatmung

Bei der Beatmung wird der Kopf nur leicht überstreckt und in die so genannte „Schnüffelposition" (☞ Abb. 10.9) gebracht. Die Maske wird wie bei Erwachsenen mit Daumen und Zeigefinger im C-Griff gehalten. Für die Beatmung kommen spezielle Kinder-Beatmungsbeutel zum Einsatz, die insgesamt ein kleineres Volumen aufweisen. An den Beutel können ebenfalls ein Sauerstoffreservoir und eine Sauerstoffflasche angeschlossen werden.

Im Rahmen der Zwei-Helfer-Methode erfolgt nach 5 Beatmungen zu Beginn der Reanimation die Beatmung abwechselnd

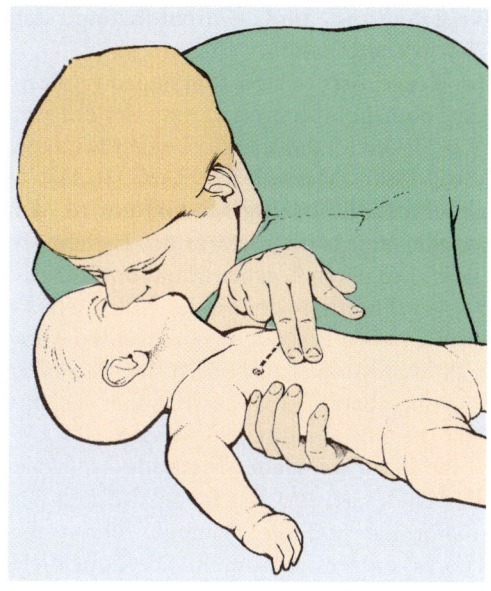

Abb. 10.9: Beatmung von Kleinkindern [L108-R123]

mit der Thoraxkompression im Rhythmus 15:2, sodass pro Minute ca. 12 – 20 Beatmungen durchzuführen sind.

Thoraxkompressionen
Druckpunkt

Der Druckpunkt liegt bei Säuglingen etwa einen Finger breit unterhalb einer gedachten Verbindungslinie zwischen den beiden Brustwarzen auf dem Brustbein (☞ Abb. 10.10) und bei größeren Kindern auf dem unteren Sternumdrittel.

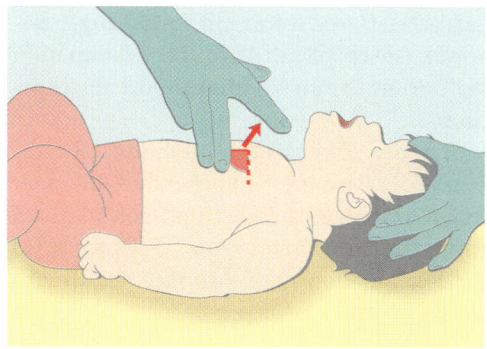

Abb. 10.10: Aufsuchen des Druckpunkts beim Kleinkind [R103]

Fingerhaltung und Durchführung der Thoraxkompression

Bei Neugeborenen und Säuglingen erfolgen die Thoraxkompressionen mit zwei Fingern (Ein-Helfer-Methode) oder beiden Daumen (Zwei-Helfer-Methode) (☞ Abb. 10.11).

Bei der **Ein-Helfer-Methode** wird der Säugling auf dem Unterarm des Helfers gelagert. Die unten liegende Hand umfasst dabei den Hinterkopf des Kindes. Mit zwei Fingern der oben liegenden Hand werden Thoraxkompressionen ausgeführt. Der Kopf des Säuglings darf hierbei nicht höher als der Rest des Körpers gehalten werden.

Bei der **Zwei-Helfer-Methode** umfassen die Hände den Brustkorb vom Rücken her ringförmig, und die Daumen führen die Thoraxkompression durch. Die Drucktiefe orientiert sich an der Thoraxtiefe. Die Druckwerte liegen zwischen einem Drittel und der Hälfte der Thoraxtiefe. Die gewählte Druckfrequenz ist abhängig vom Lebensalter:

- Neugeborene: 120/Min.
- ab dem 28. Lebenstag: 100/Min.

Bei **Kindern mit einem Lebensalter von über einem Jahr** werden die Thoraxkompressionen mit einer oder beiden Händen durchgeführt. Die Einschränkung, bis zum 8. Lebensjahr nur mit einer Hand die Thoraxkompression durchzuführen, gilt nicht mehr. Es ist jedoch zu beachten, dass die Drucktiefe sich immer an der Thoraxtiefe zu orientieren hat.

Bei der **Ein-Helfer-Methode** (Rhythmus 30:2) wird das Kind auf einer festen Unterlage gelagert und sofort mit 5 Atemzügen beatmet. Anschließend wird die Reanimation für 2 Minuten im Rhythmus 30:2 durchgeführt.

Bei der **Zwei-Helfer-Methode** (Rhythmus 15:2) wird das Kind ebenfalls auf einer festen Unterlage gelagert und sofort mit 5 Atemzügen beatmet. Anschließend wird die Reanimation für 2 Minuten im Rhythmus 15:2 durchgeführt.

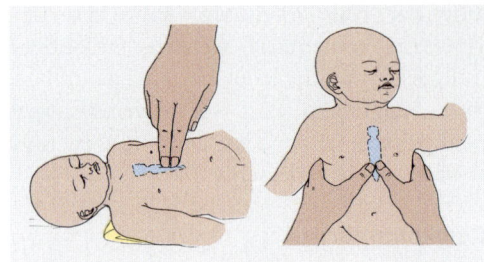

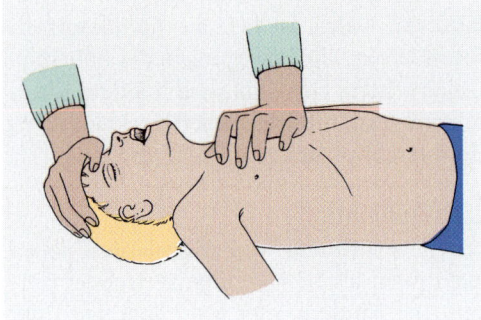

Abb. 10.11: Durchführung der Thoraxkompression bei Säuglingen und Kindern [A400 – 215, A400 – 157]

10.4.3 Neugeborenenreanimation

Bei Neugeborenen genügt oftmals bereits, die Atemwege freizumachen und das Neugeborene zu beatmen. Die meisten Neugeborenen zeigen nach Belüften der Lunge innerhalb von 30 Sekunden einen Anstieg der Herzfrequenz. Setzt die Spontanatmung trotz Anstieg der Herzfrequenz nicht ein, wird das Neugeborene mit einer Frequenz von 30/Min. beatmet. Ist weiterhin eine Thoraxkompression notwendig, so ist diese im Verhältnis 3:1, d.h. 90 Kompressionen und 30 Beatmungen/pro Minute, durchzuführen. Erweist sich eine Neugeborenenreanimation als erfolgreich, so ist einem weiteren Wärmeverlust des Neugeborenen vorzubeugen. Dies lässt sich am einfachsten bewerkstelligen, indem das Kind (bis auf das Gesicht) in haushaltsüblicher Frischhaltefolie eingewickelt wird. Diese hält die Wärme besser als die beschichtete Wärmeschutzfolie und hat den Vorteil, durchsichtig zu sein, wodurch das Hautkolorit (Zyanose?) besser beurteilt werden kann.

Wiederholungsfragen

1. Nennen Sie kardiale und nichtkardiale Ursachen für einen Herz-Kreislauf-Stillstand. (☞ Kap. 10.1.1)

2. Erläutern Sie die Aufgaben des Teamleiters und des Teampartners bei der Zwei-Helfer-Methode und beschreiben Sie die Geräteposition. (☞ Kap. 10.2.1)

3. Wann wird der Notarzt alarmiert? (☞ Kap. 10.2.1)

4. Welche Maßnahmen zählen zum Basic Life Support? (☞Kap. 10.2.3)

5. Wie ist der Rhythmus zwischen Thoraxkompressionen und Beatmungen bei der Zwei-Helfer-Methode, solange der Patient nicht intubiert ist? (☞ Kap. 10.2.3)

6. Wie lange werden Thoraxkompressionen und Beatmungen zwischen zwei Analysephasen durchgeführt? (☞ Kap. 10.2.3)

7. Erläutern Sie die Wirkung der Thoraxkompression. (☞ Kap. 10.2.3)

8. Wo liegt der Druckpunkt und wie suchen Sie ihn auf? (☞ Kap. 10.2.3)

9. Nennen und erläutern Sie Drucktiefe, Druckfrequenz und das Verhältnis von Belastung zu Entlastung bei der Reanimation eines Erwachsenen. (☞ Kap. 10.2.3)

10. Was ist die häufigste Komplikation bei der Thoraxkompression? (☞ Kap. 10.2.3)

11. Beschreiben Sie Ihr Vorgehen beim Aufsetzen und Halten der Beatmungsmaske. (☞ Kap. 10.2.3)

12. Erläutern Sie die Bedeutung des Sauerstoffs für die Beatmung. (☞ Kap. 10.2.3)

13. Nennen Sie die Werte für Beatmungsfrequenz und Beatmungsdruck bei der Reanimation eines Erwachsenen. (☞ Kap. 10.2.3)

14. Wie erkennen Sie am sichersten effektive Beatmungen? (☞ Kap. 10.2.3)

15. Wann ist eine Defibrillation indiziert? (☞ Kap. 10.2.4)

16. Nennen Sie Möglichkeiten zur Elektrodenposition. (☞ Kap. 10.2.4)

17. Welche Energien werden bei der Defibrillation gewählt? (☞ Kap. 10.2.4)

18. Welche Durchführungshinweise und Sicherheitsregeln sind bei der Rhythmusanalyse und Defibrillation zu beachten? (☞ Kap. 10.2.4)

19. Nennen Sie die erweiterten Reanimationsmaßnahmen. (☞ Kap. 10.2.5)

20. Nennen Sie die Reanimationsmedikamente mit ihren Indikationen bei der Reanimation und ihren Hauptwirkungen. (☞ Kap. 10.2.5)

21. Wie erkennen Sie einen Spontankreislauf nach erfolgreicher Reanimation? (☞ Kap. 10.3.1)

22. Welche Ursachen führen zu einer Kinder-Reanimation? (☞ Kap. 10.4)

23. Wann wird im Kindesalter mit der Reanimation begonnen? (☞ Kap. 10.4.1)

24. Welche Maßnahmen umfasst der Basischeck bei der Kinder-Reanimation und wie werden sie durchgeführt? (☞ Kap. 10.4.2)

25. Wo liegt der Druckpunkt bei Neugeborenen und Säuglingen und wie hoch ist die Druckfrequenz? (☞ Kap. 10.4.2)

26. Ab welchem Lebensalter folgt die Reanimation von Kindern den Standards von Erwachsenen? (☞ Kap. 10.4.2)

10

Schock 11

Jürgen Luxem

Der Schock ist eine **akute Kreislaufinsuffizienz,** die durch ein Missverhältnis zwischen Blutgefäßvolumen und Blutgefäßkapazität verursacht wird und in eine Sauerstoffunterversorgung der Körperzellen einmündet. Die unzureichende Durchblutung lebenswichtiger Organsysteme führt zu einer Diskrepanz zwischen Sauerstoffbedarf und Sauerstoffangebot in den Organen. Zu spät oder gar nicht behandelt, führt ein Schock immer zu schweren Organschäden oder zum Tod des Patienten. Die **notärztliche Therapie** ist vor allem wegen der komplexen Abläufe im Schock unentbehrlich.

11.1 Allgemeine Pathophysiologie

Die pathophysiologischen Vorgänge im Schock sind für alle Schockformen weitgehend gleich und lassen sich in drei **Stadien** einteilen:

- Stadium I: kompensierter Schock
- Stadium II: dekompensierter Schock
- Stadium III: irreversibler Schock.

11.1.1 Stadium I: Kompensierter Schock

Schon ein geringer Volumenmangel von ca. 500 ml, eine Fehlverteilung im Gefäßsystem oder eine Herzminderleistung führen in einer ersten Reaktion zu einer Verminderung des venösen Rückstroms zum Herzen und beeinflussen direkt das **Herzminutenvolumen.** Dadurch fällt zunächst der Blutdruck mäßig ab.

In dieser frühen Phase des Schocks werden entscheidende **Kompensationsmechanismen** in Gang gesetzt. Druckrezeptoren im Aortenbogen und in der Halsarterie registrieren den eingetretenen Blutdruckabfall und leiten diese Information an das Kreislaufzentrum in der Medulla oblongata weiter. Dort wird eine Aktivierung des sympathischen Nervensystems mit Freisetzung von Adrenalin, Noradrenalin und Dopamin aus dem Nebennierenmark ausgelöst (**sympathoadrenerge Reaktion**).

Ziel dieser Reaktion ist die Aufrechterhaltung eines ausreichenden Herzzeitvolumens und eines ausreichenden Blutdruckes zur Organdurchblutung:

- An den peripheren Arterien wird durch die α-Rezeptoren-Wirkung eine Gefäßverengung verursacht, wodurch der periphere Gefäßwiderstand ansteigt.
- Am Herzen werden durch die Stimulierung der $\beta1$- Rezeptoren eine Herzkraftsteigerung und eine Frequenzzunahme ausgelöst.

Ziel der sympathoadrenergen Reaktion ist die Aufrechterhaltung der Blutzirkulation in Gehirn, Herz und Lunge. Es kommt zu **Mikrozirkulationsstörungen** in einigen Organen. Die Nierendurchblutung wird verringert, was die Harnausscheidung reduziert. Gleichzeitig nimmt die Salz- und Wasserausscheidung über die Nieren durch hormonelle Einwirkung ab. Zudem kann etwas Blut aus Leber und Milz mobilisiert werden. Daneben gelangt mehr Flüssigkeit aus dem Zwischenzellraum in das venöse Gefäßnetz. So kann der Körper ungefähr ein Liter Volumen zusätzlich ins Blutgefäßsystem bringen. Diese Reaktionen ermöglichen es, dass **Volumendefizite bis zu 20 %** kompensiert werden können. Die genannten Mikrozirkulationsstörungen verlangen aber auf jeden Fall eine weitere Behandlung durch Volumentherapie, obwohl viele Patienten zu diesem Zeitpunkt noch nahezu normale Blutdruckverhältnisse aufweisen.

Symptome im Stadium I

Im **kompensierten Schock** stehen folgende Symptome im Vordergrund:

- Anstieg der Herzfrequenz
- verlängerte Rekapillarisierungszeit
- mäßiger Blutdruckabfall
- Durstgefühl
- Müdigkeit, körperliche Schwäche, aber wach und ansprechbar.

11.1.2 Stadium II: Dekompensierter Schock

Reichen die Kompensationsmechanismen nicht aus, sinkt das Herzminutenvolumen weiter und der Blutdruck fällt zunehmend ab. Der Körper versucht, über eine deutlich höhere Ausschüttung von Adrenalin, die um das 30- bis 50-fache des Normalwertes erhöht sein kann, die Gefäßengstellung zu verstärken und das kreisende Blutvolumen mit einer Umverteilung des Blutstroms auf lebenswichtige Organe (Herz, Lunge, Gehirn, Nieren, Leber) zu konzentrieren (**Zentralisation**). Die **Minderdurchblutung** von Haut, Muskulatur, Armen und Beinen sowie des Magen-Darm-Trakts wird dabei in Kauf genommen.

Im Kapillargebiet ist der Blutfluss dabei so stark reduziert, dass es zu einem **Sauerstoffmangel** im Gewebe kommt. Saure Stoffwechselprodukte entstehen und reichern sich an, da die Zellen unter Sauerstoffmangel arbeiten müssen. Diese Übersäuerung (**Azidose**) behindert mehr und mehr die Stoffwechselvorgänge im Kapillargebiet.

Bei weiterer Verschlechterung kommt es nahezu zu einem Stillstand des Blutstroms in den Kapillaren. Die Übersäuerung nimmt weiter zu, da auch keine Stoffwechselprodukte mehr abtransportiert werden können.

Symptome im Stadium II

Im **dekompensierten Schock** verschlechtert sich die Kreislaufsituation. Die Zeichen der Zirkulationsstörungen sind ausgeprägter:

- Minderdurchblutung der Organe
- Ischämie der Kapillargefäße
- Azidose im Kapillargebiet
- massive Tachykardie
- starker Blutdruckabfall
- Beschleunigung der Atemfrequenz
- Bewusstseinseintrübung, Teilnahmslosigkeit
- periphere Zyanose.

11.1.3 Stadium III: Irreversibler Schock

Die Durchlässigkeit der Zellwände in den Kapillaren wird erhöht. Die Zunahme des osmotischen Drucks in der Zelle führt zum Flüssigkeitseinstrom in die Zelle und zum zusätzlichen Flüssigkeitsverlust aus den Gefäßen (**Intravasalraum**). Der Entzug des intravasalen Flüssigkeitsvolumens im Kapillargebiet führt zunehmend zur Eindickung des Blutes. Die roten Blutkörperchen verlieren ihre ursprüngliche Form. Sie ballen sich wie Geldrollen zusammen (**Sludge-Phänomen**) und blockieren das Kapillargefäß. Setzt zu einem späteren Zeitpunkt die Durchblutung in der Kapillare von neuem ein, ist es nicht möglich, die so verstopften Kapillaren wieder zu eröffnen. Kommt es zum Untergang der ersten Zellen, werden in den Kapillaren Blutgerinnungsvorgänge ausgelöst. Im gesamten Kapillargebiet gerinnt das stehende Blut (**Stase),** wodurch die Gefäße vollständig verschlossen werden (**Mikrothrombose**). Gleichzeitig werden dadurch Gerinnungsfaktoren aufgebraucht.

Symptome im Stadium III

Der **irreversible Schock** ist richtungweisend in Hinblick auf den bevorstehenden Tod des Patienten:

- graue Marmorierung der Haut
- Abfall der Körperkerntemperatur
- tiefe Bewusstlosigkeit (Koma)
- Abnahme der Atemfrequenz (Bradypnoe)
- Abnahme der Herzfrequenz (Bradykardie).

11.2 Allgemeine Diagnostik und Therapieziele

Präklinisch sind die Schockzeichen des kompensierten und dekompensierten Schocks am häufigsten zu beobachten. Nieren- und Lungenversagen sind in der außerklinischen Versorgung nur schwer zu erkennen. Zielführend für die präklinische Schocktherapie ist jedoch, ein **Nieren- und Lungenversagen** zu vermeiden.

11

11.2.1 Diagnostik

Grundlage und Voraussetzung der Diagnose und Behandlung von Schockzuständen ist die **rasche Untersuchung,** die sich an folgenden Parametern orientiert:

- Bewusstseinszustand
- Atmung (Frequenz, Geräusche, Form)
- Puls und Blutdruck (Makrozirkulation)
- Nagelbettfüllung, periphere Zyanose (Mikrozirkulation)
- Hauttemperatur und -farbe (warm oder kalt, zyanotisch oder blass).

11.2.2 Schockindex

Der Schockindex errechnet sich aus dem Quotienten aus **Pulsfrequenz** und **systolischem Blutdruck.** Bei 20 % Blutverlust hat der Patient etwa einen Puls von 100 Schlägen/Min. und einen systolischen Blutdruck von 100 mmHg. Dies ergibt einen Schockindex von 1. In dieser Phase wird von einem beginnenden Schock (kompensierter Schock, Stadium I) gesprochen. Bei weiteren rund 10 % Volumenverlust steigt der Schockindex auf 1,5 und der Patient befindet sich bereits im manifesten Schock (dekompensierter Schock, Stadium II). Jeder weitere noch so kleine Blutverlust verschlimmert den Zustand des Patienten (☞ Abb 11.1).

> **Merke**
>
> Mit der Berechnung des Schockindexes ist nur eine grobe Einschätzung möglich. Ohne klinische Anzeichen eines Schocks kann aus ihm kein Schock abgeleitet werden.

11.2.3 Therapieziele

Das Ziel der Therapie des Schocks ist die Aufrechterhaltung der **Blutzirkulation** und **Sauerstoffversorgung** von Gehirn, Herz und Lunge. Dieses Ziel ist allen Schockformen gemeinsam und kann erreicht werden durch:

- Sicherung der Atemwege (**Intubation**) als Voraussetzung für die Verbesserung der Oxygenierung durch Sauerstoffzufuhr (**Beatmung**)

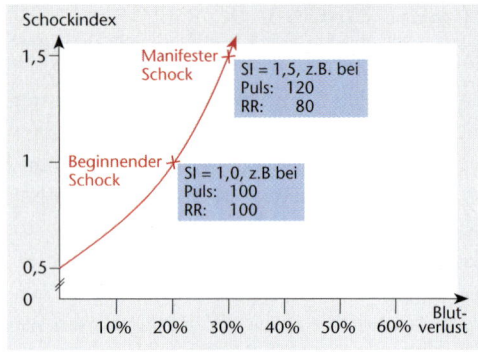

Abb. 11.1: Schockindexkurve

- Sicherung der Blutzirkulation als Vorraussetzung eines ausreichenden Blutdrucks durch Gabe von **Infusionen** (kristalloide bzw. kolloide Lösungen, ☞ Kap. 13.2.16) und/oder spezifischer Medikamente (z. B. Katecholamine, ☞ Kap. 13.2.2) für die Verbesserung der Mikrozirkulation.

11.3 Schockformen

11.3.1 Hypovolämischer Schock

Der hypovolämische Schock ist durch den Volumenverlust charakterisiert. Der bekannteste Vertreter dieser Schockform ist der **hämorrhagische Schock** (Blutverlustschock), indem der Betroffene Blutvolumen aus dem Kreislauf verliert. Die Blutung kann nach außen oder in das Körperinnere erfolgen. Die Blutung ins Körperinnere kann leicht übersehen werden.

Der hypovolämische Schock kann auch durch einen großen **Wasserverlust** über die Nieren, den Darm oder die Haut ausgelöst werden (☞ Tab. 11.1).

Der Volumenverlust führt über das Absinken des venösen Rückstroms zu einem verminderten Herzschlagvolumen und zum Einsetzen der körpereigenen Gegenregulationsmechanismen. Ein **Volumenverlust** von bis zu 15 ml/kg Körpergewicht wird vom Körper ohne Blutdruckabfall toleriert. Bis zu 20 % Volumenverlust gegenüber der Norm kann durch körpereigene Mechanismen kompensiert werden. Intravasale

Tab. 11.1: Ursachen für das Auftreten eines hypovolämischen Schocks

Ursache	Auslöser
äußere Blutungen	• offene Frakturen • Amputationen • offene Wunden (z. B. Schuss-, Schnitt- und Stichverletzungen, ☞ Kap. 20)
innere Blutungen	• geschlossene Frakturen • Bauch- und Thoraxtrauma (☞ Kap. 20) • gastrointestinale Blutungen, rupturiertes Bauchaortenaneurysma (☞ Kap. 21) • extrauterine Gravidität (☞ Kap. 23.2.1)
Plasma-, Wasser- und Elektrolytverluste	• Verbrennungen (☞ Kap. 19.3) • Hitzeerschöpfung oder Hitzschlag (☞ Kap. 19.2) • Ileus, Peritonitis (☞ Kap. 21)

Flüssigkeitsverluste von über 35 % hingegen sind akut lebensgefährlich.

Symptome

Bei einem hypovolämischen Schock treten die oben beschriebenen charakteristischen Schockanzeichen auf. Das frühzeitige Erkennen der den Schockzustand auslösenden Verletzungen oder Erkrankung ist wesentliche Voraussetzung, um bereits vor Auftreten der ersten Symptome durch geeignete Maßnahmen dem zu erwartenden Schock gegenzusteuern.

Basismaßnahmen

Neben der Therapie der Grunderkrankung bzw. -verletzung erfolgt die Schockbekämpfung mit der Zielsetzung, fortschreitende lebensbedrohliche Blutungen und andere Volumenverluste zu verhindern und diese durch Flüssigkeitsgabe zu ersetzen.

Die wichtigste Basismaßnahme ist die **Blutstillung** lebensbedrohlicher Wunden, um einem weiteren Volumenverlust entgegenzuwirken. Dann erfolgt die Einordnung des Krankheitszustandes mithilfe der **Anamneseerhebung** (Krankheit, Unfallhergang, Vorerkrankungen, Dauermedikation), der Fingernagelbettprobe, der Beurteilung des Hautkolorits und der engmaschigen **Überwachung** von Bewusstsein, Atmung, Puls, EKG und Blutdruck. Sofern noch nicht geschehen, muss der **Notarzt** hinzugezogen werden. Um den Schockverlauf nicht zu be-

schleunigen, dürfen die betroffenen Personen nicht mehr umherlaufen, sondern sind in Schocklage (☞ Abb. 11.2) zu bringen.

Bei der **Schocklage** werden die Beine des Betroffenen um etwa 30 cm erhöht gehalten oder gelagert (dies entspricht etwa der Höhe einer Getränkekiste). Durch diese Lagerungsart fließt das Blut aus den Beinen zurück in den Körper, wodurch ein Volumenmangel im Körper kurzfristig und wirkungsvoll behoben werden kann. Vorsicht ist jedoch bei Erkrankungen des Herzens und Verlet-

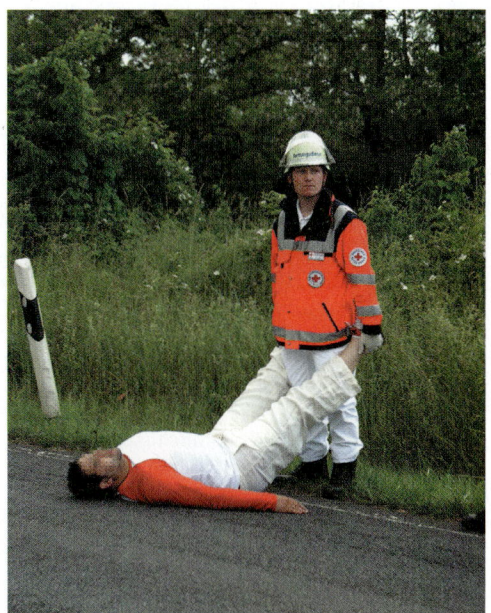

Abb. 11.2: Schocklage (Realfall) [O429]

zungen im Bereich des Oberkörpers geboten, da nun in genau diese Regionen mehr Blut fließt und beispielsweise das Herz stark belastet oder Blutungen verstärkt werden können. Ebenso muss bei einem Verdacht auf Wirbelsäulenverletzungen ein umsichtiger Umgang mit der Schocklage erfolgen. Nach Umlagerung des Patienten auf die Vakuummatratze wird diese durch Verwendung der Trage oder des Tragentisches im RTW in eine Kopftieflage gebracht. Von besonderer Bedeutung sind die Beruhigung und der Wärmeerhalt des Patienten. Alle Schockpatienten sollten großzügig **Sauerstoff** über eine Insufflationsmaske erhalten (8 bis 15 l/Min.).

▶ 11.3.2   Anaphylaktischer Schock

Der anaphylaktische Schock tritt im Verlauf einer **allergischen Reaktion** nach Antikörper-Antigen-Kontakt auf. Antigene, die in den Körper eindringen, werden beim ersten Kontakt als Fremdkörper klassifiziert. Der Körper bildet Antikörper (Sensibilisierung), die bei einem erneuten Eindringen der Antigene eine unkontrollierte Antigen-Antikörper-Reaktion auslösen können und hormonähnliche Wirkstoffe aus den Geweben und Zellen des Organismus (Mediatoren) freisetzen. Diese Reaktion ist durch ihren **rasanten Verlauf** gekennzeichnet, der in kürzester Zeit zu einer lebensbedrohlichen Schocksituation führt.

Folgende Substanzen können als **Antigene** wirken:

- **Medikamente,** z.B. Antibiotika, Röntgenkontrastmittel, Gelatine- oder Dextran-Infusionen, ASS
- **Nahrungsmittel,** z.B. Eiweißprodukte, Konservierungsmittel, Farbstoffe und verschiedene Früchte
- **Insektengifte,** z.B. von Bienen und Wespen.

Der anaphylaktische Schock führt zu einer Gefäßweitstellung (Vasodilatation) mit relativem Volumenmangel durch ein „Pooling" (Sammeln) des Blutes in peripheren Venen sowie zu einem absoluten Volumenmangel durch Übertritt von Flüssigkeit in Haut und Schleimhäute infolge der erhöhten Gefäßdurchlässigkeit der Kapillargefäße.

Symptome

Die allergische Reaktion wird in **fünf Stadien** (0–4) unterteilt (☞ Tab. 11.2). Die Stadien 3 und 4 entsprechen einem anaphylaktischen Schock.

Basismaßnahmen

Die Basismaßnahmen umfassen die engmaschige Kontrolle der **Vitalzeichen** durch regelmäßiges Ansprechen, Beurteilung der Atmung, Pulstasten, EKG-Monitoring und Blutdruckmessung. Im Rahmen der Anamneseerhebung ist nach den **Auslösern** für die

Tab. 11.2: Stadieneinteilung und Symptome bei allergischen Reaktionen

Stadium	Symptome
0	lokale Hautreaktion (Quaddel) ohne klinische Bedeutung
1	Haut- und Schleimhautreaktionen (Schwellung, Hautrötung, Juckreiz), Allgemeinreaktionen wie Unruhe, Kopfschmerzen, Hitzegefühl, Übelkeit, Erbrechen
2	beginnende Bronchospastik, Blutdruckabfall, Herzfrequenzanstieg, Bauchschmerzen, Stuhl- und Harndrang
3	lebensbedrohliche Reaktion mit schwerer Dyspnoe (inspiratorischer Stridor, exspiratorisches Giemen, verlängerte Ausatmung), Schockanzeichen (Tachykardie, Hypotonie, Frieren, Blässe, Kaltschweißigkeit), Bewusstseinstrübung
4	Atem- und Herz-Kreislauf-Stillstand

allergische Reaktion und nach bekannten Allergien zu fragen. Bereits bei dem Verdacht auf Vorliegen einer anaphylaktischen Reaktion muss der **Notarzt** unverzüglich angefordert werden, da sich das Krankheitsbild innerhalb von Minuten verselbstständigt und sich der Patient schnell in einem kritischen Zustand befinden kann. Der Patient wird in Schocklage gebracht und erhält zwischen 8 und 15 l Sauerstoff pro Minute über eine Sauerstoffmaske. Beruhigender Zuspruch und Wärmeerhaltung ergänzen die Basismaßnahmen.

11.3.3 Kardiogener Schock

Ein kardiogener Schock ist durch das plötzliche **Versagen** der kardialen Pumpleistung gekennzeichnet. Daraus resultiert eine verminderte Auswurfleistung des Herzens. Das Herzminutenvolumen sinkt, und die Herzleistung reicht nicht mehr aus, um den Körper hinreichend mit Blut und Sauerstoff zu versorgen. Der kardiogene Schock ist die ausgeprägteste Form einer **Herzinsuffizienz** (☞ Kap. 15.1.1).

Die **Ursachen** für das Auftreten eines kardiogenen Schocks können sowohl Erkrankungen des Herzens als auch Verletzungen der Umgebungsstrukturen des Herzens sein (☞ Tab. 11.3). Das akute Koronarsyndrom und die dekompensierte Linksherzinsuffizienz sind die häufigsten Ursachen für das Auftreten eines kardiogenen Schocks.

Symptome

Typisch für den kardiogenen Schock sind der Blutdruckabfall und eine Einflussstauung vor dem Herzen mit gestauten Halsvenen und Beinödemen. Zusätzlich treten die typischen Schockzeichen auf. Der Pulsschlag kann im kardiogenen Schock jedoch verlangsamt sein.

Basismaßnahmen

Wichtigstes Therapieziel ist die Beseitigung der eingeschränkten Pumpleistung. Das bedarf aber fast immer der Behandlung durch den **Notarzt**. Ansonsten muss versucht werden, den Patienten durch Basismaßnahmen,

Tab. 11.3: Ursachen des kardiogenen Schocks

Ursache	Auslöser
Erkrankung	• akutes Koronarsyndrom (☞ Kap. 15.2.1) • Herzrhythmusstörungen (☞ Kap. 9.5) • kardiales Lungenödem (☞ Kap. 15.2.2) • Perikarderguss • Herzklappenfehler • hypertensiver Notfall (☞ Kap. 15.2.3) • Lungenembolie (☞ Kap. 15.2.5)
Trauma	• Spannungspneumothorax (☞ Kap. 20.5) • Perikardtamponade • Contusio cordis

wie engmaschiges **Monitoring, Sauerstoffgabe** über Sauerstoffmaske und die Lagerung in flacher oder halbsitzender Position, zu unterstützen.

Merke

Im Gegensatz zu allen anderen Schockformen erfolgt die Lagerung des Patienten im kardiogenen Schock bei starkem Blutdruckabfall flach auf dem Rücken oder in halbsitzender Position zur Vorlastsenkung des Herzens.

11.3.4 Neurogener Schock

Der neurogene Schock ist durch einen relativen Volumenmangel infolge einer Weitstellung der Blutgefäße charakterisiert. Ursachen sind Verletzungen und Erkrankungen des **zentralen Nervensystems** (☞ Tab. 11.4). Bei einer Mitbeteiligung des sympathischen Nervensystems wird die Verbindung zwischen ZNS und Blutgefäßsystem gestört oder unterbrochen. Der **Sympathikus** kann nun nicht mehr die Blutgefäßweite regulieren, was zu einer unerwünschten Weitstellung der Blutgefäße führt. Damit fehlen dem Organismus zunächst auch die üblichen Gegenregulationsmechanismen, und das Blut sackt, der Schwerkraft folgend, in die peripheren Blutgefäße ab.

Tab. 11.4: Ursachen für den neurogenen (spinalen) Schock

Ursache	Auslöser
Erkrankung	• Entzündungen im Bereich von Gehirn oder Rückenmark (z. B. Meningitis, Enzephalitis) • Nervenschädigungen nach Bandscheibenvorfall (☞ Kap. 17.5)
Trauma	• Schädel-Hirn-Trauma • Wirbelsäulenverletzungen mit Rückenmarksbeteiligung (☞ Kap. 20.3)

Der **spinale Schock** ist eine Sonderform des neurogenen Schocks. Er wird durch Störungen in der sympathischen Innervation der Gefäße und des Herzens nach einem Wirbelsäulentrauma im Bereich der Hals- und Brustwirbelsäule verursacht.

Symptome

Ein Hinweis auf einen neurogenen (spinalen) Schock ergibt sich zunächst aus der **Anamnese** (z. B. Unfallhergang, Sturz aus großer Höhe). Weitere Hinweise sind unter anderem Lähmungserscheinungen, Gefühllosigkeit, unwillkürlicher Harn- und/oder Stuhlabgang. Die klassischen Schockzeichen sind, im Gegensatz zu den anderen Schockformen, außer einem Blutdruckabfall eher untypisch. Der Puls ist normfrequent bis bradykard aufgrund der fehlenden sympathischen Innervation des Herzens und die Haut warm infolge der peripheren Gefäßweitstellung.

▷ Baisismaßnahmen

Durch die gute therapeutische Beherrschbarkeit sind überhastete Rettungsmaßnahmen nicht indiziert. Vielmehr sollte nach **Stabilisierung** des Patienten ausreichende Sorgfalt für die schonende Rettung aufgewendet werden.

Die Halswirbelsäule wird mit einer Zervikalstütze stabilisiert. Das Umlagern erfolgt mittels Schaufeltrage auf die Vakuummatratze. Bewusstlose werden unter Berücksichtigung der Gesamtsituation entweder in die stabile Seitenlage gedreht oder unter ständiger Absaugbereitschaft in Rücklage gelagert. Alle Patienten erhalten großzügig **Sauerstoff** über eine Insufflationsmaske. Maßnahmen zur **Wärmeerhaltung** sind erforderlich, denn trotz der warmen Haut kühlen auch die Patienten im neurogenen Schock schnell aus.

11.3.5 ▷ Septischer Schock

Der septisch-toxische Schock kann im Rahmen einer schweren **Sepsis,** einer potenziell lebensbedrohlichen Allgemeininfektion, auftreten. Von den Krankheitserregern werden gefäßwirksame Mediatoren – so genannte Endotoxine – ausgeschüttet. Resultate sind eine Gefäßweitstellung und ein Versacken des Blutes in den peripheren Blutgefäßen mit relativem Volumenmangel.

Ursächlich kommen vor allem bakterielle Infektionen im Zusammenhang mit Entzündungen der Hohlorgane des Bauchraumes, Wundinfektionen oder Keimbesiedelungen auf der Haut oder an Blasenkathetern in Frage. Auch eine schwer verlaufende Pneumonie (☞ Kap. 16.1.2) kann zum septischen Schock führen. Die Patienten klagen **anfangs** über Schüttelfrost, Fieber und eine warm-trockene Haut. Erst später treten die allgemeinen Schockzeichen mit feuchter, kühler Haut auf.

Wiederholungsfragen

1. Definieren Sie den Begriff Schock. (☞ Kap. 11.1)
2. Welche Mechanismen führen zum Schock? (☞ Kap. 11.1)
3. Welche Schockformen können unterschieden werden? (☞ Kap. 11.1)
4. Benennen Sie die Schockstadien. (☞ Kap. 11.1)
5. Was ist unter einer sympathoadrenergen Reaktion zu verstehen? (☞ Kap. 11.1.1)
6. Wie kommt es zur Zentralisation? (☞ Kap. 11.1.2)
7. Welche Organe werden im Schock besonders geschädigt? (☞ Kap. 11.1)
8. Nennen Sie die allgemeinen Schockzeichen in Abhängigkeit vom Schockstadium. (☞ Kap. 11.2)
9. Nennen Sie Untersuchungsparameter, die die Grundlage der Diagnose von Schockzuständen darstellen. (☞ Kap. 11.2)
10. Welche zentralen Therapieziele werden bei allen Schockformen verfolgt? (☞ Kap. 11.2.3)
11. Nennen Sie Ursachen für das Auftreten eines hypovolämischen Schocks. (☞ Kap. 11.3.1)
12. Nennen Sie Auslöser für einen anaphylaktischen Schock. (☞ Kap. 11.3.2)
13. Warum stellt der kardiogene Schock eine besondere Schockform dar? (☞ Kap. 11.3.3)
14. Erläutern Sie die Unterschiede des kardiogenen Schocks zu den anderen Schockformen. (☞ Kap. 11.3.3)
15. Welche Auslöser führen zu einem kardiogenen Schock? (☞ Kap. 11.3.3)
16. Wie entsteht ein neurogener Schock? (☞ Kap. 11.3.4)
17. Warum kommt es beim neurogenen Schock zu einer Bradykardie und warum sind Patienten im neurogenen Schock besonders von einer Unterkühlung bedroht? (☞ Kap. 11.3.4)

11

Medikamentenapplikation 12

Andreas Lobmüller, Jürgen Luxem

Die Gabe von Medikamenten (Applikation) kann auf vielfältige Art und Weise geschehen. Sie muss unter allen Umständen sorgsam und unter Berücksichtigung der Unversehrtheit und des gültigen Verfallsdatums aller Produkte erfolgen. Je nach Applikationsart kann der Körper die Wirkstoffe in unterschiedlichster Geschwindigkeit aufnehmen und verarbeiten.

12.1 Applikationsformen

12.1.1 Enterale Gabe

Orale Applikation

Medikamente, die oral eingenommen werden, entfalten ihre Wirkung **langsam,** da sie erst den Magen-Darm-Trakt passieren müssen, um an einer geeigneten Stelle im Darm resorbiert werden zu können. Vom Darm gelangen sie über die Pfortader direkt zur Leber und unterliegen dort einer ersten Verstoffwechselung („**First-Pass-Effekt**"). Bei **Lebererkrankungen** kann dieser Prozess abgeschwächt sein oder gänzlich fehlen, was einen verzögerten Abbau des Wirkstoffes nach sich zieht und damit zu einer verlängerten Wirkdauer führt.

Im Rettungsdienst ist diese Darreichungsform ungeeignet, da die gewünschte Wirkung in aller Regel nicht schnell genug einsetzt und die Gabe wegen der Aspirationsgefahr nur bei vollständig erhaltenem Bewusstsein des Patienten erfolgen darf.

Eine Ausnahme bilden Präparate, die lokal wirksam sind, wie beispielsweise gelöstes **Aktivkohlepulver,** das die weitere Resorption von oral eingenommenen Giften verhindert, oder der **Entschäumer** Sab Simplex® nach oraler Aufnahme von Spülmitteln, z. B. wenn Kinder aus Versehen Spülmittel getrunken haben.

Rektale Applikation

Das Blut des Analkanals fließt nicht zur Leber ab, sondern mündet direkt in die untere Hohlvene. Sofern nicht zu tief eingeführt, umgehen hier applizierte Medikamente die Leber, unterliegen nicht dem „First-Pass-Ef-

fekt" und stehen dem Körper in ihrer vollen Dosis zur Verfügung. Beispiele hierfür sind das Sedativum **Diazepam,** das als **Rektaltube** zur Verfügung steht, oder das Glukokortikoid **Rectodelt®,** das als **Zäpfchen (Suppositorium)** verabreicht wird.

12.1.2 Parenterale Gabe

Um Substanzen parenteral verabreichen zu können, muss, mit Ausnahme der Inhalation und sublingualen Darreichung, die intakte Haut verletzt werden. Dadurch entstehen potenzielle **Eintrittspforten für Krankheitserreger** wie Bakterien, Viren oder Pilze, die eine mitunter schwere Infektion zur Folge haben können. Daher ist beim Umgang mit Medikamenten stets auf ordentliche und saubere Verhältnisse, beim Aufziehen und Injizieren von sterilen Pharmaka auf die strenge Einhaltung der Sterilität zu achten.

Intra-/Zentralvenöse Applikation (i.v.)

Die gebräuchlichste Applikationsform im Rettungsdienst ist die **Injektion** eines in Lösung gebrachten Medikamentes in eine periphere Vene. Idealerweise erfolgt die Gabe mittels einer **Venenverweilkanüle,** die zumeist in einer großlumigen Vene am Handrücken oder in der Ellenbeuge platziert und durch die eine kontinuierliche Darreichung gewährleistet wird. Der Wirkstoff muss nicht erst resorbiert werden und unterliegt zudem nicht dem „First-Pass-Effekt" der Leber, sondern steht sofort zur Verfügung.

Bei schlechten Venenverhältnissen oder im Falle eines Kreislaufschocks wird von Notärzten die große, periphere Halsvene (Vena jugularis externa) punktiert, gegebenenfalls auch ein zentralvenöser Katheter gewählt, da hierdurch die Medikamente schnell und sicher in die Zirkulation gelangen. **Zentralvenös** bedeutet, dass ein Katheter über eine große, zentrale Vene (V. jugularis interna oder V. subclavia) direkt bis vor den rechten Vorhof des Herzens geschoben wird.

Merke

Im Kreislaufschock führt die Zentralisation zu einer eingeschränkten Durchblutung der peripheren Gefäße. In diesem Fall sollten Medikamente mithilfe einer Trägerlösung (NaCl, Ringer®-Lösung) in die Zirkulation eingeschwemmt werden, um einen schnelleren Wirkungseintritt zu erzielen.

Intraossäre Applikation

Bei Säuglingen oder Kleinkindern ist es im Notfall oft schwer, eine periphere Vene zu punktieren. Stattdessen wird ein spezieller Katheters in den noch weichen kindlichen Knochen eingebracht. Dazu wird ein so genannter **„intraossärer Zugang"** mit einem sehr harten **Mandrin** je nach Körpergröße ca. zwei Querfinger unterhalb des Schienbeinhöckers (unterhalb der Kniescheibe) in die Tibia gebohrt. Anschließend wird der Metallmandrin wie bei herkömmlichen Venenkathetern entfernt und der Kunststoffmandrin kommt in der Markhöhle des Knochens zu liegen. Für geübte Notärzte ist dies ein möglicher Zugangsweg sowohl für **Flüssigkeit** (Volumen) als auch für **Medikamente.**

Endobronchiale Applikation

Die Lunge verfügt über eine ausgesprochen starke Durchblutung und sehr kurze Diffusionsstrecken, um die Atemgase auszutauschen. Dank dieser Eigenschaften ist es dem Lungengewebe möglich, eine gewisse Menge an Flüssigkeit zu resorbieren. Im Notfall können bestimmte Medikamente auf diese Weise aufgenommen und in den Kreislauf verbracht werden. Diese Applikationsform wird häufig im Rahmen einer Herz-Lungen-Wiederbelebung angewandt, wenn eine frühzeitige Intubation sichergestellt wurde und noch kein Venenzugang möglich war. Dann kann bis zu drei Mal das mit 10 ml Kochsalzlösung verdünnte Medikament (z. B. **Suprarenin**®) über einen sterilen Katheter, der in den Endotrachealtubus eingeführt wurde, direkt in die Lunge eingespritzt werden. Die Dosierung sollte dann, im Gegensatz zu der peripher-venösen Verabreichung, das Dreifache betragen. Auch **Aero-**sole werden endobronchial verabreicht. Die Patienten erhalten über fertige Dosieraerosole Wirkstoffe, die sie mit tiefen Atemzügen einatmen und nach Inhalation über kurzes Luftanhalten „einwirken" lassen. Beispiele hierfür sind **Bronchospasmolytika,** wie das Berotec®-Spray, oder **Kortikoide.** Vor Beginn der Inhalation sollten diese Sprays kräftig geschüttelt werden, um eine gleichmäßige Wirkstoffverteilung zu gewährleisten.

Sublinguale Applikation (s.l.)

Die starke Durchblutung des Zungengrundes und der Zunge ermöglicht die Gabe bestimmter Medikamente **direkt unter die Zunge.** Diese werden dort schnell resorbiert und unterliegen nicht dem „First-Pass-Effekt" der Leber, da sie mit dem venösen Blut direkt in die obere Hohlvene geleitet werden und sofort wirken können. Aufgrund des raschen Wirkungseintritts ist diese Applikationsform für den Rettungsdienst sehr gut geeignet und spielt in der Behandlung von **Angina-pectoris-Anfällen** (Nitrolingual®-Spray oder als Kapsel) oder der Therapie von **akutem Bluthochdruck** (Adalat®-Kapsel) eine große Rolle.

Intramuskuläre Applikation (i.m.)

Die Injektion in einen großen Muskel, beispielsweise am Oberarm (M. deltoideus) oder am Gesäß (M. glutaeus), dient der langsamen und kontinuierlichen Abgabe des Wirkstoffes (**Wirkstoffdepot**). Die intramuskuläre Medikamentenapplikation wird im Rettungsdienst nicht angewendet.

Subkutane Applikation (s.c.)

Die Injektion von Pharmaka in das subkutane Fettgewebe wird im Rettungsdienst nicht praktiziert. Diese Applikationsform wird lediglich bei insulinpflichtigen **Diabetikern** oder Patienten, denen Heparin zur **Thromboseprophylaxe** appliziert werden muss, angewandt.

Als Einstichstelle wird eine mit zwei Fingern abgehobene Falte des vorderen Bauches benutzt. Dort ist das subkutane Fettgewebe leicht zu erreichen.

Sonstige Applikationen

Neben den bereits genannten Möglichkeiten existieren noch zahlreiche andere Verfahren, auf die jedoch wegen fehlender rettungsdienstlicher Relevanz hier nicht weiter eingegangen wird. Genannt seien lediglich noch die **Wirkstoff-Pflaster,** die konstante Wirkstoffmengen über die Haut in den Körper abgeben und die in der Schmerztherapie einen festen Stellenwert besitzen.

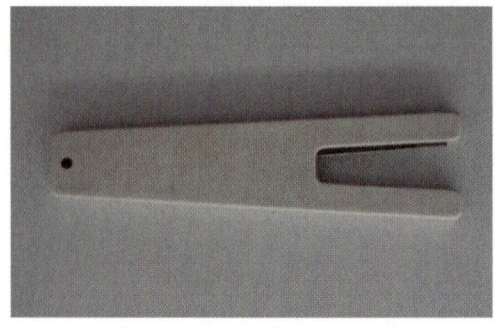

Abb. 12.2: Ampullensäge [M302]

12.2   Darreichungsformen

Ampullen

Medikamente werden in diversen Darreichungsformen angeboten. Am gängigsten sind die Glas- oder auch **Brechampullen,** die das Arzneimittel in einem kleinen Glasbehältnis steril verwahren (☞ Abb. 12.1). Neben klaren, durchsichtigen Medikamentenlösungen sind oft auch Zubereitungen auf Sojabasis (weiße, milchähnliche Konsistenz) erhältlich, die weniger venenreizende Reaktionen verursachen.

Früher mussten **Glasampullen** mittels einer kleinen Ampullensäge (☞ Abb. 12.2) angeritzt werden, um sie aufzubrechen, während heutzutage der Flaschenhals mit einer kleinen **Sollbruchstelle** versehen ist. Diese Stelle ist durch einen farbigen Ring oder Punkt gekennzeichnet und ermöglicht eine einfache Handhabung. Wichtig ist es, sich vor dem Aufziehen oder Zubereiten von Medikamenten zu vergewissern, ob das Arzneimittel noch haltbar, die Verpackung einwandfrei, ohne Beschädigungen **und** die Lösung klar ist (Arznei verwendbar) oder ob sich bereits leichte Flocken in der Ampulle bilden (Arznei nicht verwendbar).

Stechampullen

Stechampullen bieten meist ein größeres Volumen, sind an ihrer Oberseite mit einem Gummistopfen steril verschlossen und mit einer Kappe abgedeckt. Der Gummistopfen kann nach Abziehen der Ampullenkappe durchstochen werden. Oft sind Stechampullen nur mit einem **Pulver** des Medikamentes gefüllt. Dieses ist durch die (Gefrier-)Trocknung in seinen chemischen Eigenschaften viel länger haltbar als in bereits gelöster Form. **Trockensubstanzen** werden in einer **Trägerlösung,** zumeist destilliertes Aqua®,

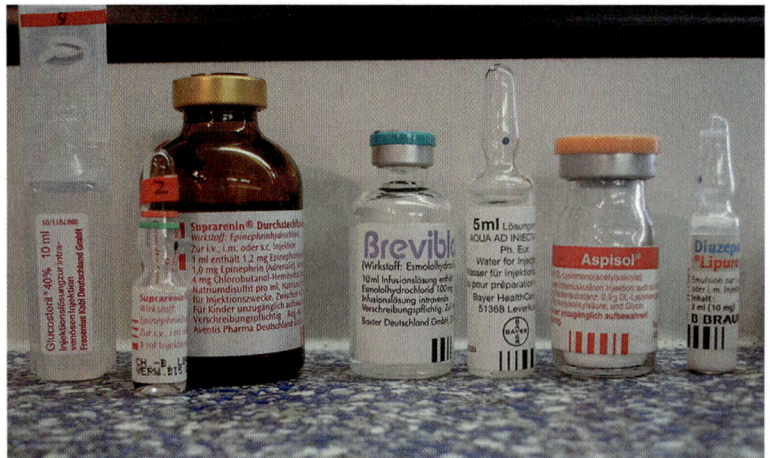

Abb. 12.1: Diverse Ampullen [M302]

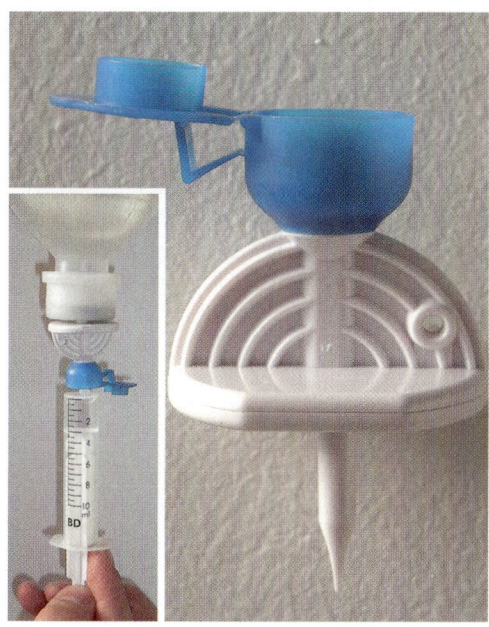

Abb. 12.3: Stechampulle mit Spike [M302]

gelöst und vorsichtig geschwenkt. Auch hier sollte die Lösung anschließend klar sein und keinerlei Ausflockungen zeigen. Stechampullen werden in verschiedenen Größen angeboten. Ab einem bestimmten Volumen kann die Entnahme statt mit herkömmlichen Kanülen über einen so genannten **Spike** (☞ Abb. 12.3) erfolgen, der in die Ampulle gestochen wird und über den mehrmals kleinere Dosen steril entnommen werden können. Sehr große Stechampullen können auch direkt mit einem Infusionssystem an einen periphervenösen Zugang angeschlossen werden.

Gebrauchsfertige Spritzen

Diese werden in Deutschland selten verwendet, da sie zumeist teurer sind und eine größere Belastung für die Umwelt darstellen. In Notfällen sind sie jedoch äußerst schnell einsetzbar, da sie nur ausgepackt und zusammengeschraubt werden müssen. Anschließend können sie sofort wie eine normale Spritze benutzt werden. In der Klinik dagegen haben gebrauchsfertige Spritzen, beispielsweise als **Heparinspritzen** bei der Thromboseprophylaxe, einen festen Stellenwert.

Dosieraerosole

Dosieraerosole sind bei richtiger Anwendung sehr effektiv und bieten den Wirkstoff in gasförmiger Form an, um ein Einatmen zu ermöglichen. Die Patienten werden aufgefordert, stark auszuatmen und den Vernebler mit den Lippen zu umschließen. Anschließend sollen sie tief Luft holen, während der Einatmung einen **Sprühstoß (Hub)** abgeben und danach kurz die Luft anhalten. Für die Applikation stehen auch große **Reservoirs** zur Verfügung, in die der Wirkstoff gegeben und optimal verteilt wird.

Rektiolen/Zäpfchen (Suppositorien)

Rektiolen und Zäpfchen werden im Rettungsdienst vor allem in **pädiatrischen Notfallsituationen** verwendet, da sie einfach zu handhaben sind und eine sichere und schnelle Applikation ermöglichen. Ihr Wirkstoff wird im unteren Enddarm freigesetzt und zeitlich etwas verzögert über den venösen Abfluss, unter Umgehung der Leber, in den Körperkreislauf gebracht.

Kapseln

Handelsübliche Tabletten spielen in der Notfallmedizin eine eher untergeordnete Rolle, da der Wirkungseintritt, durch die Magen-Darm-Passage und verzögerte Resorption, nur sehr langsam einsetzt. Lediglich spezielle Medikamentenkapseln finden im rettungsdienstlichen Alltag Verwendung. Ein klassisches Beispiel ist das **Nifedipin** (**Adalat**®) zur Bluthochdrucktherapie, welches wegen seiner Lichtempfindlichkeit in roten Kapseln aufbewahrt wird. Um den erforderlichen Wirkungseintritt zu beschleunigen, sollten die Kapseln vom Patienten **zerbissen** und erst dann heruntergeschluckt werden.

12.3 Das Material für Infusion und Injektion

Das Rettungsfachpersonal muss sich stets vor der Verwendung steril verpackter medizinischer Produkte zuerst von der noch gültigen **Haltbarkeit** und der absoluten **Unversehrtheit** der Verpackung und des Inhalts überzeugen.

Um überhaupt Medikamente direkt ins Blutgefäßsystem injizieren zu können, bedarf es eines sicheren **Venenzugangs.** Um optimale Verhältnisse für die Punktion zu schaffen, wird der venöse Rückstrom mittels eines **Staubandes** durch leichtes Zuziehen unterbunden. Die Gefäße füllen und erweitern sich. Der Zugang zur Vene kann durch die direkte Punktion einer Vene mit einer Kanüle (Hohlnadel, die direkt auf eine Spritze aufgesetzt werden kann) erfolgen.

Bei Notfallpatienten kann es jedoch erforderlich werden, mehrere Medikamente nacheinander oder zeitlich versetzt zu applizieren oder eine Dauertropfinfusion zu infundieren. Hierfür stehen spezielle **Venenverweilkanülen** zur Verfügung, die in eine periphere Vene eingestochen werden und dort längere Zeit verbleiben können. Sie besitzen einen sehr feinen Kunststoffschlauch (**Katheter**), in dem eine Metallnadel (**Mandrin**) steckt. Diese dient dem sonst flexiblen Schlauch als Einstich- und Einführungshilfe in die Vene. Kommt der Katheter in der Vene zu liegen, so wird der Mandrin aus Metall nach hinten aus dem Venenzugang herausgezogen. An Letzteren kann nun ein **Infusionssystem** angeschlossen werden. Auf den äußeren Anteil des Venenverweilkatheters ist in der Regel ein **Zuspritzventil** aufgesetzt, welches mit einer leicht zu öffnenden Kappe verschlossen werden kann. Hier können handelsübliche Spritzen unmittelbar aufgesteckt und Medikamente verabreicht werden.

> ### Merke
> Spritzen, Kanülen, Venenkatheter, Infusionssysteme und andere Medizinprodukte sind sterile Einmalartikel und müssen nach Verwendung entsorgt werden.

Vorbereiten einer Infusion

Für eine Infusion benötigt man neben der **Infusionslösung** selbst noch eine **Zuleitung** (**Infusionssystem,** ☞ Abb. 12.4), welche di-

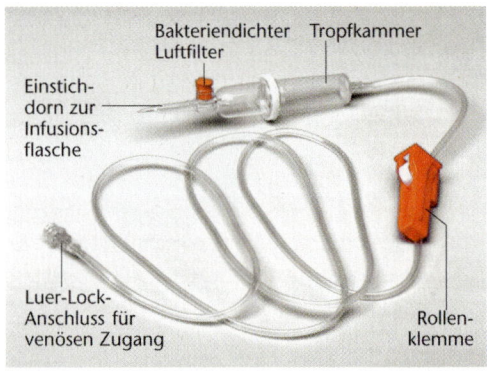

Abb. 12.4: Infusionssystem [K183]

rekt an einen Venenkatheter angeschlossen wird und die Infusionslösung sicher und steril in das Blutgefäßsystem leitet.

Praktische Vorgehensweise:
- Infusionsflasche/-beutel und Infusionssystem auf Unversehrtheit und Haltbarkeit überprüfen.
- Infusion auspacken und die Schutzkappe der Einstichstelle für das Infusionssystem öffnen, ohne sie zu berühren.
- Das Infusionssystem vorsichtig auspacken und das Verschlussrädchen zudrehen.
- Die Schutzkappe des Infusionsdorns abnehmen und ihn sofort in die vorgesehene Öffnung einstechen.
- Die Tropfkammer zusammendrücken, bis sie zur Hälfte mit Flüssigkeit gefüllt ist.
- Das Verschlussrädchen langsam öffnen, um die noch in der Leitung befindliche Luft vollständig zu entfernen.
- Verschlusskäppchen am unteren Ende des Infusionsschlauchs erst unmittelbar vor Anschluss an den venösen Zugang entfernen.

Vorbereiten von Medikamenten

Praktische Vorgehensweise bei Glasampullen (☞ Abb. 12.5):
- Tupfer, Kanüle, richtiges Medikament und Spritze herrichten.
- Materialien und das Medikament auf Haltbarkeit und Unversehrtheit überprüfen.
- Die Spritze auspacken und die Stahlkanüle aufstecken, ohne die Konnektionsenden zu berühren.

- Flüssigkeit im Ampullenköpfchen einfach durch leichtes Klopfen entfernen.
- Markierte Sollbruchstelle an der Ampulle aufsuchen; Ampulle von dem Punkt weg aufbrechen. Hierzu empfiehlt sich die Verwendung eines Tupfers, da die Ampullenköpfchen leicht bersten und Schnittverletzungen verursachen können.
- Die Schutzkappe an der Kanüle abziehen und diese vorsichtig in die Glasampulle einstecken.
- Die Flüssigkeit langsam aus der schräg gehaltenen Ampulle absaugen.
- Spritze mit der Nadel nach oben halten und die eingesaugte Luft durch Klopfen im oberen Teil sammeln.
- Luft durch leichtes Zusammendrücken der Spritze vollständig entfernen.
- Stahlnadel verwerfen (☞ Abb. 12.5).

Achtung

Nie mit der blanken Nadel quer durch den Rettungswagen laufen, der Abwurfbehälter (Taschenabwurf) wird zur Nadel geführt!

- Den mit dem Wirkstoff bestückten Spritzenkörper anreichen und die verwendete Medikamentenampulle vorzeigen, damit sich der Arzt des Inhalts des Spritzenkörpers vergewissern kann.
- Sofern die Spritze nicht sofort Verwendung findet, muss diese zwingend mit einem Kombistopfen fest verschlossen und beschriftet werden.

Unterschiede in der praktischen Vorgehensweise bei Stechampullen:

- Vor Durchstechen der Gummikappe diese gut desinfizieren und vor dem Einstechen bereits die gleiche Menge an Luft in den

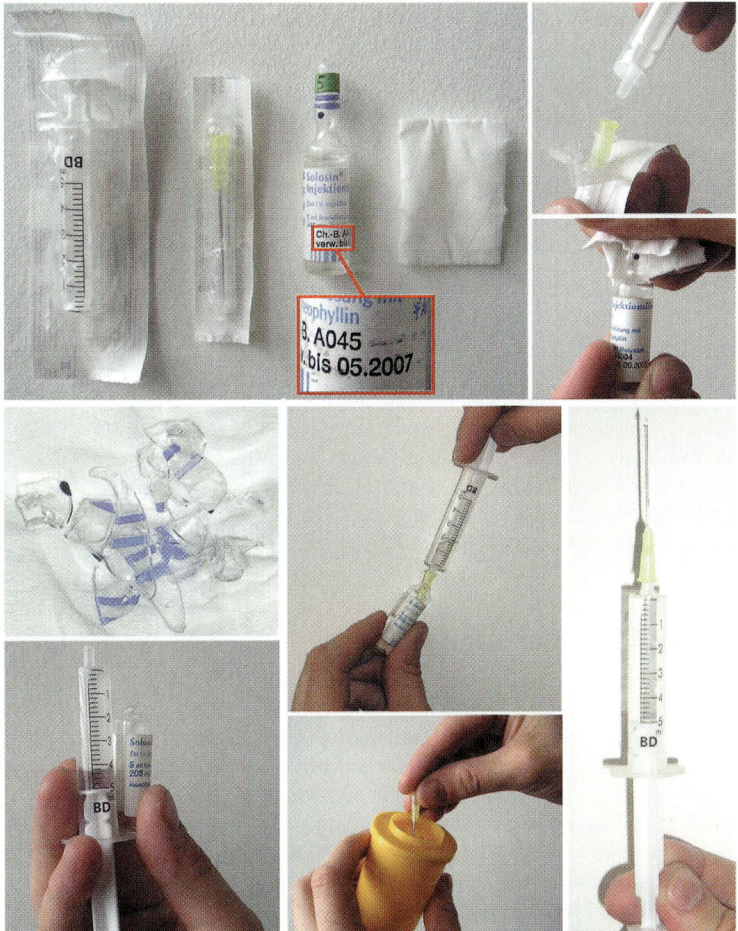

Abb. 12.5: Aufziehen einer Ampulle [M302]

Spritzenkörper einsaugen, wie Flüssigkeit aus der Stechampulle entnommen werden soll.

• Gummistopfen mit der Kanüle durchstechen und die zuvor eingesaugte Luft ausdrücken; so kann man ein Vakuum verhindern und die gewünschte Medikamentenmenge leichter entnehmen.

Unterschiede in der praktischen Vorgehensweise bei Ampullen mit Trockensubstanz (Pulver):

• Zuerst das Lösungsmittel wie oben beschrieben vollständig aufziehen und die Kanüle im Anschluss **nicht** verwerfen.
• Vor dem Durchstechen der Gummikappe die Fläche gut desinfizieren.
• Gummistopfen mit der Kanüle durchstechen und einen Teil der zuvor aufgezogenen Lösung einspritzen.
• Die Trockensubstanz durch leichtes Schwenken (wegen Blasenbildung nicht schütteln) in Lösung überführen.
• Die klare Lösung durch Umdrehen der Stechampulle durch die noch eingestochene Kanüle langsam wieder in den Spritzenkörper absaugen; anschließend die Spritze dem Arzt entlüftet und unter Vorzeigen der Medikamentenampulle anreichen.

Merke

Manche Medikamente müssen aufgrund ihrer starken Wirksamkeit oder einer zu hohen Konzentration des Wirkstoffs in der Ampulle vor der Applikation verdünnt werden. Zumeist erfolgt dies im Verhältnis 1:10, d. h. das Medikament selbst nimmt in einer 10 ml-Spritze nur 1 ml Volumen ein und wird zusammen mit weiteren 9 ml Verdünnungslösung (NaCl oder Aqua®) aufgezogen.

Achtung

1 mg Suprarenin® wird in einer 1 ml-Ampulle vorgehalten. Da es jedoch eine sehr starke Wirkung entfaltet, empfiehlt sich die fraktionierte (portionsweise) Medikamentengabe, die jedoch bei einem Volumen von nur einem Milliliter kaum möglich ist. Daher wird der Inhalt der 1 ml-Ampulle mit 9 ml Aqua® aufgefüllt (verdünnt). Das nunmehr 10 ml umfassende Gemisch lässt sich anschließend problemlos milliliterweise dosieren.

Vorbereiten und Durchführen einer Injektion

Die Anlage eines **Venenkatheters** in den Körper eines Patienten gilt rechtlich als **Körperverletzung** (☞ Kap. 32.2.1) und darf nur von einem **Arzt** durchgeführt werden. Zur **Punktion** einer Vene müssen entsprechende Vorbereitungsmaßnahmen erfolgen und ein ruhiges Arbeitsklima im Team herrschen.

Zunächst müssen alle erforderlichen **Materialien** (Handschuhe, Desinfektionsmittel, Venenkatheter verschiedener Größen, Tupfer, spezielle Pflaster zur Fixierung, Stauband, die vorbereitete Infusionslösung und Klebestreifen) hergerichtet und auf Haltbarkeit und Unversehrtheit überprüft werden (☞ Abb. 12.6).

Praktische Vorgehensweise zur Durchführung einer Injektion:

• Materialien zusammenstellen und gesammelt in einer Nierenschale zum Patienten bringen, Handschuhe zum Eigenschutz anziehen.
• Patienten von dem Vorhaben der Injektion unterrichten und die Notwendigkeit (wenn nicht schon geschehen) kurz erklären; in der Folge jeden weiteren Schritt erklären.
• Oberarm frei machen, ein geeignetes Stauband (oder die Blutdruckmanschette) anlegen und einen venösen Stau erzeugen

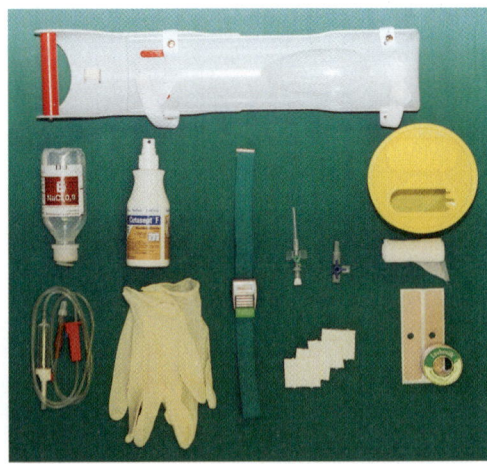

Abb. 12.6: Material für das Legen eines intravenösen Zuganges [M232]

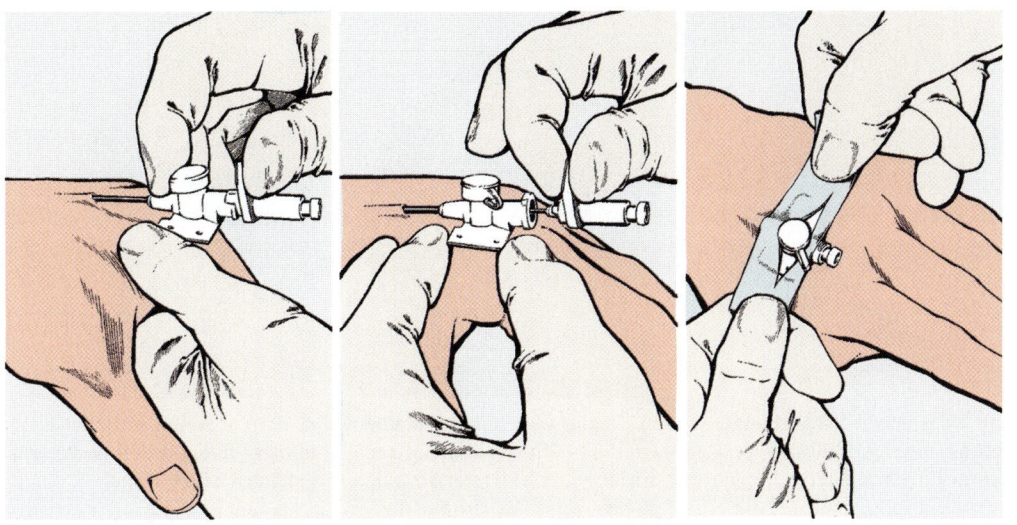

Abb. 12.7: Technik der Venenkanülierung [L108]

(die Stauung nicht zu fest oder zu lange an-legen).

- Geeignete Vene aufsuchen, die nähere Umgebung mit Desinfektionsspray ein-sprühen und es einwirken lassen.
- Anschließend die desinfizierte Stelle ab-wischen, erneut einsprühen, nicht mehr berühren und die geeignete Venenver-weilkanüle auspacken.
- Die „Flügel" des Venenkatheters abklap-pen und die Schutzkappe abziehen.
- Die Haut spannen, damit man sie beim Einstechen nicht verschiebt, die geeignete Vene mit der Punktionsspitze aufsuchen, die Vene punktieren und die Venenver-weilkanüle in die Vene einbringen; Blut fließt in eine Prüfkammer am hinteren Ende der Nadel zurück (☞ Abb. 12.7).
- Das Stauband öffnen und den Venenka-theter sofort mit einem speziellen Fixier-pflaster oder mit Pflasterstreifen und einem Wundpflaster fixieren (zuerst die seitlichen Flügel fixieren, anschließend hinter der Nadel ein Pflaster quer kleben, ☞ Abb. 12.8).
- Das punktierte Gefäß abdrücken, ohne die Einstichstelle zu berühren, damit beim Herausziehen des Metallmandrins kein Blut ausfließen kann.
- Den entfernten Metallmandrin unverzüg-lich entsorgen. Dazu die Nadel nicht quer

durch das Fahrzeug tragen, sondern die Abwurfbox zur Nadel bringen, um die Gefährdung für das Personal zu minimie-ren.
- Die vorbereitete, sicher entlüftete Infusi-on anreichen, die Schutzkappe am unte-ren Ende des Infusionssystems abziehen und das System vorsichtig an den hinte-ren Teil des Venenkatheters anschrauben.
- Um die einwandfreie Katheterlage (☞ Abb. 12.7) in der Vene sicherzustellen, sollte vor der Applikation von Medika-menten die Infusion aufgedreht werden, um festzustellen, ob die Lösung problem-los und frei in das Blutgefäßsystem ein-läuft (Beobachtung der Tropfkammer).
- Möchte der Arzt Medikamente applizie-ren, so kann ein Spritzenkörper anschlie-ßend auf den Venenverweilkatheter auf-gesteckt werden.

Die oben aufgeführte Liste dient lediglich dazu, den Arbeitsablauf zu erklären und den die Punktion durchführenden Arzt op-timal zu unterstützen.

Spritzenpumpen

Wenn es erforderlich wird, ein Medikament über einen längeren Zeitraum in gleichmäßi-ger und exakt vorbestimmter Menge zu ver-abreichen, um so einen konstanten Wirk-

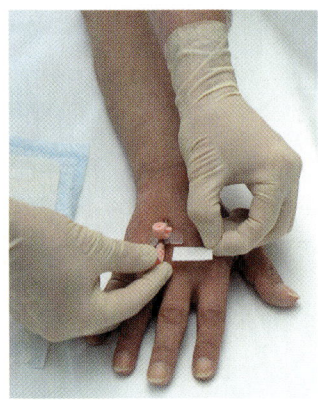

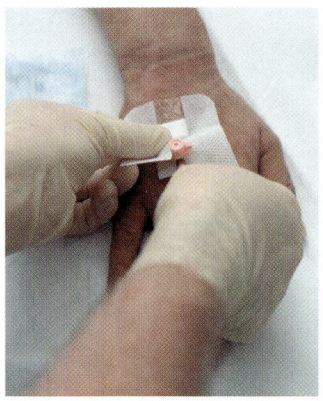

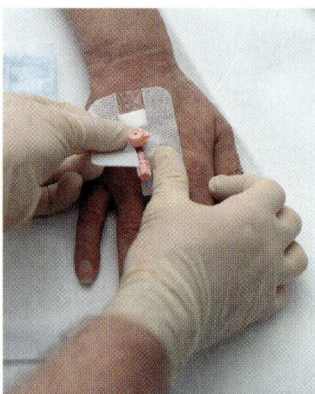

a) Pflaster der Verpackung entnehmen und Vliesrechteck unter die Kanülenflügel legen.

b) Papier vom ungeschlitzten Rand des Pflasters ca. 1,5 cm abziehen und Pflaster so aufkleben, dass der Beginn des Schlitzes an der Zuspritzpforte der Kanüle liegt.

c) Papier weiter abziehen, Pflaster dabei weiter aufkleben, zunächst einen Flügel …

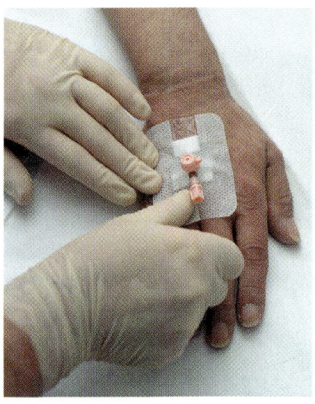

d) (links) … Pflasterflügel auf der Haut festkleben. Kanülenende und Infusionsschlauch werden nicht vom Pflaster erfasst.

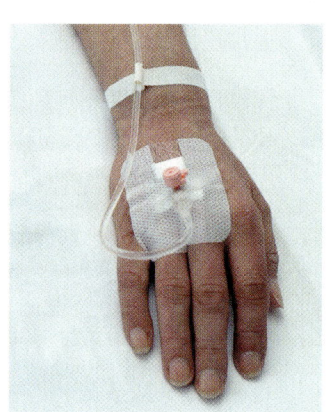

e) (rechts) Infusionsschlauch in Schlaufe legen (evtl. auch zwischen Daumen und Zeigefinger des Patienten) und mit einem Pflasterstreifen fixieren.

Abb. 12.8 a – e: Technik der Fixierung eines peripheren Venenkatheters [K115]

stoffspiegel im Körperkreislauf zu erzielen und zu erhalten, empfiehlt sich die Verwendung einer **Spritzenpumpe** (**Perfusor,** ☞ Abb. 12.9). Das Medikament wird auf das Volumen einer Perfusorspritze (50 ml) aufgezogen oder verdünnt. Die **Verdünnungen** wechseln von Klinik zu Klinik, im Zweifel nachfragen. Grundsätzlich wird die Verdünnung und der Wirkstoffgehalt des Spritzeninhaltes auf einem Klebestreifen auf der Perfusorspritze vermerkt.

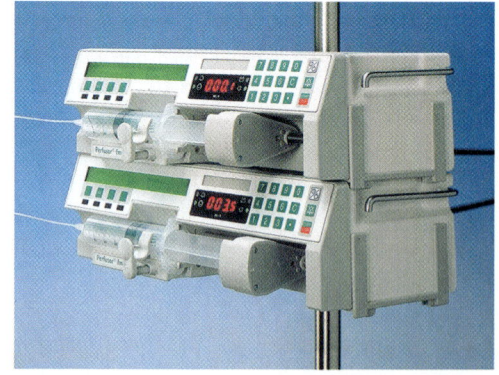

Abb. 12.9: Perfusor und Dopaminampulle [U223]

12.4 Häufige Komplikationen und Lösungsmöglichkeiten

Falsche Lage des Venenzugangs

Kommt im Rahmen einer Venenpunktion die Punktionsnadel nicht im Inneren der Vene zu liegen, wird die Vene durchstochen oder platzt bei einem älteren Patienten bei einer regelrechten Punktion die Blutgefäßwand, weil das Gefäß vorgeschädigt ist, so gelangt die infundierte oder injizierte Flüssigkeit nicht wie geplant in die Vene, sondern in das sie umgebende Unterhautfett- oder Bindegewebe. Das die Punktionsstelle umgebende Gewebe färbt sich durch das austretende Blut blau (**Hämatom**) und wird durch einlaufende (Infusion/Medikament) oder austretende Flüssigkeit (Blut) **dick.** Ist dies der Fall, stellt man die Infusion sofort ab, entfernt den Katheter und komprimiert die Wunde einige Minuten, um eine Vergrößerung des Hämatoms zu verhindern. Anschließend versorgt man die Wunde mit einem Wundschnellverband.

> **Achtung**
>
> Bei Patienten, die regelmäßig Medikamente zur Hemmung der Blutgerinnung einnehmen, kann so eine „banale Verletzung" stark bluten und schlecht zu stillen sein.

Hat es den Anschein, dass der Venenverweilkatheter ordnungsgemäß in der Vene platziert ist, die Infusionsflüssigkeit aber dennoch nicht richtig in die Vene einläuft, ist der Kunststoffschlauch möglicherweise direkt an einer **Venenklappe** zu liegen gekommen. Die Venenklappe kann durch vorsichtiges Anspülen und sachtes Vorschieben des Venenverweilkatheters gelegentlich umgangen werden.

Wird bei der Durchführung der Venenpunktion versehentlich eine **Arterie verletzt,** führt dies zu einer pulsierenden **Blutung.** Die Blutung muss durch sofortiges Aufdrücken einer sterilen Auflage und Anlage eines Druckverbandes gestillt werden, da sich die Punktionswunde durch den höheren Blutdruck in der Arterie im Gegensatz zu einer Vene nicht leicht verschließen lässt.

Werden versehentlich Medikamente in eine **Arterie infundiert,** kommt es zu einer chemischen Reizung der muskelstarken Arterien und nachfolgend zu einer starken **Gefäßverengung.** Der Patient klagt über heftige Schmerzen. Die Gefäßverengung in der Arterie vermindert die Sauerstoffversorgung des entsprechenden Körpergewebes und es kommt im schlimmsten Fall zu einem Gewebeverlust. Als erste Maßnahme muss eine weitere Medikamentenapplikation sofort unterbrochen werden, wobei die Venenverweilkanüle in der Arterie belassen wird. Weitere Maßnahmen werden vom Notarzt durchgeführt (Spülen). Eine lückenlose **Dokumentation** der Fehlpunktion ist im Einsatzprotokoll vorzunehmen.

Paradoxe Wirkungen oder unerwünschte Reaktionen

Wird ein Medikament **zu schnell** appliziert, kann dies außer einer Venenreizung auch gravierendere Auswirkungen zur Folge haben. Neben einem plötzlichen Blutdruckabfall oder einer reflektorischen Tachykardie können auch völlig unerwartete, so genannte paradoxe Reaktionen auftreten (z. B. Bradykardie, obwohl ein frequenzsteigerndes Mittel gegeben wurde). Aus diesem Grund dürfen Medikamente nur unter genauer Beobachtung des Patienten in einer angemessenen Geschwindigkeit von Ärzten verabreicht werden.

Vollelektrolytlösungen (Ringer®-Lösung, ☞ 13.2.16) werden nur langsam tropfend verabreicht, wenn sie nicht zur Volumentherapie oder zum Einschwemmen venenreizender Medikamente verwendet werden. Die langsam laufende Infusion hält den venösen Zugang frei von Koageln (Gerinnsel) und wird vom Kreislauf problemlos toleriert. Infundiert man dem Patienten unnötigerweise zu viel Flüssigkeit, führt dies zu gefährlichen Wassereinlagerungen (**Ödemen**) im Körper.

Klagt ein Patient während oder kurz nach der Injektion eines Medikaments über plötzlich auftretende und sehr unangenehme Symptome, wie Atemnot (durch Bronchokonstriktion), Schwindel, Hitzegefühle, Bauchschmerzen, Juckreiz, oder zeigen sich rote oder quaddelartige Hautverände-

rungen, so muss von einer **allergischen Reaktion** auf das applizierte Medikament ausgegangen werden. Als erste Maßnahme muss hier ebenfalls die weitere Medikamentengabe sofort eingestellt werden.

Wiederholungsfragen

1. Was bedeutet „enterale Applikation"? (☞ Kap. 12.1.1)
2. Was bedeutet „parenterale Applikation"? (☞ Kap. 12.1.2)
3. Welche Formen der parenteralen Applikation kennen Sie? (☞ Kap. 12.1.2)
4. Welche Applikationsformen sind für den Rettungsdienst besonders geeignet? (☞ Kap. 12.1.2)
5. Vergleichen Sie die Aufnahmegeschwindigkeit der verschiedenen Applikationsformen. (☞ Kap. 12.1.2)
6. Welche Darreichungsformen kennen Sie? (☞ Kap. 12.2)
7. Was markiert der farbige Punkt am Ampullenköpfchen? (☞ Kap. 12.2)
8. Beschreiben Sie, wie Sie eine Infusion vorbereiten würden. (☞ Kap. 12.3)
9. Beschreiben Sie, wie Sie eine Spritze aufziehen würden. (☞ Kap. 12.3)
10. Welche Materialien benötigen Sie für eine Venenpunktion? (☞ Kap. 12.3)
11. Wie gehen Sie vor, wenn nach Punktion einer Vene ein größer werdendes Hämatom entsteht? (☞ Kap. 12.4)
12. Ein Patient klagt kurz nach Applikation eines Medikaments über zunehmende Atemnot, Schwindel und Kopfschmerzen. Welche Ursache kann dies haben und wie gehen Sie vor? (☞ Kap. 12.4)

Pharmakologie 13

Andreas Lobmüller, Jürgen Luxem

Unter Pharmakologie wird die Lehre von den Wirkungen und dem Zusammenwirken der Arzneimittel an gesunden oder erkrankten Organen verstanden. Die Pharmakologie gliedert sich in die Fachgebiete Pharmakodynamik, Pharmakokinetik und Toxikologie (☞ Kap. 27.1).

13.1 Allgemeine Pharmakologie

Die Pharmakologie (griech. pharmakon = Arzneimittel, logos = Wort) beschäftigt sich mit den Wirkungen von Arzneimitteln auf ein Lebewesen. Im Körper lösen Arzneimittel je nach Wirkstoff zu bestimmten Zeitpunkten erwünschte und/oder unerwünschte Wirkungen an den Organsystemen aus. Die Pharmakologie gliedert sich in die Teilbereiche

- der **Pharmakodynamik,** die sich mit der unmittelbaren Wirkung eines Arzneistoffes am Wirkort beschäftigt und
- der **Pharmakokinetik,** die untersucht, wie und in welchem Ausmaß ein Wirkstoff zum Wirkort gelangt oder von ihm entfernt wird.

Spricht man über Arzneimittelwirkungen, so fallen häufig Begriffe, die nicht unbedingt geläufig sind:

- **Applikation** (lat. applicare = anlehnen) beschreibt die Verabreichung eines Medikamentes.
- **Indikation** (lat. indicare = anzeigen) bezeichnet den Grund für eine medizinische Maßnahme, d. h. warum eine bestimme medizinische Handlungsweise angezeigt ist.
- **Kontraindikation** (KI) oder Gegenanzeige (lat. contra = gegen und indicare = anzeigen) bezeichnet einen Umstand, der gegen eine medizinische Maßnahme (z. B. Medikamentengabe) spricht, d. h. dass eine bestimmte medizinische Handlungsweise nicht angezeigt ist, weil sie eher schadet als nützt.
- Als **Wirkung** bezeichnet man den gewünschten Effekt, den man durch die Gabe von Medikamenten erzielt.

- Als **Nebenwirkung** bezeichnet man alle unerwünschten Effekte, die der Therapie nicht von Nutzen sind und mitunter sogar schädlich sein können.
- **Wechselwirkung** bedeutet, dass ein appliziertes Medikament mit anderen Medikamenten oder Wirkstoffen, die sich bereits im Körper befinden, reagiert und eine erwünschte Wirkung entweder verstärkt bzw. abgeschwächt wird.
- **Dosierung** (griech. dósis = eine abgemessene Arzneimenge) bedeutet die Menge an Wirkstoff, die dem Patienten zugeführt wird, um eine bestimmte Wirkung zu erzielen. Sie wird meist in Milligramm angegeben.
- Als **Antidot** bezeichnet man ein Gegenmittel, das die Giftwirkung (Toxizität) eines Wirkstoffes vermindert, einen Wirkstoff an sich bindet oder ihn vom Wirkort verdrängt (Antagonismus) und/oder dessen Verstoffwechselung bzw. Ausscheidung beschleunigt.
- Als **Resorption** (lat. resorbere = aufsaugen) bezeichnet man die Aufnahme eines Wirkstoffes über die Haut oder Schleimhaut (z. B. Magen-Darm-Trakt) in die Blut- oder Lymphgefäße.
- **Metabolisierung** (griech. metabolismós = Stoffwechsel) bedeutet, dass ein Wirkstoff chemisch umgewandelt wird (Stoffwechsel) und die Produkte des Stoffwechsels an die Körperumgebung abgegeben oder ausgeschieden werden.
- **Halbwertszeit** ist die Zeitspanne, in der ein Medikament zur Hälfte abgebaut oder ausgeschieden wird.

Allgemeine Pharmakokinetik und Pharmakodynamik

Wird ein Medikament oral appliziert, so muss es im Magen-Darm-Trakt von der Schleimhaut resorbiert und über das Pfortaderblut zur Leber transportiert werden. Die **Leber** fungiert hier als **Filter,** den der Wirkstoff überwinden muss („**First-Pass-Effekt**"), um seine Wirkung im Körperkreislauf entfalten zu können. Viele Wirkstoffe werden bereits in der Leber inaktiviert oder abgeschwächt und können ihre eigentliche Wirkung nicht entfalten, wohingegen andere Wirkstoffe erst durch Umwandlung in der Leber aktiviert werden. Injiziert man ein Medikament direkt in eine Vene (**parenterale Applikation**), so wird die Leber umgangen und der Wirkstoff sofort im Blut verteilt.

Nach einer **spezifisch unterschiedlichen Wirkdauer** wird der Medikamentenwirkstoff von der Filterfunktion der Leber erfasst und durch Enzyme umgewandelt oder abgebaut. Durch die biochemische Veränderung wird der Wirkstoff abgeschwächt oder wirkungslos gemacht (Metabolisierung). Im Anschluss wird das Stoffwechselprodukt entweder über die Galle in den Darm abgegeben oder über den Blutweg zu den Nieren transportiert, wo es abgefiltert und **ausgeschieden** werden kann. Ist eine Metabolisierung aufgrund eines **Leberschadens** nicht oder nur sehr verzögert möglich, so kann sich die Wirkungsdauer des Medikamentes extrem verlängern.

Arzneimittel wirken in der Regel lediglich an den Stellen im Körper, an denen **spezifische Rezeptoren** vorhanden sind, die den Wirkstoff binden können. Stellt man sich einen Wirkstoff als Schlüssel vor und einen passenden Rezeptor als zugehöriges Schloss, dann kreist der **„Schlüssel"** so lange in der Blutzirkulation umher, bis er das passende **„Schloss"** gefunden hat, dem er eine gewisse Anziehungskraft (Affinität) entgegenbringt. Der „Schlüssel" passt perfekt in das „Schloss", d. h. die Bindungsstelle des Rezeptors wird vom Wirkstoff besetzt. Wenn der Wirkstoff eine Reaktion in der Zelle auslöst, bezeichnet man ihn als **Agonisten**. Löst der „Schlüssel" durch die Besetzung keinerlei Wirkung in der Zelle aus, sondern besetzt den Rezeptor nur, um ihn vor dem Einfluss anderer Botenstoffe oder Medikamente zu schützen oder ihn unbrauchbar zu machen, so bezeichnet man ihn als **Antagonisten**. Konkurrieren ein reaktionsauslösender Agonist und ein reaktionshemmender Antagonist um denselben Rezeptor miteinander, nennt man diesen Vorgang einen **kompetitiven Antagonismus** (engl. competition =

Wettbewerb). Ist die Konzentration der Antagonisten höher als die der Agonisten, so ist die Wahrscheinlichkeit, dass Antagonisten einen freien Rezeptor binden, größer, als dass ein Agonist einen Rezeptor besetzt: Die Agonisten werden verdrängt. Da die Verbindung zwischen dem Rezeptor und dem „Schlüssel" nur für kurze Zeit besteht, sind die Agonisten, selbst wenn sie einen Rezeptor erreichen, nicht lange wirksam.

Als **nichtkompetitiver Antagonismus** wird der Vorgang bezeichnet, wenn ein Stoff einen Rezeptor besetzt und diesen so verändert, dass keine anderen Stoffe, auch nicht in hohen Konzentrationen, mehr andocken können Die Wirkung kann nicht aufgehoben werden.

In der Zelle können durch die Rezeptorenbesetzung die unterschiedlichsten **Kaskaden** beeinflusst werden. So können beispiels-

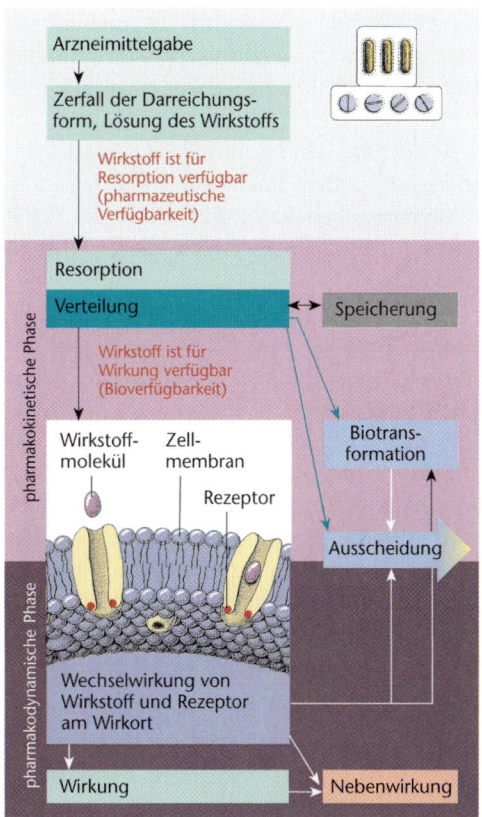

Abb. 13.1: Arzneimittelgabe, Pharmakokinetik und Pharmakodynamik eines Medikaments [A400 – 190]

weise Transportkanäle für elektrisch geladene Teilchen, die Bildung von Botenstoffen, die Funktion von Biokatalysatoren (Enzyme) oder auch Ionentransporter gehemmt oder aktiviert werden (☞ Abb. 13.1).

Arzneimittel und gesetzliche Grundlagen

Die Entscheidung, ob ein Patient medikamentös behandelt wird, darf einzig und allein der **Arzt** treffen. Obwohl das Rettungsdienstfachpersonal tagtäglich mit Arzneimitteln umgeht und Medikamentenkunde auch zum Lehrinhalt der Ausbildung zum Rettungssanitäter gehört, ist es ihm rechtlich nicht erlaubt, eigenverantwortlich Arzneistoffe zu applizieren oder zu verordnen.

Eine **Ausnahme** kann eine, bei nachträglicher Betrachtung berechtigte, Inanspruchnahme des § 34 des Strafgesetzbuches (StGB) darstellen (so genannte **Notkompetenz** in rechtfertigendem Notstand). Demnach handelt eine Person nicht rechtswidrig, wenn Gefahr für Leib und Leben einer anderen Person durch ein „angemessenes Mittel" abgewendet werden kann und das „geschützte Interesse" andere Rechtsgüter überwiegt. In Ausnahmefällen kann dies auch die Gabe eines Medikamentes durch den Nichtarzt umfassen.

Von der Bundesärztekammer wurde eine **Empfehlung** ausgesprochen, nach der ein speziell ausgebildeter **Rettungsassistent** (**Achtung:** nicht Rettungssanitäter oder Rettungshelfer) Elektrolytlösungen und bestimmte Medikamente anwenden darf, wenn klar definierte Voraussetzungen erfüllt sind – und nur dann. Diese Empfehlung hat keinen „Freischein" zur medikamentösen Therapie zur Folge und entbindet auch nicht von den zuerst notwendigen Basismaßnahmen (☞ Ausführungen zum Thema „Notkompetenz durch Rettungsassistenten" finden sich in Kapitel 28.4.1).

Arzneimittelauswahl

Arzneimittel müssen bestimmte Voraussetzungen erfüllen, damit sie in der täglichen Praxis angewendet werden können. Da jeder Arzneimittelwirkstoff ab einer bestimmten Dosis giftige (toxische) Auswirkungen haben kann, darf eine Arznei nur in **therapeutischer Dosierung** appliziert werden. In therapeutischer Dosierung dürfen Nebenwirkungen nicht auftreten oder müssen sich zumindest in Grenzen halten. Auch darf der Wirkstoff **keine Allergien** auslösen. Neben diesen Voraussetzungen darf die Arznei **keine negativen Auswirkungen** auf das Herz-Kreislauf-System, den Atemapparat oder das ZNS haben.

Da in der **Notfallmedizin** ein Arzneimittel seine Wirkung schnell und ausreichend stark entfalten muss, ist ein **schnelles Anfluten** des Wirkstoffes und eine **kurze Wirkdauer** zur guten Steuerbarkeit der Arznei wünschenswert.

Umgang mit Arzneimitteln

Arzneimittellagerung

Jedes in Deutschland zugelassene Medikament muss vom Hersteller neben dem **Handels- und Wirkstoffnamen** auch mit einer **Chargenbezeichnung** und dem **Verfallsdatum** versehen werden. Diesem Umstand gilt es Beachtung zu schenken, zumal die in Rettungsmitteln vorgehaltenen Medikamente extremen Belastungen hinsichtlich Temperaturschwankungen oder Erschütterungen ausgesetzt sind. Ein **Arzneimittelschrank** im Rettungsfahrzeug sollte abschließbar sein und die Möglichkeit bieten, Medikamente in alphabetischer Reihenfolge, kühl, sauber und lichtgeschützt zu lagern. Moderne Rettungsmittel verfügen über **Kältefächer** für Arzneimittel, die aufgrund ihrer chemischen Eigenschaften kalt gelagert werden müssen, um die Wirksamkeit aufrechtzuerhalten. Genauere Informationen bezüglich der Lagerung können dem Beipackzettel entnommen werden. Jeder Arzneimittelverbrauch muss **dokumentiert** und die fehlenden Medikamente nach einem Einsatz sofort **ersetzt** werden.

Arzneimittelkontrolle

Bei Überschreitung des **Verfallsdatums** wird das Medikament zwar nicht toxisch wirken, dennoch wird eine verminderte und nicht ausreichende Wirksamkeit zu verzeichnen sein. Medikamente dürfen nach Ablauf des Verfallsdatums nicht mehr verwendet werden. Medikamente oder Infusionslösungen, die ungewollt eingefroren waren oder während des Einsatzes nicht verwendet wurden, müssen ebenfalls entsorgt werden.

Lagerung von Betäubungsmitteln

Um einen **Missbrauch** der Medikamente auszuschließen, die ein hohes Abhängigkeitspotenzial besitzen, unterliegen einige von ihnen dem **Betäubungsmittelgesetz** (BtMG). Sie müssen verschlossen und für Dritte unzugänglich gelagert werden. Die dem Betäubungsmittelgesetz unterliegenden Arzneimittel sollten nur in geringen Mengen (wenige Ampullen) und in einbruchsicheren Ampullarien oder in einem eingebauten Tresor mitgeführt werden. Der Medikamentenverbrauch muss in einem **Betäubungsmittelbuch** dokumentiert und von zwei Mitarbeitern gegengezeichnet werden.

> **Merke**
>
> Die acht großen „Rs":
> * Richtiges Medikament
> * beim richtigen Patienten
> * in der richtigen Dosierung
> * mit der richtigen Verdünnung
> * in der richtigen Applikationsart
> * nachdem es richtig gelagert wurde
> * die richtige Temperatur hat und
> * richtig vorbereitet wurde.

13.2 Spezielle Pharmakologie

Im Folgenden werden Medikamente aufgeführt und beschrieben, die im rettungsdienstlichen Alltag von Bedeutung sind. In diesem Kapitel können nur die wichtigsten Nebenwirkungen und Besonderheiten erwähnt werden.

13.2.1 Benzodiazepine (schlaffördernde, angstlösende Beruhigungsmedikamente)

Eigenschaften

Alle Benzodiazepine verfügen über eine ähnliche chemische Grundstruktur. Aufgrund kleiner Unterschiede in ihrer biochemischen Strukturformel weisen sie unterschiedliche Wirkungen auf. Benzodiazepine wirken, abhängig von der Dosierung, angstlösend (anxiolytisch), schlaferzwingend (hypnotisch) und beruhigend (sedativ). Ferner sind sie krampflösend (antikonvulsiv), weshalb sie für die Durchbrechung eines epileptischen Anfalls geeignet sind. Eine **Vergiftung** ausschließlich mit Benzodiazepinen ist aufgrund ihrer großen therapeutischen Wirkungsbreite nahezu unmöglich. Lediglich in Kombination mit anderen Wirkstoffen (Alkohol, Medikamente) kann eine **Wirkungsverstärkung** sehr gefährlich werden.

Pharmakokinetik und Wirkmechanismus

Benzodiazepine werden in der Leber umgewandelt und über die Niere ausgeschieden. Im Falle einer Leberschädigung können sie folglich langsamer abgebaut werden und somit länger wirksam bleiben. Sie werden aufgrund ihrer **Fettlöslichkeit** allgemein sehr gut aufgenommen. Im zentralen Nervensystem binden sie an **spezielle Rezeptoren** und bewirken eine erhöhte Ausschüttung dämpfender Botenstoffe (Transmitter).

Diazepam und Midazolam

Die beiden gängigsten Wirkstoffe sind **Diazepam** und **Midazolam**. Sie werden aufgrund ihrer Ähnlichkeiten gemeinsam besprochen (☞ Tab. 13.1).

Clonazepam

Clonazepam wird ausschließlich zur Behandlung zerebraler Krampfanfälle verwendet (☞ Tab. 13.2).

Flumazenil

Flumazenil (☞ Tab. 13.3) ist ein **Antidot** (Gegenmittel) zur Therapie von **Benzodiazepin-Überdosierungen**. Es bindet an dieselben Rezeptoren, die auch die Benzodiazepine besetzen. Flumazenil besitzt jedoch eine deutlich höhere Affinität, sodass es Benzodiazepin vom Rezeptor verdrängen kann, diesen für eine gewisse Zeit besetzt und ihn dadurch blockiert (**kompetitiver Antagonismus**). Die Halbwertszeit von Flumazenil ist jedoch geringer als die der meisten Benzodiazepine. Deshalb muss das Antidot wiederholt verabreicht werden, weil sich das Benzodiazepin noch im Kreislauf befindet und erneut den Rezeptor besetzen kann.

Tab. 13.1: Kurzprofil Benzodiazepine

Wirkstoff und gängigster Handelsname	**Diazepam** (Valium®)	**Midazolam** (Dormicum®)
Indikation	akute Erregungs-, Unruhe- und Angstzustände, zerebrale Krampfanfälle und Status epilepticus, Fieberkrämpfe, Sedierung zur Notintubation	
Kontraindikation	Myasthenia gravis, eine Krankheit der Nervenfasern, die zu schneller Ermüdung der Muskeln führt (Gefahr der Atemlähmung), alkoholisierte Patienten (Wirkungsverstärkung), Schwangerschaft in den ersten drei Monaten (da ungehinderte Wirkung auf das Kind), akute Atemnot	
Wirkungseintritt	sofort	nach ca. 2 Minuten
Wirkungsdauer	zwischen 15 und 200 Minuten, bei einigen noch aktiven Abbauprodukten bis zu 70 Stunden	ca. 45 Minuten
Nebenwirkungen	Störungen des Bewusstseins, Atemdepression, Blutdruckabfall, bei älteren Patienten paradoxe Reaktionen, Auslösung von Erregungszuständen	
Wechselwirkungen	Wirkungsverstärkung durch Alkohol, Muskelrelaxanzien und zentral dämpfende Medikamente	
Darreichungsformen	1 Ampulle zu 2 ml enthält 10 mg, Rektaltuben (Diazepam-Desitin rectal®) enthalten 5 mg oder 10 mg Diazepam.	1 Ampulle zu 1 ml enthält 5 mg, 1 Ampulle zu 3 ml enthält 15 mg Midazolam.
Dosierungsempfehlung	Erwachsene: 10 mg langsam i.v. Säuglinge und Kleinkinder: 5 – 10 mg rektal	Prämedikation (vor OP): Erwachsene: 2 – 5 mg i.v
Besonderheiten	• nicht mit anderen Medikamenten in einer Spritze mischbar • **nicht** kompatibel mit HAES steril® • Venenreizung bei intravenöser Gabe • intramuskuläre Injektion schmerzhaft • Verabreichung gewebeverträglicher, öliger Zubereitungsform (Diazemuls®) möglich • intraarterielle Injektion führt zu ausgedehntem Gewebsuntergang (Nekrosen) • als Rektaltube besonders bei kindlichen Krampfanfällen geeignet	• leicht wasserlöslich • kurze Halbwertszeit • leicht intravenös anzuwenden und gut zu steuern • mit bestimmten Medikamenten in einer Spritze mischbar • amnestische Wirkung ausgeprägter als bei Diazepam

Tab. 13.2: Kurzprofil Clonazepam

Gängigster Handelsname	Rivotril®
Indikation	große und kleine epileptische Anfälle („Grand Mal" oder „Petit Mal") sowie Status epilepticus
Kontraindikation	Myasthenia gravis, Medikamenten- und Drogenabhängigkeit, Leberschäden
Wirkungseintritt	höchste Wirkstoffspiegel im Blut nach 10 Minuten bei i.v.-Gabe
Wirkungsdauer	Halbwertszeit zwischen 22 und 33 Stunden
Nebenwirkungen	Müdigkeit, Verlangsamung, Kopfschmerzen
Wechselwirkungen	Wirkungsverstärkung durch Alkohol, Muskelrelaxanzien und zentral dämpfende Medikamente
Darreichungsformen	1 Ampulle Rivotril® zu 1 ml enthält 1 mg Wirkstoff.
Dosierungsempfehlung	zur Anfallstherapie langsam i.v. bei • Erwachsenen: 1–2 mg • Kleinkindern: 1 mg • Säuglingen: 0,5 mg

Tab. 13.3: Kurzprofil Flumazenil

Gängigster Handelsname	Anexate®
Indikation	Benzodiazepinvergiftung/-überdosierung, Beendigung einer durch Benzodiazepine eingeleiteten Narkose
Kontraindikation	Epilepsie, die mit Benzodiazepinen eingestellt ist, Hirndruck
Wirkungseintritt	nach wenigen Sekunden bis Minuten
Wirkungsdauer	ca. 1–4 Stunden, Halbwertszeit etwa 50 Minuten
Nebenwirkungen	Übelkeit, Erbrechen, Angstgefühle, Herzklopfen
Wechselwirkungen	keine wesentlichen
Darreichungsformen	1 Ampulle zu 5 ml enthält 0,5 mg, 1 Ampulle zu 10 ml enthält 1 mg Wirkstoff.
Dosierungsempfehlung	Erwachsene: initial 0,2 mg langsam i.v., dann bei Bedarf 0,1 mg i.v./Min., Maximaldosis 1 mg Kinder: 0,1 mg langsam i.v., nach 1–2 Minuten erneute Gabe

13

13.2.2 Sympathomimetika (Katecholamine oder adrenalinverwandte Medikamente)

Eigenschaften

Katecholamine sind körpereigene und/oder künstlich hergestellte Wirkstoffe. Die chemische Grundstruktur ist bei allen Katecholaminen gleich; durch Anhängen von kleinen Molekülgruppen werden jedoch Wirkung und Pharmakokinetik beeinflusst. Beispielsweise kann **Dopamin,** welches spezifisch auf Rezeptoren und im ZNS auch als Botenstoff wirkt, durch zwei kleinere chemische Umbauprozesse zu Adrenalin umgewandelt werden, welches im gesamten Körpersystem wirksam ist.

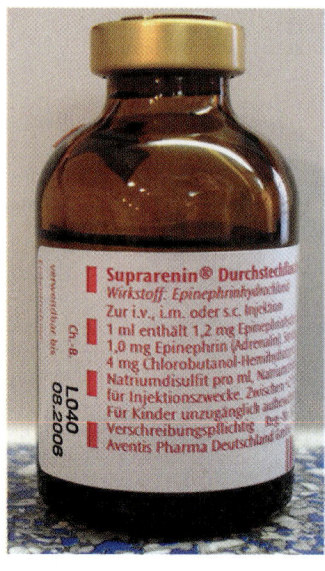

Abb. 13.2: Suprarenin®-Stechampulle [M302]

Pharmakokinetik und Wirkmechanismus

Katecholamine wirken **sympathomimetisch,** d.h. sie entfalten an den sympathischen Alpha- und Beta-Rezeptoren des Herz-Kreislauf-Systems eine anregende Wirkung und führen zu einer **Leistungssteigerung.** Je nach gewünschter Wirkung können Stoffe appliziert werden, die α-, β_1- oder β_2-Rezeptoren aktivieren sollen. Die meisten Sympathomimetika wirken nicht selektiv, d.h. auf einzelne Rezeptortypen beschränkte Wirkstoffe gibt es nicht, sondern es werden immer mehrere Rezeptortypen in unterschiedlichen Verhältnissen besetzt.

Adrenalin

Adrenalin (z.B. Suprarenin®, ☞ Abb. 13.2) ist ein **körpereigenes Stresshormon,** welches α- und β-Rezeptoren **aktiviert.** Da am Herzen die β_1-Rezeptoren überwiegen, wirkt Adrenalin hier hauptsächlich Herzkraft steigernd (positiv inotrop) und erhöht die Erregungsweiterleitung (positiv dromotrop). Die α-Rezeptorenwirkung an den Gefäßen erstreckt sich vornehmlich auf die Arteriolen. Das führt zu einer Verminderung der Durchblutung der Nieren und des Gastrointestinaltrakts, um mehr Blut für die Skelettmuskulatur zur Verfügung zu stellen, was in Stresssituationen von Vorteil ist. Adrenalin erhöht den Blutzuckerspiegel, steigert die Fettspaltung (Lipolyse) und hemmt die Sekretion von Histamin.

Adrenalin (☞ Tab. 13.4) gilt neben Sauerstoff als das **wichtigste Medikament bei der kardiopulmonalen Reanimation.** Es wirkt Herzkraft steigernd und erhöht den koronaren Perfusionsdruck, d.h. die herzeigenen Gefäße (Koronararterien) werden besser durchblutet. Ferner werden die Bronchien erweitert und insbesondere die intrathorakalen arteriellen Gefäße verengt.

Dobutamin

Dobutamin (☞ Tab. 13.5) wirkt vornehmlich auf die β_1-Rezeptoren und nur gering auf β_2- und α-Rezeptoren. Am Herzen ist die Wirkung vor allem positiv inotrop (Herzkraft steigernd).

13.2.3 Neuroleptika (nervendämpfende Medikamente)

Eigenschaften

Als Neuroleptika (auch **Antipsychotika**) werden Medikamente bezeichnet, deren Hauptwirkung in der Bekämpfung der psychotischen Symptome (☞ Kap. 18) liegt. Es gibt **schwach wirksame** Neuroleptika, die stark beruhigend und dämpfend, aber gering

Tab. 13.4:   Kurzprofil Adrenalin

Gängigster Handelsname	Suprarenin®
Indikation	Reanimation bei Kreislaufstillstand, anaphylaktischer Schock, Bronchospasmus
Kontraindikation	bei Reanimation: keine sonst: koronare Herzkrankheit, Tachykardie und tachykarde Herz-rhythmusstörungen, schwere Hypertonie, schwere Niereninsuffizienz
Wirkungseintritt	sofort
Wirkungsdauer	1 – 5 Minuten
Nebenwirkungen	Tachykardie, Extrasystolen bis Kammerflimmern, weite Pupillen, epileptische Anfälle, Hyperglykämie, Absinken des Kaliumspiegels, Erhöhung des Sauerstoffverbrauchs (!), pektanginöse Beschwerden
Wechselwirkungen	Antidepressiva (Wirkungsverstärkung von Adrenalin), β-Blocker (Wirkungsabschwächung von Adrenalin)
Darreichungsformen	1 Ampulle zu 1 ml enthält 1 mg Adrenalin. 1 Stechampulle enthält 25 ml zur Mehrfachentnahme bei Reanimation.
Dosierungsempfehlung	1 Ampulle Suprarenin® (1 mg) mit 9 ml 0,9 % NaCl verdünnen und 0,5 – 1 ml (entspricht 0,05 – 0,1 mg Wirkstoff) unter Blutdruck- und Pulskontrolle langsam i.v. applizieren bei Reanimation: ☞ Kap. 10

Tab. 13.5:   Kurzprofil Dobutamin

Gängigster Handelsname	Dobutrex®, Dobutamin Solvay®
Indikation	Herzversagen bei Herzmuskelschwäche, Herzinfarkt, dekompensierte Herzinsuffizienz, kardiogener Schock
Kontraindikation	Tachyarrhythmie, mechanische Füllbehinderung des Ventrikels (Perikardtamponade), schwerer Volumenmangel, Schock
Wirkungseintritt	sofort
Wirkungsdauer	1 – 2 Minuten, Halbwertszeit 2 Minuten (deshalb kontinuierliche Zufuhr über Perfusor nötig)
Nebenwirkungen	Tachykardie, Arrhythmie, Blutdruckanstieg, pektanginöse Beschwer-den, Zunahme von Extrasystolen
Wechselwirkungen	Verminderung der Herzkraftsteigerung durch β-Blocker, der Insulin-bedarf steigt
Darreichungsformen	Dobutamin Solvay®: 1 Ampulle zu 50 ml enthält 250 mg Dobutaminhydrochlorid.
Dosierungsempfehlung	initial: 2,5 – 12 µg/kg KG/Min.

13

antipsychotisch wirken. Sie dämpfen Erregungszustände und werden deshalb vor allem bei Erregungs-, Angst- und Spannungszuständen verordnet. **Stark wirkende** Neuroleptika (z. B. Haloperidol) machen weniger müde, dämpfen die durch psychotisch gesteigerten Antrieb entstandene motorische Erregung und vermindern die teils sehr ausgeprägte Aggressivität. Darüber hinaus verfügen sie über eine brechreizstillende Komponente. Sie werden vor allem bei Schizophrenien, Halluzinationen und Wahnvorstellungen eingesetzt.

Pharmakokinetik und Wirkmechanismus

Im ZNS blockieren die Neuroleptika die **Dopaminrezeptoren** (D_2) und verschaffen dem Patienten mehr Abstand zu seinen Erregungs-, Angst- und Spannungszuständen, weswegen sie gelegentlich auch als „pharmakologische Zwangsjacke" bezeichnet werden. Der Abbau findet in der Leber statt, die endgültige Ausscheidung erfolgt durch die Niere. Für den rettungsdienstlichen Alltag ist hauptsächlich das stark wirksame **Haloperidol** von Bedeutung (☞ Tab. 13.6).

13.2.4 Antiarrhythmika (Herzrhythmus stabilisierende Medikamente)

Eigenschaften

Antiarrhythmika wirken am **Reizleitungssystem** und an der **Muskulatur** des Herzens. Sie beeinflussen die elektrische Übertragung des Aktionspotenzials je nach Medikament an unterschiedlichen Stellen und Zeitphasen. So ist es möglich, bereits die Bildung oder die spätere Übertragung des Reizes zu beeinflussen. Prinzipiell lassen sich die Antiarrhythmika in **fünf große Gruppen** einteilen, die im Folgenden beschrieben werden:

Direkte Membranwirkung

Die Medikamente dieser Klasse wirken durch **Blockade der Natriumkanäle.** Sie hemmen die Depolarisation der Zellmembran, verlangsamen die Repolarisation und verzögern damit die erneute Erregbarkeit. Dies führt zu einer Herabsetzung der Leitungsgeschwindigkeit und einer daraus resultierenden Verminderung der Herzkraft und der Herzfrequenz.

Die **Wirkung** kann zum einen durch eine Verlängerung des Aktionspotenzials (z. B.

Tab. 13.6: Kurzprofil Haloperidol

Gängigster Handelsname	Haldol®-Janssen
Indikation	akutes psychotisches Syndrom mit Halluzinationen und Wahnvorstellungen sowie psychomotorischer Erregung, Angstsyndrom
Kontraindikation	akute Vergiftung mit Alkohol, Schmerzmitteln oder Antidepressiva, Kinder unter 3 Jahren
Wirkungseintritt	rasch
Wirkungsdauer	Die Halbwertzeit liegt bei etwa 20 Stunden.
Nebenwirkungen	Hypotonie und Orthostase, kardiotoxisch, Mundtrockenheit, allergische Reaktionen
Wechselwirkungen	mit zentral wirksamen Medikamenten und Alkohol
Darreichungsformen	1 Ampulle zu 1 ml enthält 5 mg Haloperidol.
Dosierungsempfehlung	akute psychotische Ausnahmezustände: 5 – 10 mg Haloperidol langsam i.v.

Ajmalin) durch Blockierung des schnellen Na$^+$-Einstroms im His-Bündel und in den Herzkammern erzielt werden (☞ Tab. 13.7). Zum anderen können diese Medikamente durch eine Verkürzung und eine Verzögerung der Neubildung des Aktionspotenzials durch Membranstabilisierung (z.B. **Lidocain**, ☞ Tab. 13.8) wirken. Dies wird durch Verlangsamung des Ionenaustausches (v.a. Na$^+$) durch die Zellmembran erreicht.

Achtung

Lidocain hemmt die Wirkung der elektrischen Defibrillation.
Im Notfall ist auch eine endobronchiale Gabe in dreifacher Dosierung möglich.

Tab. 13.7: Kurzprofil Ajmalin

Gängigster Handelsname	Gilurytmal®
Indikation	tachykarde supraventrikuläre Arrhythmie, ventrikuläre Tachykardie, WPW-Syndrom
Kontraindikation	AV-Block Grad II und III, Bradykardie, schwere Herzinsuffizienz, Hypotonie
Wirkungseintritt	nach 1 – 2 Minuten
Wirkungsdauer	10 – 20 Minuten bei einer Halbwertszeit von ca. 15 Minuten
Nebenwirkungen	Bradykardie, Kammerflimmern, Schwindel, Hypotonie, Übelkeit
Wechselwirkungen	mit anderen Antiarrhythmika, AV-Überleitungshemmung bei gleichzeitiger Gabe von β-Blockern und Ca^{2+}-Antagonisten
Darreichungsformen	1 Ampulle zu 2 oder 10 ml enthält 50 mg Ajmalin.
Dosierungsempfehlung	akut: 25 – 50 mg Gilurytmal® langsam i.v. unter EKG-Monitoring

Tab. 13.8: Kurzprofil Lidocain

Gängigster Handelsname	Xylocain®
Indikation	Kammerarrhythmie bei Herzinfarkt, ventrikuläre Extrasystolen, Kammerflimmern
Kontraindikation	kardiogener Schock, AV-Block, Bradykardie
Wirkungseintritt	nach 1 – 2 Minuten
Wirkungsdauer	15 – 20 Minuten bei einer Halbwertszeit von ca. 1,5 Stunden
Nebenwirkungen	AV-Blockierungen, Hypotonie, Bradykardie, Schwindel, Krampfanfall, Koma
Wechselwirkungen	mit Antiarrhythmika, Verstärkung von Muskelrelaxanzien
Darreichungsformen	1 Ampulle zu 5 ml enthält in 2 %iger Lösung 100 mg Lidocain.
Dosierungsempfehlung	1 mg/kg Körpergewicht initial (50 – 100 mg)

13

Sympathikolyse

Die Wirkung des **Sympathikus** am Herzen kann durch β-Rezeptoren-Blocker (z. B. **Metoprolol**, ☞ Tab. 13.9) aufgehoben werden (**kompetitive Hemmung**). Arrhythmieformen, welche durch einen gesteigerten Sympathikotonus verursacht werden, können hierdurch ursächlich behandelt werden.

Eine Sympathikolyse hat eine Verminderung von Schlagvolumen und Herzfrequenz zur Folge. Damit sinken das Herzzeitvolumen, der Druck in der Aorta sowie der periphere Blutdruck. Das Herz wird in einen Schongang versetzt und pumpt langsamer. Da insgesamt weniger Arbeit geleistet werden muss, verbrauchen die Zellen weniger Sauerstoff und das Sauerstoffangebot steigt. Vor allem beim frischen **Myokardinfarkt** führt dieser Mechanismus zu einer Erhöhung der Überlebensrate der Patienten.

Es gibt rein selektive β$_1$-Blocker und allgemeine β-Blocker, die sowohl an β$_1$- als auch β$_2$-Rezeptoren ihre Wirkung entfalten.

Die β$_1$-Blockade vermindert die Herzkraft, die Herzfrequenz, die Herzerregbarkeit sowie die Herzrelaxationsgeschwindigkeit. Eine Blockade von β$_2$-Rezeptoren hat eine Verengung (Konstriktion) der glatten Muskulatur zur Folge (Bronchokonstriktion).

Merke

Während der Systole öffnen sich die Herzklappen und verlegen die Abgänge der Koronararterien. In der Diastole entspannt sich das Arbeitsmyokard, die Klappen schließen sich und die Windkesselfunktion der Aorta presst Blut in die Herzkranzgefäße. Bei einer Tachykardie verkürzt sich die Diastole und die Koronardurchblutung wird verschlechtert. Die Therapie der Tachykardie verbessert folglich einerseits die Versorgung des Herzens und senkt andererseits die zu leistende Arbeit.

Wirkung durch Zunahme der Repolarisationsphase

Durch eine **Blockade der Kaliumkanäle** wird eine Verlängerung des K$^+$-Auswärtsstromes erzielt. Die Zellen brauchen mehr Zeit zur Repolarisation. In den Schrittmacherzellen des Sinusknotens verlangsamen die Medikamente dieser Gruppe (z. B. **Amiodaron**, ☞ Tab. 13.10) die Erregung und senken damit die Frequenz. Weiterhin werden im gesamten Herzen die Erholungsphasen (Refraktärphasen) verlängert.

Kalziumantagonisten

Die Erregungsbildung in den Schrittmacherzentren und im Reizleitungssystem ist direkt von Kalzium abhängig. Darüber hinaus ist,

Tab. 13.9: Kurzprofil Metoprolol

Gängigster Handelsname	Beloc®
Indikation	koronare Herzkrankheit, AP-Beschwerden, supraventrikuläre Tachykardie, Hypertonie, Herzinfarkt
Kontraindikation	Bradykardie und ausgeprägte Hypotonie, schwere Herzinsuffizienz, AV-Block > Grad I, schweres Asthma
Wirkungseintritt	rasch
Wirkungsdauer	8 – 15 Stunden, Halbwertszeit 2 – 4 Stunden
Nebenwirkungen	Bradykardie, Hypotonie, AV-Blockierungen, Bronchokonstriktion
Wechselwirkungen	schwere Wirkungsverstärkung durch Kalziumantagonisten (s. u.)
Darreichungsformen	1 Ampulle zu 5 ml enthält 5 mg Metoprolol.
Dosierungsempfehlung	Angina pectoris, tachykarde Herzrhythmusstörungen: 5 – 10 mg langsam i.v. unter EKG-Monitoring

13

Tab. 13.10: Kurzprofil Amiodaron

Gängigster Handelsname	Cordarex®, Amiodarex®
Indikation	supraventrikuläre und tachykarde Herzrhythmusstörungen, Flimmern oder Flattern des Vorhofs, „Reentry"-Tachykardie, WPW-Syndrom
Kontraindikation	Schilddrüsenerkrankungen und Allergie gegen Jod (Amiodaron enthält Jod), Bradykardie, „Sick-Sinus"-Syndrom (kranker Sinusknoten), Verdacht einer Schwangerschaft, schwere Lungenerkrankungen, AV-Block > Grad II
Wirkungseintritt	nach wenigen Minuten, maximaler Wirkspiegel nach etwa 15 Minuten
Wirkungsdauer	unterschiedlich, die Halbwertszeit liegt zwischen 2 und 4 Wochen
Nebenwirkungen	Bradykardie, leichte Herzkraftsenkung, Hornhauttrübung und leichte Sehstörungen, Hautveränderungen und Sensibilisierung gegen Licht, Schilddrüsenstörungen, Lungenfibrose (schwere Lungenerkrankung)
Wechselwirkungen	Wirkungsverstärkung durch andere Antiarrhythmika, Herzglykoside, Antikoagulanzien (Marcumar®), Kaliumsenker
Darreichungsformen	1 Ampulle zu 3 ml enthält 150 mg Wirkstoff.
Dosierungsempfehlung	initial bei akuten Fällen: 300 mg langsam i.v.

Tab. 13.11: Kurzprofil Verapamil

Gängigster Handelsname	Isoptin®
Indikation	plötzlich auftretende supraventrikuläre Tachykardie, Extrasystolen, Vorhoftachykardie, absolute Arrhythmie, arterielle Hypertonie, AP-Beschwerden, KHK
Kontraindikation	schwere Herzinsuffizienz, AV-Block > Grad I, kardiogener Schock, akuter Herzinfarkt, Vorhofflimmern/-flattern, β-Blocker-Therapie
Wirkungseintritt	rasch
Wirkungsdauer	Halbwertszeit 4 – 5 Stunden
Nebenwirkungen	Bradykardie, Hypotonie, AV-Blockierungen, Kopfschmerzen
Wechselwirkungen	mit β-Blockern, Herzglykosiden (Wirkungsverstärkung)
Darreichungsformen	1 Ampulle zu 2 ml enthält 5 mg Verapamil.
Dosierungsempfehlung	initial bei akuten Fällen: 5 mg langsam i.v. maximal 10 mg pro Stunde

wie auch am peripheren Muskel, das Kalzium am Herzen für die Kontraktion und die Herzkraft unerlässlich. **Ca^{2+}-Kanal-Blocker** (so genannte Kalziumantagonisten, z.B. **Verapamil,** ☞ Tab. 13.11) hemmen den Einstrom von Ca^{2+} in den Herzmuskel, in die glatte Muskulatur und in das Erregungsbildungs-/Erregungsleitungssystem. Dadurch kommt es am Herzen zu einer verringerten Herzkraft, einer verzögerten Bildung und Überleitung der Aktionspotenziale und einem verminderten Sauerstoffverbrauch.

An den Gefäßen dilatieren die Arteriolen und die Koronararterien, was die Belastung am Herz weiter verringert.

Achtung

Intravenös zu applizierendes Verapamil darf nie in Kombination mit β-Blockern gegeben werden.

Sonstige Antiarrhythmika

Orciprenalin

Orciprenalin (z. B. Alupent®, ☞ Tab. 13.12) gehört pharmakologisch zu den **Sympathomimetika.** Der Einsatz dieses Medikaments erfolgt jedoch zur Therapie von bradykarden **Herzrhythmusstörungen;** so erscheint es sinnvoller, es bei den Antiarrhythmika zu erläutern.

Früher galt **Alupent®** als Medikament der ersten Wahl bei der kardiopulmonalen Reanimation. Aufgrund seiner nahezu gleichen Affinität zu β1- und β2-Rezeptoren führt die Applikation am Herzen über die β1-Rezeptoren zu einer Erhöhung der AV-Überleitung und der Frequenz. Gleichermaßen kommt es über die β2-Rezeptoren zur Broncho- und Gefäßdilatation, weswegen Alupent® bei der Wiederbelebung seinen Stellenwert vollkommen verloren hat. Im Gegensatz dazu führt Adrenalin (☞ Tab. 13.4) in hoher Dosierung zur peripheren α-Aktivierung und damit zur Gefäßkonstriktion, was den Blutdruck erhöht. Aufgrund seiner sehr langen Wirkdauer ist Alupent® schlecht steuerbar und sollte nur **unter strenger Indikationsstellung** gegeben werden.

Adenosin

Adenosin ist ein körpereigener Stoff mit einer **extrem kurzen Wirkungsdauer.** In manchen Fällen läuft die Übertragung des Aktionspotenzials von den Vorhöfen zu den Kammern nicht regelrecht ab. Durch Anomalien kommt es zur gestörten Übertragung. Der Reiz wird nicht nur zu den Kammern geleitet, sondern ebenfalls über andere Bahnen wieder zum Vorhof zurückgeschickt. Diese „kreisende Erregung" (Reentry = Wiedereintritt) kann eine Tachykardie auslösen. Adenosin (☞ Tab. 13.13) aktiviert **Kaliumkanäle** in Sinus- und AV-Knoten und führt über vermehrte Kaliumfreisetzung zu einer Hemmung der AV-Überleitung. Dabei wird die Reizleitung verlangsamt (negativ dromotrop), wobei die Herzkammern völlig unbeeinflusst bleiben. Aufgrund der extrem kurzen Wirkdauer des Adenosins lassen sich Wirkung und Nebenwirkungen sehr gut steuern.

Tab. 13.12: Kurzprofil Orciprenalin

Gängigster Handelsname	Alupent®
Indikation	bradykarde Herzrhythmusstörungen (Störungen bei der AV-Überleitung), Überdosierung von β-Blockern, AV-Block Grad II und III
Kontraindikation	Tachykardie, Tachyarrhythmie, Hypertonie, KHK, Extrasystolie
Wirkungseintritt	sofortiger Wirkungseintritt
Wirkungsdauer	1–2 Stunden, Halbwertszeit von bis zu 6 Stunden
Nebenwirkungen	Tachykardie, Arrhythmien, Unruhezustände
Wechselwirkungen	mit Theophyllin, Herzglykosiden, Sympathomimetika
Darreichungsformen	1 Ampulle zu 1 ml enthält 0,5 mg Wirkstoff.
Dosierungsempfehlung	in akuten Fällen: 0,5 mg in 10 ml NaCl 0,9 % lösen, von dieser Verdünnung 1–2 ml i.v.

Tab. 13.13: Kurzprofil Adenosin

Gängigster Handelsname	Adrekar®
Indikation	plötzlich eintretende (paroxysmale) Tachykardie und AV-Knoten-„Reentry"-Tachykardie
Kontraindikation	AV-Block > Grad II, Asthma bronchiale, frischer Myokardinfarkt, verlängertes QT-Intervall (☞ Kap. 9.1)
Wirkungseintritt	sofortiger Wirkungseintritt (unter 20 Sekunden)
Wirkungsdauer	bis zu einer Minute, Halbwertszeit unter 10 Sekunden
Nebenwirkungen	Flush, Dyspnoe (Bronchospasmus), Übelkeit, Schwindel, Bradykardie bis Asystolie, Blutdruckabfall
Wechselwirkungen	mit Theopyllin und Koffein
Darreichungsformen	1 Ampulle zu 2 ml enthält 6 mg Adenosin.
Dosierungsempfehlung	initial 3 mg i.v. innerhalb von 2 Sekunden als Bolus, bei Nichtansprechen der Therapie im Abstand von 2 Minuten: • 2. Bolus mit 6 mg, • 3. Bolus mit 9 mg, • 4. Bolus mit 12 mg

13.2.5 Analgetika (schmerzstillende Medikamente)

Schmerzen

In nahezu allen Geweben des menschlichen Köpers finden sich „Meldestellen" für Schmerzreize (**Nozizeptoren**). Bei einer Gewebeschädigung werden Botenstoffe freigesetzt, welche die Nozizeptoren erregen. Diese Erregung sendet einen **Schmerzimpuls** an das ZNS, wo dieser als bedrohlich erkannt wird. Neben den psychischen Folgen führen Schmerzen zu einer Aktivierung des sympathischen Systems und damit zu einer Ausschüttung von **Stresshormonen** (Katecholamine) und **Endorphinen** (körpereigene Opiate), die den Schmerz lindern. Diese Kreislauf antreibende Aktivierung kann in Notfallsituationen die Leistungsfähigkeit enorm steigern, führt jedoch auch zu einem stark erhöhten Sauerstoffbedarf. Diese Leistungsanpassung kann einen Teufelskreis für den Patienten einleiten. Im Falle eines **Herzinfarktes** führt ein heftiger Vernichtungsschmerz zu einer starken Sympa- thikusaktivierung und dadurch in der Folge zu einem gesteigerten Herzzeitvolumen und einer Erhöhung der Frequenz. Das Herz benötigt ein Vielfaches an Sauerstoff, wobei der Sauerstoffmangel die eigentliche Ursache für die Schmerzen ist.

Schmerzbekämpfung

Analgesie (griech. algos = Schmerz) bedeutet das Herstellen einer völligen Schmerzfreiheit. Schmerzen können auf unterschiedlichste Art und Weise entstehen und pharmakologisch grundsätzlich auf zwei Wegen bekämpft werden. Zum einen können **peripher wirkende Analgetika** über antientzündliche und fiebersenkende Stoffe die Ausschüttung von Schmerzbotenstoffen (z. B. Prostaglandine) am Ort des Geschehens unterbinden und die Reizung der Schmerzrezeptoren bremsen. Zum anderen können **zentral wirkende Analgetika** die Schmerzleitung zum Gehirn zentral drosseln und die Empfindung und subjektive Einschätzung der Schmerzen modulieren.

13

NSAR (nichtsteroidale Antirheumatika)

Schmerzen entstehen zumeist durch eine **Gewebeschädigung**. Aus Grundsubstanzen werden in verschiedenen, enzym- (**Zyklooxygenasen**) katalysierten Schritten Botenstoffe (**Prostaglandine**) gebildet, die im Gewebe eine gesteigerte Schmerzempfindlichkeit auslösen und die Schmerzrezeptoren erregen. Die **peripher wirkenden Analgetika** unterbinden die Produktion von Schmerzbotenstoffen. Dabei werden mehrere Enzyme in ihrer Funktion gehemmt und die Entstehung von Schmerzen gebremst. Diese blockierten Enzyme erfüllen jedoch auch andere wichtige Aufgaben im menschlichen Körper, wodurch mehr oder weniger ausgeprägte Nebenwirkungen auftreten können.

Beispiel

Als Beispiele für Nebenwirkungen der peripher wirkenden Analgetika seien die Hemmung der Magenschleimbildung und daraus resultierende Magenulzera oder das „Analgetika-Asthma" aufgrund der verminderten Botenstoffproduktion genannt.

Azetylsalizylsäure

Azetylsalizylsäure (**Aspirin®**, ☞ Tab. 13.14) ist eines der bekanntesten NSAR. Die Hemmung des oben beschriebenen Enzyms Zyklooxygenase (COX) hat eine schmerzlindernde (analgetische), fiebersenkende (antipyretische) und antientzündliche (antiphlogistische) Wirkung. Von verstärktem Interesse für den Rettungsdienst ist jedoch eher die **hämatologische Komponente,** denn die Blutplättchen (Thrombozyten), die für die Gerinnung zuständig sind, enthalten ebenfalls eine Zyklooxygenase, deren Ausschaltung eine irreversible Hemmung der Thrombozytenaggregation zur Folge hat. Beim akuten Myokardinfarkt, bei dem die Lumenverlegung der Koronararterie durch ständige Thrombozytenverklebung an der Gefäßwand verschlimmert wird, ist Azetylsalizylsäure wirksam. Aus diesem Grund erfolgt die Gabe von Aspisol® (☞ Abb. 13.3) beim akuten **Myokardinfarkt.**

Paracetamol (Acetaminophen)

Der genaue Wirkungsmechanismus von Paracetamol (☞ Tab. 13.15) ist noch nicht vollständig aufgeklärt. In normaler Dosierung wirkt es durch die **Hemmung der Prostaglandinsynthese** gut analgetisch und antipyretisch, jedoch nicht entzündungshemmend. Zur optimalen Therapie können mitunter sehr hohe Wirkstoffmengen erforderlich sein. Allerdings kann die Einnahme von zu hohen Dosen zu **Vergiftungen** führen. Paracetamol wird beim Abbau in der Leber an einen Stoff gebunden, der nur in begrenzter Menge zur Verfügung steht. Bei Überdosierungen kann dieser Stoff aufgebraucht werden und das Paracetamol-Abbauprodukt die Leber schwer schädigen.

Metamizol

Metamizol (☞ Tab. 13.16) ist das **stärkste** peripher analgetisch und antipyretisch wirksame Medikament. Trotz einer ausreichend großen therapeutischen Sicherheit sollte die Gabe aufgrund von Nebenwirkungen unter sorgfältiger Indikationsstellung erfolgen. Als Besonderheit gegenüber den anderen peripher wirksamen Analgetika bietet Metamizol eine spasmolytische (krampflösende) Komponente, weshalb es bei **Koliken** der Harn- und Gallenwege indiziert ist.

Opioide

Die **zentral wirkenden Analgetika** (☞ Tab. 13.18, 13.19, 13.20) gehören zur Gruppe der **Opiate** (vom Opium abstammend, gewonnen aus der getrockneten Milch des Schlafmohns). Diese Stoffe sind den körpereigenen

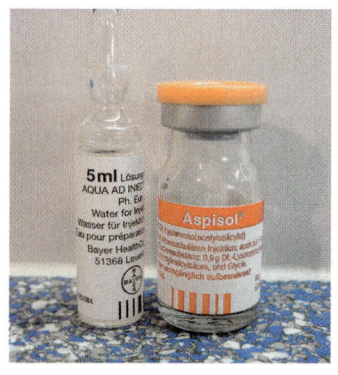

Abb. 13.3: Aqua® und Aspisol® [M302]

Tab. 13.14: Kurzprofil Azetylsalizylsäure

Gängigster Handelsname	Aspisol®, Aspirin®
Indikation	Schmerzen, Fieber, KHK und akutes Koronarsyndrom, Thrombose- und Embolieprophylaxe
Kontraindikation	Magen- und Duodenalulkus, schwere Blutungsneigung, innerhalb der letzten drei Schwangerschaftsmonate, bekannte Überempfindlichkeit gegen Salizylate (Metabolite der Azetylsalizylsäure), schwere Nierenfunktionsstörung, Kinder mit viralen Infekten (Reye-Syndrom)
Wirkungseintritt	nach 2 – 3 Minuten
Wirkungsdauer	unterschiedlich, die Halbwertszeit liegt bei etwa 10 – 20 Minuten, die Thrombozytenaggregationshemmung kann nur durch Neubildung von Blutplättchen aufgehoben werden (7 – 8 Tage)
Nebenwirkungen	Bronchokonstriktion und damit die Gefahr eines Asthmaanfalls, Übelkeit, Magen-/Darmulzera und -blutungen, allergische Reaktionen, Ohrensausen (Tinnitus), Schäden am Fetus während der Schwangerschaft, Kontraktionshemmung an der Gebärmutter, Absinken der Nierendurchblutung
Wechselwirkungen	Wirkungsverstärkung durch andere Medikamente, die in die Blutgerinnung eingreifen (Antikoagulanzien und Fibrinolytika), verstärktes Auftreten von Hypoglykämien bei gleichzeitiger Einnahme bestimmter Antibiotika (Sulfonylharnstoffe)
Darreichungsformen	1 Ampulle Aspisol® enthält 500 mg Wirkstoff und wird mit 5 ml Wasser für Injektionszwecke (Aqua®) in Lösung gebracht.
Dosierungsempfehlung	• Schmerzen: 500 – 1.000 mg i.v. • Myokardinfarkt: 300 – 500 mg langsam i.v.

Tab. 13.15: Kurzprofil Paracetamol

Gängigster Handelsname	Ben-u-ron®, Perfalgan®
Indikation	Schmerzen jeglicher Art, Migräne, hohes Fieber
Kontraindikation	schwere Nieren- und Leberschäden
Wirkungseintritt	nach 30 – 60 Minuten
Wirkungsdauer	mehrere Stunden bei einer Halbwertszeit von 1 – 4 Stunden
Nebenwirkungen	wenig, bei Überdosierung schwere Leber- und Nierenschäden, selten Allergien
Wechselwirkungen	Wirkungsverstärkung von Antikoagulanzien, mit Alkohol, Barbituraten
Darreichungsformen	sehr verschieden: als Saft, Tabletten, Suppositorien oder i.v, z. B. Suppositorien (20 – 35 mg/kg KG): • 75 – 125 mg für Säuglinge • 250 mg für Kinder zwischen 1 – 6 Jahren • 500 mg für Kinder ab 6 Jahren
Dosierungsempfehlung	Schmerzen: 500 – 1.000 mg i.v.

13

Tab. 13.16: Kurzprofil Metamizol

Gängigster Handelsname	Novalgin®, Analgin®, Novaminsulfon ratiopharm®
Indikation	akute, starke Schmerzen, Schmerzen nach operativen Eingriffen, Kolikschmerzen der Harn- und Gallenwege, hohes Fieber
Kontraindikation	bekannte Allergie, Leberschäden, Säuglinge unter 3 Monaten, Störungen der Blutbildung, in den ersten und letzten drei Monaten der Schwangerschaft
Wirkungseintritt	nach 20 bis 30 Minuten
Wirkungsdauer	etwa 3 – 5 Stunden bei einer Halbwertszeit von 3 – 10 Stunden
Nebenwirkungen	Überempfindlichkeitsreaktionen (Anaphylaxie, Schock), schwere Schäden der Blutbildung (Agranulozytose) mit Fieber, Schüttelfrost, Halsschmerzen, gelegentlich Hypotonie, Rotfärbung des Urins (harmlos)
Wechselwirkungen	Wirkungsverstärkung durch Alkohol
Darreichungsformen	1 Ampulle Novalgin® zu 1 ml enthält 1000 mg Metamizol.
Dosierungsempfehlung	initial: 1 – 2,5 g Novalgin® langsam i.v.

Tab. 13.17: Opioidrezeptoren

Rezeptor	Wirkung
μ (mü)	Atemdepression, Analgesie, Abhängigkeit
κ (kappa)	Analgesie, Sedierung, Miosis
σ (sigma)	Mydriasis, Halluzinationen, Anregung des Kreislaufs
δ (delta)	Atemdepression, Hypotonie, Analgesie

Tab. 13.18: Kurzprofil Morphin

Gängigster Handelsname	Morphin Merck®, MST Mundipharma®
Indikation	schwere bis schwerste Schmerzzustände (Herzinfarkt)
Kontraindikation	Schwangerschaft und Stillzeit, Kolikschmerzen im Harntrakt oder in den Gallengängen, Atemlähmung
Wirkungseintritt	nach 1 – 2 Minuten (i.v.)
Wirkungsdauer	2 – 4 Stunden bei einer Halbwertszeit von etwa 3 Stunden
Nebenwirkungen	Atemlähmung, Übelkeit und Erbrechen, Sedierung, Bradykardie, Tonuserhöhung der glatten Muskulatur, Miosis, Harnverhalt
Wechselwirkungen	Zentral wirksame Medikamente und Alkohol verstärken die Wirkung.
Darreichungsformen	1 Ampulle zu 1 ml enthält 10 oder 20 mg Morphin.
Dosierungsempfehlung	10 mg mit 9 ml H_2O (Aqua®) verdünnen (fertige Lösung mit 1 mg pro ml Flüssigkeit), je nach Schmerzintensität 5 – 10 mg i.v.

Tab. 13.19: Kurzprofil Fentanyl

Gängigster Handelsname	Fentanyl® Janssen, Durogesic®, Actiq®
Indikation	schwerste Schmerzzustände, Therapie von Tumorschmerzen
Kontraindikation	erhöhter Hirndruck, Hypotonie bei Hypovolämie, Schwangerschaft und Stillzeit
Wirkungseintritt	nach etwa 20 Sekunden
Wirkungsdauer	bis zu 30 Minuten bei einer Halbwertszeit von 1 – 6 Stunden
Nebenwirkungen	Atemlähmung, Blutdruckabfall, Übelkeit und Erbrechen, Bradykardie, Bronchospasmus, Miosis, Harnverhalt
Wechselwirkungen	Blutdruck senkende, bradykardisierende oder zentral wirksame Medikamente werden in ihrer Wirkung verstärkt.
Darreichungsformen	1 Ampulle zu 2 ml enthält 0,1 mg, 1 Ampulle zu 10 ml enthält 0,5 mg Fentanyl.
Dosierungsempfehlung	je nach Schmerzzustand 0,05 – 0,1 mg langsam i.v.

Tab. 13.20: Kurzprofil Tramadol

Gängigster Handelsname	Tramal®
Indikation	mäßige bis starke Schmerzen
Kontraindikation	Vergiftung mit zentral wirksamen Medikamenten oder Alkohol, Atemlähmung
Wirkungseintritt	innerhalb von 5 Minuten
Wirkungsdauer	ca. 2 – 4 Stunden bei einer Halbwertszeit von etwa 3 Stunden
Nebenwirkungen	Übelkeit und Erbrechen (bei bis zu $1/3$ der Patienten), Schwindel, Atemlähmung, Blutdruckabfall, Schwitzen, Sedierung
Wechselwirkungen	zentral wirksame Medikamente oder Alkohol werden in ihrer Wirkung verstärkt.
Darreichungsformen	1 Ampulle zu 1 ml enthält 50 mg, 1 Ampulle zu 2 ml enthält 100 mg Tramadol.
Dosierungsempfehlung	50 – 100 mg langsam i.v. (Brechreiz!)

Endorphinen (endogene Morphine) sehr ähnlich und besetzen spezielle **Opioidrezeptoren** im ZNS. Bekannt sind insgesamt vier verschiedene Opioidrezeptoren (☞ Tab. 13.17), zu denen die Opiate jeweils unterschiedliche Affinität besitzen können.

Schmerzen werden durch die Opiate nicht unmittelbar bekämpft. Vielmehr wird die **subjektive Wahrnehmung** des Patienten gegenüber Schmerzen beeinflusst. Die Schmerzen verlieren ihren bedrohlichen und Angst einflößenden Charakter, die Opiate schaffen eine gewisse Distanz. Der Patient kann nach erfolgter Analgesie den Schmerz genau lokalisieren und beschreiben, empfindet ihn aber nicht mehr als „Schmerz" („tut nicht weh").

13

Tab. 13.21: Kurzprofil Naloxon

Gängigster Handelsname	Narcanti®
Indikation	Opiatintoxikation (Opioide, synthetische Narkotika wie Fentanyl, Methadon, Tilidin oder Pentazosin), als diagnostisches Instrument, um eine Opiatintoxikation auszuschließen
Kontraindikation	Vorsicht bei Opiatentzugssymptomen sowie Schwangerschaft und Stillzeit!
Wirkungseintritt	innerhalb von 1–2 Minuten
Wirkungsdauer	ca. 1–4 Stunden bei einer Halbwertszeit von etwa 1–1,5 Stunden
Nebenwirkungen	akutes Entzugssymptom bei Drogenabhängigen, Folge daraus: Blutdruckanstieg, Tachykardie, Schwitzen, Schwindel, Krämpfe
Wechselwirkungen	nicht nennenswert
Darreichungsformen	1 Ampulle Narcanti® zu 1 ml enthält 0,4 mg, 1 Ampulle Narcanti® neonatal zu 2 ml enthält 0,04 mg Naloxon.
Dosierungsempfehlung	Erwachsene: initial zwischen 1 und 5 Ampullen (0,4–2 mg) i.v., i.m. oder s.c. Kinder: 0,01 mg/kg KG

Merke

Gibt man der Wirkstärke von Morphin den Referenzwert 1, so besitzt Fentanyl eine bis zu 100fach stärkere Wirkung als Morphin.

Naloxon

Die **Überdosierung** von Opiaten führt zu einer zentralen Atemlähmung und Koma unter Ausschaltung aller Schutzreflexe. Naloxon (☞ Tab. 13.21) ist ein Arzneimittel, welches dieselben Rezeptoren besetzt wie die Opiate und sie gegen weitere Erregung blockiert. Dabei hat Naloxon eine vielfach höhere Affinität zu den Rezeptoren und ist in der Lage, die Opiate **kompetitiv** vom Rezeptor zu verdrängen. Die unerwünschten Nebenwirkungen verschwinden innerhalb von wenigen Minuten. Zu beachten ist jedoch die kurze Halbwertszeit des Naloxon im Vergleich zu Fentanyl oder Morphin, sodass ein erneutes Auftreten der zentralen Atemlähmung möglich ist.

13.2.6 Anästhetika (Narkosemedikamente)

Krankheitszustände, die eine Intubation des wachen Patienten erforderlich machen, setzen voraus, dass der Patient dazu in einen kontrollierten Zustand einer **Narkose** überführt wird. Die Gabe eines Narkotikums führt auf unterschiedliche Weisen zu einer Schlaf erzwingenden Wirkung und zur Ausschaltung des Bewusstseins. Da **Narkotika** nicht zwangsläufig auch analgetisch wirken, ist darüber hinaus eine **adäquate Schmerztherapie** notwendig (☞ Kap. 14.2). Zur Narkose können Anästhetika verschiedener Gruppen verwendet werden, die aufgrund ihrer leichten Fettlöslichkeit schnell ins ZNS gelangen.

Barbiturate

Barbiturate (z. B. **Thiopental,** ☞ Abb. 13.4, Tab. 13.22) erhöhen in bestimmten Teilen des ZNS die hemmenden Impulse und vermindern die Erregbarkeit der Nervenzellen durch Botenstoffe. Dies führt zwangsweise zu einer **hypnotischen Wirkung.** Barbitu-

Tab. 13.22: Kurzprofil Thiopental

Gängigster Handelsname	Trapanal®
Indikation	Einleitung einer Kurznarkose, Durchbrechung eines Status epilepticus
Kontraindikation	Vergiftung mit zentral wirksamen Pharmaka oder Alkohol, Ateminsuffizienz, Schock, Leber- und Nierenschäden, bekannte Barbituratallergie bei Asthmatikern, Status asthmaticus, Herzinfarkt und Herzinsuffizienz
Wirkungseintritt	nach 20 – 60 Sekunden
Wirkungsdauer	10 – 14 Minuten, bei häufiger Nachinjektion verlängert sich die Wirkungsdauer enorm, Halbwertszeit etwa 11 Stunden
Nebenwirkungen	Atemdepression, Abnahme des Herzzeitvolumens mit Blutdrucksenkung, Herzrhythmusstörungen, Laryngo- und Bronchospasmus aufgrund Histaminfreisetzung, Erhöhung des kardialen Sauerstoffbedarfs
Wechselwirkungen	• Wirkungsverstärkung: zentral wirksame Pharmaka und Alkohol, ASS • Wirkungsabschwächung: Antikoagulanzien, Kortikosteroide, Kontrazeptiva
Darreichungsformen	1 Stechampulle mit 20 ml enthält 0,5 g Trockensubstanz und ist mit Wasser für Injektionszwecke zuzubereiten.
Dosierungsempfehlung	Narkoseeinleitung: 200 – 500 mg i.v. (5 mg/kg KG) Status epilepticus: 100 – 250 mg i.v.

rate wirken jedoch nicht schmerzlindernd, sondern erhöhen vielmehr die Empfindlichkeit für Schmerz, weshalb eine ausreichende **Analgesie erforderlich** ist.

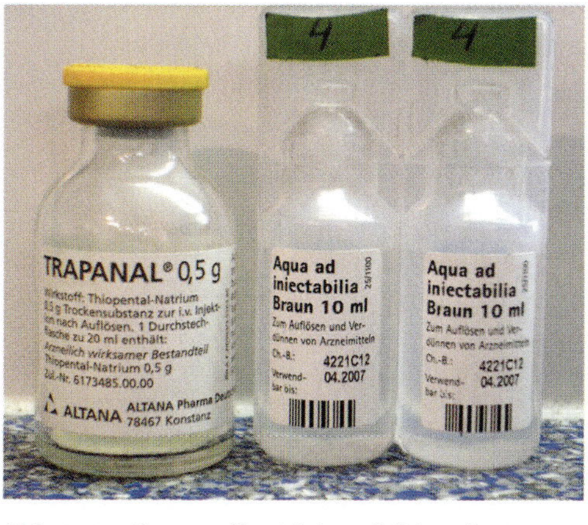

Merke

Patienten mit Schädel-Hirn-Trauma profitieren von der hirndrucksenkenden Komponente des Trapanals.

Abb. 13.4: Trapanal® und Aqua® [M302]

Hypnotika

Etomidat (☞ Tab. 13.23) ist isoliert hypnotisch wirksam und zeichnet sich durch schnelle Anflutung nach Applikation und eine kurze Halbwertszeit aus. Es verfügt jedoch über keinerlei analgetische Effekte, was eine zusätzliche Gabe von Analgetika unverzichtbar macht. Darüber hinaus beeinflusst Etomidat nur leicht das Herz-Kreislauf-System und wirkt nicht muskelrelaxierend.

Ketamine

Im ZNS erfolgt nach Applikation von Ketamin (☞ Tab. 13.24) eine komplexe Wirkung

13

Tab. 13.23: Kurzprofil Etomidat

Gängigster Handelsname	Hypnomidate®, Etomidat-Lipuro®
Indikation	Einleitung einer Kurznarkose und Intubation (auch bei Risikopatienten)
Kontraindikation	während der Schwangerschaft strenge Risikoabwägung, Kinder unter 6 Jahre, bekannte Allergien gegen Etomidat
Wirkungseintritt	nach etwa 20 Sekunden
Wirkungsdauer	3 – 5 Minuten bei einer Halbwertszeit von etwa 3 – 5 Stunden
Nebenwirkungen	Injektionsschmerz (deshalb Verwendung in öliger Zubereitungsform, „Lipuro"), Myoklonien (Muskelzuckungen mit Erschweren einer Maskenbeatmung), Atemdepression, Übelkeit und Erbrechen
Wechselwirkungen	Wirkungsverstärkung von Antihypertonika und mögliche Wirkungsverstärkung durch Alkohol und zentral wirksame Pharmaka
Darreichungsformen	1 Ampulle zu 10 ml enthält 20 mg Etomidat.
Dosierungsempfehlung	0,3 mg/kg KG langsam i.v. zur Einleitung (insgesamt maximal 60 mg)

Tab. 13.24: Kurzprofil Ketamin

Gängigster Handelsname	Ketanest®, Ketanest S®
Indikation	Einleitung einer Narkose und deren Aufrechterhaltung, starke Schmerzzustände, therapieresistenter Status asthmaticus
Kontraindikation	akuter Herzinfarkt und KHK, arterielle Hypertonie, Schädel-Hirn-Trauma und Hirndruckzeichen, perforierende Augapfelverletzung, Glaukom, Schwangerschaft in den ersten drei Monaten
Wirkungseintritt	nach 10 – 15 Sekunden
Wirkungsdauer	ca. 10 – 15 Minuten bei einer Halbwertszeit von etwa 80 Minuten
Nebenwirkungen	Hypertonie, Tachykardie (höherer Sauerstoffverbrauch am Herzen!), Zunahme des Muskeltonus, Hirndruckerhöhung, Zunahme des Augeninnendrucks, Erregung, Halluzinationen, Albträume, Bronchodilatation, Atemdepression bei zu rascher Injektion
Wechselwirkungen	Wirkungsverlängerung von Benzodiazepinen und Neuroleptika, Wirkungsverstärkung von Pharmaka, die den Blutdruck und die Frequenz erhöhen
Darreichungsformen	1 Ampulle Ketanest® zu 5 ml enthält 50 mg, 1 Ampulle Ketanest® zu 2 ml enthält 100 mg Ketamin. 1 Ampulle Ketanest S® zu 5 ml enthält 25 mg, 1 Ampulle Ketanest S® zu 2 ml enthält 50 mg Esketamin.
Dosierungsempfehlung	Analgesie: 0,25 – 0,75 mg/kg KG i.v. Narkose: initial 1 – 4 mg/kg KG langsam i.v.

an einer bestimmten Rezeptorenklasse. Dies führt zu einer so genannten **„dissoziativen Anästhesie"**, einem Zustand, in dem der Patient bewusstlos, aber mit offenen Augen verweilt und Halluzinationen ausgesetzt ist. Die Unterscheidung zwischen realer Welt und der erlebten (Alb-)Traumwelt ist für den Patienten nicht mehr möglich. Trotz normaler Körperfunktionen kann sich der Patient nicht bewegen (**Katalepsie**). Die Halluzinationen oder (Alb-)Träume können mitunter sehr beängstigend erscheinen und zu einer Ausschüttung von Stresshormonen führen, wodurch Herzfrequenz und Blutdruck ansteigen. Darüber hinaus besitzt das Ketamin eine **stark analgetische Wirkung.**

Merke

Ketanest® beinhaltet das Ketaminmolekül in zwei verschiedenen chemischen Strukturen. Diese Mischung beider Formen (Enantiomere) bezeichnet man als Racemat. Im neu entwickelten Esketamin ist ausschließlich das aktivere Enantiomer in reiner Form enthalten, weswegen Ketanest S® mit lediglich der **halben** Dosierung dieselbe Wirkung erzielt. Um die Albträume, Halluzinationen und Stressreaktionen zu mindern, sollte man die Ketanestnarkose stets in Verbindung mit Midazolam durchführen.

13.2.7 Antihypertensiva (Blutdruck senkende Medikamente)

Die **Regulation des Blutdrucks** ist von der normalen Funktion aller zuständigen Regelkreise abhängig. So liegen bei gesunden Menschen, die sich im Ruhezustand befinden, die Blutdruckwerte um 120/80 mmHg. Bei körperlicher Belastung führt eine physiologische Aktivierung des Sympathikus durch Stresshormone zu einer Erhöhung des Herzzeitvolumens und der Herzfrequenz. Der erhöhte Blutdruck dient einer besseren Versorgung der Körperperipherie, die durch körperliche Belastung mehr Blut verbraucht, um die unterschiedlichen Körperfunktionen aufrechtzuerhalten.

Ein ständig erhöhter Blutdruck, der auch in Ruhe nicht spürbar absinkt, kann schwere Schäden, insbesondere an den Gefäßen und dem Herzen, verursachen. Ein **zu hoher Blutdruck,** der über längere Zeit systolische Spitzenwerte über 200 mmHg erreichen kann, muss medikamentös therapiert werden. Antihypertensiva senken auf unterschiedliche Weise den Blutdruck.

Sympatholytika

Urapidil

Um die Wirkungen des **Sympathikus** aufzuheben, besteht die Möglichkeit, die α- und β-Rezeptoren zu hemmen. Die Blockade der β-Rezeptoren würde jedoch vordringlich die Herzfrequenz und nicht den Blutdruck senken. Die Blockade der α_1-Rezeptoren durch Urapidil ($\rightarrow$ Tab. 13.25) hingegen führt zu einer **Tonussenkung** der glatten Muskulatur der Gefäßwände und damit zu einer Verringerung des Gefäßwiderstandes, in deren Folge der Blutdruck sinkt. Am Herzen treten kaum Nebenwirkungen auf. Während es bei einer zu starken Blutdrucksenkung normalerweise zu einer reflektorischen Tachykardie kommt, unterbleibt diese bei Urapidil aufgrund einer zusätzlichen spasmolytischen Komponente am α_2-Rezeptor im ZNS.

Kalziumantagonisten

Nifedipin

Kalziumantagonisten hemmen die **Kalziumkanäle** und führen dadurch zu einer raschen Senkung des Tonus der glatten Blutgefäßmuskulatur. Im Vergleich zu Verapamil ($\rightarrow$ Tab. 13.11), dessen Herzwirkung im Vordergrund steht, greift Nifedipin ($\rightarrow$ Tab. 13.26) beim Herzgesunden fast ausschließlich im **arteriellen Blutgefäßsystem** an und erweitert es. Dies führt zu einer Senkung der Nachlast ($\rightarrow$ Kap. 3.1.3), vermindert die Herzarbeit und führt zu einem geringeren Sauerstoffbedarf. Auch die Koronargefäße werden erweitert und damit besser durchblutet, wodurch das Sauerstoffangebot erhöht wird.

13

Tab. 13.25: Kurzprofil Urapidil

Gängigster Handelsname	Ebrantil®
Indikation	hypertensive Krise und arterieller Hypertonus
Kontraindikation	Schwangerschaft und Stillzeit, Fehlbildungen an den Herzklappen und an der Aorta
Wirkungseintritt	nach 2 – 5 Minuten
Wirkungsdauer	ca. 1 – 3 Stunden bei einer Halbwertszeit von etwa 3 Stunden
Nebenwirkungen	überschießende Blutdrucksenkung, Herzklopfen, Schwindel, Übelkeit und Erbrechen, Schwitzen
Wechselwirkungen	Wirkungsverstärkung anderer Antihypertensiva
Darreichungsformen	1 Ampulle zu 5 ml enthält 25 mg, 1 Ampulle zu 10 ml enthält 50 mg Urapidil.
Dosierungsempfehlung	initial zwischen 10 – 50 mg langsam i.v.

Tab. 13.26: Kurzprofil Nifedipin

Gängigster Handelsname	Adalat®
Indikation	hypertensive Krise, Angina pectoris
Kontraindikation	Herzinsuffizienz, instabile Angina pectoris, Hypotonie bis Schock, akuter Myokardinfarkt, Schwangerschaft
Wirkungseintritt	nach 3 – 5 Minuten
Wirkungsdauer	ca. 4 – 6 Stunden bei einer Halbwertszeit von 3 – 4 Stunden
Nebenwirkungen	Kopfschmerzen, Flush, Wärmegefühl, Reflextachykardie, überschießende Blutdrucksenkung, Angina-pectoris-Anfall
Wechselwirkungen	überschießende Blutdrucksenkung in Verbindung mit Nitraten, anderen Antihypertonika und β-Blockern
Darreichungsformen	1 Kapsel enthält 5, 10 oder 20 mg Nifedipin.
Dosierungsempfehlung	1 Kapsel zerbeißen lassen oder mithilfe einer Kanüle anstechen und sofort hinunterschlucken lassen.

13.2.8 Muskelrelaxanzien (muskelerschlaffende Medikamente)

Zur **Erschlaffung von Muskeln** (lat. relaxare = locker, schlaff machen) im Rahmen einer Narkose werden Medikamente verwendet, die an der motorischen Endplatte der quer gestreiften Skelettmuskulatur die Erregungsleitung der Nervenbahn blockieren und eine regelrechte Kontraktion des Muskels verhindern (☞ Abb. 13.5). Es folgt eine zeitlich begrenzte, schlaffe **Lähmung** der gesamten Skelettmuskulatur (z. B. Atemmuskulatur). Muskelrelaxanzien besitzen keinerlei sedierende oder analgetische Wirkung, aber sie vereinfachen die Intubation, weil sie **Abwehrreaktionen** wie Husten, Pressen und Laryngospasmus verhindern.

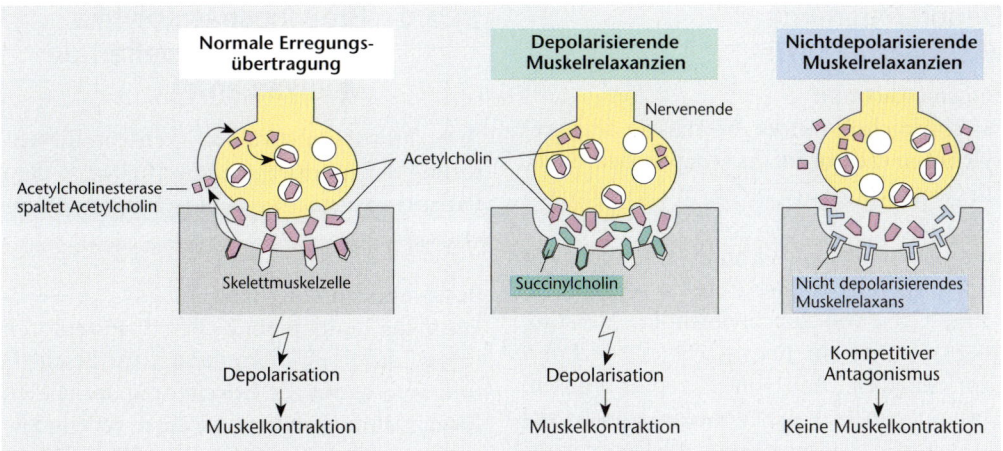

Abb. 13.5: Normale Erregungsübertragung und die Wirkung von Muskelrelaxanzien [A400]

Achtung

Im Rettungsdienst wird auf den Einsatz von Muskelrelaxanzien oftmals verzichtet, da deren Nutzen die Risiken nicht überwiegt (☞ Kap. 14.2).

Die Muskelrelaxanzien lassen sich in **zwei Gruppen** einteilen, wobei beide an der motorischen Endplatte, der Schnittstelle zwischen peripherem Nerv und dem Skelettmuskel, ihre Wirkung entfalten.

Nichtdepolarisierende Muskelrelaxanzien

Vecuronium

Vecuronium (☞ Tab. 13.27) führt an der Synapse (☞ Kap. 3.3.1) zu einer **kompetitiven Blockade** des Acetylcholinrezeptors und verhindert eine Aktivierung der Skelettmuskelfasern durch den freigesetzten Transmitter Acetylcholin.

Tab. 13.27: Kurzprofil Vecuronium

Gängigster Handelsname	Norcuron®
Indikation	Muskelrelaxans im Rahmen der Narkoseeinleitung und Intubation
Kontraindikation	fehlende Beatmungsmöglichkeit, schwere Leberschäden
Wirkungseintritt	nach 1 – 3 Minuten
Wirkungsdauer	20 – 30 Minuten bei einer Halbwertszeit von etwa 1,5 Stunden
Nebenwirkungen	selten Bronchospasmus wegen Histaminfreisetzung, Blutdruckanstieg und Tachykardie
Wechselwirkungen	sehr zahlreich, Wirkungsverstärkung durch andere Muskelrelaxanzien, Ketamin, Kalziumantagonisten, α- und β-Blocker, Schleifendiuretika, Morphin, Piritramid
Darreichungsformen	1 Ampulle enthält 10 mg Vecuronium-Trockensubstanz und wird mit 10 ml Kochsalzlösung oder Wasser für Injektionszwecke in Lösung gebracht.
Dosierungsempfehlung	im Rahmen der Narkoseeinleitung: 0,1 mg/kg KG als Bolus (Atemstillstand!)

13

Depolarisierende Muskelrelaxanzien

Succinylbicholin

Succinylbicholin wirkt ebenfalls an den **Acetylcholinrezeptoren** im synaptischen Spalt. Im Gegensatz zu den nichtdepolarisierenden Relaxanzien besetzt es jedoch den Rezeptor und löst dieselbe Wirkung aus, die auch das körpereigene Acetylcholin verursacht. Ohne Gabe von Succinylbicholin (☞ Tab. 13.28) würde ein Enzym das Acetylcholin „zerschneiden" und vom Rezeptor ablösen. Das Succinylbicholin verweilt jedoch viel länger am Rezeptor und hält die **Depolarisation** aufrecht, sodass keine Repolarisation stattfinden kann. Daher bleibt die Depolarisation und somit die Unerregbarkeit durch Nervenimpulse so lange bestehen, bis das Succinylbicholin aus dem Gewebe abdiffundiert. Succinylbicholin ist **sehr schnell und sehr kurz wirksam.**

13.2.9 Bronchospasmolytika (Bronchien erweiternde Medikamente)

Bronchospasmolytika bewirken eine **Erweiterung der Atemwege** und verhelfen so dem Patienten zu einer rasch einsetzenden Atemerleichterung.

β_2-Sympathomimetika

Die in der Lunge befindlichen β_2-Rezeptoren führen durch ihre Aktivierung zur Erschlaffung und damit zur Erweiterung der glatten Bronchialmuskulatur und einer verminderten Freisetzung von Histamin. Sie erhöhen die eigene **Reinigungsfähigkeit** der Lunge (mukoziliäre Clearance) und senken den Druck in der Lungenstrombahn. β_2-Sympathomimetika (z. B. Fenoterol, ☞ Tab. 13.29) sind die **potentesten Medikamente zur Erweiterung des Bronchialbaums,** zumal die Wirkung nach Inhalation bereits innerhalb von etwa 30 Sekunden einsetzt.

Tab. 13.28: Kurzprofil Succinylbicholin

Gängigster Handelsname	Lysthenon®, Pantolax®
Indikation	Muskelrelaxans im Rahmen der Narkoseeinleitung und zur Schnellintubation („Crush"-Intubation)
Kontraindikation	fehlende Beatmungsmöglichkeit, Polytraumata und Verbrennungsopfer aufgrund der Hyperkaliämiegefahr, perforierende Augapfeltraumata und Glaukom, Patienten mit bekanntem Risiko für maligne Hyperthermie
Wirkungseintritt	nach 30 – 60 Sekunden
Wirkungsdauer	Die Wirkung tritt binnen einer Minute ein, hält etwa 2 Minuten an und klingt binnen 8 – 10 Minuten ab. Die Halbwertszeit liegt bei etwa 1 – 2 Minuten.
Nebenwirkungen	Herzrhythmusstörungen (Tachykardie/Bradykardie), Blutdruckabfall, anfänglich Muskelzuckungen, Muskelkater, Erhöhung des Augeninnendrucks, selten Allergie, Auslösen einer malignen Hyperthermie
Wechselwirkungen	Wirkungsverstärkung durch β-Blocker, Lidocain, nicht mischbar mit Barbituraten
Darreichungsformen	1 Ampulle Lysthenon® 2 % zu 5 ml enthält 100 mg, 1 Ampulle Lysthenon® 5 % zu 2 ml enthält 100 mg Succinylbicholin.
Dosierungsempfehlung	im Rahmen der Narkoseeinleitung: 1 mg/kg KG als Bolus (Atemstillstand!)

Tab. 13.29: Kurzprofil Fenoterol

Gängigster Handelsname	Berotec®
Indikation	akuter Asthmaanfall, vorzeitige Wehentätigkeit (in Ausnahmefällen)
Kontraindikation	Herzerkrankungen (frischer Myokardinfarkt, KHK), Tachykardie, Tachyarrhythmien, Schilddrüsenüberfunktion, schwere Leber- und Nierenerkrankungen
Wirkungseintritt	beginnend nach etwa 30 Sekunden
Wirkungsdauer	4 – 8 Stunden bei einer Halbwertszeit von 6 – 7 Stunden
Nebenwirkungen	Tachykardie, Blutdrucksenkung oder -abfall, Unruhezustände mit Herzklopfen, gelegentlich Hypokaliämie
Wechselwirkungen	Wirkungsaufhebung durch β-Blocker, Wirkungsverstärkung von Sympathomimetika, Kortikosteroide, Theophyllin, Anticholinergika
Darreichungsformen	Berotec® Dosieraerosol: Ein Hub enthält 100 µg Fenoterol (10 Hübe ergeben 1 mg).
Dosierungsempfehlung	im akuten Asthmaanfall: 1 – 2 Hübe, evtl. Wiederholung nach 5 Minuten

Theophyllin

Theophyllin (☞ Tab. 13.30) hemmt ein Enzym in den glatten Muskelzellen des **Bronchialbaumes** und lässt dadurch dessen Muskulatur erschlaffen. Es erhöht die Atemmuskelkontraktilität und vermindert die Kapillarpermeabilität, um einen weiteren Flüssigkeitsaustritt zu verhindern. Es senkt den Blutdruck im Lungenstromkreis und hemmt die weitere Freisetzung von Entzündungsbotenstoffen. Am **Herzen** wirkt es Frequenz und Herzkraft steigernd (positiv chrono- und inotrop), die peripheren Gefäße werden erweitert und es kommt zur Antriebssteigerung und Stimulation der Atemtätigkeit im ZNS.

13.2.10 Antiemetika (Brechreiz unterdrückende Medikamente)

Ein Brechreiz kann auf unterschiedliche Arten entstehen. Im menschlichen Gehirn ist ein bestimmter Bereich (in der Medulla oblongata) für die Interpretation der angebotenen Reize zuständig – das „**Brechzentrum**". Darüber hinaus wird das Blut an spezialisierten Orten (**Area postrema**) auf giftige Substanzen untersucht und gegebenenfalls dem Brechzentrum ein Signal übermittelt, welches ein Erbrechen auslöst. Dadurch werden **Giftstoffe** aus dem Magen entfernt. Dieser sinnvolle Brechreizreflex kann gelegentlich auch gestört sein, z. B. durch Anstieg des Hirndrucks, und es kommt zum unwillkürlichen Erbrechen. Dieser unangenehme und für den Patienten belastende Vorgang kann durch die Hemmung spezieller Rezeptoren (**Dopamin-Rezeptor D_2**) im Brechzentrum unterbunden werden.

Metoclopramid

Die antiemetische Wirkung von Metoclopramid (☞ Tab. 13.31) erfolgt über **zentrale und periphere Angriffspunkte.** Durch die antidopaminerge Wirkung ist Metoclopramid auch bei schwerem, sonst kaum behandelbarem Erbrechen anderer Antiemetika überlegen. Zusätzlich wird durch Metoclopramid der untere Speiseröhrensphinkter kontrahiert und die Peristaltik im Ösophagus erhöht, sodass ein Reflux von Mageninhalt in die Speiseröhre verhindert wird. Andererseits wird die Magenentleerung gefördert, was eine Stauung im Magen, die zum Erbrechen führen kann, verhindert.

Tab. 13.30: Kurzprofil Theophyllin

Gängigster Handelsname	Euphyllin®, Solosin®
Indikation	akuter Asthmaanfall, Atemnot aufgrund von Verengungen oder Spasmen der Atemwege, Cor pulmonale
Kontraindikation	akuter Myokardinfarkt, Herzrhythmusstörungen (tachykarde Arrythmie, Tachykardie), schwere Hypertonie, Epilepsie, instabile AP, Schwangerschaft
Wirkungseintritt	rasch, innerhalb von Minuten
Wirkungsdauer	etwa 6–8 Stunden bei einer Halbwertszeit von etwa 8 Stunden
Nebenwirkungen	Kopfschmerzen, Tachykardie, Blutdruckabfall, Unruhe, Übelkeit und Erbrechen, Auslösen epileptischer Anfälle in zu hoher Dosierung, Herzrhythmusstörungen (Extrasystolen)
Wechselwirkungen	Wirkungsaufhebung von β-Blockern, Wirkungsverstärkung durch β-Sympathomimetika, Erhöhung des Theophyllin-Spiegels durch Kalium-Antagonisten, orale Kontrazeptiva
Darreichungsformen	1 Ampulle Solosin® zu 5 ml enthält 200 mg, 1 Ampulle Euphyllin® zu 5 ml enthält 200 mg Theophyllin.
Dosierungsempfehlung	akut: 4–5 mg/kg KG über 30 Minuten i.v. bei vorheriger Einnahme von Theophyllinpräparaten: 2–3 mg/kg KG über 30 Minuten i.v.

Tab. 13.31: Kurzprofil Metoclopramid

Gängigster Handelsname	Paspertin®, MCP-ratiopharm®
Indikation	Übelkeit und Erbrechen, Motilitätsstörungen des Magen-Darm-Traktes, akuter Migräneanfall (durch D_2-Hemmung)
Kontraindikation	mechanischer Darmverschluss (Ileus) oder Perforation, Epilepsie und extrapyramidal bedingte motorische Störungen, Kinder < 2 Jahre, Schwangerschaft
Wirkungseintritt	nach 5 Minuten
Wirkungsdauer	wenige Stunden bei einer Halbwertszeit von 4–5 Stunden
Nebenwirkungen	Müdigkeit, Schwindel, extrapyramidal bedingte motorische Störungen (Dyskinesien, v.a. bei Kindern), Unruhe
Wechselwirkungen	Wirkungsaufhebung durch Anticholinergika, Verstärkung der Dyskinesien durch Neuroleptika oder Antidepressiva
Darreichungsformen	1 Ampulle zu 2 ml enthält 10 mg Wirkstoff.
Dosierungsempfehlung	akutes Erbrechen: 1–3-mal 10 mg i.v. Migräneanfall: 10 mg i.v.

13

13.2.11 Antihistaminika (gegen Allergie wirkende Medikamente)

Allergische Reaktionen (☞ Kap. 11.3.2) werden durch Fremdstoffe, zumeist Eiweißstrukturen (**Antigene**), hervorgerufen, die vom Organismus als körperfremd angesehen werden. Dabei binden die im Körper zirkulierenden **Antikörper (IgE)** diese Antigene und transportieren sie zu den Entzündungszellen. Die Entzündungszellen (Mastzellen) reagieren mit einer Ausschüttung von **Entzündungsmediatoren (Histamin)**, für die bestimmte Rezeptoren (H-Rezeptoren) existieren. Antihistaminika (☞ Tab. 13.32, 13.33) verhindern die Ausschüttung des Histamins, verdrängen es kompetitiv vom Rezeptor und hemmen so die überschießende Reaktion.

Tab. 13.32: Kurzprofil Dimetinden

Gängigster Handelsname	Fenistil®
Indikation	anaphylaktische Reaktion (Juckreiz, Quaddeln), anaphylaktischer Schock
Kontraindikation	Kinder unter 3 Jahren, Schwangerschaft und Stillzeit
Wirkungseintritt	innerhalb einer halben Stunde
Wirkungsdauer	etwa 4 – 5 Stunden bei einer Halbwertszeit von etwa 6 Stunden
Nebenwirkungen	Schwindel, Kopfschmerzen, Sedierung, Mundtrockenheit
Wechselwirkungen	Wirkungsverstärkung von Alkohol und zentral wirksamen Pharmaka, Gefahr eines Glaukomanfalls bei gleichzeitiger Einnahme von trizyklischen Antidepressiva
Darreichungsformen	1 Ampulle zu 4 ml enthält 4 mg Dimetinden.
Dosierungsempfehlung	1 – 2 Ampullen langsam (!) i.v.

Tab. 13.33: Kurzprofil Clemastin

Gängigster Handelsname	Tavegil®
Indikation	anaphylaktische Reaktion (Juckreiz, Quaddeln), Zusatzmedikation beim anaphylaktischen Schock
Kontraindikation	Schwangerschaft und Stillzeit, Engwinkelglaukom, Blasenentleerungsstörungen
Wirkungseintritt	innerhalb einer halben Stunde
Wirkungsdauer	etwa 1 – 10 Stunden bei einer sehr variablen Halbwertszeit
Nebenwirkungen	Sedierung, Unruhe, Schlaflosigkeit, Schwindel
Wechselwirkungen	Wirkungsverstärkung von Alkohol, Psychopharmaka, Narkotika, Hypnotika, Analgetika
Darreichungsformen	1 Ampulle zu 5 ml enthält 2 mg Clemastin.
Dosierungsempfehlung	akut: 2 – 3 mg langsam (!) i.v.
Besonderheiten	stabilisiert die Gefäßmembranen

13.2.12 Antikoagulanzien (blutgerinnungshemmende Medikamente)

Thrombozytenaggregationshemmer
☞ Kap. 13.2.5 Azetylsalizylsäure

Heparin

Bei einer **Embolie** (☞ Kap. 15.2.5) kann eine Hemmung der Blutgerinnung die Entstehung oder weitere Vergrößerung eines bestehenden Gerinnsels verhindern und die Fließeigenschaften des Blutes verbessern. **Antithrombin III,** ein körpereigener Gerinnungshemmer, kann durch die Bindung an Heparin (☞ Tab. 13.34), welches normalerweise nur in den Entzündungszellen vorkommt, in seiner Wirkung verstärkt werden. Dieser Komplex bindet irreversibel verschiedene Faktoren im Blutgerinnungssystem und hemmt sie dadurch. Ein bereits gebildeter Embolus kann nicht aufgelöst, aber zumindest dessen weitere Vergrößerung unterbunden werden.

13.2.13 Diuretika (harntreibende Medikamente)

Diuretika sind Medikamente, die zu einer vermehrten **Ausscheidung von Wasser und Elektrolyten,** insbesondere von Natrium, durch die Nieren führen. Durch die Verminderung der Salze wird Körperwasser im Bereich zwischen den Zellen des Körpers ausgeschwemmt und Ödeme, auch Flüssigkeitsansammlungen in der Lunge, werden verringert. Durch diese Verringerung des Körpervolumens wird die Arbeit des Herzens erleichtert. Auch der Blutdruck wird gesenkt.

Furosemid

Furosemid (☞ Tab. 13.35) hemmt die **renale Na^+- und Cl^--Rückresorption** in der Henle-Schleife der Niere und wird deshalb auch als „**Schleifendiuretikum**" bezeichnet. Zum diuretischen Effekt von Furosemid trägt auch eine Steigerung der **Nierendurchblutung** bei, die zu einem Absinken der Osmolarität im Nierenmark führt. Das abfiltrierte

Tab. 13.34: Kurzprofil Heparin

Gängigster Handelsname	Liquemin®, Heparin-Natrium-Braun®
Indikation	Therapie von Myokardinfarkt, instabiler AP, Lungenembolie, venöser Thromben, Prophylaxe von Thrombosen
Kontraindikation	erhöhte Blutungsneigung, schwere Leber- und Nierenerkrankungen, Heparinunverträglichkeit, Verdacht einer Gefäßperforation, schweres Trauma, schwere Hypertonie → bei Verdacht auf Myokardinfarkt jedoch keine KI
Wirkungseintritt	bei intravenöser Bolusgabe sofort
Wirkungsdauer	abhängig von der Dosierung: je höher die Dosierung, desto höher die Halbwertszeit, bei niedriger Dosierung etwa 1 Stunde
Nebenwirkungen	erhöhte Blutungsgefahr, Allergien mit Verminderung der Thrombozytenbildung
Wechselwirkungen	Wirkungsverstärkung mit Thrombozytenaggregationshemmern, NSAR, Fibrinolytika, Cumarinen, Kortikosteroiden, Antibiotika, Wirkungsverminderung in Verbindung mit Antidepressiva und Antihistaminika
Darreichungsformen	1 Ampulle Liquemin® zu 0,5 ml enthält 5.000 oder 7.500 I.E., 1 Ampulle zu 1 ml enthält 10.000 oder 20.000 I.E. Heparin.
Dosierungsempfehlung	Vollheparinisierung: 5.000 I.E. als Bolus und 15 – 20 I.E./kg KG/h i.v.

Tab. 13.35: Kurzprofil Furosemid

Gängigster Handelsname	Lasix®
Indikation	Lungenödem, akute Herzinsuffizienz, periphere Ödeme, Niereninsuffizienz, hypertensive Krise, Hyperkalzämie, Hyperkaliämie, forcierte Diurese (Harnauscheidung) bei Intoxikation von Giften, die renal ausgeschieden werden
Kontraindikation	schwere Hyponatriämie und Hypokaliämie, schwerer Flüssigkeitsmangel (Hypovolämie), Nierenversagen mit fehlender Harnproduktion (Anurie), Schwangerschaft, bekannte Überempfindlichkeit, Blasenentleerungsprobleme (Katheter)
Wirkungseintritt	rasch, innerhalb von 5 Minuten (Latenz bis 15 Minuten möglich)
Wirkungsdauer	4 – 6 Stunden bei einer Halbwertszeit von 60 Minuten
Nebenwirkungen	Blutdruckabfall, Erhöhung des Hämatokrit und Verschlechterung der Fließeigenschaften des Blutes (Thrombosegefahr), Hyponatriämie, Hypokalzämie, Hypokaliämie, Blutzuckererhöhung, Gefahr eines Gichtanfalls (Harnsäureausscheidung sinkt), Allergien, Übelkeit und Erbrechen
Wechselwirkungen	Wirkungsverstärkung von Herzglykosiden, Glukokortikoiden, Antihypertensiva, Wirkverlust von Antidiabetika, Epinephrin (Adrenalin), Hörschäden in Verbindung mit Antibiotika (Aminoglykoside), Wirkungsverlust durch Salizylate
Darreichungsformen	1 Ampulle zu 2 ml enthält 20 mg, 1 Ampulle zu 4 ml enthält 40 mg Furosemid.
Dosierungsempfehlung	akutes Lungenödem: 40 mg langsam i.v., evtl. nach 20 Minuten Wiederholung

Wasser kann nicht mehr rückresorbiert werden und führt zu einer sofortigen Ausscheidung großer Urinmengen.

Furosemid führt weiterhin zu einer raschen Erweiterung der Blutgefäße des arteriellen und venösen Systems, was zu einer Senkung der Vorlast des Herzens und des pulmonären Arteriendruckes führt.

13.2.14 Parasympatholytika (Anticholinergika)

Parasympatholytika, auch als Anticholinergika bezeichnet, hemmen die Aktivität des **Parasympathikus.** Hierdurch erklären sich die Wirkungen und Nebenwirkungen dieser Medikamente, denn Parasympatholytika konkurrieren mit dem Botenstoff **Acetylcholin** an den parasympathischen Synapsen und besetzen dessen Rezeptoren, ohne sie selbst zu erregen (**kompetitiver Antagonismus).** Das bekannteste Parasympatholytikum ist das **Atropin** (☞ Tab. 13.36), das aus der Tollkirsche gewonnen wird.

Das Herz schlägt, je nach Trainingszustand, in Ruhe etwa 60 – 80mal in der Minute. Selbst im Ruhezustand sind der Parasympathikus und der Sympathikus am Herzen aktiv, wobei beide eine etwa gleich starke Wirkung ausüben und die Herzfrequenz konstant halten. Blockiert man den Parasympathikus (N. vagus) mit Atropin, so überwiegt der Einfluss des **Sympathikus** und die Herzfrequenz steigt an.

Neben der Erhöhung der Herzfrequenz ergeben sich allerdings noch eine Vielzahl von **Nebenwirkungen,** wie die Hemmung der Speichel- und Magensaftproduktion

Tab. 13.36: Kurzprofil Atropin

Gängigster Handelsname	Atropinsulfat Braun®
Indikation	bradykarde Herzrhythmusstörungen, Magen-Darm-Spasmen, Antidot bei Intoxikation mit Parasympathomimetika oder Alkylphosphaten (E605®)
Kontraindikation	Glaukom (Erhöhung des Augeninnendrucks), Tachykardie, Schilddrüsenüberfunktion Im Notfall jedoch keine Gegenanzeigen!
Wirkungseintritt	sehr rasch innerhalb von 40 Sekunden
Wirkungsdauer	etwa 4 Stunden bei einer Halbwertszeit von etwa 2,5 Stunden
Nebenwirkungen	Auslösen eines Glaukomanfalls, Flush (übermäßige Hautrötung), Tachykardie und Herzrhythmusstörungen, Verwirrtheit, Halluzinationen, Mundtrockenheit, Obstipation
Wechselwirkungen	Wirkungsverlust von Parasympathomimetika (Physostigmin), Wirkungsaufhebung der Metoclopramidwirkung am Magen-Darm-Trakt
Darreichungsformen	1 Ampulle zu 0,5 ml enthält 0,5 mg Atropin.
Dosierungsempfehlung	Herzfrequenzsteigerung: initial 0,5 – 1 mg i.v., eventuell nach 5 Minuten wiederholen

oder die Erweiterung der Pupillen. An der glatten Muskulatur, die durch den Einfluss des N. vagus tonisiert wird, kann Atropin spastische Zustände des Magen-Darm-Traktes und der Gallenwege aufheben. Durch Erweiterung der Hautgefäße sowie die verminderte Schweißsekretion erscheint die äußere Haut rot und trocken.

13.2.15 Kortikoide (Entzündungshemmer)

Kortikoide (**Kortisol** oder **Hydrokortison**) sind lebensnotwendige **Steroidhormone** und werden in der Nebennierenrinde gebildet. Sie fördern die Neubildung von Glukose in der Leber und wirken in höheren Konzentrationen stark entzündungshemmend. Bei starkem Stress kann die Kortisolausschüttung physiologisch um das 10fache ansteigen, um die Katecholaminwirkung zu unterstützen, den Körper mit ausreichend Energie zu versorgen und die Leistungsfähigkeit zu erhalten.

Diese Eigenschaft kann therapeutisch genutzt werden (z.B. mit **Prednisolon,** ☞ Tab. 13.37), um die Produktion von **Entzündungsmediatoren** und die Aktivierung des **Immunsystems** zu hemmen. Als Folge kommt es zu einer Abschwellung durch Verringerung der Blutgefäßdilatation (membranstabilisierend) und einem verminderten Flüssigkeitsaustritt ins Gewebe (Ödem).

13.2.16 Infusionslösungen

Kristalloide Infusionslösungen (isotone Infusionslösungen)

Kristalloide Infusionslösungen (☞ Tab. 13.38, Abb. 13.6) sind sterile Elektrolytlösungen, die in ihrer Zusammensetzung mit dem **Elektrolytgehalt** und dem **osmotischen Druck** des Blutes identisch sind (isoton). Sie können frei durch die Kapillarmembranen diffundieren, sodass lediglich ein geringer Teil der Lösung in den Blutgefäßen verbleibt und der weitaus größere Anteil vom Gewebe aufgenommen wird. Ein

Tab. 13.37: Kurzprofil Prednisolon (Prednison)

Gängigster Handelsname	Solu-Decortin H®
Indikation	anaphylaktischer Schock, Status asthmaticus, Pseudokrupp-Anfälle (hier: Rectodelt® Suppositorien), Reizgasinhalation Langzeittherapie: Autoimmunerkrankungen und Rheuma
Kontraindikation	Im Notfall keine Gegenanzeigen!
Wirkungseintritt	innerhalb von 30 Minuten
Wirkungsdauer	etwa 12 – 36 Stunden bei einer Halbwertszeit von 18 – 36 Stunden
Nebenwirkungen	Hyperglykämie, Venenreizung, Stimmungsschwankungen, Thrombosen, Magen-Darm-Geschwüre (eher bei Langzeittherapie)
Wechselwirkungen	Wirkungsverstärkung von Herzglykosiden (Digitalis), Wirkungsabschwächung von Cumarinen und Antidiabetika, Hypokaliämie in Verbindung mit Diuretika, Wirkungsabschwächung durch Barbiturate und Antibiotika (Rifampicin)
Darreichungsformen	1 Stechampulle Solu-Decortin® enthält 10, 25, 50, 100, 250 oder 500 mg Prednisolon als Trockensubstanz. Diese wird mit Wasser für Injektionszwecke in Lösung gebracht.
Dosierungsempfehlung	anaphylaktischer Schock: initial 250 – 1.000 mg i.v Status asthmaticus: initial 250 mg i.v.

Tab. 13.38: Kurzprofil Vollelektrolytlösung

Gängigster Handelsname	Ringer®
Indikation	Offenhalten von venösen Zugängen, initialer Flüssigkeitsersatz bei Plasmaverlusten (Verbrennungen, Polytraumata), Trägerlösung von Medikamenten, isotone, hypotone und hypertone Dehydratation, leichte Alkalose, Allroundlösung (Augenspülung, Kühlen von Verbrennungen)
Kontraindikation	Im Notfall keine Gegenanzeigen! (Ausscheidungsstörungen im Harntrakt berücksichtigen!)
Wirkungseintritt	sofort im Gefäßsystem
Wirkungsdauer	maximal 30 Minuten anhaltende Volumenwirkung
Nebenwirkungen	nur bei Überinfusion: Hypervolämie, zu starke Belastung des Herzens (Herzinsuffizienz), Lungenödem
Wechselwirkungen	keine wesentlichen
Darreichungsformen	z. B. Ringer®-Lösung zu 250, 500 oder 1.000 ml
Dosierungsempfehlung	bei schwerem Volumenmangel bis zu mehreren Litern (zusammen mit kolloiden Lösungen) als Druckinfusion zum Offenhalten von Zugängen evtl. 2,5 ml/kg KG/h

Ödem wird durch diesen Mechanismus verstärkt.

Kolloidale Infusionslösungen (Plasmaersatzmittel)

Volumenersatzmittel haben eine bis zu vierfach höhere Volumenwirkung als die kristalloiden Lösungen. Sie enthalten osmotisch stark wirksame Bestandteile (**Kolloide**), d. h. Moleküle, die in größerem Maße Wasser an sich binden und nicht aus dem gesunden Blutgefäßsystem abdiffundieren können. Die erhöhte Osmolarität im Gefäßsystem zieht sogar Flüssigkeit aus dem Zwischenzellraum und füllt das zirkulierende Blutvolumen auf. Verwendung finden hauptsächlich langkettige und verzweigte Stärkepräparate (**Polysaccharide**), wie z. B. **Hydroxyethylstärke** (HAES, ☞ Tab. 13.39, Abb. 13.6), die aus verschiedenen Getreidesorten hergestellt wird.

13.2.17 Sonstige Pharmaka

Nitrate

Nitroglyzerin (Glyceroltrinitrat, ☞ Tab. 13.40, Abb. 13.7) wird im Körper schnell abgebaut und zerlegt. Dabei entsteht **Stickstoffmonoxid (NO)**. NO ist ein körpereigener Botenstoff, der aus dem Blut über die innere Blutgefäßhaut aufgenommen wird und intrazellulär eine **Kaskade** auslöst, die die Koronararterien erweitert und die Durchblutung des Herzens verbessert. Außerdem erweitert es die venösen Kapazitätsgefäße. Eine geringere Menge Blut fließt zum Herzen zurück und das Herz wird entlastet.

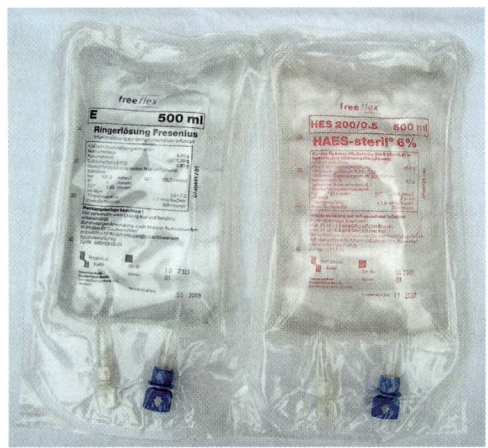

Abb. 13.6: HAES Steril® und Ringer® [M302]

Tab. 13.39: Kurzprofil Hydroxyethylstärke

Gängigster Handelsname	HAES®
Indikation	Volumenexpander bei starkem Blutverlust und hypovolämischem Schock, zur Blutverdünnung (Verbesserung der Fließeigenschaften bei Mikrozirkulationsstörungen)
Kontraindikation	schwere, dekompensierte Herzinsuffizienz, Niereninsuffizienz, Hirnblutung, bekannte Überempfindlichkeit, Gerinnungsstörung, Hypervolämie
Wirkungseintritt	sofort im Gefäßsystem
Wirkungsdauer	bei mittlerer Molekülgröße etwa 3 – 4 Stunden, Halbwertszeit bei niedermolekularer HAES ca. 4 – 6 Stunden
Nebenwirkungen	Anaphylaxien mit Juckreiz, Hypervolämie, Verlängerung der Blutungszeit
Wechselwirkungen	keine wesentlichen
Darreichungsformen	Z.B. HAES-Steril®-Lösung 3 % zu 1.000 ml enthält 30 mg HAES.
Dosierungsempfehlung	Schockzustand: 20 ml HAES-Steril® 3 % oder 6 %/kg KG/h

Tab. 13.40: Kurzprofil Nitroglyzerin

Gängigster Handelsname	Nitrolingual®
Indikation	Angina pectoris, Myokardinfarkt, hypertensive Krise, akute Linksherzinsuffizienz mit kardialem Lungenödem, Lungenembolie (Vorlastsenkung), Spasmen an Hohlorganen
Kontraindikation	Hypotonie (!), Volumenmangel, bis zu 48 Sunden vorhergehende Einnahme von Viagra®
Wirkungseintritt	innerhalb einer Minute bei sublingualer Anwendung
Wirkungsdauer	bis zu einer halben Stunde bei einer Halbwertzeit von wenigen Minuten
Nebenwirkungen	Kopfschmerzen, Flush (starke Hautrötung), Blutdruckabfall, reflektorische Tachykardie
Wechselwirkungen	Blutdrucksenkung in Verbindung mit Sildenafil (Viagra®), Antihypertonika, trizyklischen Antidepressiva, Alkohol und anderen Vasodilatatoren, Wirkungsverlust einer Heparintherapie
Darreichungsformen	Nitrolingual®-Spray enthält pro Hub etwa 0,4 mg Wirkstoff.
Dosierungsempfehlung	initial: 1 – 2 Hübe Nitrolingual® (etwa 0,8 mg) sublingual oder eine Nitrozerbeißkapsel (0,8 mg)

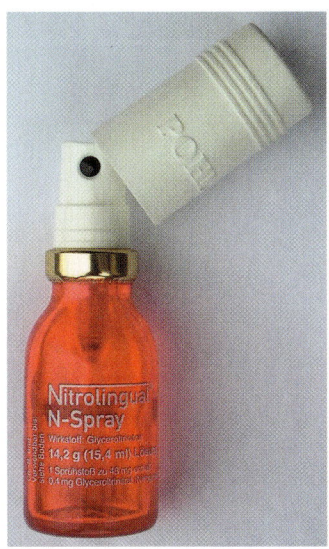

Abb. 13.7:
Nitrolingual®-Spray
[M302]

Glukose

Periphere Körpergewebe können ihren Energiehaushalt auch mit anderen Energieträgern decken, das Gehirn und die roten Blutkörperchen sind jedoch völlig von der **Blutglukose** abhängig. Deswegen kann eine akute **Unterzuckerung** im Blut (☞ Kap. 21.2.1) lebensbedrohlich sein. In solchen Situationen muss Glukose (☞ Tab. 13.41) intravenös zugeführt werden, da sich die orale Gabe aufgrund der verminderten oder ausgefallenen Schutzreflexe und dem zu langsamen Wirkungseintritt verbietet.

13

Tab. 13.41: Kurzprofil Glukose

Gängigster Handelsname	G40% Braun®
Indikation	akuter und drohender Unterzucker
Kontraindikation	Unsicherheit über korrekte Lage des Venenkatheters (Gefahr von Nekrosen bei paravasaler Applikation), Hyperglykämie, (weitere: Hyperhydratation, hypotone Dehydratation)
Wirkungseintritt	sehr rasch, innerhalb von wenigen Minuten
Nebenwirkungen	Hyperglykämie bei zu hoher Gabe, starke Venenreizung
Darreichungsformen	1 Ampulle G40% zu 10 ml enthält 4 g Glukose (12 g entsprechen einer Broteinheit).
Dosierungsempfehlung	mindestens 3 – 4 Ampullen G40% i.v. bei sicherer Lage des Venenkatheters, aufgrund der Venenreizung mit viel Vollelektrolytlösung (Ringer®) nachspülen

Wiederholungsfragen

1. In welche Teilbereiche gliedert sich die Arzneimittellehre? (☞ Kap. 13.1)
2. Auf welches Gesetz baut die Notkompetenz? (☞ Kap. 13.1)
3. Welche Voraussetzungen sollte ein Notfallmedikament im besten Fall erfüllen? (☞ Kap. 13.1)
4. Für welche Medikamente gelten besonders strenge Vorschriften bezüglich der Lagerung? (☞ Kap. 13.1)
5. Wie sollten diese verwahrt werden? (☞ Kap. 13.1)
6. Was bedeutet Kontraindikation? Nennen Sie ein Beispiel. (☞ Kap. 13.1)
7. Was sind Wechselwirkungen? (☞ Kap. 13.1)
8. Woher können Sie Informationen zu Medikamenten beziehen? (☞ Kap. 13.1)
9. Beschreiben Sie den Weg, den ein Medikament nach oraler Gabe einschlägt. (☞ Kap. 13.1)
10. Was bedeutet kompetitiver Antagonismus? (☞ Kap. 13.1)
11. Welche intrazellulären Wirkungen können Wirkstoffe (grob) auslösen? (☞ Kap. 13.1)
12. Welches Antidot zur Therapie einer Benzodiazepinvergiftung kennen Sie? (☞ Kap. 13.2.1)
13. Welches ist das zentrale Medikament im Rahmen einer Reanimation? (☞ Kap. 13.2.2)
14. Nennen Sie die Ansatzpunkte einer antiarrhythmischen Therapie. (☞ Kap. 13.2.4)
15. In welcher Phase erfolgt die Durchblutung der Herzkranzgefäße? (☞ Kap. 13.2.4)
16. Nennen Sie die zwei großen Gruppen von Analgetika und beschreiben Sie sie kurz. (☞ Kap. 13.2.5)
17. Weshalb ist bei der Applikation von Opioiden eine ständige Kreislaufüberwachung angezeigt? (☞ Kap. 13.2.5)
18. Welches Antidot kennen Sie zur Therapie einer Opiatvergiftung? (☞ Kap. 13.2.5)
19. Warum kann Azetylsalizylsäure Magen-/Darmgeschwüre verursachen? (☞ Kap. 13.2.5)
20. Welche Narkotika kennen Sie? (☞ Kap. 13.2.6)
21. Welches Narkotikum verursacht eine „dissoziative Anästhesie"? (☞ Kap. 13.2.6)
22. Welche medikamentösen Möglichkeiten zur Blutdrucksenkung kennen Sie? (☞ Kap. 13.2.7)
23. Welche zwei großen Gruppen von Muskelrelaxanzien kennen Sie und wie wirken diese? (☞ Kap. 13.2.8)
24. Welche Medikamente kennen Sie zur Therapie eines akuten Asthmaanfalls? (☞ Kap. 13.2.9)
25. Welche Medikamente hemmen den Brechreiz? (☞ Kap. 13.2.10)
26. Erklären Sie den Wirkmechanismus von Heparin und nennen Sie dessen wichtigste Indikation in der Notfallmedizin. (☞ Kap. 13.2.12)
27. Welches Medikament kann Ödeme ausschwemmen? (☞ Kap. 13.2.13)
28. Welches Antidot zur Therapie einer Vergiftung mit Alkylphosphaten (E605®) kennen Sie? (☞ Kap. 13.2.14)
29. Welche zwei Arten von Infusionslösungen kennen Sie? (☞ Kap. 13.2.16)
30. Welche Wirkung verursachen Nitrate? (☞ Kap. 13.2.17)
31. Welches Medikament ist zur Therapie einer massiven Unterzuckerung geeignet? (☞ Kap. 13.2.17)

Airwaymanagement und Anästhesie 14

Jürgen Luxem

Der Begriff Airwaymanagement beschreibt das Vorgehen zum Freimachen und Freihalten der Atemwege. Das **Freimachen** der Atemwege umfasst die Mund-Rachen-Inspektion und die Maßnahmen zur Fremdkörperentfernung durch manuelles Ausräumen und Absaugen. Das **Freihalten** der Atemwege erfolgt durch die stabile Seitenlage, Pharyngealtuben und die endotracheale Intubation. Die **endotracheale Intubation** ist das Standardverfahren und die sicherste Methode zur dauerhaften Sicherung der Atemwege und zur Beatmung im Rettungsdienst. Den Vorteilen der Intubation stehen einige Komplikationen gegenüber, die es zu beherrschen gilt.

Unter **Anästhesie** (Narkose) wird die durch Medikamente herbeigeführte Kombination von Bewusstseinsverlust, Analgesie und Dämpfung von Abwehrreflexen verstanden. Die Standardnarkose im Rettungsdienst wird ausschließlich durch intravenös verabreichte Medikamente (total intravenöse Anästhesie = TIVA) durchgeführt.

14.1 Airwaymanagement

Der **Atemwegssicherung** (Airwaymanagement) fällt im Rettungsdienst eine zentrale Bedeutung zu, weil die lebenswichtige Atmung in Notfallsituationen häufig gefährdet ist. Besonders bei bewusstlosen Patienten, bei denen die Zungenmuskulatur in den Rachenraum gleiten und die Atemwege teilweise oder vollständig verlegen kann, ist die Vitalfunktion Atmung bedroht, da zusätzlich die folgenden **Schutzreflexe** ausfallen:

- Der **Hustenreflex** sorgt dafür, dass Fremdkörper aus den unteren Atemwegen durch einen kräftigen Luftstrom herausgehustet werden.
- Der **Niesreflex** sorgt für freie Nasenwege.
- Der **Schluckreflex,** durch den der Schluckvorgang eingeleitet wird, ermöglicht, dass Fremdkörper aus dem Rachen in die Speiseröhre gedrückt werden. Dabei verschließt der Kehldeckel den Kehlkopfeingang.

Durch den Ausfall der Schutzreflexe bei bewusstlosen Patienten besteht die Gefahr der **Aspiration** von Fremdkörpern in die unteren Atemwege. Die Sicherung der Atemwege umfasst immer zwei sich wechselseitig beeinflussende Maßnahmen: einerseits das Freimachen und andererseits das Freihalten der Atemwege.

Merke

Der zurückgesunkene Zungengrund ist der häufigste Grund für eine Atemwegsverlegung bei Bewusstlosen.

14.1.1 Freimachen der Atemwege

Bestehen Zeichen für eine Atemwegsbehinderung, wird versucht, die Atemwege mit einfachen Maßnahmen, zunächst auch ohne Hilfsmittel, freizumachen.

Fremdkörperentfernung

Mund-Rachen-Inspektion

Mit dem **Kreuzgriff** wird der Mund geöffnet (☞ Abb. 14.1). Der Daumen einer Hand wird auf die untere Zahnreihe und der Zeigefinger derselben Hand auf die obere Zahnreihe gelegt. Durch Druck und Zug auf die Zahnreihen öffnet sich so der Mund des Patienten. Ein Blick in den Mund-Rachen-Raum verrät meistens nur, ob dieser verlegt ist, da ein Blick in den tiefen Rachenraum nicht möglich ist. Sichtbare **Fremdkörper** können jetzt entfernt werden.

Manuelles Ausräumen

Das Freimachen der Atemwege mit den Händen, ohne weitere Hilfsmittel, ist eine einfache, schnelle und wirksame Methode, bis technische Hilfen bereitstehen. Der Kopf des Patienten wird seitwärts gedreht und der Mund mit dem **Esmarch-Handgriff** (☞ Kap. 10.2.3) oder dem **Kreuzgriff** geöffnet. Nun kann die Mundhöhle mit einem Finger manuell gereinigt werden (☞ Abb. 14.1). Gegebenenfalls kann auch die Absaugpumpe verwendet werden.

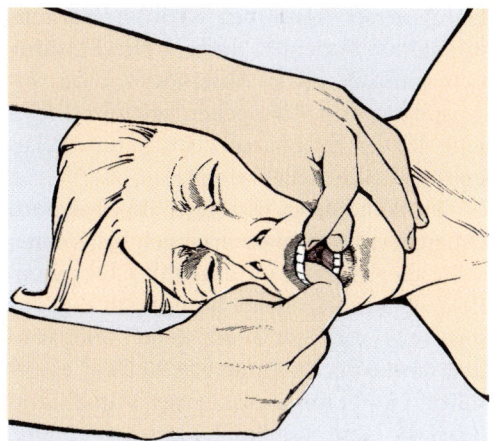

Abb. 14.1: Freimachen der Atemwege mit den Händen [L108-R123]

14.1.2 Freihalten der Atemwege

Das Freihalten der Atemwege dient der **Sicherung der Luftwege.** Dazu zählen:

- Maßnahmen des Rettungsdienstes:
  - stabile Seitenlage
  - Anwendung der Rachentuben
- Maßnahmen des Notarztes
  - endotracheale Intubation.

Stabile Seitenlage

Die stabile Seitenlage (☞ Abb. 8.3) wird bei allen Formen von **Bewusstseinsstörungen** mit erhaltener Spontanatmung durchgeführt.

Der Kopf ist der tiefste Punkt des Körpers und der Mund ist geöffnet. So kann Erbrochenes leicht abfließen. Das Überstrecken des Kopfes verhindert ein Zurückgleiten des Zungengrundes und ermöglicht so eine ungehinderte Atmung. Der übrige Körper liegt stabil auf der Seite. Die stabile Seitenlage bildet einen **Aspirationsschutz.**

Pharyngealtuben

Rachentuben (**Pharyngealtuben**) sind Hilfsmittel zum **Freihalten** der Atemwege, die im Rahmen der stabilen Seitenlage und bei Beatmung eingesetzt werden können.

Guedeltubus

Der Guedeltubus (**Mund-Rachen-Tubus, Oropharyngealtubus**) ist ein Einmalartikel aus hartem Kunststoff (☞ Abb. 14.2). Seine anatomische Formung verhindert das Zurücksinken des Zungengrundes in den Rachen und erleichtert so die Beatmung. Das obere Ende weist eine Einlage aus festerem Material auf und dient als Beißschutz. Eine Abschlussplatte liegt den Lippen an und verhindert ein zu tiefes Hineingleiten in den Rachen.

Wichtig ist die richtige **Größe** des Guedeltubus. Ein zu kleiner Tubus verdrängt den Zungengrund nicht, sodass die Atemwegsverlegung bestehen bleibt. Zu große Tuben verschließen den Kehlkopf, indem der Kehldeckel auf den Kehlkopfeingang gedrückt wird. Die Größe eines Guedeltubus wird anhand des Abstandes zwischen einem Ohrläppchen und dem Mundwinkel auf derselben Gesichtseite abgemessen.

Entgegen seiner anatomischen Form wird der Guedeltubus mit seiner Öffnung nach oben am Gaumen entlang in den Mund eingeführt und bei Erreichen des Zäpfchens um 180 Grad gedreht. Seine Öffnung liegt bei **optimalem Sitz** direkt vor dem Kehlkopfeingang, sodass keine Behinderung bei der Atmung zu erwarten ist (☞ Abb. 14.3).

Bei nicht ausreichend tief bewusstlosen Patienten kann das Einführen eines Guedeltubus zu Würgen, Husten und Erbrechen mit der Gefahr einer Aspiration und einer

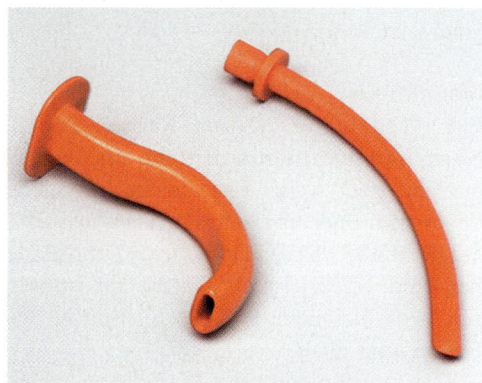

Abb. 14.2: Guedeltubus (links) und Wendltubus (rechts): Aussehen und Form [K183]

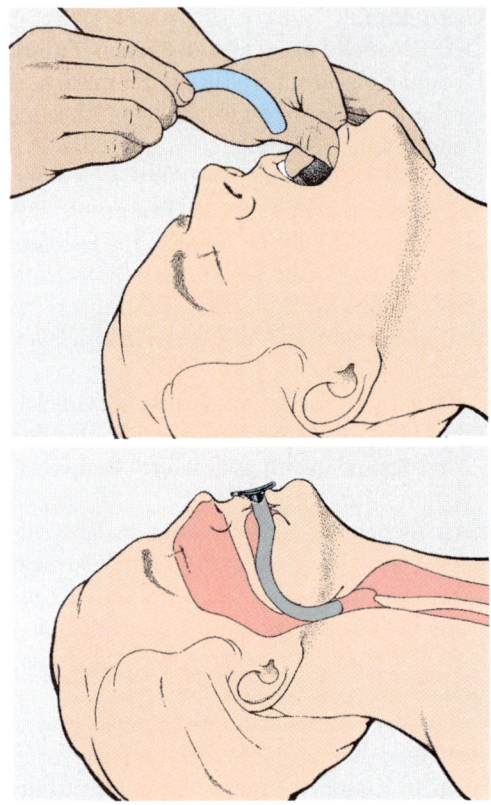

Abb. 14.3: Einsetzen des Guedeltubus (oben), korrekte Lage des Tubus oberhalb des Kehlkopfeingangs (unten) [L108]

Hirndrucksteigerung sowie zu Abwehrreaktionen führen.

Ein Guedeltubus in passender Größe erleichtert häufig die **Maskenbeatmung.** Beim intubierten Patienten dient er als **Beißschutz.** Er sollte daher grundsätzlich eingesetzt werden.

Wendltubus

Ein Wendltubus (**Nasen-Rachen-Tubus, Nasopharyngealtubus**) besteht aus Weichgummi und weist eine leicht gebogene Form mit einer abgeschrägten Tubusspitze auf (☞ Abb. 14.2). Das obere Tubusende hat eine verschiebbare Platte, die bündig mit dem Naseneingang abschließt und als Befestigung dient.

Der **Durchmesser** des Wendltubus sollte so gewählt werden, dass ein Platzieren in der Nase noch möglich ist. Als Richtwert für den Durchmesser kann der Kleinfingerdurchmesser des Patienten dienen. Die **Einführtiefe** wird anhand des Abstandes von der Nasenspitze zum Ohrläppchen bestimmt. Mithilfe der verschiebbaren Platte kann die Tubuslänge eingestellt werden.

Der Wendltubus wird über ein Nasenloch entlang dem Nasenboden eingeführt. Vorher sollte die Spitze des Tubus mit Gleitgel bestrichen werden. Beim Einbringen des Tubus zeigt die Spitze zur Seite und wird dann mit einer Drehung um 90 Grad eingeführt. Ein optimal platzierter Wendltubus liegt vor dem Kehlkopfeingang (☞ Abb. 14.4).

Wendltuben werden von Patienten meist **besser toleriert** als Guedeltuben. Auf grobe Gewalt ist beim Einführen zu verzichten, da sonst Verletzungen der Schleimhaut mit Blutungen drohen. Ein zu tief liegender Wendltubus kann einen Laryngospasmus, Husten und Abwehrreaktionen auslösen.

Merke

Sowohl Guedel- als auch Wendl-Tubus verhindern bei regelrechter Handhabung das Zurücksinken des Zungengrundes, beide Hilfsmittel gewähren jedoch keinerlei Schutz vor einer Aspiration.

Endotracheale Intubation

Unter der endotrachealen Intubation wird das Einführen eines **Endotrachealtubus** in die Luftröhre verstanden. Sie ist das Standardverfahren und die sicherste Methode zur dauerhaften Sicherung der Atemwege und zur Beatmung im Rettungsdienst. Grundsätzlich ist die Intubation eine **ärztliche** Maßnahme. Der Verantwortungsbereich des nichtärztlichen Personals liegt in der Vorbereitung des Materials und in der Assistenz des Notarztes.

Merke

Nur die endotracheale Intubation sichert die Atemwege und führt zu einem sicheren Aspirationsschutz.

In **Krankenhäusern** wird die Intubation in Operationsabteilungen zur Narkose und

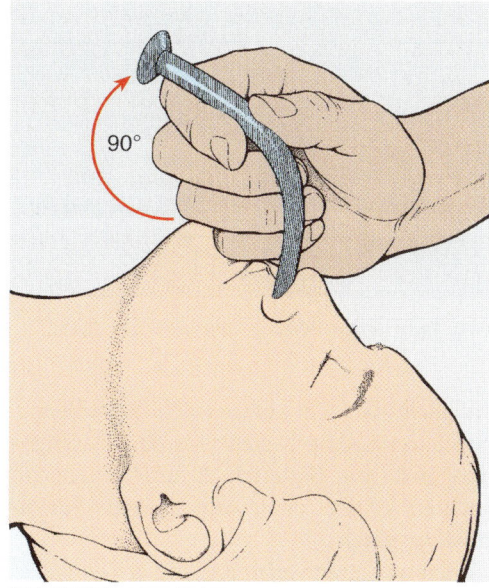

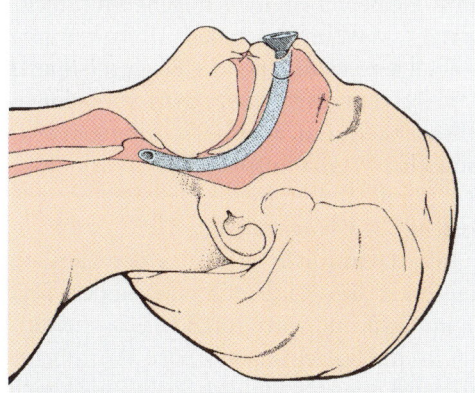

Abb. 14.4: Einführen eines Nasopharyngealtubus (Wendltubus) zum Freihalten der Atemwege
oben: Vorschieben des Tubus durch den unteren Nasengang,
unten: korrekte Lage des Tubus oberhalb des Kehlkopfeingangs. [L108]

auf Intensivstationen zur Beatmung vielfach angewendet. Dort stellt sie unter optimalen Bedingungen ein komplikations- und risikoarmes Verfahren dar. Auch im **Rettungsdienst** wird die Intubation oft notwendig, jedoch weist sie unter Notfallbedingungen (☞ Abb. 14.13) vielerlei **Risiken** auf:

- Die Bedingungen sind außerhalb der Klinik erschwert (Intubation auf der Straße oder in engen Räumlichkeiten, ungünsti-

ge Lichtverhältnisse bei Nacht, Witterungseinflüsse, Temperatur, Zuschauer).
- Die Patientenanamnese ist oft unbekannt. Intubationsrisiken können daher nicht erfragt werden.
- Der Patient ist nicht nüchtern. Daher besteht nach Ausfall der Schutzreflexe eine besonders hohe Aspirationsgefahr.

Achtung

Ein Notfallpatient ist grundsätzlich als nicht nüchtern zu betrachten.

Intubationsverfahren

- Bei der **orotrachealen Intubation** erfolgt die Einführung des Endotrachealtubus über die Mundhöhle. Bei der Notfallintubation ist die orale Intubation die Standardmethode.
- Bei der **nasotrachealen Intubation** wird der Tubus über ein Nasenloch in die Luftröhre eingeführt.
- Bei einem Kehlkopfschnitt (**Koniotomie**) wird der Kehlkopf chirurgisch geöffnet. Die Koniotomie ist das Mittel der letzten Wahl, wenn andere Verfahren der Atemwegssicherung versagen.

Material zur Intubation

Endotrachealtubus

Es gibt unterschiedlich geformte Endotrachealtuben aus verschiedenen Materialien. Am häufigsten wird der **Magill-Tubus** (☞ Abb. 14.5) verwendet. Er ist ein formstabiler, gebogener Tubus aus Weichgummi mit einer abgerundeten und abgeschrägten Spitze, die in der Luftröhre liegt. Das andere Ende des Endotrachealtubus besitzt eine ge-

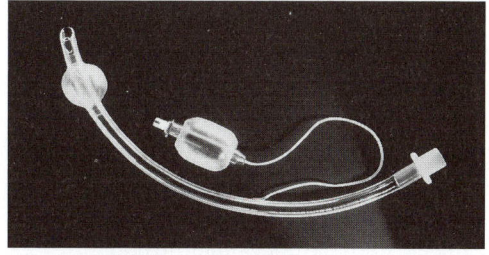

Abb. 14.5: Magill-Tubus [V210 – 1]

14

normte **Universalverbindung** zu allen gebräuchlichen Beatmungsbeuteln und -geräten. An der Tubuswand ist eine Skala zum Ablesen der Tubuslänge in Zentimetern (cm) aufgezeichnet. Hier kann die Intubationstiefe abgelesen werden. An der Spitze des Trachealtubus befindet sich ein Ballon (**Cuff**), der von außen über einen in der Tubuswand liegenden Zuführungsschlauch mit etwas Luft gefüllt werden kann. Der luftgefüllte Cuff entfaltet sich und verschließt so die Luftröhre. Der geblockte Tubus schützt vor Aspiration und verhindert das Entweichen der Beatmungsluft. Ein **Kontrollballon** am Zuführungsschlauch dient der Überwachung der Cuffballon-Füllung. Die meisten Cuffsysteme werden über ein eingebautes Ventil verschlossen. Durch das Aufsetzen einer Spritze wird das Ventil geöffnet, das Abziehen der Spritze verschließt es. Vor der Intubation wird der Cuff aufgeblasen und auf Dichtigkeit überprüft.

Endotrachealtuben gibt es in unterschiedlichen **Durchmessern.** Die Tubusdurchmesser nehmen in 0,5-Millimeter-Schritten im Innendurchmesser (mm ID) und in Zwei-Charrière- (CH) Schritten im Außendurchmesser zu. Die Tubusgröße richtet sich nach dem **Alter** und der **Größe** des Patienten. Um Schäden an der Luftröhre durch einen zu hohen Cuffdruck zu vermeiden, wird der Notarzt immer den größtmöglichen Tubus wählen. Als Richtwert für die richtige Tubusgröße hat sich der Durchmesser des kleinen Fingers des Patienten etabliert, dem der Tubusdurchmesser in mm ID entsprechen sollte. Bei männlichen Patienten wird in der Regel ein Tubus mit einem Innendurchmesser von 8 – 9,5 mm und bei Frauen von 7,5 – 8,5 mm verwendet. Grundsätzlich obliegt es dem Intubierenden, die Tubusgröße festzulegen. Zu einer optimalen Vorbereitung gehört es, den nächstkleineren und nächstgrößeren Trachealtubus bereitzulegen.

Laryngoskop

Das Laryngoskop (**Kehlkopfspiegel,** ☞ Abb. 14.6) ist ein Gerät zum Verdrängen von Zunge und Mundbodenmuskulatur. Es schafft einen freien Intubationsweg und er-

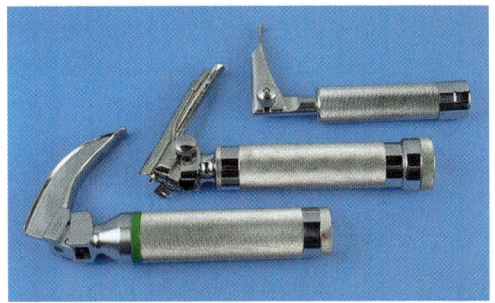

Abb. 14.6: Verschiedene Laryngoskope [K183]

möglicht die Sicht auf den Kehlkopfeingang. Ein Laryngoskop besteht aus dem Laryngoskopgriff mit Batteriefach und einem im rechten Winkel dazu aufgesteckten **Laryngoskopspatel.**

Am weitesten verbreitet und am einfachsten zu bedienen ist der gebogene **McIntosh-Spatel** (☞ Abb. 14.6 unten). Daneben gibt es noch gerade **Miller-** oder **Foregger-Spatel** (☞ Abb. 14.6 Mitte und oben), die weniger gebräuchlich sind, aber bei schwierigen anatomischen Verhältnissen hilfreich sein können. Für die Intubation werden verschiedene Spatelgrößen vorgehalten.

Eine **Lichtquelle** ist in das Laryngoskop eingebaut. Bei Kaltlichtlaryngoskopen liegt sie im Griff und wird durch Glasfaserleitungen in den Spatel transportiert. Warmlichtlaryngoskope enthalten im Spatel eine kleine Glühbirne.

Achtung

Vor dem Anreichen des Laryngoskopes ist es auf flackerfreies Brennen, ausreichende Helligkeit und ggf. festen Sitz der Glühbirne zu überprüfen.

Weiteres Material zur Intubation

Neben Endotrachealtubus und Laryngoskop müssen zur Intubation zusätzliche funktionsfähige Materialien bereitgestellt werden (☞ Abb. 14.7):

- Der **Führungsstab** (**Mandrin,** ☞ Abb. 14.8) wird in den Tubus hineingeschoben und formt ihn nach Wunsch des Intubierenden. Sein weiches Ende liegt in Richtung der Tubusspitze. Um ihn nach er-

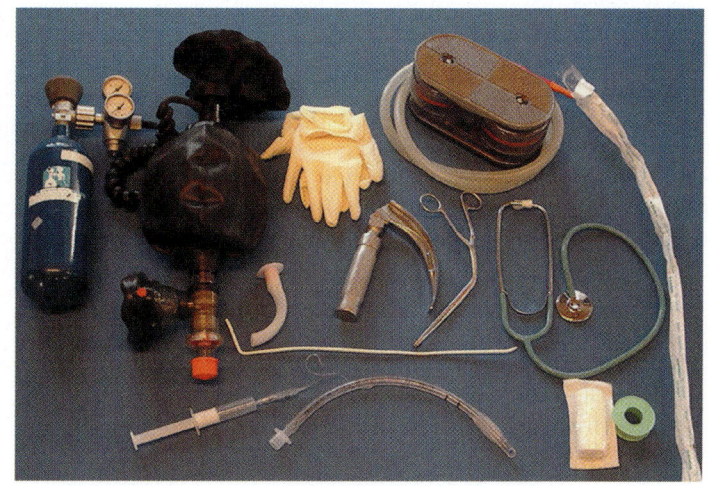

Abb. 14.7: Material zur Intubation [M232]

folgter Intubation leichter entfernen zu können, muss er mit Silikonspray behandelt werden. Die **Größe** des Führungsstabes ist abhängig von der Größe des Trachealtubus. Die Spitze des Führungsstabs darf nicht über die Tubusspitze heraufstehen, da sonst Verletzungen der Trachealwand beim Intubieren auftreten können. Am anderen Ende wird der Führungsstab abgebogen, um ein zu tiefes Hereinrutschen in den Tubus zu verhindern.

- **Gleitgel** für den Endotrachealtubus vereinfacht das Einführen und anästhesiert die Schleimhäute.
- Mit der gewinkelten Intubationszange (**Magillzange,** ☞ Abb. 14.8) kann der Tubus gefasst und geführt werden. Zu beachten ist dabei, dass der Cuff nicht beschädigt wird.
- Für die Cufffüllung wird eine **Blockerspritze** (z. B. 10-ml-Einmalspritze) benötigt.

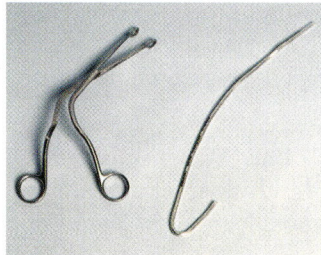

Abb. 14.8: Magillzange und Führungsstab (Mandrin) [K183]

- Guedeltubus oder Beißkeil werden als **Beißschutz** eingesetzt.
- Als **Befestigungsmaterial** für den Endotrachealtubus dienen eine Mullbinde, ein Pflasterstreifen oder spezielle Tubusfixationssysteme.
- Eine einsatzbereite, laufende und überprüfte Vorrichtung zum **Absaugen** von Sekreten muss bereitstehen.
- Eine **Beatmungsmöglichkeit** mit Sauerstoffzufuhr und ein funktionsbereiter Beatmungsbeutel mit aufgesetzter Beatmungsmaske werden gebraucht, um bei Intubationsschwierigkeiten den Patienten zwischenbeatmen zu können.
- Ein intravenöser **Zugang** wird gelegt, um die ggf. erforderlichen Medikamente verabreichen zu können.
- EKG-Monitoring, Pulsoxymetrie und Blutdruckmessung sind obligates **Monitoring** für die Vitalfunktionen.

Assistenz und Durchführung der Intubation

Vorbereiten und Überprüfen des Materials
Entschließt sich der Notarzt zur Intubation eines Notfallpatienten, müssen die notwendigen Materialien und Gerätschaften vorbereitet und überprüft werden. Für die Intubation sollten die bestmöglichen äußeren Bedingungen geschaffen werden. Wenn möglich, sollte die Intubation unter kontrollierten Bedingungen im RTW erfolgen.

Vorbereiten des Patienten und Lagerung

Falls noch nicht geschehen, erhält der Patient einen intravenösen Zugang. Der Intubierende inspiziert die Mundhöhle, beurteilt den Zahnzustand und entfernt nötigenfalls Zahnprothesen. Durch die Aufforderung an den Patienten, den Mund zu öffnen und den Kopf zu bewegen, kann der Notarzt die Beweglichkeit der Halswirbelsäule und die Größe der Mundöffnung beurteilen. Währenddessen legt das Assistenzpersonal die notwendigen Überwachungsgerätschaften an.

Präoxygenierung und Narkoseeinleitung

Während der Vorbereitungszeit werden wache Patienten nach Möglichkeit mit erhöhtem Oberkörper gelagert und atmen über mehrere Minuten hochdosierten Sauerstoff über eine fest sitzende Maske ein (**Präoxygenierung**). Ziel ist eine möglichst hohe Sauerstoffkonzentration im Blut.

Sind alle Vorbereitungen abgeschlossen, werden auf Anweisung des Notarztes die Medikamente zur **Narkoseeinleitung** verabreicht. Der Patient wird in Rückenlage gebracht, der Kopf etwa 10 bis 15 cm erhöht gelagert und sanft nach hinten überstreckt (verbesserte Jackson-Position). Diese Position ermöglicht das freie Vorschieben des Tubus in einer nahezu geraden Linie.

> **Achtung**
>
> Viele Schwierigkeiten oder sogar eine unmögliche Intubation sind auf eine falsche Lagerung des Kopfes zurückzuführen.

Einführen des Laryngoskops

Dem Notarzt wird das einsatzbereite Laryngoskop von einem Helfer in die linke Hand angereicht. Mit der rechten Hand öffnet der Arzt den Mund des Patienten mit dem **Kreuzgriff.** Das Laryngoskop wird in den Rachen vorgeschoben und der Kehlkopfeingang dargestellt (☞ Abb. 14.9).

Während dieser Zeit assistieren die Helfer dem Intubierenden, befolgen seine Anweisungen und achten auf mögliche Gefahren und Komplikationen. Sie sind außerdem für das aufmerksame Beobachten des Monitorings verantwortlich.

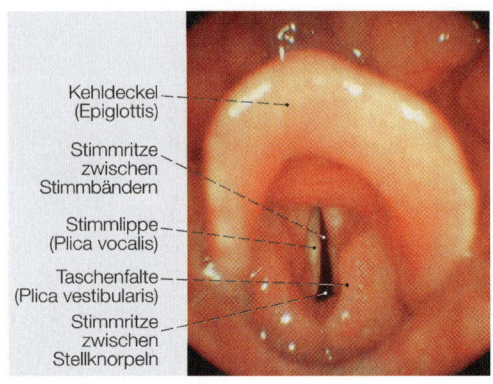

Kehldeckel (Epiglottis)
Stimmritze zwischen Stimmbändern
Stimmlippe (Plica vocalis)
Taschenfalte (Plica vestibularis)
Stimmritze zwischen Stellknorpeln

Abb. 14.9: Blick auf den Kehlkopfeingang [S005]

> **Merke**
>
> Der Krikoiddruck (Sellick-Handgriff) verbessert die Einstellung der Stimmritze (☞ Abb. 14.13c), dichtet die Speiseröhre ab und liefert so einen gewissen Aspirationsschutz während der Intubation. Bei Erbrechen muss der Druck aufgehoben werden, weil sonst die Gefahr einer Verletzung der Speiseröhre droht.

> **Praxistipp**
>
> Störend einfallendes Licht kann von einem Helfer, beispielsweise durch Vorhalten einer Jacke, abgeschirmt werden.

Einführen des Tubus

Auf Anweisung des Intubierenden wird ihm ein passender Endotrachealtubus in die rechte Hand angereicht, der dann durch die Stimmritze in die Trachea vorgeschoben wird. Die Ringmarkierung sollte auf Stimmbandhöhe liegen und der Cuff die Stimmbänder vollständig passiert haben (☞ Abb. 14.10).

Blocken des Tubus

Unmittelbar nach Platzierung des Trachealtubus wird die Cuffmanschette durch einen Helfer über die 10 ml-Blockerspritze mit 5 bis 10 ml Luft rasch geblockt. Anschließend ist der Guedeltubus als Beißschutz einzulegen.

Überprüfung der korrekten Tubuslage

Nach erfolgter Intubation, Entfernen des Führungsstabs und Blocken des Tubus erfolgen die **Kontrolle** der Tubuslage in der Trachea und die richtige Intubationstiefe (☞ Abb. 14.11):

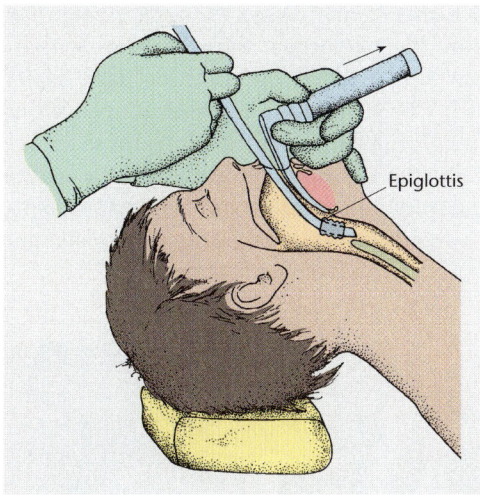

Abb. 14.10: Orale Intubation [A400 – 157]

- Die Brustkorbbewegungen bei der Beatmung werden überprüft.
- Das Abhören von Magen und Lunge mit dem Stethoskop ist im Rettungseinsatz wegen der oft lauten Umgebungsgeräusche ein schwieriges Verfahren. Zunächst wird das Stethoskop über den Magen gelegt. Hörbare Luftströmungen und Gurgelgeräusche sind sichere Zeichen für eine **Fehllage** des Tubus in der Speiseröhre. Dann erfolgt die Auskultation der Lungen unterhalb des Schlüsselbeins und seitlich an der Lungenbasis über beiden Lungenhälften. Hierbei wird vor allem auf eine gleichmäßige Belüftung beider Lungen geachtet.
- Wenn möglich, wird der endexspiratorische CO_2-Gehalt ($etCO_2$) erfasst (Kapnometrie). Kohlenstoffdioxid kann nach mehreren Atemzügen bei erhaltener Kreislauffunktion nur aus der Lunge kommen.
- **Pulsoxymetrie:** Ein Abfall der Sauerstoffsättigung ist ein Hinweis auf eine Fehlintubation bzw. einseitige Intubation.

Merke

Die Tubuslage kann sich durch Umlagern des Patienten und Bewegen des Kopfes verändern. Daher sind laufend Lagekontrollen des Tubus erforderlich.

Tubusfixierung

Eine besonders wichtige Maßnahme stellt die effektive Tubusfixierung (☞ Abb. 14.12) nach erfolgter Lagekontrolle dar, welche mit einer handelsüblichen **Tubushalterung** durchgeführt werden sollte. Falls diese nicht vorhanden ist, kann der Tubus sicher und einfach mithilfe einer Mullbinde oder mit Pflasterstreifen fixiert werden. Solange der Tubus noch nicht fixiert ist, darf er keinesfalls mit verbundenem Beatmungsbeutel losgelassen werden. Hingegen verkraftet ein gut fixierter Tubus problemlos den Zug durch den Beutel, ohne dass eine Extubation droht (☞ Abb. 14.12).

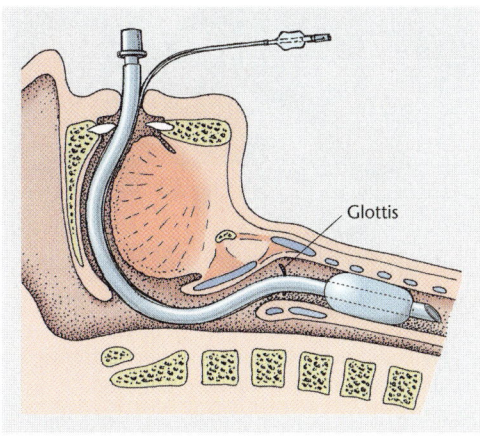

Abb. 14.11: Korrekte Platzierung des Endotrachealtubus [A400 – 190]

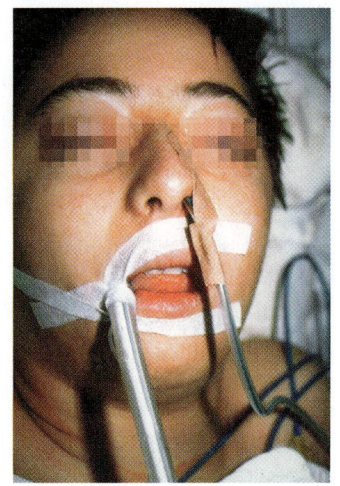

Abb. 14.12: Tubusfixierung [M161]

Achtung

Jeder intubierte Patient muss auch beatmet werden.

Komplikationen und Gefahren bei der Intubation

Den Vorteilen der Intubation (gesicherte Atemwege und optimale Beatmungsmög-lichkeit) stehen einige Komplikationen (☞ Tab. 14.1) entgegen, weshalb dieses Verfahren nur derjenige durchführen darf, der es sicher beherrscht, die Komplikationen kennt und die Gefahren behandeln kann sowie regelmäßig die Intubation trainiert. Je länger die Intubation dauert und je mehr Intubationsversuche benötigt werden, desto häufiger treten Komplikationen auf.

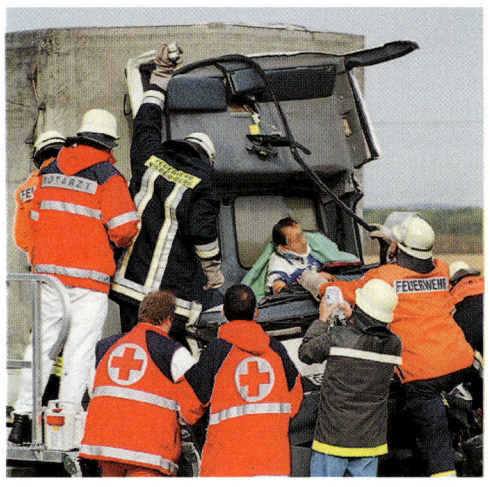

a) Die Feuerwehr verschafft dem Notarzt einen Zugang zum Patienten.

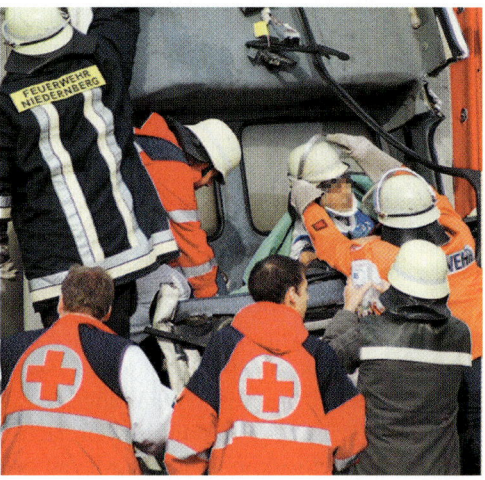

b) Der Patient wird geschützt und erstversorgt, der Notarzt kann in das Fahrzeugwrack einsteigen und die Narkose beginnen.

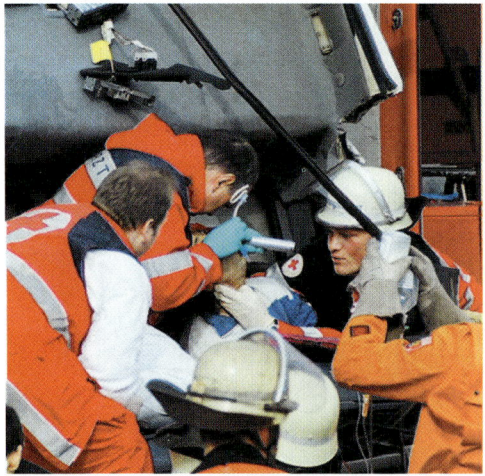

c) Der Patient ist narkotisiert. Zur Intubation stellt der Notarzt den Kehlkopf mit dem Laryngoskop ein, während der Rettungsassistent den Sellick-Handgriff durchführt.

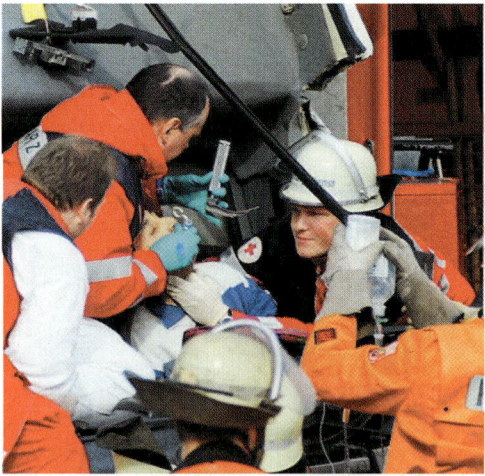

d) Der Endotrachealtubus ist in der Luftröhre platziert, das Laryngoskop wird abgelegt.

Abb. 14.13 a – g: Intubation eines eingeklemmten LKW-Fahrers im Sitzen. [O414]

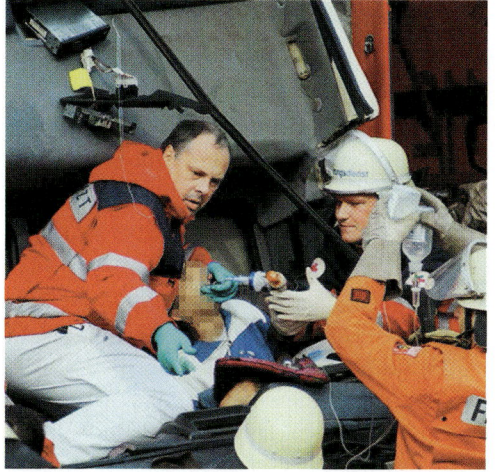

e) Der Patient wird beatmet, die Tubusfixierung und das Stifneck® (zur Kopfstabilisierung des sitzenden Patienten) werden gereicht.

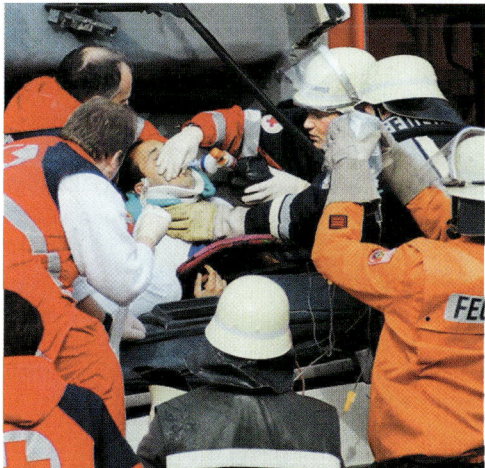

f) Hals und Nacken des narkotisierten Patienten werden mit dem Stifneck® fixiert.

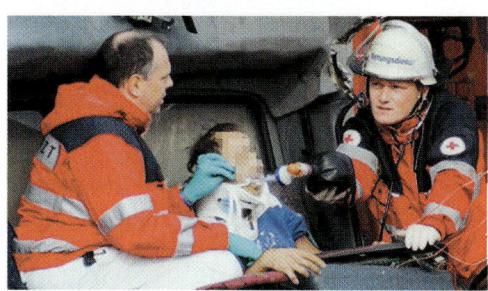

g) Der Endotrachealtubus ist mittlerweile fixiert, der Kopf des narkotisierten Patienten kann in der aufrecht sitzenden Position durch die Anlage des Stifneck® nicht zur Seite weggleiten.

Tab. 14.1: Komplikationen und Gefahren bei der Intubation

Komplikationen und Gefahren
Schleimhautschäden, Blutung, Blut-Aspiration
Husten, Würgen, Erbrechen und Aspiration
Zahnschäden
Kehlkopfverletzungen
Auslösen eines Stimmritzenkrampfs oder Atemwegsverengung
einseitige Intubation, meist in den rechten Hauptbronchus
Fehlintubation in die Speiseröhre
Vagusreizung mit Bradykardie oder Asystolie
Einriss und andere Verletzungen der Luftröhre
Abwehrbewegungen

Die häufigste Komplikation ist die einseitige Intubation eines Hauptbronchus mit einseitiger Beatmung und schwerem Sauerstoffmangel.

Die nicht bemerkte **Fehlintubation in den Ösophagus** ist die am häufigsten zum Tode führende Komplikation bei der Intubation im Rettungsdienst. Meistens sind junge, schwer verletzte Patienten betroffen.

Merke

Der Stimmritzenkrampf ist eine im Rahmen der Narkoseeinleitung gefürchtete Komplikation. Ein Stimmritzenkrampf (Laryngospasmus) wird durch mechanische Reizung (z. B. Einführen des Trachealtubus) ausgelöst und führt zur Verkrampfung der Kehlkopfmuskulatur, die zu einem Verschluss der Atemwege führen kann.

14.2 Narkose im Rettungsdienst

14.2.1 Definition

Narkose – auch **Anästhesie** genannt – ist das Ausschalten von Bewusstsein, Schmerz und Abwehrreaktionen des Patienten. Dabei

14

soll ein schlafähnlicher Zustand erreicht werden. Die präklinische Narkose findet im Gegensatz zur klinischen Narkose mit eingeschränkten Mitteln und unter schwierigen Umständen statt.

Die Narkose ist die Grundvoraussetzung für eine notwendige Intubation und Beatmung eines **nicht** bewusstlosen Notfallpatienten.

14.2.2 Indikationen

Eine Notfallnarkose erfordert viel Erfahrung. Die Indikation zur Narkose im Notfall muss grundsätzlich großzügig gestellt werden, richtet sich aber immer nach dem Patientenzustand. **Ziele** der Narkose sind:

- Sicherung der Atemwege
- Behandlung einer respiratorischen Insuffizienz durch optimierte Beatmung
- Zufuhr hoher Sauerstoffkonzentrationen, Verminderung der Atemarbeit und des Sauerstoffverbrauchs, Schutz vor drohendem Sauerstoffmangel
- Therapie stärkster Schmerzen.

Tab. 14.2: Indikationen zur präklinischen Narkoseeinleitung

Indikation	Beispiele
Sicherung der Atemwege	• Bewusstlosigkeit (GCS < 9) • Verlegung der Atemwege • schwerwiegende Mittelgesichtsverletzungen
ungenügende Atmung	• Thoraxtrauma mit Ateminsuffizienz • Inhalationstrauma • schweres Lungenödem • kardiogener Schock • schwere Rauch- und Reizgasintoxikation
Frühbeatmung und Narkose	• Therapie stärkster Schmerzen • Polytrauma • Schädel-Hirn-Trauma • Zustand nach erfolgreicher Reanimation • großflächige Verbrennungen (Polytrauma)

14.2.3 Narkosemedikamente

Für die Narkose kommen verschiedene Medikamente (**Anästhetika**) zum Einsatz, die den Narkosequalitäten (Hypnose, Amnesie, Analgesie, Relaxierung und Unterdrückung der endokrinen Stressantwort) folgen. Verwendet werden kurz wirkende und gut steuerbare Substanzen.

- **Hypnotika** (☞ Kap. 13.2.6) lösen eine Bewusstlosigkeit aus. Ihre Wirkung reicht dosisabhängig von einer leichten Sedierung bis zu einem tiefen Schlaf. Außer Ketamin besitzen Hypnotika jedoch keine analgetische Potenz, sodass sie immer mit einem Analgetikum kombiniert werden müssen.
- **Analgetika** (☞ Kap. 13.2.5) dienen der Schmerzbekämpfung und Ausschaltung von Schmerzen. Für die Narkose kommen in der Regel nur hochwirksame Opiate zum Einsatz. Sie besitzen eine ausgezeichnete analgetische Potenz unterschiedlicher Wirkdauer und belasten den Kreislauf nur gering, weisen aber eine ausgeprägte Atemdepression auf.

Achtung

Schon in normaler analgetischer Dosierung lösen die wirksamsten Opiate eine ausgeprägte Atemdepression aus, weshalb Beatmungsbereitschaft herzustellen ist.

- **Muskelrelaxanzien** (☞ Kap. 13.2.8) rufen eine reversible Lähmung der Skelettmuskulatur – also auch der Atemmuskulatur – hervor. Unterschieden werden depolarisierende und nichtdepolarisierende Muskelrelaxanzien. Sie vereinfachen die Intubation, weil sie Abwehrreaktionen wie Husten, Pressen und Laryngospasmus verhindern. Im Rettungsdienst wird auf den Einsatz von Muskelrelaxanzien oftmals verzichtet, da deren Nutzen die Risiken nicht überwiegt.

14.2.4 Narkosedurchführung

Vorbereitung der Narkose

Wenn vertretbar und realisierbar, sollte die **Narkoseeinleitung** im RTW angestrebt werden. Der Notarzt befragt den Patienten – falls möglich – nach Alter, Personalien, Körpergewicht, Vorerkrankungen und letzter Mahlzeit, um die Medikamentendosierungen ausrechnen und Narkoserisiken abschätzen zu können.

Voraussetzung für die Narkoseeinleitung ist ein sicherer und gut fixierter intravenöser Zugang zur Medikamentengabe. Der Kopf wird in eine intubationsgerechte Position gebracht und der Patient atmet reinen Sauerstoff zur Präoxygenierung. Die Medikamente zur Narkoseeinleitung, das Beatmungsgerät und die Materialien zur Intubation werden vorbereitet.

Zur **Überwachung** der Vitalfunktionen wird der Patient an ein EKG und die Pulsoxymetrie angeschlossen. Außerdem wird der Blutdruck gemessen.

Narkoseeinleitung

Wie bei der Intubation besteht die Aufgabe des nichtärztlichen Personals in der Assistenz des Notarztes und der kontinuierlichen **Überwachung** der Vitalfunktionen.

Die Medikamente werden in der vom **Notarzt** gewünschten Reihenfolge appliziert. Dabei wird in der Regel zuerst ein kurz wirksames Hypnotikum (z. B. Etomidat, ☞ Kap. 13.2.6) intravenös gespritzt, um das Bewusstsein auszuschalten. Dann erhält der Patient ein Opioidanalgetikum (☞ Kap. 13.2.5). Ist die Narkose ausreichend tief und die Atmung erloschen, wird der Patient ohne vorherige Maskenbeatmung endotracheal **intubiert,** die Tubuslage anschließend unter Beatmung überprüft und abschließend der Tubus fixiert.

Nach erfolgter Narkoseeinleitung wird der Blutdruck gemessen, um einer durch die Anästhetika ausgelösten Kreislaufdepression (Blutdruckabfall, Bradykardie) begegnen zu können.

Auf Wunsch des Notarztes kann jetzt ein Benzodiazepin (z. B. Dormicum®, ☞ Kap. 13.2.1) verabreicht werden, um die Narkose zusätzlich zu vertiefen.

Narkoseführung

Die Narkoseführung soll die begonnene Narkose aufrechterhalten. Die Narkose wird durch Nachspritzen von Benzodiazepinen, Opiaten und ggf. nichtdepolarisierenden Muskelrelaxanzien (Norcuron®, ☞ Kap. 13.2.8) gesteuert. Dadurch werden Bewusstsein, Schmerzempfinden und Muskeltonus weiterhin beeinflusst. Besonders auf eine an den Patientenzustand angepasste, ausreichend hohe Analgetikadosis muss geachtet werden.

Die **Körperfunktionen** werden anhand von Blutdruck, EKG, Sauerstoffsättigung und Kapnographie überwacht. Die Kreislaufstabilität wird durch eine patientengerechte Infusionsbehandlung oder Medikamentengabe erreicht. Der Patient wird auf der Trage fixiert, der Kopf in Neutralposition gelagert und die Arme an den Körper angelegt. Auf einen ausreichenden Wärmeerhalt muss ebenfalls geachtet werden. In kurzen Zeitabständen werden die **Narkoseparameter** wie Medikamente, Kreislauf- und Beatmungsparameter dokumentiert.

14.3 Beatmung mit Notfallrespiratoren

Die Beatmung mit Notfallrespiratoren (☞ 7.3.2) erfolgt als künstliche Beatmung durch Überdruck. Das eingestellte Luft-Sauerstoff-Gemisch strömt in die Lunge ein. Dadurch werden Thorax und Lunge gedehnt. Die Exspiration bleibt passiv. Die künstliche Beatmung kann auch über einen längeren Zeitraum die natürliche Lungenatmung ersetzen.

Voraussetzung für die Beatmung mit einem Beatmungsgerät ist die endotracheale Intubation. Dabei ist der Tubus über einen Beatmungsschlauch mit dem Beatmungsgerät verbunden.

14.3.1 Beatmungsformen

Kontrollierte Beatmung

Bei der kontrollierten Beatmung wird ein voreingestelltes Atemminutenvolumen über ein gewähltes Beatmungsmuster mit einer festen Atemfrequenz abgegeben. Es erfolgt **keinerlei** Anpassung an Atemzüge des Patienten. Dafür ist eine tiefe Narkose notwendig. Der Patient atmet also nicht selbst, sondern Ein- und Ausatmung werden von außen gesteuert.

Die kontrollierte Beatmung ist das **Standardverfahren** in der Notfallmedizin.

Assistierte Beatmung

Die assistierte Beatmung synchronisiert die voreingestellten Beatmungsparameter mit der **Eigenatmung** des Patienten. Dabei bestimmt der Patient die Beatmungsfrequenz. Das Beatmungsgerät erkennt den Unterdruck der Einatmung des Patienten (Trigger) und beatmet mit dem eingestellten Tidalvolumen (☞ Kap. 14.3.2). Bei noch unzureichender Spontanatmung kann die assistierte Beatmung dem Patienten die Atemarbeit erleichtern und das notwendige Atemminutenvolumen sicherstellen. Dabei wird die Spontanatmung des Patienten berücksichtigt und ergänzt.

Im Rahmen von Verlegungen von intensivpflichtigen Patienten kann auch die assistierte Beatmung im Rettungswagen zur Anwendung kommen.

14.3.2 Beatmungsparameter

Beatmungsparameter wie Atemminutenvolumen, Atemfrequenz, maximaler Beatmungsdruck, Sauerstoffkonzentration und PEEP (s. u.) werden an das Gewicht und den Zustand des Patienten angepasst.

Atemminutenvolumen

Das **Tidalvolumen** ist die in Millilitern angegebene Menge der an den Patienten abgegebenen Luft. Es richtet sich nach dem Körpergewicht des Menschen und beträgt 8 – 10 ml pro Kilogramm Körpergewicht. Ist die inspi-

ratorische Sauerstoffkonzentration größer als 40 %, liegt das Tidalvolumen zwischen 400 und 600 ml.

Anhand der eingestellten Atemfrequenz ergibt sich das einzustellende **Atemminutenvolumen.** In der Regel liegt es zwischen 7,5 und 10 Litern pro Minute (☞ Kap. 3.2.2).

Atemfrequenz

Die Beatmungsfrequenz ist die Anzahl an Beatmungen pro Minute. Bei Erwachsenen liegt sie zwischen 10 und 14 Atemzügen pro Minute. Gemeinsam mit dem ausgerechneten Tidalvolumen ergibt sich durch Multiplikation der beiden Werte das Atemminutenvolumen.

Beatmungsdruck

Der Beatmungsdruck entspricht der aufzubringenden Kraft für die Beatmung und wird in Millibar (mbar) gemessen. Der aufgebaute Beatmungsdruck ist abhängig vom Strömungswiderstand in der Lunge und ihrer Dehnbarkeit.

Bei intubierten Patienten sollte der Beatmungsdruck 40 mbar nicht überschreiten.

Inspiratorischer Sauerstoffgehalt (FiO$_2$)

Der inspiratorische Sauerstoffgehalt (FiO$_2$) gibt an, wie hoch der Sauerstoffanteil im Gasgemisch der Beatmung ist. Notfallpatienten werden in der Regel im **No-Airmix-Betrieb** beatmet, d. h. sie erhalten 100 % Sauerstoff.

Beatmung mit PEEP

Bei der Beatmung mit PEEP (positive endexspiratory pressure, **positiver endexspiratorischer Druck**) bleibt am Ende der Ausatmung ein **Restdruck** in den Lungen erhalten. Dadurch wird die funktionelle Residualkapazität (☞ Kap. 3.2.2) erhöht und ermöglicht eine bessere Oxygenierung des Patienten. Ein weiterer **Vorteil** ist die Vorlastsenkung am Herzen (☞ Kap. 3.1.3). In

Tabelle 14.3 werden die Indikationen zur PEEP-Beatmung genannt.

Der PEEP wird in cmH$_2$O (gelesen: Zentimeter Wassersäule) angegeben. Dabei ist ein PEEP zwischen +5 und +10 cmH$_2$O üblich.

Als **Nachteil** muss die Kreislaufbelastung durch Behinderung des venösen Rückstroms zum Herzen bei kreislaufinstabilen Patienten beachtet werden, weshalb die Beatmung mit PEEP durch den Notarzt genau abgewogen werden muss.

Tab. 14.3: Indikationen zur PEEP-Beatmung

Indikation
Polytrauma
schwere Lungenschädigung
schwere Herzinsuffizienz, Lungenödem
Beatmung in der Postreanimationsphase
Beatmung nach Beinahe-Ertrinken

Wiederholungsfragen

1. Nennen und beschreiben Sie Methoden zum Freimachen der Atemwege. (☞ Kap. 14.1.1)
2. Nennen und beschreiben Sie Verfahren zum Freihalten der Atemwege. (☞ Kap. 14.1.2)
3. Welche Indikationen und Ziele der endotrachealen Intubation kennen Sie? (☞ Kap. 14.1.2)
4. Welches Material müssen Sie zur Intubation vorbereiten? (☞ Kap. 14.1.2)
5. Beschreiben Sie die Assistenz bei der Durchführung der Intubation. (☞ Kap. 14.1.2)
6. Welche Komplikationen und Gefahren drohen bei der Intubation? (☞ Kap. 14.1.2)
7. Definieren Sie den Begriff Anästhesie. (☞ Kap. 14.2.1)
8. Welche Indikationen erfordern die Durchführung einer präklinischen Narkose? (☞ Kap. 14.2.2)
9. Nennen Sie Anästhetika und erläutern Sie deren Wirkungsweise. (☞ Kap. 14.2.3)
10. Welche Beatmungsparameter müssen bei Verwendung eines Beatmungsgerätes eingestellt werden? (☞ Kap. 14.3.2)

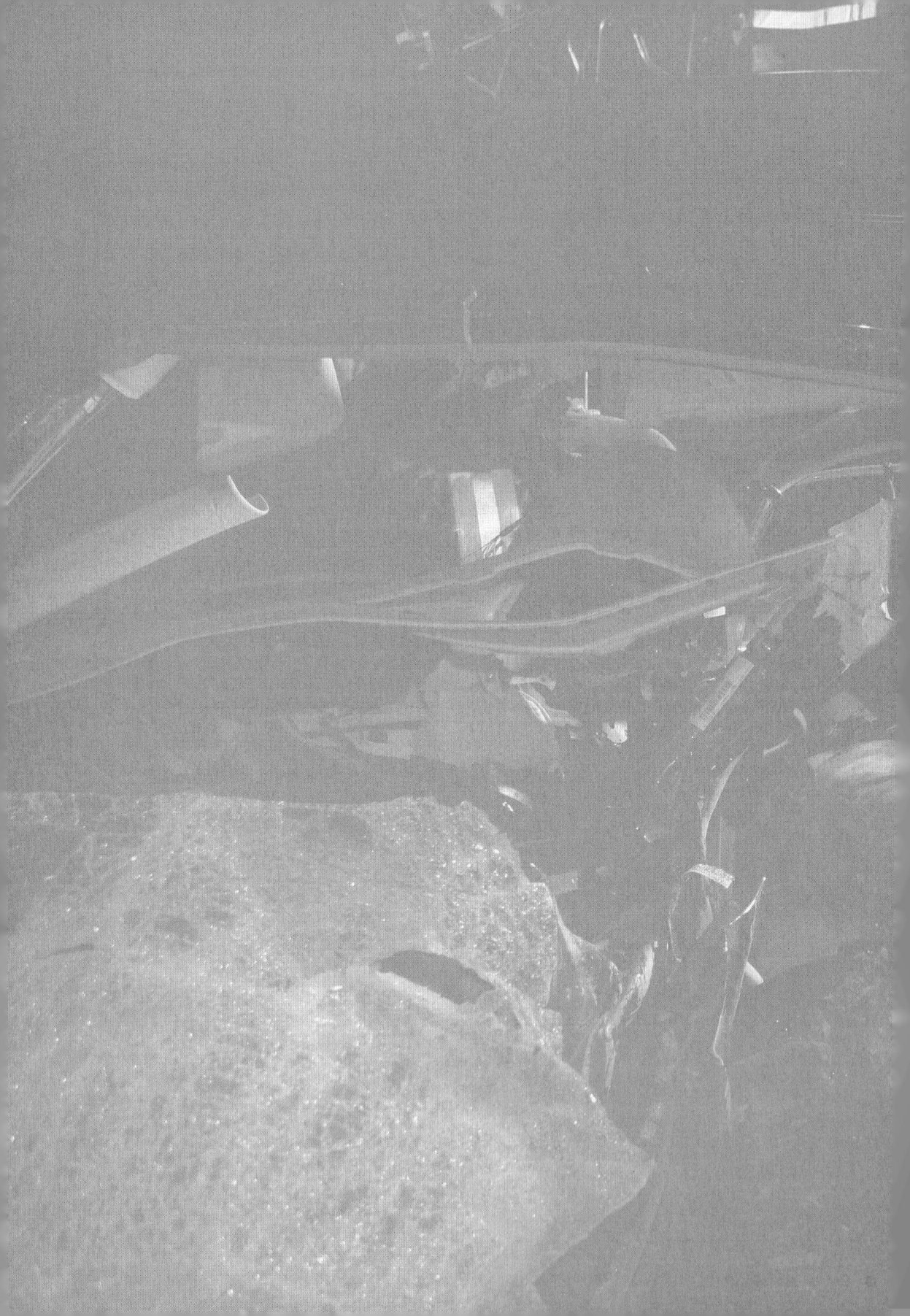

C Spezielle Notfallmedizin

Kardiozirkulatorische Notfälle 15

Jürgen Luxem

Kardiozirkulatorische Notfälle betreffen das Herz und das Kreislaufsystem eines Patienten. Ursache für kardiozirkulatorische Notfallsituationen sind in der Regel bestehende Vorerkrankungen des Herz-Kreislauf-Systems. Mehr als 50 % aller Rettungsdiensteinsätze können auf einen solchen Notfall zurückgeführt werden.

Am **Herzen** können im Wesentlichen Pumpschwäche (Herzinsuffizienz), Durchblutungsstörungen (Arteriosklerose, KHK), Entzündungen und Rhythmusstörungen (☞ 9.5) beobachtet werden.

Die Störungen des **Kreislaufsystems** umfassen vor allem Blutdruckstörungen und Gefäßverschlüsse.

15.1 Erkrankungen des Herz-Kreislauf-Systems

15.1.1 Herzinsuffizienz

Als Herzinsuffizienz wird die gestörte Pumpfunktion des Herzens bezeichnet. Diese Pumpschwäche führt dazu, dass der Organismus nur noch unzureichend mit dem benötigten Blutvolumen und Sauerstoff versorgt wird. Die Herzinsuffizienz ist meist Folge verschiedener anderer Herz- oder Lungenerkrankungen.

Pathophysiologisch wird zwischen Rückwärts- und Vorwärtsversagen unterschieden. Das **Rückwärtsversagen** ist durch einen Blutrückstau in der Lungenstrombahn oder den venösen Stromgebieten gekennzeichnet, das **Vorwärtsversagen** dagegen durch die Unfähigkeit des Herzens, einen ausreichenden Blutdruck im arteriellen System aufzubauen. Funktionell erfolgt die Einteilung in Linksherz-, Rechtsherz- und Globalinsuffizienz.

Die Symptome (☞ Abb. 15.1) sind von der betroffenen Herzhälfte abhängig. Bei einer **Linksherzinsuffizienz** staut sich das Blut in die Lungenstrombahn zurück und führt zur Dyspnoe und peripheren Zyanose. In den Lungenabschnitten lagert sich Flüssigkeit ein und es sind Rasselgeräusche auszukultieren. Teilweise können sie auch schon

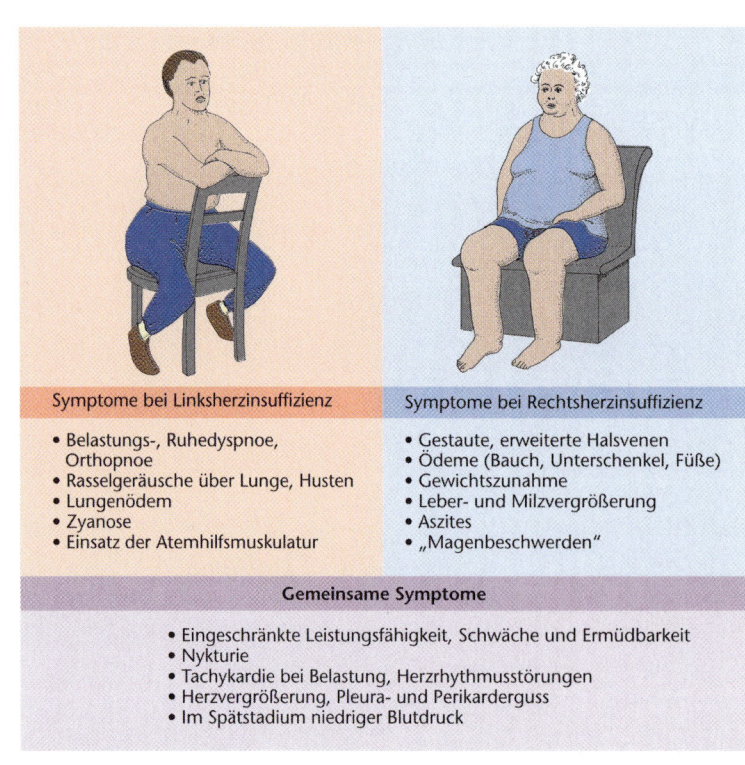

Symptome bei Linksherzinsuffizienz
- Belastungs-, Ruhedyspnoe, Orthopnoe
- Rasselgeräusche über Lunge, Husten
- Lungenödem
- Zyanose
- Einsatz der Atemhilfsmuskulatur

Symptome bei Rechtsherzinsuffizienz
- Gestaute, erweiterte Halsvenen
- Ödeme (Bauch, Unterschenkel, Füße)
- Gewichtszunahme
- Leber- und Milzvergrößerung
- Aszites
- „Magenbeschwerden"

Gemeinsame Symptome
- Eingeschränkte Leistungsfähigkeit, Schwäche und Ermüdbarkeit
- Nykturie
- Tachykardie bei Belastung, Herzrhythmusstörungen
- Herzvergrößerung, Pleura- und Perikarderguss
- Im Spätstadium niedriger Blutdruck

Abb. 15.1: Symptome der Herzinsuffizienz [A400]

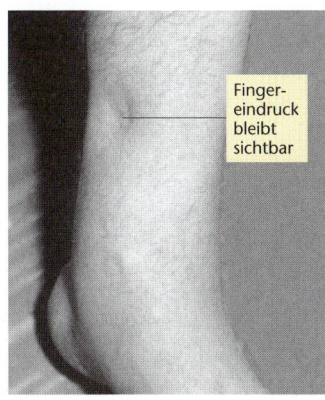

Abb. 15.2: Knöchelödem bei Herzinsuffizienz [T127]

ohne Stethoskop gehört werden. Bei der **Rechtsherzinsuffizienz** kommt es zu einem Blutrückstau im venösen System vor dem Herzen mit Einflussstauung der Jugularvenen und Wassereinlagerung in den Beinen (☞ Abb. 15.2) und verschiedenen Organen, z. B. der Leber. Links- und Rechtsherzinsuffizienz können auch gemeinsam auftreten. Dann wird von einer **Globalinsuffizienz** gesprochen. Eine Herzinsuffizienz kann **akut** entstehen (z. B. bei Herzinfarkt) oder **chronisch** verlaufen (z. B. bei KHK). Patienten mit Herzinsuffizienz können unter Medikamenteneinnahme mit oft nur geringen Einschränkungen ein weitgehend normales Leben führen **(kompensierte Herzinsuffizienz)**. Es stellt sich ein Gleichgewicht zwischen Belastung und Belastbarkeit des Herzens ein. Wird dieses Gleichgewicht aber gestört, so kann die Herzinsuffizienz schnell **dekompensieren.**

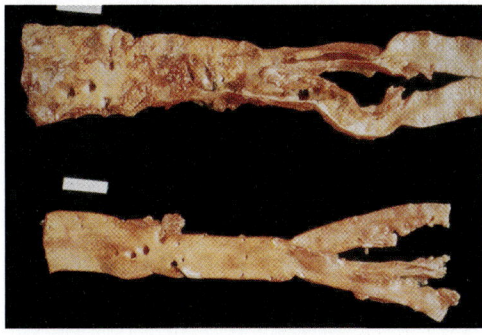

Abb. 15.3: Arteriosklerose
(oben) Verdickung und Verhärtung der Gefäßwand (Bauchaorta),
(unten) normales Gefäß (Bauchaorta). [K107]

15.1.2 Arteriosklerose

Die Arteriosklerose ist ein Sammelbegriff für primär nicht entzündliche **Arterienerkrankungen.** Sie entsteht durch Gewebeumbau in der Gefäßwand. Hierbei verhärten und verdicken sich die betroffenen arteriellen Gefäßwände, es entstehen so genannte **arteriosklerotische Plaques.** Der hieraus resultierende Elastizitätsverlust führt zu einer Verengung des Gefäßlumens (☞ Abb. 15.3). In der Folge kommt es zu einer Minderdurchblutung und zu Sauerstoffmangel in den betroffenen Geweben. Mögliche Folgeerkrankungen sind die arterielle Hypertonie, der Herzinfarkt, der Mesenterialinfarkt und der Schlaganfall.

Gesicherte **Risikofaktoren,** die das Auftreten einer Arteriosklerose begünstigen, sind:

- erhöhte Blutfettwerte (Cholesterin und Triglyzeride)
- Nikotin (Rauchen)
- arterielle Hypertonie (Bluthochdruck)
- Diabetes mellitus
- Bewegungsmangel
- genetische Faktoren.

15.1.3 Koronare Herzkrankheit (KHK)

Mit dem Begriff der koronaren Herzkrankheit wird die dauerhafte **Verengung** der Herzkranzgefäße (☞ Kap. 3.1.1) beschrieben (☞ Abb. 15.4), die zu einer chronischen Unterversorgung des Herzmuskels mit Blut und Sauerstoff führt. In der Folge führt diese Unterversorgung zu einem Missverhältnis zwischen Sauerstoffangebot und -bedarf am Herzen. Der fehlende Sauerstoff macht sich meist unter Belastung (z. B. körperliche Arbeit) bemerkbar. Nach einer kurzen Ruhephase klingen die Beschwerden schnell wieder ab. Das akute klinische Bild der KHK wird auch als **akutes Koronarsyndrom** bezeichnet. Eine koronare Herzkrankheit kann lange symptomlos verlaufen.

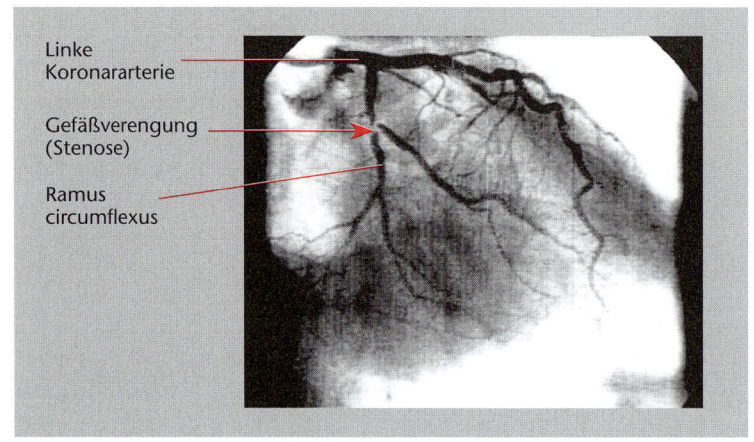

Linke
Koronararterie

Gefäßverengung
(Stenose)

Ramus
circumflexus

Abb. 15.4: Koronar-
angiographie [X112]

15.1.4 Entzündliche Herzerkrankungen

Entzündliche Herzerkrankungen können in allen Schichten des Herzens (☞ Kap. 3.1.1) auftreten. Entsprechend wird zwischen einer **Perikarditis, Myokarditis, Endokarditis** und – falls alle zusammen betroffen sind – **Pankarditis** unterschieden.

Endokarditis

Die Endokarditis ist eine Entzündung der Herzinnenhaut und der Herzklappen. Es wird zwischen der bakteriellen und der abakteriellen Endokarditis unterschieden. Die **abakterielle** Endokarditis tritt häufig nach einer nicht ausreichend mit Antibiotika behandelten Streptokokken-Infektion (z. B. Scharlach im Kindesalter) auf. Sie verursacht die Ablagerung von Immunkomplexen am Schließungsrand einer Herzklappe und beeinträchtigt deren Funktion. Die **bakterielle** Endokarditis hingegen führt durch die direkte Besiedlung der Herzklappe zu deren Funktionseinschränkung mit Befall der Trikuspidalklappe.

Die häufigsten **Symptome** der Endokarditis sind anfangs hohes Fieber (> 38 °C), gefolgt von Herzbeschwerden, Herzinsuffizienz, Dyspnoe und Zyanose. Unbehandelt ist die Erkrankung tödlich. Eine Komplikation der Endokarditis ist die Bildung von Thromben an den geschädigten Herzklappen. Diese können sich lösen und zu arteriellen Embolien, besonders im Gehirn (Apoplex, ☞ Kap. 17.2), führen.

Myokarditis

Die Myokarditis ist eine Entzündung des Herzmuskels und wird überwiegend durch Viren verursacht. Häufigste **Symptome** sind Herzrhythmusstörungen, Dyspnoe sowie uncharakteristische Anzeichen wie Fieber, Halsschmerzen und Bronchitis, die meist als grippaler Infekt fehlgedeutet werden. In schweren Fällen kann es zu Herzerweiterungen (Kardiomyopathien), Herzrhythmusstörungen und Herzinsuffizienz kommen.

Perikarditis

Eine Perikarditis ist eine Entzündung des Herzbeutels. Als Ursache kommen Infektionen mit Viren oder Bakterien, aber auch Giftstoffe in Frage. Auch als Folge eines Herzinfarktes kann sich eine Perikarditis entwickeln. Häufig ist bei einer Perikarditis zusätzlich der Herzmuskel (Perimyokarditis) betroffen.

Die typischen **Symptome** sind Einengungsgefühl (ähnlich der Symptome bei Angina pectoris), Angst, atemsynchrone Schmerzen, Dyspnoe und Tachykardie. Bei einer schweren Perikarditis kann sich Flüssigkeit im Herzbeutel ansammeln und das Herz in seiner Pumpfunktion behindern.

15.2 Kardiozirkulatorische Notfälle

15.2.1 Akutes Koronarsyndrom

Die Krankheitsbilder Angina pectoris (**AP**) und akuter Myokardinfarkt (**AMI**) lassen sich präklinisch oftmals schwer unterscheiden, sodass eine sichere Differenzierung nicht immer möglich ist. Aus diesem Grund wird präklinisch für die instabile Angina pectoris, den ST-Strecken-Hebungsinfarkt (STEMI) und den Myokardinfarkt ohne ST-Hebung (NSTEMI) so lange der Sammelbegriff **akutes Koronarsyndrom** verwendet, bis eine endgültige und sichere Diagnose gestellt werden kann.

Das akute Koronarsyndrom entwickelt sich zumeist plötzlich im Rahmen einer bereits bestehenden koronaren Herzkrankheit.

Merke

Leitsymptom des akuten Koronarsyndroms ist der akute Thoraxschmerz.

Angina pectoris

Die Angina pectoris (lat. angor = Beklemmung, Angst; lat. pectoris = Brust) wird durch Verkrampfung (Spasmus) oder einen kurzzeitigen und vollständig reversiblen Verschluss einer oder mehrerer Koronargefäße (☞ Kap. 3.1.1) hervorgerufen.

Auslöser eines Anfalls sind körperliche Anstrengung, psychische Belastung, üppiges Essen oder Kältereize, durch die der erhöhte Sauerstoffbedarf des Herzmuskels in einem Missverhältnis zum Sauerstoffangebot steht. Die Minderversorgung des Myokards mit Blut und Sauerstoff verursacht den **Brustschmerz (Ischämieschmerz)**.

Zu unterscheiden sind drei Formen der Angina pectoris:

- **stabile** Angina pectoris: wiederkehrende Beschwerden bei bestimmten Belastungen,
- **instabile** Angina pectoris: erstmalig auftretender Angina-pectoris-Anfall oder jede Änderung eines vormals stabilen Verlaufs ohne Infarktnachweis,
- **Prinzmetal-Angina** (vasospastische Variante): Auftreten in Ruhe und ohne Auslöser von außen. Im EKG sind reversible ST-Hebungen sichtbar. Die körperliche Leistungsfähigkeit ist nicht eingeschränkt.

Myokardinfarkt

Der akute **Herzinfarkt** (☞ Abb. 15.5) ist durch den Verschluss einer oder mehrerer Herzkranzarterien gekennzeichnet. Das betroffene Herzmuskelgewebe wird nun nicht mehr mit Sauerstoff versorgt und stirbt innerhalb von etwa 15 bis 30 Minuten irreversibel ab (Herzmuskelnekrose). In über 90 % der Fälle wird der Verschluss der Koronararterie durch ein thrombotisches Geschehen verursacht. Das abgestorbene Herzmuskelgewebe wird durch Bindegewebe ersetzt und es bilden sich Vernarbungen.

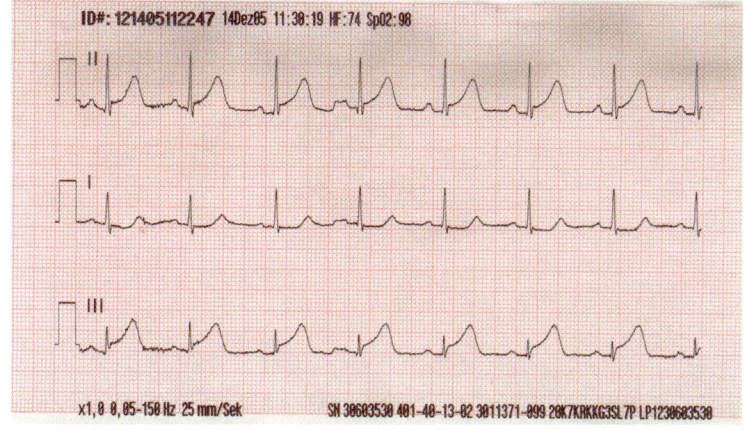

Abb. 15.5: EKG eines Myokardinfarktes (STEMI). ST-Hebungen in II, III, aVF, spiegelbildliche ST-Senkungen in I, aVL, V1 – V3 [M302]

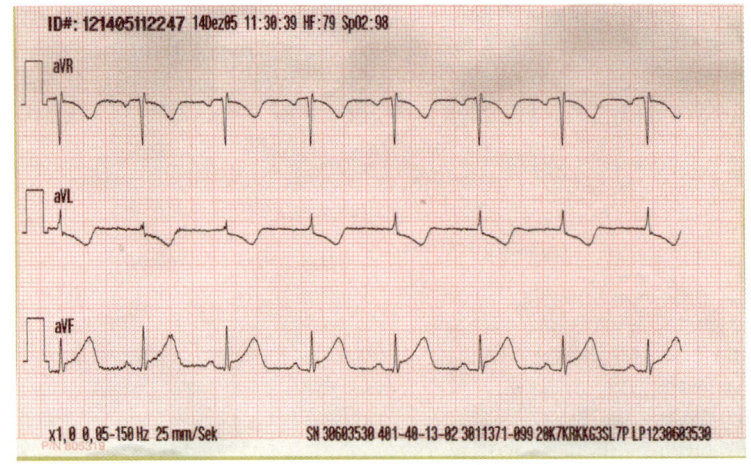

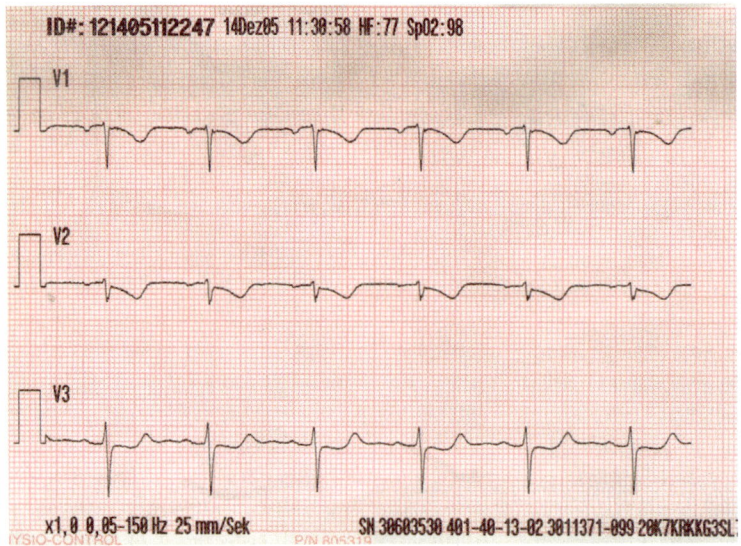

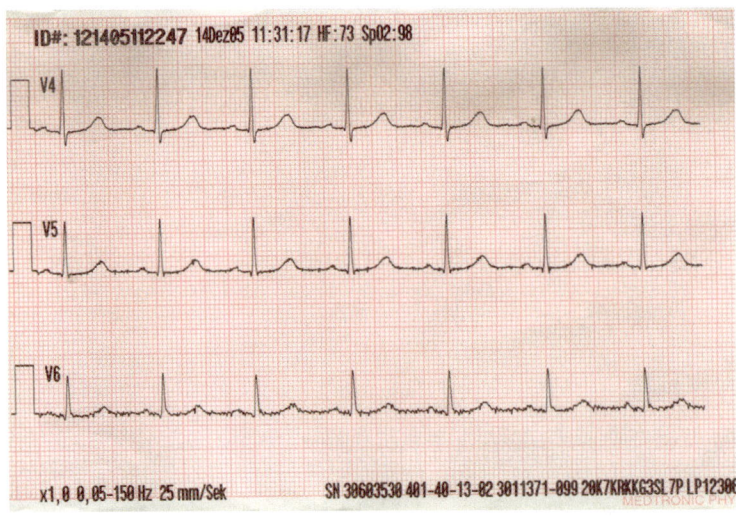

Abb. 15.5 (*Fortsetzung*): EKG eines Myokardinfarktes (STEMI). ST-Hebungen in II, III, aVF, spiegelbildliche ST-Senkungen in I, aVL, V1 – V3 [M302]

Tab. 15.1: Häufige Komplikationen beim Herzinfarkt (Mehrfachnennung möglich)

Komplikation	Häufigkeit (%)
Herzrhythmusstörungen	90
Lungenödem	20
kardiogener Schock	10
Embolien	5
Myokardruptur	selten

In Abhängigkeit von der Größe des geschädigten Areals können sich lebensgefährliche **Komplikationen** (☞ Tab. 15.1) ergeben. Die schwersten Komplikationen und Todesfälle treten innerhalb der ersten Stunde nach dem Infarktereignis auf. Ein großer Anteil der Patienten verstirbt bereits vor Eintreffen des Rettungsdienstes oder vor Erreichen des Krankenhauses (50 % in den ersten 15 Minuten).

Etwa 90 % aller Komplikationen sind **Herzrhythmusstörungen,** die in allen Formen auftreten können (☞ Kap. 9.5). Für ihre Entstehung ist entscheidend, welches Areal des Myokards betroffen ist. Etwa jede fünfte Komplikation geht mit einem **Linksherzversagen** und kardialem Lungenödem einher. Durch die Narbenbildung an Teilen des Herzmuskels und dem damit verbundenen Funktionsverlust verliert das Herz an Pumpleistung, und eine **Herzinsuffizienz** ist die Folge. Je ausgeprägter die Nekrose, umso größer ist der Leistungsverlust des Herzens, der zum kardiogenen Schock führen kann. Der **kardiogene Schock** ist die bedrohlichste Form einer akuten und dekompensierten Herzinsuffizienz und endet unbehandelt mit Pumpversagen und Tod.

Symptome

Leitsymptom beim akuten Koronarsyndrom ist der **Thoraxschmerz** (☞ Abb. 15.6). Er wird von den Patienten als ein hinter dem Brustbein liegender (retrosternaler) Druckschmerz beschrieben. Die Schmerzen sind nicht genau lokalisierbar, sie treten ohne scharfe Begrenzung im gesamten Brustraum auf und können in verschiedene herznahe Körperregionen ausstrahlen:

- linke Schulter und Arm
- Oberbauch
- Rücken
- Hals und Unterkiefer.

Die Schmerzen bei Angina-pectoris-Anfällen (**Ischämieschmerz**) sind meist nur von kurzer Dauer (< 30 Minuten) und lassen nach der Gabe von Nitrospray nach (nitrosensibel). Beim Myokardinfarkt halten die Schmerzen länger an (> 30 Minuten) und verändern sich nach der Gabe von Nitrospray kaum oder gar nicht (nitroresistent). Etwa ein Drittel aller Herzinfarkte verläuft sogar „stumm", d. h. ohne Thoraxschmerz. Besonders häufig kommt dies bei Zuckerkranken und älteren Patienten vor, weil bei ihnen die Schmerzwahrnehmung krankheits- oder altersbedingt eingeschränkt sein kann (diabetische Neuropathie, ☞ Kap. 21.2.1).

Merke

„Stumme" Myokardinfarkte sind vor allem bei Diabetikern und älteren Patienten zu beobachten.

Neben dem Leitsymptom sind im Rahmen des akuten Koronarsyndroms weitere **unspezifische** Symptome festzustellen:

- vegetative Begleitsymptome wie Übelkeit, Erbrechen, kaltschweißige Haut, Mundtrockenheit, fahle Blässe
- Dyspnoe
- Todesangst und Vernichtungsgefühl.

Die vegetativen Begleitsymptome sind beim Myokardinfarkt oft stärker ausgeprägt als bei einem Angina-pectoris-Anfall.

Merke

Die **Diagnostik** eines Herzinfarktes kann erst im Krankenhaus sicher nach Ausschöpfung aller diagnostischer Maßnahmen (infarkttypischer Enzymverlauf, 12-Kanal-EKG unter vergleichbaren Bedingungen) gestellt werden.

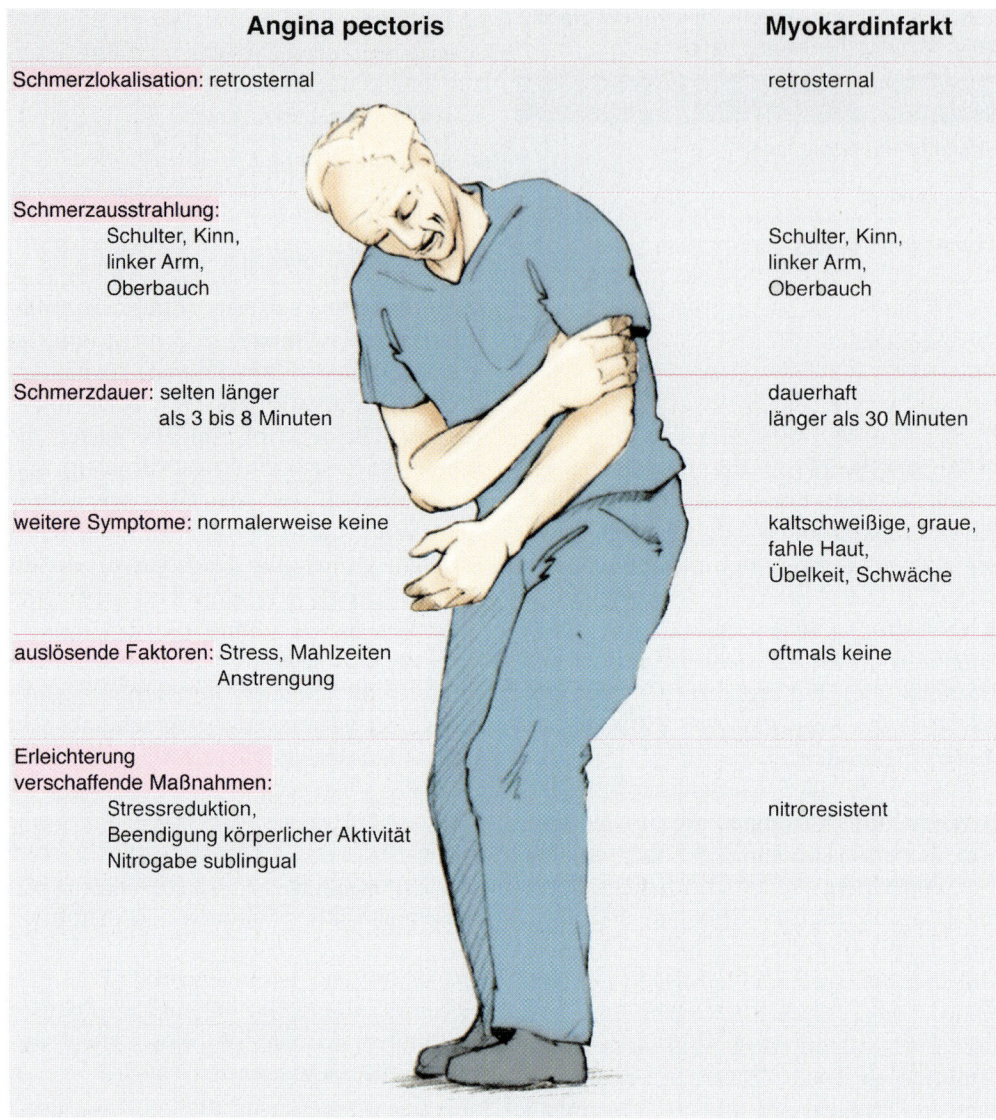

Angina pectoris	Myokardinfarkt
Schmerzlokalisation: retrosternal	retrosternal
Schmerzausstrahlung: Schulter, Kinn, linker Arm, Oberbauch	Schulter, Kinn, linker Arm, Oberbauch
Schmerzdauer: selten länger als 3 bis 8 Minuten	dauerhaft länger als 30 Minuten
weitere Symptome: normalerweise keine	kaltschweißige, graue, fahle Haut, Übelkeit, Schwäche
auslösende Faktoren: Stress, Mahlzeiten Anstrengung	oftmals keine
Erleichterung verschaffende Maßnahmen: Stressreduktion, Beendigung körperlicher Aktivität Nitrogabe sublingual	nitroresistent

Abb. 15.6: Patient mit Schmerzausstrahlung [L108]

Im **Notarztwagen** ist selbst bei infarkttypischen EKG-Veränderungen nur eine hinreichende Verdachtsdiagnose möglich, da die EKG-Ableitungen stark von der Art des EKGs und der Anzahl der möglichen Ableitungskanäle abhängig ist.

Basismaßnahmen

Die präklinischen Basismaßnahmen erstrecken sich auf:

- Lagerung mit erhöhtem Oberkörper zur Vorlastsenkung

- Sauerstoffgabe
- kontinuierliches Monitoring mit der Anlage eines (falls vorhanden: 12-Kanal-) EKGs
- Pulsoxymetrie
- regelmäßige Blutdruckmessung.

Sollte noch kein Notarzt alarmiert sein, muss dies umgehend geschehen.

Der **Notarzt** legt dem Patienten einen periphervenösen Zugang und schließt eine langsam tropfende Elektrolytinfusion zum Offenhalten des Venenzugangs an. Über den Zugang erfolgt die weitere **medikamentöse Therapie.** Zur Schmerzbekämpfung (Analgesie) kommen vor allem Analgetika vom Opiattyp (☞ Kap. 13.2.5) in Frage. Besonders Morphin hat sich bewährt, weil es den Sauerstoffbedarf und die Vorlast am Herzen senkt. Um den Stress für den Notfallpatienten zu reduzieren und ihm seine Angst zu nehmen, ist gegebenenfalls eine Sedierung notwendig. Antihypertensiva sind vorsichtig einzusetzen, bis eine patientenbezogene Normotonie erreicht wird. Zur Hemmung der Thrombozytenaggregation werden ASS (☞ Kap. 13.2.5) und Antikoagulantien (Heparin, ☞ Kap. 13.2.12) gegeben. Zur Behebung von Herzrhythmusstörungen werden Antiarrhythmika eingesetzt (☞ Kap. 13.2.4).

> **Praxistipp**
>
> Bei der Therapie eines akuten Koronarsyndroms ist ein ruhiges und besonnenes Vorgehen entscheidend, um den Stress für den Notfallpatienten so gering wie möglich zu halten. Die Indikation für den Transport mit Sonderrechten ist entsprechend streng zu stellen.

15.2.2 Kardiales Lungenödem

Das kardiale Lungenödem entsteht in der Folge einer dekompensierten akuten oder chronischen **Linksherzinsuffizienz** durch Rückwärtsversagen(☞ Kap. 15.1.1). Seröse Flüssigkeit aus den Blutkapillaren der Lungenstrombahn tritt in die Alveolen oder das Interstitium über. Die Flüssigkeit mischt sich in den Alveolen mit der Atemluft und bildet einen bläschenreichen, manchmal blutigen Schaum. Umgangssprachlich wird der Begriff „Wasser in der Lunge" verwendet. Das Ödem beeinträchtigt die Diffusionsvorgänge in den Alveolen und führt zu einer Minderversorgung des Organismus mit Sauerstoff.

Symptome

Die Patienten klagen über Dyspnoe, und die Atemfrequenz ist meist beschleunigt (Tachypnoe). Trotz Einsatz der Atemhilfsmuskulatur (Orthopnoe) und schneller Atmung ist eine **Zyanose** zu beobachten. Der Notfallpatient im Lungenödem ist unruhig und ängstlich bis hin zu Todesangst. Beim beginnenden Lungenödem ist, ähnlich wie beim Asthma-Anfall (☞ Kap. 16.2.2), ein exspiratorisches Giemen mit verlängerter Ausatmung zu hören. Besonders imponierend sind die Rasselgeräusche während der Atmung, die schon auf Distanz zu hören sind. Rasselgeräusche sprechen dafür, dass die Flüssigkeit bereits in die Alveolen übergetreten ist. Manchmal kann ein fleischwasserfarbener **Auswurf** beobachtet werden. Die Haut ist blass, zyanotisch, kalt und schweißig, der Puls tachykard. Im EKG können gelegentlich Herzrhythmusstörungen als Ausdruck der Hypoxie beobachtet werden. Der Blutdruck ist initial häufig erhöht (Hypertonie).

Basismaßnahmen

Das Therapieziel ist die **Entlastung des Herzens** durch Vorlastsenkung und die Herzkraftsteigerung durch Erhöhung des Sauerstoffangebots.

Die Basismaßnahmen konzentrieren sich zuerst auf die Sicherung der Vitalfunktionen. Freimachen und Freihalten der Atemwege (z. B. durch Absaugen des Schaums) haben neben der umgehenden Gabe von Sauerstoff oberste Priorität. Der Patient wird, wenn er bei Bewusstsein ist, zur Vorlastsenkung mit erhöhtem Oberkörper und herabhängenden Beinen gelagert. Die Durchführung eines unblutigen Aderlasses führt zu einer zusätzlichen Verminderung des venösen Rückstroms zum Herzen (s. Praxistipp). Weiterhin erfolgt ein umfassendes und kontinuierliches **Monitoring** von EKG, Blutdruckmessung und Pulsoxymetrie. Ständig müssen die Atemfrequenz und -tiefe sowie die Bewusstseinslage beobachtet werden. Sollte noch kein **Notarzt** alarmiert sein, ist dies spätestens jetzt nachzuholen.

Praxistipp

Zur Durchführung eines unblutigen Aderlasses werden an allen vier Extremitäten Blutdruckmanschetten (oder Staubänder) angelegt, von denen jeweils drei auf Werte zwischen dem diastolischen und systolischen Druck aufgepumpt werden. Die vierte Druckmanschette bleibt drucklos. Dadurch wird der venöse Rückstrom zum Herzen reduziert und die Vorlast am Herzen gesenkt. Damit es nicht zum Auftreten von Thrombosen kommt, muss spätestens alle 10 Minuten der Druck abgelassen und eine andere Extremität gestaut werden. Niemals alle Manschetten gleichzeitig öffnen, wenn einmal mit dieser Maßnahme begonnen wurde!

Der **Notarzt** setzt die Maßnahmen des Rettungsfachpersonals fort und ergänzt diese durch die weiterführende medikamentöse Therapie. Zur Standardtherapie des kardialen Lungenödems gehört die Gabe von Nitroglyzerin (☞ Kap. 13.2.17), das in niedriger Dosierung die Vorlast und in höherer Dosierung die Nachlast (☞ Kap. 3.1.3) am Herzen senkt (Cave: Blutdruckabfall). Die Gabe von Diuretika (☞ Kap. 13.2.13) vermindert das zirkulierende Blutvolumen durch eine vermehrte Flüssigkeitsausscheidung über die Nieren. Morphium (☞ Kap. 13.2.5) kann sinnvoll zur Senkung des myokardialen Sauerstoffverbrauchs und zur Schmerztherapie eingesetzt werden. Herzrhythmusstörungen (☞ Kap. 9.5 und 13.2.4) und Hypertonie werden symptomatisch behandelt. Reichen die Maßnahmen nicht aus, müssen Katecholamine (☞ Kap. 13.2.2) eingesetzt werden.

15.2.3 Hypertonie/Hypertensiver Notfall

Die **Europäische Gesellschaft für Hypertonie (European Society of Hypertension, ESH)** nimmt eine Einteilung der Hypertonie nach der Höhe des Blutdruckwerts vor. Von einer arteriellen Hypertonie (Bluthochdruck) ist nach der ESH dann auszugehen, wenn drei Messungen an drei verschiedenen Tagen erhöhte Blutdruckwerte über 140/90 mmHg ergeben.

Der hypertensive Notfall ist durch einen für den Patienten ungewöhnlich hohen **Blutdruck** mit dadurch bedingten Störungen einzelner oder mehrerer Organe gekennzeichnet. Entscheidend ist dabei nicht die absolute Blutdruckhöhe, sondern vielmehr die Schnelligkeit und das Ausmaß des Blutdruckanstiegs.

In etwa 90 % aller Fälle ist die Ursache für den Bluthochdruck unbekannt (**essentielle oder primäre Hypertonie**).

Sekundäre Formen des Bluthochdrucks können z. B. ausgelöst werden durch:

*   Nierenerkrankungen (☞ Kap. 22.4)
*   Schilddrüsenerkrankungen
*   Herz-Kreislauf-Erkrankungen (z. B. Arteriosklerose, ☞ Kap. 15.1.2).

Symptome

Das **Leitsymptom** der Hypertension ist der hohe Blutdruck, teilweise mit Werten von weit über 200 mmHg systolisch. Durch den hohen Blutdruck werden Hirnfunktionen und kardiale Funktionen beeinträchtigt. Anzeichen des hypertensiven Notfalls sind:

*   hochroter Kopf
*   Nasenbluten (Epistaxis)
*   Kopfschmerzen, Schwindel, Sehstörungen
*   Übelkeit, Erbrechen
*   Angst
*   Bewusstseinsstörungen bis zu zerebralen Krämpfen.

Basismaßnahmen

Die Hypertension wird durch **Blutdruckmessung** diagnostiziert. Die Senkung des Blutdrucks ist das therapeutische Ziel. Der Betroffene wird mit erhöhtem Oberkörper gelagert und erhält mindestens 4 Liter Sauerstoff. Bei instabilen Patienten, dass heißt beispielsweise beim Auftreten von Komplikationen wie akutem Koronarsyndrom, Lungenödem oder Schlaganfall, muss der Notarzt nachgefordert werden. Das **Basismonitoring**, wie EKG und kontinuierliche Blutdruckmessung, wird durchgeführt. Eine Medikamentengabe erfolgt nicht durch das Rettungsfachpersonal, sondern ist dem **Notarzt** vorbehalten. Dieser wird den systolischen Blutdruck auf Werte von 160 – 180 mmHg und den diastolischen Blutdruck auf Werte unter 110 mmHg senken. Eine abrupte Blutdrucksenkung muss vermieden werden, da sie zu Minderdurchblutungen am Herzen und im Gehirn führen kann. Sinkt der Blutdruck auf patientenbezogene normotone Werte, verschwinden auch meistens die kardialen und neurologischen Begleiterscheinungen und der Patient fühlt sich insgesamt besser.

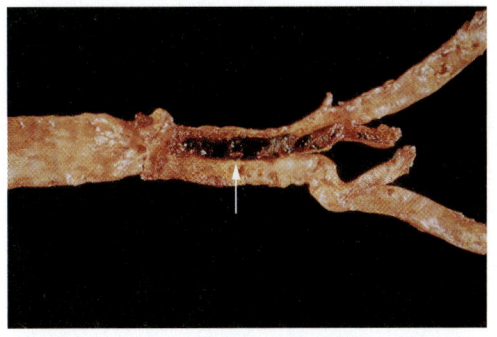

Abb. 15.7: Arterieller Gefäßverschluss (siehe Pfeil) [K107]

15.2.4 Vasovagale Synkope/ Orthostase

Eine vasovagale Synkope, orthostatische Dysregulation oder Orthostase, auch **Ohnmacht** genannt, ist ein flüchtiger Bewusstseinsverlust. Auslöser sind Aufregung, Schreck oder Stress, wodurch ein Vagusreiz (Parasympathikusaktivierung, ☞ Kap. 3.3.5) ausgelöst wird. Die Herzfrequenz nimmt ab und die Blutgefäße erweitern sich. Als Folge tritt eine kurzzeitige **Bewusstlosigkeit** auf. Ist in horizontaler Lage die Perfusion wiederhergestellt, kommen die Betroffenen wieder zu Bewusstsein.

Symptome

Gemeinsame Symptome sind Blutdruckabfall und kurzzeitiger Bewusstseinsverlust. Die Patienten beschreiben ein Schwindelgefühl, „Schwarzwerden" vor den Augen und „weiche Knie". Bei den betroffenen Personen können Hautblässe und Kaltschweißigkeit beobachtet werden. Die Herzfrequenz variiert je nach Zeitpunkt der Messung, während der Synkope eher bradykard, danach reflektorisch eine Tachykardie.

Basismaßnahmen

Die Basismaßnahmen werden durch ein kontinuierliches **Monitoring** mit EKG, Blutdruckmessung und Pulsoxymetrie unterstützt. Ist der Patient bewusstlos oder kreislaufinstabil, müssen der Notarzt – soweit noch nicht geschehen – nachgefordert und die Atemwege freigemacht und freigehalten werden. Eine stabile Seitenlage ist bei Bewusstlosigkeit selbstverständlich durchzuführen. Bei ansprechbaren Personen werden die Beine hochgelagert (**Schocklage**). Der Patient erhält etwa 4 Liter Sauerstoff pro Minute. Um eine Hypoglykämie sicher ausschließen zu können, muss eine Blutzuckermessung erfolgen.

Sollte ein **Notarzt** hinzugerufen worden sein, ergänzt dieser die Erstmaßnahmen durch Medikamentengabe. Bei Vorliegen einer Bradykardie wird ein Parasympatholytikum (Atropin, ☞ Kap. 13.2.14) zur Anwendung kommen. Im Falle einer orthostatischen Dysregulation mit Hypotonie ist die zügige Infusion von kristalloiden Lösungen (☞ Kap. 13.2.16) das Mittel der Wahl. Nur in seltenen Fällen müssen Katecholamine zur Kreislaufstabilisierung eingesetzt werden.

15.2.5 Gefäßverschlüsse

Bei Gefäßverschlüssen wird zwischen Embolien und Thrombosen unterschieden. Unter einer **Embolie** wird die Verschleppung körpereigener oder -fremder Stoffe (Blutgerinnsel, Gewebefetzen, Fett oder Gas) verstanden (☞ Abb. 15.7). Der Entstehungsort der **Emboli** (Singular: **Embolus**) ist nie der Verschlussort, d.h. von den Emboliequellen im Herzen und den großen Blutgefäßen fließt der Embolus bis zu einem entfernt gelegenen Ort im Körper, an dem er seine Verschlusswirkung entfaltet.

Eine **Thrombose** ist durch eine Blutpfropfbildung an einem vorgeschädigten Gefäß gekennzeichnet. Thrombosen entstehen

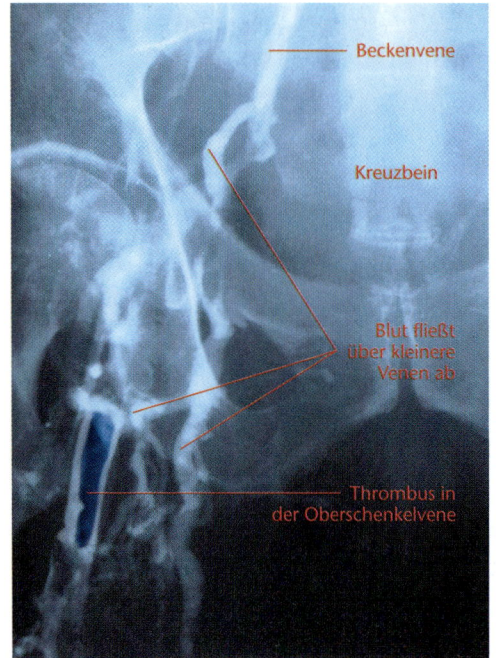

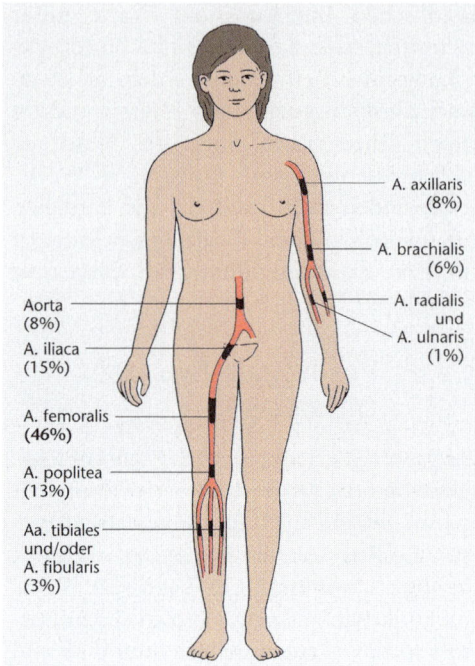

Abb. 15.8: Venenthrombose der rechten Becken- und Oberschenkelvene. Bei der dargestellten Venenthrombose fließt Kontrastmittel (und damit das Blut) über Umwege in die Beckenvene ab. Die Konturen der Oberschenkelvene sind gerade noch erkennbar. Da ihr Lumen fast völlig mit dem Thrombus gefüllt ist, fließt kaum Kontrastmittel durch das Gefäß. [T170]

Abb. 15.9: Lokalisation und Häufigkeit embolischer Arterienverschlüsse [L157]

durch Gefäßwandveränderungen, Gefäßwandkompression, Gefäßeinengung oder Gefäßverletzung. Thromben haben immer Kontakt zur Gefäßwand. Ihr Entstehungsort ist gleichzeitig immer auch der Verschlussort. Typischerweise treten Thrombosen an den großen Bein- und Beckenvenen auf (☞ Abb. 15.8).

> **Merke**
> Sowohl Embolien als auch Thrombosen führen zu einer Verstopfung der Blutgefäße.

Arterieller Gefäßverschluss

Unter einem peripheren arteriellen Gefäßverschluss wird eine akut einsetzende, schwere **Durchblutungsstörung einer Extremitätenarterie** verstanden. Der Verschluss einer Extremitätenarterie ist der häu-

figste angiologische Notfall, der jedoch in zahlreichen Fällen nicht als solcher erkannt wird. Als Ursache kommen überwiegend Embolien durch verschlepptes Material aus der linken Herzhälfte (90 %), aber auch lokale Thrombosen im Bereich eines arteriosklerotischen Plaques in Frage (☞ Abb. 15.9).

Die verminderte oder fehlende Gewebedurchblutung (**inkomplette bzw. komplette Ischämie**) führt nach einer gewissen Zeit zum Zelltod in den dem Verschluss nachgeschalteten Körperregionen. Bei kompletter Ischämie beträgt die Ischämietoleranz etwa sechs bis acht Stunden.

Symptome

Die auf einen peripheren arteriellen Verschluss hinweisenden Symptome werden unter dem Schlagwort „die 6 Ps" zusammengefasst. Sie sind allerdings nur bei einem kompletten arteriellen Gefäßverschluss vollständig vorhanden. Dabei steht jedes „P" für ein eigenes Symptom:

- **P**ain: Schmerzen
- **P**aleness: Blässe
- **P**aresthesia: Gefühlsstörungen, Taubheit
- **P**ulselessness: Pulslosigkeit
- **P**aralysis: Lähmung mit Bewegungsunfähigkeit
- **P**rostration: zunehmendes Krankheitsgefühl.

Basismaßnahmen

Als Basismaßnahme wird die betroffene Extremität tiefgelagert, um die Durchblutung in den betroffenen Geweben über benachbarte Arterien (**Umgehungskreisläufe = Kollateralkreisläufe**) durch Erhöhung des Perfusionsdrucks aufrechtzuerhalten. Weiterhin sollte die Gliedmaße unterpolstert werden. Alternativ kann auch ein locker gewickelter Watteverband angelegt werden. Der Oberkörper des Patienten wird hochgelagert. Die Basisparameter (Blutdruck, Herzfrequenz, SaO$_2$, EKG) werden erhoben und regelmäßig kontrolliert. Bei starken Schmerzen muss der Notarzt zur Analgesie nachgefordert werden.

Die **notärztliche Therapie** besteht neben der Anlage eines peripvenösen Zuganges in der Hauptsache aus einer ausreichenden Schmerzbekämpfung, der Volumenzufuhr bei Schockzeichen und der Blutgerinnungshemmung.

Venöser Gefäßverschluss

Periphere venöse Gefäßverschlüsse sind **Venenthrombosen** (Phlebothrombosen). Neben den Venen der oberen Extremitäten sind vor allem die tiefen Bein- und Beckenvenen betroffen (☞ Abb. 15.8). Die Thrombosebildung wird durch folgende **innere** Faktoren verursacht (**Virchow-Trias**):

- veränderte Blutströmung, insbesondere Verlangsamung (z. B. Krampfaderleiden)
- Veränderungen der Gefäßwand durch Entzündung, Arteriosklerose oder Trauma
- Veränderung der Bluteigenschaften, z. B. durch gestörte Blutgerinnung.

Äußere begünstigende Faktoren sind z. B.:

- Immobilität, Bettlägerigkeit
- langes und beengtes Sitzen im PKW, im Bus und bei Flugreisen
- Infektion und Trauma
- Einnahme der „Pille" zur Schwangerschaftsverhütung.

Symptome

Unterhalb des venösen Verschlusses ist die betroffene Gliedmaße geschwollen (**Ödem**) und druckschmerzempfindlich. Bei einer Beckenvenenthrombose reicht das Ödem bis in die Leiste hinein. Die Haut ist bläulich (livide) verfärbt und warm.

Basismaßnahmen

Die Basismaßnahmen umfassen die strikte **Immobilisation** des Patienten. Die betroffene Gliedmaße wird horizontal gelagert und unterpolstert. Jede unnötige Bewegung an der Extremität muss vermieden werden. Unumgängliche Manipulationen dürfen nur langsam und sehr vorsichtig erfolgen, um eine Mobilisierung des Thrombus zu verhindern. Ein EKG wird zur Überwachung angelegt. Herzfrequenz, Sauerstoffsättigung sowie Blutdruck werden regelmäßig überprüft.

Achtung

Löst sich ein Thrombus aus den tiefen Bein- und Beckenvenen, wird er als Embolus über den venösen Rückfluss zur rechten Herzhälfte (☞ Kap. 3.1.3) in die Lungenstrombahn verschleppt und löst dort eine lebensbedrohliche Lungenembolie aus.

Wird ein **Notarzt** hinzugezogen, gehören die Anlage eines Venenzugangs an einer nicht betroffenen Extremität, intravenöse Schmerztherapie und die Heparinisierung des Patienten zu seinen Aufgaben.

Lungenembolie

Die Lungenembolie ist die akute oder wiederkehrende **Verlegung der Lungenstrombahn** und ihrer Äste durch Blutgerinnsel aus dem venösen Gefäßsystem, meist aus

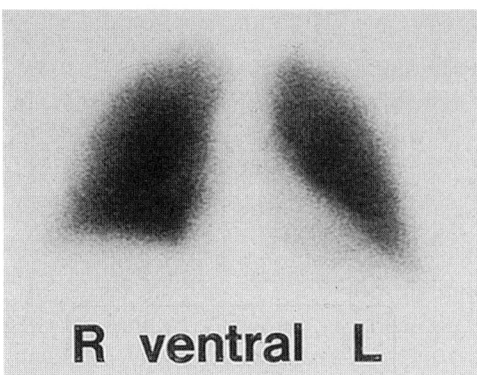

Abb. 15.10: Lungenszintigramm bei geregeltem Gasaustausch [K108]

den tiefen Bein- und Beckenvenen. Der plötzliche Verschluss von Lungenarterien – sie führen sauerstoffarmes Blut aus der rechten Herzkammer in die Lunge – führt zu einem Blutrückstau im Bereich vor diesem Verschluss und belastet nachfolgend die rechte Herzhälfte. Zunächst versucht das rechte Herz, durch kurzfristige Steigerung von Herzkraft und Schlagvolumen die Volumenbelastung auszugleichen. Dieser Kompensationsmechanismus erschöpft sich jedoch bald und der Blutdruck im Lungenkreislauf steigt an. Folge ist eine akute **Rechtsherzinsuffizienz.** Außerdem führt der reduzierte Blutstrom zur linken Herzhälfte zu einer Hypotonie im arteriellen System mit unterschiedlich stark ausgeprägter

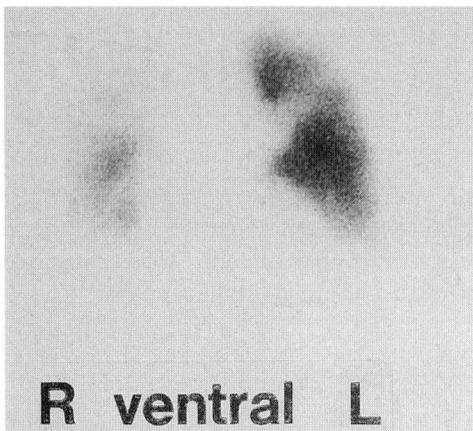

Abb. 15.11: Lungenszintigramm bei gestörtem Gasaustausch des rechten Lungenflügels bei Lungenembolie [K108]

Schocksymptomatik. Neben den kardiozirkulatorischen Störungen ist auch der Gasaustausch in den mit Blut unterversorgten Lungenbereichen gestört (☞ Abb. 15.10, 15.11). Es bildet sich eine Hypoxie im gesamten Organismus.

Je größer das verlegte Lungenstromgebiet ist, desto schwerwiegender sind die zu erwartenden **Komplikationen:**

- Rechtsherzinsuffizienz
- kardiogener Schock
- Herzversagen
- Hypoxie.

Symptome

Die Symptome sind abhängig von der Größe des betroffenen Gebietes der Lungenstrombahn. Sie werden oft nicht rechtzeitig erkannt und behandelt, weil sie **zu 80% ohne Beschwerden** verlaufen. Je nach Größe des betroffenen Gebietes sind die Patienten unruhig und haben Angst. Es treten Dyspnoe und Tachypnoe, Husten mit zum Teil blutigem Auswurf, ein atemabhängiger Thoraxschmerz und Tachykardie auf. Gestaute Halsvenen gelten als Zeichen der Rechtsherzbelastung. In ausgeprägter Form treten zusätzlich Kreislaufzentralisierung und Blutdruckabfall bis hin zum Herz-Kreislauf-Stillstand auf.

Basismaßnahmen

Wegweisend ist die **Anamneseerhebung.** Besonders Vorerkrankungen, z. B. tiefe Beinvenenthrombose, und Risikofaktoren müssen erfragt werden.

Die Basismaßnahmen umfassen:

- Kontrolle und Sicherung der Vitalfunktionen
- kontinuierliches Monitoring: EKG, Blutdruck, Pulsoxymetrie
- bei erhaltenem Bewusstsein: Lagerung mit erhöhtem Oberkörper
- Sauerstoffgabe in Abhängigkeit von der Sauerstoffsättigung (z. B. 10 Liter/Minute über Maske)
- Notarzt alarmieren.

Der **Notarzt** wird einen venösen Zugang sichern und die weitere medikamentöse

Therapie einleiten. Aufgrund der Rechtsherzinsuffizienz erfolgt eine vorsichtige Volumengabe mit kristalloiden Infusionslösungen (☞ Kap. 13.2.16). Der Blutdruck muss schon deshalb angehoben werden, um die Durchblutung der rechten Herzkranzarterie zu verbessern und die Ischämie des rechten Ventrikels zu beseitigen. Zur Schmerzbekämpfung und zur Senkung des Sauerstoff-

bedarfs am Herzen werden ein Opiat (z. B. Morphium, ☞ Kap. 13.2.5) sowie zur Sedierung und Anxiolyse ein Sedativum (z. B. Valium, ☞ Kap. 13.2.1) eingesetzt. Um eine weitere Embolisierung zu verhindern, wird Heparin (☞ Kap. 13.2.16) verabreicht. Katecholamine (☞ Kap. 13.2.2) werden erst im Anschluss an eine vorsichtige Volumengabe verwendet.

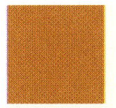

Wiederholungsfragen

1. Nennen Sie Möglichkeiten, die Herzinsuffizienz einzuteilen. (☞ Kap. 15.1.1)
2. Definieren Sie den Begriff der Arteriosklerose. (☞ Kap. 15.1.2)
3. Welche Krankheiten können aus einer Arteriosklerose resultieren? (☞ Kap. 15.1.2)
4. Beschreiben Sie den Begriff der koronaren Herzkrankheit und nennen Sie die akuten Erscheinungsbilder. (☞ Kap. 15.1.3)
5. Welche entzündlichen Herzerkrankungen werden unterschieden? (☞ Kap. 15.1.4)
6. Definieren Sie den Begriff des akuten Koronarsyndroms und erläutern Sie die Komplikationen. (☞ Kap. 15.2.1)
7. Nennen Sie die Symptome beim akuten Koronarsyndrom und beschreiben Sie die Therapie. (☞ Kap. 15.2.1)
8. Wie entsteht ein kardiales Lungenödem? Erläutern Sie die Symptome und beschreiben Sie das therapeutische Vorgehen. (☞ Kap. 15.2.2)

9. Was ist eine Hypertonie? (☞ Kap. 15.2.3)
10. Nennen Sie Ursachen und Symptome des hypertensiven Notfalls und erläutern Sie die Therapie. (☞ Kap. 15.2.3)
11. Nennen Sie Unterschiede zwischen einer Embolie und einer Thrombose. (☞ Kap. 15.2.5)
12. Welche „6 P" werden beim peripheren arteriellen Verschluss unterschieden? (☞ Kap. 15.2.5)
13. Beschreiben Sie die Unterschiede in der Therapie zwischen einem peripheren arteriellen und einem venösen Verschluss. (☞ Kap. 15.2.5)
14. Was geschieht bei der Lungenembolie? Nennen Sie die Symptome und erläutern Sie die Therapie. (☞ Kap. 15.2.5)

Respiratorische Notfälle 16

Jürgen Luxem

Eine Störung der Atmung wird als **respiratorische Insuffizienz** bezeichnet. Das Leitsymptom der Atemstörung ist die Atemnot. Unabhängig von der Ursache besteht immer die Gefahr einer Unterversorgung des Organismus mit Sauerstoff (**Hypoxie**), des Bewusstseinsverlustes und des Atemstillstandes (**Apnoe**).

16.1 Erkrankungen der Atmungsorgane

16.1.1 COPD

Die Bezeichnung COPD (chronic obstructive pulmonary disease) ist ein Sammelbegriff für **chronisch obstruktive und fortschreitende Lungenerkrankungen,** die durch Husten, vermehrten Auswurf von zähem, glasigem Schleim und Atemnot unter körperlicher Belastung gekennzeichnet sind. Dabei sind die Atemwege verengt. Diese Enge lässt sich mit Medikamenten nicht mehr vollständig zurückbilden. Unter dem Begriff COPD werden zwei Krankheitsbilder zusammengefasst:

- die chronische Bronchitis und
- das Lungenemphysem.

Die **chronische Bronchitis** ist eine dauerhafte Entzündung, die von der Weltgesundheitsorganisation (WHO) als chronischer Husten mit und ohne Auswurf definiert wird, der an den meisten Tagen eines Jahres, mindestens aber je drei Monate lang in zwei aufeinander folgenden Jahren auftritt.

Das **Lungenemphysem** ist eine nicht rückbildungsfähige (irreversible) Überblähung der Lunge, die zu einer Einschränkung der wichtigsten Lungenfunktionen führt – der Versorgung des Körpers mit Sauerstoff und der Abgabe von Kohlendioxid aus dem Körper in die Umgebungsluft. Zusätzlich zur Überblähung der Lunge kommt es beim Lungenemphysem zu einer Zerstörung von Lungenstrukturen in den Lungenbläschen.

Die COPD ist die **häufigste Atemwegserkrankung.** Sie entwickelt sich infolge einer jahrelangen Belastung der Lunge bzw. Bron-

chialschleimhaut durch eingeatmete schädliche Stoffe (z. B. Schwefeldioxid). Die Bezeichnung COPD wurde gewählt, um die chronisch obstruktive Bronchitis und das Lungenemphysem vom **Asthma bronchiale** abzugrenzen. Asthma und COPD haben auf den ersten Blick zwar sehr ähnliche Symptome, sind aber zwei ganz verschiedene Krankheiten. Erste Unterschiede zeigen sich schon bei der **Ursache:** Zigarettenrauchen ist als Ursache des Asthmas bisher nicht belegt, gilt aber als Hauptursache der COPD. Das Asthma beginnt in der Kindheit und Jugend, die COPD entwickelt sich im höheren Lebensalter. Die Atemnot beim Asthma tritt anfallsartig auf, bei COPD unter Belastung. Der Verlauf der Atemwegsenge und auch der Erkrankung ist beim Asthma wechselhaft und episodisch, bei der COPD ist es eine dauerhafte Beeinträchtigung, die von Jahr zu Jahr immer stärker wird. Die Enge der Atemwege lässt sich beim Asthma in der Regel gut zurückbilden, bei der COPD kaum. Asthmatiker sprechen bei der Langzeitbehandlung, im Gegensatz zum Großteil der COPD-Patienten, gut auf inhalierbares Kortison an.

Symptome und Krankheitsfolgen (Cor pulmonale)

Typische Symptome einer COPD sind:

- produktiver Husten (überwiegend morgens, „Raucherhusten")
- Belastungsdyspnoe, Zyanose an den Lippen und Fingern (Akrozyanose)
- später auch Ruhedyspnoe
- verlängerte Ausatmung mit Giemen und Brummen
- leises Atemgeräusch.

Der erhöhte Strömungswiderstand in den tiefen Atemwegen verursacht eine Sauerstoffunterversorgung (**Hypoxie**) in den zu gering oder nicht ventilierten Alveolen. Der Patient versucht, die Luft unter Kraftanstrengung auszuatmen. Dabei werden die kleinen Bronchien weiter eingeengt. Dadurch kann die Ausatemluft aus den Alveolen nicht oder nur erschwert entweichen. So überblähen die Alveolen allmählich. Infolgedessen verengen sich die Kapillaren des Lungenkreislaufs (☞ Kap. 3.1.3). Folgen sind eine Erhöhung des Gefäßwiderstandes und ein gestörter Blutfluss in der Lunge (**pulmonale Hypertonie**). Das Blut staut sich bis zur rechten Herzhälfte zurück, die linke Herzhälfte erhält zu wenig oxygeniertes Blut aus der Lunge. Außerdem muss die rechte Herzhälfte gegen einen zunehmenden Widerstand arbeiten. Bei einer über viele Jahre bestehenden COPD entwickelt sich eine chronische Rechtsherzbelastung. Der rechte Ventrikel dehnt (Dilatation) oder vergrößert sich, ohne an Muskelmasse zuzulegen (Hypertrophie). Diese Form der Rechtsherzinsuffizienz (☞ Kap. 15.1.1) wird **Cor pulmonale** („Lungenherz") genannt.

Basismaßnahmen

Die wichtigste Maßnahme ist das **Vermeiden** einer Exposition mit den schädlichen Stoffen, zum Beispiel durch Einstellung des Zigarettenrauchens. Die **medikamentöse Langzeitbehandlung** orientiert sich am Schweregrad der Erkrankung und ist dem Arzt vorbehalten.

16.1.2 Pneumonie

Eine **Lungenentzündung** (Pneumonie) ist eine akute oder chronische Entzündung des Lungengewebes. Die Pneumonie ist die am häufigsten zum Tode führende **Infektionskrankheit** in den westlichen Industrienationen. Die Entzündungsreaktionen können durch Bakterien oder Viren, physikalische (z. B. Strahlen) oder chemische (z. B. Magensaftaspiration) Stoffe hervorgerufen werden. Bakterielle oder virale Pneumonien sind meist ansteckend (infektiös). Abwehrgeschwächte Patienten unterliegen einem erhöhten Erkrankungsrisiko.

Symptome

Die Symptome sind abhängig vom **Erregertyp** und begünstigenden Faktoren, z. B. dem Ausmaß des entzündeten Lungengewebes,

sowie von der Abwehrlage des Patienten. Die bakterielle Pneumonie beginnt häufig mit Schüttelfrost, gefolgt von hohem Fieber und Husten mit zähem Auswurf. So ist die **Pneumokokkenpneumonie** durch einen schnellen und steilen Fieberschub gekennzeichnet. Die Betroffenen machen einen sehr kranken Eindruck.

Die **virale Pneumonie** dagegen beginnt meist schleichender als die bakterielle Lungenentzündung. Schüttelfrost kommt kaum vor. Das Fieber steigt nur langsam an und erreicht selten Temperaturen über 38,5 °C. Der Husten ist lang anhaltend und quälend, es wird aber meist kein Auswurf produziert, und die Patienten leiden selten unter akuter Atemnot.

Komplikationen

Lebensbedrohliche Komplikationen treten vor allem bei **bakteriell** verursachten Pneumonien auf. Eine der schlimmsten Komplikationen ist neben der Sepsis die **respiratorische Insuffizienz,** die einen schweren Sauerstoffmangel im gesamten Körper bewirkt. Überfluten die Krankheitserreger den Organismus des Patienten (Sepsis), kommt es an vielen Stellen im Körper zu weiteren Entzündungsreaktionen, die in der Folge zu Schock und Tod führen können. Weitere Komplikationen sind:

* Ansammlung von Eiter im Pleuraspalt durch Verschleppung der Krankheitserreger
* Infektionen anderer Organe, wie Gehirn, Hirnhäute und Herz
* Thrombosen durch lange Bettruhe

Basismaßnahmen

Die Basismaßnahmen orientieren sich an den Vitalfunktionen und umfassen die Lagerung mit erhöhtem Oberkörper und die Sauerstoffgabe über eine Insufflationsmaske. Zur **Überwachung** werden EKG-Monitor und Pulsoxymeter angeschlossen. Der Blutdruck wird regelmäßig gemessen.

16.2 Respiratorische Notfälle

16.2.1 Aspiration und Bolusverlegung

Der Begriff „Aspiration" bezeichnet das **Eindringen von flüssigen oder festen Stoffen** in die Atemwege mit teilweiser oder vollständiger Verlegung. Aspiriert werden häufig:

- Nahrungsbestandteile (z. B. Fleischbrocken)
- Magen-/Darminhalt (z. B. Erbrochenes)
- Blut
- Fremdkörper (z. B. Spielzeug, Münzen, Murmeln, Gebiss).

Meist sind Säuglinge, Kleinkinder, alte oder alkoholisierte Patienten betroffen. Bei Säuglingen und Kleinkindern kommt es meist zu versehentlicher Aspiration von Fremdkörpern während des Spielens. Wegen der Enge der Atemwege ist eine Verlegung besonders gefährlich. Bei alten oder alkoholisierten Patienten kann eine Aspiration von Nahrungsbestandteilen infolge verlangsamter Schutzreflexe oder Bewusstseinsstörungen auftreten. Flüssige Stoffe dringen dabei ungehindert in die tiefen Atemwege ein.

Ein **Bolusgeschehen** ist die extremste Form der Fremdkörperaspiration. Durch den Fremdkörper (**Bolus**) werden die oberen Luftwege teilweise oder komplett verschlossen. Neben der Erstickungsgefahr kann der Bolus zu einer Stimulation des an der Rachenhinterwand verlaufenden Nervus vagus (☞ Kap. 3.3.4 und 3.3.5) führen und reflektorisch einen Kreislaufstillstand hervorrufen (**Bolustod).**

Symptome
Die auftretenden Symptome von Aspiration oder Bolusgeschehen sind abhängig von **Größe** und **Konsistenz** des aspirierten Materials und entsprechen bei Verlegung der Atemwege denen der **akuten Atemnot:**

- starker Husten
- hochgradige Atemnot, Tachypnoe und Zyanose
- Unruhe, Todesangst

- Tachykardie, bei Bolusgeschehen Bradykardie
- Hypertonie, bei Bolusgeschehen Blutdruckabfall
- Atem- und Herz-Kreislauf-Stillstand nach Bolusverlegung.

Führt der Fremdkörper zu einer Verlegung der Speiseröhre und nicht der Atemwege, so treten folgende Symptome ohne schwerwiegende Beeinträchtigung der Atmung auf:

- retrosternale und/oder epigastrische Schmerzen
- Schluckstörungen, Hypersalivation (vermehrter Speichelfluss)
- Würgereiz.

Basismaßnahmen
Von entscheidender Bedeutung für den Therapieerfolg ist das **Zeitintervall** zwischen der Aspiration und dem Beginn der Basismaßnahmen. Die Basismaßnahmen zielen bei spontan atmenden und bewusstseinsklaren Patienten auf die Sicherung der Atemfunktion. So sind das Freimachen und Freihalten der Atemwege durch Absaugen von Flüssigkeiten oder manuelles Ausräumen von festen Stoffen vordringlich. Kann der Fremdkörper so nicht geborgen werden, so wird bei Erwachsenen der **Heimlich-Handgriff** (☞ Abb. 16.1) angewendet. Zur Durchführung des Heimlich-Handgriffes bei Patienten mit erhaltenem Bewusstsein schlingt der Helfer von hinten die Arme um die Taille

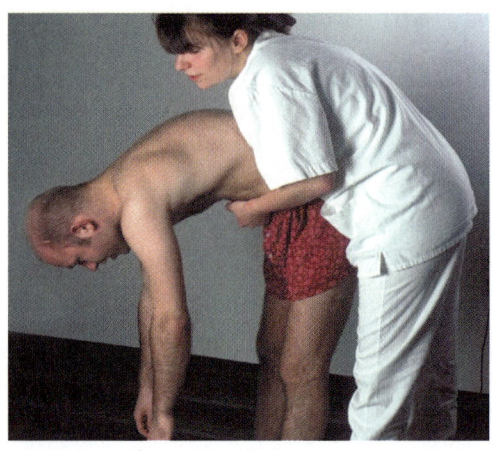

Abb. 16.1: Heimlich-Handgriff (stehend) [K183]

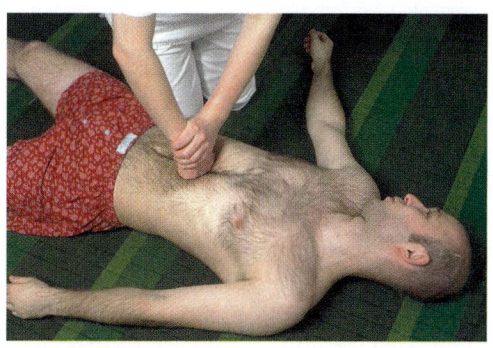

Abb. 16.2: Heimlich-Handgriff (liegend) [K183]

des Patienten, dessen Arme und Oberkörper frei herunterhängen. Er platziert seine Faust zwischen Rippenboden und Bauchnabel in der Mittellinie (epigastrischer Winkel) und umfasst sie mit der anderen Hand. Anschließend drückt er die Faust mit Unterstützung der anderen Hand kräftig, notfalls mehrmals, in die Bauchdecke in Richtung Zwerchfell.

Zur Anwendung des Heimlich-Handgriffes bei **bewusstlosen** Patienten (☞ Abb. 16.2) kniet der Helfer in Hüfthöhe neben dem Patienten. Anschließend drückt er seine Faust mit Unterstützung der anderen Hand mit kräftigen und raschen Stößen in den epigastrischen Winkel in Richtung Zwerchfell.

Das Hochdrücken des Zwerchfells bewirkt eine Druckerhöhung in den Atemwegen, die zu einem Ausstoßen des Fremdkörpers führen kann. Wegen der Gefahr innerer Verletzungen muss die **Indikation** zur Durchführung des Heimlich-Manövers streng gestellt werden. Es darf nur zur Anwendung kommen, wenn andere Methoden der Fremdkörperentfernung scheitern, der Patient hochgradige Atemnot empfindet und der Fremdkörper hoch sitzt.

Bei **Kindern** mit hochgradiger Atemnot und hörbarem Stridor kann durch Oberkörpertieflagerung und Schlägen auf den Rücken zwischen die Schulterblätter (☞ Abb. 24.2) versucht werden, besonders fest sitzende Fremdkörper durch das Erzeugen einer intrathorakalen Druckerhöhung zu entfernen.

Patienten, bei denen der Fremdkörper nicht zu einer Beeinträchtigung der Atmung

führt, werden mit erhöhtem Oberkörper gelagert.

Merke

Maßnahmen wie das Heimlich-Manöver dürfen wegen der hohen Komplikationsrate nur bei vitaler Gefährdung zur Anwendung kommen.

16.2.2 Asthma bronchiale

Das Asthma bronchiale (**Bronchialasthma**) ist eine Krankheit, die durch anfallsartig auftretende, schwere Atembeschwerden mit Zyanose gekennzeichnet ist. Die schwere Atemnot des Asthma bronchiale ist durch eine Trias charakterisiert:

- Verdickung der die Atemwege auskleidenden Schleimhaut (**Schleimhautschwellung**)
- Kontraktion der Bronchialmuskulatur (**Bronchospasmus**)
- übermäßige Schleimabsonderung (**Hypersekretion**).

Schleimhautschwellung, Bronchospasmus und Hypersekretion führen insgesamt zu einer Zunahme des Atemwegswiderstandes und werden als **Bronchialobstruktion** bezeichnet (☞ Abb. 16.3). Diese Hindernisse beeinträchtigen vorwiegend die Ausatmung (Exspiration). Das Bonchialasthma wird durch unterschiedliche Faktoren einzeln oder gemeinsam ausgelöst. Ausgehend von den **auslösenden Faktoren,** wird zwischen einem allergischen (extrinsic) und nichtallergischen (intrinsic) Asthma bronchiale unterschieden. Beim allergischen (**extrinsic**) Asthma bronchiale ist die Reaktion der IgE-Antikörper die alleinige Ursache für die Erkrankung. Durch den Kontakt mit einem Allergen reagieren die Mastzellen mit der massenhaften Ausschüttung von Histamin.

Auslöser für ein **allergisches Asthma bronchiale** sind:

- Inhalationsallergene, z.B. Blütenpollen, Mehlstaub oder Hausstaubmilben
- Medikamente, z.B. Antibiotika, ASS, Röntgenkontrastmittel

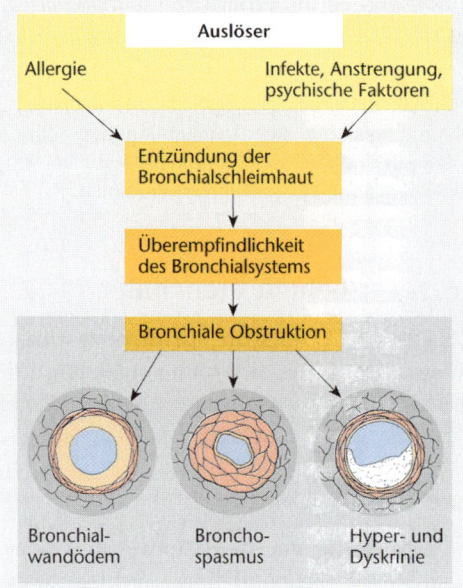

Abb. 16.3: Pathogenese des Asthma bronchiale [A400]

• Nahrungsmittel, insbesondere Eiweiße und Konservierungsmittel
• Insektengifte, z. B. von Bienen und Wespen.

Beim allergischen Asthma bronchiale kann eine familiäre, gesteigerte Empfindlichkeit gegen Umweltallergene bestehen (Atopie) und an die Nachkommen vererbt werden. Das allergische Asthma ist die häufigste Form des Asthma bronchiale in der Jugend.

Mit dem Begriff des nichtallergischen (**intrinsic**) Asthma bronchiale werden dagegen alle Formen der Erkrankung ohne allergische Ursache erfasst. Es handelt sich zumeist um Virusinfektionen und unspezifische Reize, z. B. körperliche Belastungen.

Auslöser für das Auftreten eines **nichtallergischen Asthma bronchiale** sind:

• Atemwegsinfekte
• körperliche Belastung
• Kälteexposition, Rauch, Nebel
• Angst, Stress.

Symptome

Die anfallsartig auftretende **Atemnot** gilt als Leitsymptom. Sie verschlimmert sich beson-

ders durch Hustenattacken und Todesangst. Bei der Ausatmung des Patienten ist ein deutliches **Giemen und Brummen** zu hören. Die Exspirationsphase ist deutlich verlängert. Die Atemfrequenz ist beschleunigt (**Tachypnoe**). Die Haut verfärbt sich zyanotisch. Zunächst sind die Finger und Lippen betroffen, bei fortschreitender Atemnot auch der Körperstamm. Der Patient atmet unter Einsatz der Atemhilfsmuskulatur (**Orthopnoe**). Dazu sitzt er mit erhöhtem Oberkörper, drückt die Brust nach außen und stützt sich mit den Armen nach hinten ab. Hypertonie und Tachykardie sind Ausdruck der Stressreaktion. Gestaute Halsvenen deuten auf eine akute Rechtsherzbelastung hin.

Basismaßnahmen

Die Basismaßnahmen beim Asthma bronchiale müssen die Oberkörperhochlagerung, die vorsichtige Sauerstoffgabe von 2 – 4 l/Min. über eine Nasensonde, die Beruhigung des Patienten und das kontinuierliche **Monitoring** (EKG, Blutdruck, Pulsoxymetrie) umfassen. Die Notarzt-Alarmierung muss so schnell wie möglich erfolgen.

Der **Notarzt** setzt die Maßnahmen des Rettungsfachpersonals fort. Er wird einen venösen Zugang anlegen und die weiterführende medikamentöse Therapie einleiten. Diese muss sich am klinischen Bild und an der Schwere der Atemwegsobstruktion orientieren. Die Infusion kristalloider Lösungen (☞ Kap. 13.2.16) wird das Abhusten des zähen Schleims erleichtern. Eine Erweiterung der Bronchien erfolgt durch Gabe von β_2-Sympathomimetika (☞ Kap. 13.2.9). Kortisonpräparate (z. B. Solu-Decortin H®, ☞ Kap. 13.2.15) wirken Schleimhaut abschwellend und reduzieren die Schleimproduktion. Bei starker Unruhe oder Todesangst wird der Notarzt eine vorsichtige Sedierung mit Promethazin (z. B. Atosil®) oder Midazolam (z. B. Dormicum®, ☞ Kap. 13.2.1) in Erwägung ziehen. Theophyllin (z. B. Euphyllin®, ☞ Kap. 13.2.9) kann als Bolus intravenös oder zusätzlich in die kristalloide Infusionslösung gegeben werden.

16.2.3 Hyperventilationssyndrom

Bei Angst, Aufregung, Wut und Stress oder auch bei starken Schmerzzuständen verändert sich die normale Atmung und wird entweder rascher und flacher oder steigert sich zur **Hyperventilation** (schnelle und tiefe Atemzüge). Plötzliches Erschrecken kann zu einem vorübergehenden Atemstillstand führen, gefolgt von einer intensivierten Atmung. Das Hyperventilationssyndrom ist als eine Unterform der **Panikstörung** anzusehen. Junge Frauen sind davon häufiger als Männer betroffen.

Das Hyperventilationssyndrom beschreibt eine über das physiologische Bedürfnis hinausgehende Beschleunigung und Vertiefung der Atmung. Es wird zu viel Sauerstoff eingeatmet und zu viel Kohlendioxid ausgeatmet, wodurch der Sauerstoffanteil im Blut ansteigt und der Kohlendioxidgehalt (**Hypokapnie**) stark abfällt. In der Folge steigt der pH-Wert an (**respiratorische Alkalose,** ☞ Kap. 3.9.3). Daraufhin wird im Blut vorliegendes freies Kalzium (Ca^{2+}) verstärkt an Eiweiße gebunden. Dadurch entsteht ein relativer Kalziummangel. Da aber ein ausreichender Kalziumspiegel Voraussetzung für eine einwandfreie Muskelarbeit ist, kommt es zu einer gesteigerten neuromuskulären Erregbarkeit mit Kribbeln (**Parästhesien**) und Krämpfen (**Pfötchenstellung**), beginnend an den Händen. Außerdem entsteht ein muskulärer **Bronchospasmus,** der bei den Patienten ein Erstickungsgefühl und panische Angstzustände auslöst, wodurch sich der gesamte Vorgang wiederholt und verstärkt wird.

> **Merke**
>
> Das Hyperventilationssyndrom ist kein lebensbedrohliches Krankheitsbild. Die Ursachen sind meist psychogener Natur.

Symptome

Die Symptome sind abhängig von der **Dauer** und **Intensität** der Hyperventilation:

- Kribbelgefühl (Parästhesien) in den Fingern und um den Mund herum
- Pfötchenstellung (Verkrampfungen) der Hände und Krämpfe am Mund („Karpfenmaul")
- Nervosität, Unruhe, Panik
- Schwindel, Kopfschmerzen
- Druckgefühl in der Brust
- Atemnot, Erstickungsgefühl
- Kollaps/Synkope/Bewusstseinsverlust.

> **Merke**
>
> Eine Hyperventilation mit auftretenden Verkrampfungen wird Hyperventilationstetanie (Tetanie = Störung der Motorik und Sensibilität bei neuromuskulärer Erregbarkeit infolge eines Kalziummangels) genannt.

Basismaßnahmen

Als Basismaßnahmen sind der beruhigende Zuspruch und die Atmungsanleitung durchzuführen. **Ziel** ist, die Hyperventilation zu durchbrechen. Hierzu sollen die Patienten in eine Tüte oder Hyperventilationsmaske hineinatmen. Dadurch soll das ausgeatmete Kohlendioxid zurückgeatmet werden, um den CO_2-Gehalt im Blut zu erhöhen und damit der Hypokapnie, der respiratorischen Alkalose und den Parästhesien und Krämpfen entgegenzuwirken. Die medikamentöse Therapie bleibt dem **Notarzt** vorbehalten. Dieser sollte dann alarmiert werden, wenn die Basismaßnahmen zu keinem nennenswerten Erfolg führen. Er wird versuchen, nach Anlage eines intravenösen Zugangs mithilfe von Sedativa (z. B. Valium®, ☞ Kap. 13.2.1) die Hyperventilation zu durchbrechen.

Wiederholungsfragen

1. Definieren Sie den Begriff der respiratorischen Insuffizienz. (☞ Kap. 16)

2. Nennen Sie Ursachen für das Auftreten einer respiratorischen Insuffizienz. (☞ Kap. 16)

3. Was ist eine COPD? Welche Krankheitsbilder werden darin zusammengefasst? (☞ Kap. 16.1.1)

4. Erläutern Sie die pathophysiologischen Vorgänge bei der COPD. Nennen Sie Gemeinsamkeiten und Unterschiede zu denen beim Asthma bronchiale. (☞ Kap. 16.1.1)

5. Welche langfristigen Folgen sind bei COPD-Kranken zu erwarten? Welche Notfälle können daraus entstehen? (☞ Kap. 16.1.1)

6. Definieren Sie den Begriff „Pneumonie". Nennen Sie Risikogruppen. (☞ Kap. 16.1.2)

7. Welche Symptome treten bei einer Pneumonie auf? Nennen Sie mögliche Komplikationen? (☞ Kap. 16.1.2)

8. Erläutern Sie die präklinische Therapie bei der Pneumonie und nennen Sie mögliche Differentialdiagnosen. (☞ Kap. 16.1.2)

9. Was ist eine Aspiration? Nennen Sie typische Risikogruppen und Aspirate? (☞ Kap. 16.2.1)

10. Welche Komplikationen drohen bei der Aspiration von Magensaft? (☞ Kap. 16.2.1)

11. Definieren Sie die Begriffe „Bolusgeschehen" und „Bolustod". (☞ Kap. 16.2.1)

12. Erläutern Sie die Verfahren zur Fremdkörperentfernung. Nennen Sie die Komplikationen. (☞ Kap. 16.2.1)

13. Wie ist ein Asthma-bronchiale-Anfall definiert? Nennen Sie Ursachen für das Auftreten von Asthma-Anfällen? (☞ Kap. 16.2.2)

14. Beschreiben Sie die Symptome und erläutern Sie die Therapie beim Asthma-bronchiale-Anfall. (☞ Kap. 16.2.2)

15. Welche Ursachen führen zu einer Hyperventilation? (☞ Kap. 16.2.3)

16. Wie entsteht die respiratorische Alkalose und welche Folgen hat sie? (☞ Kap. 16.2.3)

17. Beschreiben Sie die Symptome bei einer Hyperventilation und erläutern Sie die Therapie. (☞ Kap. 16.2.3)

Neurologische Notfälle 17

Jürgen Luxem

Bei neurologischen Notfällen sind entweder einzelne Nervenbahnen oder größere Gebiete des Nervensystems, z. B. das gesamte Gehirn, betroffen. Da das Nervensystem praktisch alle Lebensvorgänge steuert, reguliert oder beeinflusst, sind die von neurologischen Notfällen ausgehenden Symptome vielfältig und miteinander überaus komplex vernetzt. Die auftretenden Krankheitszeichen hängen von der Lokalisation des neurologischen Ereignisses und dem Grad der Schädigung ab.

17.1 Bewusstseinsstörungen

Das ungetrübte Bewusstsein ohne neurologische Störungen ist Ausdruck einer normalen Funktion des zentralen Nervensystems (ZNS). In diesem Zustand sind die zentral regulierten **Schutzreflexe** des Patienten erhalten. Ist das Bewusstsein gestört (☞ Kap. 8.2.1), verringern sich **Reizaufnahme** und **Steuerungsfunktionen** des Zentralnervensystems. Bewusstseinsstörungen sind Ausdruck einer akuten Erkrankung und stellen für den Patienten eine lebensbedrohliche Situation dar.

Klassifizierung von Bewusstseinsstörungen

Tiefe und Dauer einer Bewusstlosigkeit (**Koma**) hängen vom Schädigungsgrad ab. Bewusstlose Patienten sind durch äußere Reize nicht erweckbar; gezielte und ungezielte Reaktion können jedoch je nach Art und Tiefe der Bewusstseinsstörung erhalten bleiben. Es werden qualitative und quantitative Bewusstseinsstörungen unterschieden. Zu den **qualitativen** Bewusstseinsstörungen zählen Halluzinationen und Störungen der Denk- und Merkfähigkeit.

Quantitative Bewusstseinsstörungen lassen sich wie folgt einteilen:

- Die **Somnolenz** (Benommenheit, Schläfrigkeit) ist die leichteste Form der Bewusstseinsstörungen. Die Reaktionen sind verlangsamt und unpräzise. Die Patienten wirken schläfrig, sind jedoch auf Ansprache erweckbar.

- Der **Sopor** (tiefer Schlaf) ist ein tiefschlafähnlicher Zustand, aus dem der Patient nicht mehr ohne weiteres erweckbar ist. Nur stärkste Reize, wie Schütteln an den Schultern, lösen noch Abwehrreaktionen aus.

- Das **Koma** (tiefer, fester Schlaf) ist die schwerste Form quantitativer Bewusstseinsstörungen, aus der der Patient durch keinerlei äußere Reize mehr erweckbar ist. Die World Federation of Neurosurgical Societies (WFNS) unterscheidet vier Komaformen, an deren Ende der **Hirntod** – oft auch Koma V genannt – steht.

Wichtiger für die klinische Beurteilung der Bewusstlosigkeit, des Verlaufs der Bewusstseinsstörung und der daraus entstehenden Folgen ist die **Glasgow-Coma-Scale** (GCS, ☞ Kap. 8.2.1). Mit ihrer Hilfe kann eine objektive Beurteilung des Patienten aufgrund der erreichten Summe aus den Beurteilungsfeldern „Augen öffnen", „beste verbale Reaktion" und „beste motorische Reaktion" erfolgen.

Praxistipp

Im Rettungsdienst sollte die Beurteilung des Bewusstseins unter Zuhilfenahme der Glasgow-Coma-Scale erfolgen.

17.2 Ischämischer Insult (Apoplex)

Der **Schlaganfall** (Apoplex, apoplektischer Insult) ist eine schlagartige (apoplektische) Durchblutungsstörung im Gehirn, die zu neurologischen Ausfällen führt. 80 % aller Schlaganfälle verlaufen als **ischämische** (unblutige) Insulte. Der komplette Gefäßverschluss verursacht im zu versorgenden Hirnareal den Untergang von Hirngewebe (Nekrose). Das Gewebe erweicht (☞ Abb. 17.2) und nimmt nicht mehr an der Hirnfunktion teil. Die übrigen 20 % sind **hämorrhagische** (blutige) Insulte in Form nichttraumatischer intrakranieller Blutungen (☞ Kap. 17.3).

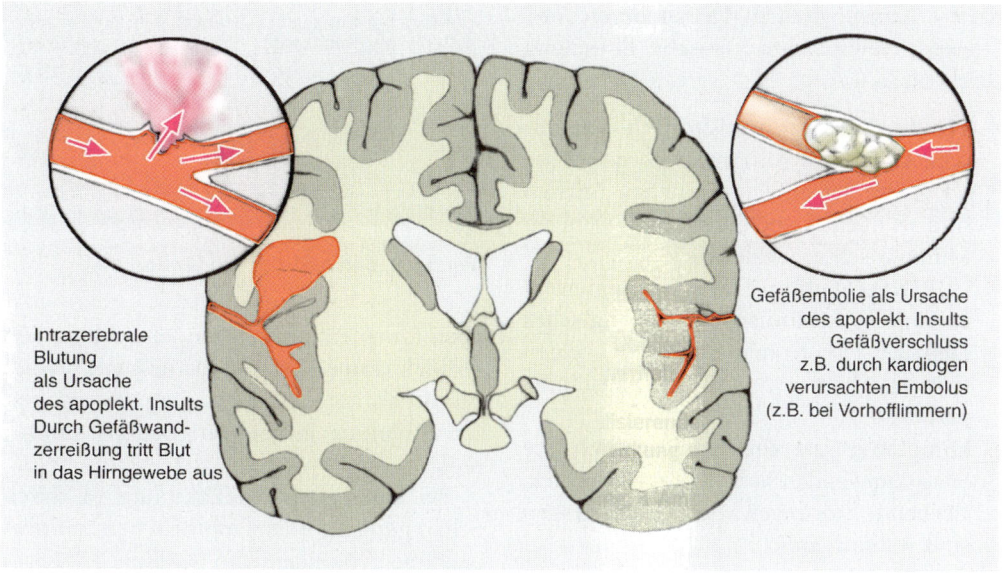

Intrazerebrale
Blutung
als Ursache
des apoplekt. Insults
Durch Gefäßwand-
zerreißung tritt Blut
in das Hirngewebe aus

Gefäßembolie als Ursache
des apoplekt. Insults
Gefäßverschluss
z.B. durch kardiogen
verursachten Embolus
(z.B. bei Vorhofflimmern)

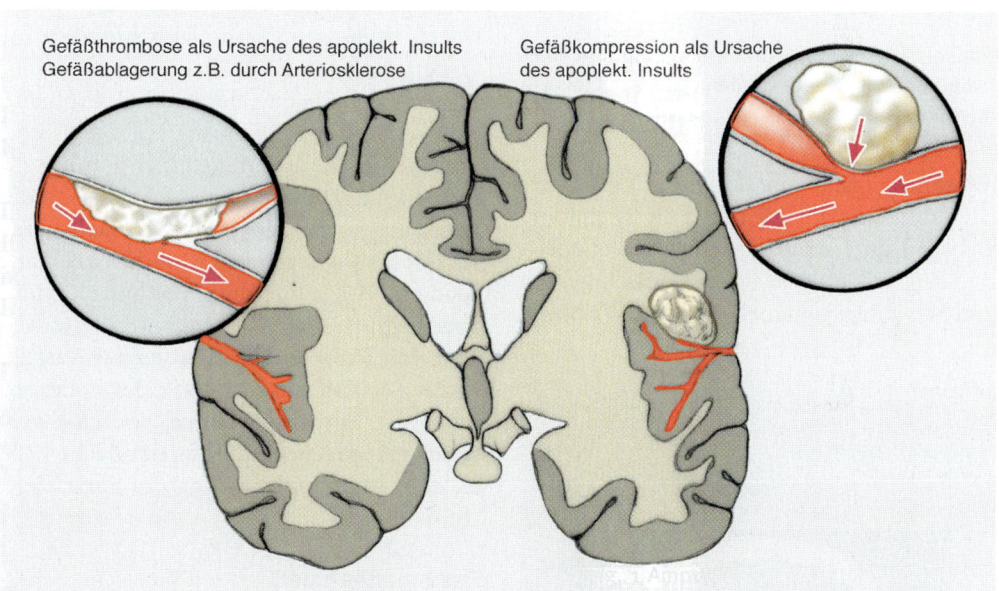

Gefäßthrombose als Ursache des apoplekt. Insults
Gefäßablagerung z.B. durch Arteriosklerose

Gefäßkompression als Ursache
des apoplekt. Insults

Abb. 17.1: Ursachen für blutigen und unblutigen Apoplex [L108]

Als **Ursachen** (☞ Abb. 17.1) für einen Apoplex kommen in Frage:

- Arteriosklerose in den Hirngefäßen
- Thrombosen der venösen Abflussgefäße
- arterielle Embolien durch Blutgerinnsel oder Kalkablagerungen
- Gefäßverengungen durch Gefäßverkrampfungen (Vasospasmen)
- Gefäßrisse infolge hohen Blutdrucks

- Spontanblutungen bei gestörter Blutgerinnung.

Symptome

Der ischämische Apoplex wird nach der Dauer des Auftretens von Krankheitssymptomen in die Stadien I bis IV eingeteilt. Mit Stadium I wird ein asymptomatischer Verlauf bei einer bekannten Gefäßstenose, als Stadium IV der Schlaganfall mit dauerhaftem neurologischem Defizit bezeichnet. Folgende vereinfachte klinische Einteilung ist ebenfalls üblich:

- **TIA (Stadium IIa) (transitorisch-ischämische Attacke):** Symptome dauern weniger als 24 Stunden an. Die klinischen Zeichen sind oft flüchtig und bereits nach wenigen Minuten schon wieder rückläufig.
- **(P)RIND (Stadium IIb) ([prolongiertes] reversibles ischämisches neurologisches Defizit):** Die Krankheitszeichen bilden sich innerhalb von 7 Tagen vollständig zurück.
- **kompletter Apoplex (Stadium IV):** Die Symptome bilden sich nicht mehr zurück. Bleibende Störungen wie Behinderungen sind wahrscheinlich.

Merke

Präklinisch können TIA, (P)RIND und Apoplex nicht sicher unterschieden werden. Die präklinische Therapie ist gleich.

In Abhängigkeit von der Lokalisation der Durchblutungsstörung treten die Symptome nicht nur unterschiedlich lange auf, sondern sind außerdem vielfältig. Kopfschmerzen und Schwindel gelten als wichtige **Warnzei-**

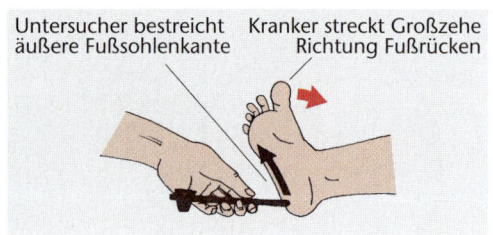

Abb. 17.3: Babinski-Zeichen [A400 – 215]

chen für einen bevorstehenden Schlaganfall. Oftmals imponiert ein gemessener hoher Blutdruck als Ausdruck einer gesteigerten Durchblutung im Gehirn (Bedarfshypertonie).

Bei einer zentralen Lähmung ist durch Schädigung des ersten motorischen Neurons auch die Pyramidenbahn (☞ Kap. 3.3.3) geschädigt (Babinski-Zeichen, ☞ Abb. 17.3). Da ca. 90 % der Pyramidenbahnfasern im verlängerten Mark zur Gegenseite kreuzen, hat eine Schädigung der linken Hirnhälfte eine rechtsseitige Lähmung zur Folge und umgekehrt. Die Lähmung einer kompletten Körperseite (**Hemiparese,** ☞ Abb. 17.4), die Lähmung einer Gesichtshälfte (**Fazialisparese**) mit herabhängendem Mundwinkel, hängendem Augenlid und unkontrolliertem Speichelfluss sowie der unkontrollierte Abgang von Stuhl und Urin lassen auf Ausfälle in der Sensorik und Motorik des Patienten schließen. **Sprachstörungen,** wie eine verwaschene Sprache und unverständliche Laute, deuten auf eine Störung des Sprachzentrums hin.

Basismaßnahmen

Der Schlaganfall ist ein Notfall, der die Anwesenheit eines **Notarztes** erfordert. Dieser ist frühzeitig anzufordern. Die Basismaßnahmen orientieren sich an den Vitalfunktionen. Das Monitoring umfasst EKG, Sauerstoffsättigung, Blutdruck, Puls und Atmung. Die Blutzuckerbestimmung ist obligat, um eine Unterzuckerung erkennen zu können. Der Patient erhält 6 bis 8 Liter Sauerstoff über eine Maske. Die Lagerung orientiert sich an der Bewusstseinslage und der Kreislaufsituation: Bewusstlose werden in der stabilen Seitenlage gelagert. Ist der sys-

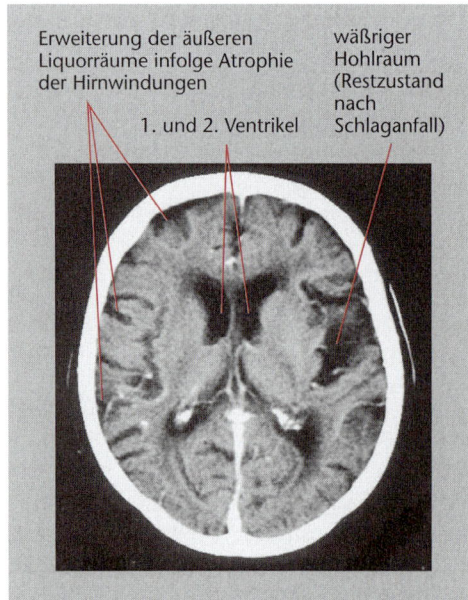

Erweiterung der äußeren Liquorräume infolge Atrophie der Hirnwindungen

1. und 2. Ventrikel

wäßriger Hohlraum (Restzustand nach Schlaganfall)

Abb. 17.2: Apoplex (Computertomogramm) [B117]

Psychiatrische Notfälle 18

Frank Scheinichen

Die psychiatrischen Notfälle stellen eine Besonderheit dar, da sie mit den üblichen somatischen Betrachtungsweisen nicht zu verstehen sind. Der psychiatrische Notfall ist durch eine akute, schwerwiegende **Störung**

- des Denkens,
- der Stimmung,
- des Verhaltens oder
- der sozialen Beziehung.

gekennzeichnet. Die klassische Einteilung in Geistesstörungen (Psychosen) und Erlebnisstörungen (Neurosen) wird den Erfordernissen im Rettungsdienst nicht gerecht. Die Behandlung muss in psychiatrischen Notfallsituationen an den erkennbaren **Symptomkomplexen** (Syndromen) ausgerichtet werden.

18.1 Syndromorientierte Akutzustände

18.1.1 Angstzustände

Die **Angst** ist ein unspezifisches Symptom, das im Rahmen vieler Erkrankungen auftritt. Sie ist eine sinnvolle physiologische **Alarmreaktion** des Organismus auf besondere Ereignisse (z. B. bei einem Herzinfarkt). Im Rahmen psychiatrischer Erkrankungen oder Lebenskrisen tritt sie jedoch ohne somatische Erkrankung auf. Die Angst ist ein Gefühl der Machtlosigkeit und Hilflosigkeit einer Situation oder Person gegenüber. Der Betroffene scheint diese Angst nicht mehr aushalten zu können, er fühlt sich hilflos und gefährdet, da er subjektiv überzeugt ist, in der Angst unterzugehen (**Existenz- oder Todesangst**).

Symptome
Neben den typischen Symptomen **Unruhe, Angst** und **Panik** treten vegetative Symptome auf, wie

- Schwitzen
- Zittern
- Tachykardie
- Blutdruckanstieg
- Erbrechen

- Hyperventilation
- Durchfall.

Basismaßnahmen
Die wichtigste Maßnahme im Umgang mit Angstpatienten ist das **Gesprächsangebot.** Für den Erfolg des Gespräches ist aber nicht nur die Zuwendung, sondern auch eine Haltung, die **Ruhe** und **Sicherheit** ausstrahlt, von Bedeutung. Der Patient soll in seiner Angst ernst genommen werden, auch wenn sie objektiv nicht begründet ist. Der Patient muss den Untersuchungen (z. B. Puls- und Blutdruckmessung), die ihm zuvor erklärt werden, zustimmen. Der Patient erhält dadurch das Gefühl, in die Situation **entscheidend** mit einbezogen zu sein. Er darf nicht allein zurückgelassen werden. Je nach Situation sind Angehörige zu informieren (Schweigepflicht beachten) oder der Patient muss in eine psychiatrische Klinik transportiert werden.

18.1.2 Verwirrtheitszustände

Verwirrtheitszustände sind durch **Desorientierung** und **Bewusstseinsstörungen** gekennzeichnet. Die Bewusstseinsstörungen können sowohl somatische als auch psychische Ursachen haben. **Somatische Bewusstseinsstörungen** treten insbesondere bei älteren Patienten durch

- zerebrale Störungen (z. B. Apoplex),
- vaskuläre Störungen (z. B. Hypertonie) oder
- metabolische Störungen (z. B. Hypoglykämie)

auf. Die somatischen Bewusstseinsstörungen können aufgrund der organischen Ursache zielgerichtet behandelt werden.

Die **psychische Bewusstseinsstörung** ist dagegen durch eine zeitliche, örtliche oder situative Desorientierung gekennzeichnet, ohne eine organische Ursache zu haben.

Symptome
Die Patienten sind wach, ihre Wahrnehmung ist jedoch gestört. Die **Verwirrtheit** der Patienten kann als unzusammenhängendes und

verworrenes Denken beobachtet werden, in dem auch Wahnvorstellungen oder Halluzinationen vorkommen. Gedächtnis- und Aufmerksamkeitsstörungen werden beobachtet. Sinnzusammenhänge können nicht mehr erfasst und ausgedrückt werden.

Basismaßnahmen

Dem Patienten muss Sicherheit und Geborgenheit vermittelt werden. Dabei muss besonders darauf geachtet werden, den Patienten ruhig und sachlich anzusprechen. Zum Ausschluss somatischer Ursachen ist eine zeitgerechte Untersuchung durchzuführen, die mindestens die **Blutzuckerbestimmung** (Hypoglykämie) und die **Blutdruckmessung** (Hypertonie) umfasst.

18.1.3 Delirantes Syndrom

Ein delirantes Syndrom ist durch eine mit vegetativen Störungen, Halluzinationen und Wahnvorstellungen einhergehende **Verwirrtheit** gekennzeichnet. **Auslöser** eines deliranten Syndroms sind:

- die gleichzeitige Einnahme verschiedener Psychopharmaka (z. B. trizyklische Antidepressiva, Neuroleptika),
- die unkontrollierte Medikamenteneinnahme (z. B. Digitalis, Antihistaminika),
- der ungezügelte Konsum von Sucht- und Rauschmitteln (Opiate, Alkohol) oder
- der abrupte Entzug von Sucht- und Rauschmitteln.

Symptome

Das auslösende Ereignis führt anfangs zu **vegetativen Störungen** (Tremor, Übelkeit) und zu **psychotischen Ereignissen** (Halluzinationen), mit der Gefahr der zunehmenden vegetativen Entgleisung. Das delirante Syndrom ist als **lebensbedrohlich** anzusehen und endet in jedem zehnten Fall tödlich. Die Patienten sind desorientiert, motorisch unruhig (Nesteln an der Kleidung) und leiden an Wahnvorstellungen. Die begleitenden vegetativen Störungen betreffen die Herz-Kreislauf-Funktion (Tachykardie), die Temperaturregulation (Hyperthermie) und die zerebrale Krampfbereitschaft.

Merke

Das delirante Syndrom ist eine die Vitalfunktionen bedrohende Erkrankung.

Basismaßnahmen

Die Basismaßnahmen zielen auf die Sicherung und Überwachung der **Vitalfunktionen** Atmung, Bewusstsein und Kreislauf ab. Die Durchführung eines EKG-Monitorings neben der Pulsoxymetrie und Blutzuckerkontrolle und die kontinuierliche Blutdruckmessung sind obligat. Eine **Klinikeinweisung** ist in jedem Falle vorzunehmen.

18.2 Suizidalität

Die **Selbsttötung** eines Menschen wird als Suizid bezeichnet. Die Abschätzung der **Suizidalität** (Neigung zur Selbsttötung) gehört zu den schwierigsten Aufgaben im Rettungsdienst und ist ausschließlich dem **Arzt** vorbehalten. Jede Ankündigung (☞ Abb. 18.1) und jeder Suizidversuch müssen ernst genommen werden. In der Einschätzung der Suizidalität sind das Rettungsfachpersonal und der Notarzt aber außerhalb der Klinik oft überfordert. Diese eigene Überforderung darf jedoch nicht durch abweisende Reaktionen des Patienten gegenüber dem Rettungsfachpersonal in eigene emotionale Aggressivität umschlagen. Der Erfolg der Gesprächsführung ist im Gegenteil auf eine **Kooperation** mit dem Patienten angewiesen. Ihm muss das Gefühl gegeben werden, dass auf

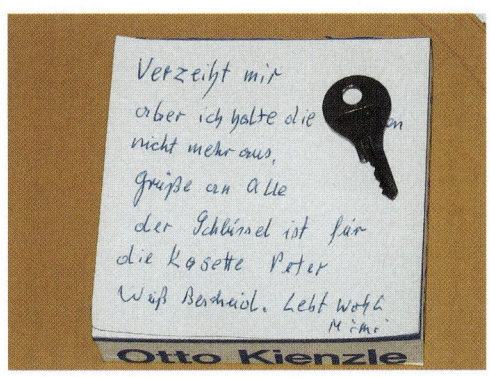

Abb. 18.1: Abschiedsbrief [M235]

seine Probleme eingegangen wird, ohne dass dabei unnötige Ratschläge gegeben werden oder verurteilt wird. Dies darf aber nicht bedeuten, dass ein falsches Verständnis für die Suizidabsicht vorgetäuscht wird. Eine solche Vorgehensweise würde dem Ziel entgegenstehen, die Zustimmung des Patienten zu erlangen, sich kurzfristig unter ärztliche Kontrolle zu begeben. Die Suizidalität kann endgültig nur in einer **geeigneten psychiatrischen Abteilung** eingeschätzt werden.

18.3 Zwangsmaßnahmen gegen Patienten/ Unterbringung von psychisch Kranken

Der Transport von psychisch kranken Personen zur Unterbringung in einer psychiatrischen Fachklinik muss möglicherweise unter dem Einsatz von **Zwangsmaßnahmen** erfolgen. Das Rettungsfachpersonal ist nicht zur Anwendung von Zwangsmaßnahmen oder körperlicher Gewalt befugt, da dies eine Nötigung, Freiheitsberaubung und möglicherweise Körperverletzung darstellen

kann (☞ Kap. 32.2.4 und 32.2.1). Ausnahme ist nur die akute Bedrohung Dritter, des Rettungsfachpersonals oder des Patienten gegen sich selbst. Hier darf in angemessener Weise auch körperliche Gewalt angewendet werden (**Rechtfertigender Notstand,** § 34 StGB, ☞ Kap. 32.2.4). Die Verhältnismäßigkeit der Mittel ist dabei zu beachten. Gewaltanwendung zur Durchsetzung der Zwangseinweisung ist nur Vollzugsbeamten der **Polizei** oder der zuständigen Behörde erlaubt. Die Beamten sollten dann auch den Transport begleiten.

Die Unterbringung psychisch Kranker ist in den **Unterbringungsgesetzen** oder den **Landesgesetzen für psychisch kranke Personen** (PsychKG) geregelt. In diesen Gesetzen sind die Zuständigkeit und das Verfahren für die Zwangseinweisungen festgelegt.

Eine Zwangseinweisung darf nur durchgeführt werden, wenn eine **akute Selbst- oder Fremdgefährdung** vorliegt. Eine zwangsweise Unterbringung in der Psychiatrie länger als 24 Stunden ist ohne richterlichen Beschluss nicht zulässig.

Rettungsfachpersonal darf nicht selbstständig eine Zwangseinweisung anordnen oder durchführen.

Wiederholungsfragen

1. Was sind die typischen Anzeichen eines akuten Angstzustandes? (☞ Kap. 18.1.1)
2. Welche körperlichen Erkrankungen können bei einer akuten Verwirrtheit vorliegen? (☞ Kap. 18.1.2)

3. Wer darf bei Zwangseinweisungen körperliche Gewalt gegen den Patienten ausüben? (☞ 18.3)

Thermische Notfälle 19

Jürgen Luxem

Thermische Notfälle bilden eine Gruppe von Erkrankungen und Verletzungen, die entweder durch Kälte oder durch Hitze verursacht werden.

Bei der Betrachtung dieser Erkrankungsbilder ist zu beachten, dass das Überleben der Körperzellen von einer konstanten Körperkerntemperatur von 37 °C abhängig ist. Bei dieser Temperatur herrschen im Körper die optimalen Bedingungen für die maximale Leistungsfähigkeit des menschlichen Stoffwechsels. Durch das gegenseitige Wechselspiel von Wärmeabgabe und Wärmeproduktion wird die Körpertemperatur reguliert. Allerdings führen bereits geringe Abweichungen von diesem Sollwert zu charakteristischen körperlichen Veränderungen.

19.1 Wärmeregulation

Zur Erhaltung seiner biologischen Funktionen ist der Organismus auf die Aufrechterhaltung einer stabilen **Körperkerntemperatur** angewiesen. Die Wärmeregulation des Organismus steht unter der Kontrolle des Hypothalamus (☞ Abb. 19.1) und wird vom endokrinen System über Hormone sowie vom vegetativen Nervensystem beeinflusst. Wärmerezeptoren im **Körperkern** (Gehirn, Thorax, Baucheingeweide) und in der **Körperschale** (Muskulatur, Haut, Extremitäten) messen ständig die Körpertemperatur. Realisiert wird die Wärmeregulation nach Auswertung im ZNS über die Anpassung der Wärmeproduktion und Wärmeabgabe.

Die Körperkerntemperatur beträgt 37 °C und die Temperatur der Körperschale etwa 28 °C. Insbesondere die Temperatur der Körperschale unterliegt einer großen Schwankungsbreite (sie kann bis zu 20 °C unter der Körperkerntemperatur liegen), da die Wärmeverteilung über Veränderungen der Durchblutung in der Körperschale umgesetzt wird.

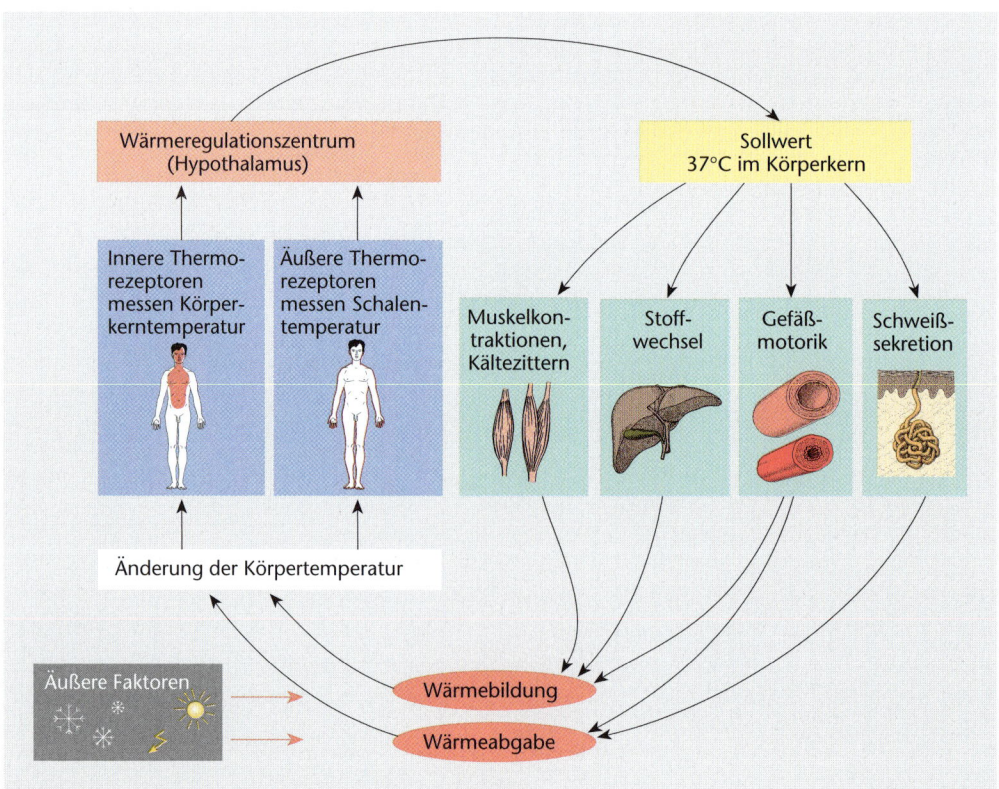

Abb. 19.1: Regelkreis der Körpertemperatur [L190]

Die Erhöhung der Körperkerntemperatur (**Wärmebildung**) erfolgt vornehmlich durch die Vermeidung eines weiteren Wärmeverlustes und die zusätzliche Steigerung der Wärmeproduktion, insbesondere über:

- Drosselung der Durchblutung der Körperschale (durch Blutgefäßverengung der peripheren Blutgefäße)
- Steigerung der Stoffwechselaktivität durch Hormone
- körperliche Bewegung und Muskelarbeit und
- verstärkte Tätigkeit der Hautmuskulatur (Muskelzittern).

Vermindert wird die Körperkerntemperatur (**Wärmeabgabe**) vornehmlich durch die Verstärkung des Wärmeverlustes über die Körperschale nach außen, insbesondere durch:

- Verstärkung der Durchblutung der Körperschale (durch Vasodilatation der peripheren Blutgefäße)
- Konduktion: Wärmeabgabe über Kontakt zu anderen Oberflächen (z. B. Kleidung)
- Konvektion: Wärmeabgabe über Kontakt zur kälteren Umgebungsluft
- Wärmetransport durch Abstrahlen von Wärmeenergie sowie
- Schweißproduktion und Verdunstung von Schweiß auf der Hautoberfläche (Verdunstungskälte).

Merke

Die Schweißproduktion und somit die Wärmeabgabe über Verdunstungskälte ist die effektivste Form des Wärmetransports nach außen.

19.2 Hitzeerkrankungen

Die Körperkerntemperatur wird auch bei erhöhten Umgebungstemperaturen konstant gehalten. Die vermehrte Wärmeabgabe des überhitzten Körpers erfolgt im Wesentlichen über die **Schweißabsonderung.** Wird nun in der erhöhten Umgebungstemperatur durch körperliche Anstrengung vermehrt Wärme im Körper produziert, können sich die übli-

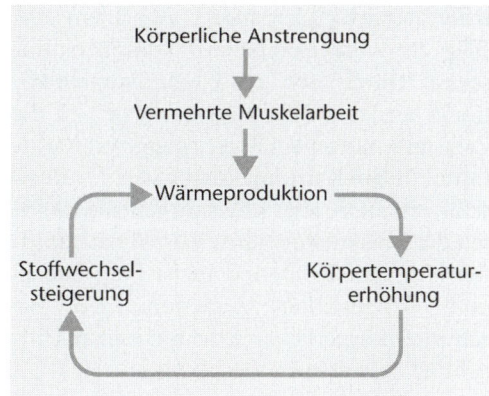

Abb. 19.2: Teufelskreis der Hyperthermie

chen Mechanismen der Wärmeabgabe schnell erschöpfen. So stößt die Wärmeabgabe – besonders über die Verdunstungskälte – bei hoher Luftfeuchtigkeit oder mangelnder Umgebungsventilation (z. B. Windstille) schnell an Grenzen,

Merke

Oberhalb einer Körpertemperatur von etwa 39 °C versagt die Schweißproduktion und damit konsekutiv die Möglichkeit der Wärmeabgabe über Verdunstungskälte.

Die mangelnde Wärmeabgabe führt zu einer **Erhöhung** der Körperkerntemperatur, die wiederum eine Erhöhung der Stoffwechselaktivität nach sich zieht. Diese löst erneut eine Erhöhung der Körpertemperatur aus. Auf diese Weise entsteht ein **Teufelskreis** (☞ Abb. 19.2), aus dem zum Teil lebensbedrohliche Krankheitsbilder resultieren können.

Hitzekrämpfe

Durch starkes **Schwitzen** scheidet der Körper erhebliche Mengen an Flüssigkeit und Kochsalz (Natriumchlorid, NaCl) aus. Wenn diese Verluste nicht ausreichend durch elektrolythaltige, sondern irrtümlich durch elektrolytarme Getränke (z. B. Kaffee oder Tee) ersetzt werden, entsteht ein extrazellulärer Flüssigkeits- und Kochsalzmangel (**hypotone Dehydratation,** ☞ Kap. 3.9.3). Im Vordergrund dieses Krankheitsbildes steht der **Elek-**

trolytmangel (Salzmangel). Zu einem Anstieg der Körpertemperatur kommt es nur selten. Durch den erhöhten Sympathikotonus wird verstärkt Natrium (Na$^+$) in die Zelle aufgenommen. Folge ist eine verstärkte intrazelluläre Kalziumaktivität (Ca^{2+}), die zu schmerzhaften, aber ungefährlichen Krämpfen der Muskulatur führt. Von Hitzekrämpfen (☞ Tab. 19.1) sind meist Personen in guter körperlicher Verfassung z.B. bei schwerer körperlicher Arbeit in heißer Umgebung betroffen.

Basismaßnahmen

Die Basismaßnahme bei durch Elektrolytmangel ausgelösten Hitzekrämpfen besteht in der oralen Zufuhr von ausreichend **elektrolythaltigen Getränken** (z.B. Elektrolytlimonade, Mineraldrinks, Fruchtsäfte, Zugabe von ein bis zwei Teelöffeln Kochsalz pro Liter Wasser). Nur wenn keine kochsalzreichen Getränke vorhanden sind, kann als erweiterte Maßnahme durch einen Notarzt ein venöser Zugang angelegt und eine kristalloide Infusionslösung infundiert werden.

Hitzeerschöpfung

Eine Hitzeerschöpfung (☞ Tab. 19.1) ist trotz des verharmlosenden Namens durch die Kombination von Hyperthermie und Dehydratation ein dramatisches Notfallereignis. Ursache ist auch hier ein Mangel an Körperflüssigkeit und Kochsalz. Im Vordergrund der Hitzeerschöpfung steht jedoch der **Flüssigkeitsmangel** (Wassermangel), der eine **hypertone Dehydratation** (☞ Kap. 3.9.3) verursacht. Die Hitzeerschöpfung entsteht, wenn die Patienten nicht genügend Flüssigkeit zu sich nehmen, weil z.B. kein Wasser vorhanden ist (Wüstenklima).

Tab. 19.1: Gegenüberstellung der Symptome bei Hitzeerkrankungen

	Hitzekrämpfe	Hitzeerschöpfung	Hitzschlag
Bewusstsein	keine Störungen	• Desorientierung, delirante Erscheinungen • Unruhe (Agitation)	• Bewusstseinsstörungen • Desorientierung • Bewusstlosigkeit • zerebrale Krämpfe
Atmung	normal	schnell, flach	• zunächst schnell und flach • dann langsam und flach • Dyspnoe • Kußmaul-Atmung
Kreislauf	normal	• Tachykardie • Hypotonie	• Tachykardie • Herzrhythmusstörungen • Hypotonie
Körpertemperatur	normal (37 °C) bis erhöht (> 38 °C)	normal (37 °C) bis erhöht (> 38 °C)	> 40 °C
Haut	starkes Schwitzen	• zunächst warm und rot • später blass und kaltschweißig • stehende Hautfalten	• zunächst hochroter, trockener und heißer Kopf ohne Schwitzen • dann kühle, blasse und graue Haut
Nebenbefunde	• schmerzhafte Muskelkrämpfe • Schwäche • Durst	• Schwindel • Kopf- und Gliederschmerzen • Übelkeit, Erbrechen • Sehstörungen • deutliche Erschöpfung • Durst	• Schwindel • Kopfschmerzen • Übelkeit, Erbrechen • Leistungsschwäche • Abgeschlagenheit

Die Symptome sind Überhitzung, quälender Durst und Verwirrtheitssymptome bis zum Delirium sowie bei stärkster Ausprägung ein Schockgeschehen.

Basismaßnahmen

Die Basismaßnahmen zielen auf die **Stabilisierung** der Kreislaufsituation. In leichten Fällen reicht es aus, die Patienten in eine kühlere Umgebung (z. B. Schatten) zu bringen und durch ausreichende Flüssigkeitszufuhr ihren Wasser- und Elektrolythaushalt wieder zu normalisieren. Beengende Kleidung wird geöffnet, und es wird für körperliche Ruhe und Betreuung gesorgt. Überdies wird eine ausreichende Luftbewegung sichergestellt. Feuchtkühle Tücher werden zur physikalischen Kühlung in den Nacken und auf die Stirn gelegt. Im Falle einer ausgeprägten Verschiebung des Wasser- und Elektrolythaushaltes muss als **erweiterte Maßnahme** durch einen **Notarzt** ein venöser Zugang angelegt werden, um rasch 1.000 ml kristalloide Infusionslösung infundieren zu können. Die endgültige Normalisierung der Elektrolytverschiebung muss in einem Krankenhaus erfolgen.

Zur Überwachung des Patienten wird ein fortlaufendes **Monitoring** (EKG, Blutdruckmessung, Sauerstoffsättigung) durchgeführt. Außerdem wird die Körpertemperatur gemessen und der Blutzuckergehalt bestimmt. Die Höhe der Sauerstoffgabe über eine Insufflationsbrille oder Sauerstoffmaske orientiert sich an den Vitalfunktionen. Die Lagerung erfolgt bei Bewusstseinsstörung in stabiler Seitenlage, sonst in Flachlagerung mit angehobenen Beinen. Bei Hirndruckzeichen wird der Oberkörper im 30°-Winkel hochgelagert.

Hitzschlag

Der Hitzschlag ($\rightarrow$ Tab. 19.1) ist eine seltene, aber die mit Abstand gefährlichste Form der Hyperthermie und kann unbehandelt zum Tode führen. Charakteristisch für den Hitzschlag ist die **Störung der zentralen Wärmeregulation** durch Überhitzung des Organismus aufgrund der Behinderung der Wärmeabgabe, z. B. in feuchtwarmer Umgebung oder durch unzweckmäßige Kleidung. Seltener liegt die Ursache in einer erhöhten Wärmezufuhr oder Wärmeproduktion. Die Körpertemperatur steigt auf Werte über 41 °C. Überschreitet sie eine Temperatur von 42 °C, denaturieren die körpereigenen Eiweiße und die Zellen werden irreversibel geschädigt.

Basismaßnahmen

Die Basismaßnahmen zielen auf eine möglichst rasche Wiederherstellung der normalen Körpertemperatur. Die betroffene Person wird umgehend in eine **kühlere, schattige Umgebung** gebracht. Beengende Kleidung wird zumindest geöffnet oder der Patient wird vollständig entkleidet. Die gesamte Körperoberfläche wird gekühlt (z. B. Kühlung durch Wasser oder Zuwedeln von Luft, Absprühen mit Desinfektionsmittel). Die Kühlmaßnahmen werden beendet, wenn die Rektaltemperatur unter 38,5 °C sinkt. Bei vollständig erhaltenem Bewusstsein erfolgt eine **orale Substitution** verlorener Flüssigkeits- und Elektrolytreserven mit Elektrolytlimonade, Mineraldrinks, Fruchtsäften oder über die Zugabe von ein bis zwei Teelöffeln Kochsalz pro Liter Wasser. Innerhalb der ersten Stunde sollten die Betroffenen ein bis zwei Liter trinken.

Zusätzlich muss die Stabilisierung und Erhaltung der vitalen Funktionen durch **erweiterte Maßnahmen** erfolgen. Sie beinhalten bei vorliegender Schocksymptomatik die Platzierung eines venösen Zugangs durch den **Notarzt** und die rasche Infusion von ein bis zwei Litern kristalloide Infusionslösung innerhalb der ersten ein bis zwei Stunden. Beim Hitzschlag wird der erste Liter Infusionslösung innerhalb von 15 Minuten infundiert. Bewusstlose Patienten werden intubiert und beatmet. Zerebrale Krampfanfälle werden medikamentös durchbrochen. Nach Stabilisierung der **Vitalfunktionen** muss der Patient auf einer Intensivstation weiterbehandelt werden, denn die nachhaltige Überhitzung des Körperkerns ist eine Erkrankung, die zu schwerwiegenden Komplikationen führen kann.

Sonnenstich

Bei einem Sonnenstich (**Heliosis, Insolation**) führt die direkte, länger andauernde Sonneneinstrahlung auf den Kopf zu einem **isolierten** Anstieg der Temperatur innerhalb des Schädels und zu einer Reizung des Gehirns und der Hirnhäute. Die Körperkerntemperatur erhöht sich dabei nicht. Besonders gefährlich ist die Hitzewirkung auf den unbedeckten Kopf bzw. auf gering behaarte Köpfe von Neugeborenen, Säuglingen, Kleinkindern oder Erwachsenen.

Symptome

Ein Sonnenstich tritt typischerweise **zeitlich verzögert** zur Sonnenexposition (z. B. nachts) auf. Der Kopf des Patienten ist hochrot und erhitzt, der übrige Körper ist kühl und kaltschweißig. Die betroffenen Personen beklagen Schwindel, Übelkeit und Erbrechen, heftige Kopfschmerzen und Sehstörungen. Gelegentlich tritt eine Nackensteifigkeit (**Meningismus**) auf. Infolge der Hirnhautreizung ist die Beweglichkeit der Halswirbelsäule und des Kopfes derart eingeschränkt, dass die Patienten nur unter großen Schmerzen in der Lage sind, das Kinn auf die Brust zu beugen.

Basismaßnahmen

Die Basismaßnahmen orientieren sich an denen der Hitzeerkrankungen. Oft genügt es, den Patienten mit erhöhtem Oberkörper in kühler Umgebung zu lagern. Eine wohltuende **Kühlung** des Nackens und des Kopfes mit feuchten Tüchern lindert die Beschwerden.

19.3 Verbrennungen

Verbrennungen oder Verbrühungen sind durch **Wärmestrahlung** oder **Wärmeleitung** ausgelöste Schädigungen der Haut. Sie können hervorgerufen werden durch:

- Flammeneinwirkung (z. B. offenes Feuer)
- heiße, siedende oder kochende Flüssigkeiten und Dämpfe (z. B. Verbrühungen durch Wasser, Wasserdampf)

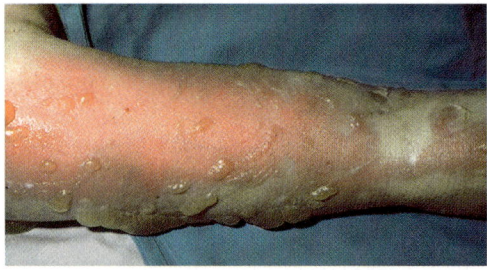

Abb. 19.3: Verbrennung 2. und 3. Grades [F206]

- heiße, feste Gegenstände (z. B. Herdplatte, Bügeleisen)
- elektrothermische Verbrennungen (z. B. Strom, Blitzschlag)
- Explosionen (z. B. Industrieunfälle)
- Strahlung (z. B. Sonne, Röntgenstrahlung, atomare Strahlung).

Entscheidend für das **Ausmaß** der thermischen Gewebsschädigung sind:

- die auf die Haut einwirkende Höhe der Temperatur,
- die Expositionsdauer gegenüber der Energiequelle,
- die Flächenausdehnung und
- die Tiefenausdehnung im Gewebe.

Die Einwirkung relativ niedriger Temperaturen über einen längeren Zeitraum (z. B. Wärmflasche/-kissen an schlecht durchbluteten Hautarealen) kann ebenso schwerwiegende Folgen haben wie die kurzzeitige Einwirkung sehr hoher Temperaturen (z. B. sehr heißes oder kochendes Wasser, Stichflamme).

Verbrennungsgrade

Der **Schweregrad** einer Verbrennung wird durch die Tiefen- und die Flächenausdehnung in dem betroffenen Gewebe bestimmt. Die Schweregrade werden anhand klinischer Untersuchungsbefunde in vier Verbrennungsgrade eingeteilt (☞ Tab. 19.2). Meistens liegen verschiedene **Verbrennungsgrade** nebeneinander vor (☞ Abb. 19.3).

Tab. 19.2: Verbrennungsgrade und Symptome

Grad	betroffener Hautabschnitt	Symptome	Heilung
I	• oberflächlich • nur Oberhaut betroffen (z. B. Sonnenbrand)	• Hautrötung (keine Blasenbildung) • normale Gewebestruktur • gute Durchblutung der Wunde • Schmerz	• spontan • ohne Narben • ca. 1 Woche
II a	• oberflächlich • Oberhaut und Lederhaut betroffen • tiefe Anteile der Lederhaut und Hautanhangsgebilde erhalten	• Hautrötung • Blasenbildung der Haut mit rotem und feuchtem Blasengrund (gute Durchblutung) • starke Schmerzen	• spontan • ohne Narben • ca. 2 Wochen
II b	• tief • weitgehender Verlust der Lederhaut, tief liegende Hautanhangsgebilde erhalten	• Hautblässe • offene Blasen mit weißem und trockenem Blasengrund (verminderte Durchblutung) • verminderte Schmerzempfindung (Nadeltest)	• langsame Heilung • Narbenbildung • ca. 4 bis 9 Wochen
III	• tief • vollständiger Verlust der Ober- und Lederhaut und der Hautanhangsgebilde (auch Zerstörung der Schmerzrezeptoren)	• grau-braune Hautfarbe • keine Durchblutung des Wundgebietes (Ischämie) • Schmerzempfindung erloschen (Nadeltest)	• langsame Heilung • Narbenbildung
IV	• tief • vollständiger Verlust von Haut und Gewebe (Gefäße, Nerven, Muskeln, Sehnen, Knochen) • Verkohlung	• Schmerzempfindung erloschen	• keine Heilung möglich

Inhalationstrauma

Als Inhalationstrauma wird eine direkte **thermische Schädigung der Atemwege** durch Stichflammen, Explosion oder Brandrauch verstanden, welche die Betroffenen im Moment der Hitzeeinwirkung durch Einatmen erleiden. Durch die Hitzeeinwirkung kann es zu lebensbedrohlichen Schwellungen der Atemwege und zu einer Zerstörung der Schleimhaut des Respirationstraktes bis zu den Alveolen kommen. Auf ein vorliegendes Inhalationstrauma weisen Verrußung oder Verbrennung im Gesicht und Mund-Nasen-Rachenraum hin.

Merke

Bei Verbrennungen immer an ein Inhalationstrauma denken, auch wenn zunächst keine eindeutigen Symptome vorliegen.

Flächenausdehnung

Die Ausdehnung einer Verbrennung über die Körperoberfläche (KOF) wird in Prozent angegeben. Zur Ermittlung wird im Rettungsdienst die so genannte **„Neunerregel"** nach Wallace angewandt (☞ Abb. 19.4), die die unterschiedlichen anatomischen Proportionen von Kindern berücksichtigt. Bei unvollständig verbrannten Körperteilen kann die Flächenausdehnung auch anhand der so genannten **Handflächenregel** bestimmt werden. Sie besagt, dass die Fläche der Handinnenseite des Patienten ein Prozent der Körperoberfläche darstellt.

Eine Einteilung von Verbrennungen nach Verbrennungstiefe und Flächenausdehnung zeigt Tabelle 19.3.

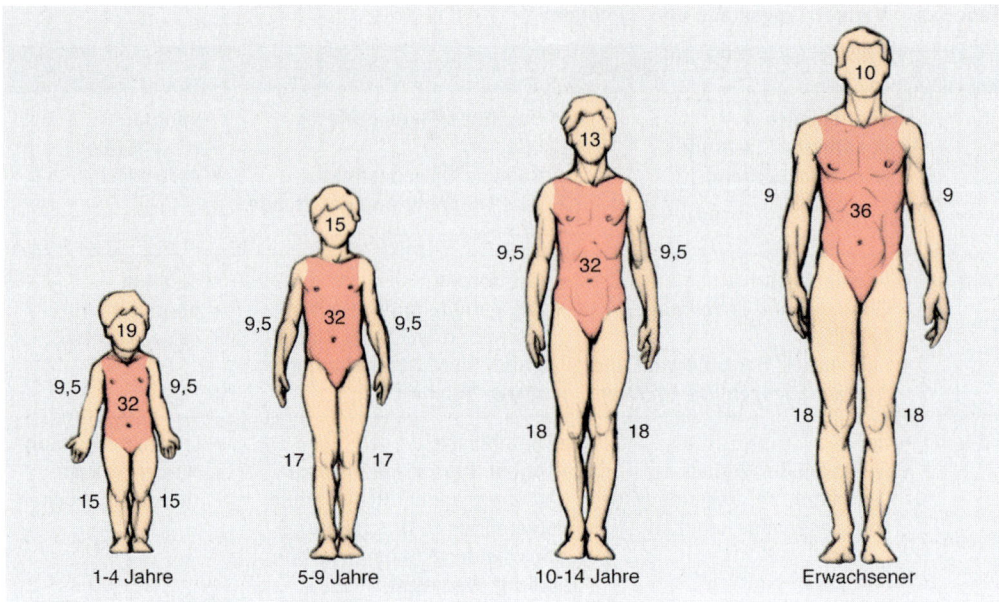

Abb. 19.4: Neunerregel nach Wallace [L108]

Tab. 19.3: Einteilung von Verbrennungen nach Verbrennungstiefe und Flächenausdehnung

	leichte Verbrennungen	mittelschwere Verbrennungen	schwere Verbrennungen	schwerste Verbrennungen
Erwachsene	• < 2 % KOF: Verbrennung 3. Grades • < 10 % KOF: Verbrennung 2. Grades • < 20 % KOF: Verbrennung 1. Grades	• < 10 % KOF: Verbrennung 3. Grades • 10 bis 20 % KOF: Verbrennung 2. Grades • > 20 % KOF: Verbrennung 1. Grades • alle Verbrennungen beider Hände oder Füße, des Gesichts oder des Genitalbereichs	• 10 bis 20 % KOF: Verbrennung 3. Grades • 25 bis 50 % KOF: Verbrennung 2. Grades • alle chemischen oder elektrothermischen Verbrennungen	• > 20 % KOF: Verbrennung 3. Grades • > 50 % KOF: Verbrennung 2. Grades • alle Verbrennungen mit lebensgefährlichen Zusatzverletzungen wie Inhalationstrauma oder Polytrauma
Kinder	• < 5 % KOF: Verbrennung 2. Grades • < 10 % KOF: Verbrennung 1. Grades	• < 10 % KOF: Verbrennung 3. Grades • 5 bis 10 % KOF: Verbrennung 2. Grades • > 10 % KOF: Verbrennung 1. Grades • alle Verbrennungen beider Hände oder Füße, des Gesichts oder Genitalbereichs	• > 10 % KOF: Verbrennung 2. oder 3. Grades • alle chemischen oder elektrothermischen Verbrennungen	• > 50 % KOF: Verbrennung 2. oder 3. Grades • alle Verbrennungen mit lebensgefährlichen Zusatzverletzungen wie Inhalationstrauma oder Polytrauma

Verbrennungskrankheit

Zunächst imponiert der **Primärschaden** der Haut, der sich bei fortdauernder Hitzeeinwirkung in die Tiefe der Gewebe fortsetzen kann („Tieferbrennen"). Selbst nach Beseitigung der Wärmequelle kann die Haut durch weiterhin hohe Gewebetemperaturen nachhaltig geschädigt werden, denn die aufgenommene Wärme kann nur langsam an die Umgebung abgegeben werden. Daher wird die gespeicherte Hitze auch noch 30 Minuten nach dem Trauma an noch nicht geschädigte Zellverbände weitergeleitet.

Neben den Brandwunden entwickelt sich bei ausgedehnten Brandverletzungen sekundär ein komplexes Schädigungsbild unter Mitbeteiligung aller Organsysteme des Körpers, die so genannte **Verbrennungskrankheit.**

Frühphase

Erwachsene sind ab etwa 10 bis 15 % verbrannter Körperoberfläche (VKOF) und Kinder ab etwa 5 bis 8 % VKOF von einem **Verbrennungsschock** bedroht. Dieser bildet sich bereits in der Frühphase der Verbrennungskrankheit durch den Verlust an lebenswichtigen Flüssigkeiten und Eiweißen aus.

Spätphase

Im weiteren Krankheitsverlauf können sich Funktionsstörungen vieler Organsysteme (**Multiorganversagen**) einstellen, deren Ursachen in der gestörten Mikrozirkulation während des Verbrennungsschocks liegen.

Je früher in die Entwicklung der Verbrennungskrankheit eingegriffen wird, desto besser kann das Verletzungsausmaß eingegrenzt und Komplikationen vorgebeugt werden. Versäumnisse in der Behandlung innerhalb der ersten Stunden wirken sich negativ auf die Prognose des Patienten aus. Das Trauma durch Verbrennung oder Verbrühen ist eine absolute Notarztindikation.

Basismaßnahmen

Um einen Hitzestau im Körpergewebe und weitere Verbrennungen zu vermeiden, müssen folgende **Erstmaßnahmen** ergriffen werden:

- Brennende Kleidung/Person ablöschen: Fluchtbewegung stoppen, Flammen durch Rollen auf dem Boden oder durch Überwerfen einer Decke ersticken, mit Wasser übergießen, Feuerlöscher einsetzen.
- Durchtränkte oder verbrannte Kleidung rasch, aber vorsichtig entfernen.
- Alle auf der Kleidung haftenden Brandstoffe sofort entfernen, alle auf der Haut haftenden Brandstoffe belassen.

Die Untersuchung des Verletzten umfasst die Beurteilung der Verbrennungsschwere, die Lokalisation der Verbrennungen, das Erfassen von Begleitverletzungen und das Überprüfen eines vorliegenden Inhalationstraumas (davon sind ca. 30 % der Brandverletzten betroffen). Ein **Monitoring** (EKG, Blutdruckmessung, Pulsoxymetrie) ist obligat. Parallel zur Untersuchung des Patienten beginnt die Sicherung der **Vitalfunktionen.** Ansprechbare Patienten werden mit aufrechtem Oberkörper gelagert. Alle Brandverletzten erhalten Sauerstoff über eine Insufflationsmaske, unabhängig von der Verletzungsschwere. **Die unkritische und anhaltende Kühlung von ausgedehnten Brandverletzungen muss unterbleiben.** Untersuchungen haben ergeben, dass Kühlung nur unmittelbar nach der Hitzeexposition nutzbringend ist und später einsetzende Kühlmaßnahmen sogar schädlich sein können, z. B. durch Verschlechterung der Gewebedurchblutung oder Unterkühlung. Die Kühlung der Brandwunde ist eine Maßnahme der Soforthilfe und gehört in den Bereich der Ersten Hilfe. Kleinere Verbrennungswunden können nach wie vor mit handwarmem Leitungswasser gekühlt werden (Schmerzreduktion). **Brandwunden** müssen zur Vermeidung von Infektionen steril abgedeckt werden. Zur Verfügung stehen alle herkömmlichen Verbandstoffe, die nicht mit der Brandwunde verkleben können, z. B.:

- Brandwundenverbandpäckchen, Metalline-Verbandtücher, OP-Abdecktücher, die mit Wasser oder Infusionslösung benetzt werden können, und
- Burn-Pac®-Systeme, die über Membranen das Wundsekret in eine Schaumstoff-

auflage aufnehmen und mit Wasser oder Infusionslösung angefeuchtet werden können.

19.4 Kälteschäden

19.4.1 Unterkühlung

Als Unterkühlung (**Hypothermie**) wird das Absinken der Körperkerntemperatur unter 35 °C verstanden. Die Unterkühlung ist eine häufig auftretende und oft übersehene Komplikation, da im Zusammenhang mit anderen Erkrankungen oder Verletzungen immer wieder Wärmeverluste des Patienten entstehen können. Die Entwicklung der Unterkühlung hängt dabei im Wesentlichen von der Erkrankung oder Verletzung und den klimatischen Umständen, unter denen sie eintritt, ab. Wesentliches Kriterium für den Wärmeverlust ist dabei die Geschwindigkeit der Wärmeabgabe im Verhältnis zur Wärmeproduktion.

Typische **Situationen,** in den Patienten unterkühlen können, sind:

- Aufenthalt in kalter Umgebung mit unangemessener Kleidung (z. B. Obdachlose, desorientierte alte Menschen)
- Aufenthalt in kalter Umgebung mit zweckmäßiger Kleidung (Lawinenunfall, Kletterunfall, Skiunfall mit verlängerten Rettungszeiten)
- Patiententransport in unzureichend geheizten Rettungsdienstfahrzeugen (z. B. Absinken der Körpertemperatur während des Transports bei analgosedierten Patienten)
- Begleiterkrankungen (z. B. reduzierter Allgemeinzustand, Erschöpfung, alkoholisiert) oder Begleitverletzungen (z. B. Verbrennungen, Schock, Polytrauma).

> **Merke**
> Wegen der relativ größeren Körperoberfläche sinkt die Körperkerntemperatur bei Kindern erheblich schneller als bei Erwachsenen.

Symptome

Bei Körpertemperaturen zwischen 35 und 34 °C (**Abwehrstadium**) setzt als auffälligstes Symptom das Muskelzittern ein. Durch die Steigerung des Muskelstoffwechsels wird die Wärmeproduktion zunächst gesteigert. Gleichzeitig wird die Durchblutung der Extremitäten vermindert und die Hautdurchblutung durch Vasokonstruktion gedrosselt (Wärmedämmung). Reflektorisch wird die Atemfrequenz gesteigert, um das vermehrt anfallende Kohlenstoffdioxid aus dem Muskelstoffwechsel abzuatmen. Darüber hinaus wird auch die Herz-Kreislauf-Funktion gesteigert. Folglich steigt der Sauerstoffverbrauch um ein Vielfaches des Grundumsatzes an.

Bei weiterer Abkühlung der Körperkerntemperatur unter 34 °C lässt das Muskelzittern nach und die Muskeln werden steif (**Erschöpfungsstadium**). In diesem Stadium vermindert sich die Atmung und wird zunehmend flacher und unregelmäßiger. Zusätzlich treten Bewusstseinsstörungen auf.

Bei weiterer Abkühlung der Körperkerntemperatur unter 30 °C (**Lähmungsstadium**) besteht Lebensgefahr. Der Patient wird bewusstlos und die Schutzreflexe gehen verloren. Unterhalb von 25 °C laufen die Stoffwechselvorgänge nur noch extrem verlangsamt ab (**Vita reducta oder minima**). Der Organismus bewegt sich auf dem untersten energetischen Niveau (**Scheintod**).

Typische Symptome der einzelnen Unterkühlungsstadien zeigt Tabelle 19.4.

Basismaßnahmen

Im Vordergrund steht zunächst die schonende **Rettung** des Patienten unter Beachtung von Begleitverletzungen (Einsatz der Schaufeltrage). Bei fortgeschrittener Unterkühlung (< 34 °C) ist besonders darauf zu achten, dass keine übermäßigen aktiven oder passiven Bewegungen des Patienten stattfinden. Durch Bewegung kann kaltes Blut aus der Körperschale in den Körperkern gelangen, dort die Körperkerntemperatur weiter absenken und die Unterkühlung verstärken (**After-Drop**). Auf diese Weise kann die Körpertemperatur um bis zu 3 °C weiter

Tab. 19.4: Symptome bei Unterkühlung in Gegenüberstellung aller Stadien

	Abwehrstadium	Erschöpfungsstadium	Lähmungsstadium	Scheintod
Bewusst-sein	• wach und orientiert (GCS 15) • Unruhe, Erregung	• schläfrig (GCS 12 bis 10) • teilnahmslos • desorientiert	• bewusstlos (GCS 9 bis 4) • keine Schmerzempfindung	• bewusstlos (GCS 3) • ohne Reflexe
Atmung	• schnell • tief • Hyperventilation	• langsam • flach • unregelmäßig	• extrem langsam • flach • unregelmäßig	• extrem langsam • Apnoe
Puls	• schnell	• langsam • Arrhythmien möglich	• langsam • unregelmäßig • Kammerflimmern und Asystolie möglich • schwach, fadenförmig	• extrem brady-kard • Kammerflimmern oder Asystolie
Blut-druck	• Hypertonie	• Hypotonie	• Hypotonie	• nicht mehr messbar
Neben-befunde	• Unwohlsein • Kältegefühl • Muskelzittern • bläulich-blasse Haut • Schmerzen	• zunehmende Muskel- und Gelenkstarre • Nachlassen der Schmerzempfindung	• weite Pupillen • reduzierter Muskeltonus	• entrundete und lichtstarre Pupillen • kein Muskeltonus

absinken. Im ungünstigsten Fall kann der rasante Abfall der Körperkerntemperatur reflektorisch einen Herz-Kreislauf-Stillstand auslösen (**Bergungstod**). Die Rettung ist so zu gestalten, dass die initiale Körperlage nicht verändert wird. Zur Rettung wird der Patient immobilisiert gelagert (z. B. auf einer Vakuummatratze). Unverzüglich nach der Rettung werden die **Vitalfunktionen** überprüft. Anschließend wird der Patient an einen warmen und windstillen Ort gebracht, dort wird nasse Kleidung entfernt. Ist das nicht möglich, bleibt der Patient vollständig bekleidet, und es wird nur so viel Kleidung entfernt, wie es für die Notfallversorgung unbedingt notwendig ist. In jedem Fall wird der Patient in eine luftundurchlässige und isolierende Folie, eine so genannte **Rettungsdecke,** eingewickelt, bis er in den warmen, vorgeheizten RTW gebracht werden kann. Die Rettungsdecke soll das Auskühlen durch Verdunstung verhindern, ist aber nur dann effektiv, wenn weiterhin niedrige Außentemperaturen bestehen und die Decke nicht direkt der Haut aufliegt. Liegt der Patient bereits im warmen RTW, ist die Rettungsdecke nicht zuträglich, weil sie das langsame Erwärmen der Körperschale verhindert.

Reanimationsmaßnahmen werden wegen der verbesserten Hypoxietoleranz des ZNS und den verbesserten Wiederbelebungschancen nicht abgebrochen, ehe die normale Körperkerntemperatur wieder erreicht wird, denn die Unterkühlung führt bereits bei Temperaturen um 32 °C zu einer hirnprotektiven Wirkung. Durch die Drosselung der Schalendurchblutung und die Bradykardie wird der Sauerstoffbedarf gesenkt. Bei einer Körpertemperatur von 30 °C beträgt der Sauerstoffbedarf nur noch ca. 50 % des normalen Umsatzes. Über diese Mechanismen steigt die Hypoxietoleranz der Gewebe an und die Wiederbelebungszeit des Zentralnervensystems verlängert sich. Für die BLS-Maßnahmen gilt daher, dass Beatmung und Thoraxkompressionen uneingeschränkt durchgeführt werden müssen.

Die **Defibrillation** ist jedoch unterhalb einer Körpertemperatur von 30 °C nicht sicher wirksam. Daher werden bei Auftreten von Kammerflimmern initial drei Defibrillationen durchgeführt. Führen diese nicht zum Erfolg, wird erst wieder defibrilliert, wenn die Körpertemperatur auf über 30 °C angestiegen ist.

Merke

„No one is dead until he is warm and dead."
Niemand ist tot, solange er nicht warm und tot ist.

19.4.2 Erfrierungen

Werden Körperregionen über einen längeren Zeitraum intensiver Kälte ausgesetzt, so versagt der Mechanismus der Wärmeerhaltung und es kann zu lokalen Erfrierungen kommen. Besonders von Erfrierungen betroffen sind vom Körperkern entlegene und ungeschützte Regionen, wie Finger, Zehen, Nasen und Ohren (**Körperspitzen**).

Bereits bei Temperaturen oberhalb des Gefrierpunktes kann es zu Erfrierungen kommen, da nicht nur die Temperatur, sondern auch Art, Geschwindigkeit und Dauer der Kälteeinwirkung das Ausmaß einer Erfrierung bestimmen. Begünstigend wirken Bewusstlosigkeit, Alkoholmissbrauch und Schock, da hier die periphere Vasoregulation gestört ist.

Über eine Blutgefäßverengung in dem betroffenen Gewebe versucht der Körper, sich vor einer Auskühlung des Körperkerns zu schützen, und nimmt dafür die Auskühlung der Körperperipherie hin. Dies führt jedoch zu Sauerstoffmangel und verlangsamtem Blutfluss (**Blutstase**) mit der zunehmenden Gefahr von Thrombenbildung. Zusätzlich bewirken die peripheren Durchblutungsstörungen eine stärkere Durchlässigkeit der Gefäßwände und verursachen so Flüssigkeitsverschiebungen (**Ödeme**).

Analog zu den Verbrennungen werden Erfrierungen in vier Schweregrade eingeteilt (☞ Tab. 19.5).

Basismaßnahmen

Die Basismaßnahmen zielen auf eine **langsame Erwärmung** der erfrorenen Körperteile. Weil immer von einer Unterkühlung

Tab. 19.5: Einteilung der Erfrierungsgrade

Grad	Symptome der Erfrierung	Symptome der Wiedererwärmung
I	• blasse, kalte Haut • Gefühlsstörungen • gräulich-weiße Verfärbung durch Blutgefäßverengung	• Rötung • Juckreiz, einsetzende Sensibilität • brennender Schmerz durch vermehrte Durchblutung bei Wiedererwärmung
II	• kalte Haut, Rötung • Blasenbildung und Schmerzen durch Schädigung der Haut infolge von Blutgefäßverengung und direkter Kälteeinwirkung	Bei Wiedererwärmung tritt Plasma in das Gewebe und in die Blasen aus. Es kommt zu schmerzhaften Frostbeulen und zur Schwellung des Gewebes.
III	• blass-bläuliche Verfärbung der Haut mit Ausbildung schwarzer Hautnekrosen • Gefühl- und Schmerzlosigkeit aufgrund zerstörter Hautnervenendigungen	Bei Wiedererwärmung können Gefäßspasmen wegen arterieller Thrombosen der Blutgefäße nicht mehr gelöst werden. Die erfrorene Körperregion stirbt ab.
IV	• schwarze Verfärbung der Haut aufgrund von Nekrose des Wundgebietes • Zerstörung aller Gewebestrukturen	• keine Gewebereaktion, da alle Gewebestrukturen zerstört sind • Fäulnis nach Wiedererwärmung

des gesamten Körpers ausgegangen werden muss, wird die betroffene Person – um eine weitere Kälteeinwirkung zu verhindern – in eine warme Umgebung gebracht. Dort wird ggf. nasse Kleidung entfernt und der Patient schonend gelagert. Die von Erfrierungen betroffenen Körperregionen werden warm eingepackt. Durch die Körperwärme kommt es zu einer langsamen Erwärmung.

Es darf keinesfalls der Versuch unternommen werden, durch Reiben oder andere mechanische Manipulationen die erfrorenen Körperteile wieder zu erwärmen, da dies zu zusätzlichen Gewebeschäden führt. Da die Reperfusion erhebliche Schmerzen bereitet, muss der **Notarzt** zur Schmerzbekämpfung nachgefordert werden. Er behandelt den Patienten mit Opiaten oder peripher wirksamen Analgetika.

19.5   Strom- und Blitzunfälle

Wenn Strom durch den menschlichen Körper fließt, wirkt der Körper als elektrischer Leiter und ist Teil eines geschlossenen Stromkreises. Ein **direkter Stromschlag** ist definiert als Kontakt mit spannungsführenden Teilen und Übergang des Stroms auf den Körper. Als **indirekter Stromschlag** werden Ereignisse bezeichnet, die sich durch bloße Annäherung an einen hochspannungsführenden Leiter durch **Lichtbogenüberschlag** oder **Schrittspannung** (☞ Abb. 19.5) ereignen.

Der durch den Körper fließende Strom wirkt direkt auf elektrisch erregbare Strukturen im Organismus (z. B. Myokard, Skelettmuskulatur, Nervensystem) oder löst eine hohe Wärmeentwicklung mit schwerwiegenden Verbrennungen aus.

Niederspannungsunfälle

Niederspannungsunfälle machen den größten Teil aller Stromunfälle aus und treten bei Stromspannungen unter 1.000 Volt auf. Niederspannung kommt als **Haushaltsstrom** (230 V, 50 Hz Wechselstrom) und als **Industriestrom** (z. B. Straßenbahnleitung mit 500 – 750 V Gleichstrom) vor. Niederspannungsunfälle ereignen sich meistens durch unsachgemäßen Umgang mit Stromleitungen oder elektrischen Geräten. Das Verletzungsbild ergibt sich hauptsächlich aus der direkten elektrischen Wirkung (Herzrhythmusstörungen, Kammerflimmern) des Stroms auf Muskelgewebe und Nerven.

Hochspannungsunfälle

Hochspannungsunfälle treten bedeutend seltener auf und setzen Stromspannungen von über 1.000 V voraus. Hochspannung kommt in Eisenbahnoberleitungen (15.000 V, Wechselstrom), in Überlandleitungen, Elektrizitätswerken oder Umspannstationen (bis zu 380.000 V, Wechselstrom) vor. Meistens ereignen sich Hochspannungsunfälle im Rahmen von Arbeitsunfällen, Freizeitunfällen (z. B. Paragliding) oder Suizidversuchen

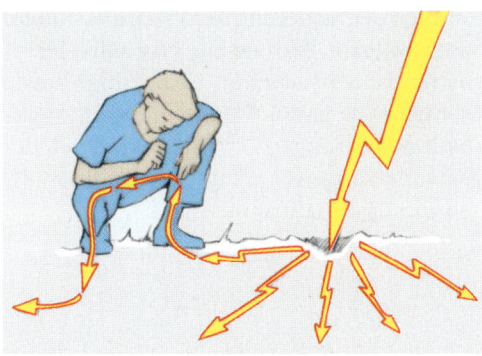

Abb. 19.5: Schrittspannung [L108]

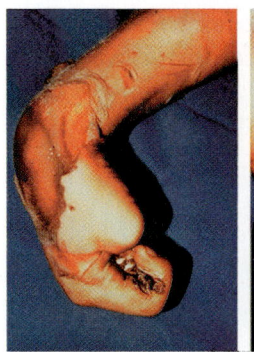 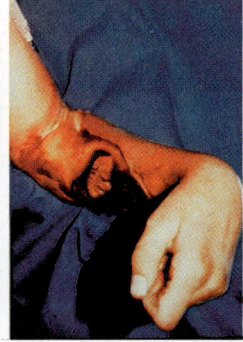

Abb. 19.6: Verbrennungen 3. Grades nach Starkstromunfall [F206]

durch direkten Kontakt oder Lichtbogenwirkung. Das Verletzungsbild ergibt sich hauptsächlich durch die freiwerdende **elektrothermische Wirkung** (Abb. 19.6). Zwischen den Ein- und Austrittsstellen des Stroms können schwerwiegende Verkochungen (Verbrennungen IV. Grades) mit Zerstörung der Knochen auftreten. Zusätzlich können weitere schwere Verletzungen hervorgerufen werden, wenn die betroffene Person durch den Stromschlag oder Lichtbogen weggeschleudert wird.

Blitzunfall

Ein Blitzunfall ist eine Sonderform des **Hochspannungsunfalls.** Wenn zwischen Wolken und Erde eine atmosphärische Funkenentladung auftritt, entlädt sich diese in Form eines hochgespannten Flammbogens (Blitz) zur Erde. Ein Blitz dauert nur wenige Mikrosekunden an, enthält eine Stromspannung von 10 bis 30 Megavolt und erzeugt Temperaturen von mehreren tausend Grad Celsius. Durch die große Hitze bei direktem Blitzkontakt oder Blitzeinschlag in mittelbarer Umgebung wird das Körpergewebe schlagartig erhitzt, was zu großflächigen Verbrennungen führt. Weitere Schäden können durch die **Druckwelle** (z.B. Trommelfellriss, Wegschleudern mit zusätzlichen Verletzungen) oder die **fotoelektrische Wirkung,** die zu Sehstörungen bis zum Erblinden führen kann, entstehen.

Basismaßnahmen

Im Rahmen von Stromunfällen ist auf den **Selbstschutz** des Rettungsfachpersonals höchste Aufmerksamkeit zu verwenden. Allzu leicht wird die Eigensicherung vergessen. Vor allen medizinischen Maßnahmen muss sich das Personal einen Überblick

- über die Art des Stroms,
- die Expositionsdauer,
- die Begleitumstände und
- den Schädigungsmechanismus

verschaffen, um nicht selbst in Gefahr zu geraten.

Achtung

Im Bereich von Niederspannung gilt vor Rettungsversuchen des Verunglückten folgende Vorgehensweise:
- Isolierten Standort suchen (Gummimatte, Glasplatte, Porzellanteller).
- Gerät abschalten bzw. Netzstecker ziehen.
- (Haupt-)Sicherung entfernen.
- Schrittspannung beachten.

Die Trennung des Verunglückten von der Stromquelle kann dann mithilfe eines isolierenden Gegenstands erfolgen.

Achtung

Im Bereich von Hochspannung gilt bei allen Rettungsversuchen – Warten!

Die Rettung oder Bergung des Verunglückten kann erst dann erfolgen, wenn folgende Voraussetzungen durch Fachpersonal (VDE, Feuerwehr, Bahn AG) umgesetzt wurden:
- Unter Spannung stehende Teile sind abgeschirmt.
- Schrittspannung und Lichtbögen sind ausgeschlossen.
- Ein ausreichender Sicherheitsabstand wird eingehalten (1 cm pro 1.000 V → 5 bis 10 m).
- Die Hochspannungsleitung ist ausgeschaltet und vor Wiedereinschalten gesichert.
- Die Rettung oder Bergung erfolgt grundsätzlich nur in Anwesenheit eines Fachmannes (VDE, Feuerwehr, Bahn AG).

Unmittelbar nach Rettung des Verunglückten können die lebenswichtigen Basismaßnahmen eingeleitet werden. Sie richten sich nach dem Ausmaß der Verletzungen und folgen den üblichen Maßnahmen im Rahmen der Sicherung der **Vitalfunktionen.** Sauerstoffgabe, Monitoring (vor allem Herzrhythmusüberwachung), Lagerung sowie Maßnahmen gegen Verbrennungen, Herzrhythmusstörungen (Kap. 9.5) und Begleitverletzungen (Kap. 20) vervollständigen die Basismaßnahmen.

Wiederholungsfragen

1. Beschreiben Sie die Wärmeregulation. Wie erfolgt die Wärmeproduktion und wie die Wärmeabgabe? (☞ Kap. 19.1)

2. Welche Art von Krämpfen treten bei Hitzekrämpfen auf? Nennen Sie weitere Symptome. (☞ Kap. 19.2)

3. Welche Leitsymptome charakterisieren die Hitzeerschöpfung? (☞ Kap. 19.2)

4. Nennen Sie die Leitsymptome des Hitzschlags. (☞ Kap. 19.2)

5. Was ist ein Sonnenstich? Nennen Sie Ursachen, Symptome und therapeutische Maßnahmen. (☞ Kap. 19.2)

6. Was ist eine Verbrennung? Durch welche Hitzequellen können Verbrennungen hervorgerufen werden? (☞ Kap. 19.3)

7. Erläutern Sie den Begriff „Inhalationstrauma" und nennen Sie die Symptome. (☞ Kap. 19.3)

8. Nennen Sie die Verbrennungsgrade und beschreiben Sie die auftretenden Symptome. (☞ Kap. 19.3)

9. Welche Flächenausdehnung haben bei einem Erwachsenen Verbrennungen des rechten Beins und des gesamten vorderen Rumpfbereichs? (☞ Kap. 19.3)

10. Beschreiben Sie die Vorgänge bei der Verbrennungskrankheit. Ab wie viel Prozent verbrannter Körperoberfläche muss bei Erwachsenen mit einem Verbrennungsschock gerechnet werden? (☞ Kap. 19.3)

11. Beschreiben Sie das therapeutische Vorgehen bei Verbrennungen und erläutern Sie die Therapieprinzipien. (☞ Kap. 19.3)

12. Definieren Sie den Begriff „Unterkühlung" und nennen Sie die typischen Ursachen für das Auftreten von Unterkühlungen. Welche Rolle spielt Alkohol in diesem Zusammenhang? (☞ Kap. 19.4.1)

13. In welchen Stadien verläuft eine Unterkühlung? Nennen Sie die charakteristischen Symptome. (☞ Kap. 19.4.1)

14. Erläutern Sie die zerebroprotektiven Eigenschaften einer Unterkühlung.

Welche Schlussfolgerungen müssen daher für die Therapie von Unterkühlungen abgeleitet werden? (☞ Kap. 19.4.1)

15. Erläutern Sie die Begriffe „Bergungstod" und „After-Drop". Wann können sie auftreten? (☞ Kap. 19.4.1)

16. Beschreiben Sie das Vorgehen bei Unterkühlung. Was ist bei der Anwendung einer Rettungsdecke zu beachten? Was gilt für die Defibrillation und Anwendung von Medikamenten bei Unterkühlung? (☞ Kap. 19.4.1)

17. Was ist eine Erfrierung und wie kommt diese zustande? Welche Körperregionen sind bedroht? (☞ Kap. 19.4.2)

18. Welche Erfrierungsgrade können unterschieden werden? Erläutern Sie die therapeutischen Maßnahmen. (☞ Kap. 19.4.2)

19. Worin liegt der Unterschied zwischen einem direkten und einem indirekten Stromschlag? Erläutern Sie in diesem Zusammenhang die Begriffe Schrittspannung und Lichtbogen. (☞ Kap. 19.5)

20. Erläutern Sie die Faktoren, die das körperliche Ausmaß eines Stromunfalls bestimmen. Warum wird in Nieder- und Hochspannungsunfälle unterteilt? (☞ Kap. 19.5)

21. Wo liegt die Grenze zwischen Nieder- und Hochspannung und welche Auswirkungen haben Unfälle im Nieder- bzw. Hochspannungsbereich auf den Körper? Nennen Sie Beispiele für Ereignisse, die zu Stromunfällen führen können. (☞ Kap. 19.5)

22. Wie ist ein Blitzunfall einzuordnen? Nennen Sie die besonderen körperlichen Schäden, die durch einen Blitz verursacht werden können. (☞ Kap. 19.5)

23. Welche Schutzmaßnahmen sind bei Nieder- bzw. Hochspannungsunfällen zu beachten? Welche Therapieregime werden bei Stromunfällen verfolgt? (☞ Kap. 19.5)

Traumatologie 20

Benjamin Lorenz, Jürgen Luxem

Die sachgerechte, zielgerichtete Versorgung traumatisierter Patienten stellt hohe Anforderungen an das Rettungsfachpersonal aller Qualifikationsgrade. In der präklinischen Versorgung von Traumapatienten werden die entscheidenden **Weichen** gestellt, welche sowohl auf das Überleben des Patienten als auch auf die weitere Überlebensqualität entscheidenden Einfluss haben. Versäumnisse der rettungsdienstlichen Therapie können von einer noch so guten klinischen Therapie oft nicht wieder behoben werden. Die Effizienz der Notfalltherapie entscheidet auch über das Ausmaß **sekundärer Schäden** (z. B. schockbedingtes Multiorganversagen), die es zu vermeiden gilt.

Grundsätzlich stützt sich die Versorgung von Traumapatienten auf einige wenige elementare **Säulen:**

- Retten aus Gefahr
- Sicherstellen einer ausreichenden Atmung/Oxygenierung
- Kreislaufstabilisierung (Blutvolumen erhalten bzw. ersetzen)
- Wärmeerhalt
- sachgerechte Immobilisation, Schienung, Wundversorgung, Lagerung, Transport
- Schmerzbekämpfung, Betreuung
- angemessenes Zeitmanagement („**golden hour of trauma**").

> **Merke**
>
> Die „golden hour of trauma" besagt, dass ein Patient die besten Überlebenschancen hat, wenn er innerhalb der ersten Stunde nach Entstehung des Traumas einer definitiven klinischen Versorgung zugeführt wird.

20.1 Wunden und Blutungen

20.1.1 Wundarten – Gefahren und Entstehung

Die Haut als größtes Organ des menschlichen Körpers wird selten in ihrer Bedeutung anerkannt. Als „Multitalent" erfüllt sie unterschiedliche Funktionen: Sie wirkt mit bei der Regulierung des Wasserhaushaltes (☞ Kap. 3.9.2) und des Wärmehaushaltes (☞ Kap. 19.1). Ferner dient sie als Sinnesorgan (☞ Kap. 3.4.1) und nicht zuletzt als Schutzbarriere gegen viele schädliche Faktoren. Kommt es zu Störungen der Kontinuität der Haut durch Gewalteinwirkung oder sonstige zerstörende Einflüsse (Hitze, Chemikalien), entstehen Wunden.

Gefahren

Bei Betrachtung der umfangreichen Funktionen der Haut liegen die Gefahren durch die Entstehung von Wunden auf der Hand. Die wichtige Schutzbarriere gegen schädigende Einflüsse (Krankheitserreger) fehlt. **Infektionen,** die auch tief gelegene Strukturen betreffen können, sind die Folge. Je nach Tiefe der Schädigungen können kleine und große Gefäße verletzt sein, was zu bedrohlichen **Blutungen** führen kann. Die Blutung kann offen nach außen hin oder, wie z. B. bei Prellungen, in den Zwischenzellraum erfolgen. Ein Hämatom (Bluterguss) ist dann die Folge. Außerdem können **Nerven** geschädigt werden. Sind ausgedehnte Hautareale betroffen (z. B. Verbrennung), können große Mengen Flüssigkeit aus dem Interstitium verloren gehen (☞ Kap. 19.3, Verbrennungsschock).

Wundarten

Wunden lassen sich anhand des Mechanismus, durch den sie entstanden sind, beschreiben.

Platzwunden

Platzwunden entstehen durch stumpfe Gewalteinwirkung auf die Körperoberfläche. Die Haut platzt auf und ein leicht unregelmäßiger Wundrand entsteht. Die Stärke der Blutung kann variieren.

Schürfwunden

Schürfwunden entstehen durch einen Abrieb der Haut. Die Tiefe, d. h. welche Hautschichten betroffen sind, und die Ausdehnung können stark variieren.

Quetschwunden

Gewalteinwirkungen aus mindestens zwei Richtungen gleichzeitig führen zu Quetsch-

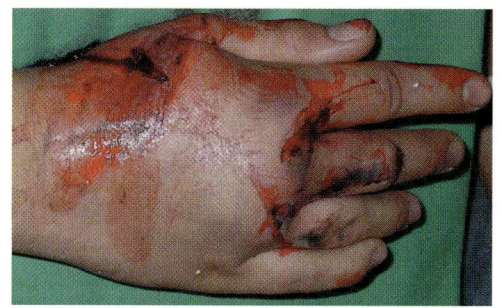

Abb. 20.1: Quetschverletzung der Hand [M235]

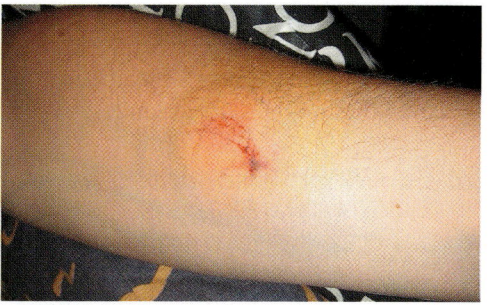

Abb. 20.2: Bisswunde am Unterarm durch einen Menschen [O428]

wunden. Größere, schmerzhafte Weichteildefekte mit Hämatombildung in der Tiefe sind die Folge (☞ Abb. 20.1).

Bisswunden

Ursächlich für Bisswunden sind Bisse von Tieren oder Menschen. Sie können unterschiedlich in Erscheinung treten. Tiefe und Ausdehnung können variieren. Von Bisswunden geht aufgrund der Keimbesiedlung der Mundflora eine große Infektionsgefahr aus (☞ Abb. 20.2).

Stichwunden

Stichwunden, durch Messer oder spitze Gegenstände verursacht, sehen oft sehr harmlos aus. Tiefe und Ausmaß des inneren Schadens sind ohne genaue Diagnostik nicht einzuschätzen. Es gilt, eher von einer schwereren Verletzung auszugehen (☞ Abb. 20.3).

Schnittwunden

Schnittwunden haben scharf begrenzte Wundränder und neigen zu starken Blutungen. Die Tiefe ist dabei oft schwer einzuschätzen (☞ Abb. 20.4).

Verbrennung

Verbrennungen entstehen durch thermische Einwirkung auf den Körper. Die Haut wird dabei unterschiedlich stark zerstört. Die Tiefe der Verbrennung wird durch drei Verbrennungsgrade beschrieben (☞ Kap. 19.3).

Erfrierungen

Erfrierungen entstehen ähnlich wie Verbrennungen, die Schädigung wird im Gegensatz zur Verbrennung allerdings durch die

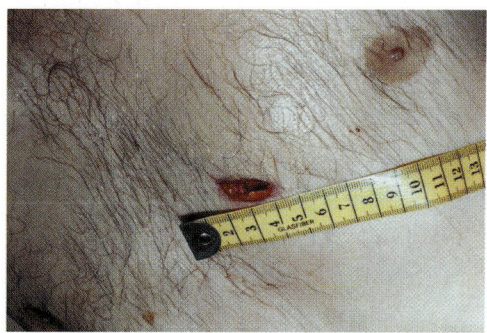

Abb. 20.3: Messerstichverletzung des Thorax [M235]

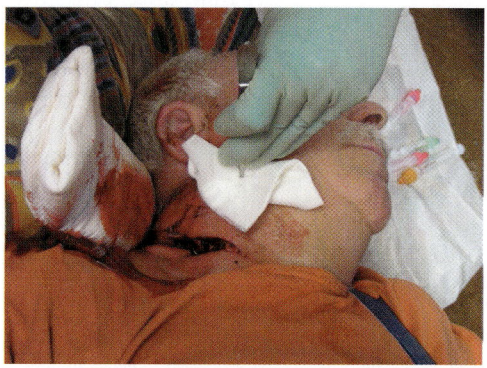

Abb. 20.4: Schnittverletzung am Hals [M235]

Einwirkung von Kälte hervorgerufen (☞ Kap. 19.4.2). Betroffen sind meist in der Körperperipherie gelegene Körperteile wie z. B. die Ohren.

Ablederung

Von Ablederungen spricht man, wenn es zu großflächigen Ablösungen der Haut im Rahmen eines Traumas kommt (z. B. Überrolltraumen). Es entstehen erhebliche Blutungen. Bei Ablederungen im Bereich des Kopfes spricht man von Skalpierungen.

20.1.2 Wundversorgung und Verbandlehre

Merke

Bei der Versorgung von Wunden und in allen Situationen, in denen ein Kontakt mit Blut, Sekret oder Erbrochenem möglich ist, müssen die Helfer unbedingt Schutzhandschuhe tragen.

Das **Anlegen von Verbänden** ist eine einfache und effektive **Basismaßnahme,** die das Rettungsdienstpersonal beherrschen muss. Durch das Verbinden von Wunden kann viel Schaden vom Patienten abgewendet werden. **Verbände** erfüllen dabei mehrere **Funktionen.** Kommt es zum Eindringen von Krankheitserregern in eine offene Wunde, besteht die Gefahr einer Infektion. Verbände sollen daher als sterile **Wundauflage** das Eindringen der Keime verhindern. Auf sauberes Arbeiten muss geachtet werden. Eine weitere wichtige Aufgabe erfüllen Verbände im Rahmen der **Blutstillung.** Korrekt angebrachte Verbände ermöglichen es, (starke) Blutungen zum Stillstand zu bringen. Sie können durchaus lebensrettend sein und sind ein wichtiges Instrument in der Vorbeugung und Bekämpfung des Volumenmangelschocks.

Anforderungen an einen Verband

Um den gewünschten Effekt bei der Anlage eines Verbandes zu erzielen, müssen an den Verband einige Anforderungen gestellt werden, welche die Effizienz dieser Maßnahme garantieren.

Ein Verband muss

- **rutschfest** sein:
  Ein Verband muss so angelegt werden, dass er nicht von der Wunde rutschen kann. Dies würde das Ausmaß der Wunde vergrößern. Durch die erneute Öffnung könnten Krankheitserreger in die Wunde eindringen.

- **steril** sein:
  Die direkt auf der Wunde aufliegende Wundauflage muss steril sein. Ziel eines Verbandes ist es, das Eindringen von Schmutz und Krankheitserregern in die Wunde zu verhindern. Dies kann nur erreicht werden, wenn mit dem Verbandmaterial sorgfältig gearbeitet und das Umfeld der Wunde so keimfrei wie möglich gehalten wird.

- **trocken** sein:
  Die Wundauflage muss trocken sein, um ihre Saugfähigkeit zu erhalten und ein Aufschwemmen von Wundrändern durch Wasser zu verhindern.
  Ausnahmen: Verbrennungen sind Ausnahmen, bei denen der Verband befeuchtet wird, um eine Analgesie und eine Kühlung zu erreichen. Auch beim Austritt von Abdominalorganen sollten diese mit einem feuchten Verbandtuch bedeckt werden.

- **zweckmäßig** sein:
  Die Art und die Größe des Verbandes sollen der vorliegenden Verletzung in Form, Größe und Verbandtechnik angemessen sein.

Nach Anlage eines Verbandes muss überprüft werden, ob der Verband zu fest sitzt. Deshalb ist stets eine **DMS-Kontrolle** (Durchblutung, Motorik, Sensibilität) durchzuführen. Ein zu festes Bandagieren kann durch Behinderung des venösen Abflusses zu Störungen der Durchblutung an der betroffenen Extremität oder gar zu einer arteriellen Durchblutungsverminderung der Extremität führen.

Führt der Verband zu einer **Beeinträchtigung des Blutflusses,** muss diese umgehend beseitigt werden. So können z. B. bei einem Druckverband die Seiten des Verbandes mit einer Verbandschere eingeschnitten werden, um für Entlastung zu sorgen, ohne dass der Verband komplett entfernt werden muss.

Verbandmittel

Für das Anlegen von Verbänden zur Blutstillung und zur Wundabdeckung stehen im Rettungsdienst unterschiedliche Verbandmittel zur Verfügung, die je nach Art und Umfang der Verletzung einzeln oder in Kombination Anwendung finden. Beim Umgang mit Verbandmitteln muss stets darauf geachtet werden, dass **sauber** gearbeitet wird, um eine weitere Kontamination der Wunde zu vermeiden. So dürfen Wundauflagen niemals mit den Händen an der Auflagefläche berührt werden.

Als Verbandmittel kommen in Frage:

- als **Wundauflage:**
  - Verbandpäckchen
  - sterile Kompressen
  - Verbandtücher
  - Wundschnellverband.
- zum **Fixieren:**
  - Dreiecktuch
  - Mullbinden
  - Leukoplast.

Sollte es erforderlich sein, eine Wunde druckentlastet zu verbinden, wie z. B. beim Austreten von Bauchorganen, so kann aus einer **Dreiecktuchkrawatte** ein Ringpolster gefertigt werden. Dieses Ringpolster wird um die Wunde herum gelegt und dann mit sterilem Material bedeckt.

20.1.3 Blutstillung

Die Stillung einer bedrohlichen Blutung ist eine der wichtigsten **Basismaßnahmen.** Im Rahmen der Schockvorbeugung muss unbedingt das Blutvolumen erhalten werden, um Blutverluste und das daraus resultierende Einsetzen des Schocks zu verhindern (☞ Kap. 11.1). Die Blutstillung lässt sich mit einfachen Mitteln realisieren.

Am leichtesten und schnell wirksam ist das Aufpressen einiger Kompressen mit der Hand. Anschließend stellt das Anlegen eines **Druckverbands** mit einem Verbandpäckchen und einem Druckpolster das Standardverfahren dar (☞ Abb. 20.5).

Blutungen am Kopf

Blutungen am Kopf (☞ Abb. 20.6) lassen sich am einfachsten durch **Aufdrücken steriler Kompressen** stillen. Danach sollte ein **Druckverband** angelegt werden. Kommt

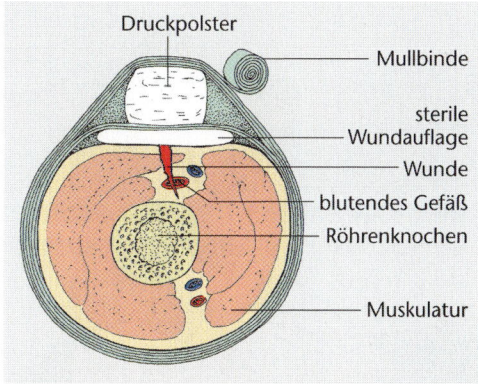

Abb. 20.5: Technik des Druckverbandes [A400 – 190]

es beim offenen Schädel-Hirn-Trauma (SHT) zum Austritt von Hirnmasse, muss diese locker, druckentlastet und steril z. B. mit einem Verbandtuch bedeckt werden.

Blutungen am Rumpf

Blutungen am Körperstamm lassen sich ebenfalls durch **manuelle Kompression** mit Kompressen zum Stillstand bringen. Wenn möglich, sollte auch hier ein **Druckverband** angelegt werden.

Blutungen an den Extremitäten

Liegt eine Blutung an einer Extremität vor, so muss diese umgehend **hochgelagert** werden. Des Weiteren muss die **zuführende Arterie oberhalb der Blutung komprimiert** werden, um die Blutung bis zum Anlegen eines Druckverbands zu vermindern. Abdrückpunkte (☞ Abb. 20.7) sind am Arm

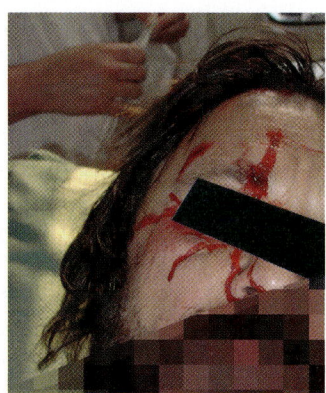

Abb. 20.6: Blutung am Kopf [M235]

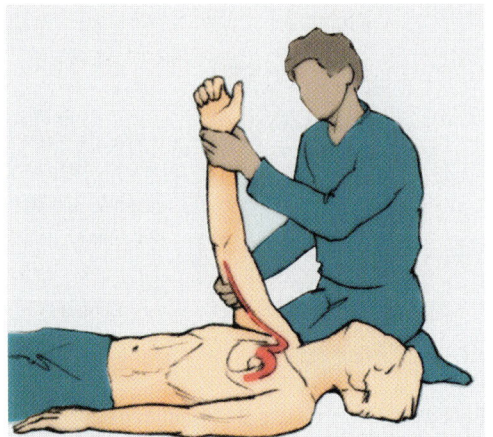

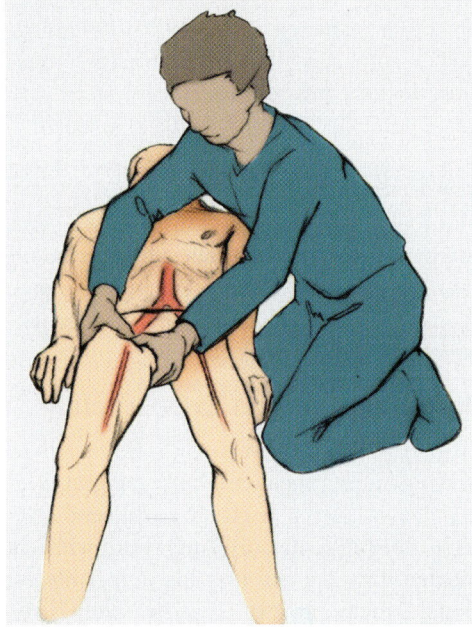

Abb. 20.7: Abdrückpunkte zur Arterienkompression [L108]

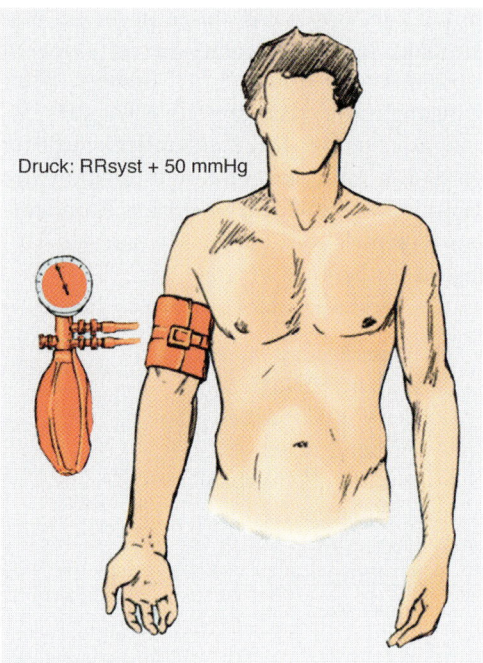

Druck: RRsyst + 50 mmHg

Abb. 20.8: Abbinden mit einer Blutdruckmanschette [L108]

die **A. brachialis** und am Bein die **A. femoralis.** Lässt sich die Kompression der A. brachialis recht einfach umsetzen, so ist für das Abdrücken der A. femoralis ein hoher Kraftaufwand erforderlich. Anschließend muss auch bei Blutungen an den Extremitäten schnellstmöglich ein **Druckverband** angelegt werden. Blutet ein Druckverband durch, so muss ein zweiter Druckverband über dem ersten angelegt werden.

Kann in Ausnahmesituationen durch alle genannten Methoden (Hochhalten, Abdrücken, Kompression, Druckverband) keine Blutstillung erzielt werden, muss die Extremität abgebunden werden, um ein Verbluten des Patienten zu verhindern. Das **Abbinden** ist als Ultima Ratio anzusehen und muss die Ausnahme bleiben.

Zur **Abbindung** einer Extremität empfiehlt sich die Verwendung einer **Blutdruckmanschette,** die auf einen Druck aufgepumpt wird, der ca. 30–40 mmHg über dem systolischen Blutdruck liegt (☞ Abb. 20.8). Ein **breites Stauband** (Tourniquet) oder eine **Dreiecktuchkrawatte** können ebenfalls verwendet werden.

20.1.4 Fremdkörperverletzungen

Befinden sich Fremdkörper in einer Wunde, so dürfen sie **niemals** entfernt werden. Dies gilt sowohl für kleine Verunreinigungen als auch für Gegenstände bei Pfählungsverletzungen. Eine Wundreinigung durchzuführen, ist nicht Aufgabe des Rettungsdienstes, sondern muss in der Klinik erfolgen.

Da bei **Pfählungsverletzungen** meist weder Tiefe noch die beteiligten Gewebestrukturen der Verletzung abzuschätzen sind, dürfen Gegenstände nicht aus der Wunde herausgezogen werden. Anderenfalls könnten unkontrollierbare Blutungen provoziert werden, falls der Gegenstand in seiner Position z. B. ein betroffenes Gefäß komprimiert. Weiterhin kann das **Ausmaß** der Wunde vergrößert werden, da man nicht abschätzen kann, ob sich der Fremdkörper beim Herausziehen evtl. verhakt und weitere Verletzungen hervorruft. Der in der Wunde stekkende Gegenstand wird mit sterilen Kompressen umfasst und danach umpolstert (z. B. mit Mullbinden und Pflaster), um Bewegungen des Fremdkörpers zu vermeiden. Handelt es sich um längere oder größere Gegenstände (Armiereisen, Zaunlatten), müssen sie u. U. gekürzt werden, um den Patienten transportieren zu können. Hierzu ist es erforderlich, die **Feuerwehr** zur technischen Hilfeleistung hinzuzuziehen.

20.1.5 Amputationsverletzungen

Von Amputation spricht man, wenn ein Körperteil komplett (**totale Amputation,** ☞ Abb. 20.9) oder zum Teil (**subtotale Amputation**) vom Körper abgetrennt ist. Amputationsverletzungen stellen besondere Anforderungen an die Rettungskräfte. Es gilt nicht nur den Patienten zu versorgen, vielmehr ist es zusätzlich von größter Wichtigkeit, das Amputat ebenfalls sachgerecht zu behandeln, um eine **Replantation** zu ermöglichen.

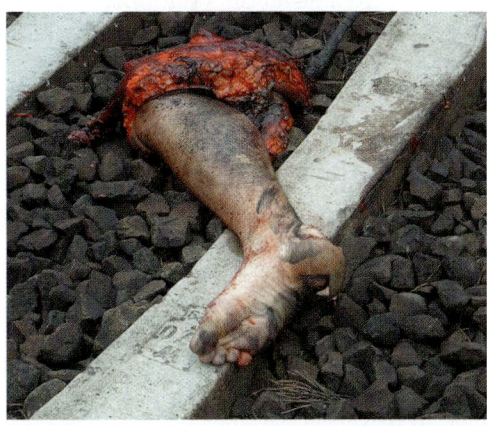

Abb. 20.9: Oberschenkelamputation [M235]

Die Sicherung der **Vitalfunktionen** des Patienten und die **Schockvorbeugung** stehen im Mittelpunkt der Therapie. Zu Beginn hält sich der Blutverlust durch eine reflektorische Vasokonstriktion der betroffenen Blutgefäße am Amputationsstumpf meist in Grenzen. Dennoch kann es sehr schnell zur Ausbildung eines **hypovolämischen Schocks** (☞ Kap. 11.3.1) kommen. Der Patient muss auf jeden Fall in Rückenlage bzw. in die Schocklage gebracht werden. Der **Amputationsstumpf** wird hochgelagert und die zuführende Arterie zuerst von Hand abgedrückt. Die Wunde wird anschließend mit sterilen Kompressen und Verbandtüchern abgedeckt und ein Druckverband angebracht. Hierbei kann das Bandagieren mit elastischen Binden hilfreich sein. Droht der Patient trotz dieser Maßnahmen zu verbluten, kann abgebunden werden.

Im Falle einer **subtotalen Amputation** darf eine noch bestehende **Hautbrücke,** wie klein sie auch sein mag, auf keinen Fall durchtrennt werden! Durch sie kann im Idealfall noch eine Restdurchblutung des abgetrennten Teils erfolgen. Bei subtotalen Amputationen muss zum Stabilisieren zusätzlich zur Wundversorgung eine Schiene (z. B. Kramer-Schiene oder Sam-Splint®) angelegt werden.

Sind die Vitalfunktionen gesichert und ist der Amputationsstumpf versorgt, gilt die Aufmerksamkeit dem **Amputat** selbst. Es wird vorsichtig in steriles Material eingewickelt und in eine wasserdichte Plastiktüte verpackt (☞ Abb. 20.10). Im Rettungswagen werden hierfür spezielle Beutel (**Replant-Set**) vorgehalten.

Das Amputat wird in dem inneren der beiden miteinander verbundenen Beutel trocken gelagert. Anschließen wird dieser innere Beutel (**Amputatbeutel**) verschlossen. Der äußere Beutel (**Kühlbeutel**) wird mit kaltem Wasser oder künstlichem Eis gefüllt, um eine Kühlung des Amputats zu erreichen. Ideal zur Sicherung des Amputats ist eine **Temperatur von 4 °C,** um die Ischämietoleranz des Gewebes und das Zeitfenster bis zur Replantation zu vergrößern. Ist das umgebende Milieu allerdings zu kalt, kann das

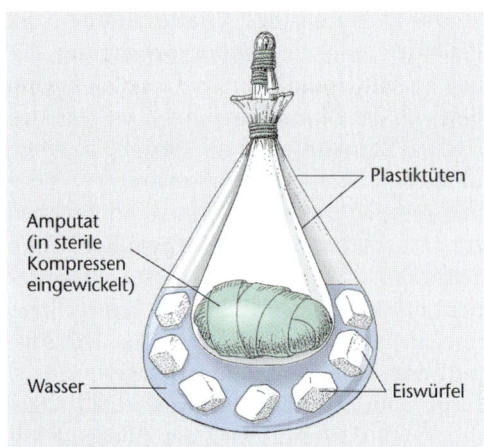

Plastiktüten

Amputat
(in sterile
Kompressen
eingewickelt)

Wasser

Eiswürfel

Abb. 20.10: Anwendung des Replantatbeutels
[A300 – 190]

Amputat Schaden nehmen und eine Replantation unmöglich werden. Auf keinen Fall darf das Amputat mit Wasser in Verbindung geraten.

Kann das Amputat nicht sofort gefunden werden, der Zustand des Patienten aber zu einem schnellen Transport zwingt, dann muss es später in die Klinik nachgebracht werden, egal in welchem Zustand es sich befindet. Eine Entscheidung über eine **Replantation** kann erst in der Klinik getroffen werden.

20.2 Verletzungen des Bewegungsapparates

20.2.1 Gelenkverletzungen

Distorsionen

Von einer Distorsion (**Verstauchung**) spricht man, wenn durch eine Gewalteinwirkung ein Körpergelenk über seine funktionelle Dehnfähigkeit hinaus belastet wird. Distorsionen können **Muskulatur, Bänder und Sehnen** betreffen. Schmerz, Bewegungseinschränkung und ein Anschwellen der um das Gewebe liegenden Hautstrukturen sind die Folgen. Bei Verdacht auf eine Distorsion muss die Extremität ruhig gestellt und hochgelagert werden. Das Gelenk sollte gekühlt werden, um die Schwellung zu ver-

zögern und Schmerzen zu vermindern. Bei starken Schmerzen muss der **Notarzt** zur Analgesie hinzugezogen werden.

Luxationen

Bei einer Luxation (**Verrenkung**) kommt es, ähnlich wie bei der Verstauchung, zu einer Gewalteinwirkung auf ein Gelenk. Allerdings wird das Gelenk dabei zu stark belastet und aus seiner Position verdrängt, sodass es nicht mehr von selbst in seine Ausgangslage zurückspringen kann. Dies ist nur durch eine **Reposition** möglich. Da es zu beträchtlichen Schäden an der Gelenkkapsel kommt, sind Luxationen sehr schmerzhaft. Nerven und Gefäße können erheblich verletzt werden. Deshalb müssen Durchblutung, Motorik und Sensibilität der Extremität ständig überprüft werden. Ein **Notarzt** sollte in jedem Fall zur Analgesie und Reposition hinzugezogen werden. Besondere Eile ist bei Luxationen des **Sprunggelenks** geboten. Sie führen zu starken Belastungen der Haut mit Minderdurchblutung des Gewebes, was erhebliche Nekrosen zur Folge haben kann. Deshalb müssen Luxationen des Sprunggelenks schnell durch den Notarzt reponiert werden. Danach wird die Extremität immobilisiert und der Patient schonend in eine geeignete Klinik transportiert.

20.2.2 Frakturen

Frakturen können **offen** (☞ Abb. 20.11) oder **geschlossen** vorliegen. Bei **geschlossenen** Frakturen bleibt die Haut unverletzt. Es kommt zu Einblutungen ins Weichteilgewebe. Diese Blutungen können je nach Lo-

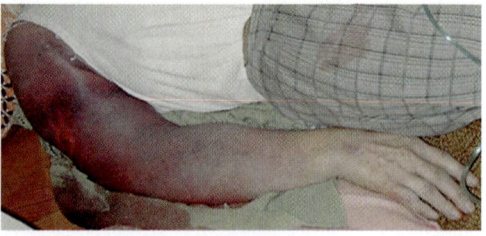

Abb. 20.11: Offene Oberarmfraktur 1. Grades
[M235]

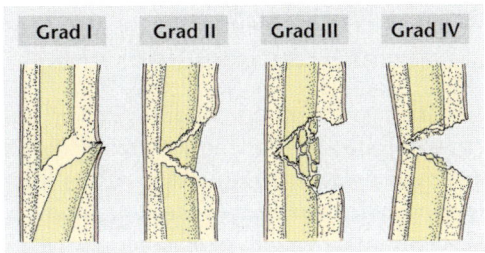

Abb. 20.12: Gradeinteilung der offenen Fraktur [A400 – 190]

kalisation lebensbedrohliche Ausmaße annehmen (siehe Tab. 20.1).

Eine Fraktur wird als **offen** bezeichnet, wenn eine Verletzung der Haut im Bereich der Fraktur vorliegt. Offene Frakturen lassen sich in vier **Grade** einteilen:

- **I. Grades:**
  Durchspießung der Haut durch Knochen mit leichtem Hautdefekt
- **II. Grades:**
  größere Hautverletzung durch den Knochen von innen
- **III. Grades:**
  großer Defekt an Haut und Weichteilen; Nerven, Sehnen, Gefäße und Muskeln sind betroffen
- **IV. Grades:**
  subtotale Amputation.

Bei offenen Frakturen besteht immer eine erhebliche **Infektionsgefahr.** Eine ordentliche Wundversorgung ist deshalb unerlässlich.

Tab. 20.1: Zu erwartende Blutverluste in Zusammenhang mit Frakturen

Frakturlokalisation	möglicher Blutverlust nach innen
Oberarm	800 ml
Unterarm	500 ml
Oberschenkel	2.000 ml
Unterschenkel	1.000 ml
Becken	5.000 ml

Frakturzeichen

Wichtig für die Erwartung einer Fraktur ist die Rekonstruktion des **Unfallmechanismus.** Weiterhin unterscheidet man **sichere** und **unsichere** Frakturzeichen:

- **unsichere** Frakturzeichen:
  - Schmerzen
  - Schwellungen
  - Hämatome
  - Funktionseinschränkung
- **sichere** Frakturzeichen:
  - Fehlstellung
  - Stufenbildung
  - abnorme Beweglichkeit
  - sichtbare Knochenfragmente
  - Krepitation (Geräusch, das beim Aneinanderreiben von Knochenfragmenten entsteht)
  - subtotale Amputation.

Basismaßnahmen

Frakturen, ob offen oder geschlossen, müssen am Unfallort **achsengerecht** unter Längszug **reponiert** und adäquat **geschient** werden. Die Durchführung eines achsengerechten Längszuges verhindert eine Ausdehnung des Weichteilschadens durch Entlastung der Muskulatur und führt zu einer Reduktion der Schmerzen. Des Weiteren werden komprimierte Gefäße und Nerven entlastet. Die Aufnahme des Längszuges muss so früh wie möglich erfolgen. Ist die Fehlstellung allerdings erheblich und liegt eine starke reflektorische Verkrampfung der Muskulatur vor, so müssen das Eintreffen des **Notarztes** und die Analgesie abgewartet werden.

Beim Schienen der Fraktur gilt der **Grundsatz,** dass beide der Fraktur anliegenden Gelenke ebenfalls ruhig gestellt werden müssen. Der achsengerechte Längszug muss durch die Schiene aufrechterhalten bleiben. Offene Wunden werden vor dem Anlegen der Schiene mit sterilen Kompressen bedeckt. Zur Schienung von Frakturen stehen unterschiedliche Hilfsmittel zur Verfügung:

Traumatologie

20

- **Vakuumschienen oder pneumatische Schienen:**
  Sie eignen sich zur Immobilisation von Unterschenkel- und Sprunggelenksfrakturen. Liegen Weichteildefekte mit Blutungen vor, können diese durch den Druck einer pneumatischen Schiene tamponiert werden, nachdem sie zuvor steril abgedeckt wurden.
- **Sam-Splint®-Schienen:**
  Sie sind sehr flexibel, werden mit einer elastischen Binde fixiert und finden Anwendung bei Unterarmfrakturen, Sprunggelenksfrakturen, Unterschenkelfrakturen und Frakturen der Finger.
- **Streckschienen:**
  Sie sind geeignet zur Ruhigstellung von Unterschenkelfrakturen.
- **Dreiecktuch:**
  Es eignet sich zur Ruhigstellung von Unterarmfrakturen (Armtragetuch).
- **Vakuummatratze:**
  Sie dient zur Ruhigstellung von Frakturen des Oberschenkels, des Unterschenkels, des Beckens, der Wirbelsäule und der Schulter.

Erweiterte Maßnahmen

Wie immer hat die Sicherung der **Vitalfunktionen** Vorrang. Der Patient bekommt Sauerstoff verabreicht und wird unter Beachtung seiner Verletzung gelagert. Der **Schockprophylaxe** kommt angesichts der möglichen Blutverluste bei Frakturen eine große Bedeutung zu. Die Schocklage muss bei Frakturen der unteren Extremitäten u.U. auf einer Schaufeltrage durchgeführt werden. Der Wärmeerhalt, die Betreuung, ein engmaschiges Monitoring und die Anlage von 1 – 3 venösen Zugängen für eine angemessene Infusionstherapie mit kristalloiden und/oder kolloidalen Infusionen ergänzen die erforderlichen Maßnahmen. Die Indikation zur Nachalarmierung des **Notarztes** muss angesichts der Schmerzen des Patienten und der Schockgefahr großzügig gestellt werden. Ist der Patient transportfähig, wird er in eine geeignete **Klinik** transportiert, wo die endgültige Reposition und operative Versorgung erfolgt.

20.3 Verletzungen der Wirbelsäule

Verletzungen der Wirbelsäule stellen die am häufigsten übersehene Verletzung durch äußere **Gewalteinwirkung** dar. Neben Verletzungen der knöchernen Struktur kann das **Rückenmark** ebenfalls geschädigt sein. Aufgrund der fehlenden Regenerationsfähigkeit des Nervengewebes des ZNS sind entstandene Schädigungen am Rückenmark irreversibel und endgültig. Abgesehen von einer sich in der Akutsituation möglicherweise sofort entwickelnden lebensbedrohlichen Situation durch einen **spinalen Schock** (☞ Kap. 11.3.4), kann es in Folge einer Verletzung des Rückenmarks zu einer **Querschnittslähmung** mit lebenslanger Beeinträchtigung der Lebensqualität kommen. Es gilt, mögliche Verletzungen der Wirbelsäule rechtzeitig zu identifizieren und den Patienten sachgerecht, d. h. unter Immobilisation der Wirbelsäule, zu lagern und zu transportieren, ohne dass weitere Schäden durch die Rettung entstehen können.

Verletzungen der Wirbel

Gewalteinwirkung auf die Wirbelsäule führt häufig zu **Frakturen** der Wirbel. Je nach Art und Richtung der Gewalteinwirkung unterscheidet man mehrere Arten von Frakturen (☞ Abb. 20.13).

Stauchungen der Wirbelsäule (z. B. durch einen Sturz, bei dem der Betroffene mit den Beinen aufkommt) führen häufig zu **Kompressionsfrakturen**. Bei Rotation, Flexion und Hyperflexion der Wirbelsäule hingegen kommt es meist zur Entstehung von **Luxationsfrakturen**. Bei Frakturen der Wirbel besteht stets die **Gefahr einer Verletzung des Rückenmarks** durch abgleitende Knochenfragmente.

Verletzungen des Rückenmarks

Frakturen oder Luxationen der Wirbel können zu Verletzungen des Rückenmarks führen. Doch auch ohne eine Fraktur kann es bei entsprechender Krafteinwirkung zu **Erschütterungen, Prellungen oder Quet-**

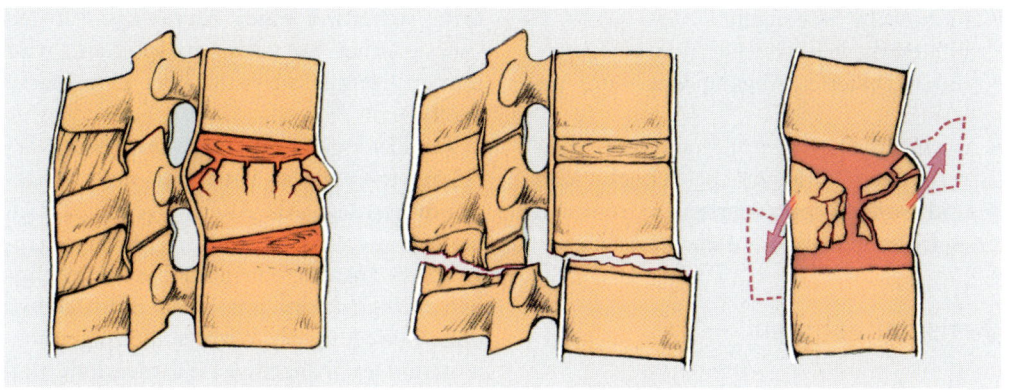

Abb. 20.13: Frakturarten der Wirbelsäule [L108]

schungen des Rückenmarks mit oder ohne Einblutungen in den Spinalkanal kommen. Diese Verletzungen führen ebenfalls zur Funktionseinschränkung des Rückenmarks mit nachfolgenden Lähmungen.

Besonders gefährlich sind Verletzungen des Rückenmarks **oberhalb des 4. Halswirbels** (☞ Abb. 20.14). Schädigungen im Bereich des 2. bis 4. Halswirbels führen zum Tod des Patienten durch Atemlähmung aufgrund des Funktionsausfalls des N. phrenicus (Zwerchfellinnervierung). Kommt es zu Gewalteinwirkungen auf den 1. und 2. Halswirbel (Atlas und Axis), besteht zusätzlich die Gefahr des Abbrechens und Abgleitens des **Dens axis** in das verlängerte Rückenmark (Medulla oblongata).

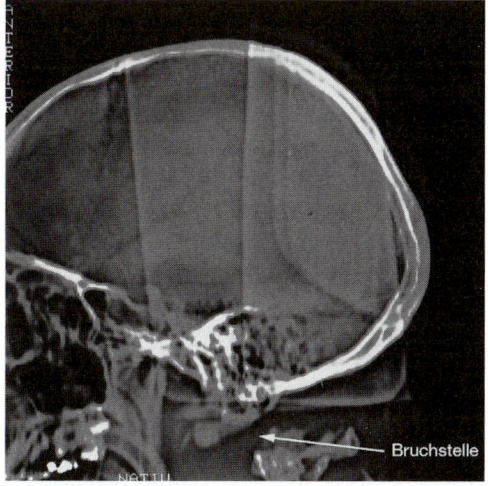

Abb. 20.14: Fraktur des 2. Halswirbels [M235]

Unfallmechanismen und Symptome der Wirbelsäulenverletzung

Wegweisend für die Annahme einer Wirbelsäulenverletzung ist bereits die Beachtung des **Unfallmechanismus.** Besteht dabei der Verdacht auf eine Beteiligung der Wirbelsäule, muss diese **immobilisiert** werden (z. B. Vakuummatratze, Spineboard). Folgende Unfallmechanismen sind hier wegweisend:

- Stürze jeglicher Art
- Einklemmung bei Verkehrsunfällen
- Begleitverletzungen, Polytrauma
- Überrolltraumen
- Hängetraumen
- Dezeleration
- Hochgeschwindigkeitstraumen
- Erhängen, Strangulation.

Merke

Bei Bewusstlosen muss im Zweifelsfall immer von einem Wirbelsäulenschaden ausgegangen werden.

Die **Symptome** der Wirbelsäulenverletzung manifestieren sich durch:

- Schmerzen (nicht zwingend!)
- Gefühlsstörungen unterhalb der vermuteten Verletzung
  - Sensibilitätsstörungen
  - Missempfindungen
  - Seitenunterschied

- motorische Störungen
- Prellmarken der Wirbelsäule
- unkontrollierter Abgang von Stuhl und Urin
- warme, rosige Extremitäten unterhalb der vermuteten Verletzung bei Schockzeichen und sonst zentralisierten Extremitäten (spinaler Schock, ☞ Kap. 11.3.4).

Basismaßnahmen

> **Merke**
>
> „If in doubt, immobilize!"
> Im Zweifelsfall immer immobilisieren!

Wie bei allen traumatischen Zuständen erfolgt zuerst die Sicherung und Wiederherstellung der **Vitalfunktionen.** Vor dem Freimachen der Atemwege muss aber an Verletzungen der **Halswirbelsäule** gedacht werden. Ein Überstrecken des Halses zur Atemkontrolle und zum Freihalten der Atemwege sollte daher zur Vermeidung einer weiteren Verletzungsgefahr unterbleiben. Als Alternative beim Bewusstlosen ist der **Esmarch-Handgriff** (☞ Abb. 10.2) anzuwenden. Durch ihn wird der Zungengrund angehoben, ohne dass es zur Hyperflexion der Halswirbelsäule kommt.

Nach Möglichkeit sollte die stabile Seitenlage beim bewusstlosen, am Halswirbel verletzten Patienten vermieden werden. Als Alternative gilt hier das Einlegen eines **Guedeltubus** unter ständiger Absaugbereitschaft. Dies ist gleichzeitig Voraussetzung, um den Patienten in der zur medizinischen Versorgung zu bevorzugenden Rückenlage zu belassen.

> **Merke**
>
> „Life before limb!"
> Sicherung der Vitalfunktionen hat immer Vorrang vor der Versorgung weniger bedeutsamer Verletzungen.

Steht keine dieser Methoden zur Verfügung und droht dem Patienten in Rückenlage die Aspiration, muss der Patient in die stabile Seitenlage verbracht werden, bis eine verläss-

liche **Sicherung eines Atemwegs** erfolgen kann. Atmet der Patient spontan, wird ihm frühzeitig Sauerstoff über eine Maske verabreicht.

Die klassische Schocklage kann beim wirbelsäulenverletzten Patienten nicht angewandt werden. Als Alternative bietet sich die Patientenlagerung auf einer **Schaufeltrage** an, die anschließend am Fußende angehoben werden kann, um einen Blutrückfluss ohne Bewegung der Wirbelsäule zu gewährleisten. Der frühzeitige **Wärmeerhalt** und eine adäquate **Betreuung** sind selbstverständlich. Die Indikation zur **Notarztnachforderung** ist großzügig zu stellen.

> **Merke**
>
> Der Patient muss bei Verdacht auf eine Wirbelsäulenverletzung sachgerecht und schonend immobilisiert und transportiert werden. Dazu müssen die zur Verfügung stehenden Hilfsmittel so weit wie möglich kombiniert werden, um Manipulationen an der Wirbelsäule während der Umlagerung und des Transports zu vermeiden. Die Restbeweglichkeit der Wirbelsäule muss durch die Immobilisationsmaßnahmen so weit wie möglich reduziert werden.

Ruhigstellung der Halswirbelsäule

Die Maßnahmen zur Immobilisation beginnen in der Regel mit der sofortigen Ruhigstellung der Halswirbelsäule (HWS) unmittelbar beim ersten Patientenkontakt. Aufgrund der lebensbedrohlichen Komplikationen eines hohen **Querschnitts (Atemlähmung)** muss die Immobilisation schnell und sicher erfolgen.

> **Merke**
>
> Die schnelle Immobilisation der HWS kann lebensrettend sein.

Bei Verdacht auf eine Verletzung der Halswirbelsäule wird diese vom Rettungsfachpersonal von Hand fixiert, z. B. mit dem **Halsschienengriff** (☞ Abb. 20.16). Nach erfolgter Kontrolle der Vitalfunktionen muss umgehend ein **passender HWS-Stützkragen** angelegt werden (Herstellerangaben zur Größenermittlung beachten). Findet

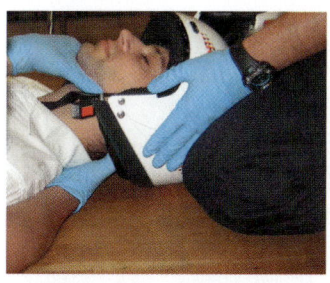

Abb. 20.15: Handhaltung bei der Helmabnahme [O428]

sich kein passender Stützkragen, muss die Halswirbelsäule während der ganzen Versorgung von Hand stabilisiert werden, bis eine Alternative (z. B. Kopffixierblöcke auf Spineboard oder eine Vakuummatratze) zur Verfügung steht.

Trägt der Patient einen **Motorradhelm,** muss dieser selbstverständlich zuerst entfernt werden. Hierzu fixiert ein Mitarbeiter des Rettungsdienstes vom Kopfende her den Helm, um Bewegungen der Halswirbelsäule zu vermeiden. Ein zweiter Mitarbeiter positioniert sich seitlich vor dem Patienten. Er übernimmt die Ansprache des Patienten durch das geöffnete Visier und nimmt, falls vorhanden, die Brille des Patienten ab. Anschließend öffnet er den Kinnriemen des Motorradhelms und fixiert Kopf und Halswirbelsäule mit der einen Hand am Hinterhaupt und der anderen Hand am Kinn des Patienten (☞ Abb. 20.15). Nun zieht der erste Mitarbeiter am Kopfende mit vorsichtigen Bewegungen den Helm ab und legt dem Patienten einen **HWS-Stützkragen** an. Der Kopf kann nun behutsam abgelegt werden. Ergibt sich durch das Zurücklegen des Kopfes eine Überstreckung der Halswirbelsäule, muss eine Decke unter den Kopf gelegt werden, um die Neutralposition der HWS zu erhalten.

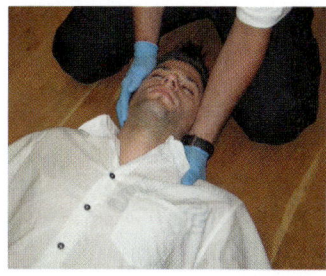

Abb. 20.16: Halsschienengriff zur manuellen HWS-Stabilisierung [O428]

Umlagerung und Ruhigstellung der gesamten Wirbelsäule

Ist der Patient bei Bewusstsein, muss er aufgefordert werden, sich so wenig wie möglich zu bewegen. Die erforderlichen Maßnahmen zur Umlagerung und Ruhigstellung müssen ihm ausführlich **erklärt** werden.

Um den Patienten zur Ruhigstellung der gesamten Wirbelsäule auf ein geeignetes Transportgerät umzulagern, werden **Schaufeltrage** und **Vakuummatratze** eingesetzt. Die Schaufeltrage dient dabei ausschließlich als Gerät zur Umlagerung auf die Vakuummatratze. Diese hingegen dient nur als stabilisierende Unterlage beim Transport.

Ein Transport nur auf der Schaufeltrage sowie ein Umhertragen des Patienten nur in der Vakuummatratze sind unbedingt zu vermeiden. Muss ein Patient eine längere Wegstrecke transportiert werden, wird er zuerst mit der **Schaufeltrage** auf die vorbereitete **Vakuummatratze** umgelagert. Danach wird diese auf die Schaufeltrage gelegt und mit Gurten fixiert.

Bevor der Patient auf die **Schaufeltrage** gelagert wird, muss diese in der Länge seiner **Körpergröße** angepasst werden. Zum Umlagern darf der Patient achsengerecht leicht auf die Seite gedreht werden, um die Teile der Schaufeltrage von der Seite her unter den Körper schieben zu können. Zum Verschließen wird zuerst das Schloss am Kopfende und danach das Schloss am Fußende der Schaufeltrage zusammengeführt.

Die **Vakuummatratze** muss vor der Umlagerung ebenfalls vorbereitet werden. Dazu wird die Matratze mit der Patientenseite nach unten auf eine ebene Fläche gelegt und glatt gestrichen. Im Anschluss wird die Matratze abgesaugt und das Ventil verschlossen. Die Matratze wird nachfolgend umgedreht (Patientenseite nach oben). Hierbei ist darauf zu achten, dass das Ventil am Kopfende des Patienten positioniert wird. Es hat sich bewährt, auf die Vakuummatratze ein **Umbettuch** oder ähnliches zu legen, um die Matratze vor Splittern zu schützen und um den Patienten später in der Klinik leichter umlagern zu können.

Es muss darauf geachtet werden, dass dieses Tuch faltenfrei auf der Vakuummatratze liegt. Ist die Vakuummatratze wie beschrieben vorbereitet, wird der Patient mit der Schaufeltrage auf die abgesaugte Matratze gelegt. Nach Entfernung der Schaufeltrage wird das Ventil geöffnet und der Patient sinkt in die Matratze ein. Nun wird die Matratze von allen zur Verfügung stehenden Helfern an den Patientenkörper angeformt und anschließend wieder abgesaugt. Das Kopfende muss hierbei nach oben hin frei bleiben, um Kompressionen der Halswirbelsäule zu vermeiden.

Liegt der Patient in Bauchlage, kann bei stabilen Vitalparametern das so genannte **„Sandwichverfahren"** (☞ Abb. 20.17) angewendet werden. Bei diesem Verfahren wird dem in Bauchlage liegenden Patienten eine Vakuummatratze auf den Rücken gelegt. Die Schaufeltrage wird so unter dem Patienten platziert, dass er zwischen beiden Rettungsgeräten liegt. Schaufeltrage und abgesaugte Vakuummatratze werden mit Gurten fest aneinander fixiert. Durch eine Drehung um 180° wird der Patient nun schonend in Rückenlage gebracht. **Sicheres Fixieren** und eine ausführliche **Patientenaufklärung** über die zu treffenden Maßnahmen sind bei diesem Verfahren unbedingt notwendig.

Alternativ zu Schaufeltrage und Vakuummatratze kann auch ein **Spineboard** (Synonyme: Longboard, Backboard) zur Ruhig-

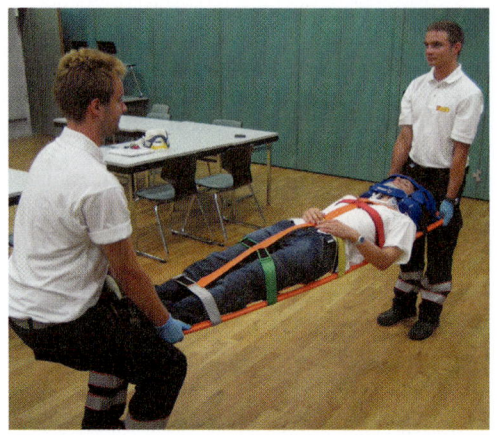

Abb. 20.18: Spineboard, sinnvolle Ergänzung zu Schaufeltrage und Vakuummatratze [O428]

stellung und zum Transport eines Wirbelsäulenverletzten genutzt werden. Speziell zur Rettung von Personen aus dem Wasser oder aus Unfallwracks (☞ Kap. 20.8, Einklemmungstrauma) bietet das Spineboard aufgrund seiner Schwimmfähigkeit und seiner glatten Oberfläche **Vorteile** gegenüber der Schaufeltrage. Zusätzliche Stabilisierung der Halswirbelsäule mit nahezu 0 % Restbeweglichkeit bieten die auf dem Board platzierten **Kopffixierpolster** (☞ Abb. 20.18). Dadurch ergibt sich auch bei intubierten Patienten eine größere Sicherheit, da eine Dislokation des Tubus durch Reduktion der Kopfbewegungen verhindert werden kann. Das Spineboard findet erfreulicherweise auch im deutschen Rettungsdienst zunehmend Verbreitung. Es soll kein Ersatz, aber eine sinnvolle Ergänzung von Schaufeltrage und Vakuummatratze sein.

20.4 Schädel-Hirn-Trauma

Unter einem Schädel-Hirn-Trauma (SHT) werden alle Arten von Verletzungen des Kopfes und des Gehirns verstanden, die durch eine stumpfe oder spitze **Gewalteinwirkung** verursacht werden. Schädel-Hirn-Verletzungen werden in **geschlossene** und **offene Verletzungen** unterteilt. Von einem offenen Schädel-Hirn-Trauma spricht man, wenn die **Dura mater** (☞ Kap. 3.3.3) eröff-

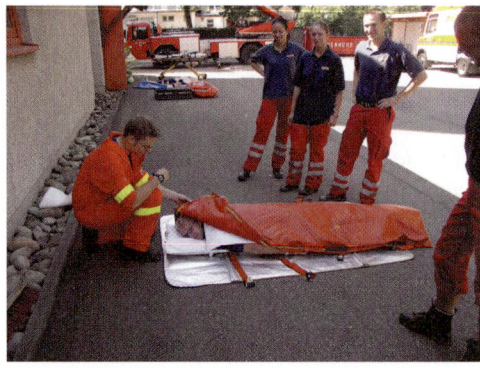

Abb. 20.17: Vorbereitung des Patienten in Bauchlage zur Umlagerung im „Sandwichverfahren" [O428]

net ist und somit eine Verbindung nach außen besteht. Dadurch wird das Eindringen von Krankheitserregern in das Schädelinnere und dadurch die Gefahr schwerer Infektionen begünstigt. Beim geschlossenen Schädel-Hirn-Trauma ist die Dura mater unverletzt.

Durch die einwirkende Gewalt auf den Kopf kann es neben äußerlichen Verletzungen der Kopfhaut zu primären (direkten) oder sekundären (indirekten) **Schädigungen von Gehirn, Hirnnerven und Hirnhäuten** kommen. Ausschlaggebend für diese Klassifizierung ist der Zeitpunkt der Entstehung des Schädel-Hirn-Schadens durch die Verletzung.

Primäre Hirnschäden sind substanzielle Beschädigungen der Hirnstrukturen, die im Moment der Gewalteinwirkung direkt entstehen. Sie sind in der Regel **irreversibel** und durch die rettungsdienstlichen Maßnahmen nicht mehr beeinflussbar. Ziel der weiteren notfallmedizinischen Maßnahmen ist es daher, eine Ausdehnung des primären Hirnschadens abzuwenden und die Ausbildung sekundärer Hirnschäden zu verhindern.

Sekundäre Hirnschäden treten als Folge von **Komplikationen** (z. B. Blutung, Ödem) durch die Gewalteinwirkung zeitversetzt nach dem Unfall in Erscheinung. Sie entstehen infolge einer Störung der physiologischen Abläufe (Hypoxie, Perfusionsstörungen) im Gehirn, lassen sich aber durch entsprechende Therapiemaßnahmen in ihrem Schweregrad verringern oder gar vermeiden. Die größte Gefahr geht bei sekundären Hirnschäden von Störungen der Vitalfunktionen aus. **Störungen des Bewusstseins** und eine daraus resultierende Verlegung der Atemwege oder eine Störung der Atemregulation im Gehirn führen zu Hypoxie und nachfolgend zu einer Schädigung der Nervenzellen. **Störungen der Kreislauffunktion,** insbesondere durch Blutdruckabfall, bedingen ebenfalls eine Unterversorgung des Gehirns mit Sauerstoff. Diese Unterversorgung sowie der Verlust der Autoregulation der Hirndurchblutung bewirken einen Anstieg des Volumens im Schädelinneren. Dies hat zur Folge, dass auch der **Hirndruck** ansteigt und sich ein **Hirnödem** entwickelt. Dieses wiederum verstärkt den Hirndruck weiter und führt im Verlauf zum vollständigen Verlust der Hirnfunktion. Ein schwer zu durchbrechender Teufelskreis ist in Gang gesetzt.

Zur Einschätzung des Schweregrades eines Schädel-Hirn-Traumas ist die Dauer der Bewusstlosigkeit maßgeblich. Man unterscheidet drei **Schweregrade.**

SHT I

Als Schädel-Hirn-Trauma 1. Grades bezeichnet man die **Gehirnerschütterung (Commotio cerebri).** Die Bewusstlosigkeit hält nur kurz an und ein Schaden der Hirnsubstanz ist nicht nachweisbar. Die Commotio cerebri ist durch eine initiale Bewusstlosigkeit von **weniger als 15 Minuten** gekennzeichnet. Erlangen die Patienten ihr Bewusstsein zurück, sind sie oft verwirrt, verlangsamt und weisen eine Erinnerungslücke um den Unfallzeitpunkt herum auf (retrograde oder antegrade **Amnesie**). Weitere Beschwerden wie Übelkeit, Erbrechen, Schwindelgefühl und Kopfschmerzen sind häufig, aber reversibel.

Auf jeden Fall muss ein Patient mit Verdacht auf eine Commotio cerebri zur Beobachtung in ein **Krankenhaus** gebracht werden, um schwerwiegendere Schäden (Schädelfraktur, Blutung in das Schädelinnere) auszuschließen.

SHT II

Bei der **Gehirnprellung (Contusio cerebri)** liegt in jedem Fall eine offene oder gedeckte Schädigung der Hirnsubstanz vor, oftmals ausgelöst durch Unfallmechanismen, die eine Beschleunigung der Hirnmasse zur Folge haben. Durch Beschleunigungs- oder Verzögerungseffekte prallt das Gehirn durch die Trägheit der Masse gegen die Innenseite des Schädels und nimmt Schaden. Die Gehirnprellung kann aber auch die Folge einer offenen Schädelverletzung sein. Die Contusio cerebri ist durch eine primäre Bewusstlosigkeit, die **länger als 15 Minuten** anhält, gekennzeichnet.

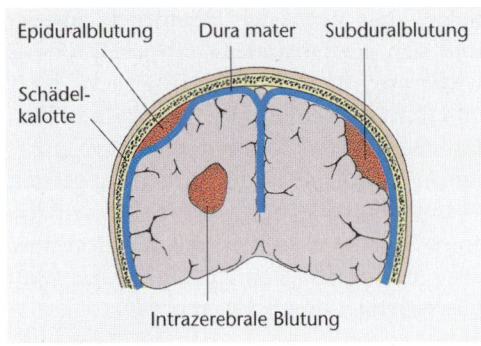

Abb. 20.19: Blutungen ins Schädelinnere [A300 – 190]

SHT III

Gehirnquetschungen (Compressio cerebri) sind Folge einer erheblichen Gewalteinwirkung auf den Schädel. Die Hirnsubstanz ist hierbei stark geschädigt. Der Bewusstseinsverlust hält über **mehrere Tage bis Wochen** an. Mit bleibenden Schäden ist zu rechnen.

Unabhängig vom Ausmaß des direkten Schadens der Hirnsubstanz, kann es durch Gewalteinwirkung auf den Schädel zu **Blutungen** ins Schädelinnere kommen (☞ Abb. 20.19). Die Blutungen werden nach ihrer Lokalisation im Verhältnis zur harten Hirnhaut (Dura mater) bezeichnet. Alle Blutungen im Schädelinneren führen zu einem Anstieg des Hirndrucks mit Funktionsbeeinträchtigung des Gehirns und begünstigen die Bildung eines Hirnödems.

Epidurales Hämatom

Ein epidurales Hämatom entsteht durch eine Blutung **oberhalb der Dura mater** zwischen Schädelknochen und harter Hirnhaut (Epiduralraum). Ursächlich ist meist eine arterielle Blutung aus der Hirnhautarterie (A. meningea). Gekennzeichnet ist die epidurale Blutung durch eine kurze primäre Bewusstlosigkeit, aus welcher der Patient zunächst wieder erwacht. Nach einem **symptomfreien Intervall** von meist nur wenigen Stunden trübt sich das Bewusstsein des Patienten erneut ein. Dies ist direkte Folge der Raumforderung des Hämatoms im Schädelinneren.

Subdurales Hämatom

Ein subdurales Hämatom entsteht durch eine Blutung **unterhalb der Dura mater** zwischen harter und weicher Hirnhaut (Subduralraum). Ursächlich ist meist eine venöse Blutung aus den Brückenvenen. Das symptomfreie Intervall kann hier Tage bis Wochen andauern. Eine gründliche **Anamnese** und Betrachtung des möglichen Unfallmechanismus sind deshalb unerlässlich. Häufig sind Kinder und ältere Menschen betroffen.

Intrazerebrale Blutung

Ein intrazerebrales Hämatom entsteht durch eine Blutung **innerhalb der Hirnmasse** durch Zerreißen dort befindlicher Blutgefäße (Hirnmassenblutungen). Bei **Hirnmassenblutungen** kann es, abhängig vom Ort der Blutung, sehr schnell zu typischen Hirndruckzeichen wie Bewusstseinstrübung, Erbrechen, Blutdruckanstieg (**cave:** Schock), Bradykardie oder Pupillenveränderungen (**Anisokorie,** ☞ Abb. 20.20) kommen. Die Prognose intrazerebraler Blutungen ist als schlecht zu bewerten. Besonders schlecht ist sie bei Einbruch der Blutung in das **Ventrikelsystem** des Gehirns.

Basismaßnahmen

Nach Rettung aus einem Gefahrenbereich muss der erste Blick des Rettungsfachpersonals auf den Zustand der **Vitalfunktionen** ausgerichtet sein. Die Indikation zur Nachforderung des **Notarztes** muss großzügig gestellt werden.

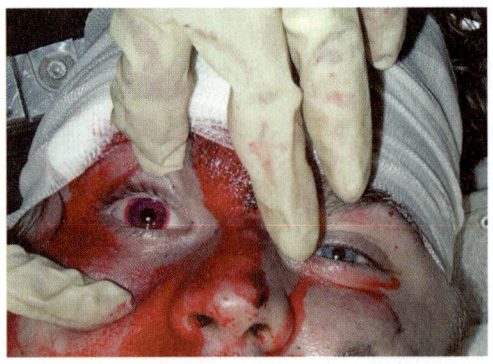

Abb. 20.20: Anisokorie bei SHT: Pupillenstatus als wichtiges Diagnoseverfahren [O428]

Merke

„Treat first what kills first!"
Behandle zuerst, was deinen Patienten unmittelbar tödlich bedroht!

Die Sicherung der Vitalfunktionen hat deshalb oberste Priorität in der Behandlung des Schädel-Hirn-Traumas.

Ist eine ausreichende und gesicherte spontane Atmung vorhanden, muss dem Patienten dennoch **Sauerstoff** verabreicht werden, am besten über eine Maske mit Reservoir (**cave:** Aspiration bei Erbrechen). Eine ständige **Absaugbereitschaft** muss gewährleistet sein (**cave:** kein nasales Absaugen bei Verdacht auf eine Schädelbasisfraktur → Abgleiten des Katheters ins Gehirn). Sind die Atemwege gesichert, erfolgt spätestens jetzt die Ruhigstellung der HWS mittels eines **HWS-Immobilisationskragens.**

Merke

Beim Vorliegen eines Schädel-Hirn-Traumas muss bis zum Beweis des Gegenteils immer von Begleitverletzungen der Halswirbelsäule ausgegangen werden.

Anschließend ist ein engmaschiges **Monitoring** zu gewährleisten (Puls, Blutdruck, Sauerstoffsättigung, EKG). Besondere Bedeutung erhält an dieser Stelle die Bestimmung des **Blutzuckers.**

Merke

Ein bewusstseinsgestörter Patient ist bis zum Beweis des Gegenteils als hypoglykämisch anzusehen.

Eine vollständige Notfalluntersuchung (☞ Kap. 8.2.2) muss erfolgen. Bei Kopfverletzungen ist eine Lagerung mit **15 – 30° erhöhtem Oberkörper** anzustreben, um den venösen Rückstrom aus dem Kopf zu verbessern (**Hirnödemprophylaxe**). Der HWS-Stützkragen verhindert hier zusätzlich ein Abgleiten des Halses von der Neutralposition, was eine Verschlechterung des venösen Rückstromes zur Folge hätte. Die Umlagerung auf die Trage erfolgt natürlich, unter Beachtung vorliegender Begleitverletzungen,

mit Immobilisation der Wirbelsäule (Schaufeltrage, Vakuummatratze, Spineboard).

Wunden im Bereich des Kopfes müssen auf jeden Fall frühestmöglich steril abgedeckt werden. Tritt Hirnmasse aus, sollte die Wunde locker, steril und druckentlastet verbunden werden. Auf keinen Fall dürfen Repositionsversuche der Hirnmasse unternommen werden.

Bei **arterieller Beteiligung** (z. B. A. temporalis) kann es zum Teil zu erheblichen Blutungen kommen. Diese sollten mit einem sterilen Druckverband oder Kompression zum Stillstand gebracht werden.

Bei extrem niedrigen Blutdruckwerten ist die Flachlagerung in Betracht zu ziehen. Grundsätzlich sind ausreichend hohe **Blutdruckwerte** anzustreben (≥ 90 mmHg systolisch), um eine ausreichende Durchblutung des Gehirns zu gewährleisten. Eine Hypotonie begünstigt eine Minderdurchblutung des Gehirns und fördert die Entstehung eines Hirnödems. Die Stabilisierung des **Kreislaufs** muss deshalb so früh wie möglich begonnen werden.

Erweiterte Maßnahmen

Erweiterte Maßnahmen in Form der Anlage von ein bis zwei periphervenösen Zugängen und einer anschließenden **Infusionstherapie** durch den Notarzt sollten so früh wie möglich vorbereitet werden. Liegt eine anhaltende Bewusstseinsstörung vor (GCS < 8; ☞ Kap. 8.2.1), lassen sich die Atemwege nicht sichern (z. B. Blutung Mundrachenraum) oder bestehen schwere Begleitverletzungen, muss die Indikation zur Intubationsnarkose und Beatmung durch den **Notarzt** großzügig gestellt werden. Bei kontrollierter Beatmung muss darauf geachtet werden, dass der Patient nicht hyperventiliert wird, da dies zu einer Verschlechterung der Hirndurchblutung führt. Daher sollte beim intubierten Patienten, sofern vorhanden, ein **Kapnometer** zur Bestimmung des endexspiratorischen CO_2-Gehalts (pCO_2) zum Einsatz kommen. Um den Patienten in eine **Klinik** mit der Möglichkeit zur neurochirurgischen Intervention zu verbringen und um die Prähospitalzeit zu verkürzen, sollte die Anforderung eines **Rettungshub-schraubers** großzügig erfolgen.

20.5 Verletzungen des Brustkorbes (Thoraxtrauma)

Nach dem Schädel-Hirn-Trauma stellen Verletzungen des **Brustkorbes** die zweithäufigste Todesursache bei Traumapatienten dar. Die größte Gefahr bei diesen Verletzungen ist die Störung der Sauerstoffaufnahme über die Lunge (**Hypoxie**).

Verletzungen des Brustkorbes werden in **stumpfe** (geschlossen, gedeckt) oder in **spitze** (penetrierend, offen) Verletzungen unterteilt. Unabhängig davon, ob eine offene oder geschlossene Verletzung vorliegt, können mehrere Strukturen des Brustkorbes in Mitleidenschaft gezogen sein.

Verletzungen der Brustwand

Knöcherne Verletzungen

Die knöchernen Strukturen (Rippen und Brustbein) geben dem Brustkorb seine Form und schützen die inneren Organe des Thorax. Ein Thoraxtrauma entsteht durch **Gewalteinwirkung auf den Brustkorb,** wenn diese Kräfte nicht mehr ausreichend durch die Knochen absorbiert werden können. Hier sind vor allem die Frakturen der Rippen zu nennen. Sie stellen die wohl häufigste Form von knöchernen Verletzungen des Thorax dar.

Isolierte Rippenfrakturen verlaufen in der Regel komplikationslos und gefährden den Patienten nicht. Da aber am unteren Rand jeder Rippen je eine Vene, eine Arterie sowie ein Nerv entlangziehen, können auch hier erhebliche **Komplikationen** (z. B. Blutverlust) entstehen. Zu beachten ist weiterhin, dass einzelne gebrochene Rippen wie ein spitzer Gegenstand in den Brustraum eindringen und innere Organe (Lunge, Herz) verletzen können.

Sind mehr als drei Rippen einer Körperseite oder zwei benachbarte Rippen betroffen, so spricht man von einer **Rippenserienfraktur** (☞ Abb. 20.21). Sie kann weitaus bedrohlicher sein, denn durch die Rippenserienfraktur entsteht eine erhebliche Beeinträchtigung der **Atemmechanik.** Die Thoraxwand verliert ihre Stabilität und der physiologische Ablauf der Einatmung wird beeinträchtigt, manchmal sogar unmöglich. Im Rahmen der Atemmechanik (☞ Kap. 3.2.4) beruht die Einatmung auf einem durch Ausdehnung des Brustkorbs und Kontraktion des Zwerchfells entstehenden **Unterdruck** im Brustraum, wodurch sich die Lungen mit Luft füllen. Diese Atemmechanik kann jedoch nur aufrechterhalten werden, wenn die Stabilität des Brustkorbes gewährleistet bleibt. Sind Rippen an mehreren Stellen gebrochen, werden Teile der Brustwand während der Einatmung infolge des im Brustkorbinneren herrschenden Unterdrucks in den Brustkorb hineingezogen und während der Ausatmung aufgrund des dann herrschenden **Überdrucks** nach außen gedrückt. Die Brustkorbbewegung im Bereich der verletzten Brustwand verläuft also entgegengesetzt der bei normaler Atmung zu erwartenden Bewegung. Dieses Phänomen bezeichnet man als **paradoxe Atmung.** Folge ist eine lebensbedrohliche

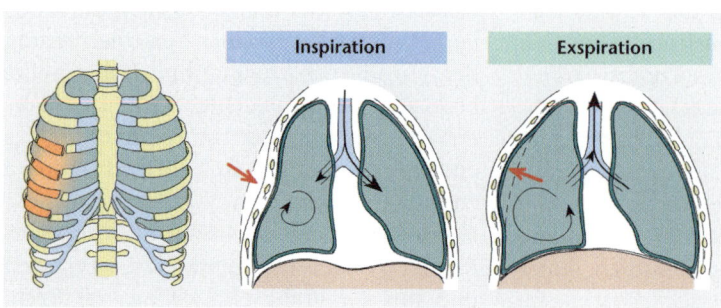

Abb. 20.21: Instabiler Thorax bei Rippenserienfraktur rechts (paradoxe Atmung) [A400–190]

Gasaustauschstörung durch eine Minderbelüftung der verletzten Brustkorbseite mit Sauerstoff.

Frakturen des Brustbeins (Sternum) führen ebenfalls durch Unterbrechung der knöchernen Verbindung zum übrigen Brustkorb zu einer paradoxen Atmung.

Weichteilverletzungen

Verletzungen der Weichteile der Brustwand (Muskulatur, Haut) können in Form von **Prellungen, Quetschungen, Abschürfungen** oder **Schnittverletzungen** vorliegen. Vermeintlich oberflächliche Verletzungen des Brustkorbes bedürfen immer der Abklärung, ob eine penetrierende Verletzung vorliegt und/oder innere Organe beteiligt sind. **Penetrierende** Verletzungen (z.B. Messerstiche) erscheinen aufgrund der kleinen Einstichstelle oftmals harmloser, als sie es in Wirklichkeit sind (☞ Abb. 20.3). Eine sorgfältige Inspektion des Brustkorbes ist deshalb unerlässlich.

Verletzungen des Brustkorbinneren

Verletzungen der Pleura

Das **Lungenfell** (☞ Kap. 3.2.3) liegt außen direkt dem Lungengewebe auf und grenzt die Lunge ab. An der Lungenspitze und an der Lungenbasis schlägt das Lungenfell um und bildet das **Rippenfell.** Lungen- und Rippenfell werden gemeinsam **Brustfell (Pleura)** genannt.

Im **Pleuraspalt** herrscht ein Unterdruck. Eine Verletzung, die den Pleuraspalt nach innen (Verletzung der Lunge) oder außen (Brustwand) eröffnet, führt zu einem Einströmen von Luft, die den Unterdruck im Pleuraspalt aufhebt. Die Folge ist ein **Zusammenfallen des Lungenflügels** auf der betroffenen Körperseite mit einer lebensbedrohlichen Störung des Gasaustausches. Dieser Zustand wird als **Pneumothorax** (☞ Abb. 20.22) bezeichnet. Erfolgt der Lufteintritt von innen, spricht man von einem **geschlossenen** Pneumothorax. Tritt Luft durch die Brustwand (z.B. Stichverletzung) in den Pleuraspalt ein, wird dies als **offener** Pneumothorax bezeichnet.

Ein Pneumothorax kann traumatisch, aber auch spontan (ohne vorhergehende Verletzung) auftreten. Ein **Spontanpneumothorax** wird oft bei jungen Männern beobachtet oder findet sich bei Patienten mit vorgeschädigter Lunge (**COPD, Emphysem**). In beiden Fällen kommt es zu einem spontanen Einreißen des Lungengewebes.

Der traumatische Pneumothorax hingegen entsteht durch Unfallmechanismen,

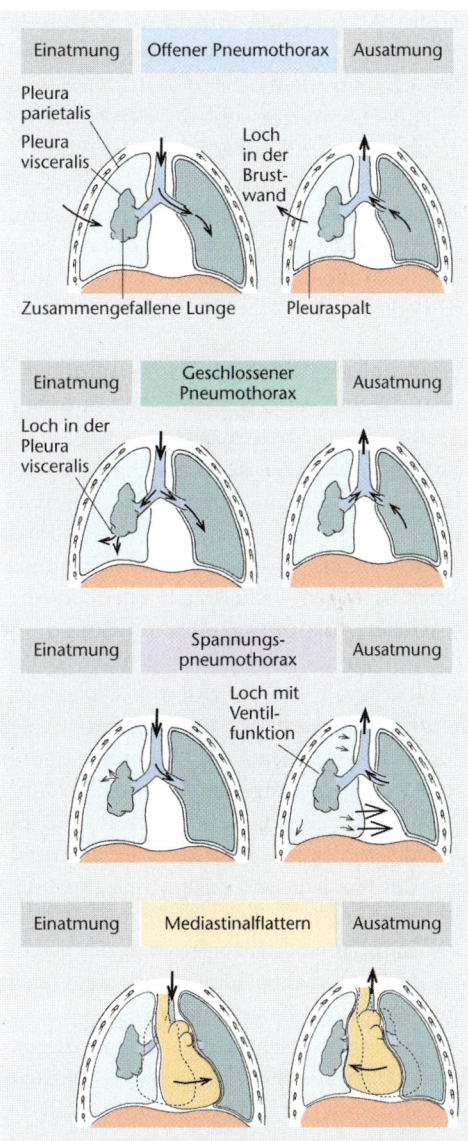

Abb. 20.22: Verschiedene Formen des Pneumothorax [L190]

bei denen der Brustkorb einer schnellen, heftigen **Gewalteinwirkung** ausgesetzt wird, die mit einer Erhöhung des intrathorakalen Druckes einhergeht und so zu Schäden an der Lunge führt (vergleichbar dem Platzenlassen einer aufgeblasenen Papiertüte).

Symptome des Pneumothorax

Infolge des Zusammenfalls des betroffenen Lungenflügels kommt es zu einer Abschwächung des Atemgeräusches auf der betroffenen Seite (**Seitendifferenz**). Diese lässt sich bei der Auskultation mit dem Stethoskop leicht erkennen. Ebenso kann die Atembewegung der betroffenen Seite vermindert sein. Der Patient wird eine subjektive **Dyspnoe** beschreiben. In der Regel zeigt der Pneumothorax keine Auswirkung auf den Kreislauf des Patienten. Der Pneumothorax stellt somit im Normalfall, d. h. wenn er isoliert beim sonst Gesunden auftritt, kein unmittelbar lebensbedrohliches Krankheitsbild dar.

Symptome des Spannungspneumothorax

Bildet die zugrunde liegende Brustkorbverletzung einen **Ventilmechanismus,** d. h. Luft kann während der Einatmung in den Pleuraspalt gelangen, aber in der Ausatemphase nicht mehr entweichen (z. B. durch ein Gewebeteil, das sich vor die Öffnungswunde legt), entwickelt sich ein lebensbedrohlicher **Spannungspneumothorax.** Er führt zu einem stetig ansteigenden Druck im Pleuraspalt und zu einem vollständigen Zusammenpressen des Lungengewebes der verletzten Seite. Wird der Spannungspneumothorax nicht umgehend behandelt, führt der weiterhin ansteigende Druck im Pleuraspalt der verletzten Seite zu einer Verdrängung des Herzens und der im Brustkorb liegenden Blutgefäße zur gesunden Seite hin. Es kommt zu einer Kompression der gesunden Lunge und des Herzens mit negativem Einfluss auf die **Auswurfleistung.**

Der Patient erlebt eine massive, zunehmende **Dyspnoe.** Eine ausgeprägte **Zyanose** wird sich entwickeln. Das Atemgeräusch der betroffenen Seite ist erheblich abgeschwächt oder fehlt sogar gänzlich. Die Atemfrequenz ist gesteigert.

Klassische **Zeichen,** die den Spannungspneumothorax kennzeichnen, sind:

- gestaute Halsvenen (Einflussstauung vor dem rechten Herzen)
- Hypotonie (kardiale Minderleistung)
- Hautemphysem (Luftansammlung unter der Haut durch den hohen intrathorakalen Druck).

Basismaßnahmen

Sowohl der wache als auch der bewusstlose Patient erhalten unverzüglich **hochdosiert Sauerstoff** über eine Maske (Flow 8 – 15 l/Min.), um einer **Hypoxie** vorzubeugen. Bei bewusstlosen Traumapatienten ist grundsätzlich die Rückenlage als ideale Lagerung für die Notfallversorgung anzustreben. Entscheidet man sich für die medizinische Versorgung in dieser Lage, muss allerdings die **Freihaltung der Atemwege** permanent und sicher gewährleistet sein. Ein Rettungsdienstmitarbeiter verbleibt daher unter ständiger Absaugbereitschaft am Kopf des Patienten und hält dessen Atemwege offen. Die Einlage eines Guedeltubus oder Wendltubus (**cave:** kein Aspirationsschutz) ist obligat. Erbricht der Patient, ist er sofort achsengerecht zur Seite zu drehen (☞ Abb. 20.16, Halsschienengriff) und der Mund auszuräumen. Im Zweifelsfall verbleibt der Patient in der stabilen Seitenlage.

Ist der Patient wach und ansprechbar, wird er mit erhöhtem Oberkörper (erleichterte Atmung) und nach Möglichkeit auf die verletzte Körperseite gelagert (**Ausnahme:** Verdacht auf Wirbelsäulentrauma). Die **Lagerung auf die verletzte Brustkorbseite** führt zu einer Verbesserung der Ventilation der unverletzten Lunge. Eine genaue Untersuchung und ein engmaschiges **Monitoring** (RR, EKG, SpO$_2$, Auskultation) sind selbstverständlich. Der Notarzt sollte bei Brustkorbverletzungen prinzipiell großzügig nachalarmiert werden.

Grundsätzlich müssen Begleitverletzungen der Wirbelsäule bedacht werden. Daher ist schon im Zweifelsfall eine **Immobilisation** (HWS-Schiene, Schaufeltrage, Vakuummatratze, Spineboard) der Wirbelsäule durchzuführen.

Eine **Wundversorgung** muss in Form eines lockeren, sterilen, aber niemals luftdichten Verbands erfolgen. Ein luftdichter Verband würde die Entstehung eines Spannungspneumothorax begünstigen.

Erweiterte Maßnahmen

Es ist sofort der **Notarzt** nachzufordern, sofern eine parallele Alarmierung durch die Leitstelle nicht erfolgt ist. Weiterhin muss der Patient mit ein bis zwei großlumigen periphervenösen Zugängen versorgt werden sowie kristalloide oder ggf. kolloidale **Infusionen** erhalten. Durch den Notarzt ist eine adäquate **Analgesie** sowie, bei nicht beherrschbarer Ateminsuffizienz des Patienten, die Einleitung einer **Intubationsnarkose** durchzuführen, deren Indikation großzügig gestellt werden sollte.

20.6 Verletzungen des Bauchraumes (Abdominaltrauma)

Ein Abdominaltrauma entsteht durch stumpfe oder spitze **Gewalteinwirkung auf die Bauchwand** mit Verletzung der in der Bauchhöhle gelegenen Organe und Hohlorgane. **Stumpfe** (geschlossene) Bauchverletzungen entstehen neben Anprallverletzungen (z. B. Lenkrad) oftmals durch Dezelerationsverletzungen, die durch schlagartiges Abbremsen des Körpers (z. B. Verkehrsunfall) verursacht werden. Durch die Trägheit der Masse prallen die inneren Organe gegen die Bauchwand und nehmen Schaden.

Spitze (offene) Bauchverletzungen, z. B. durch Messerstiche, sind dagegen weitaus seltener. Neben der Gefahr umfangreicher Einblutungen in die Bauchhöhle besteht bei offenen Bauchverletzungen die Gefahr der **Infektion** des Bauchfells.

Verletzungen der Bauchorgane

Leberruptur

Verletzungen der Leber entstehen durch **stumpfe Gewalteinwirkung** auf die rechte untere Brustkorbseite. Meist treten sie in Zu-sammenhang mit **Rippenfrakturen** auf, die zur Durchspießung des Lebergewebes führen. Isolierte Leberverletzungen sind selten. Ein **Leberriss** (Leberruptur) kann zu erheblichen Blutverlusten in die freie Bauchhöhle führen (ca. 4.000 ml) und stellt eine unmittelbar lebensbedrohliche Situation für den Patienten dar, weil diese starken Blutungen sich außerhalb der Klinik nicht beherrschen lassen. Eine Leberruptur muss umgehend in einer **Klinik** operativ versorgt werden.

Milzruptur

Der Milzriss (Milzruptur, ☞ Abb. 20.23) ist die häufigste Organverletzung eines Bauchorgans nach **stumpfer Gewalteinwirkung.** Die Verletzung der Milz tritt meist in Zusammenhang mit **Rippenfrakturen** der linken unteren Thoraxseite auf.

Es werden **zwei Formen** der Milzruptur in Abhängigkeit vom Zeitpunkt des Einreißens der Milzkapsel unterschieden.

- **einzeitige Milzruptur:**
  Milzparenchym und Milzkapsel werden unmittelbar durch die Verletzung zerissen. Die lebensbedrohliche Blutung gelangt unmittelbar in die freie Bauchhöhle. Der Patient klagt sofort über starke Bauchschmerzen, die mit einer zunehmenden Abwehrspannung der Bauchdecke einhergehen. Er entwickelt schnell das Vollbild eines **hämorrhagischen Schocks.**

- **zweizeitige Milzruptur:**
  Bei der zweizeitigen Milzruptur kommt es zunächst nur zu einer Verletzung des Milzparenchyms. Die Milzkapsel bleibt anfangs unverletzt und die Blutung in

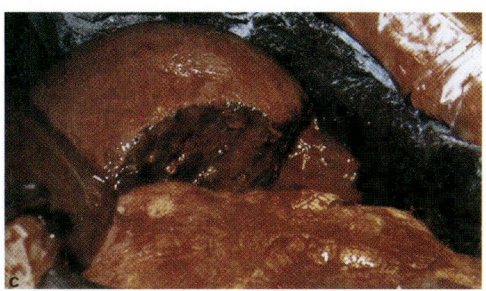

Abb. 20.23: Milzruptur [K109]

der Milz gelangt nicht in die freie Bauchhöhle. Die bestehende **Sickerblutung** kann sich über Stunden oder Tage fortsetzen, bis sich der zunehmende Druck auf die Milzkapsel von innen entlädt. Es kommt schlagartig zum Einreißen der Kapsel mit lebensbedrohlicher Einblutung von bis zu 2.000 ml in die freie Bauchhöhle.

Auch die Milzruptur muss umgehend in einer **Klinik** operativ versorgt werden.

Magen- und Darmverletzungen

Im Rahmen von Bauchverletzungen kann es zur Eröffnung (**Perforation**) von Magen und Darmabschnitten kommen. Die Magen- und/oder Darmperforation durch äußere Gewalteinwirkung führt zu einem Austritt von Nahrungsresten und Verdauungssäften in die Bauchhöhle. Eine schwerwiegende **Bauchfellentzündung,** die oft tödlich endet, ist die Folge. Zu Perforation von Magen und Darm kann es im Rahmen **stumpfer** als auch **spitzer Gewalteinwirkung** kommen.

Offene Bauchverletzungen können zum Austritt von Darmschlingen durch die Bauchdecke führen. In diesem Falle müssen Repositionsversuche der Darmschlingen unterlassen werden.

Basismaßnahmen

Die Therapie des Abdominaltraumas muss zügig und zielgerichtet erfolgen. Der Patient muss schnellstmöglich in die nächste **Klinik** zur operativen Versorgung transportiert werden, denn nur dort ist die Blutung definitiv zu stillen. Neben der Sicherung der **Vitalfunktionen** ist ein lückenloses **Monitoring** (Puls, EKG, RR, SaO$_2$, BZ) selbstverständlich. Dem Patienten muss großzügig **Sauerstoff** über eine Maske (Flow 8 – 15 l/ Min.) verabreicht werden.

Der wache Patient mit erhaltenen Schutzreflexen wird in **Schocklage** mit einer Knierolle gelagert, um die Bauchdecke zu entlasten. Bei bewusstlosen Patienten wird die Schocklage der Erfordernis der stabilen Seitenlage angepasst, indem diese auf einer

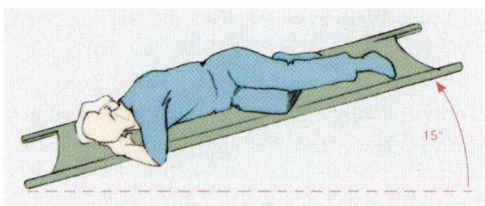

Abb. 20.24: Angepasste Schocklage [L108]

Trage durchgeführt wird, die dann am Fußteil angehoben werden kann (**angepasste Schocklage,** ☞ Abb. 20.24).

Wunden müssen unbedingt locker und steril bedeckt werden (Verbandtuch). Fremdkörper werden in der Wunde belassen und umpolstert.

Erweiterte Maßnahmen

Der **Notarzt** muss bei Abdominaltraumata grundsätzlich hinzugezogen werden. Eine Infusionstherapie muss vorbereitet und durch den Notarzt eingeleitet werden. Dazu wird der Patient mit 2 – 3 großlumigen intravenösen Zugängen versorgt. Es ist wichtig, die Volumentherapie differenziert durchzuführen. Bei Hypotonie sollte das Ziel ein systolischer Blutdruck von 90 mmHg sein (**permissive Hypotension**). Dieser Blutdruck reicht aus, um das Gehirn und andere wichtige Organe (z. B. Niere) ausreichend mit Sauerstoff zu versorgen. Es empfiehlt sich, kristalloide und kolloidale Infusionen in einem Verhältnis 2 : 1 zu verwenden.

Der Einsatz der **„small volume resuscitation"** mit z. B. HyperHAES® eröffnet neue Möglichkeiten der Traumaversorgung. Mit einer kleinen Infusionsmenge (4 ml/kg KG, ~250 ml) lässt sich der Kreislauf schnell stabilisieren. Mit der Gabe von HyperHAES® soll ab einem systolischen Blutdruck unter 80 mmHg durch den Notarzt begonnen werden. Weiterhin kann der Einsatz einer **Schockhose** (z. B. MAST® oder TESS®) erwogen werden. Die **Analgesie** und die **Narkoseeinleitung** (Narkose bei Polytrauma, Bewusstseinsstörung und massivem Schock) ist ebenfalls dem Notarzt vorbehalten.

20.7 Polytrauma

20

Merke

„Unter einem Polytrauma versteht man gleichzeitig entstandene Verletzungen **mehrerer Körperregionen,** von denen mindestens eine oder die Kombination mehrerer lebensbedrohlich ist" (Tscherne).

Das Polytrauma stellt auch heute noch eine der größten Herausforderungen an das Rettungsfachpersonal dar. Dieses ist bei der Versorgung auf das Äußerste gefordert, wenn es darum geht, das Leben und die Gesundheit des Patienten zu retten. Um den bestmöglichen Erfolg für den Patienten zu gewährleisten, ist ein **zielgerichtetes, schnelles und klar strukturiertes Vorgehen** erforderlich. Es müssen klare Prioritäten bei der Versorgung gesetzt werden. Es ist wichtig, lebensbedrohliche Situationen sofort zu erfassen und zu beseitigen („treat first what kills first").

Im Rettungsdienst müssen daher alle Register der intensivmedizinischen Therapie, soweit präklinisch möglich, gezogen werden. Allerdings darf nie vergessen werden, dass die definitive, lebensrettende Therapie (z. B. operative Blutstillung oder die Druckentlastung des Gehirns) nur in einer dafür geeigneten **Klinik** erfolgen kann.

Jedoch ist die **Effizienz der Notfalltherapie** im Rettungsdienst maßgeblich für eine gute Heilungsprognose des Patienten; ja, man kann sagen, Überlebensrate und Ausmaß der Sekundärschäden entscheiden sich bereits am Unfallort durch die Qualität der Notfallversorgung.

Der Patientenzustand sollte zwar am Notfallort stabilisiert und die Transportfähigkeit hergestellt werden, aber geheilt und definitiv therapiert werden kann er nur in der Klinik! Deshalb kommt dem **zügigen Transport in die Klinik** eine gleichermaßen hohe Bedeutung zu wie einer aggressiven notfallmedizinischen Ersttherapie am Notfallort. Ziel muss es sein, die „golden hour of trauma" einzuhalten, d. h. der Patient muss spätestens eine Stunde nach dem traumatischen Ereignis in der Klinik eintreffen.

Merke

„Ein polytraumatisierter Patient hat in der Regel weniger als 60 Minuten Überlebenszeit. Das heißt nun nicht unbedingt, dass er nach 60 Minuten tot sein wird. Befindet er sich aber nach Ablauf dieser Frist nicht an der richtigen Stelle und in der Behandlung der richtigen Leute, dann sind seine Überlebenschancen sehr viel geringer. Er wird nicht gleich sterben; sein Leiden kann drei Tage oder zwei Wochen dauern, aber in der ersten Stunde sind die entscheidenden irreparablen Schäden im Organismus abgelaufen."
(Dr. R. Adams Cowley, University of Maryland, Begründer des PHTLS)

Statistiken zufolge steigert sich die **Sterblichkeit** von polytraumatisierten Patienten bei Therapieverzögerungen von 30 Minuten um 300 %. Die Verweildauer an der Einsatzstelle sollte deshalb so kurz wie möglich gehalten werden. Liegt keine **Einklemmungssituation** (☞ Kap. 20.8) vor, sollte sie im Bereich von 15 Minuten liegen. Dies kann nur mit einem professionell arbeitenden, eingespielten Rettungsteam ermöglicht werden.

20.8 Einklemmungstrauma

Statistisch ist in den letzten Jahren, trotz steigender Kraftfahrzeug-Zulassungen, erfreulicherweise ein deutlicher Rückgang an Situationen zu verzeichnen, bei denen Personen nach Unfällen in ihren Kraftfahrzeugen eingeklemmt sind. Waren vor einigen Jahren Verkehrsunfälle mit eingeklemmten Personen an der Tagesordnung, stellen sie heute im Vergleich zum Gesamteinsatzspektrum eher die **Ausnahme** dar. Dies steht garantiert im Zusammenhang mit der verbesserten Sicherheitstechnologie bei Kraftfahrzeugen neuerer Bauart. Während man angesichts der Verbesserungen in der Karosserietechnik davon ausgehen kann, dass immense Kräfte notwendig sind, um eine moderne Fahrgastzelle so zu deformieren, dass die Insassen eingeklemmt werden, so ist bei älteren Kraftfahrzeugen aufgrund der fehlenden Sicherheitssysteme (z. B. **Airbag**) mit schweren Verletzungen der Patienten zu rechnen.

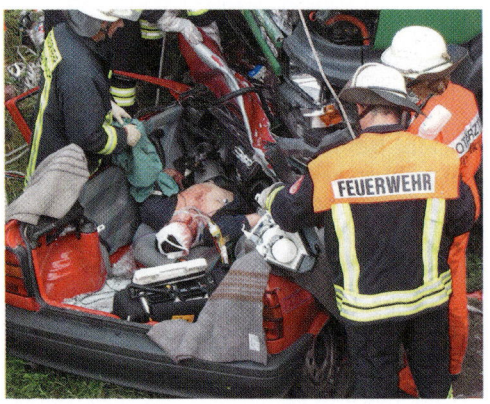

Abb. 20.25: Polytraumatisierter und einge-klemmter Patient nach Unterfahrung eines LKW [T337]

Grundsätzlich wird bis zum Beweis des Gegenteils bei eingeklemmten Patienten davon ausgegangen, dass diese **mehrfach verletzt** sind und eine **Schädigung der Wirbelsäule** vorliegt (☞ Abb. 20.25). Diese beiden Fakten bestimmen das weitere Vorgehen des Rettungsfachpersonals. Der Einsatz von Notarzt und Feuerwehr ist bei jedem Unfall mit eingeklemmten Personen erforderlich. Die Feuerwehr bringt die notwendige technische Ausrüstung (z. B. **Rettungsschere, Hebekissen**) zur technischen Rettung mit und stellt den Brandschutz an der Einsatzstelle sicher. Zur Patientenrettung ist eine enge Absprache zwischen Rettungsfachpersonal und dem Einsatzleiter der Feuerwehr erforderlich, um den Patienten schonend und zügig aus seiner Zwangslage zu befreien.

> **Merke**
> Der Zustand des Patienten bestimmt das Tempo und das Vorgehen bei der Rettung, d. h. die Rettung erfolgt patientenorientiert.

Der Patient muss während der gesamten Rettung **ständig betreut** werden, weil die Einklemmungssituation, die Schmerzen und die Geräuschkulisse an der Einsatzstelle (Aggregate der Feuerwehr, Geräusche beim Zerschneiden von Fahrzeugteilen) eine enorme **psychische Belastung** für ihn darstellen. Weiterhin muss der eingeklemmte Patient unbedingt vor Splittern und umher-

fliegenden Teilen geschützt werden. Deshalb wird sein Kopf mit einem **Helm** und der restliche Körper mit einer schwer entflammbaren **Decke** geschützt.

Gegen die **Auskühlung** des Patienten können mehrere Scheinwerfer mit Stativen in unmittelbarer Nähe des Kraftfahrzeuges aufgestellt werden. Die Wärmestrahlung wirkt einem Auskühlen entgegen.

Zur patientenorientierten Rettung werden in Abhängigkeit des Patientenzustandes **zwei Vorgehensweisen** unterschieden.

Schonende Rettung

Voraussetzung für die schonende Rettung ist, dass sich der Patient in einem **stabilen Verletzungszustand** befindet und die Vitalfunktionen nicht beeinträchtigt sind. Es darf aufgrund der Verletzungsschwere des Patienten **kein Zeitdruck** auf den Rettungsarbeiten lasten. Im Rahmen der schonenden Rettung kann der Patient so weit wie möglich im Wrack medizinisch erstversorgt werden (Blutstillung, Oxygenierung, HWS-Schienung, Infusionstherapie, Analgesie), während die Feuerwehr in enger Absprache mit dem Rettungsfachpersonal das gesicherte Kraftfahrzeug so weit öffnet, dass eine **Rettungsöffnung** entsteht (☞ Abb. 20.26).

Es hat sich bewährt, im Idealfall das Dach komplett entfernen zu lassen. Dies schafft Platz für die medizinische Versorgung und ermöglicht eine achsengerechte Rettung unter maximaler Immobilisation der Wirbelsäule, d. h. der Patient erhält frühzeitig eine HWS-Schiene sowie ein KED®-System angelegt. Im **Rettungskorsett,** gegen Manipulationen an der Wirbelsäule geschützt, wird der Patient nun in Verlängerung zur Rückenlehne auf ein Spineboard oder eine Schaufeltrage gezogen. Für die Anlage des **KED®-Systems** sollten nicht mehr als 3 – 4 Minuten verwendet werden. Der gesamte Befreiungsvorgang sollte nach 15 – 25 Minuten abgeschlossen sein. Der Patientenzustand ist dabei ständig zu beurteilen. Bei einer Verschlechterung bleibt abzuwägen, ob eine Crashrettung vorzuziehen ist. Grundsätzlich ist jedoch die schonende Rettung immer anzustreben.

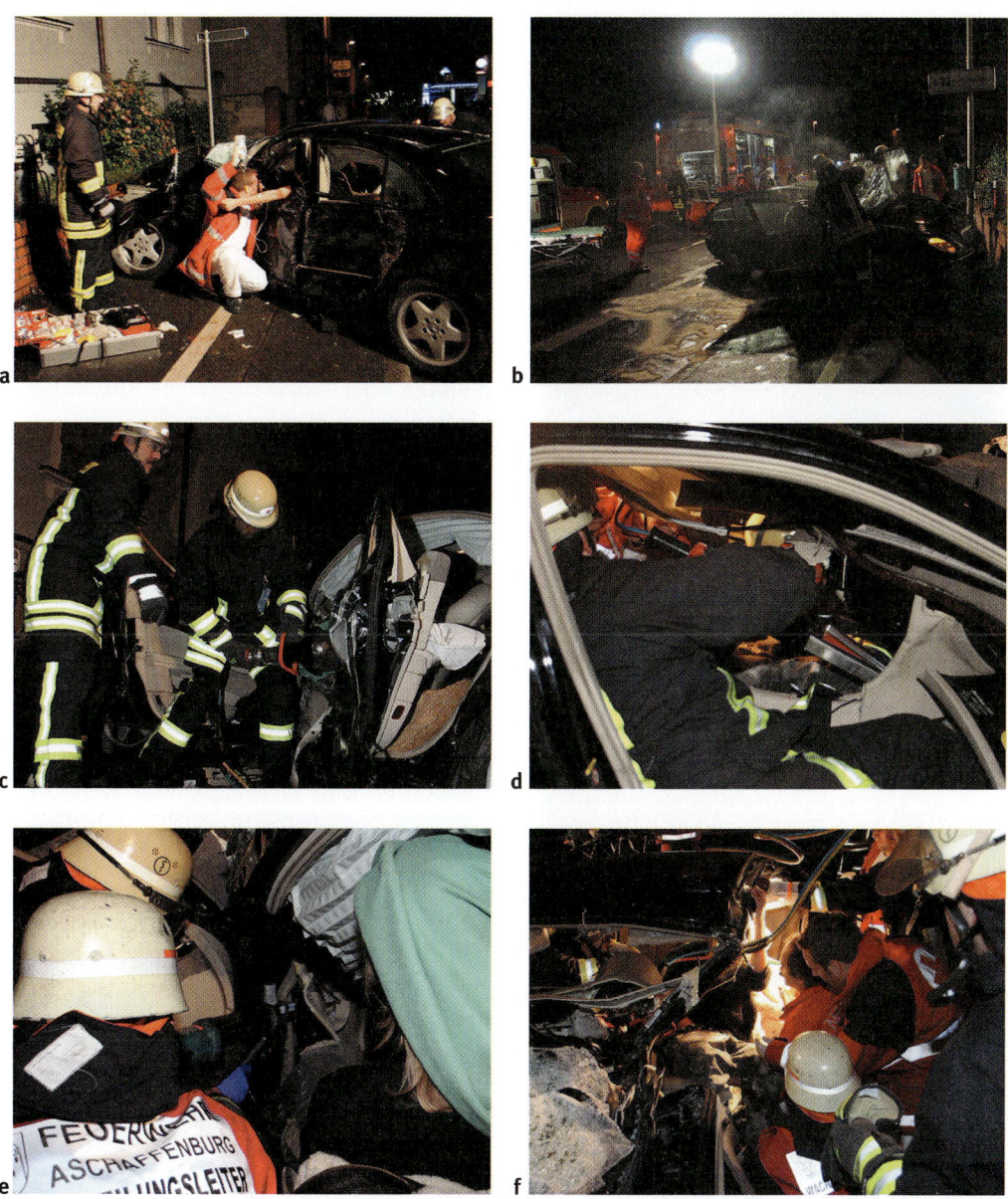

Abb. 20.26 a–f: Schonende Rettung ohne Zeitdruck [O429]

Crashrettung

Der Begriff „Crashrettung" beschreibt die Befreiung des Patienten **unter erheblichem Zeitdruck,** um eine unmittelbare Lebensgefahr von ihm abzuwenden. Die **Lebensgefahr** kann eine im Fahrzeug nicht zu beherrschende Vitalstörung oder eine externe Gefahrenquelle (z. B. Fahrzeug brennt) für den eingeklemmten Patienten sein, die binnen Sekunden oder Minuten seinen Tod zur Folge hätte.

Trotz der Dringlichkeit sollte auf eine Immobilisation der Halswirbelsäule nicht verzichtet werden. Ein **HWS-Stützkragen** ist in Sekundenschnelle angelegt. Meist steht diese Zeit zur Verfügung, während die Feuerwehr eine Befreiungsöffnung schafft. Ist kein HWS-Stützkragen vorhanden, muss

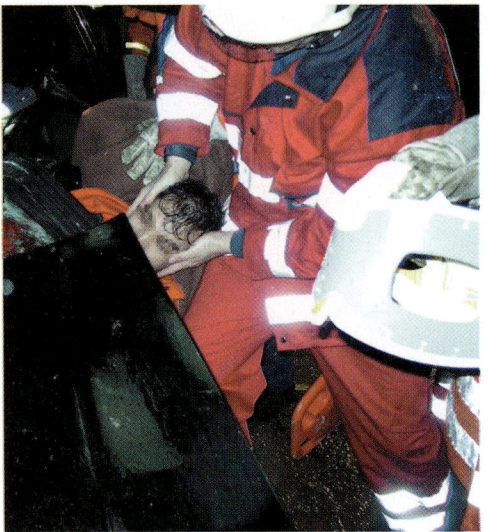

Abb. 20.27: Stabilisierung der HWS von Hand in der Initialphase der Versorgung eines eingeklemmten Patienten [O428]

die Halswirbelsäule unbedingt von Hand stabilisiert werden (☞ Abb. 20.27). Die Crashrettung des Patienten wird nach Herstellung der Befreiungsöffnung durch die Feuerwehr mit dem **Rautek-Rettungsgriff** (☞ Abb. 20.28) durchgeführt.

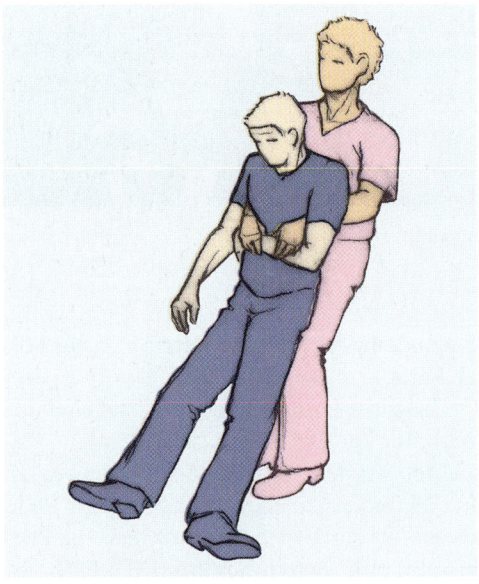

Abb. 20.28: Rautek-Rettungsgriff [R161]

20.9 Spezielle traumatologische Notfallsituationen

Das Rettungsfachpersonal gerät immer wieder in Notfallsituationen, die den Helfer mit visuellen Eindrücken überfluten, deren Anblick auch für gestandenes Rettungsfachpersonal eine starke seelische Belastung darstellt. Diese Situationen stehen oftmals im Zusammenhang mit **Gewalttaten, Tötungsdelikten** oder **Suiziden**. Solche Einsätze erfordern eine besondere Vorgehensweise des Personals. Die Abschätzung der Eigengefährdung, das Erfassen der Gesamtsituation und ein zielgerichtetes Arbeiten unter dem Eindruck stark belastender Anblicke und oft bizarrer Situationen stellen eine große Herausforderung dar.

Schussverletzungen

Achtung

Beim Alarmierungsstichwort Schussverletzung ist vor dem Patientenkontakt grundsätzlich auf Eigenschutz zu achten!

Auch wenn Schussverletzungen (☞ Abb. 20.29) im europäischen Raum weitaus seltener als z. B. in Nordamerika vorkommen, sind sie doch nicht so selten, wie man denken mag. Das **Erscheinungsbild** einer Schussverletzung am Körper variiert in Abhängigkeit von Kaliber, Geschossart und der Entfernung, aus der das Projektil abgefeuert wird. Der **Weg des Geschosses** lässt sich u.U. aus der Lage von Einschuss- und Austrittswunde nachvollziehen und ist zur Abschätzung von betroffenen Körperorganen, die im Schusskanal liegen, von Bedeutung. Besonders tückisch sind hier **Kleinkalibergeschosse,** da sie auf ihrer Bahn durch den Körperstamm durch einen großen Knochen von einer geraden Flugbahn abgelenkt werden können und anschließend ihren Weg quer durch den Körper fortsetzen. Dies hat erhebliche Verletzungen der inneren Organe zur Folge.

Die Sicherung und Wiederherstellung der **Vitalfunktionen** ist wie immer oberstes

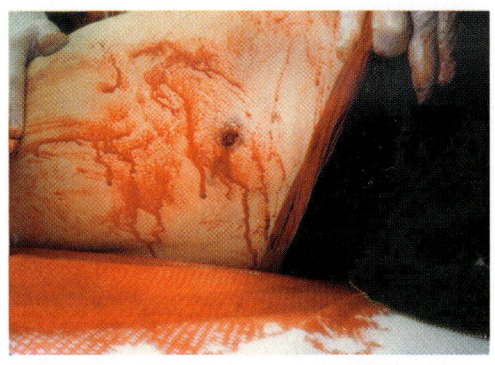

Abb. 20.29: Schussverletzung durch 9-mm-Projektil aus einer Polizeiwaffe, Einschuss Rücken unter Schulterblatt (Lungensteckschuss) [M235]

Prinzip. Die **Wundversorgung** und **Blutstillung** muss mit großer Sorgfalt erfolgen. **Schockprophylaxe** und zügiger Transport sind selbstverständlich.

Stichverletzungen

Achtung

Beim Alarmierungsstichwort Stichverletzung ist vor dem Patientenkontakt grundsätzlich auf Eigenschutz zu achten!

Stichverletzungen sind oft die Folge von Unfällen oder kriminellen Handlungen wie Tötungsdelikten oder Selbstverstümmelung. Sie dürfen in ihrem Ausmaß nie unterschätzt werden, da der Blutverlust oft nur schwer abzuschätzen ist. Stichverletzungen sind immer als **lebensbedrohlich** anzusehen.

Verletzungen durch Erhängen oder Strangulation

Bei Erhängungs- oder Strangulationsverletzungen wirkt die Gewalt auf die **Halsregion.** Tödlich ist in der Regel nicht die **Fraktur** der Halswirbelsäule (so genannte „hangman fracture"), sondern die oftmals erhebliche **Verletzung der großen Blutgefäße** des Halses durch Unterbindung (Aa. carotis, Vv. jugularis), die eine Störung der zerebralen Durchblutung mit Sauerstoffmangel zur Folge hat. Ebenso kann es zu **Verletzungen der Atemwege,** wie z. B. die Zerstörung des Larynx oder der Trachea, kommen, welche die regelrechte Atmung behindern oder unmöglich machen.

Wird eine erhängte oder strangulierte Person aufgefunden, die noch keine sicheren Todeszeichen aufweist (☞ Kap. 8.4.1), muss sie sofort aus der hängenden Lage befreit werden (**Abschneiden**). Dies sollte so gestaltet werden, dass der Betreffende dabei nicht zu Boden fällt und sich weitere Verletzungen zuzieht. Auf strenge **Immobilisation der HWS** muss geachtet werden. Ansonsten erfolgt die Sicherung bzw. Wiederherstellung der **Vitalfunktionen** nach den gültigen Vorgaben (**Basic Life Support,** ☞ Kap. 10.2.3).

Wiederholungsfragen

1. Erläutern Sie die Grundsätze der Versorgung eines Traumapatienten! (☞ Kap. 20)

2. Welche Forderungen sind an einen adäquaten Wundverband zu stellen? (☞ Kap. 20.1.2)

3. Unter welchen Umständen ist das Abbinden einer Extremität zur Blutstillung statthaft? (☞ Kap. 20.1.3)

4. Warum müssen Fremdkörper unbedingt in der Wunde belassen werden? (☞ Kap. 20.1.4)

5. Was versteht man unter sicheren Frakturzeichen? (☞ Kap. 20.2.2)

6. Welche Grundsätze müssen Sie bei der Ruhigstellung von Frakturen beachten? (☞ Kap. 20.2.2)

7. Mit welchem Blutverlust muss bei einer Beckenfraktur gerechnet werden? (☞ Kap. 20.2.2)

8. Wann ist die Anlage einer HWS-Schiene angezeigt? (☞ Kap. 20.3)

9. Welche Formen intrakranieller Blutungen sind Ihnen bekannt? (☞ Kap. 20.4)

10. Wie lagern Sie einen bewusstseinsklaren Patienten mit Verdacht auf ein SHT? (☞ Kap. 20.4

11. Wann spricht man von einem offenen SHT? (☞ Kap. 20.4)

12. Warum sollte das nasale Absaugen bei einem SHT unterbleiben? (☞ Kap. 20.4)

13. Welche Bedeutung hat die Kontrolle der Pupillen bei Patienten mit SHT? (☞ Kap. 20.4)

14. Welche Bedeutung kommt der „Glasgow Coma Scale" bei der Beurteilung von Patienten mit SHT zu? (☞ Kap. 20.4)

15. Wann spricht man von einer Rippenserienfraktur? (☞ Kap. 20.5)

16. Was ist ein Spannungspneumothorax? Wodurch ist er gekennzeichnet? (☞ Kap. 20.5)

17. Wie lagern Sie einen Patienten mit Verdacht auf eine Rippenserienfraktur? (☞ Kap. 20.5)

18. Welche Gefahren bestehen bei einem Abdominaltrauma? (☞ Kap. 20.6)

19. Was ist der Unterschied zwischen einer einzeitigen und einer zweizeitigen Milzruptur? (☞ Kap. 20.6)

20. Was ist ein Polytrauma? (☞ Kap. 20.7)

21. Was besagt die Idee der „golden hour of trauma"? (☞ Kap. 20.7)

22. Was bedeutet schonende Rettung? (☞ Kap. 20.8)

23. Wann sollte der Einsatz eines KED®-Systems erwogen werden? (☞ Kap. 20.8)

24. Wann ist eine Crashrettung angebracht? (☞ Kap. 20.8)

25. Welche Maßnahmen ergreifen Sie bei einem Patienten mit einer Schussverletzung am Brustkorb? Mit welchen Verletzungen müssen Sie rechnen? (☞ Kap. 20.9)

26. Mit welchen Verletzungen rechnen Sie bei einem Patienten, der sich im Rahmen eines Suizidversuches erhängt hat? (☞ Kap. 20.9)

Akutes Abdomen 21
und metabolische Notfälle

Jürgen Luxem

Die im Bauchraum lokalisierten Organe stehen vielfach anatomisch und physiologisch in einer wechselseitigen Beziehung zueinander. Somit ist auch eine Vielzahl von Ursachen denkbar, die zu Erkrankungen führen, welche unter dem Sammelbegriff „akutes Abdomen" zusammengefasst werden. Das akute Abdomen ist klinisch durch ein komplexes Notfallbild charakterisiert und lässt zahlreiche Differenzialdiagnosen zu. Zu den **Erkrankungen** des akuten Abdomens zählen Blutungen in den Verdauungskanal (gastrointestinale Blutungen), Passagehindernisse in Hohlorganen (Koliken), Entzündungen von Bauchorganen (z. B. Appendizitis) und Erkrankungen der im Abdomen gelegenen Gefäße (z. B. akuter Mesenterialarterieninfarkt). Kennzeichnend für das akute Abdomen sind die aus den Störungen resultierenden gemeinsamen **Komplikationen,** wie die Eröffnung von Hohlorganen infolge nekrotisch-entzündlicher Prozesse (Perforation, ☞ Kap. 21.1.2), die Entzündung des Bauchfells (Peritonitis, ☞ Kap. 21.1.2) und der Schock (vor allem Volumenmangelschock und septischer Schock, ☞ Kap. 11.3.1 und 11.3.5).

Für den Rettungsdienst relevante metabolische Notfälle betreffen vor allem die zentralen Stoffwechselorgane **Leber** und **Bauchspeicheldrüse.** Eine dauerhafte Erhöhung der Blutglukosekonzentration infolge absoluten oder relativen Insulinmangels wird Diabetes mellitus genannt. Neben chronischen Folgeerscheinungen des Diabetes mellitus kommt es auch zu akuten Stoffwechselentgleisungen (z. B. hypoglykämischer Schock). Die Leber ist das zentrale Stoffwechsel- und Entgiftungsorgan. Akute und chronische Leberschäden können dabei zu einem Ausfall der Leberfunktion führen. Dabei führt die Ansammlung neurotoxischer Substanzen im Gehirn infolge mangelnder Entgiftung zu einer Bewusstlosigkeit (Coma hepaticum).

21.1 Akutes Abdomen

Das akute Abdomen ist keine eigenständige Erkrankung, sondern ein Sammelbegriff verschiedener, plötzlich auftretender **Erkrankungen des Bauchraumes.** Gemeinsam ist diesen Erkrankungen das Symptom des **Schmerzes** und dessen **plötzliches** Auftreten. Dafür können sowohl Erkrankungen als auch Verletzungen in Frage kommen, die als potenziell lebensbedrohlich einzuschätzen sind (☞ Abb. 21.1). Das akute Abdomen erfordert akutes Handeln, d. h. es muss als Erkrankung frühzeitig erkannt werden, um eine rasche diagnostische Abklärung hinsichtlich einer definitiven, meist operativen Therapie einzuleiten.

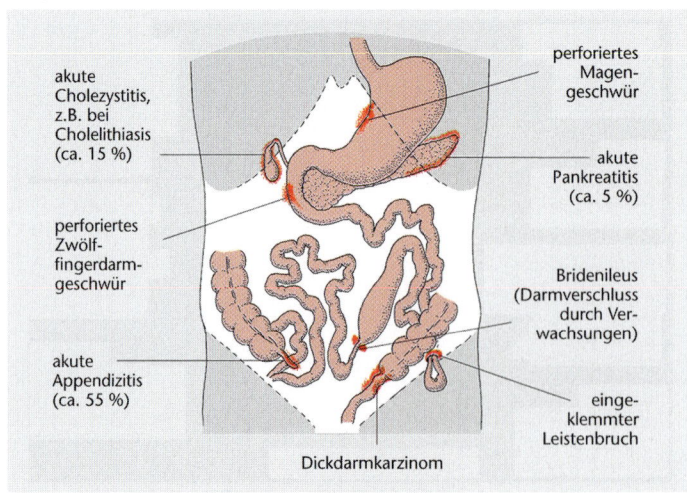

akute Cholezystitis, z.B. bei Cholelithiasis (ca. 15 %)

perforiertes Zwölffingerdarmgeschwür

akute Appendizitis (ca. 55 %)

Dickdarmkarzinom

perforiertes Magengeschwür

akute Pankreatitis (ca. 5 %)

Bridenileus (Darmverschluss durch Verwachsungen)

eingeklemmter Leistenbruch

Abb. 21.1: Die häufigsten Ursachen des akuten Abdomens, Darstellung nach Lokalisation und Häufigkeit [M100]

21.1.1 Symptome des akuten Abdomens

Schmerzen

Die Erkrankungsursache für ein akutes Abdomen liegt nicht zwangsläufig im Abdomen selbst. Daher ist die Beurteilung des Symptoms **Schmerz im Bauchraum** wichtig, um Rückschlüsse auf die Krankheitsursache zu ziehen. Die Schmerzen werden hinsichtlich

- des Schmerzbeginns,
- der Schmerzdauer (Entwicklung),
- des Schmerzcharakters (Qualität),
- der Schmerzlokalisation und
- der Schmerzausstrahlung (Verlagerung und Wanderung)

beurteilt.

Schmerzbeginn und Schmerzdauer

Bauchschmerzen können plötzlich beginnen oder allmählich einsetzen. Außerdem treten sie häufig in Zeitbezug zur Nahrungsaufnahme auf: Oberbauchschmerzen bei der Nahrungsaufnahme oder direkt nach einer Mahlzeit weisen z. B. auf ein Magengeschwür hin. Treten die Oberbauchschmerzen hingegen als Nüchternschmerz auf und bessern sich möglicherweise nach der Nahrungsaufnahme, kann dies als Hinweis auf ein Zwölffingerdarmgeschwür gewertet werden. Typisch für das klinische Bild des akuten Abdomens sind drei verschiedene **Schmerztypen** unterschiedlicher Ursache:

- **Kolikschmerz** (griech. kolikos = am Darm leidend): Als kolikartige Schmerzen werden plötzlich auftretende, wellenförmige und bewegungsunabhängige Leibschmerzen bezeichnet, die von Phasen relativer Beschwerdefreiheit unterbrochen werden (☞ Abb. 21.2). Häufig werden Koliken von vegetativen Symptomen wie Übelkeit, Erbrechen, Schweißausbruch und Kollaps begleitet. Kolikschmerzen entstehen infolge von Kontraktionen der glatten Muskulatur eines Hohlorgans. Für die Kontraktion der glatten Muskulatur intraabdomineller Hohlorgane ist die Peristaltik (Muskelbewegungen des Magen-Darm-Trakts) verantwortlich. Treffen die peristaltischen Wel-

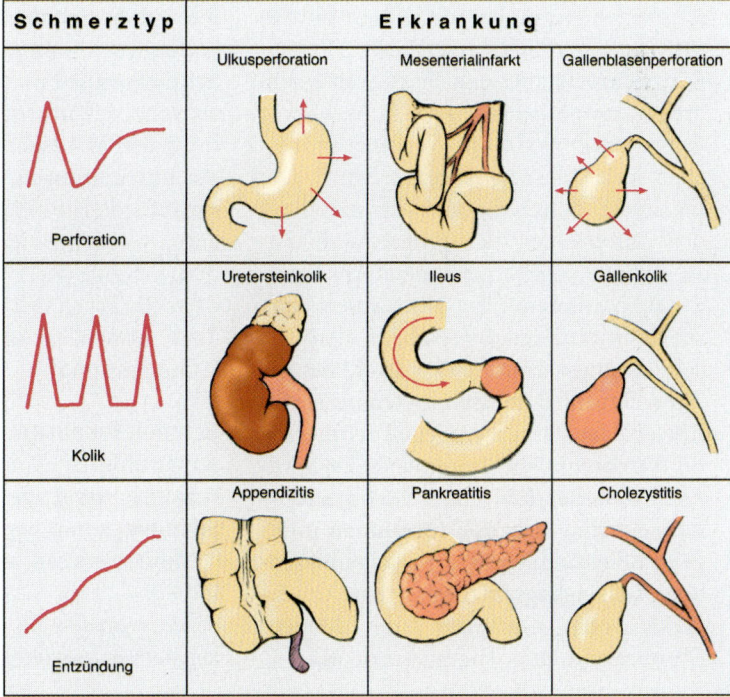

Schmerztyp	Erkrankung		
Perforation	Ulkusperforation	Mesenterialinfarkt	Gallenblasenperforation
Kolik	Uretersteinkolik	Ileus	Gallenkolik
Entzündung	Appendizitis	Pankreatitis	Cholezystitis

Abb. 21.2: Schmerztypen verschiedener akuter abdomineller Erkrankungen [L108]

len auf ein Passagehindernis, kommt es mit Zug am Mesenterium zu einer Reizung der dort verlaufenden sensiblen Nerven. Koliken sind typisch für **Verschlüsse** im Darm (mechanischer Ileus), in den Gallengängen (Gallenkolik) und in den Nieren mit ableitenden Harnwegen (Nieren- und Ureterkolik).

- **Entzündungsschmerz:** Entzündungsschmerzen sind in ihrer Intensität kontinuierlich ansteigende, krampfartige und gut lokalisierbare **Dauerschmerzen,** die durch die Erregung spezialisierter Schmerzrezeptoren (Nozizeptoren) zustande kommen und durch chemische Entzündungs- und Schmerzmediatoren, wie sie bei jeder Organentzündung freigesetzt werden, gesteigert werden können (☞ Abb. 21.2). Eine plötzliche Verstärkung der Schmerzen mit nachfolgend schmerzfreiem Intervall kann auf einen Organdurchbruch hinweisen. Entzündungsschmerzen treten unter anderem bei Gallenblasen- und Gallengangsentzündungen, Appendizitis, Bauchspeicheldrüsenentzündung und Magenschleimhautentzündung auf.
- **Perforationsschmerz:** Perforationsschmerzen beginnen mit einem akuten und heftigen Schmerzereignis (Zerreißungsschmerz, messerstichartig) an einem meist genau lokalisierbaren Punkt, bevor das Schmerzmaximum von einer plötzlichen Erleichterung abgelöst wird. Der maximale Schmerzpunkt kennzeichnet den Durchbruch der Organwand, was zu einem vorübergehenden Abklingen der Beschwerden führt. Nach einem kurzen schmerzfreien Intervall, in dem die entzündungsvermittelnden Stoffe das gesamte Bauchfell erfassen, treten mehr diffuse, wieder stärker werdende Schmerzen im Bauchraum auf (beginnende Peritonitis). Ursache für einen Perforationsschmerz sind **Organperforationen** infolge von Entzündungen (z.B. Gallenblasen- oder Gallengangsentzündungen, Appendizitis) oder Geschwüre der Magen-Darm-Wand (z.B. Ulcus ventriculi).

Schmerzcharakter

Bauchschmerzen entstehen infolge einer Reizung des die Bauchorgane überziehenden Bauchfells (viszerales Peritoneum, ☞ Kap. 3.6.2). Alle Bauchorgane sind mit Schmerz leitenden Nervenfasern versorgt. Über die Dehnung der betroffenen Bauchorgane, z.B. bei Entzündungen, Koliken oder Perforation, werden die Schmerz leitenden Nervenfasern erregt. Dadurch entwickeln sich dumpfe, schlecht lokalisierbare (diffuse) Schmerzen. Der auftretende Schmerz wird als **viszeraler Schmerz** bezeichnet. Viszerale Schmerzen treten vor allem an Hohlorganen (z.B. Gallenkolik, Nierenkolik, Ileus, Mesenterialarterieninfarkt) auf und zeigen häufig eine **Schmerzausstrahlung.** Typisch für Eingeweideschmerzen sind begleitende reflektorische **Symptome,** wie Tachykardie, Hypotonie, Schwitzen, Übelkeit und Erbrechen. Auffällig ist auch das Patientenverhalten: Betroffene Patienten können nicht ruhig liegen, sondern krümmen und bewegen sich vor Schmerzen. Zur Schmerzerleichterung ziehen sie vielfach automatisch die Beine an.

Dehnt sich die Störung auf das die Bauch- und Beckenhöhle auskleidende äußere Blatt des Bauchfells (parietales Peritoneum) aus, werden die Schmerzen über segmentale Spinalnerven wahrgenommen **(somatische Schmerzen).** Somatische Schmerzen werden als spitz, scharf, brennend und zumeist gut lokalisierbar beschrieben, wie sie vor allem bei Entzündungen, z.B. Appendizitis, Pankreatitis, Peritonitis, vorkommen. Die Patienten versuchen, jede Bewegung zu vermeiden, um eine peritoneale Reizung zu verhindern. Sie liegen still und winkeln die Knie an; dabei atmen sie oberflächlich und schnell (Schonatmung).

Schmerzlokalisation und Schmerzausstrahlung

Angaben des Patienten über den **Ort des Schmerzes** und eine mögliche Schmerzausstrahlung weisen auf das erkrankte Organ hin (☞ Tab. 21.1). Dabei können die Schmerzen sowohl diffus als auch genau lokalisierbar auftreten (s. o.) und möglicher-

Tab. 21.1: Häufige Erkrankungen im Bauchraum

Lokalisation	Erkrankung	Details im Buch
Oberbauch		
rechts	• Appendizitis • Ulkusperforation • Gallenkolik • Pankreatitis • Nierenkolik	☞ Kap. 21.1.6 ☞ Kap. 21.1.4 ☞ Kap. 21.1.5 ☞ Kap. 21.1.6 ☞ Kap. 22.2
Mitte	• gedeckt perforiertes Bauchaortenaneurysma • Pankreatitis • Ulkusperforation • Mesenterialarterieninfarkt	☞ Kap. 21.1.7 ☞ Kap. 21.1.6 ☞ Kap. 21.1.4 ☞ Kap. 21.1.7
links	• Nierenkolik • Ulkusperforation • Pankreatitis	☞ Kap. 22.2 ☞ Kap. 21.1.4 ☞ Kap. 21.1.6
Unterbauch		
rechts	• Appendizitis • Ileus • Nierenkolik • Extrauteringravidität (nur Frauen) • Entzündungen von Eierstock und Eileiter (nur Frauen)	☞ Kap. 21.1.6 ☞ Kap. 21.1.5 ☞ Kap. 22.2 ☞ Kap. 23.2.1 ☞ Kap. 23.1.1
Mitte	• gedeckt perforiertes Bauchaortenaneurysma • Mesenterialarterieninfarkt • Ileus	☞ Kap. 21.1.7 ☞ Kap. 21.1.7 ☞ Kap. 21.1.5
links	• Nierenkolik • Ileus • Extrauteringravidität (nur Frauen) • Entzündungen von Eierstock und Eileiter (nur Frauen)	☞ Kap. 22.2 ☞ Kap. 21.1.5 ☞ Kap. 23.2.1 ☞ Kap. 23.1.1

weise auch provoziert und in ihrer Intensität gesteigert werden:

- **Druckschmerz:** Auslösen oder Verstärken von Bauchschmerzen durch Eindrücken der Bauchdecke
- **Loslassschmerz:** Auslösen oder Verstärken von Bauchschmerzen beim Loslassen nach Eindrücken der Bauchdecke.

Die Schmerzausstrahlung entsteht durch die nervenbedingte Projektion der Schmerzen von dem betroffenen Organ auf andere Körperstellen (so genannte **„Head-Zonen"**).

Abwehrspannung

Normalerweise ist die Bauchdecke weich. Führt das Betasten (als Druck- oder Loslassschmerz) der Bauchdecke jedoch zu einem **reflektorischen Verkrampfen** der Bauchdeckenmuskulatur, liegt eine Abwehrspannung vor: Die Bauchdecke ist verhärtet („brettharter Bauch"). Eine Abwehrspannung entsteht insbesondere dann, wenn es zu entzündlichen oder nekrotischen Prozessen in der Bauchhöhle kommt. Tritt sie nur im Bereich der Störung auf, wird von einer lokalisierten Abwehrspannung gesprochen (z. B. lokalisierte Abwehrspannung bei Appendizitis). Überzieht sie allerdings die gesamte Bauchdecke, liegt eine generalisierte Abwehrspannung vor (z. B. Peritonitis).

Aszites

Ein Sonderfall der Bauchdeckenbeschaffenheit ist der Aszites (griech. askites = **Bauchwassersucht**). Durch unterschiedliche Ursachen hervorgerufen, sammeln sich beachtliche Mengen an Flüssigkeit in der Bauchhöhle an, die klinisch zu einem Auftreiben der Bauchdecke mit verstrichenem Nabel führen. Wichtige **Ursachen** für den Aszites sind:

* Bauchfellentzündung (entzündlicher Aszites)
* Pfortaderhochdruck und Rechtsherzinsuffizienz (nichtentzündlicher Aszites).

Bei Pfortaderhochdruck können sich bis zu 15 Liter Transsudat in der Bauchhöhle sammeln. Begleitsymptome des Aszites sind Dyspnoe, Schmerzen, Fieber und Ikterus.

Peristaltik

Die Veränderung der Darmperistaltik mit pathologischen Darmgeräuschen ist ein weiteres Leitsymptom und damit kennzeichnend für ein akutes Abdomen. Allerdings darf nicht unerwähnt bleiben, dass die Auskultation der Peristaltik (☞ Kap. 3.6.1) oftmals schwierig ist (laute Geräuschkulisse, wenig Übung).

Verstärkte Darmgeräusche (**Hyperperistaltik**), wie plätscherndes Wasser, ergeben sich oft bei Magen-Darm-Infekten. Metallisch klingende Darmgeräusche (**Stenosegeräusche**) entwickeln sich bei einem mechanischen Darmverschluss. **Fehlende Darmgeräusche** („Grabesstille", „Totenstille") hingegen deuten auf eine vollständige Paralyse des Darms hin, wie sie beim paralytischen Darmverschluss oder reflektorisch, z. B. bei Entzündungen oder Koliken, vorzufinden ist.

Kreislaufreaktionen

Insbesondere der **hypovolämische** (☞ Kap. 11.3.1) und der **septische Schock** (☞ Kap. 11.3.5) sind sowohl Symptom als auch Komplikation eines akuten Abdomens. Ein **Volumenmangelschock** kann bei einem akuten Abdomen ausgelöst werden durch

* intraabdominelle und gastrointestinale Blutungen,
* Organentzündung, Hohlorganverschluss und Geschwür mit nachfolgender Perforation und
* Peritonitis.

Besondere Vorsicht ist bei anfangs scheinbar kreislaufstabilen Patienten geboten: Durch innere, von außen nicht erkennbare Flüssigkeitsverluste kann sich nach Ausschöpfung aller Kompensationsmechanismen plötzlich eine manifeste Schocksymptomatik entwickeln.

Erbrechen

Übelkeit (**Nausea**) und Erbrechen (**Emesis/ Vomitus**) sind unspezifische Symptome, die bei einer Vielzahl von Abdominalaffektionen (Abdominalerkrankungen) auftreten können und primär keine Anzeichen für spezifische abdominelle Erkrankungen sind. Erbrechen ist die entgegen der natürlichen Richtung der Nahrungsaufnahme gerichtete, schwallartige Entleerung des Magens infolge einer unwillkürlichen Kontraktion von Magen- und Zwerchfellmuskulatur.

Der **Inhalt** des Erbrochenen ist für den Rettungsdienst insofern von Bedeutung, als er Hinweise auf die Ursache der gastrointestinalen Störung geben kann:

* **Galleerbrechen** bei Magen-Darm-Infektionen
* **Koterbrechen** (Misere) bei Darmverschluss als Überlauferbrechen
* **Bluterbrechen** (Hämatemesis) bei gastrointestinalen Blutungen.

Hämatemesis

Bluterbrechen kommt vor allem bei oberen gastrointestinalen Blutungen vor. Das verschluckte Blut sammelt sich im Magen und löst nachfolgend Erbrechen aus. Anhand der Farbe des erbrochenen Blutes kann auf die Aktivität der Blutung geschlossen werden. Kommt Blut über längere Zeit mit der Magensäure in Kontakt, wird der Blutfarbstoff Häm in Hämatin umgewandelt, wodurch sich das Blut braun-schwarz verfärbt und granuliert; erbrochenes Blut ähnelt in Konsistenz und Farbe **Kaffeesatz** (Kaffeesatzerbrechen).

Stuhlgang

Wie Übelkeit und Erbrechen ist die sich durch den Stuhlgang darstellende Symptomatik ebenfalls unspezifisch. Pathologische Stuhlabgänge sind

- **Durchfall** (Diarrhoe) meist infektiöser Ursache, z. B. Salmonellen-Erkrankung,
- **Verstopfung** (Obstipation) oder **Stuhlverhalten,** z. B. Darmverschluss,
- auffällig **heller, lehmfarbener Stuhl** bei Galleabflussstörungen infolge Entfärbung des Stuhls von Gallenfarbstoff mit eingeschränkter oder fehlender Fettverdauung,
- **Teerstuhl** bei oberen gastrointestinalen Blutungen und
- **Blutstuhl** (Hämatochezie, Meläna) bei unteren gastrointestinalen Blutungen.

Teerstuhl

Als Teerstuhl wird das Absetzen von schwarzen, teerartig-klebrigen Stühlen mit glänzendem Aussehen bezeichnet. Diese Einfärbung des Stuhls entsteht durch die **bakterielle Zersetzung** von Blut während der Darmpassage. Typischerweise entsteht Teerstuhl infolge oberer gastrointestinaler Blutungen, wobei die eigentliche Blutung bis zu zehn Stunden zurückliegen kann.

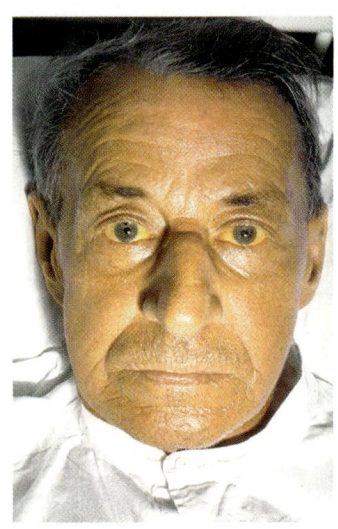

Abb. 21.3:
Ikterus [F113]

Blutstuhl

Blutbeimengungen im Stuhl mit hell- oder dunkelroter Färbung, ohne Anzeichen einer säurebedingten oder bakteriellen Zersetzung, werden Blutstuhl genannt.

Hautfarbe

Meistens werden Patienten mit akutem Abdomen infolge eines Blutverlusts, Schocks oder sympathikoadrenerger Reaktionen bei Schmerzen ein **blasses Hautkolorit** (Hautfarbe) aufweisen. Die Bauchspeicheldrüsenentzündung fällt jedoch zu Beginn durch eine Gesichtsrötung auf, die sich erst später in eine blasse Haut wandelt.

Ikterus

Besonders auffällig ist eine gelbliche Verfärbung der Haut und der Schleimhäute (Ikterus oder **Gelbsucht,** ☞ Abb. 21.3). Sie entsteht durch den Übertritt von Bilirubin und Gallensäuren durch die Gefäßwand in die Haut, die Bindehaut des Auges und das übrige Körpergewebe. Zuerst macht sich ein Ikterus wegen der weißen Untergrundfärbung als so genannter **Sklerenikterus** an der Bindehaut des Auges bemerkbar. Ein Ikterus kann z. B. bei Hämolyse, Hepatitis, Leberzirrhose, Leberzellschädigung durch Medikamente (z. B. Paracetamol) und Gallensteinerkrankungen auftreten.

21.1.2 Gefahren und Komplikationen des akuten Abdomens

Den zahlreichen Ursachen für ein akutes Abdomen stehen einige Gefahren und Komplikationen gegenüber, denen der Rettungsdienst grundsätzlich Beachtung schenken muss:

- Perforation
- Peritonitis
- Exsikkose mit Störungen im Wasser-Elektrolyt- und Säure-Basen-Haushalt (☞ Kap. 3.9.2 und 3.9.3)
- Volumenmangelschock (☞ Kap. 11.3.1)
- Sepsis und septischer Schock (☞ Kap. 11.3.5).

Perforation

Bei einer Perforation verliert die Organwand eines Hohlorgans infolge der Grunderkrankung oder nach einer Verletzung ihre Stabilität und bricht auf. Folge ist, dass sich der meist hoch infektiöse oder chemisch-toxische Hohlorganinhalt in die freie Bauchhöhle ergießt. Bei der **gedeckten** Perforation wird die defekte Organwand durch benachbarte Organe noch teilweise abgedichtet, was die Symptome milder erscheinen lässt. Durchbricht das Hohlorgan direkt, liegt eine **freie** Perforation vor. Perforationsgefahr besteht insbesondere bei

- Magen- und Zwölffingerdarmgeschwüren,
- akuter Appendizitis und
- akuter Gallenblasenentzündung.

Leitsymptom für eine stattgefundene Perforation ist der Perforationsschmerz mit freiem Intervall und erneut auftretenden Beschwerden als Zeichen einer beginnenden Peritonitis.

Peritonitis

Über eine lokale oder generalisierte Reizung des Bauchfells entwickelt sich eine Peritonitis (**Bauchfellentzündung**), die je nach Lokalisation eingeteilt wird:

- Die **lokale Peritonitis** ist auf das Gebiet der Infektionsquelle begrenzt. Sie äußert sich durch eine lokale Abwehrspannung und Schmerzen, die durch Druck- oder Loslassschmerz ausgelöst oder verstärkt werden können (z. B. akute Pankreatitis, akute Appendizitis).
- Die **diffuse Peritonitis** hingegen breitet sich z. B. nach Hohlorganperforation rasch über das gesamte Peritoneum aus. Dies zeigt sich hauptsächlich durch eine generalisierte Abwehrspannung, Volumenmangelschock bei Verlust von bis zu sechs Litern Flüssigkeit in die Bauchhöhle infolge Ödembildung, Ausfall von mit dem Bauchfell in Kontakt stehenden Organen (z. B. paralytischer Ileus) und septischem Schock mit Lungen- und Nierenversagen.

95 % aller Peritonitiden werden durch **Infektionen** verursacht, z. B. nach Perforation eines entzündeten Hohlorgans (z. B. perforierter Appendix) oder Kontamination von außen (z. B. durch Stichverletzungen). Die restlichen Peritonitiden entstehen durch Substanzen wie Galle, Urin, Verdauungsenzyme oder Blut, die durch ihre chemisch-toxischen Eigenschaften die Entzündung des Bauchfells bewirken (z. B. perforierte Gallenblase).

21.1.3 Therapie des akuten Abdomens

Zumeist wird im Rettungsdienst eine die Ursache des akuten Abdomens beseitigende Therapie nicht möglich sein. Sie bleibt in der Regel der operativen Versorgung vorbehalten. Im Rettungsdienst wird daher eine **symptomorientierte Behandlung** realisiert, die mit wenigen, aber effektiven Maßnahmen die Transportfähigkeit des Patienten möglichst schnell herstellen soll, um einen raschen und schonenden Transport in eine geeignete Zielklinik zu ermöglichen.

Merke

Ein akutes Abdomen erfordert akutes Handeln.

Patientenuntersuchung

Der **Basischeck** folgt dem BAK-Schema (☞ Kap. 8.2.2). Lebensrettende Maßnahmen haben vor allen anderen diagnostischen und therapeutischen Maßnahmen Vorrang. Die **Basisdiagnostik** umfasst weiterhin das Ableiten eines EKGs (ggf. 12-Kanal-EKG) sowie das Messen des Blutdrucks, der Sauerstoffsättigung und des Blutzuckers (BZ).

Die nachfolgende Abdominaluntersuchung orientiert sich auf die Schwerpunkte Inspektion, Palpation und Auskultation. Im günstigsten Fall liegt der Patient in der für ihn angenehmsten Position flach auf dem Rücken, um folgende Untersuchungen durchführen zu lassen:

- gründliche **Inspektion:** Gesamtzustand erfassen (z. B. Unruhe, Allgemeinzustand,

Schonhaltung), Haut beurteilen (z. B. Kaltschweißigkeit, Ikterus, Hämatome), nach Narben (→ Voroperationen!) suchen, aufgetriebenes Abdomen (z. B. Aszites, Luft), Ausscheidungen (z. B. Hämatemesis, Teerstuhl, Blutstuhl, Durchfall) beachten.

- behutsame **Palpation:** Beginnend im vom Schmerzpunkt am weitesten entfernten Quadranten, mit beiden Händen zuerst sanft palpieren, um eine Abwehrspannung von einer reflektorischen Muskelspannung bei zu festem Druck zu unterscheiden. Dann tiefer tasten (Druck- und Loslassschmerz, Darmsteife), Gesicht des Patienten währenddessen beobachten (Schmerzausdruck).
- sorgfältige **Auskultation:** Auskultation der Lunge (z. B. Aspiration von Erbrochenem) und des Abdomens (Darmgeräusche: vorhanden/nicht vorhanden, lebhaft/spärlich/fehlend) vornehmen.

Basismaßnahmen

Neben den lebensrettenden Erstmaßnahmen (z. B. Absaugen von Blut bei gastrointestinalen Blutungen, stabile Seitenlage) umfassen die Basismaßnahmen

- ein kontinuierliches und engmaschiges **Monitoring** mit Verlaufsdokumentation,
- die **Sauerstoffgabe** (4 bis 6 l/Min.) über eine Sauerstoffsonde oder -brille,
- die Lagerung in leichter Oberkörperhochlage (**Aspirationsschutz**) und mit angewinkelten Knien (Knierolle), um die Bauchdecke zu entspannen und dadurch Schmerzen zu reduzieren, bzw. bei Blutdruckabfall in flacher Rückenlage und mit Knierolle,
- den **Wärmeerhalt** und
- die **Beruhigung** des Patienten.

Kriterien für die Alarmierung des **Notarztes** sind vor allem starke Schmerzen, Schockzeichen und drohender Bewusstseinsverlust. Selbstverständlich besteht für den Patienten Ess-, Trink- und Rauchverbot.

Erweiterte Maßnahmen

Bereits zu den erweiterten Maßnahmen zählen die Anlage mindestens eines sicheren intravenösen **Zugangs** und die Infusion von isotonischen Vollelektrolytlösungen (z. B. Jonosteril®). Anzahl und Größe von Venenzugängen orientieren sich an den Kreislaufverhältnissen (z. B. mindestens zwei großlumige Venenzugänge bei Schock). Erlaubt es der klinische Zustand des Patienten, sollte noch vor Beginn der Maßnahmen Laborblut entnommen werden. Die medikamentöse Therapie durch den Notarzt richtet sich nach dem klinischen Bild und der Schwere der Erkrankung. Bei **Volumenmangelschock** erhält der Patient zusätzlich zu den Vollelektrolytlösungen auch kolloidale Infusionen (z. B. HAES steril® 6 %). Zielwerte sind ein systolischer Blutdruck über 100 mmHg und eine Herzfrequenz unter 100/Min. Bei gastrointestinalen Blutungen ist insbesondere darauf zu achten, dass der systolische Blutdruck im unteren Normbereich gehalten wird und 130 mmHg nicht übersteigt, um bestehende aktive Blutungen nicht länger zu unterhalten bzw. stehende Blutungen nicht zu reaktivieren. Führt die Volumentherapie nicht zum gewünschten Erfolg, kann der Notarzt auch Katecholamine (z. B. Adrenalin, Noradrenalin und Dobutamin, ☞ Kap. 13.2.2) einsetzen, um die Kreislaufsituation zu verbessern. Die **Analgesie** orientiert sich am Schmerztyp. Der Notarzt wird bei kolikartigen Schmerzen vor allem das peripher wirksame Medikament Metamizol (z. B. Novalgin®, ☞ Kap. 13.2.5) zur Analgesie einsetzen und es mit einem Spasmolytikum (z. B. Buscopan®) kombinieren.

Achtung

Eine wesentliche Nebenwirkung von Opiaten ist die Tonuszunahme an glatter Muskulatur, sodass vor allem bei Kolikschmerzen beim Einsatz von Opiaten Vorsicht geboten ist.

Bei Entzündungs- und Perforationsschmerzen können sowohl peripher wirksame Analgetika (z. B. Novalgin®) als auch vorsichtig dosierte Opiate (z.B. Morphin, ☞ Kap. 13.2.5) zum Einsatz kommen.

21.1.4 Gastrointestinale Blutungen

Blutungen in den Verdauungskanal werden gastrointestinale Blutungen (GI-Blutungen) genannt. Die Blutungsquelle **oberer** GI-Blutungen liegt im Ösophagus, Magen oder Zwölffingerdarm, bei **unteren** GI-Blutungen ist der Ursprung der Blutung zwischen Ileum und Rektum zu finden. Die häufigsten **Ursachen** für eine obere GI-Blutung sind im Magen und Zwölffingerdarm lokalisierte Schleimhautdefekte (Ulzerationen) und Ösophagusvarizen. Für eine untere GI-Blutung kommen z.B. entzündliche Darmerkrankungen oder Darmtumoren in Frage.

In der überwiegenden Zahl der Fälle (ca. 80 bis 90 %) treten im Rahmen einer oberen GI-Blutung **Bluterbrechen, Teer- und Blutstühle** auf. Frisches, oral oder anal abgesetztes Blut weist dabei auf eine noch aktive Blutung hin, die lebensbedrohlich sein kann. Meist lässt sich die tatsächlich verloren gegangene Blutmenge vom Rettungsdienst nur ungenau abschätzen, weil nicht exakt festgestellt werden kann, wie viel Blut in den Darm geflossen ist und wie viel erbrochenes bzw. peranal abgesetztes Blut noch vor Eintreffen des Rettungsdienstes weggespült wurde.

Ösophagusvarizenblutung

Ösophagusvarizen sind krankhaft erweiterte Speiseröhrenvenen, die vor allem bei Pfortaderhochdruck im Rahmen einer alkoholbedingten Leberzirrhose entstehen. Als Folge der Leberzirrhose sind die Blutgefäße in der Leber verengt und das Blut staut sich in der Pfortader, da nicht genügend Blut über die Leber zur unteren Hohlvene abfließen kann. Als Folge des Blutrückstaues in der Pfortader bilden sich Umgehungskreisläufe über die Venen der Speiseröhre und der Bauchwand (**Überdruckvarizen**), da das Blut versucht, an der Leber vorbei zum Herzen zu gelangen. Die **Hauptgefahr** besteht im Aufplatzen der erweiterten Speiseröhrenvenen mit einer unmittelbar auftretenden lebensbedrohlichen Blutung (Letalität von ca. 40 bis 60 % bei erstmaliger Blutung).

Gastrointestinale Ulzerationen

Ein **Ulkus** (Geschwür) ist durch einen umschriebenen Haut- oder Schleimhautdefekt gekennzeichnet, der bis in die Muskelschicht reicht (☞ Abb. 21.4). Im Bereich des Verdauungstraktes werden Ulzerationen im Magen (**Ulcus ventriculi**) und Zwölffingerdarm (**Ulcus duodeni,** ☞ Abb. 21.5) unterschieden. Duodenalulzera machen etwa 70 % aller gastrointestinalen Ulzerationen aus.

Ein Ulkus entsteht aufgrund der Zunahme aggressiver Schleimhaut schädigender Faktoren und/oder einer Abnahme Schleimhaut schützender Mechanismen. Normalerweise ist die intakte Schleimhaut von Magen und Zwölffingerdarm gegen das saure Milieu (HCl = Salzsäure) unempfindlich, wenn ausreichend viel Schleim gebildet wird, die Durchblutung der Schleimhaut erhalten ist und die Zellregeneration ungestört verläuft.

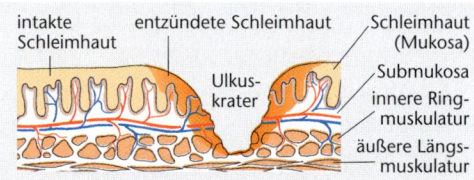

Abb. 21.4: Schematische Darstellung eines Ulkus. Der Substanzdefekt reicht bis in die Muskelschicht hinein. [A400–190]

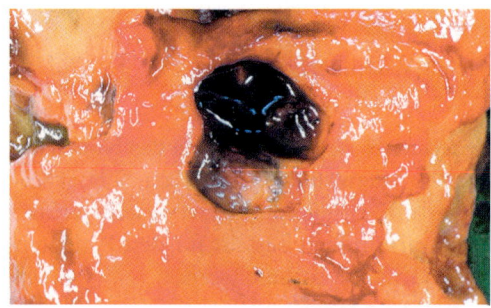

Abb. 21.5: Zwölffingerdarmgeschwür (Ulcus duodeni) [M207]

Die Schleimhaut schädigende **Faktoren** sind z. B.:

- eine übermäßige Magensaftproduktion (Salzsäure und Pepsin)
- Infektionen mit dem Bakterium *Helicobacter pylori*
- Verdauungsenzyme (z. B. Pepsin)
- Medikamenteneinnahme (z. B. ASS, Diclofenac, Ibuprofen, Glukokortikoide).

Für die Entstehung eines **Magenulkus** ist vor allem das Nachlassen schützender Faktoren von Bedeutung. In bis zu 90 % der Fälle wird bei Ulkuspatienten eine Infektion mit dem Bakterium *Helicobacter pylori* gefunden, sodass eine erfolgreiche Therapie auch mit der Gabe von Antibiotika durchgeführt werden kann, sofern das Ulkus vor dem Entstehen von Komplikationen entdeckt wird.

Das Magengeschwür äußert sich durch diffuse Schmerzen im mittleren Oberbauch, Druck- und Völlegefühl meist direkt im Anschluss an eine Mahlzeit, mit Sodbrennen und Erbrechen von saurem Mageninhalt. Die Symptomatik des **Zwölffingerdarmulkus** ist dagegen häufig als punktförmiger Nüchtern- oder Hungerschmerz im Oberbauch (oft nachts) mit einem Schmerzmaximum zwischen Nabel und Mitte des rechten Rippenbogens gekennzeichnet.

21.1.5 Hohlorganverschlüsse (Koliken)

Gallenkolik

10 bis 15 % der Bevölkerung leiden an Gallensteinen. **Gallensteine** bilden sich bei fett-

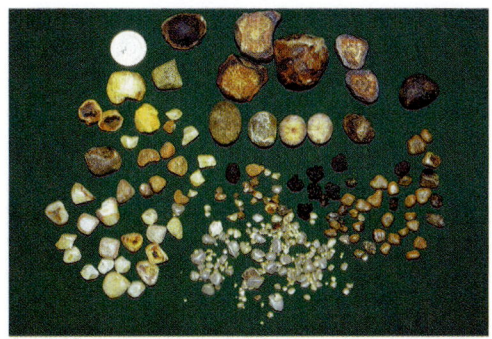

Abb. 21.6: Gallensteine [T173]

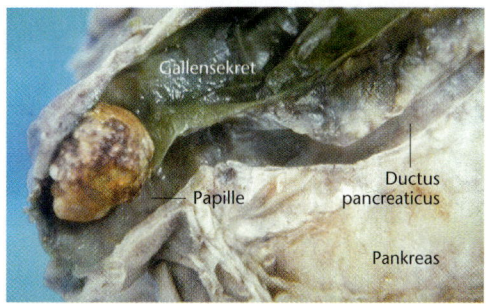

Abb. 21.7: Präparat einer Gallensteineinklemmung [X211]

reicher und ballaststoffarmer Ernährung auf der Grundlage eines Lösungsungleichgewichts der Gallebestandteile. Dabei fallen zu viele Substanzen (z. B. Cholesterin, Kalziumkarbonat, Bilirubin) an, die von dem Lösungsmittel, der **Gallensäure,** nicht mehr ausreichend gelöst werden können (Übersättigung der Galle). Die Folge ist, dass die zuvor gelösten Substanzen ausfallen und eine feste Masse – den Gallenstein – bilden (☞ Abb. 21.6).

Die typische **Gallenkolik** wird durch die Wanderung eines oder mehrerer Gallensteine ausgelöst, wenn die Gallengänge teilweise oder vollständig verlegt werden (☞ Abb. 21.7). Dadurch wird der Galleabfluss in den Zwölffingerdarm behindert oder kommt ganz zum Erliegen. Die Galle staut sich in der Gallenblase auf, obwohl diese nur ein begrenztes Fassungsvermögen hat. Durch Kontraktion der Gallenblase und der Gallengänge gegen den Widerstand der Gallensteine entsteht das klassische Bild der Gallenkolik mit kolikartigen Schmerzen im rechten Oberbauch, die sich auf Druck als Zeichen einer lokalen Abwehrspannung verstärken, sowie mit Schmerzausstrahlung in die rechte Schulter und den Rücken.

Nierenkolik

☞ Kap. 22.2: Urologische Notfälle.

Darmverschluss (Ileus)

Dem Ileus (griech. eilein = einschließen, zusammendrängen) oder **Darmverschluss** liegt eine Unterbrechung der Darmpassage

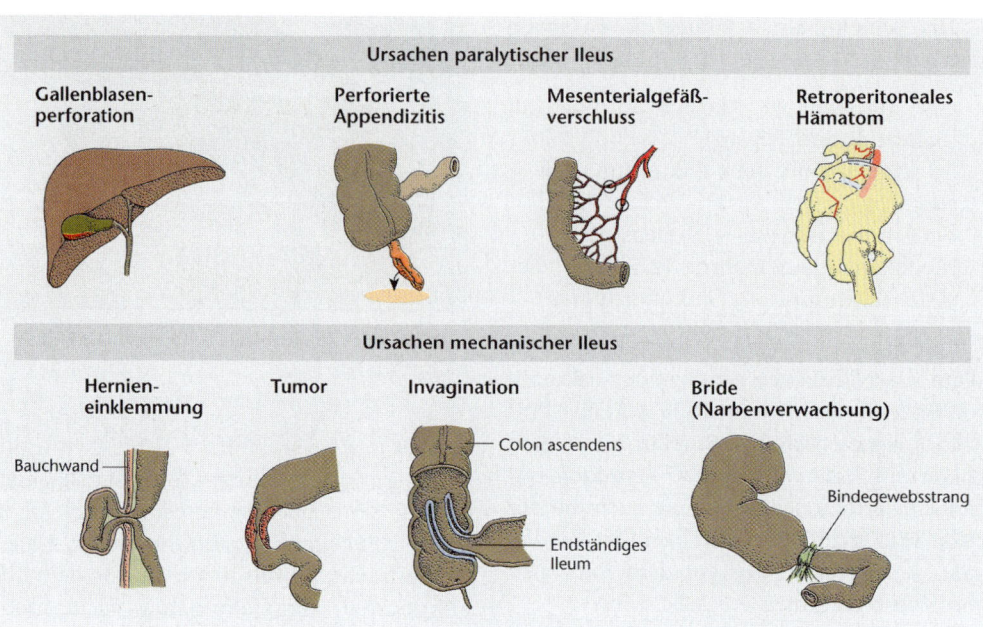

Abb. 21.8: Die häufigsten Ursachen für einen Darmverschluss (Ileus) [A400 – 190]

zugrunde (☞ Abb. 21.8 und 21.9). Je nach Ursache werden zwei Formen des Darmverschlusses unterschieden: der mechanische und der paralytische Ileus.

Der **mechanische Ileus** entsteht durch eine mechanische Verlegung des Darmlumens, d. h. durch Kompression von außen oder Verstopfung von innen. Ursachen für einen mechanischen Ileus können Narbenverwachsungen (Briden), Tumoren und eingeklemmte Hernien sein. Der **paralytische Ileus** hingegen ist ein Darmverschluss, der von einer Lähmung der Darmperistaltik ausgeht, d. h. die Muskulatur, die den Darminhalt fortbewegen sollte, ist gelähmt (paralysiert) und kann diesen nicht mehr transportieren. Zumeist sind schwere entzündliche Prozesse für die Entwicklung eines paralytischen Ileus verantwortlich, z. B. Pankreatitis oder eine Gallenblasenperforation nach Cholezystitis.

Sowohl der mechanische Ileus als auch der paralytische Ileus führen zu einer zunehmenden Flussbehinderung (**Stase**) des Darminhalts. **Folge** dieser Stase ist eine Überdehnung der Darmwand mit

- Flüssigkeits- und Gasansammlung,
- Sauerstoffunterversorgung der Darmwand mit Ischämie, Perforation und Peritonitis sowie
- Eiweiß- und Flüssigkeitsverlusten mit intra- und extrazellulären Störungen des Wasser-Elektrolyt- und des Säure-Basen-Haushalts.

Ausgehend vom Darmverschluss, führt die Gesamtheit der daraus resultierenden Störungen zu massiven Auswirkungen auf den

Merke

Bleibt ein primär mechanischer Ileus unbeachtet, wird er mit zunehmender Dauer durch Erschöpfung und Erschlaffung des Darms in einen paralytischen Ileus übergehen.

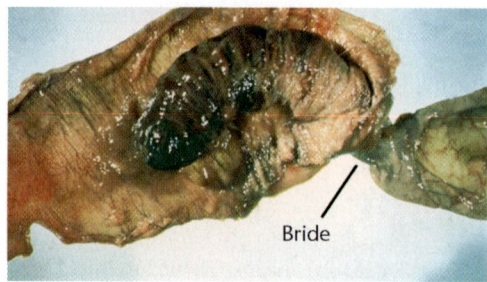

Abb. 21.9: Ileus [K107]

gesamten Organismus, was unbehandelt unaufhaltsam im Multiorganversagen und mit dem Tod endet.

Merke

In der klinischen Praxis gilt: „Über einem Ileus darf die Sonne nicht untergehen."

21.1.6 Entzündungen

Akute Appendizitis

Eine Appendizitis ist die Entzündung des **Wurmfortsatzes** (☞ Kap. 3.6.1). Sie wird durch in die Appendixwand eingedrungene pathogene Keime hervorgerufen. Auslösend oder begünstigend wirken dabei häufig

- eine Verengung des Wurmfortsatzlumens durch Kotsteine, Abknickung oder Narbenstränge mit daraus folgender Entleerungsstörung und
- Darminfektionen.

Aufgrund der entzündlichen Veränderungen kann die Appendixwand perforieren, sodass die Krankheitskeime auf Nachbarorgane übergreifen können (**freie Perforation** mit diffuser Peritonitis). Zu einer **gedeckten Perforation** mit begrenzter, lokaler Peritonitis kommt es, wenn sich durch vorherige Entzündungen Verwachsungen gebildet haben, die eine Verbreitung des eitrigen Sekrets im Abdomen verhindern oder die Perforationsstelle vom großen Netz abgedeckt wird.

Die **Anzeichen** der akuten Appendizitis sind besonders zu Beginn der Entzündung eher unspezifisch. Plötzlich einsetzende, diffuse, viszerale Schmerzen im rechten Ober- und Mittelbauch mit Übelkeit und Erbrechen können auf die Appendizitis hinweisen. Erst nach Stunden, wenn bereits eine lokale peritoneale Reizung vorliegt, verlagern sich die Schmerzen in den rechten Unterbauch (somatischer Schmerz) mit lokaler Abwehrspannung. Mittels Schmerzprovokation an charakteristischen Stellen lässt sich der Verdacht auf eine akute Appendizitis erhärten (☞ Abb. 21.10). Neben den Schmerzen ist eine axillorektale Temperaturdifferenz von

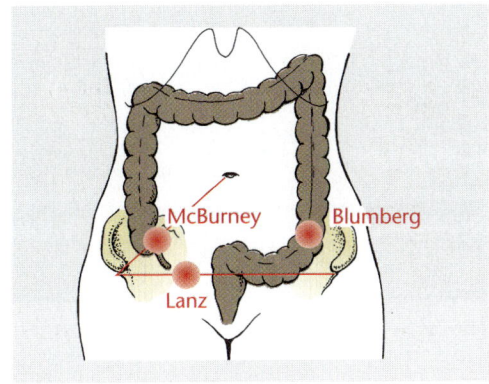

Abb. 21.10: Schmerzpunkte und Schmerz auslösende Manöver bei der Appendizitis:
McBurney-Punkt: Druckschmerz im rechten Unterbauch in einer gedachten Verbindungslinie zwischen Bauchnabel und rechtem vorderen oberen Darmbeinstachel;
Blumberg-Zeichen: Loslassschmerz im linken Unterbauch mit gleichzeitiger Schmerzverstärkung im rechten Unterbauch (Kreuzungsschmerz);
Lanz-Punkt: Druckschmerz über dem Drittel der Wegstrecke auf einer gedachten Verbindungslinie zwischen dem rechten vorderen oberen und dem linken vorderen oberen Darmbeinstachel (rechtsseitiger Drittelpunkt). [A300]

über $1\,°C$ (physiologisch $\sim 0,5\,°C$) ein weiteres wichtiges **Leitsymptom.**

Akute Pankreatitis

Eine **Entzündung der Bauchspeicheldrüse** (Pankreas, ☞ Kap. 3.6.2) wird Pankreatitis (☞ Abb. 21.11) genannt. Meistens wird die akute Pankreatitis durch **Gallensteine** verursacht, die den gemeinsamen Ausführungsgang des Pankreas (Ductus pancreaticus) und der Gallenblase (Ductus choledochus) verstopfen. Diese Blockade führt zu einem Rückstau des Pankreassekrets. Die vom Pankreas produzierten Verdauungsenzyme werden deshalb statt im Darm bereits im Pankreas wirksam und greifen das Pankreasgewebe an. Es kommt zur Selbstverdauung der Bauchspeicheldrüse. Eine weitere häufige Ursache ist der chronische Alkoholmissbrauch.

Anzeichen der akuten Pankreatitis sind Oberbauchschmerzen, die gürtelförmig in

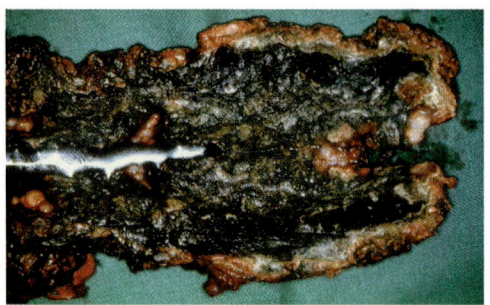

Abb. 21.11: Pankreatitis [X211]

den Rücken ausstrahlen, und eine elastische Bauchdeckenspannung („Gummibauch"). Wegen der Oberbauchbeschwerden sowie bei Herzrhythmusstörungen und EKG-Veränderungen muss ein akutes Koronarsyndrom (☞ Kap. 15.2.1) ausgeschlossen werden.

21.1.7 Gefäßerkrankungen

Akuter Mesenterialarterieninfarkt

Ein akuter Mesenterialarterieninfarkt ist eine plötzliche, meist emboliebedingte **Durchblutungsstörung** darmversorgender Arterien (Mesenterialarterien). Verursacht wird diese Embolie durch Blutgerinnsel, meist aus dem linken Vorhof bei bestehendem Vorhofflimmern (☞ Kap. 9.5.1) oder Mitralklappenstörungen, z.B. nach Endokarditis (☞ Kap. 15.1.4). Der Embolus verschließt in der überwiegenden Zahl der Fälle die obere **Darmarterie,** sodass der betroffene Darmabschnitt nicht mehr ausreichend durchblutet wird und das Gewebe in eine Sauerstoffschuld gerät (Ischämie). Innerhalb weniger Stunden stirbt dann die Darmwand ab (Nekrose).

Zu Beginn der Erkrankung treten diffuse abdominelle **Schmerzen** bei unauffälligem Bauchdeckenbefund ein, die in den Rücken ausstrahlen und einige Stunden anhalten können. Gelegentlich treten bereits in dieser Phase Schockzeichen auf. In Anschluss an die heftigen Schmerzen im Bauchraum folgt ein bis zu zwölf Stunden langes, schmerzfreies Intervall mit relativer Beschwerdefreiheit („fauler Friede", beginnende Darmwandnekrose). Das beschwerdefreie Intervall mündet in das Vollbild des akuten Abdomens (Peritonitis) mit blutigen Stühlen (intestinale Blutung infolge Darmwandnekrose), paralytischem Ileus, Abwehrspannung, Schock und Organversagen. Die Mesenterialarterienembolie ist von einer **hohen Letalität** gekennzeichnet, da die Diagnose meist zu spät gestellt wird und die Ischämietoleranz des Darms äußerst kurz ist.

Bauchaortenaneurysma (BAA)

Das Bauchaortenaneurysma (griech. aneurysma = Ausweitung) ist eine erworbene oder angeborene krankhafte Erweiterung der Gefäßwand der **Bauchschlagader** (Aorta abdominalis), bei der mindestens eine Schicht der Blutgefäßwand (☞ Kap. 3.1.2) degeneriert ist.

Ursachen für die zunehmende Wandschwäche und Erweiterung der Blutgefäßwand (☞ Abb. 21.12) im Alter sind Arteriosklerose, arterielle Hypertonie (☞ Kap. 15.2.3), Herzinsuffizienz und Diabetes mellitus (☞ Kap. 21.2.1). Häufig entwickelt sich ein Bauchaortenaneurysma über viele Jahre, ohne dem Patienten Beschwerden zu bereiten.

Ursächlich für ein Notfallgeschehen ist die lebensbedrohliche Ruptur des Aortenaneurysmas. Das Bauchaortenaneurysma drückt aufgrund seiner Größenzunahme auf die unmittelbar der Bauchaorta benachbarten Spinal- und Eingeweidenerven. Die **gedeckte Ruptur** geht daher mit diffusen Bauch- und Rückenschmerzen einher. Oft-

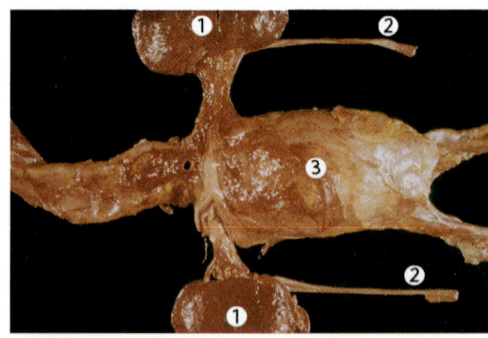

Abb. 21.12: Bauchaortenaneurysma
1 = Nieren, 2 = Harnleiter, 3 = Bauchaortenaneurysma [K107]

mals wird auch eine Schmerzausstrahlung in die Körperflanken, die Leiste, das Genital und die Beine entlang dem Versorgungsgebiet des Ischiasnervs beschrieben. Die **freie Ruptur** des intraabdominellen Aneurysmas geht mit einem plötzlichen **Zerreißungsschmerz** in Rücken und Bauch einher und kann zum Verbluten des Patienten innerhalb von wenigen Minuten führen. Auslöser für die Ruptur sind plötzlicher Blutdruckanstieg, Pressen oder schwere körperliche Anstrengung.

Im Rahmen der **Untersuchung** des Patienten ist es daher wichtig, frühzeitig die Leistenpulse zu ertasten, da diese fehlen oder abgeschwächt sein können. Die Beine können sich im Vergleich zu den oberen Extremitäten auffallend kalt anfühlen. Viele Patienten klagen über ein Völlegefühl, über Übelkeit oder Erbrechen und empfinden einen starken Harndrang.

Achtung

Aufgrund der diffusen Schmerzsymptomatik erfährt das Bauchaortenaneurysma häufig Fehldeutungen als Nierenkolik oder Wirbelsäulenaffektion (z. B. Bandscheibenvorfall). Daher muss bei über 50-jährigen männlichen Patienten, insbesondere bei kardiovaskulären Vorerkrankungen, bei plötzlich eintretendem Rückenschmerz an ein gedeckt rupturiertes Bauchaortenaneurysma gedacht werden.

21.2 Metabolische Notfälle

21.2.1 Diabetes mellitus

Der Begriff Diabetes mellitus wurde im Altertum geprägt und bedeutet wörtlich übersetzt „honigsüßer Durchfluss". Die Bezeichnung entstand, weil der „honigsüße" Geschmack des Urins im Altertum die einzige Möglichkeit darstellte, die Erkrankung zu erkennen, und damals gleichbedeutend mit dem frühzeitigen Tod des Patienten war. Heutzutage wird im Volksmund der Begriff „Zuckerkrankheit" verwendet. Tatsächlich ist der Diabetes mellitus aber eine umfassende **Stoffwechselstörung** des Kohlenhydrat-, Fett- und Eiweißstoffwechsels,

die sich durch einen erhöhten Blut- und Urinzuckergehalt manifestiert. **Ursache** der Erkrankung ist die unzureichende Insulinwirkung an Nerven-, Leber-, Fett- und Muskelzellen, die entweder durch einen Insulinmangel oder eine Unterempfindlichkeit der Gewebe auf Insulin ausgelöst wird.

Diabetes mellitus ist die in der Bevölkerung am häufigsten auftretende Stoffwechselstörung. Schätzungsweise leben in Deutschland sechs Millionen Diabetiker. Insbesondere mit dem Ausmaß der Fehlernährung und des Bewegungsmangels steigt die Zahl der Diabetiker ständig an. Vor dem Hintergrund sich entwickelnder Spätfolgen und akuter Stoffwechselentgleisungen gehören Diabetiker zu den häufigsten Notfallpatienten im Rettungsdienst.

Krankheitsformen des Diabetes mellitus

Nach einem Übereinkommen zwischen verschiedenen internationalen diabetologischen Fachgesellschaften und der Weltgesundheitsorganisation (WHO) werden **vier Hauptgruppen** des Diabetes mellitus unterschieden (☞ Tab. 21.2). Typ-1- und Typ-2-Diabetes spielen unter allen Formen die zentrale Rolle und sollen nachfolgend näher betrachtet werden.

Typ-1-Diabetes

Dem Typ-1-Diabetes (☞ Tab. 21.3) liegt eine **Zerstörung der β-Zellen** in den Langerhans-Inseln des Pankreas zugrunde. Somit ist das Pankreas nicht mehr in der Lage, Insulin zu produzieren, woraus ein absoluter Insulinmangel resultiert. Die Patienten sind auf von außen zugeführtes Insulin angewiesen, was sich in dem früher gebräuchlichen Begriff „insulinabhängiger Diabetes mellitus" (IDDM = insulin dependent diabetes mellitus) ausdrückt.

Hauptursache für die Entwicklung eines Typ-1-Diabetes ist eine **autoimmunologische Reaktion** des Körpers: Vom Körper produzierte Antikörper richten sich gegen körpereigene Zellen und zerstören diese irreversibel (immunologisch bedingter Diabetes mellitus Typ I). Als **Auslöser** für die Auto-

Tab. 21.2: Einteilung des Diabetes mellitus nach Ursachen (WHO-Klassifikation)

I: Typ-1-Diabetes A: immunologisch bedingt B: idiopathisch	Zerstörung der β-Zellen; absoluter Insulinmangel
II: Typ-2-Diabetes	Insulinresistenz mit nachfolgender Insulinsekretionsstörung; relativer Insulinmangel
III: andere Ursachen	8 verschiedene Untergruppierungen
IV: Gestationsdiabetes	in der Schwangerschaft erstmals aufgetretener Diabetes mellitus; erhöhte Gefahr für Schwangerschaftskomplikationen (☞ Kap. 22); Diät halten bzw. Insulin spritzen

immunreaktionen werden aufgrund einer genetischen Verankerung Virusinfektionen (z. B. Mumps, Röteln) und Giftstoffe diskutiert. In der **Folge** kommt es zu einer Entzündungsreaktion des Inselzellgewebes, die allmählich innerhalb von Wochen bis Jahren zu einer vollständigen Zerstörung der β-Zellen führt. Erst wenn etwa 80 % der β-Zellen zerstört sind, kommt es zu klinisch bemerkbaren Krankheitserscheinungen: Je geringer die Anzahl Insulin produzierender β-Zellen, desto geringer ist die verfügbare Insulinmenge, sodass der Blutzuckerspiegel nicht mehr im Normbereich gehalten werden kann. In manchen Fällen entwickelt sich ein insulinpflichtiger Diabetes mellitus, ohne dass Antikörper nachgewiesen werden können (idiopathischer Diabetes mellitus Typ I).

Grundsätzlich kann ein Typ-1-Diabetes in jedem Lebensalter auftreten. Hauptsächlich entwickelt er sich aber im Kindes- und Jugendalter, was den ebenfalls gebräuchlichen Begriff **„juveniler"** oder „jugendlicher" Diabetes mellitus erklärt. Etwa 10 % der Diabetiker leiden an einem Typ-1-Diabetes.

> **Merke**
>
> Typ-1-Diabetes = absoluter Insulinmangel

Typ-2-Diabetes

Dem Typ-2-Diabetes (☞ Tab. 21.3) liegt eine verminderte Ansprechbarkeit der Insulinrezeptoren in den Geweben für Insulin zugrunde (**Insulinresistenz),** sodass der Glukoseeinstrom in die Zellen nachhaltig gestört ist und die Blutglukosekonzentration ansteigt. Wie in einem Teufelskreis erhöht sich die endogene Insulinsekretion aus den β-Zellen der Langerhans-Inseln, ohne dass die gesteigerte Sekretion zu einer verbesserten Insulinwirkung an den Zellen führt. Obwohl also ausreichend Insulin produziert werden kann, ist der Blutzuckerspiegel erhöht (relativer Insulinmangel). Der Typ-2-Diabetes ist folglich nicht insulinabhängig, was den früher gebräuchlichen Begriff NIDDM (non insulin dependent diabetes mellitus) geprägt hat. Insulinresistenz und Insulinsekretionsstörung können aber nach Jahren und Jahrzehnten zu einer vollständigen Erschöpfung der Insulinproduktion führen und damit eine Insulinabhängigkeit auslösen.

Es ist keine eindeutige **Ursache** für den Typ-2-Diabetes bekannt. Allerdings beeinflussen zwei Faktoren entscheidend die Entwicklung des Typ-2-Diabetes:

- **Überernährung:** Dauerhafte Überernährung bei einem Überangebot an Nahrung und missbräuchlicher Auswahl der Nahrungsmittel steigert erheblich die Insulinsekretion, was zu einer Insulinresistenz an den Rezeptoren führt. 90 % der Typ-2-Diabetiker sind übergewichtig.
- **Bewegungsmangel:** Infolge nicht ausreichender Bewegung sinkt die Glukoseaufnahme in die Muskelzellen, sodass die Blutzuckerkonzentration ansteigt. Folgen sind Adipositas (Fettleibigkeit) und Insulinresistenz.

Tab. 21.3: Gegenüberstellung von Typ-1- und Typ-2-Diabetes

	Typ-1-Diabetes	Typ-2-Diabetes
Körperbau	schlank	adipös
Krankheitsbeginn	oft rasch	langsam
Manifestationsalter	< 40. Lebensjahr	> 40. Lebensjahr
Ätiologie	Zerstörung der β-Zellen	Insulinresistenz
körpereigenes Insulin	niedrig bis fehlend	normal bis hoch
Stoffwechsellage	labil, hohe Ketoseneigung	stabil
Insulintherapie	erforderlich	nur bei Erschöpfung der Insulinreserven

Der Typ-2-Diabetes manifestiert sich in der Regel ab dem 40. Lebensjahr (**Altersdiabetes**). Durch Über- und Fehlernährung, Bewegungsmangel und Adipositas tritt der Typ-2-Diabetes zunehmend aber auch bei jüngeren Patienten und Kindern auf, sodass der Begriff „ernährungsbedingter Diabetes" zutreffender ist. Etwa 90 % der Diabetiker leiden an einem Typ-2-Diabetes.

> **Merke**
>
> Typ-2-Diabetes = relativer Insulinmangel

Über die Grundlagen der Langzeit-Diabetestherapie informiert Abb. 21.13.

Begleiterkrankungen des Diabetes mellitus

Vor dem Hintergrund einer vor allem an Blutgefäßen wirksamen Glukosetoxizität gehen mit dem Diabetes mellitus verschiedene Erkrankungen einher, die sich entweder durch den erhöhten Blutzuckerspiegel verschlimmern oder die erst nach langjähriger Diabeteserkrankung entstehen (☞ Abb. 21.14):

- **Typ-1-Diabetes:** Schäden an Kapillaren (Mikroangiopathien)
- **Typ-2-Diabetes:** Schäden an größeren Blutgefäßen im Sinne einer Arteriosklerose (Makroangiopathien).

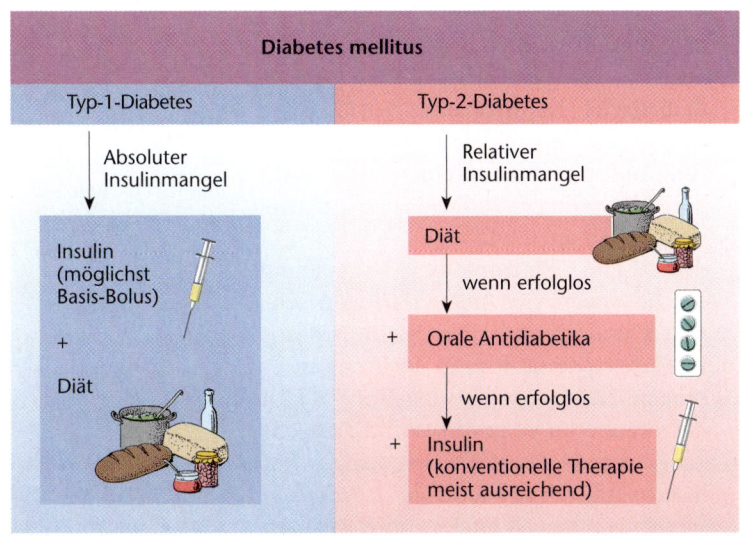

Abb. 21.13: Grundbausteine der Diabetestherapie [L190]

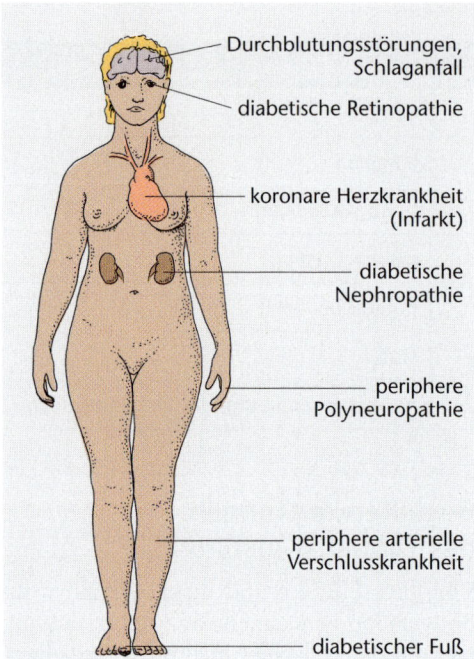

- Durchblutungsstörungen, Schlaganfall
- diabetische Retinopathie
- koronare Herzkrankheit (Infarkt)
- diabetische Nephropathie
- periphere Polyneuropathie
- periphere arterielle Verschlusskrankheit
- diabetischer Fuß

Abb. 21.14: Folgeerkrankungen des Diabetes mellitus [L190]

Mikroangiopathien sind Schädigungen der Kapillaren. Formen der diabetischen Mikroangiopathie sind:

- **diabetische Retinopathie:** Durchblutungsstörungen an der Netzhaut des Auges (☞ Kap. 3.4.2) mit Sehstörungen (Schleier, Verschwommensehen); häufigste Erblindungsursache bei Erwachsenen über 20 Jahre in den Industrienationen,
- **diabetische Nephropathie** (diabetische Glomerulosklerose): Nierenfunktionsstörung mit der Hauptgefahr, eine dialysepflichtige Niereninsuffizienz zu entwickeln (☞ Kap. 22.4),
- **diabetische Neuropathie:** Schädigung des Nervensystems mit vielfältigen sensiblen und motorischen Störungen sowohl des somatischen als auch des autonomen Nervensystems (☞ Kap. 3.3.2); hervorzuheben ist in diesem Zusammenhang, dass bei bestehender diabetischer Neuropathie myokardiale Nekroseschmerzen im Rahmen eines akuten

Myokardinfarkts nicht oder nur abgeschwächt wahrgenommen werden (**„stummer Infarkt"**). Aus diesem Grund schließen fehlende Beschwerden beim Diabetiker einen Herzinfarkt nicht aus, wenn die übrigen klinischen Zeichen (☞ Kap. 15.2.1) ansonsten zutreffen.

Die **Makroangiopathie** entwickelt sich auf der Grundlage einer weit reichenden Stoffwechselstörung mit Hypertonie und Adipositas, zu der auch der Typ-2-Diabetes zählt (metabolisches Syndrom, Syndrom X). Der Makroangiopathie liegt eine Arteriosklerose (☞ Kap. 15.1.2) großer und mittlerer Arterien zugrunde. Derartige Veränderungen liegen oftmals bereits vor, bevor erhöhte Blutzuckerwerte im Sinne eines Typ-2-Diabetes festzustellen sind. **Formen** der diabetischen Makroangiopathie sind:

- koronare Herzkrankheit (☞ Kap. 15.1.3)
- zerebrale Durchblutungsstörungen (☞ Kap. 17.2)
- periphere arterielle Verschlusskrankheit (pAVK)
- diabetischer Fuß.

Insbesondere im Krankentransport kommt es nicht selten vor, dass Diabetiker mit teilweise amputierten unteren Gliedmaßen (z. B. Vorderfuß) transportiert werden müssen. Die **Amputation** steht am Ende einer langen Kette von Komplikationen der Diabeteserkrankung.

Der so genannte **„diabetische Fuß"** entsteht durch Schäden an den peripheren Nervenbahnen, insbesondere der Beine, die sich durch dauerhaft schlechte Blutzuckereinstellung bilden (diabetische Polyneuropathie). Dadurch werden kleine Verletzungen an den Füßen kaum noch wahrgenommen. In der Folge können sich Geschwüre mit sehr schlechter Heilungstendenz entwickeln (diabetischer Fuß).

Hyperglykämie und Coma diabeticum

Als Hyperglykämie (☞ Abb. 21.15) werden zwei zur Bewusstlosigkeit (Coma diabeticum) führende Formen lebensbedrohlicher

Stoffwechselentgleisungen des Diabetes mellitus zusammengefasst, deren gemeinsames **Merkmal** ein erheblich erhöhter Blutzuckerspiegel im Blut mit Störungen im Wasser-Elektrolyt-Haushalt ist. Die Hyperglykämie kann ausgelöst werden durch:

- eine Unterbrechung der exogenen **Insulinzufuhr** (z. B. unzureichende oder unterlassene Insulininjektionen)
- einen erhöhten **Insulinbedarf,** ohne die Insulinmenge anzupassen (z. B. bei Infekten, Stress, Erbrechen).

Ketoazidotisches Koma

Das ketoazidotische Koma tritt überwiegend bei Typ-1-Diabetikern auf. Der Insulinmangel führt zum Anstieg der Blutglukosekonzentration und zu einem vermehrten Abbau von Fett in Fettsäuren. Die Fettsäuren häufen sich dann im Körper an und werden nur noch unvollständig zu Ketonkörpern abgebaut, was eine Übersäuerung des Körpers zur Folge hat (**metabolische Azidose,** ☞ Kap. 3.9.2). Dies führt zu einer unnormal tiefen Atmung (Kußmaul-Atmung), um die überschüssigen Säuren abzuatmen.

> **Merke**
>
> Die wichtigsten Warnzeichen einer Ketoazidose sind:
> - Azetongeruch in der Atemluft (riecht nach Nagellack oder obstartig)
> - tiefes Atmen (Kußmaul-Atmung).

Hyperosmolares Koma

Das hyperosmolare Koma ist das Koma des **Typ-2-Diabetikers.** Wegen der noch bestehenden Restsekretion von Insulin ist der Fettstoffwechsel nicht beeinträchtigt, d. h. der Abbau der Fette wird noch ausreichend gehemmt. Daher werden auch keine Ketonkörper gebildet und es entwickelt sich keine metabolische Azidose.

Die Hauptgefahr liegt vielmehr in beträchtlichen Wasser- und Elektrolytverlusten, weil der erhöhte Blutzuckergehalt zu einer hohen Ausscheidung von Glukose mit dem Urin (**Glukosurie**) führt, der gleichzeitig große Volumenmengen an Was-

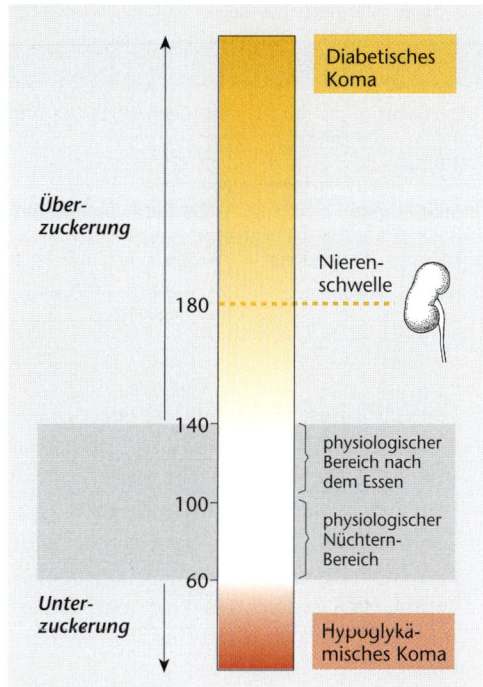

Abb. 21.15: Blutzuckerspiegel (alle Angaben in mg/dl und mmol/l). Unterhalb eines Wertes von 50 mg/dl (2,8 mmol/l) liegt eine Hypoglykämie (Unterzuckerung) vor, oberhalb von 120 bis 140 mg/dl (6,7 bis 7,8 mmol/l) eine Hyperglykämie (Überzuckerung). Ab einer Blutglukosekonzentration von etwa 180 mg/dl (10,0 mmol/l) ist die Nierenschwelle überschritten, d. h. die Niere schafft es nicht mehr, die filtrierte Glukose zu resorbieren und ins Blut zurückzuführen. Folglich wird Glukose über den Urin ausgeschieden (Glukosurie), was von einer verstärkten Wasserausscheidung begleitet wird (osmotische Diurese). [L190]

ser und Elektrolyten (**osmotische Diurese**) folgen. Es entwickelt sich ein Volumenmangel mit Exsikkose, der über die Verschiebung des Wasser- und Elektrolyt-Haushaltes in die Bewusstseinstrübung einmündet.

Symptome

Eine Hyperglykämie entwickelt sich langsam über Stunden bis Tage zum Coma diabeticum. Dabei fehlen im Frühstadium oft spezifische klinische Zeichen. Beide Formen des Coma diabeticum verlaufen in **zwei Phasen** und unterscheiden sich in ihrer klinischen Manifestation kaum (☞ Tab. 21.4):

Tab. 21.4: Vergleich zwischen ketoazidotischem und hyperosmolarem Koma

	ketoazidotisches Koma	hyperosmolares Koma
Blutzucker	< 600 mg/dl (33 mmol/l)	> 600 mg/dl (33 mmol/l)
Letalität	5 – 20 %	40 – 60 %
Insulinmangel	absoluter Insulinmangel	relativer Insulinmangel
metabolische Azidose (☞ Kap. 3.9.3)	• Azetongeruch in der Ausatemluft • Kußmaul-Atmung • Erbrechen	• fehlende Kußmaul-Atmung • fehlender Azetongeruch in der Ausatemluft

- Die **Frühphase** (Präkoma) ist von der beginnenden Hyperglykämie, Glukosurie mit osmotischer Diurese und Azidose (nur bei der ketoazidotischen Form!) gekennzeichnet. Die Patienten klagen über zunehmende Appetitlosigkeit oder Völlegefühl, ein gesteigertes Durstempfinden und eine Polyurie (Harnflut) mit wasserklarem Urin.
- Die **Spätphase** (Koma) umfasst zusätzlich die Zeichen eines ausgeprägten Volumenmangels, einer intrazellulären Dehydratation (Austrocknung) und Kußmaul-Atmung (nur beim ketoazidotischen Koma). Die Patienten sind bewusstseinsgetrübt (unruhig, verwirrt bis hin zu Apathie und Bewusstseinsverlust).

Achtung

Das Ausmaß des intrazellulären Flüssigkeitsverlustes wird beim Coma diabeticum oft unterschätzt. Wegen des verstärkten Flüssigkeitseinstroms aus den Zellen in die Blutgefäße, macht sich der Flüssigkeitsverlust, der bis zu 10 l betragen kann, in Form von ausgeprägten Schockzeichen nur selten bemerkbar. Leitsymptom bleibt daher bei hohen Blutzuckerwerten die Bewusstseinsstörung.

Basismaßnahmen

Zur Überwachung der Vitalfunktionen wird das übliche Monitoring (EKG, Blutdruck, Pulsoxymetrie) herangezogen und während der gesamten präklinischen Versorgung weitergeführt. Der **Blutzuckerbestimmung** mittels Teststreifen kommt eine besondere Bedeutung zu. Entscheidend ist, ob die komaauslösende Ursache eine Hyperglykämie

ist. Wache Patienten werden kreislaufabhängig in Schock- oder Oberkörperhochlage gelagert. Die Sauerstoffgabe orientiert sich am Patientenzustand (z. B. 4 bis 6 l/Min. über eine Sauerstoffbrille bei wachen Patienten). Maßnahmen zum Wärmeerhalt und der beruhigende Zuspruch gehören ebenfalls zu den Basismaßnahmen. Sobald es der Patientenzustand zulässt, wird die **Anamnese** erhoben (v. a. bekannter Diabetiker, Typ, Diabetiker-Pass, Medikation). Die Indikation zur Notarztalarmierung ergibt sich aus dem Bewusstseinszustand des Patienten und dem Volumendefizit.

Bei den **erweiterten Maßnahmen** durch den Notarzt steht die Flüssigkeits- und Elektrolytsubstitution an erster Stelle. Dazu wird zunächst ein ausreichend großlumiger periphervenöser Zugang gelegt und Laborblut abgenommen. Daran schließt sich eine großzügige Flüssigkeitstherapie mit kristalloiden Infusionen (z. B. Jonosteril®) an. Richtwert bei der Infusionsbehandlung ist etwa ein Liter innerhalb der ersten Stunde. Bei älteren, evtl. herz- und niereninsuffizienten Patienten muss die Volumenbelastung kritisch durch den **Notarzt** abgewogen werden. Bei Verlust der Schutzreflexe muss der Patient zum Aspirationsschutz, ggf. nach Narkoseeinleitung, intubiert und beatmet werden (☞ Kap. 14).

Hypoglykämie und hypoglykämischer Schock („Zuckerschock")

Die Hypoglykämie ist die häufigste Nebenwirkung der Diabetestherapie durch Insulin und orale Antidiabetika und der häufigste stoffwechselbedingte **Notfall** im Rettungsdienst. Definitionsgemäß liegt eine Hypoglykämie bei einem Blutzuckerwert unter 50 mg/dl (2,8 mmol/l) vor ($\Rightarrow$ Abb. 21.15). Als hypoglykämischer Schock wird eine schwere Hypoglykämie verstanden, die mit Anzeichen einer Schocksymptomatik (kaltschweißig; graue, fahle Haut) und Bewusstseinsverlust einhergeht. Insbesondere Patienten mit **Typ-1-Diabetes** neigen zu schweren Hypoglykämien, weil die normnahe Einstellung des Blutzuckers mit Insulin (intensivierte Insulintherapie, häufig auch durch am Körper getragene Insulinpumpen) schon bei kleinen Unachtsamkeiten zum hypoglykämischen Schock führt und im Gegensatz zum Typ-2-Diabetes keine Unterempfindlichkeit der Rezeptoren für Insulin besteht.

Ursachen der Unterzuckerung

Die **Überdosierung** von Insulin oder von oralen Antidiabetika (z. B. Euglucon®) ist die Hauptursache einer Hypoglykämie bei Diabetikern. Zum größten Teil erfolgt die Überdosierung unabsichtlich, z. B. bei

- fehlerhaftem Gebrauch von Pens oder Insulinpumpen,
- Verwechslung des Insulinpräparates oder
- Auslassen von Mahlzeiten **ohne** Anpassung der Insulindosis.

Symptome

Ein hypoglykämischer Schock kann sich innerhalb von Minuten entwickeln. Allerdings wird die körperliche Wirkung einer Hypoglykämie nicht von der absoluten Blutzuckerhöhe, sondern von der **Geschwindigkeit** des Blutzuckerabfalls bestimmt. So können Patienten mit einem zu hoch eingestellten Blutzuckerspiegel, der beispielsweise durchschnittliche BZ-Werte von über 250 mg/dl (13,9 mmol/l) aufweist, bereits bei einem Blutzuckerspiegel von etwa 100 mg/dl (5,5 mmol/l) Symptome der Unterzuckerung aufweisen. Andererseits können nahezu normoglykämisch eingestellte Diabetiker erst bei einem BZ-Wert von 30 bis 35 mg/dl (1,7 bis 1,9 mmol/l) Symptome bemerken, oder sie nehmen diese angesichts des Ge-

wöhnungseffekts gar nicht mehr wahr und werden ohne Warnsymptome sofort bewusstlos.

Merke

Die Symptome einer Hypoglykämie hängen nicht von der absoluten Höhe des BZ-Wertes ab, sondern vielmehr von der Schnelligkeit des Blutzuckerabfalls.

Die Symptome ergeben sich aus den Mechanismen der Gegenregulation und durch den Glukosemangel im Gehirn, sodass drei unscharf verlaufende Phasen unterschieden werden können:

- **parasympathische Reaktion:** Heißhunger, Müdigkeit, Schwächegefühl mit Kollapsneigung, Übelkeit und Erbrechen
- **sympathische Reaktion:** Angst, Unruhe, Kaltschweißigkeit, Hautblässe, Tremor, Tachykardie, Mydriasis
- **zentralnervöse Reaktion:** Kopfschmerzen, Schwindel, Koordinationsstörungen, Sehstörungen, Konzentrationsstörungen, Verhaltensauffälligkeiten (Apathie, Euphorie, Verstimmung, Verwirrtheit, Wutausbrüche, Aggression), Halbseitenlähmung, Sprachstörungen, Halluzinationen, primitive Automatismen (Schmatzen, ungezieltes Greifen, Grimassieren), zerebrale Krampfanfälle, Somnolenz, Koma, zentrale Atem- und Kreislaufregulationsstörungen.

Merke

Die Hypoglykämie ist das Chamäleon der Notfallmedizin. Es können alle neurologischen Störungen wie zerebrale Krampfanfälle, Lähmungen und psychische Auffälligkeiten vorkommen.

Basismaßnahmen

Dem **Blutzucker-Test** mit Kapillarblut aus der Fingerbeere oder dem Ohrläppchen kommt besondere Bedeutung zu. Auf die Blutzuckerbestimmung mit venösem Blut muss verzichtet werden, weil es zu Fehlmessungen mit zu niedrigen BZ-Werten kommen kann.

Besonders beim hypoglykämischen Schock ist die gewissenhafte und umfassende

Notfalldiagnostik entscheidend: Neben der Kontrolle der **Vitalfunktionen** (BAK-Schema) dürfen der **erweiterte Basischeck** mit EKG-Anlage, Puls- und Blutdruckmessung, Bestimmung der Sauerstoffsättigung sowie die Suche nach Begleitverletzungen infolge Sturz nicht vernachlässigt werden, um andere Ursachen einer Bewusstseinsstörung oder Folgen der Hypoglykämie nicht zu bersehen. Das Monitoring wird kontinuierlich betrieben. Die in Abhängigkeit vom Patientenzustand gleichzeitig zu erhebende (Fremd-)**Anamnese** zielt speziell auf Fragen zu Vorerkrankungen (bekannter Diabetiker?), Dauermedikation (Insulin? orale Antidiabetika?) und Dauer der Bewusstlosigkeit.

Bei **Bewusstseinsverlust** ist umgehend ein Notarzt anzufordern. Der Patient wird in stabiler Seitenlage gelagert und es werden weitere Maßnahmen zum Freimachen und Freihalten der Atemwege eingeleitet. Außerdem erhält er mindestens 4 bis 6 Liter Sauerstoff pro Minute, z. B. über eine Nasenbrille. Bei Unterkühlung sind zusätzlich Maßnahmen gegen weiteren Wärmeverlust zu ergreifen (☞ Kap. 19.4.1).

Bei wachen, aber in Folge der Hypoglykämie aggressiven Patienten steht der **Eigenschutz** mit einem primär zurückhaltenden Vorgehen und beruhigendem Zuspruch im Vordergrund. Sind die Patienten noch ausreichend wach und kooperativ, kann die Hypoglykämie relativ einfach und schnell kausal angegangen werden: Um der Gefahr von Hirnschädigungen durch eine länger anhaltende Unterzuckerung zu begegnen, ist dem wachen Patienten so früh wie möglich **Glukose** zuzuführen. Dafür kommen oral gereichte, rasch wirksame Kohlenhydrate, wie Traubenzucker oder Fruchtsäfte, in Frage. Zusätzlich verabreichte, lang wirksame Kohlenhydrate, wie eine Scheibe Brot, verhindern das erneut schnelle Abfallen des Blutzuckers.

Merke

Die orale Zuckerzufuhr ist nur bei wachen und kooperativen Patienten mit ausreichend erhaltenen Schutzreflexen (→ Aspirationsschutz) durchführbar.

Ist der Patient bewusstseinsgetrübt oder nicht kooperativ, muss durch den herbeigerufenen Notarzt **Glukose** über einen in einer möglichst großen Vene (Unterarm, Ellenbeuge) platzierten periphervenösen Zugang verabreicht werden. Auf diese Weise kann eine durch die Glukosegabe ausgelöste schmerzhafte Venenreizung abgemildert werden. Als Infusionslösungen dienen kristalloide Vollelektrolytlösungen (z. B. Jonosteril®). Die Glukosegabe muss streng intravenös erfolgen. Bei versehentlicher paravenöser Applikation drohen ansonsten schwere Gewebenekrosen bis zum Verlust der Extremität.

21.2.2 Coma hepaticum

Das Coma hepaticum (**Leberkoma**) kann sowohl Ausdruck eines akuten Leberversagens als auch einer chronischen Leberschädigung sein. Aufgrund einer verminderten oder fehlenden Entgiftungsfunktion kann die Leber den im Stoffwechsel anfallenden **Ammoniak** (NH_3) nicht mehr effizient aus dem Blut entfernen, sodass der toxische Ammoniak in hoher Konzentration ins Gehirn gelangt und eine Schädigung des zentralen Nervensystems (hepatische Enzephalopathie) mit neuropsychiatrischen Symptomen bis zum Koma verursacht.

Bei den verschiedenen Erkrankungen der Leber können verhältnismäßig einheitliche und unspezifische pathophysiologische Reaktionsmuster beobachtet werden, die sich untereinander verstärken können:

- **Verfettung:** Fetteinlagerung in das Leberparenchym infolge Alkoholabhängigkeit, Typ-2-Diabetes, Fettstoffwechselstörungen, Übergewicht oder toxischer Medikamentenwirkungen
- **Cholestase:** Abflussstörung der Galle mit Retention gallepflichtiger Substanzen im Blut durch Entzündung, Verfettung, Zirrhose, Schock oder mechanische Hindernisse (z. B. Gallenstein)
- **Hepatopathien:** Leberentzündung durch virale Infektionen (Virushepatitis), Medikamente (z. B. Paracetamol) oder hepato-

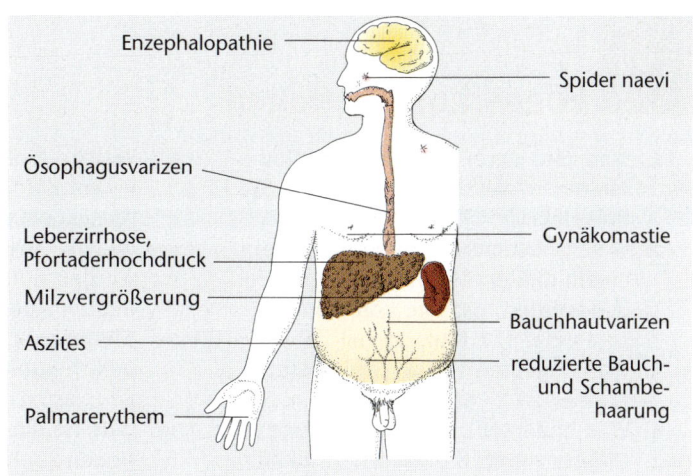

Enzephalopathie

Spider naevi

Ösophagusvarizen

Leberzirrhose, Pfortaderhochdruck

Gynäkomastie

Milzvergrößerung

Aszites

Bauchhautvarizen

reduzierte Bauch- und Schambe- haarung

Palmarerythem

Abb. 21.16: Die wichtigsten Symptome bei Lebererkran- kungen [A400 – 190]

toxische Substanzen (z. B. Alkohol) mit akuter oder chronischer Verlaufsform
• **Zirrhose:** irreversible Bindegewebsver- mehrung mit Leberzellnekrosen und Par- enchymverlust infolge Verfettung, Cho- lestase oder Entzündung.

Das Leberkoma kann auf zwei Wegen ver- laufen:

• **Leberausfallkoma:** reversible Funktions- störung des zentralen Nervensystems bei vorbestehender chronischer Leberer- krankung (meistens Leberzirrhose)
• **Leberzerfallskoma:** akute Leberfunkti- onsstörung mit Bewusstseinsstörungen auf der Grundlage einer akuten Erkran- kung (z. B. Intoxikationen mit Paracet- amol oder Knollenblätterpilz, fulminant verlaufende Hepatitis, Schock).

Symptome

Das Leitsymptom des Leberkomas ist die **Bewusstseinsstörung,** die mit für Leber- erkrankungen typischen Symptomen ver- bunden ist (☞ Abb. 21.16):

• Ikterus
• Aszites
• Foetor hepaticus (süßlich-fauliger Leber- geruch)
• braun verfärbter Urin, entfärbter Stuhl, Fettstühle
• Kratzspuren bei starkem Juckreiz.

Basismaßnahmen

Wegweisend sind die **Anamneseerhebung** und der **Basischeck.** Besonders Vorerkran- kungen der Leber, bekannte leberschädigen- de Einflüsse (Alkohol) und Risikofaktoren **(Reiseanamnese)** müssen erfragt werden. Bei der körperlichen Untersuchung werden in erster Linie der Aszites, der Lebergeruch und die gelbe Hautfarbe auffallen.

Die Basismaßnahmen umfassen:

• Kontrolle und Sicherung der Vitalfunk- tionen
• kontinuierliches Monitoring: EKG, Blut- druck, Pulsoxymetrie
• bei erhaltenem Bewusstsein: Lagerung mit leicht erhöhtem Oberkörper
• Sauerstoffgabe in Abhängigkeit von der Sauerstoffsättigung (z. B. 4 – 8 l/Min. über Maske).

Die Patienten werden engmaschig über- wacht und zumeist in notärztlicher Beglei- tung einer intensivmedizinischen Betreuung zugeführt.

Wiederholungsfragen

1. Was wird unter dem Begriff „akutes Abdomen" verstanden? Nennen Sie Beispiele. (☞ Kap. 21.1.1)

2. Welche Schmerztypen können bei einem akuten Abdomen unterschieden werden und wie kommen sie zustande? (☞ Kap. 21.1.1)

3. Was bedeuten Druck- und Loslassschmerz? (☞ Kap. 21.1.1)

4. Was bedeutet „Abwehrspannung"? Differenzieren Sie zwischen lokaler und generalisierter Abwehrspannung. (☞ Kap. 21.1.1)

5. Was ist „Aszites" und bei welchen Erkrankungen kann er beobachtet werden? (☞ Kap. 21.1.1)

6. Wie kann sich die Peristaltik bei einem akuten Abdomen verändern? (☞ Kap. 21.1.1)

7. Bei welchen Erkrankungen des akuten Abdomens kann sich ein Volumenmangelschock entwickeln? (☞ Kap. 21.1.1)

8. Wann ist Erbrechen ein wichtiges klinisches Alarmsignal? (☞ Kap. 21.1.1)

9. Wie kommt Bluterbrechen zustande? Geben Sie Beispiele. (☞ Kap. 21.1.1)

10. Wie entstehen Teer- und Blutstuhl und wann treten sie auf? (☞ Kap. 21.1.1)

11. Was bedeutet „Pfortaderhochdruck"? Welche Ursachen gibt es? (☞ Kap. 21.1.1)

12. Was ist ein Ikterus und welche Ursachen kann er haben? (☞ Kap. 21.1.1)

13. Erläutern Sie die Bedeutung der Anamnese bei Patienten mit akutem Abdomen und nennen Sie Beispiele für anamnestische Zusammenhänge. (☞ Kap. 21.1.1)

14. Welche Gefahren und Komplikationen drohen bei einem akuten Abdomen? Erläutern Sie die Begriffe und geben Sie Beispiele. (☞ Kap. 21.1.2)

15. Welche diagnostischen Maßnahmen dienen bei einem akuten Abdomen im Rettungsdienst zur Befunderhebung? (☞ Kap. 21.1.3)

16. Welche Basismaßnahmen sind bei einem akuten Abdomen zu treffen? Was ist eine Knierolle? (☞ Kap. 21.1.3)

17. Welche erweiterten Maßnahmen werden üblicherweise bei einem akuten Abdomen getroffen? Nehmen Sie insbesondere Stellung zu Volumentherapie und Analgesie. (☞ Kap. 21.1.3)

18. Was ist ein Ulkus, wo sind Ulzerationen im Abdomen lokalisiert, welche Ursachen können einem Ulkus zugrunde liegen, welche Komplikationen drohen und welche Symptome können beobachtet werden? (☞ Kap. 21.1.4)

19. Was ist ein Ileus, welche beiden Hauptformen können unterschieden werden und welche Ursachen können diese haben? Welche pathophysiologischen Veränderungen treten auf und welche Leitsymptome sind charakteristisch? (☞ Kap. 21.1.5)

20. Worum handelt es sich bei einer Appendizitis, welche Auslöser führen sie herbei und welche Komplikationen drohen? Erläutern Sie die Leitsymptome und typischen Schmerzpunkte. (☞ Kap. 21.1.6)

21. Wie kann es zu einer Pankreatitis kommen, und welche Komplikationen können eintreten? Beschreiben Sie die klinischen Leitsymptome. (☞ Kap. 21.1.6)

22. Worum handelt es sich bei einem Mesenterialinfarkt, welche Ursachen kommen in Frage und wie entwickelt sich die klinische Symptomatik? Bei welchen Patienten muss insbesondere an einen Mesenterialinfarkt gedacht werden? (☞ Kap. 21.1.7)

23. Was ist ein Bauchaortenneurysma? Welche Symptome treten bei einem (gedeckt) rupturierten Bauchaortenaneurysma auf und wie kommen diese zustande? (☞ Kap. 21.1.7)

24. Welche beiden Hauptformen werden bei Diabetes mellitus unterschieden?

Worin bestehen die Unterschiede zwischen beiden Formen? Welche Langzeittherapie erwarten Sie bei Diabetikern? (☞ Kap. 21.2.1)

25. Mit welchen Sekundärerkrankungen müssen Sie bei Diabetes mellitus rechnen? Erläutern Sie ihre Bedeutung für die Notfall- und Rettungsmedizin. (☞ Kap. 21.2.1)

26. Was ist ein Coma diabeticum und welche Verlaufsformen kann es nehmen? Nennen Sie Ursachen für die Entwicklung eines Coma diabeticum und beschreiben Sie die auftretenden Symptome. Wie sieht die präklinische Therapie aus? (☞ Kap. 21.2.1)

27. Wann liegt eine klinisch relevante Hypoglykämie vor und aufgrund welcher Ursachen kann sie entstehen? Wie äußert sich eine Hypoglykämie und wie erklären sich die Symptome? Beschreiben Sie das therapeutische Vorgehen bei Hypoglykämie. (☞ Kap. 21.2.1)

28. Warum muss bei Glukose-Injektion darauf geachtet werden, dass sie streng intravenös gegeben wird? (☞ Kap. 21.2.1)

29. Welche klinischen Unterschiede bestehen zwischen Coma diabeticum und einem hypoglykämischen Schock? (☞ Kap. 21.2.1)

Urologische und nephrologische Notfälle 22

Jürgen Luxem

Die **Urologie** ist das medizinische Fachgebiet, das sich mit Erkrankungen und Verletzungen des männlichen Urogenitalsystems und des weiblichen Harnsystems befasst. Die **Nephrologie** ist ein Schwerpunktgebiet der Inneren Medizin und umfasst Erkrankungen der Nieren.

Urologische und nephrologische Notfälle sind seltene Einsatzindikationen im Rettungsdienst. Im Krankentransport werden häufig Patienten mit chronischen Nierenerkrankungen (z. B. Dialysetransporte) transportiert. Die Ätiologien der wichtigsten **Erkrankungsbilder** sind:

- Störung der Hodendurchblutung aus mechanischer Ursache: **Hodentorsion**
- Störungen des Harnabflusses: **Nieren- und Harnleiterkolik**
- Störungen der Harnblasenentleerung: **Harnverhalt**
- Störungen der Harnbereitung: **Niereninsuffizienz**
- Verletzungen: **Trauma** des Urogenitaltraktes, z. B. im Rahmen eines Abdominaltraumas.

22.1 Hodentorsion

Von einer Hodentorsion sind besonders **Jugendliche** und junge Erwachsene betroffen. Bisweilen kann sie auch bei Kleinkindern und erwachsenen Männern auftreten.

Unter einer Hodentorsion wird eine Drehung des Hodens und Samenstrangs (☞ Kap. 3.7.3) um die Längsachse verstanden. Diese Drehung wird als **Stieldrehung** bezeichnet. In der Folge wird das betroffene Hodengewebe nicht mehr ausreichend durchblutet und der Blutabfluss aus dem Hoden ist gestört. Wartet man zu lange, kann es dadurch zum Absterben des Hodens kommen.

Ob der Hoden durch den Blutmangel bereits Schäden erlitten hat oder ob er sich wieder erholen kann, hängt entscheidend davon ab, wie lange die Torsion schon besteht. Eine frühzeitige Operation innerhalb der ersten sechs Stunden erhöht die Heilungschancen.

Symptome

Typische Symptome einer Hodentorsion sind plötzlich auftretende starke Schmerzen im Hodensack (**Skrotum**). Hinzu kommen oft eine Ausstrahlung der Schmerzen in Leiste und Unterbauch sowie eine Schwellung des Skrotums, zum Teil mit Rötung. Der starke Schmerzreiz verursacht häufig **vegetative Symptome** wie Übelkeit, Erbrechen und Tachykardie.

Basismaßnahmen

Zunächst wird die Krankengeschichte durch Befragung des Patienten (bestehender Infekt, vorausgegangene Tätigkeiten, Schmerzanamnese) erhoben. Danach ist die **Inspektion** des Hodens (Rötung, Schwellung, ☞ Abb. 22.1) wegweisend für die Verdachtsdiagnose. Oft wird die Diagnose Hodentorsion aber schon allein anhand der typischen Beschwerden und des Alters gestellt werden können.

Zur **Überwachung** wird ein Monitoring, bestehend aus Puls- und Blutdrucküberwachung, Pulsoxymetrie und EKG, begonnen und bis zur Übergabe in der Klinik fortgeführt. Bei Entzündungszeichen sollte Fieber gemessen werden.

Der Patient wird mit leicht gespreizten Beinen flach auf dem Rücken gelagert, um möglichst keine Druckbelastung auf den Hoden zu geben. Dabei gilt, dass sich der Patient seine Schonhaltung nach Möglichkeit selbst wählen sollte. Bei Schockzeichen und zur wirkungsvollen Schmerzbekämpfung ist es notwendig, den **Notarzt** hinzuzuziehen.

Zu den erweiterten Maßnahmen zählen das Schaffen eines periphervenösen Zugangs mit Infusion von kristalloiden Lösungen sowie eine durch den Notarzt durchgeführte Analgesie des Patienten.

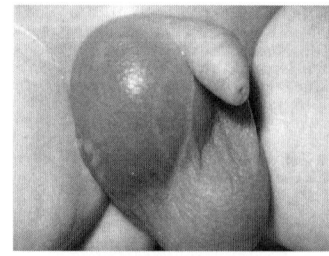

Abb. 22.1: Hodentorsion bei einem Jungen [A300]

22.2 Nieren- und Harnleiterkolik

Eine Nieren- oder Harnleiterkolik kann als Folge eines chronischen Harnsteinleidens (**Nephro- oder Urolithiasis**) auftreten. Das **Harnsteinleiden** ist in den wohlhabenden Industrienationen ein häufig anzutreffendes Krankheitsbild (ca. 4 bis 5 % der Bevölkerung).

Die **Ursachen** einer Harnsteinbildung sind vielfältig und nicht für alle Steinarten vollständig geklärt. Die Entstehung von Harnsteinen wird jedoch durch die Lebensweise, Stoffwechselerkrankungen und therapeutische Maßnahmen (Einnahme bestimmter Medikamente) begünstigt.

Grundprinzip der Harnsteinbildung ist die Übersättigung des Urins mit bestimmten Stoffen, aus denen ein Stein zusammengesetzt ist. Durch die erhöhte Konzentration fallen die zuvor gelösten Stoffe aus und bilden Kristalle, die später zu sichtbaren Steinen heranwachsen. Die meisten Harnsteine enthalten Kalzium als Kernbestanteil. Über zwei Drittel (ca. 70 %) der Steine bestehen aus Kalziumoxalat, jeweils rund 10 % aus Magnesiumammoniumphosphat, Kalziumphosphat und Harnsäure (**Urate**). Auch Mischsteine kommen häufig vor.

Die **Harnsteingröße** reicht von Reiskorn-, Erbsen- und Linsengröße bis zu einer Steingröße, die das ganze Nierenbecken ausfüllen kann (☞ Abb. 22.2). Führt ein Harnstein in Abhängigkeit von seiner Größe zu einer Verlegung der ableitenden Harnwege mit Abflussbehinderung und Harnaufstau, sind kolikartige Schmerzen die Folge.

Bevorzugte Stellen für eine Verlegung durch Harnsteine sind der Nierenkelchhals und die physiologischen **Engstellen** des Harnleiters am Abgang des Harnleiters aus dem Nierenbecken, am Übergang in das kleine Becken und am Durchtritt durch die Harnblasenwand.

Symptome

Die Beschwerden sind abhängig von der Lage und der Beweglichkeit des Nierensteins. Bei fehlender Steineinklemmung treten häufig keine oder nur unbestimmte Symptome auf (z. B. dumpfer Druck im betroffenen Nierenlager oder unklare Schmerzen entlang des Ureters). Wenn es zur Steinwanderung mit Einklemmung kommt, entsteht der **Kolikschmerz.** Die Kolik zeichnet sich durch typisch wellenförmige Schmerzen an der betreffenden Flanke aus, die in Richtung Leiste und umliegende Organe ausstrahlen. Folglich sind Schmerzen das führende Symptom: Sie werden von den Patienten als schlagartig einsetzend, an- und abschwellend mit einem schmerzfreien Intervall von wenigen Minuten beschrieben. Oft sind die Schmerzen mit **vegetativen Begleitsymptomen,** wie Übelkeit und Erbrechen, Blässe, Kaltschweißigkeit, Frösteln oder Schüttelfrost, Unruhe, Tachykardie und Hypotonie, verbunden. Die Patienten suchen Schmerzlinderung durch Bewegung und laufen auf und ab bzw. sie nehmen eine gekrümmte Körperhaltung (Schonhaltung) ein.

Basismaßnahmen

Die Basismaßnahmen bestehen aus **Anamneseerhebung** (Fieber/Harnwegsinfekt, Ernährungsverhalten, bekanntes Harnsteinleiden, familiäre Disposition) und **Untersuchung** (Palpation von Nierenlager und Bauchdecke).

Gleichzeitig wird ein **Basismonitoring** (Puls, Blutdruck, Pulsoxymetrie, EKG)

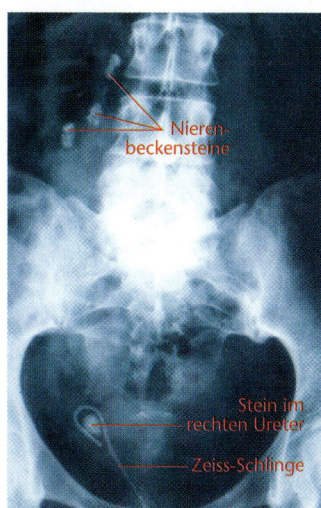

Abb. 22.2: Nierenbeckensteine und Harnleiterstein [T196]

durchgeführt. Insbesondere bei Hinweis auf einen Harnwegsinfekt (z. B. Fieber, Schüttelfrost) sollte die Körpertemperatur bestimmt werden. Der Patient wird mit angewinkelten Beinen, abhängig von seiner Kreislaufsituation, flach oder mit erhöhtem Oberkörper gelagert. Bei Blutdruckabfall und zur Analgesie ist es notwendig, einen **Notarzt** nachzufordern.

Die **erweiterten Maßnahmen** dienen nach Anlage eines periphervenösen Zugangs mit rascher Infusion kristalloider Lösungen (z. B. Jonosteril®) der gezielt durchgeführten Analgesie und Spasmolyse. Als Analgetikum der ersten Wahl steht dem **Notarzt** Metamizol (Novalgin®, ☞ Kap. 13.2.5) zur Verfügung, das nicht nur hervorragende direkte analgetische Eigenschaften am Harnleiter besitzt, sondern auch wirkungsvoll den erhöhten Druck in den gestauten Harnwegen senken kann. Als Spasmolytikum (Parasympatholytikum) eignet sich Butylscopolamin (z. B. Buscopan®). Die Gabe von Opiaten wird kontrovers diskutiert. Dennoch haben sie ihren festen Platz bei sehr starken Schmerzen. Diuretika sind kontraindiziert, weil sie die Harnmenge erhöhen und somit den Harnstau und die Schmerzen verstärken.

22.3 Harnverhalt

Bei einem Harnverhalt (**Ischurie**) handelt es sich um eine akute Harnblasenentleerungsstörung: Obwohl die Harnblase bis zur Grenze des Fassungsvermögens schmerzhaft gedehnt sein kann und der Patient quälenden Harndrang verspürt, ist es unmöglich, die Blase spontan zu entleeren (**Miktion**).

Die **Ursachen** für einen Harnverhalt sind vielfältig.

In den meisten Fällen behindern mechanische Hindernisse oder funktionelle Störungen den Harnabfluss aus der Blase, z. B.:

- **Prostatahyperplasie:** Infolge der Lagebeziehung zwischen Prostata und Harnröhre ist ihre Vergrößerung die häufigste Ursache für eine Blasenentleerungsstörung bei Männern im fortgeschrittenen Alter.
- **Lageveränderungen** des Uterus mit Druck auf die Harnröhre
- **Blasensteine** (Harnsteine) verschließen den Blasenausgang oder die Harnröhre (s. o.)
- **traumatisch:** Verletzungen der Harnröhre z. B. durch einen unsachgemäß entfernten Harnblasenkatheter oder Fremdkörper.

Bei **Frauen** sind Harnblasenentleerungsstörungen sehr viel seltener als bei Männern. Bei allen Patienten mit Harnverhalt müssen auch **neurologische** Ursachen, wie beispielsweise Querschnittslähmung oder Bandscheibenvorfall mit spastischer Parese, berücksichtigt werden.

Symptome

Leitsymptome des Harnverhalts sind quälender Harndrang bei fehlender Miktion, eine prallelastisch tastbare Blase über dem Schambein und stärkste Unterbauchschmerzen infolge der Überfüllung der Harnblase mit Erhöhung des Blaseninnendrucks. Die Patienten krümmen sich vor Schmerzen und sind sehr unruhig. Oft zeigen sich auch **vegetative Symptome,** wie Übelkeit und Erbrechen, Kaltschweißigkeit, Blässe, Tachykardie und Hypotonie mit Kollaps bzw. hypertone Kreislaufwerte infolge einer endogenen Katecholaminausschüttung bei sehr starken Schmerzen.

Basismaßnahmen

Der Patient wird beruhigt und nach Wunsch so gelagert, dass die Schmerzen nachlassen (z. B. Oberkörperhochlage mit Knierolle). Bei sehr starken Schmerzen muss der **Notarzt** zur Schmerztherapie nachgefordert werden.

Nach Anlage eines periphervenösen Zugangs sollte die Infusionsmenge möglichst gering gehalten werden, um die Blasenfüllung und damit den Harndrang nicht weiter zu verstärken. Zur medikamentösen Therapie durch den Notarzt gehören Analgesie mit Metamizol (z. B. Novalgin®, ☞ Kap. 13.2.5) bzw. bei stärksten Schmerzen auch Opiate (☞ Kap. 13.2.5) in Kombination mit einem Antiemetikum (☞ Kap. 13.2.10) und Spasmolyse mit Butylscopolamin (z. B. Buscopan®). Diuretika sind kontraindiziert. Bei einem liegenden, aber verstopften **Harnblasenkatheter** kann durch Anspülen mit Kochsalzlösung versucht werden, diesen wieder durchgängig zu machen und bei Erfolg die Harnblase dann langsam zu entleeren.

22.4   Niereninsuffizienz

Eine Beeinträchtigung der Filtrationsleistung der Nieren wird Niereninsuffizienz genannt. Die Funktionsweise der Nieren ist äußerst komplex und vielfältig (☞ Kap. 3.7). Zwei klinische Formen der Niereninsuffizienz werden unterschieden:

* **akutes Nierenversagen** (ANV)
* **chronische Niereninsuffizienz** (CNI).

Beide Formen haben zahlreiche **Ursachen,** die entweder primäre Nierenerkrankungen sein können oder als Folge einer Systemerkrankung auftreten. Im Rettungsdienstalltag wird es äußerst selten vorkommen, einen Patienten mit akutem Nierenversagen anzutreffen. Dagegen wird das Rettungsdienstpersonal immer wieder Patienten vorfinden, die an einer chronischen Niereninsuffizienz leiden.

Akutes Nierenversagen

Das akute Nierenversagen (Synonyme: **Schockniere, akute Niereninsuffizienz**) ist durch einen teilweisen oder totalen Ausfall der Nierenfunktion mit Versiegen der Harnsekretion gekennzeichnet. Diese Form der Niereninsuffizienz entwickelt sich rasch über Stunden bis Tage und erholt sich meistens nach Ausheilen der Nierenschädigung innerhalb von mehreren Wochen oder Monaten.

Chronische Niereninsuffizienz

Unter dem Begriff der chronischen Niereninsuffizienz (CNI) wird eine **irreversible** Nierenfunktionsstörung verstanden, die im Gegensatz zum akuten Nierenversagen über Monate bis Jahre in Phasen schleichend fortschreitet. **Ursachen** für eine Niereninsuffizienz sind schwerwiegende Erkrankungen der Nieren oder systemische Erkrankungen, die zu einer chronischen Nierenschädigung führen, z. B.

* diabetische Glomerulosklerose
* Harnsteinleiden
* entzündliche Nierenerkrankungen
* hypertensive Nierenschädigung.

Symptome

Eine chronische Niereninsuffizienz verläuft in **vier klinischen Phasen,** die fließend ineinander übergehen können. Im fortgeschrittenen Stadium verlieren die Nieren zunehmend ihre Fähigkeit, die harnpflichtigen, stickstoffhaltigen Substanzen auszuscheiden. Es kommt zur renalen Hypertonie und aufgrund der mangelnden Flüssigkeitsausscheidung zu Ödemen. Weitere Symptome sind Juckreiz, Wadenkrämpfe und der Geruch der Betroffenen nach Urin, dem so genannten Foetor uraemicus. Am Ende steht die terminale Niereninsuffizienz. Der Patient wird durch seinen eigenen Harn vergiftet (Urämie) und ist dialysepflichtig. Unbehandelt führt dieses Stadium zum Tod (☞ Tab. 22.1).

Das Rettungsfachpersonal kann Patienten mit chronischer Niereninsuffizienz prinzipiell in jedem Krankheitsstadium antreffen. Zum Alltag im Krankentransport gehört es, Dialysepatienten zu transportieren, die ohne diese Form der Nierenersatztherapie an den Folgen einer **Urämie** (Harnvergiftung) versterben würden.

Basismaßnahmen

Kernstrategie der Notfalldiagnostik ist das frühzeitige Erkennen urämischer Komplikationen (☞ Tab. 22.1). Diese sind eine absolute **Notarztindikation.**

Die Basismaßnahmen orientieren sich an den Symptomen und umfassen die Sicherung der Vitalfunktionen, die Lagerung des Patienten in leichter Oberkörperhochlagerung und die Sauerstoffgabe.

Die medikamentöse Therapie bleibt nach Sicherung eines Venenzugangs dem **Notarzt** vorbehalten. In Abhängigkeit von Krankheitsstadium, Restdiurese und Komplikationen können Diuretika (z. B. Lasix®, ☞ Kap. 13.2.13), Antihypertensiva (z. B. Ebrantil®, ☞ Kap. 13.2.7) und kaliumfreie Infusionen (z. B. 0,9 %ige NaCl-Lösung) eingesetzt werden.

Tab. 22.1: Stadien der chronischen Niereninsuffizienz mit Folgen und klinischen Zeichen

Stadium	Folge	Symptome/Syndrome
I: Stadium der vollen Kompensation	• Urin kann zunehmend nicht mehr konzentriert werden: Urämiegifte steigen an, obwohl die Urinmenge normal- bis erhöht ist.	• Urinmenge normal- bis erhöht
II: Stadium der kompensierten Retention	• renale Anämie • Störung der Blutdruckregulation	• Leistungsschwäche, rasche Ermüdbarkeit, Antriebsschwäche, Schlafstörungen, Kopfschmerzen • Hypertonie • Juckreiz, Knochenschmerzen
III: Stadium der dekompensierten Retention („Prä-Urämie")	• Retention von Urämietoxinen • beginnende Natrium- und Wasserretention sowie Hyperkaliämie	• Urinmenge vermindert bis erloschen, harnartiger (urämischer) Foetor, schmutzigbraunes Hautkolorit („Café au lait") • Herzinsuffizienz, Beinödeme, (Belastungs-)Dyspnoe, Halsvenenstauung, Aszites • Übelkeit, Erbrechen, Diarrhoe, Appetitlosigkeit, Hypoglykämie
IV: Stadium der terminalen Niereninsuffizienz („Urämie")	• erhebliche Natrium- und Wasserretention sowie Hyperkaliämie • metabolische Azidose • urämische Enzephalopathie	• gesteigerte Blutungsneigung (z. B. spontanes Nasenbluten, GI-Blutung) • Herzrhythmusstörungen bis zum Kammerflimmern, Lungenödem („fluid lung") • Kußmaul-Atmung • atemabhängiger Thoraxschmerz • Konzentrationsschwäche, Verwirrtheitszustände, Wesensveränderung, Bewusstseinsstörungen (urämisches Koma), zerebrale Krämpfe

Wiederholungsfragen

1. Was passiert bei einer Hodentorsion, welche Patienten können davon betroffen sein und welche Hauptgefahr droht? Erläutern Sie die klinischen Zeichen und beschreiben Sie die rettungsmedizinischen Maßnahmen. (☞ Kap. 22.1)

2. Was sind Harnsteine, welche Risikofaktoren begünstigen ihre Entstehung und wie bilden sie sich? (☞ Kap. 22.2)

3. Was wird unter einer Nieren- bzw. Harnleiterkolik verstanden, welche Ursachen sind denkbar und wo kann die Okklusion typischerweise lokalisiert sein? (☞ Kap. 22.2)

4. Erläutern Sie die klinische Symptomatik und das therapeutische Vorgehen bei einer Nieren-/Harnleiterkolik. Warum müssen Opiate zurückhaltend eingesetzt werden? (☞ Kap. 22.2)

5. Was ist ein Harnverhalt? Beschreiben Sie Ursachen, Symptome, Komplikationen und Therapie. (☞ Kap. 22.3)

6. Wodurch ist eine chronische Niereninsuffizienz charakterisiert, welche Hauptursachen kann sie haben und welche Folgen resultieren aus einer CNI? (☞ Kap. 22.4)

7. Erläutern Sie die klinischen Phasen der CNI mit den entsprechenden Symptomen und Komplikationen. Welche besonderen Regeln gelten bei der präklinischen Versorgung chronisch niereninsuffizienter Patienten? (☞ Kap. 22.4)

22

Gynäkologische Notfälle und Geburtshilfe 23

Oliver Peters

Für das Rettungspersonal sind Einsätze im Bereich der gynäkologischen Notfälle keine Routine. Sie gehören zu den zahlenmäßig kleinen Einsatzindikationen. Dies erfordert eine intensive theoretische Vorbereitung, um im Einsatz die Patientinnen adäquat versorgen zu können.

23.1 Erkrankungen und Verletzungen im Genitalbereich

23.1.1 Unterbauchschmerzen

Unterbauchschmerzen können durch verschiedene Krankheitsbilder hervorgerufen werden. Ist eine Schwangerschaft ausgeschlossen, sind häufig Entzündungen oder Tumoren die Auslöser.

Entzündung der Eileiter (Salpingitis)

Krankheitsursache für eine Salpingitis (☞ Abb. 23.1) ist eine aufsteigende **Infektion** der Eileiter durch Bakterien (z. B. Staphylokokken) über den Muttermund. Ist durch die Infektion neben dem Eileiter auch das Ovar (Eierstock) betroffen, wird dies als Adnexitis bezeichnet.

Die Entzündung entsteht innerhalb einiger Tage und geht mit akut auftretenden, meist seitenbetonten Unterbauchschmerzen sowie mit Fieber und Übelkeit einher. In den meisten Fällen tritt die Entzündung zwar beidseitig auf, der Schmerz wird jedoch von den Patientinnen meist seitenbetont wahrgenommen. Bei einseitigen Schmerzen, insbesondere bei rechtsseitig auftretenden Schmerzen im Unterbauch, muss jedoch differenzialdiagnostisch auch an eine **Blinddarmentzündung** (Appendizitis) gedacht werden.

Durch die Infektion der Eileiter besteht die Gefahr, dass die Erreger weiter in die Bauchhöhle vordringen und dort zu einer lebensgefährlichen **Bauchfellentzündung** (**Peritonitis**) führen.

Stieldrehungen

Eine plötzliche Schmerzsymptomatik im Unterbauch kann auch eine mechanische Ursache haben. Schnelle Drehbewegungen, wie sie beim Tanzen vorkommen, können durch das Drehmoment zu **Verdrehungen** von gestielten **Tumoren,** eines Eierstocks (**Ovar**) oder einer Zyste im Bereich der Eierstöcke (**Ovarialzyste**) führen. Bedingt durch die Verdrehung, folgt die Einengung bzw. der komplette Verschluss der venösen Gefäße, während der arterielle Zufluss erhalten bleibt. Folge sind ein Blutstau und eine Gewebehypoxie durch Minderperfusion im betroffenen Organ, die zur Nekrose führen kann. Leitsymptom ist der akut einsetzende Zerreißungsschmerz im Unterbauch.

Basismaßnahmen

Die Basismaßnahmen erfolgen symptombezogen und konzentrieren sich auf die Sicherung der **Vitalparameter**. Sie umfassen neben der für die Patientin bequemen Lagerung, ggf. mit erhöhtem Oberkörper und der Unterlage einer Knierolle zur Entlastung der eventuell vorhandenen Bauchdeckenspannung, die Gabe von Sauerstoff und Durchführung eines engmaschigen **Monito-**

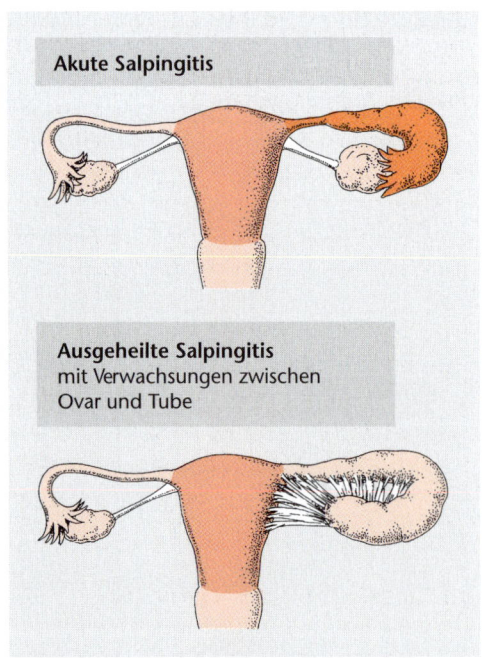

Akute Salpingitis

Ausgeheilte Salpingitis
mit Verwachsungen zwischen Ovar und Tube

Abb. 23.1: Salpingitis [A400–190]

rings (RR, EKG und SaO$_2$). Die **erweiterten Maßnahmen** bestehen aus einer adäquaten Schmerzbekämpfung (Analgesie) durch den **Notarzt**.

23.1.2 Vaginale Blutungen

Die vaginalen Blutungen sind als **Symptom** unterschiedlicher Krankheitsbilder aufzufassen. Dazu gehören mehrtägige Blutungen außerhalb der Regel, eine verlängerte Menstruation und plötzlich auftretende Blutungen nach den Wechseljahren. Eine Klärung der Blutungsursache ist außerhalb der Klinik meist nicht möglich.

Gelegentlich sind vaginale Blutungen aber auch ein Symptom lebensgefährlicher Tumorerkrankungen oder Komplikationen in der Schwangerschaft (☞ Kap. 23.1.3), die zu nicht sichtbaren, gefährlichen Blutungen nach innen führen, sich nach außen (aus der Scheide) aber lediglich als Schmierblutungen darstellen.

Hypermenorrhoe

Die Hypermenorrhoe zählt zu den **Menstruationsstörungen** und bezeichnet eine übermäßig starke, meist mit starken Schmerzen (**Dysmenorrhoe**) einhergehende Regelblutung. Dies kann in einigen Fällen zu einer Anämie und zu Kollapsneigung der Patientinnen führen und sollte durch einen Gynäkologen abgeklärt werden.

Tumorerkrankungen im Unterbauch

Im fortgeschrittenen Krankheitsstadium können **Tumoren** jederzeit zu unterschiedlich starken Blutungen führen. In den meisten Fällen ist der Patientin die Tumorerkrankung bereits bekannt. Unterschieden werden **gutartige** (z. B. Schleimhautpolypen, Myome) und **bösartige** Tumoren (z. B. Zervixkarzinom, Endometriumkarzinom, ☞ Abb. 23.2).

Die **Myomblutungen** sind äußerst selten und bedingen nur minimale Blutverluste. Das Gebärmutterhalskarzinom (**Zervixkarzinom**) dagegen zerstört das Gewebe des Ge-

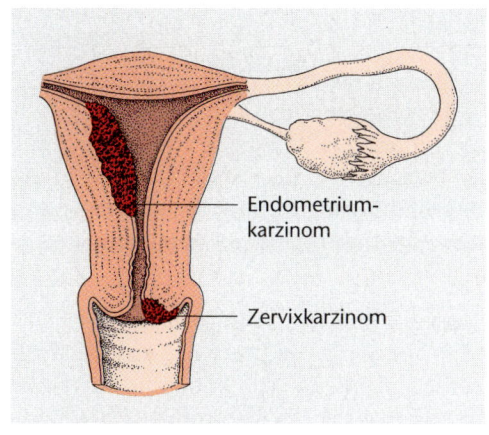

Abb. 23.2: Typische Lokalisationen von Zervixkarzinom und Endometriumkarzinom [A400 – 190]

bärmutterhalses und dringt anschließend in das benachbarte Gewebe, das Parametrium, ein. In diesem Gewebe verlaufen größere arterielle und venöse Gefäße. Durch den Zerfall des fortschreitenden Tumors werden diese Gefäße eröffnet, was zu stärksten Blutungen führen kann.

Traumen

Verletzungen im Genitalbereich können durch stumpfe oder spitze Gewalteinwirkungen entstehen. Die meisten Verletzungen treten im Rahmen von Stürzen oder Verkehrsunfällen auf.

Verletzungen im Rahmen des **Geschlechtsverkehrs**, insbesondere Einrisse im Bereich der Schwellkörper, können bei jungen Mädchen durch die noch nicht ausgereiften Genitalorgane hervorgerufen werden.

Pfählungsverletzungen der äußeren oder inneren Genitalien sind besonders gefährliche Verletzungen, da sie neben der Verletzung des äußeren Genitales mit Einriss im Bereich der Scheide auch innere Organstrukturen, wie z. B. Uterus, Harnblase und Darm, betreffen können.

Basismaßnahmen bei vaginalen Blutungen

Im Vordergrund steht in allen Fällen die **Blutstillung** bei größeren Verletzungen.

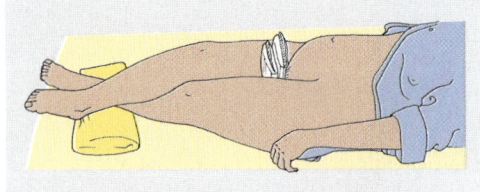

Abb. 23.3: Lagerung nach Fritsch [L215]

Diese erfolgt durch Vorlage einer oder mehrerer steriler Kompressen. Anschließend werden die Beine der Patientin auf Höhe des Sprunggelenkes überkreuzt (Fritsch-Lagerung, ☞ Abb. 23.3). Eine Tamponade wird nicht durchgeführt, weil weitere Gewebestrukturen (z. B. Tumorgefäße) verletzt werden könnten, wodurch die Blutung verstärkt wird. Da die sich dem Rettungspersonal darstellende Blutung nicht unbedingt mit dem tatsächlichen Blutverlust einhergehen muss (z. B. Blutung nach innen), ist zur Beurteilung des Blutverlustes eine Überwachung der **Vitalparameter** mittels eines kontinuierlichen **Monitorings** (RR, HF und SaO$_2$) erforderlich, um frühzeitig Schockzeichen zu erkennen.

Die **erweiterten Maßnahmen** richten sich nach den Kreislaufwerten. Sind Schocksymptome erkennbar (☞ Kap. 11.1), wird die Patientin in eine Kombination aus Schocklage und der Fritsch-Lagerung (☞ Abb. 23.3) gelagert und es erfolgt umgehend der Notarztruf. Der **Notarzt** legt sofort mindestens zwei periphervenöse Zugänge zur Durchführung einer adäquaten Schocktherapie (☞ Kap. 11.2.3). Anschließend erfolgt ein zügiger Transport in die nächstgelegene gynäkologische **Klinik**.

23.2 Komplikationen während der Schwangerschaft

23.2.1 Frühschwangerschaft

Schmerzen und Blutungen

Unterbauchschmerzen im **ersten Drittel** der Schwangerschaft sind verhältnismäßig häufig und, wenn sie nicht mit einem Trauma oder einer Blutung einhergehen, meist auch relativ harmlos. Ursächlich für die Schmerzen ist häufig der **Dehnungsschmerz** durch Zug an den Mutterbändern, der in die Leistenregion ausstrahlt. Die oben beschriebenen Eileiterentzündungen oder Stieldrehungen treten in der Frühschwangerschaft praktisch nicht auf.

Achtung

Differenzialdiagnostisch müssen eine Eileiterschwangerschaft oder eine Blinddarmentzündung ausgeschlossen werden. Daher gilt bei allen Schmerzzuständen und Blutungen im Rahmen einer Schwangerschaft, dass die Frau einem Gynäkologen vorgestellt werden **muss.**

Extrauteringravidität (Eileiterschwangerschaft, EUG)

Die befruchtete Eizelle nistet sich normalerweise in der Gebärmutterhöhle ein (intrauterin). Wird ihr Transport auf dem Weg vom Ovar zum Uterus behindert (z. B. durch einen abgeknickten Eileiter), so wird sie sich am Ort der Behinderung einnisten (☞ Abb. 23.4). Ein in der Tube eingenistetes Ei zerreißt durch die wachsende Frucht den Eileiter. Dieses geschieht um die 7. SSW, d. h. vier bis fünf Wochen nach Ausbleiben der letzten Regelblutung. Häufig entsteht eine anhaltende **Sickerblutung** in die Bauchhöhle, die nicht spontan sistiert, sodass Blutverluste von mehreren Litern drohen.

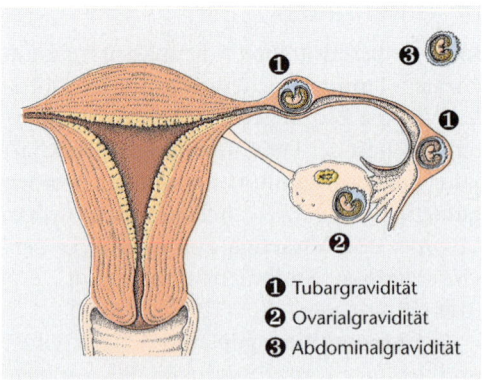

❶ Tubargravidität
❷ Ovarialgravidität
❸ Abdominalgravidität

Abb. 23.4: Mögliche Lokalisationen einer Extrauteringravidität [L190]

Fehlgeburt (Abort)

Als Fehlgeburt wird die **ungewollte Schwangerschaftsbeendigung** bis zur 28. Schwangerschaftswoche (SSW) bezeichnet. Bis zur 16. SSW spricht man von einem **Frühabort** und danach von einem **Spätabort.** Zur Fehlgeburt kommt es meist durch Fehlbildungen der Gebärmutter oder Fehlentwicklungen des Fetus. Vermuten lässt sich ein Abort, wenn in der Frühphase der Schwangerschaft plötzlich Blutungen mit Abgang von Blutklumpen oder leberartigem Gewebe auftreten.

Basismaßnahmen

Bei den genannten Notfällen werden die Patientinnen schonend transportiert und bei offensichtlichen Blutungen sofort immobilisiert. Neben dem obligaten **Monitoring** von Blutdruck, EKG und SaO₂ wird auf Änderungen des Bewusstseins geachtet. Für die adäquate Schockprophylaxe und Analgesie ist es notwendig, den **Notarzt** nachzufordern.

23.2.2 Fortgeschrittene Schwangerschaft

Die Trennung zwischen der Früh- (1. Drittel) und der fortgeschrittenen Schwangerschaft (2. – 3. Drittel) erfolgt, da sich die Häufigkeit und die Art der Erkrankung stark verändern. So sind Fehlgeburten in der fortgeschrittenen Schwangerschaft nur noch selten und eine Eileiterschwangerschaft nicht mehr relevant. In der Spätschwangerschaft treten Blutdruckerhöhung, Kreislaufprobleme, vorzeitige Wehen oder auch Minderleistungen des Mutterkuchens (Plazenta) in den Vordergrund.

Plazentainsuffizienz

Die **Plazenta** entsteht im Bereich der Gebärmutterschleimhaut an der Stelle, an der sich die befruchtete Eizelle eingenistet hat. Dieses geschieht in den meisten Fällen an der Vorder- oder Hinterwand der Gebärmutter. Die **Aufgabe** der Plazenta ist die Versorgung des Fetus mit Nährstoffen über den mütterli-chen Blutkreislauf. Je größer der Fetus wird, umso mehr Sauerstoff und Nährstoffe braucht er. Um die Erhöhung des Bedarfs zu decken, wächst die Plazenta mit der Gebärmutter und erhöht so die Austauschfläche zwischen dem fetalen und dem mütterlichen Kreislauf.

Reicht die Leistung der mütterlichen Plazenta nicht aus, den Nähr- und Sauerstoffbedarf des Fetus zu decken, spricht man von einer Plazentainsuffizienz. Sie führt zunächst zu einer **Unterversorgung des Fetus.** Im Rahmen der Plazentainsuffizienz kann es durch Sauerstoffmangel zu einem Absterben des Fetus im Mutterleib kommen.

Vorzeitige Plazentalösung

Eine für Mutter und Kind besonders gefährliche Situation stellt die vorzeitige Lösung der Plazenta von der Gebärmutterwand dar. Ursächlich dafür sind **vorbestehende Erkrankungen der Mutter** (z. B. Diabetes mellitus oder ein Bluthochdruck) oder eine stumpfe **Gewalteinwirkung** auf den Bauch (z. B. im Rahmen eines Verkehrsunfalls). Die vorzeitige Plazentalösung vermindert einerseits die Versorgungsfläche für den Fetus mit der Gefahr des Absterbens, andererseits erleidet die Mutter durch das retroplazentare Hämatom einen zum Teil lebensbedrohlichen Blutverlust (☞ Abb. 23.5). Beim Vorliegen einer vorzeitigen Plazentalösung ist allerhöchste **Eile** geboten. Die Patientinnen klagen in den meisten Fällen über einen heftigen Schmerz im Bereich

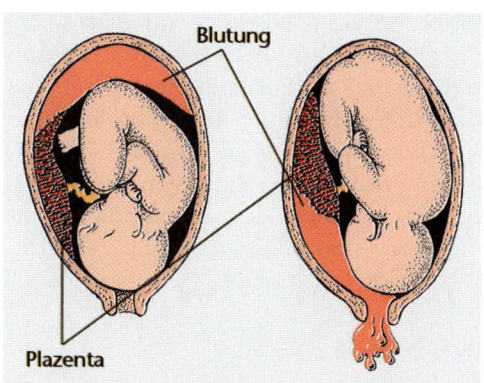

Abb. 23.5: Vorzeitige Plazentalösung [L190]

der Ablösung. Vaginale Blutungen fallen eher gering aus oder werden gar nicht sichtbar. Die Schmerzen resultieren aus dem Einsetzen einer Dauerkontraktion des Uterus. Von außen lässt sich nur ein schmerzhaft angespannter Bauch tasten. Die Kindsbewegungen können im Verlauf abnehmen oder auch ganz ausbleiben. Es kommt zum Auftreten einer Schocksymptomatik als Ausdruck für den erheblichen intraabdominellen **Blutverlust.**

Placenta praevia

Der normale Sitz der Plazenta an der Gebärmuttervorder- bzw. -hinterwand gewährleistet, dass es unter der Geburt zu keiner Funktionsstörung oder Behinderung kommt. Bei einer sehr tiefen Einnistung der befruchteten Eizelle in der Gebärmutter versperrt die sich vergrößernde Plazenta den Geburtskanal. Unterschieden werden **drei Grade,** die sich nach der Beziehung der Plazenta zum inneren Muttermund richten:

- Placenta praevia totalis – der innere Muttermund ist vollständig bedeckt (geburtsunmögliche Situation)
- Placenta praevia partialis – der innere Muttermund ist teilbedeckt
- Placenta praevia marginalis – der untere Rand der Plazenta erreicht den inneren Muttermund.

Setzen die Eröffnungswehen ein, löst sich die Plazenta und es drohen schwere Blutungen. Besonders bedrohlich wirkt sich die Tatsache aus, dass sich die Blutung mit jeder Wehe verstärkt. Hinweise auf eine solche Placenta praevia ergeben sich aus dem **Mutterpass** und dem **Anamnesegespräch** mit der Mutter, die in der Regel von ihrem betreuenden Gynäkologen auf dieses Problem hingewiesen wurde. Zu sehen sind in den meisten Fällen plötzlich einsetzende, leichte oder sogar starke Blutungen im letzten Drittel der Schwangerschaft.

Basismaßnahmen

Im Rahmen der Krankheitsbilder mit einer Beteiligung der Plazenta können mehr oder weniger starke Blutungen nach innen oder außen auftreten. Die Basismaßnahmen umfassen eine **modifizierte Schocklage** in Kombination aus Kopf-tief- und Fritsch-Lagerung.

Die erweiterten Maßnahmen richten sich nach dem Ausmaß der Blutung. Generell erfolgen die Anlage eines möglichst großlumigen periphervenösen Zuganges und die Gabe einer kristalloiden Infusionslösung, die zügig laufen sollte. Bei Anzeichen einer Schocksymptomatik werden zwei großlumige periphervenöse Zugänge und die Durchführung einer adäquaten **Volumentherapie** erforderlich. Da eine definitive Therapie nur in der geburtshilflichen Klinik (operative Blutstillung, Sectio) möglich ist, muss die Patientin nach der Stabilisierung der **Vitalparameter** so schnell wie möglich dorthin transportiert werden.

Schwangerschaftsinduzierte Hypertonie (SIH) und Eklampsie

Die früher als **EPH-Gestose** bezeichnete schwangerschaftsinduzierte Hypertonie gehört zu den **bedrohlichsten Komplikationen** einer fortgeschrittenen Schwangerschaft. Die Hypertonie geht in vielen Fällen mit **Ödemen** einher, die im Bereich der Unterschenkel gut tastbar sind. Die Hypertonie bestimmt den Schweregrad der Erkrankung, weshalb sie auch das **Leitsymptom** darstellt. Schwere Fälle gehen mit Blutdruckwerten von systolisch über 160 mmHg und diastolisch über 110 mmHg einher. Die Patientinnen klagen oft über Kopfschmerzen und Ohrensausen. Neben der vorzeitigen Plazentaablösung drohen gefährliche Krampfanfälle, so genannte Eklampsien. Der **eklamptische Krampfanfall** ist einem epileptischen Anfall sehr ähnlich. Warnzeichen sind stark erhöhte Blutdruckwerte, kombiniert mit neurologischen Symptomen, wie z. B. Übelkeit und Erbrechen, Kopfschmerzen, Flimmern vor den Augen und motorischer Unruhe.

Basismaßnahmen

Eine Therapie der Krankheitsursache der schwangerschaftsinduzierten Hypertonie mit ihren Folgen ist nicht möglich. Die Basismaßnahmen orientieren sich an den **Krankheitssymptomen.**

Primär erfolgen die Überwachung der **Vitalparameter** mittels eines **Monitorings** (RR, HF und SaO$_2$), **Sauerstoffgabe** und die bequeme Lagerung der Patientin, meist in Oberkörperhochlagerung.

Die **erweiterten Maßnahmen** umfassen neben der Anlage eines periphervenösen Zuganges die medikamentöse Therapie durch den **Notarzt.** Diese richtet sich nach den jeweiligen aktuellen Befunden. Erforderlich werden kann die Gabe eines **Antikonvulsivums** wie z.B. Rivotril® (☞ Kap. 13.2.1) zur Vermeidung der eklamptischen Anfälle und die Gabe eines **Antihypertonikums** (z.B. Nepresol®) zur Senkung der exzessiv erhöhten Blutdruckwerte.

Vena-cava-Kompressionssyndrom

Die Gebärmutter der Schwangeren besitzt im letzten Drittel der Schwangerschaft ein hohes Gewicht. In der Rückenlage drückt der schwere Uterus dann die Vena cava inferior (untere Hohlvene) gegen die links darunter verlaufende Wirbelsäule (☞ Abb. 23.6). Durch die Kompression dieser Vene droht eine drastische Abnahme des venösen Rückflusses zum Herzen. Folge ist ein **Blut-**

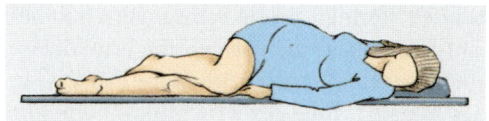

Abb. 23.7: Lagerung bei Vena-cava-Kompression [L108]

druckabfall, der zum Teil mit kurzzeitigen **Bewusstseinstörungen** einhergeht. Um ein solches Vena-cava-Kompressionssyndrom zu vermeiden, sollten Schwangere schon ab dem zweiten Schwangerschaftsdrittel in der Linksseitenlage (10–15°) gelagert werden. Dabei wird der Rücken durch ein Kissen oder eine Decke unterstützt (☞ Abb. 23.7).

23.2.3 Vorzeitiges Einsetzen der Geburt

Vorzeitige Wehen

Treten bei der Schwangeren trotz des noch nicht reifen Kindes vorzeitig Wehen auf, so besteht die Gefahr der **Frühgeburt.** Wehen können gut ertastet werden, wenn man die Hände auf den Bauch der Schwangeren legt. Hier ist dann, je nach Abstand der Wehen, eine starke Anspannung der Gebärmutter zu fühlen. Der Bauch wird dabei nach ca. 20 Sekunden sehr fest und dann langsam wieder weicher. Diese Wehen müssen nicht, wie oft angenommen, mit starken Schmerzen wie bei den Presswehen einhergehen.

Basismaßnahmen
Besteht keine akute Gefährdung durch eine Blutung oder einen Nabelschnurvorfall (siehe unten), kann die Patientin bequem in Linksseitenlage (☞ Abb. 23.7) gelagert und zur nächsten geburtshilflichen **Klinik** transportiert werden.

Vorzeitiger Blasensprung

Häufig auftretende Infektionen während der Schwangerschaft sind **Pilzbefall** der Vaginalschleimhaut sowie **bakterielle Entzündungen,** die ebenfalls die Scheide befallen. Werden diese Infektionen nicht rechtzeitig be-

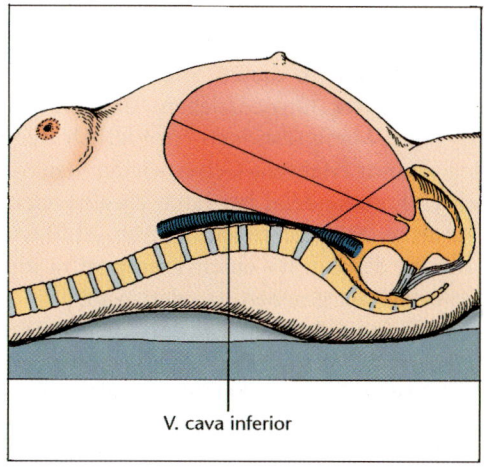

Abb. 23.6: Vena-cava-Kompressionssyndrom [R103]

V. cava inferior

handelt, können sie die Schwangerschaft gefährden. Sobald die Erreger zur Fruchtblase aufsteigen, lösen sie entzündliche Prozesse in der Eihaut (Hülle der Fruchtblase) aus, die zu einem frühzeitigen **Fruchtblasensprung** führen können. Durch die Eröffnung der Fruchtblase besteht die Gefahr einer weiteren **Keimbesiedlung** der Fruchthöhle.

Basismaßnahmen

Präklinisch lässt es sich nicht immer sicher unterscheiden, ob es sich wirklich um Fruchtwasser oder um einen ungewollten Urinabgang der Schwangeren handelt. Daher gilt es, die Patientin immer liegend in Linksseitenlage in die nächste geburtshilfliche **Klinik** zu bringen. Die Patientin darf in diesen Fällen nicht mehr selbst laufen, da ein vorzeitiger Blasensprung vor der 36. SSW zu einem Nabelschnurvorfall (siehe unten) führen kann.

Nabelschnurvorfall

Vor der 36. SSW hat sich die Geburtslage des Kindes im Becken noch nicht eingestellt. Wenn in dieser Zeit ein vorzeitiger **Blasensprung** eintritt, kann im Rahmen des Abganges von Fruchtwasser in einigen Fällen die im Fruchtwasser treibende Nabelschnur im Geburtskanal vor den Kopf des Kindes rutschen.

Bei Einsetzen der Wehentätigkeit droht die vorgefallene Nabelschnur durch den Kopf des Kindes gegen das Becken der Mutter gedrückt und dadurch komprimiert zu

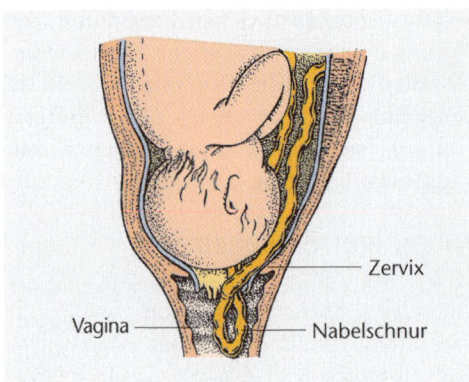

Abb. 23.8: Nabelschnurvorfall [L190]

werden (Abb. 23.8). Folge ist eine **Sauerstoffunterversorgung.** Das Kind droht zu ersticken.

Basismaßnahmen

Jede Patientin mit einem vorzeitigen Blasensprung muss liegend transportiert werden, damit nicht beim Gehen der Patientin die Nabelschnur vor das Kind rutscht.

Ist die Nabelschnur im Geburtskanal sichtbar, wird die Schwangere in **Beckenhochlage** verbracht (hierfür die Patientin flach lagern und das Becken mit einem Kissen unterpolstern).

Ebenso wird die **manuelle Dekompression** der Nabelschnur erforderlich. Dazu wird das kindliche Köpfchen mit dem Zeige- und Ringfinger durch die Scheide vorsichtig hoch gedrückt, bis die Nabelschnur wieder pulsiert. Diese Position muss bis zur Geburt des Kindes während des Kaiserschnitts (Sectio) aufrechterhalten werden.

23.3 Notgeburt

Als Notgeburt wird die ungeplante Geburt außerhalb der Geburtsklinik bezeichnet.

23.3.1 Assistenz bei der Notgeburt

Die **ungeplante Geburt** außerhalb der Geburtsklinik stellt immer eine erhöhte Gefahr für Mutter und Kind dar. Es sollte daher versucht werden, in diesen Situationen einen **Geburtshelfer** hinzuzuziehen, da z. B. bei Fehllagen Manipulationen erforderlich werden, die nur erfahrene Geburtshelfer beherrschen. Entscheidend bei rasch einsetzenden Geburten (**Sturzgeburten**, ☞ Abb. 23.9) ist, ob noch die Zeit für einen Transport in die Geburtsklinik gegeben ist oder nicht.

Wichtiges Zeichen ist der einsetzende Pressdrang (**Wehen**) der Schwangeren. Hat dieser bereits eingesetzt, muss nachgesehen werden, ob das kindliche Köpfchen schon zwischen den Schamlippen zu sehen ist. Ist dies nicht der Fall, sollte versucht werden, die Patientin in die nächste Geburtsklinik zu

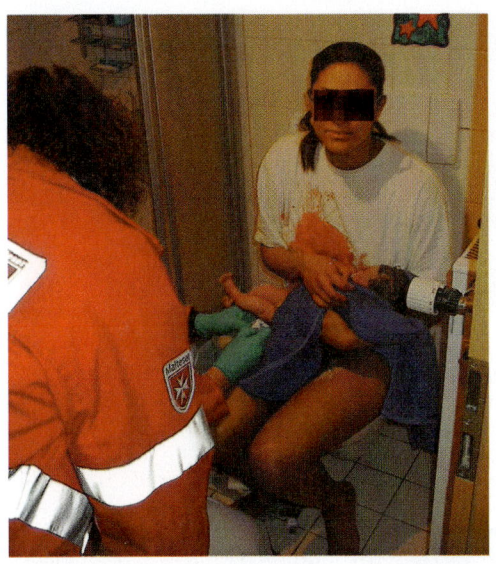

Abb. 23.9: Sturzgeburt auf Toilette [M235]

transportieren. Zu diesem Zweck wird die Patientin in Beckenhochlagerung auf die Trage gelegt und aufgefordert, während der Wehentätigkeit zu hecheln. Durch die schnelle Ein- und vor allem die Ausatmung entsteht eine muskuläre Entspannung und damit eine kurzzeitige Verzögerung der aktiven Weiterleitung des Kindes im Geburtskanal (Veratmen der Wehe). Anschließend erfolgt das übliche **Monitoring** (RR, HF und SaO$_2$), die **Sauerstoffgabe** und das Anlegen eines periphervenösen **Zugangs,** um jederzeit Medikamente durch den Notarzt (z. B. zur Wehenhemmung) applizieren zu können. Der Transport der Schwangeren sollte im RTW mit den Füßen voran durch-

geführt werden, d. h. die Trage muss verkehrt herum in den RTW geschoben werden, um so bei Bedarf mehr Platz zu erhalten.

Ist das kindliche Köpfchen bereits sichtbar, muss die **Geburt vor Ort** durchgeführt werden. Hierbei ist die Wohnung dem RTW vorzuziehen. Zum einen wird hier ein größeres Platzangebot vorzufinden sein, zum anderen wird sich die Patientin in dieser Ausnahmesituation in einer bekannten Umgebung sicherer fühlen und damit ruhiger werden. Wenn es die Situation zulässt, sollte die Frau aufgefordert werden, die nächsten Wehen zu verhecheln, um so etwas Zeit für die Vorbereitungen zu erhalten. Anschließend erfolgt die Alarmierung eines **Notarztes** und eventuell zusätzlich eines **Geburtshelfers.**

Die Patientin wird mit erhöhtem Oberkörper gelagert. Neben dem **Monitoring** (RR, HF und SaO$_2$) erhält sie einen periphervenösen Zugang. Zudem sollte Folgendes bereitgelegt werden: mehrere trockene, möglichst warme Tücher zum Trockenreiben des Kindes, zwei sterile Nabelklemmen und eine sterile Schere zum Abnabeln, mehrere sterile Vorlagen für den Dammschutz und ein Orosauger, um das Kind abzusaugen.

Sind die Vorbereitungen getroffen, beginnt die **aktive Phase** der Geburt (☞ Abb. 23.11). Die werdende Mutter wird aufgefordert, den Kopf auf die Brust zu legen und mit den Händen die Kniekehlen zu umgreifen und diese anzuziehen. Bei jeder Wehe muss sie jetzt zweimal aktiv mitpressen. Ein Helfer wird nun mit einer der sterilen Vorlagen versuchen, den **Dammschutz** durchzuführen. Hierbei reguliert der Helfer mit der einen Hand die Geschwindigkeit, mit der sich das Köpfchen des Kindes entwickelt. Mit der anderen Hand versucht er, den Damm (dieses bezeichnet den Bereich unterhalb und seitlich der Scheide) zu stabilisieren (☞ Abb. 23.10). Der Dammschutz soll nicht nur den **Dammriss** und damit eine Verletzung der Mutter vermeiden, sondern auch ein zu schnelles Entwickeln des kindlichen Kopfes verhindern,

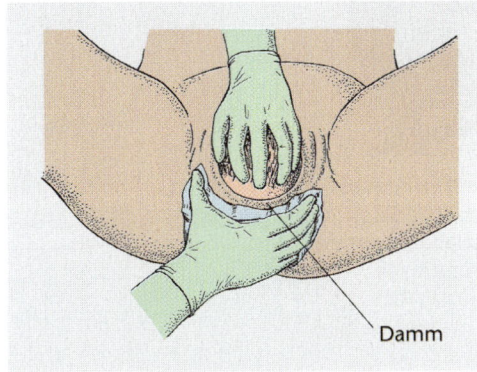

Damm

Abb. 23.10: Dammschutz [A400 – 190]

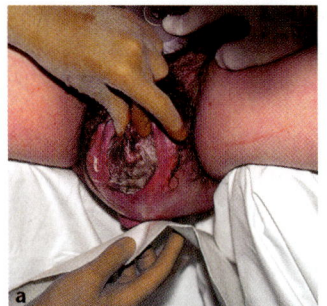
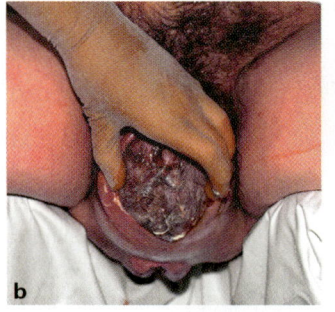
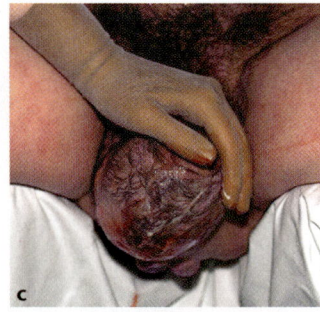

a Der Kopf des Kindes beim Durchschneiden. Die Hebamme ertastet die gerade stehende Pfeilnaht.

b Bei der nächsten Wehe tritt der Kopf weiter hervor. Der Anus der Gebärdenden klafft weit, da die Weichteile im Beckenboden dem kindlichen Kopf weichen müssen.

c Das Gesicht ist geboren, Kopf und Schultern drehen sich um 90°, damit die Schultern geboren werden können.

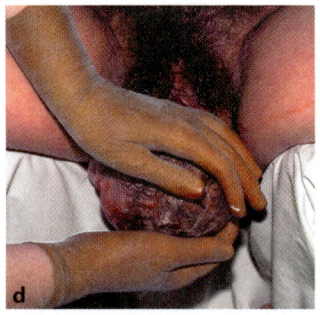
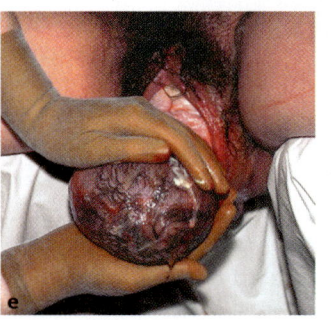
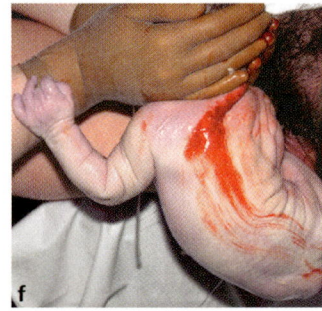

d Die Hebamme fasst den Kopf, der zur Seite blickt, und führt ihn nach unten, damit die vordere Schulter unter der Symphyse hervorgleiten kann.

e Die vordere Schulter ist an die Symphyse vorbei geglitten und steckt nur noch in der Vulva. Die Hebamme führt in der nächsten Wehe zur Geburt der hinteren Schulter den Kopf nach oben.

f Ist die zweite Schulter geboren, folgt oft der restliche Körper in einer Wehe nach.

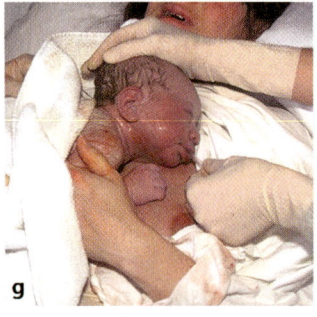
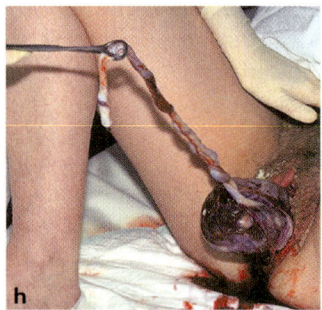

g Dieses Neugeborene wurde unmittelbar nach der Geburt in ein Tuch gepackt und der Mutter auf den Bauch gelegt. Die Hebamme saugt mit einem speziellen Absaugset Schleim und Fruchtwasserreste aus Mund, Rachen und Nase. Anschließend erfolgt die Abnabelung.

h Die Geburt der Plazenta wird von der Hebamme unterstützt durch leichten Zug an der Nabelschnur und gleichzeitigen Druck von außen auf den Uterus in Richtung Vulva.

Abb. 23.11 a – h: Geburt [K206]

wodurch Halswirbelsäulenverletzungen des Neugeborenen drohen.

Ist der kindliche **Kopf** vollständig geboren (☞ Abb. 23.11c), muss die Seitwärtsdrehung des Körpers, erkennbar an der Drehung des Kopfes, abgewartet werden. Hat dieser sich gedreht, wird der Kopf des Kindes vorsichtig zwischen die Hände genommen und behutsam mit Beginn der nächsten Wehe abgesenkt (☞ Abb. 23.11d), Jetzt entwickelt sich die **vordere Schulter** (☞ Abb. 23.11e). Danach wird der Kopf vorsichtig angehoben und es entwickelt sich die **hintere Schulter**. Der **restliche Körper** folgt danach von allein, auch ohne Pressen der Mutter (☞ Abb. 23.11f).

Achtung

Nicht am Kopf des Kindes ziehen! Mit dem Umfassen des kindlichen Kopfes ist nur ein sehr vorsichtiges „Führen" des Kopfes gemeint, da schwere Verletzungen der kindlichen Halswirbelsäule drohen. Ist das Kind vollständig entwickelt, wird es versorgt und der Mutter auf den Bauch gelegt.

In der nun folgenden **Nachgeburtsperiode** verkleinern die Nachgeburtswehen den Uterus, wodurch sich die Haftflächen der Eihäute und der Plazenta verringern und diese ausgestoßen werden (☞ Abb. 23.11h). Dieser Vorgang kann bis zu einer Stunde dauern, weshalb man die Beendigung dieses Vorganges nicht vor Ort abwarten wird.

Ein Blutverlust von ca. 500 ml in dieser Nachgeburtsperiode ist normal. Die **Plazenta** muss zur weiteren Beurteilung mit in die Klinik genommen werden.

23.3.2 Versorgung des Neugeborenen

Das gesunde Neugeborene wird meist sofort durchatmen und schreien. Seine Versorgung kann daher zumeist in aller Ruhe erfolgen. Eine Absaugung wird nur bei übermäßiger Verschleimung erforderlich. Auf eine routinemäßige Absaugung muss aufgrund des fehlenden Nutzens und der Gefahr, die Schleimhäute des Neugeborenen zu verletzen, verzichtet werden. Anschließend sollte das Kind **abgenabelt** werden. Hierfür wird die Nabelschnur ca. 10–15 cm vom Kind entfernt mit den beiden bereitliegenden **Nabelklemmen** abgeklemmt. Die Nabelschnur wird dann mit der sterilen Schere zwischen ihnen durchtrennt

Tab. 23.1: APGAR-Schema [A400]

Beurteilungskriterium	Bewertung		
	0 Punkte	1 Punkt	2 Punkte
Atembewegungen	Keine (Apnoe)	Flach, unregelmäßig, Schnappatmung	Regelmäßige Atmung, kräftiges Schreien
Puls	Nicht wahrnehmbar	< 100/Min.	> 100/Min.
Grundtonus (Muskeltonus, Aktivität)	Schlaffer Tonus, keine Bewegungen	Geringer Tonus, wenig Bewegungen	Guter Tonus, aktive Bewegungen
Aussehen (Hautfarbe)	Blau (zyanotisch), weiß/blass	Stamm rosa, Extremitäten blau	Vollständig rosa
Reflexerregbarkeit (Reaktion auf Hautreiz oder Absaugen)	Keine Reaktion	Grimassieren, geringe Reaktion	Schreien, Husten, Niesen, abwehrende Reaktion

Beurteilung anhand der Gesamtpunktzahl:
7–10 unauffällig; 4–6 mäßige Depression; < 4 schwere Depression, akute Gefährdung

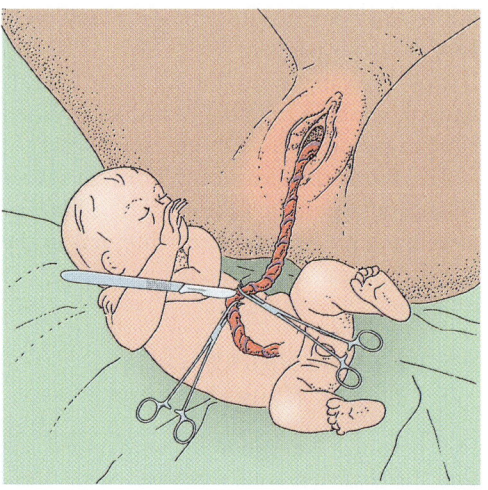

Abb. 23.12: Durchtrennung der Nabelschnur [L190]

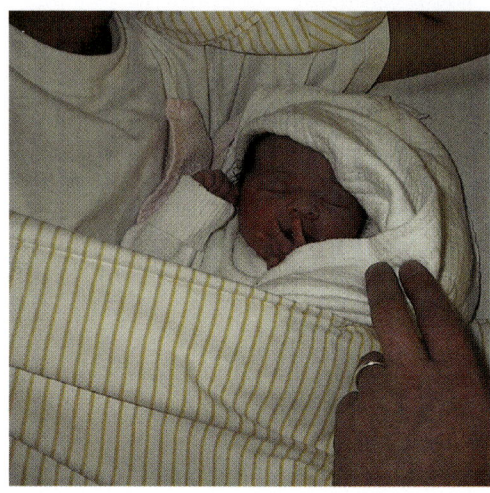

Abb. 23.13: Lagerung des Neugeborenen [M235]

(☞ Abb. 23.12). Da alle Neugeborenen von Auskühlung bedroht sind, wird das noch nasse Kind abgetrocknet, in trockene Tücher eingewickelt und neben die Mutter gelegt (☞ Abb. 23.13).

Die Erhebung des **Neugeborenenstatus** nach dem **APGAR-Schema** (☞ Tab. 23.1)

erfolgt im Anschluss an die Geburt und wird nach 5 und 10 Minuten wiederholt. Der APGAR-Score dient der Einschätzung der Gefährdung des Kindes und ist Grundlage für das weitere diagnostische und therapeutische Vorgehen.

Wiederholungsfragen

1. Nennen Sie Ursachen für eine pathologische vaginale Blutung bei einer nicht schwangeren Patientin. (☞ Kap. 23.1.2)
2. Welche Lagerung sollte bei einer Patientin mit vaginaler Blutung durchgeführt werden? (☞ Kap. 23.1.2)
3. Wie entsteht eine Eileiterschwangerschaft? (☞ Kap. 23.2.1)
4. Nennen Sie Ursachen für eine vorzeitige Plazentalösung. (☞ Kap. 23.2.2)
5. Welche Gefahren drohen bei einer vorzeitigen Plazentalösung? (☞ Kap. 23.2.2)
6. Was ist eine Placenta praevia? (☞ Kap. 23.2.2)
7. Was sind eklamptische Anfälle? (☞ Kap. 23.2.2)
8. Was wird mit SIH abgekürzt? (☞ Kap. 23.2.2)
9. Wie lagert man eine Patientin mit einem Vena-cava-Kompressionssyndrom und warum? (☞ Kap. 23.2.2)
10. Welche Maßnahmen ergreifen Sie bei einem Nabelschnurvorfall? (☞ Kap. 23.2.3)

Pädiatrische Notfälle 24

Jürgen Luxem

Die Pädiatrie (Kinderheilkunde) befasst sich mit der Medizin des Kindes- und Jugendalters. Pädiatrische Notfälle, die zur Alarmierung des Rettungsdienstes führen, sind seltene Ereignisse: Etwa 4 bis 5 % aller Einsätze betreffen Notfallsituationen im Kindesalter. Jedoch sind **Kindernotfälle** in mehrerlei Hinsicht besondere Ereignisse:

- Kinder sind zwar kleiner als Erwachsene, jedoch sind sie **keine kleinen Erwachsenen!** Die medizinische Versorgung erfordert daher besondere Kenntnisse über die Vital- und Basisfunktionen in Abhängigkeit vom Alter des Kindes.
- Eltern reagieren oftmals instinktiv und nicht vernunftgesteuert und stellen sich gegenüber dem Rettungsdienst schützend vor das eigene Kind, obwohl der Rettungsdienst Hilfe leisten will.
- Kindernotfälle sind eine psychische Belastung für die Retter.
- Wer kranken oder verletzten Kindern hilft, hat immer **drei Patienten:** Kind, Mutter und Vater.

Daher muss das Rettungsfachpersonal trotz der Sonderrolle kindlicher Notfälle gegenüber Kindern und ihren Angehörigen ein Vertrauensverhältnis schaffen, indem es seine eigenen Gefühle kontrolliert, keine Hektik aufkommen lässt, Ruhe ausstrahlt, emotionales Einfühlungsvermögen beweist und durch fachliche und menschliche Kompetenz auffällt. Dazu gehört vor allem die kritische Analyse des eigenen Verhaltens. Die Grenzen der Versorgungsmöglichkeiten durch das Rettungsfachpersonal müssen bekannt sein.

Tab. 24.1: Altersperioden

Altersperiode	Lebensalter
Neugeborenes	$\leq$ 28. Lebenstag
Säugling	$\leq$ 1 Jahr
Kleinkind	1 – 6 Jahre
Schulkind	6 – 14 Jahre
Jugendliche(r)	14 – 18 Jahre
Erwachsene(r)	> 18 Jahre

Tab. 24.2: Kindesentwicklung und Alter

Entwicklungsstufe	ungefähres Alter
Lächeln bei Sichtkontakt	$\geq$ 6 Wochen
Greifen	$\geq$ 5 Monate
Gebiss ohne Zähne	$\leq$ 6 Monate
erster Milchzahn	6 – 8 Monate
Sitzen	6 – 9 Monate
erste Schritte	11 – 13 Monate
vollständige Schneide-zähne (Milchzähne)	12 – 15 Monate
freies Laufen	$\geq$ 18 Monate
kennt Vor- und Nachnamen	$\geq$ 3 Jahre
fährt Fahrrad ohne Stütz-räder	> 4 – 5 Jahre
Zahnwechsel (Lücken im Milchgebiss)	> 6 Jahre
kennt Tag, Monat, Jahr und Uhr	8 – 10 Jahre

24.1 Entwicklung und Altersperioden

Körpergröße, Gestalt und Verhaltensweisen unterliegen im **Kindesalter** stetigen Veränderungen. Verschiedene Entwicklungsstufen können einer **Altersperiode** (☞ Tab. 24.1) im Kindes- und Jugendalter zugeordnet werden (☞ Tab. 24.2), sodass es möglich ist, das Alter eines Kindes einzuschätzen.

24.2 Anatomische und physiologische Besonderheiten

24.2.1 Atmung

Die anatomischen Strukturen der **Atemwege** (☞ Kap. 3.2.1) sind bei Kindern im Vergleich zu denen des Erwachsenen teilweise

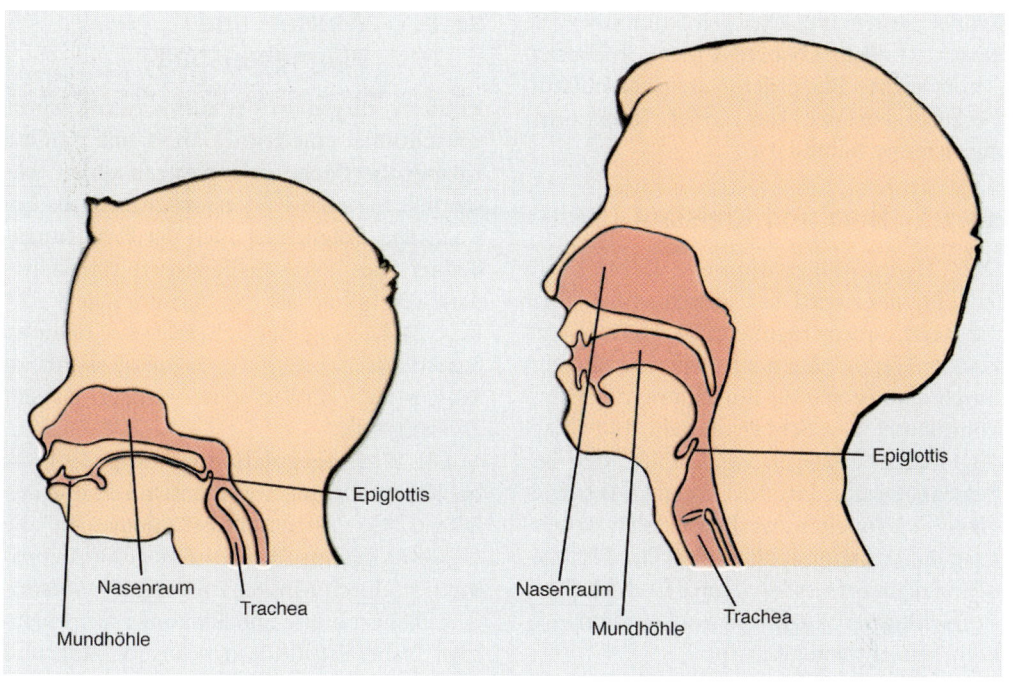

Abb. 24.1: Anatomie des Rachenraums von Erwachsenen und Säuglingen im Vergleich [L108]

unterschiedlich (☞ Abb. 24.1). Die Besonderheiten der kindlichen Atemwege sind:

- Die kindliche **Luftröhre** ist extrem kurz und sehr eng.
- Der **Kehlkopf** liegt höher (auf Höhe zwischen dem dritten und vierten Halswirbel) und ist zusätzlich nach vorn gekippt.
- Die **engste Stelle** der kindlichen Atemwege ist nicht, wie bei Erwachsenen, die Stimmbandebene, sondern sie liegt bis etwa zum sechsten Lebensjahr darunter auf Höhe des Ringknorpels (subglottisch). Bei Auswahl eines zu großen Endotrachealtubus kann daher der Tubus diese Stelle nicht passieren.

- Die Überstreckung des Kopfes führt zu einer Verlegung der Atemwege.

Der kindliche Organismus hat eine höhere Stoffwechselrate und einen höheren **Sauerstoffverbrauch** als der eines Erwachsenen. Die **Atemfrequenz** ist höher als bei Erwachsenen (☞ Tab. 24.3) und unterliegt einer altersabhängigen Schwankungsbreite. Außerdem ist das **Residualvolumen** (☞ Kap. 3.2.2) deutlich kleiner, was zu kleineren Sauerstoffreserven in der Lunge führt.

Merke

Kinder haben bedeutend kleinere Sauerstoffreserven als Erwachsene.

Tab. 24.3: Normwerte Atmung

Alter	Atemfrequenz	Totraumvolumen	Atemzugvolumen
Neugeborene	ca. 50/Min.	2 ml/kg KG	8 – 10 ml/kg KG
Säuglinge	ca. 35/Min.	2 ml/kg KG	8 – 10 ml/kg KG
Schulkinder	ca. 20/Min.	2 ml/kg KG	8 – 10 ml/kg KG
Erwachsene	ca. 12/Min.	2 ml/kg KG	8 – 10 ml/kg KG

Kinder atmen typischerweise nur über die **Nase** ein und aus (Nasen-Atmer). So können schon leichte Reize der Nasenschleimhaut, Verletzungen der Nase oder Infektionen die Atmung behindern.

24.2.2 Herz und Kreislauf

Das **Herzminutenvolumen** (HMV) im Säuglingsalter wird fast ausschließlich über die Herzfrequenz reguliert. Da die Dehnbarkeit der Herzhöhlen noch zu gering ist, kann durch eine verstärkte Blutfüllung der Herzhohlräume das Schlagvolumen (☞ Kap. 3.1.1) kaum gesteigert werden. Um den hohen Sauerstoffbedarf des Organismus befriedigen zu können, muss die Herzauswurfleistung daher hauptsächlich über die Herzfrequenz reguliert werden. Somit ist der **höhere Pulsschlag** bei Säuglingen und Kindern vollkommen physiologisch.

Achtung

Eine langsame Herzfrequenz bei Säuglingen und Kindern ist ein lebensbedrohlicher Zustand.

Tabelle 24.4 zeigt Herzfrequenz, Blutdruck, Schlagvolumen und Blutvolumen von Neugeborenen, Säuglingen, Schulkindern und Erwachsenen.

Um den arteriellen Blutdruck (☞ Kap. 3.1.3) aufrechterhalten zu können, ist der periphere Widerstand in den Blutgefäßen dauerhaft erhöht, d. h. die Blutgefäße sind verengt. Daher kann ein **Blutdruckabfall** bei scheinbar kleinen Blutverlusten durch eine weitere Vasokonstriktion kaum noch kompensiert werden.

24.2.3 Wasser- und Wärmehaushalt

Kinder verfügen im Verhältnis zum Körpergewicht über eine etwa 2- bis 3-mal größere **Körperoberfläche** und besitzen einen wesentlich höheren Körperwasseranteil als Erwachsene. Folglich ist auch der **Erhaltungsbedarf** des Wasser-Elektrolyt-Haushaltes deutlich höher als bei Erwachsenen (☞ Kap. 24.4). Säuglinge beispielsweise nehmen täglich ein Sechstel ihres Körpergewichts an Wasser auf (Erwachsene weniger als ein Zwanzigstel).

Die **Wärmeregulation** (☞ Kap. 19.1) ist bei Kindern weniger weit entwickelt und anfälliger für Anpassungsstörungen an die Umgebungstemperatur. Zur Wärmeproduktion durch Muskelzittern sind insbesondere Neugeborene und Säuglinge nicht befähigt. Daher ist die Wärmeabgabe aufgrund der ungünstigen Oberflächen-Volumen-Verhältnisse gegenüber der Wärmeproduktion und Wärmeisolierung begünstigt, sodass Kinder wesentlich schneller auskühlen als Erwachsene.

24.3 Respiratorische Notfälle

24.3.1 Anzeichen respiratorischer Störungen

Infektionen der oberen Atemwege mit Schnupfen und Husten sind neben der Mittelohrentzündung die häufigsten **akuten Erkrankungen** im Kindesalter, die jedoch nicht zur Alarmierung des Rettungsdienstes führen sollten. Laut schreiende und umherlaufende Kinder sind in der Regel nicht

Tab. 24.4: Normwerte Herz-Kreislauf-Funktion (Mittelwerte)

Alter	Herzfrequenz	Blutdruck	Schlagvolumen	Blutvolumen
Neugeborene	ca. 140/Min.	ca. 70/50 mmHg	10 ml	90 ml/kg KG
Säuglinge	ca. 120/Min.	ca. 100/60 mmHg	15 ml	85 ml/kg KG
Schulkinder	ca. 90/Min.	ca. 110/85 mmHg	50 ml	75 ml/kg KG
Erwachsene	ca. 70/Min.	ca. 120/80 mmHg	70 ml	70 ml/kg KG

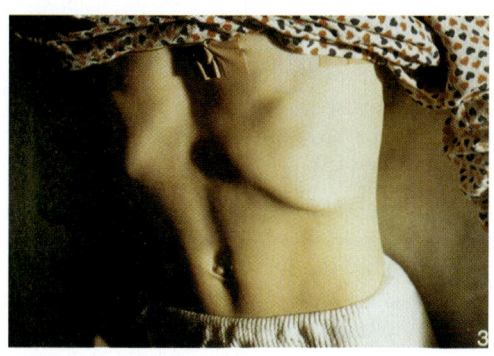

Abb. 24.2: Atemnotzeichen [U234]

schwer krank und haben eine ausreichende Spontanatmung, denn „wer schreit, der atmet".

Zu beachten sind jedoch **Anzeichen schwerer Atemnot** (☞ Abb. 24.2), bei denen die Kinder viel zu ruhig, teilweise sogar apathisch sind und folgende Symptome aufweisen:

- atemabhängige Hauteinziehungen zwischen den Rippen und am Rippenbogen
- fahlgraue/blasse Haut (insbesondere bei Säuglingen kann eine Zyanose fehlen)
- Nasenflügeln mit Schwitzen
- anfangs Tachypnoe, später jedoch bei zunehmender Erschöpfung Bradypnoe und Abflachen der Atmung
- pathologische Atemgeräusche (z. B. Stridor, Giemen).

24.3.2 Fremdkörperaspiration

Insbesondere Kleinkinder entdecken ihre Umwelt mit den Händen und dem Mund: Sie nehmen alles in den Mund, was sie erreichen können. Aus diesem Grund treten die meisten Fremdkörperaspirationen (☞ Kap. 16.2.1) im Kindesalter zwischen dem zweiten und dritten Lebensjahr auf. Säuglinge sind in der Regel nur dann betroffen, wenn sie mit ungeeigneten Nahrungsmitteln oder zu schnell gefüttert werden.

Der überwiegende Teil der **Fremdkörper** ist so klein, dass er in den Bronchialbaum gelangt (z. B. Erdnüsse). Eine vollständige oder teilweise Verlegung der Atemwege durch größere Fremdkörper (z. B. unzerkleinerte Nahrung) ist vergleichsweise selten.

Jeder Verdacht auf eine Fremdkörperaspiration ist zunächst als ein unmittelbar lebensbedrohliches Ereignis einzuordnen.

Symptome

Die Symptome treten nicht einheitlich auf, da sie von Größe und Konsistenz des aspirierten Materials abhängen. **Leitsymptom** ist ein plötzlicher und heftiger **Hustenanfall** ohne wegweisende Vorerkrankung (z. B. Erkältung). Oft ist die Atmung dabei beschleunigt. Primär sind die Kinder sehr unruhig und haben Angst. Pathologische **Atemgeräusche** können sein:

- Keuchen
- inspiratorischer Stridor bei Teilverlegung der oberen Atemwege
- Giemen bei Teilverlegungen der unteren Atemwege mit verlängerter Ausatmung
- fehlende oder nachhängende Brustkorbbewegungen
- abgeschwächtes oder aufgehobenes Atemgeräusch des betroffenen Lungenabschnitts.

Basismaßnahmen

Die Behandlungsstrategie dient in erster Linie der Sicherung der **Atemfunktion.** Der **Notarzt** muss alarmiert werden. Ist der Zustand des kleinen Patienten stabil, so wird er mit erhöhtem Oberkörper, z. B. auf dem Schoß der Mutter, gelagert. Die Sauerstoffgabe über eine vorgehaltene Insufflationsmaske kann die Atemfunktion verbessern. In Begleitung des Notarztes wird die nächste Kinderklinik angefahren.

Nur bei drohender Erstickung muss versucht werden, den **Fremdkörper aktiv zu entfernen.** Dazu stehen folgende Methoden zur Verfügung:

- blindes Auswischen der Mundhöhle
- Absaugen bei flüssigen Fremdkörpern
- Säuglinge bzw. Kleinkinder kopfüber über ein aufgestelltes Bein legen und fünfmal sanft zwischen die Schulterblätter klopfen (☞ Abb. 24.3).

Der hinzugerufene **Notarzt** wird nach eigener Einschätzung der Situation seinerseits

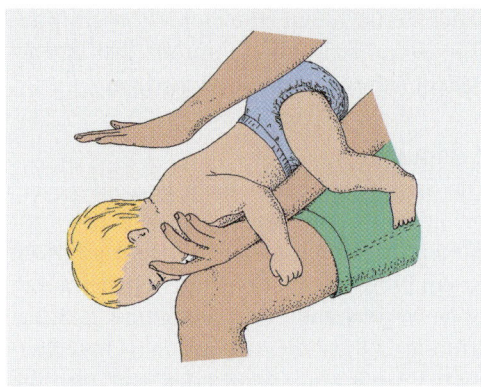

Abb. 24.3: Fremdkörperentfernung beim Kind [L190]

Maßnahmen ergreifen, um bei drohendem Erstickungstod den Fremdkörper zu entfernen:

- Laryngoskopie und Fremdkörperentfernung mit der Magillzange unter Kurznarkose
- endotracheale Intubation und Vorschieben des Fremdkörpers in einen Hauptbronchus
- Ultima Ratio: Koniotomie bei Verlegung der Atemwege oberhalb der Stimmbandebene.

Lässt sich das Kind jedoch über eine Maske **suffizient beatmen,** ist es unter Berücksichtigung der Gefahren und Komplikationen zweckmäßiger, auf invasive Methoden der Fremdkörperentfernung zu verzichten und das Kind dringlich in die nächste Kinderklinik oder HNO-Abteilung zu transportieren.

24.3.3 Kruppsyndrom

Das Kruppsyndrom umfasst eine Gruppe verschiedener Erkrankungen im Säuglings- und Kleinkindesalter, die eine Verengung der Atemwege im Bereich des Kehlkopfs gemeinsam haben. Für die Notfallmedizin relevante Formen des Kruppsyndroms sind die

- **subglottische** Laryngotracheitis („Pseudokrupp") und
- **supraglottische** Laryngotracheitis (Epiglottitis).

Subglottische Laryngotracheitis (Pseudokrupp)

Die subglottische Laryngotracheitis (Pseudokrupp) ist eine durch **Viren** verursachte, seltener allergische Erkrankung des Kehlkopfs und des oberen Anteils der Luftröhre. Sie führt meistens im Alter zwischen sechs Monaten und drei Jahren über eine Schleimhautschwellung zur Einengung (**Stenose**) der Atemwege im Bereich der Stimmbandebene und darunter. Wesentliche Folge ist die Luftnot bei der Einatmung mit einem deutlichen inspiratorischen Stridor und dem typischen bellenden Husten. Im Gegensatz zur Auffassung vieler Laien handelt es sich um eine normalerweise **harmlos** verlaufende Erkrankung.

Symptome

Wegen der nahen Verwandtschaft zu anderen Formen des Kruppsyndroms – vor allem der Epiglottitis – sind die Symptome in Tabelle 24.5 im Überblick zusammengestellt.

Basismaßnahmen

Die Basismaßnahmen orientieren sich am Schweregrad der Symptomatik. Eine intensive notfallmedizinische Versorgung ist aber zumeist nicht notwendig. Entscheidend ist, dass nicht übereilt und hastig gehandelt wird. Oberste Priorität muss bleiben, dass Aufregung und Angst von Kind und Eltern abnehmen. Dies gelingt durch **beruhigenden Zuspruch** und Belassen des Kindes auf dem Arm der Mutter in Oberkörperhochlage (z. B. Sitzen auf dem Schoß). Zur Abgrenzung gegenüber anderen Erkrankungen mit einhergehender Atemnot und einer medikamentösen Therapie (z. B. Prednison-Zäpfchen) ist grundsätzlich der **Notarzt** hinzuzuziehen. Die Körpertemperatur muss unbedingt gemessen werden, denn ein Pseudokrupp geht **nie** mit Fieber einher.

Supraglottische Laryngotracheitis (Epiglottitis)

Die supraglottische Laryngotracheitis (Epiglottitis) ist eine **bakterielle Infektion**

Tab. 24.5: Differenzialdiagnose zwischen Pseudokrupp und Epiglottitis

Ätiologie und Epidemiologie	Pseudokrupp	Epiglottitis
Ursachen	Viren (Influenza), Umwelteinflüsse	Bakterien (*Haemophilus influenzae* Typ B)
Lokalisation	subglottisch	supraglottisch
Alter	0,5 bis 3 Jahre	2 bis 6 Jahre
Letalität	$< 1\%$	30 bis 50%
Symptome		
• Beginn	langsam	aus völliger Gesundheit heraus
• Allgemeinzustand	gut, nur gering beeinträchtigt, unruhig	schwer krank, still
• Gesichtsausdruck	Mund geschlossen, Nasenflügeln	Mund offen, ängstlich, Nasenflügeln, vorgeschobener Unterkiefer
• Aussehen	normal, eher blass	rotes, fiebriges Gesicht
• Atemnot	mäßig	erheblich
• Husten	bellend	keiner
• Schlucken	normal	erhebliche Schluckstörungen
• Speichelfluss	normal	verstärkt
• Stridor	bei Ein- und Ausatmung	bei Einatmung
• Körpertemperatur	Körpertemperatur $< 38\,^\circ$C	hohes Fieber, $> 38\,^\circ$C

(Haupterreger: *Haemophilus influenzae* Typ B) des Kehldeckels mit erheblicher Schwellung bis zur vollständigen Verlegung der Atemwege. Sie tritt typischerweise aus völliger Gesundheit heraus auf, verläuft hochfiebrig und betrifft vor allem Klein- und Schulkinder zwischen dem zweiten und sechsten Lebensjahr. Seitdem gegen den häufigsten Erreger *Haemophilus influenzae* Typ B eine **Impfmöglichkeit** existiert, ist die Epiglottitis sehr selten geworden. Allerdings kann in den letzten Jahren wieder ein Anstieg der Krankheitsfälle beobachtet werden. Vermutet werden vor allem Infektionen bei nicht geimpften Einwanderern aus osteuropäischen Ländern.

Symptome
Tabelle 24.5 stellt die Befunde der subglottischen und supraglottischen Laryngotracheitis vergleichend gegenüber.

Basismaßnahmen
Das **Erhalten der Atemfunktion** ist das wichtigste Ziel aller medizinischen Maßnahmen. Angesichts der Seltenheit und hohen Komplikationsrate dieses Krankheitsbildes hat sich im Rettungsdienst ein minimalinvasives Vorgehen etabliert. Um eine vollständige Verlegung der Atemwege durch weiteres Anschwellen der Epiglottis oder einen Laryngospasmus nicht zu provozieren, verbietet sich jede Racheninspektion. Der **Notarzt** ist zwingend an der Einsatzstelle erforderlich.

Vor allem die ängstlichen Eltern müssen **beruhigenden Zuspruch** erfahren. Die Kinder sind wegen der Schwere des Krankheitsbildes in der Regel besorgniserregend still, erkennen jedoch die Angst ihrer Angehörigen, sodass eine Übertragung der Angst auf die Kinder wahrscheinlich ist. Wegen der erhöhten Aspirationsgefahr darf den Kindern nichts zu trinken gegeben werden.

Der kleine Patient wird nach Möglichkeit mit erhöhtem Oberkörper auf dem Arm der Mutter oder eines anderen Angehörigen gelagert und erhält hochdosiert Sauerstoff. Basischeck und kontinuierliche Überwachung der **Vitalfunktion** (Pulsoxymeter) sind weitere wichtige Basismaßnahmen. Häufig wird wegen starker Erschöpfung und Ateminsuffizienz eine Maskenbeatmung erforderlich sein. Die Rettungskräfte müssen in ständiger Intubationsbereitschaft stehen.

Auch die **notärztliche Versorgung** wird sich am Grundsatz eines minimalinvasiven Vorgehens orientieren. Hohes Fieber kann mit antipyretisch wirkenden Zäpfchen (z. B. Ben-u-ron®, ☞ Kap. 13.2.5) gesenkt werden. Inhaliertes Adrenalin über einen Vernebler und Kortison-Zäpfchen (z. B. Rectodelt®, ☞ Kap. 13.2.15) bewirken ein Abschwellen der Epiglottis.

24.4 Exsikkose

Eine Exsikkose oder **Dehydratation** (☞ Kap. 3.9.2) kann auch im Kindesalter vorkommen. Typische Ursachen sind:

- zu geringe Trinkmengen (z. B. Verweigerung, Schmerzen beim Schlucken durch Erkrankungen)
- starkes Erbrechen (z. B. Gastroenteritis)
- heftiger Durchfall (z. B. Gastroenteritis)
- massives Schwitzen (z. B. Hitzestörungen, ☞ Kap. 19.2)
- hohes Fieber (z. B. Infekte).

Symptome

Die Kinder sind körperlich schwach und klagen oft über Muskelschmerzen; ihr Allgemeinzustand ist reduziert. Die Symptome variieren je nach Schwere der Exsikkose:

- tief liegende, glasige Augen mit seltenem Lidschlag
- blass-graue Hautfarbe
- trockene Lippen und Zunge, trockene Schleimhäute
- stehende Hautfalten, greisenhaftes Aussehen
- eingesunkene, große Fontanelle.

Außerdem ist die Nierenfunktion herabgesetzt (**Oligurie**) und bei Säuglingen der Saugreflex schwächer; ältere Kinder klagen über ein starkes Durstgefühl. Bei **Infektionen** kann meistens eine erhöhte Körpertemperatur gemessen werden. Überdies wirken die betroffenen Kinder häufig teilnahmslos.

Basismaßnahmen

Die Basismaßnahmen richten sich nach dem klinischen Bild und der Schwere der Exsikkose. Nach erfolgtem Basischeck schließen sich Blutzuckerkontrolle, Temperaturmessung und kontinuierliches **Monitoring** (Pulsoxymeter reicht aus) an. Bei schwerer Exsikkose muss der Notarzt nachalarmiert werden. Im Vordergrund der Therapie steht der Flüssigkeitsersatz (oral oder als Infusion).

24.5 Fieberkrampf

Fieberkrämpfe sind zerebrale Krampfanfälle (☞ Kap. 17.4), die zur so genannten Gruppe der Gelegenheits- oder Okkasionskrämpfe (symptomatische Epilepsie) gehören. Im Kindesalter sind Fieberkrämpfe die **häufigste Ursache** für Krampfanfälle. **Auslöser** sind meist vorausgehende banale virale Infektionen, wie Atemwegsinfekte, Mittelohrentzündung, gastrointestinale oder Harnwegsinfekte.

Der Fieberkrampf wird ausgelöst, wenn die Körpertemperatur zu Beginn eines fieberhaften Infekts innerhalb kurzer Zeit auf über 38,5 °C ansteigt. Oft führt bereits der erste Fieberanstieg zum Fieberkrampf, ohne dass der Infekt oder das Fieber schon von den Eltern bemerkt wurde.

Fieberkrämpfe sind angesichts des klinischen Bildes aus Sicht der **Eltern** ein in besonderer Weise schockierendes und emotionales Ereignis. Gelegentlich treffen die Rettungskräfte auf Eltern, die ihre Kinder reanimieren, obwohl dies in keiner Weise notwendig wäre.

Angehörige von Kindern mit **häufigen Fieberkrämpfen** oder positiver Familienanamnese sind über ihre Kinderärzte in der Regel ausreichend aufgeklärt und in adäquaten Maßnahmen der Ersten Hilfe geschult. Oft haben sie bereits selbstständig vom Kinderarzt verschriebene, antikonvulsiv wirkende Medikamente (z. B. Diazepam-Rektiole, ☞ Kap. 13.2.1) verabreicht. Erst wenn sich der Krampfanfall über viele Minuten hinzieht oder die krampflösenden Medikamente nicht zu wirken scheinen, wird von ihnen der Rettungsdienst hinzugerufen.

Symptome

Fieberkrämpfe sind generalisierte, tonischklonische Krampfanfälle mit Bewusstseinsverlust, die von anderen zerebralen Krampfanfällen nicht sofort zu unterscheiden sind. Sie dauern meistens nur wenige Minuten (2 – 15 Minuten) und enden spontan. Seltenere Anzeichen sind ein starrer Blick bzw. Blickabweichungen nach einer Seite und Schmatzen. Ansonsten finden sich alle typischen Symptome eines Krampfanfalls (☞ Kap. 17.4).

In etwa 75 % der Fälle ist der Krampf bereits vorüber, wenn der Rettungsdienst eintrifft. Das Kind liegt zumeist schlaff auf dem Arm bzw. Schoß der Mutter. Es ist befindet sich dann schon in der Nachschlafphase des Krampfanfalls. Dabei ist es erweckbar, desorientiert und wird zunehmend motorisch unruhig.

Basismaßnahmen

Bei Fieberkrämpfen ist meist keine spezielle **Therapie** mehr erforderlich. Jedoch müssen meistens die Eltern beruhigt werden, indem ihnen die Situation erklärt und sie von der Ungefährlichkeit des Fieberkrampfes überzeugt werden.

Die Vitalfunktionen werden kontinuierlich überwacht. Der **Notarzt** ist an die Einsatzstelle nachzufordern. Zum Monitoring wird das Pulsoxymeter angeschlossen. Eine wichtige diagnostische Maßnahme ist die Temperaturmessung. Bei Fieber muss versucht werden, die Körpertemperatur **moderat** zu senken, um einen zweiten Fieberkrampf zu vermeiden. Dafür kommen zunächst physikalische Maßnahmen, wie die Entfernung zu warmer Kleidung und kalte Umschläge (Waden- und Bauchwickel), in Frage.

Sollten die Kinder bei Eintreffen noch krampfen, werden sie so gelagert, dass sie vor Verletzungen geschützt und die Atemwege frei sind (z. B. Bauch- und Seitenlage). Begleitverletzungen werden nach dem Krampfanfall versorgt. Sauerstoffgabe gleicht die während des Krampfanfalls auftretende **Hypoxie** aus. Speziell Kinder sind in besonderer Weise von einer **Hypoglykämie** während des Krampfanfalls bedroht. Diese muss daher mittels Blutzuckerkontrolle immer ausgeschlossen werden.

Dem **Notarzt** stehen krampflösende Medikamente (z. B. Diazepam oder Chloralhydrat-Rektiolen, ☞ Kap. 13.2.1) zur Verfügung. In den meisten Fällen wird er keinen intravenösen Zugang anlegen, da alle notwendigen Medikamente auch rektal verabreicht werden können. So kommen bei hohem Fieber auch Temperatur senkende

Zäpfchen (z. B. Ben-u-ron®, ☞ Kap. 13.2.5) in altersgerechter Dosierung zum Einsatz.

24.6 Plötzlicher Kindstod (sudden infant death syndrome = SIDS)

Der plötzliche Kindstod (SIDS: sudden infant death syndrome, plötzlicher Säuglingstod) ist als der plötzliche und unerwartete Tod aus scheinbarer Gesundheit heraus definiert, für den trotz einer sorgfältigen postmortalen Untersuchung (z. B. Obduktion) kein Nachweis einer Todesursache erbracht werden kann. Das SIDS stellt somit eine **Ausschlussdiagnose** dar.

Der plötzliche Kindstod ereignet sich meist während des Schlafs und betrifft vor allem **Säuglinge im ersten Lebensjahr.** Wissenschaftliche Untersuchungen haben als auffälligste Risikofaktoren Schlafen in Bauchlage, Rauchen der Mutter während der Schwangerschaft und Stillverzicht ergeben.

Auffindesituation und Symptome
Die meisten Kinder werden in den frühen Morgenstunden oder nach dem Mittagsschlaf von den Eltern im Bett aufgefunden. Die Symptome entsprechen einem **Herz-Kreislauf-Stillstand.** Das Kind ist bewusstlos, blass bis leicht bläulich verfärbt und hat einen Atemstillstand. Mehr als drei Viertel aller Kinder werden in Bauchlage liegend mit dem Kopf unter der Decke vorgefunden. In den meisten Fällen wird der Tod zu spät bemerkt. Es finden sich oft schon sichere Todeszeichen (☞ Kap. 8.4.1).

Basismaßnahmen
Solange **keine sicheren Todeszeichen** erkennbar sind, muss mit der Reanimation (☞ Kap. 10.4) begonnen werden. Allerdings bleiben die Bemühungen um die Wiederbelebung zumeist erfolglos, zumal der Herz-Kreislauf-Stillstand in den meisten Fällen unbeobachtet eintrat.

Liegen bereits **sichere Todeszeichen** vor, werden keine Reanimationsmaßnahmen mehr durchgeführt. Das Rettungsfachpersonal sollte den Angehörigen ermöglichen, sich von ihrem Kind zu verabschieden. Bei Bedarf kann ihnen die Notfallseelsorge angeboten werden. Da der plötzliche Kindstod definitionsgemäß eine **ungeklärte Todesursache** (☞ Kap. 8.4.2) ist, muss die Polizei zur Todesursachenermittlung eingeschaltet werden, da insbesondere bei Kindern neben möglichen natürlichen Ursachen des Todes immer auch ein Tod aus nichtnatürlicher Ursache zu bedenken ist.

24.7 Kindesmisshandlung

Kindesmisshandlung ist eine von Erwachsenen oder Jugendlichen an Kindern oder Jugendlichen ausgeübte körperliche oder psychische Gewaltanwendung. Sie ist als kriminelle Handlung strafbar. Unterschieden werden:

- **Vernachlässigung:**
  - körperliche Vernachlässigung (z. B. einseitige oder mangelhafte Ernährung)
  - emotionale Vernachlässigung (z. B. Alkohol- oder Drogenprobleme der Eltern),
- **körperliche Kindesmisshandlung:** direkte, nicht unfallbedingte Gewaltanwendung auf das Kind (z. B. schlagen, schütteln, brennen, Stiche),
- **sexueller Kindesmissbrauch:** sexuelle Handlungen mit Kindern oder Jugendlichen, denen diese nicht zustimmen, weil sie deren Tragweite nicht erfassen, vor allem unter Ausnutzung von Abhängigkeitsverhältnissen.

Alle Formen der Kindesmisshandlung sind in allen Altersstufen vertreten. Mädchen wie Jungen sind gleichermaßen betroffen.

Hinweise und Symptome
Misshandelte Kinder (☞ Abb. 24.4) lassen sich nicht an einem Leitsymptom erkennen. Vielmehr zeigt sich eine Vielzahl von oft **versteckten** Hinweisen (☞ Tab. 24.6). Von Be-

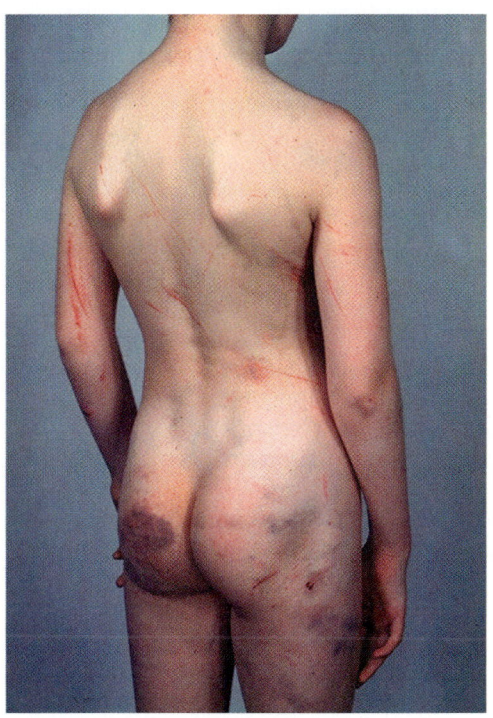

Abb. 24.4: Misshandeltes Kind [T112]

deutung ist auch die **Reaktion** von Eltern und Kind:

- Umstände des Aufsuchens medizinischer Hilfe (z. B. keine oder verspätete Leistung von Erster Hilfe, verzögerter Notruf)?

- Verhaltensbesonderheiten bei Eltern und Kind (z. B. angemessene Sorge der Eltern in Bezug zur Schwere der Verletzung)?
- Plausibilität der Ereignisse
  - Stimmen Vorgeschichte und Befund glaubhaft überein (z. B. Art und Verteilung der Verletzungen)?
  - Kann der Unfall so abgelaufen sein, wie er beschrieben wird (z. B. fehlende oder widersprüchliche Erklärungen)?

Merke

Spielen, wildes Umhertoben oder der Sturz aus geringen Höhen führen bei Kindern in der Regel nicht zu schweren Verletzungen!

Vorgehensweise bei Verdacht auf eine Kindesmisshandlung

Der erste und wesentliche Schritt für das Rettungsfachpersonal ist es, eine **Kindesmisshandlung** überhaupt in Betracht zu ziehen. Die weitere Vorgehensweise am Einsatzort sollte umsichtig sein und sich nicht von Emotionen gegen den vermeintlichen Verursacher der Kindesmisshandlung leiten lassen, um das Kind nicht weiterer Gefahr auszusetzen oder einen unberechtigten Verdacht auszusprechen. Das Rettungsfachpersonal darf daher nicht überstürzt reagieren oder vorschnell handeln, sondern muss seine Gefühle beherrschen und Ruhe bewahren. Gefordert sind lediglich Maßnahmen, die

Tab. 24.6: Merkmale einer Kindesmisshandlung

Körperliche Symptome

- Anzeichen von körperlicher Misshandlung
  - Verletzungen unterschiedlichen Alters nebeneinander, Frakturen bei Kleinkindern unter drei Jahren
  - Unterblutungen hinter dem Ohr
  - untypische Stellen für Verletzungen (z. B. Mund, Mundschleimhaut, Streckseiten der Unterarme, Genitale, Innenflächen der Oberschenkel)
- Anzeichen von körperlicher Misshandlung (z. B. Bisswunden, Striemen, Zigarettenabdrücke, Griffmarken, Verbrennungen durch Herdplatte oder Bügeleisen)
- Anzeichen der körperlichen Vernachlässigung
  - verfilzte Haare, Kotspuren, Kratzspuren
- Anzeichen emotionaler Vernachlässigung
  - Bekleidung schmutzig, nicht an das Alter und an die Kultur angepasst, zu groß oder zu klein
  - mangelnde Ernährung (z. B. Abmagerung, Minderwuchs)

dem **Wohl des Kindes** dienen. Verletzungen werden medizinisch versorgt und, wie auch Anzeichen für eine Vernachlässigung des Kindes, genauestens dokumentiert.

Alle Kinder mit Verdacht auf Kindesmisshandlung müssen in eine Kinderklinik transportiert werden.

Wiederholungsfragen

1. Bis zu welchem Lebensalter wird von einem Säugling gesprochen? (☞ Kap. 24.1)
2. Nennen Sie anatomische und physiologische Besonderheiten der Atemwege und erläutern Sie ihre Bedeutung bei der Versorgung pädiatrischer Patienten. (☞ Kap. 24.2.1)
3. Beschreiben Sie anatomische und physiologische Besonderheiten im Herz-Kreislauf-System des Kindes. (☞ Kap. 24.2.2)
4. Wie oft schlägt das Herz eines Neugeborenen pro Minute? (☞ Kap. 24.2.2)
5. Welche Symptome kennzeichnen die kindliche Atemnot? (☞ Kap. 24.3.1)
6. Welche Fremdkörper werden häufig von Kindern aspiriert? (☞ Kap. 24.3.2)
7. Wie äußern sich Fremdkörperaspirationen im Kindesalter? (☞ Kap. 24.3.2)
8. Auf welche Weise können Fremdkörper sinnvoll entfernt werden und welche weiteren Maßnahmen müssen ergriffen werden? (☞ Kap. 24.3.2)
9. Was wird unter dem Kruppsyndrom verstanden? (☞ Kap. 24.3.3)
10. Worin unterscheiden sich sub- und supraglottische Laryngotracheitis? Nennen Sie die Symptome. (☞ Kap. 24.3.3)

11. Beschreiben Sie die Maßnahmen bei sub- und supraglottischer Laryngotracheitis. Warum ist die Racheninspektion kontraindiziert? (☞ Kap. 24.3.3)
12. Welche Ursachen können im Kindesalter zu einer Exsikkose führen? (☞ Kap. 24.4)
13. Welche Krankheitszeichen sind bei einer Exsikkose im Kindesalter zu erwarten? Erläutern Sie das therapeutische Vorgehen. (☞ Kap. 24.4)
14. Was ist die häufigste Ursache für Krampfanfälle im Kindesalter und wie sieht das klinische Bild aus? Erklären Sie die Maßnahmen. (☞ Kap. 24.5)
15. In welchem Lebensabschnitt treten Fieberkrämpfe zumeist auf? (☞ Kap. 24.5)
16. Wie ist der plötzliche Kindstod definiert? Erläutern Sie das Vorgehen bei SIDS. (☞ Kap. 24.6)
17. Welche Symptome, Hinweise und Konstellationen weisen auf Kindesmisshandlung hin? (☞ Kap. 24.7)
18. Beschreiben Sie das Vorgehen des Rettungsdienstes bei Verdacht auf Kindesmisshandlung. (☞ Kap. 24.7)

Augen- und HNO-Notfälle 25

Jürgen Luxem

Isolierte Erkrankungen oder Verletzungen unter Mitbeteiligung der Augen und aus dem Hals-Nasen-Ohren- (HNO-) Bereich sind im Rettungsdienstalltag selten. Am häufigsten sind sie noch im Rahmen von Unfallereignissen anzutreffen. Grundsätzlich werden hier Unfälle, die auf das Auge mit seinen Anhangsgebilden und den Gesichtsschädel beschränkt sind, und solche, die im Zusammenhang mit Polytraumen ($\rightarrow$ Kap. 20.7) mehrere Körperregionen betreffen, unterschieden.

Bei isolierten Erkrankungen der Augen ist zu bedenken, dass zwar Auge und Sehkraft unmittelbar bedroht sind, sie aber praktisch nie innerhalb kurzer Zeit zu einer Lebensgefahr werden. Dahingegen sind Blutungen innerhalb der Hals-, Rachen- und Nasenregion, als Teil der Atemwege aufgrund der im Vordergrund stehenden Symptome Blutung und Luftnot, als potenziell lebensbedrohlich anzusehen.

25.1 Augennotfälle

Augennotfälle (**ophthalmologische Notfälle**) werden als Erkrankungen und Verletzungen der **Augen** definiert, die eine umgehende augenärztliche Therapie notwendig machen, um die Funktion der Augen zu erhalten. Obwohl Augennotfälle nie lebensbedrohlich sind, führen sie jedoch bei unsachgerechter Behandlung zu einer erheblichen Beeinträchtigung der Lebensqualität.

25.1.1 Verletzungen am Auge

Die Mitbeteiligung der Augen bei **Schädel-Hirn-Verletzungen** ist seit Einführung der Anschnallpflicht im Straßenverkehr kontinuierlich gesunken. Bei gewerblichen **Arbeitsunfällen** jedoch ist der Anteil der Augenverletzungen mit 10 bis 20% unverändert hoch, was auf die verbreitete Missachtung der Unfallverhütungsvorschriften (UVV) bei industrieller oder gewerblicher Arbeit zurückzuführen ist. Tatsächlich könnte ein Großteil der Augenverletzungen durch das Tragen von Schutzbrillen vermie-

den werden. Dagegen sind die **Unfälle im privaten Bereich** bei Kindern (z.B. Spiel mit Pfeil und Bogen, Schleuder oder Knallkörper) schwer zu vermeiden.

Augenverletzungen können prinzipiell in **Verletzungen mit und ohne Eröffnung der Augen** unterteilt werden. Die offenen Augenverletzungen sind die schwerwiegenderen Verletzungen und bedürfen einer operativen Versorgung.

Prinzipiell können alle Strukturen des Auges von Verletzungen betroffen sein. Die häufigsten augenärztlichen **Notfälle** sind:

- **Verätzungen** ($\rightarrow$ Abb. 25.1) sind durch Säuren oder Laugen hervorgerufene Wunden, die das Eintrüben der Hornhaut bis zum Verlust des Auges verursachen können. Weiterhin werden Verletzungen der Augen durch ungelöschten Kalk, Lösungs- und Reinigungsmittel, Benzin oder Tränengas den Verätzungen zugeordnet. **Laugenverätzungen** können eine Hornhautperforation in weniger als einer Minute bewirken, indem sich das geschädigte Gewebe verflüssigt (**Kolliquationsnekrose**). Verätzungen mit **Säuren** hingegen führen über eine Ausfällung von Eiweißen zu einer Verschorfung am betroffenen Auge, die ihm einen weiteren Schutz vor der Säureeinwirkung bietet (**Koagulationsnekrose**).

Merke

Je konzentrierter die Lösung und je länger die Einwirkzeit, desto schwerwiegender ist die Verätzung.

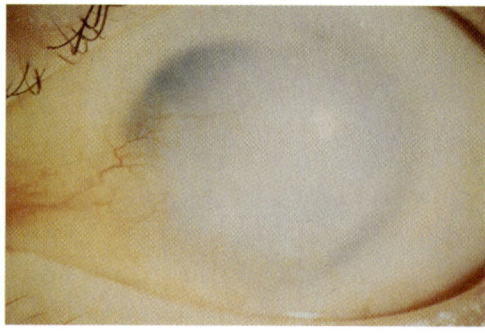

Abb. 25.1: Auge mit getrübter Hornhaut nach Verätzung [M233]

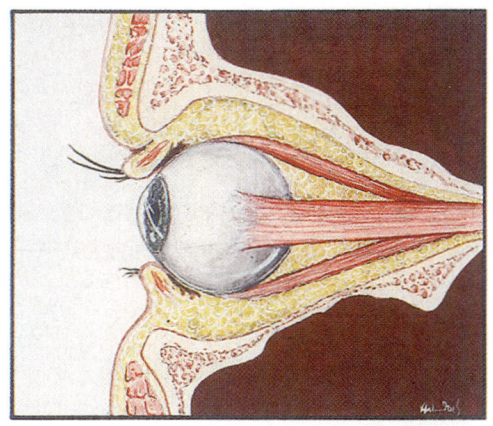

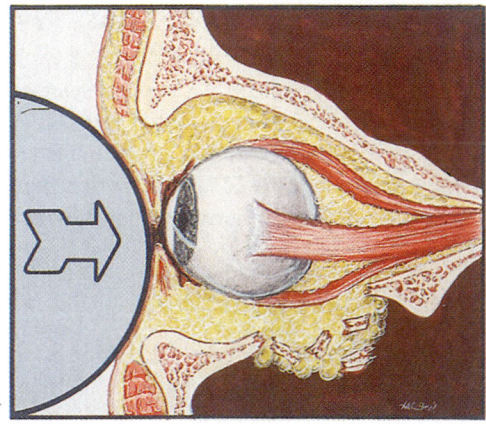

Abb. 25.2: Stumpfe Gewalt auf das Auge durch einen Tennisball [M233]

- **Stumpfe Gewalteinwirkungen** (☞ Abb. 25.2) auf die Augen (**Augenprellung**) sind wesentlich verbreiteter als offene Verletzungen. Häufige Unfallmechanismen sind der Aufprall auf das Lenkrad bei einem Verkehrsunfall, Faustschläge oder Sportverletzungen (Ball auf das Auge). Größere Objekte schädigen eher den Augenrand mit Frakturen des Orbitabodens. Kleinere Gegenstände hingegen verwunden das Auge direkt durch Erschütterung oder Quetschung des Augapfels mit Verletzungen wie Hornhautabschürfung, Blutungen, Luxation der Linse sowie Verletzungen der Ader- und Netzhaut.
- **Fremdkörperverletzungen** und **perforierende Augenverletzungen** (☞ Abb. 25.3):

Kleinere Fremdkörper, die meistens durch den Wind in die Augen getrieben werden, lassen sich oft durch Tränenfluss oder Reiben selbstständig entfernen. Fremdkörper, die mit hoher Geschwindigkeit in die Augen eindringen (z. B. beim Bohren, Schleifen), verletzen auch tiefer gelegene Strukturen. Tief eingedrungene Fremdkörper, wie ein im Auge steckender Bohrer, verursachen schwere Verletzungen der Horn- oder Lederhaut und gehen häufig mit Begleitverletzungen der Augenlider einher.

- **Hornhautabschürfungen** können durch in die Auge schlagende Äste oder zu langes Tragen von Kontaktlinsen verursacht werden. Die **Verblitzung** ist eine Sonderform der Hornhautverletzung, die durch Schweißarbeiten ohne Schutzbrille, ungeschützten Aufenthalt im Schnee (Schneeblindheit) oder unter der Sonnenbank ausgelöst werden kann.

Symptome

Lidkrampf und ein geschwollenes Augenlid weisen auf eine Verletzung des Auges hin. Symptome einer Verletzung ohne Eröffnung des Auges sind Rötung, Tränenfluss, Lichtscheue, Sehstörungen und (brennende) Schmerzen. Bei Verblitzung können die Schmerzen mit einer Verzögerung von bis zu zwölf Stunden auftreten. Kleine **Fremdkörper** sind oft nicht zu erkennen, jedoch äußern die Patienten häufig ein Fremdkörpergefühl (Sandkorngefühl).

Blutungen aus dem verletzten Auge deuten auf perforierende Augenverletzungen

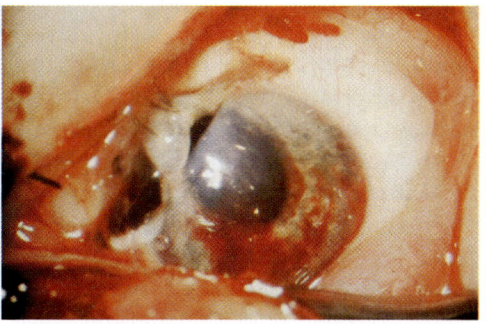

Abb. 25.3: Perforierende Augenverletzung [M233]

oder stumpfe Gewalteinwirkung mit großen Fremdkörpern hin. Steht das betroffene Auge z. B. nach einer stumpfen Augenverletzung tiefer als das unverletzte Auge, muss an eine knöcherne Verletzung des **Orbitabodens** gedacht werden.

Basismaßnahmen

Zunächst muss erfragt werden, wie die Verletzung des Auges erfolgte (Unfallmechanismus) und wie sich die Beschwerden äußern. Die wichtigste Basismaßnahme bei **Verätzungen** ist das sofortige und ausgiebige Spülen des Auges für mindestens 30 Minuten mit Isogutt®-Spüllösung, 0,9 %iger Kochsalzinfusion oder Leitungswasser (☞ Abb. 25.4). Zum Spülen muss das Auge weit geöffnet sein. Dies ist aber in der Regel aufgrund des Lidkrampfes nicht möglich. In diesem Fall ist ein Notarzt frühzeitig zu alarmieren, um den Lidkrampf mit **Novesine®-Augentropfen** (Lokalanästhetikum) zu durchbrechen.

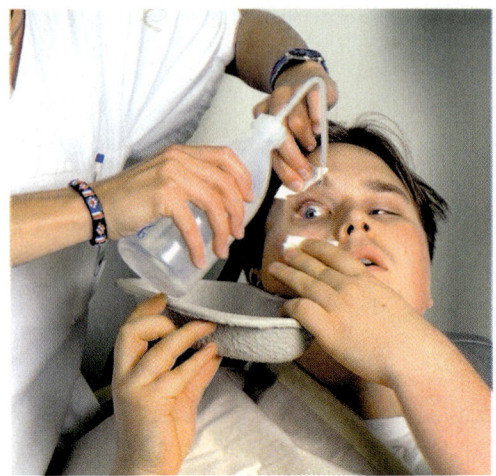

Abb. 25.4: Augenspülung [K183]

meinsam in die gleiche Richtung bewegen. Zu diesem Zweck sollten auf jedem RTW zwei Augenklappen vorhanden sein. Alternativ können auch Mullbinden oder Zellstoffmullkompressen herangezogen werden.

Achtung

Ungelöschter Kalk darf auf keinen Fall mit Flüssigkeit in Kontakt geraten. Dadurch wird die Ätzwirkung verstärkt. Durch Oxidationsprozesse entstehen Temperaturen von über 100 °C, die das Auge zusätzlich schädigen. Daher wird ungelöschter Kalk trocken, z. B. mit einem Wattestab, aus dem Auge entfernt. Bei einem Blick unter das Oberlid kann auch von dort Kalk durch Ausstreichen entfernt werden.

25.1.2 Glaukomanfall

Das **Glaukom (grüner Star)** ist ein Sammelbegriff für Erkrankungen, denen eine zunehmende Schädigung des Sehnervs gemeinsam ist. Die Hauptursache ist eine Erhöhung des Augeninnendrucks, der den Sehnerv langsam zerstört. Der Anstieg des Augeninnendrucks erfolgt durch ein Missverhältnis zwischen Kammerwasserproduktion und Kammerwasserabfluss. Bei einem Glaukomanfall,

Merke

Große Fremdkörper müssen ohne weitere Inspektion im Auge belassen werden.

Stumpfe Augenverletzungen sollten mit einem Eisbeutel gekühlt werden, um eine stärkere Schwellung zu vermeiden.

Im Anschluss an die Erstmaßnahmen werden alle Augenverletzungen verbunden (☞ Abb. 25.5). Dazu wird das betroffene Auge **steril abgedeckt,** ohne dabei Druck auszuüben. Anschließend werden beide Augen verdunkelt. Die Verdunklung der Augen soll vermeiden, dass sich beide Augen ge-

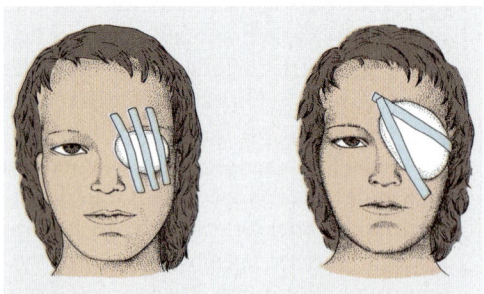

Abb. 25.5: Anlegen eines Augenverbandes. Das betroffene Auge wird steril abgedeckt. Anschließend werden beide Augen verdunkelt. [A400 – 157]

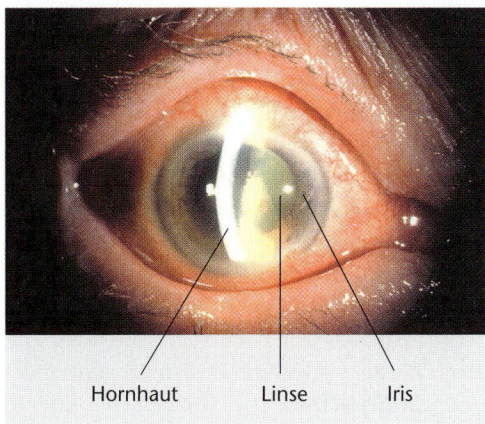

Hornhaut Linse Iris

Abb. 25.6: Akuter Glaukomanfall [T132]

der akuten Form des Glaukoms, steigt der Augeninnendruck aufgrund eines totalen Verschlusses des Abflusses binnen weniger Minuten auf ein Mehrfaches des Normalwertes an.

Symptome

Bei der Beurteilung der Augen fällt häufig ein einseitig **gerötetes Auge** (☞ Abb. 25.6) mit stumpfer Hornhaut auf. Die Pupille des betroffenen Auges ist oft weit und lichtstarr. Bei Betasten des Augapfels imponiert ein hartes, pralles Auge (steinharter Bulbus). Die Betroffenen geben eine Sehverschlechterung mit Regenbogenringen und Schmerzen beim Blick in Licht (Lichtscheue) an. Begleitsymptome, wie Übelkeit und Erbrechen, Kopfschmerzen, Hypertonie und Tachykardie, stehen dabei für den Patienten manchmal im Vordergrund seiner Beschwerden.

Basismaßnahmen

Wie bei den Augenverletzungen wird das betroffene Auge steril abgedeckt und beide Augen mit Augenklappen verdunkelt. Die Allgemeinsymptome werden symptomatisch behandelt. Der Transport erfolgt in eine Augenklinik oder zu einem niedergelassenen Augenarzt. Die kausale Therapie wird von einem **Augenarzt** durchgeführt.

25.1.3   Plötzlicher Sehverlust

Der plötzliche Sehverlust ist durch eine plötzliche, schmerzlose **Sehverschlechterung** (Sehen von Blitzen, verzerrte Umrisse) oder Gesichtsfeldausfälle gekennzeichnet, die eine sofortige augenärztliche Behandlung notwendig machen. Häufigste Ursache ist eine **Netzhautablösung,** bei der sich die Netzhaut vom darunter liegenden Pigmentepithel ablöst. **Auslöser** können vorausgegangene Operationen, Verletzungen, diabetische Spätschäden oder ein Glaukom sein. Zum Transport in eine Augenklinik oder zu einem niedergelassenen Augenarzt wird das betroffene Auge steril abgedeckt und beide Augen mit Augenklappen verdunkelt.

Andere **Ursachen** für einen plötzlichen Sehverlust sind neben der Netzhautablösung

- der Zentralarterien- oder Zentralvenenverschluss
- die Glaskörperblutung
- Entzündungen der Ader- oder Netzhaut
- Entzündungen des Sehnervs oder
- neurologische Ursachen (☞ Kap. 17.2).

25.2   HNO-Notfälle

Verletzungen und Erkrankungen im Hals-Nasen-Ohren- (HNO-) Bereich können potenziell lebensbedrohlich sein. Da der Hals und die Nase zum Bereich der oberen Atemwege gehören, können dort lokalisierte Erkrankungen oder Blutungen zu akuter Atemnot oder massivem Blutverlust führen.

25.2.1   Blutungen

Blutung aus der Nase (Epistaxis)

Die Epistaxis (**Nasenbluten**) beschreibt das **spontane** Auftreten einer Blutung aus der Nase. Häufig sind hiervon ältere Patienten mit bekanntem Bluthochdruck betroffen. Aufgrund des hohen Blutdrucks reißt ein kleines Gefäß der Nasenscheidewand. Als weitere Ursache der Nasenblutung kommt eine Therapie mit blutgerinnungshemmenden Medikamenten (Marcumar®) in Betracht. Seltener sind Blutungsquellen im Rachen für eine Blutung aus der Nase verantwortlich.

Basismaßnahmen

Die **Blutdruckmessung** ist obligat, um eine Hypertonie oder eine bedrohliche Blutung mit beginnendem Volumenmangelschock (☞ Kap. 11.3.1) erkennen zu können. Die Lagerung des Patienten erfolgt nach Möglichkeit mit erhöhtem Oberkörper und nach vorne gebeugtem Kopf. Der Patient ist darauf hinzuweisen, Blut nicht herunterzuschlucken, sondern in eine bereitzuhaltende Schale zu spucken. Eine **Kompression** der Nasenflügel an das Septum für mehrere Minuten kann die Blutung zum Stillstand bringen. Ergänzend kann eine Kühlung mit einer Nackenkompresse erfolgen.

Ist die Blutung nicht zum Stillstand zu bringen, ist der Notarzt hinzuzuziehen. Der **Notarzt** kann eine Tamponade mit Adrenalin-Lösung (1:10.000) oder Otriven®-Nasentropfen anlegen, um die Blutung lokal zu stoppen. Zusätzlich besteht für ihn die Möglichkeit, nach Anlage eines periphervenösen Zugangs einen erhöhten Blutdruck durch blutdrucksenkende Medikamente (z. B. Ebrantil®, ☞ Kap. 13.2.7) zu normalisieren.

Blutungen aus dem Mund

Bei Blutungen aus dem Mund findet sich die Blutungsquelle in der Mundhöhle oder im Rachenbereich. Häufigste **Ursache** sind Nachblutungen im Anschluss an Operationen zur Entfernung von Tumoren oder Rachenmandeln. Auch der Zungenbiss nach einem zerebralen Krampfanfall kann eine beachtliche Blutung aus dem Mund verursachen.

Basismaßnahmen

Eine direkte **Blutstillung** durch Kompression der Wunde gestaltet sich schwierig und ist präklinisch praktisch nicht möglich. Daher ist die wichtigste Basismaßnahme der **Aspirationsschutz** bei bewusstseinsklaren Patienten durch Lagerung mit aufrechtem Oberkörper sowie Freimachen und Freihalten der Atemwege. Das Einlegen eines Absaugkatheters in den Mund mit leichtem Sog kann bei den Betroffenen zu einer erheblichen Erleichterung ihrer Beeinträchtigung führen. Bewusstseinsgetrübte Patienten werden in stabiler Seitenlage gelagert.

Blutung aus dem Ohr

Blutungen aus dem Ohr (☞ Abb. 25.7 und 25.8) sind meistens die Folge einer direkten **Gewalteinwirkung** auf das Trommelfell (Knalltrauma, Manipulationen am äußeren Gehörgang). Aber auch Entzündungen am Ohr oder ein Barotrauma (☞ Kap. 26.2.2) können gelegentlich Blutungen hervorrufen.

Achtung

Eine Blutung aus dem Ohr kann Hinweis auf eine Schädel-Basis-Fraktur sein (☞ Kap. 20.4).

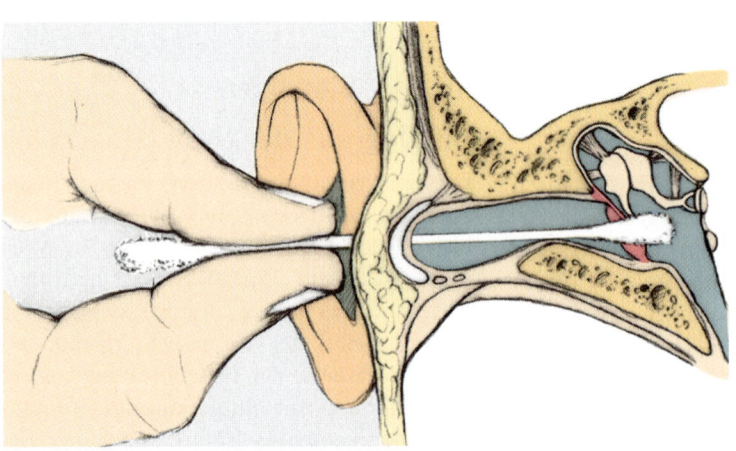

Abb. 25.7: Penetrierende Verletzung von Gehörgang und Trommelfell [L108]

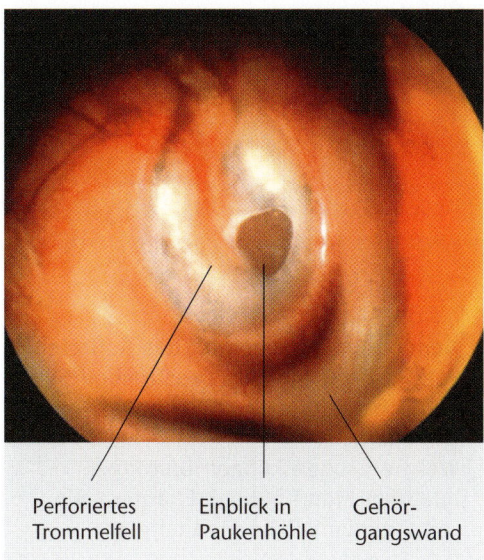

| Perforiertes Trommelfell | Einblick in Paukenhöhle | Gehörgangswand |

Abb. 25.8: Trommelfellperforation [A300]

Verletzungen oder entzündliche Prozesse am Trommelfell führen zu einer einseitigen **Schwerhörigkeit**. Schwindel weist auf eine Mitbeteiligung des Innenohrs hin. Ohne Tamponade oder eine Säuberung des Ohrs wird der äußere Hörgang locker und keinesfalls luftdicht mit einer sterilen Zellstoffmullkompresse abgedeckt. Selbstverständlich müssen im Ohr steckende Fremdkörper bis zur Vorstellung bei einem HNO-Arzt dort belassen werden.

25.2.2 Tinnitus

Der Tinnitus beschreibt Ohrgeräusche, die zusätzlich zur Wahrnehmung der Umgebungsgeräusche (Schallwellen) wahrgenommen werden. Der Tinnitus ist ein **Symptom.** Die Ohrgeräusche werden als Pfeifen, Rauschen, Zischen oder Brummen erlebt und haben ihre Ursache in einer Störung der Hörfunktion. Die häufigste **Ursache** sind Innenohrschäden durch Einwirkung von zu lautem Schall (z. B. Knalltrauma, Lärmarbeit, Diskothekenlärm). Aber auch eine Reihe anderer Erkrankungen des äußeren, Mittel- und Innenohrs sowie Erkrankungen der zentralen Hörbahn können einen Tinnitus auslösen (z. B. Ohrenschmalzpfropf, Erkran-

kung des Hörnervs). Seltener findet sich der Tinnitus bei Herz-, Kreislauf- und Stoffwechselerkrankungen. Er kann aber durch sein ständiges Vorhandensein ein psychosomatisches Krankheitsbild entwickeln, das häufig durch allgemeinen Stress verursacht wird.

25.2.3 Vertigo (Schwindel)

Vertigo (lat: vertere = hin und her wenden) ist ein subjektiv empfundenes **Dreh- oder Schwankgefühl** des Körpers. Es werden Dreh-, Schwank- und Bewegungsschwindel unterschieden. **Symptome** sind Übelkeit, Erbrechen, Gangunsicherheit und Angstgefühle. Vertigo entsteht aufgrund widersprüchlicher Reizimpulse des Gleichgewichtssinnes und tritt auf bei:

- Störungen im Gleichgewichtssystem (z. B. akuter Drehschwindelanfall mit Übelkeit und Erbrechen, Tinnitus und Schwerhörigkeit: Morbus Ménière)
- Augenerkrankungen
- neurologischen Erkrankungen (z. B. zerebrale Ischämie, ☞ Kap. 17.2)
- Intoxikationen (z. B. Alkohol, ☞ Kap. 27.3.2).

Die **Therapie** orientiert sich an der Grunderkrankung und wird von der symptomatischen Behandlung von Übelkeit und Erbrechen mit Antiemetika (z. B. Vomex A®) begleitet.

25.2.4 Hörsturz (sudden deafness)

Ein Hörsturz ist ein plötzlich auftretender, meistens einseitiger **Hörverlust** aus völligem Wohlbefinden heraus. Begleitet wird der Hörsturz von Ohrensausen unterschiedlicher Intensität und einem dumpfen Gefühl im Ohr, das von den Betroffenen auch als Druckgefühl beschrieben wird.

Die **Ursachen** sind noch nicht vollständig geklärt. Diskutiert wird ein multifaktorielles Geschehen. Neben Durchblutungsstörungen des Innenohres (Innenohrembolie) werden auch Virusinfektionen oder Stoffwechselstörungen in Erwägung gezogen. Stress in Form einer psychosomatischen Reaktion kommt als Auslöser ebenfalls in Frage. Die Patienten sollten kurzfristig einen **HNO-Arzt** aufsu-

chen. Ein weiterführendes rettungsdienstliches Eingreifen ist in der Regel nicht notwendig.

Wiederholungsfragen

1. Welche Formen von Verletzungen können am Auge unterschieden werden? Nennen Sie die Ursachen und wichtige Leitsymptome. (☞ 25.1.1)

2. Welche Basismaßnahmen müssen bei Augenverletzungen immer erfolgen? (☞ 25.1.1)

3. Beschreiben Sie speziell das Vorgehen bei Verätzungen am Auge. Warum ist ein rasches Handeln so wichtig? (☞ 25.1.1)

4. Wie gehen Sie mit im Auge steckenden Fremdkörpern um? (☞ 25.1.1)

5. Wie kommt ein Glaukomanfall zustande, welche Symptome erwarten Sie und welche therapeutischen Maßnahmen müssen ergriffen werden? (☞ 25.1.2)

6. Nennen Sie Ursachen für das Auftreten von Nasenbluten und beschreiben Sie das therapeutische Vorgehen. (☞ 25.2.1)

7. Welche Gründe können Blutungen aus dem Mund haben? Erläutern Sie rettungsdienstliche Maßnahmen. (☞ 25.2.1)

8. Wie können Blutungen aus dem Ohr entstehen? Nennen Sie Begleitsymptome und beschreiben Sie die Therapie. (☞ 25.2.1)

9. Was ist ein Tinnitus und welche Ursachen kann er haben? (☞ 25.2.2)

25

Wassernotfälle 26

Jürgen Luxem

Wasser übt von jeher auf die Menschen eine besondere Faszination aus. Baden, Schwimmen, Tauchen, Segeln und andere Freizeitbeschäftigungen am Wasser erfreuen sich einer zunehmenden Beliebtheit. Daher sieht sich auch der Rettungsdienst immer wieder mit Notfallsituationen wie dem Ertrinkungs- oder Tauchunfall konfrontiert.

26.1 Ertrinkungsunfälle

Ertrinken wird als akuter Erstickungstod infolge Untertauchens in einer Flüssigkeit verstanden (☞ Tab. 26.1). Im Rahmen der Ertrinkungsunfälle wird zwischen dem Tod durch Ertrinken und dem Beinahe-Ertrinken unterschieden. Beim Tod durch **Ertrinken** führen die Schädigung der Lunge und des Gehirns innerhalb der ersten 24 Stunden zum Tod des Patienten. Wird die Asphyxie (Sauerstoffmangel mit Atemstillstand durch Verlegung der Atemwege) mindestens 24 Stunden überlebt und damit einer Behandlung zugänglich, spricht man von **Beinahe-Ertrinken.**

Die Wahrscheinlichkeit, einen Ertrinkungsunfall zu erleiden, ist nicht abhängig von der Wassertiefe oder der Fähigkeit, schwimmen zu können. Etwa 60 bis 70 % der Ertrinkungsopfer sind Schwimmer,

und bereits wenige Zentimeter Wassertiefe (z. B. Pfütze) reichen aus, damit Personen unter ungünstigen Umständen ertrinken. Im Mittel sterben in Deutschland jährlich 600 Menschen durch Ertrinken. Die Anzahl Beinahe-Ertrunkener wird um ein Vielfaches höher angenommen.

Die größte **Gefährdung** besteht im Kindesalter. In Deutschland ist, nach Verkehrsunfällen, der Ertrinkungstod die zweithäufigste Todesursache im Kindesalter. Die häufigste Unfallursache bei Sechs- bis Zwölfjährigen ist das Unterschätzen der Gefahren durch Strömung und Wellengang in Binnengewässern oder Meeren. Bei den 18- bis 44-Jährigen ist es eindeutig der Alkohol, der zur Selbstüberschätzung, Enthemmung und schnelleren Erschöpfung führt. Internistische und neurologische Auslöser sind die häufigsten Unfallursachen bei den über 45-Jährigen. Nicht unbeachtet bleiben dürfen die in suizidaler Absicht herbeigeführten Ertrinkungstode.

26.1.1 Pathomechanismus und Pathophysiologie

Pathomechanik

Taucht der Kopf unerwartet und ungewollt unter Wasser, hält der Betroffene instinktiv

Tab. 26.1: Unfallursachen bei Ertrinken

Ursache	Beispiele
allgemein	• Unterschätzen der Gefahren (z. B. Hochwasser, Strömung, Wellengang), Selbstüberschätzung • Erschöpfung • ungeeignete Schwimmhilfen bei Nichtschwimmern (z. B. Autoreifen, Luftmatratze) • Verzicht auf Sicherheitsausrüstung bei Bootsfahrten, Segeltouren (z. B. Schwimmweste) • Missachtung einfacher Baderegeln, Schwimmen unter Alkoholeinfluss
traumatisch	• Eiseinbruch • Sprung in Gewässer unbekannter Tiefe (Halswirbelfraktur, ☞ Kap. 20.3)
internistisch	• lebensbedrohliche Herzrhythmusstörungen (☞ Kap. 9.5) • Apoplex (☞ Kap. 17.2) • akutes Koronarsyndrom (☞ Kap. 15.2.1) • Hypoglykämie (☞ Kap. 21.2.1) • zerebrale Krampfanfälle (☞ Kap. 17.4) • Unterkühlung (☞ Kap. 19.4.1)

die Luft an. Diese Phase dauert jedoch nicht länger als zwei Minuten an und ist durch Panik und heftige körperliche Bewegungen gekennzeichnet, die zu Erschöpfung und raschem Wärmeverlust führen. Mit zunehmender Erschöpfung kommt es zur Inspiration von Wasser. Bereits durch Aspiration kleinster Mengen Flüssigkeit entwickelt sich ein Laryngospasmus (Stimmritzenkrampf). Der Ertrinkende verschluckt in der Panik zunehmende Mengen an Wasser und erbricht. Bleibt der Laryngospasmus nach dem Verlust des Bewusstseins bestehen, wird kein weiteres Wasser oder Erbrochenes aspiriert. In der Terminologie wird dieser Umstand als **trockenes Ertrinken** bezeichnet.

Bei **nassem Ertrinken** löst sich der initiale Laryngospasmus und der Ertrinkende aspiriert erneut Wasser und Erbrochenes. Es folgt eine Vermischung von Wasser und Sekret in den Atemwegen mit typischer Schaumbildung, die den Gasaustausch in der Lunge stark behindert.

Pathophysiologie

Bei der Beschreibung der pathophysiologischen Vorgänge im Körper wird zwischen **Süß- und Salzwasserertrinken** (☞ Abb. 26.1) unterschieden. Beiden gemeinsam sind die Schädigung der Lunge, die Störung des Gasaustausches und die nachfolgende Hypoxie. Durch die unterschiedliche Zusammensetzung von Süß- und Salzwasser sind jedoch die Schädigungen der Lunge und die pathophysiologischen Vorgänge verschieden.

Süßwasser ist eine im Vergleich zum Blutplasma hypotone Flüssigkeit. Es bewirkt eine Auswaschung des Surfactants in den Alveolen und tritt über die Alveolarmembran in die Blutbahn über. Dieser Vorgang bewirkt eine Zunahme des Flüssigkeitsvolumens **außerhalb der Alveole** im Blutgefäß-

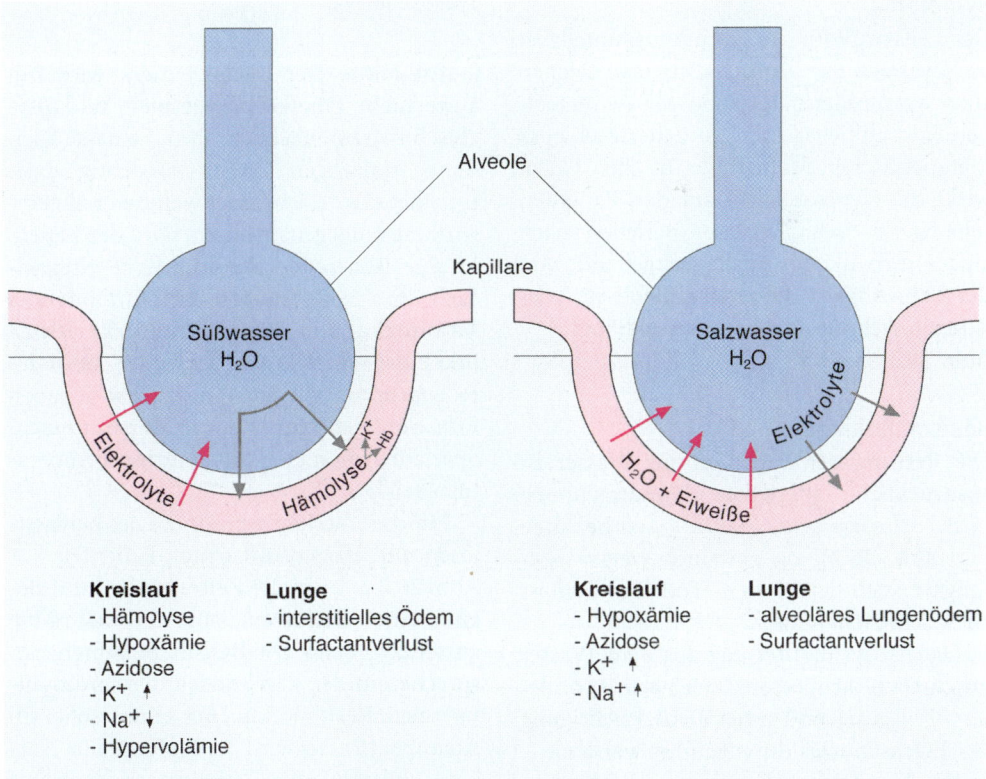

Abb. 26.1: Schematische Darstellung der pathophysiologischen Vorgänge beim Ertrinken in Süß- und Salzwasser [L108]

und Kapillarsystem der Lunge (**interstitielles Lungenödem**). Die Folgen sind eine Auflösung der roten Blutkörperchen (Hämolyse) und ein Kaliumanstieg im Blut (☞ Kap. 2.2 und 3.9.2).

Salzwasser hingegen ist eine im Vergleich zum Blutplasma hypertone Flüssigkeit. Es bewirkt ebenfalls eine Auswaschung des Surfactants in den Alveolen. Aufgrund der höheren Elektrolytkonzentration des Salzwassers tritt jedoch Flüssigkeit über die Alveolarmembran aus der Blutbahn in die Alveolen über und bewirkt eine Zunahme des Flüssigkeitsvolumens **innerhalb der Alveole (alveoläres Lungenödem).**

Süß- und Salzwasseraspiration haben demnach gegensätzliche Veränderungen des Blutvolumens und der Elektrolytkonzentration zur Folge.

26.1.2 Symptome und Maßnahmen

Symptome

Das Leitsymptom des Ertrinkungsunfalls ist die **Zyanose** (☞ Abb. 26.2 b) als Zeichen einer ausgeprägten Hypoxie. Sie zu vermeiden bzw. zu bekämpfen, ist daher Ziel jeder therapeutischen Maßnahme. In allen Fällen wirkt die Hypoxie allein auf den Patienten schädigend, weshalb das Überleben nach einem Ertrinkungsunfall weitgehend von der Schnelligkeit und der Effektivität der Wiederbelebungsmaßnahmen abhängt (☞ Abb. 26.3 a–d).

Basismaßnahmen

Die **Rettung** der Patienten aus Wasser ist ausdrücklich speziellen Einsatzgruppen (z. B. Wasserwacht, DLRG) vorbehalten (☞ Abb. 26.4), da ein unüberlegter Rettungsversuch leicht den Tod des Retters nach sich ziehen kann.

Daher darf die Rettung aus dem Wasser durch Nichtfachpersonal nur nach besonderer Abwägung und unter Berücksichtigung des Eigenschutzes durchgeführt werden.

Die **Erstuntersuchung** im Anschluss an die Rettung umfasst die Registrierung des Bewusstseins, der Atmung und der Kreis-

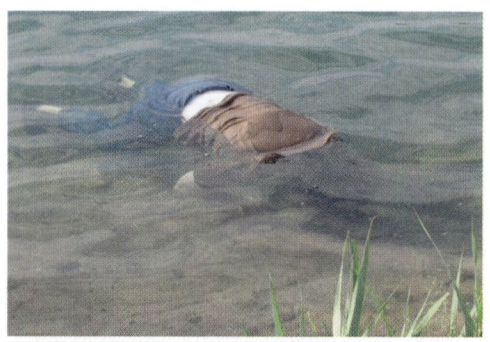
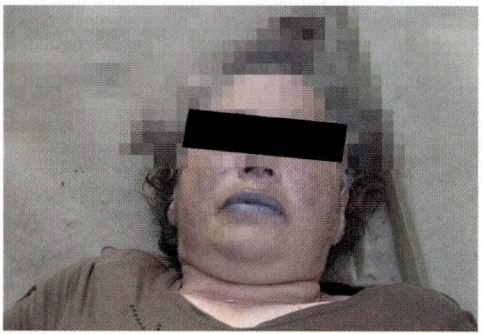

Abb. 26.2 a, b: Ertrunkene Person mit erheblicher Zyanose [M235]

laufsituation. Der wache Patient wird mit aufrechtem Oberkörper gelagert und psychisch betreut, nachdem ihm die nasse Kleidung ausgezogen und er vorsichtig abgetrocknet wurde. Um einer weiteren Kälteeinwirkung entgegenzuwirken, wird der Patient in eine isolierende Rettungsdecke eingewickelt. Ein vollständiges und fortlaufendes **Monitoring** mit EKG, Blutdruckmessung und Pulsoxymetrie wird abgeleitet. Besondere Beachtung gilt einer möglichst genauen Erfassung der Körpertemperatur mit einem Spezialthermometer für niedrige Temperaturbereiche.

Für die Überlebensprognose des bewusstlosen und ateminsuffizienten Patienten (☞ Abb. 26.2 a, b) ist der Zeitraum bis zum Beginn einer effektiven Sauerstoffversorgung ausschlaggebend. Die Basismaßnahmen entsprechen in der Regel denen der kardiopulmonalen Reanimation. Bei einer isolierten Ateminsuffizienz wird der **Notarzt** eine Narkose einleiten, den Patienten endotracheal intubieren und mit 100 % Sauerstoff kontrolliert beatmen.

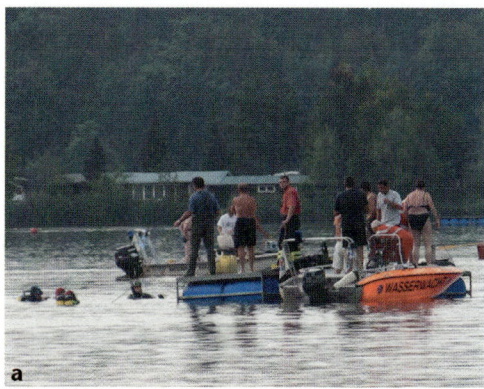
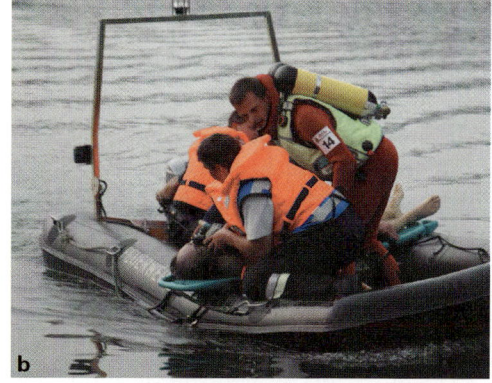
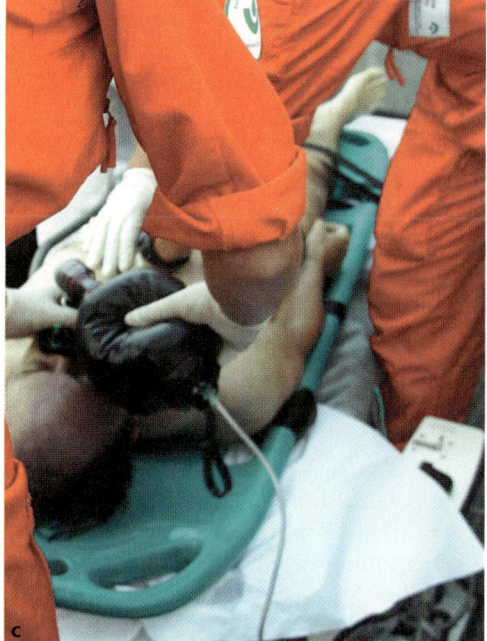
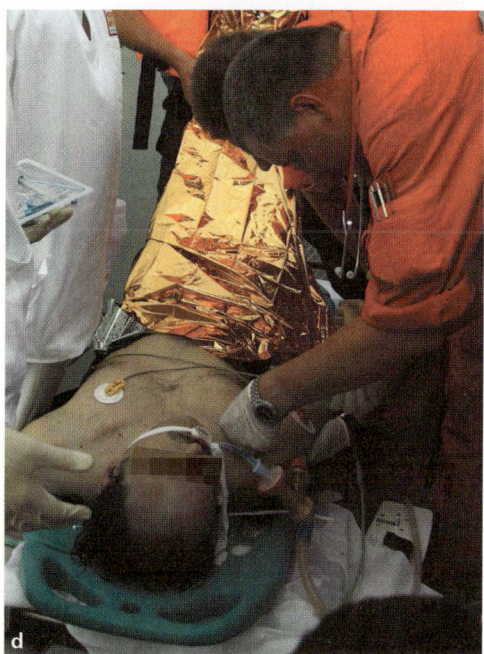

Abb. 26.3: Rettung einer Person nach Beinahe-Ertrinken
a) Schwimmer wurde von Tauchern vom Boden des Sees gerettet.
b) Gerettete Person wird unter CPR an Land gebracht.
c) Notarzt und Rettungsdienst setzen CPR fort.
d) Gerettete Person mit stabilem Kreislauf, beatmet, wird von Notarzt versorgt. [O429]

Merke

Auch bei einer Unterkühlung im Rahmen von Ertrinkungsunfällen gilt: „No one is dead until he is warm and dead" (☞ Kap. 19.4.1).
Die Wirksamkeit von Medikamenten und der Defibrillation ist bei einer Körperkerntemperatur unter 30 °C nicht gesichert.

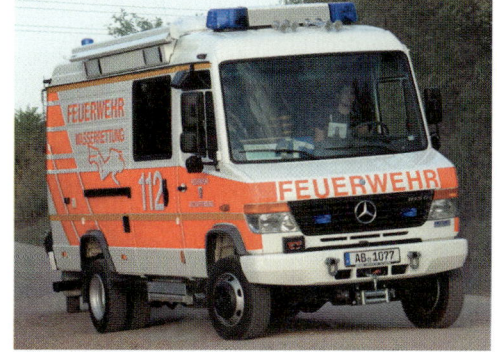

Abb. 26.4: Wasserrettungsfahrzeug [O429]

26.2 Tauchnotfälle

In Deutschland wird **Tauchsport** vor allem in Bergseen, Stauseen, Flüssen und Schwimmbädern betrieben. Der Tauchsport kann als Apnoetauchen, Schnorcheltauchen oder Gerätetauchen ausgeübt werden:

- Beim **Apnoetauchen** hält der Taucher den Atem an und verwendet keine Hilfsmittel.
- **Schnorcheltauchen** funktioniert mit einem 30 bis 35 cm langen Rohr und einem angeschlossenen Mundstück, das den Taucher mit Umgebungsluft von der Wasseroberfläche versorgt.
- **Gerätetauchen** ermöglicht dem Taucher das Absteigen in größere Tiefen. Er atmet ein mit Pressluft gefülltes Atemgas unterschiedlicher Zusammensetzung (z. B. Stickstoff-Sauerstoff-Gemisch). Über den so genannten Lungenautomaten wird der Druck der aus der Atemgasflasche angesaugten Atemluft dem Druck der Tauchtiefe angepasst.

Zu den Tauchnotfällen zählen alle körperlichen Schäden, die sich während der Abtauchphase (Kompressionsphase), des Tauchens in gleicher Wassertiefe (Isopressionsphase) oder der Auftauchphase (Dekompressionsphase) ereignen.

26.2.1 Physikalische und physiologische Gesetzmäßigkeiten

Phasen des Tauchgangs

Ein Tauchgang wird entsprechend seines Verlaufs in drei Phasen eingeteilt:

- Abtauchen (**Kompression**): Mit zunehmender Wassertiefe nimmt der Umgebungsdruck zu und das Volumen der geatmeten Gase sowie der luftgefüllten Hohlräume im Körper verringert sich (Gesetz von Boyle-Mariotte). An der Wasseroberfläche herrscht ein Luftdruck von etwa 1 bar. Pro 10 m Wassertiefe nimmt der Umgebungsdruck um etwa ein weiteres bar zu. Daher wirkt in 10 m Tiefe ein Druck von 2 bar auf den Taucher. Gleichzeitig hat sich das Gasvolumen halbiert.

- Tauchen in gleicher Wassertiefe (**Isopression**): Druckänderungen treten nicht auf. Jedoch reichern sich unter dem höheren Umgebungsdruck und mit zunehmender Tauchzeit Atemgase (Sauerstoff und Stickstoff) in den Körpergeweben an (Gesetze von Henry und Dalton). Von besonderer Bedeutung ist hierbei das reaktionsträge Gas (Inertgas) Stickstoff, das im Gegensatz zum Sauerstoff nicht metabolisiert wird und sich im Körpergewebe anreichert.

- Auftauchen (**Dekompression**): Beim Auftauchen sinkt der Umgebungsdruck wieder ab und die Hohlraumluft dehnt sich aus. Der nicht metabolisierte, reaktionsträge Stickstoff strömt aus dem Körpergewebe zurück, sodass sich Stickstoff-Gasbläschen in den Körperflüssigkeiten – vor allem im Blut – und in den Geweben, z. B. Knochen, Haut, Muskulatur, bilden (**Ausperlen**). Um ein unbeschadetes Auftauchen aus größeren Tiefen zu ermöglichen, müssen die Gasbläschen aus den Geweben austreten und über die Lunge abgeatmet werden. Weiterhin müssen die entstehenden Druckunterschiede beim Auftauchen ausgeglichen werden. Daher regulieren Taucher ihre Auftauchgeschwindigkeiten und Auftauchzeiten, indem sie in regelmäßigen Abständen so genannte Dekompressionspausen einlegen und dem Körper die Gelegenheit geben, sich den veränderten Bedingungen anzupassen.

Gefahren des Tauchens

In Abhängigkeit von der gewählten Form des Tauchens ist der Taucher von unterschiedlichen Gefahren bedroht:

- **Apnoetauchen:** Hyperventilation (☞ Kap. 16.2.3) vor dem Tauchgang bewirkt keine verstärkte Aufnahme von Sauerstoff, sondern beschleunigt das Abatmen von Kohlenstoffdioxid mit Reduzierung des Atemantriebs (☞ Kap. 3.2.7). Während des Tauchvorgangs kann sich dann entweder eine Hypoxämie mit nachfolgendem Bewusstseinsverlust noch vor Erreichen der Wasseroberfläche einstellen oder der Atemreiz noch unter Wasser einsetzen. In beiden Fällen droht der Tod durch Ertrinken.

- **Schnorcheltauchen:** Werden Tauchtiefen erreicht, die die Atemluftzufuhr von der Wasseroberfläche über einen Schnorchel nicht mehr ermöglichen, ist der Schnorcheltaucher von den gleichen Gefahren bedroht wie der Apnoetaucher. Eine weitere Gefahr besteht in einer Totraumatmung (☞ Kap. 3.2.2), weil durch den Wasserdruck der Thorax bereits in einem Meter Wassertiefe derart stark komprimiert wird, dass eine effektive aktive Einatmung kaum mehr möglich ist. Zusätzlich besteht diese Gefahr bei der Verwendung eines zu langen (> 35 cm) Schnorchels. Folgen sind eine Pendelatmung mit Anstieg des Kohlenstoffdioxidgehaltes, Sauerstoffunterversorgung, Bewusstlosigkeit unter Wasser und Tod durch Ertrinken.
- **Gerätetauchen:** Gerätetaucher sind vor allem durch zwei Krankheitsbilder bedroht, dem Barotrauma und der Dekompressionskrankheit.

26.2.2 Barotrauma

Der Begriff Barotrauma ist ein Sammelbegriff für Verletzungen im Körper, die durch physikalische Druckdifferenzen in luftgefüllten Hohlräumen entstehen und die benachbarte Gewebestrukturen verletzen. Ein Barotrauma kann sowohl beim Abtauchen als **Unterdruckbarotrauma** als auch beim Auftauchen als **Überdruckbarotrauma** auftreten. Normalerweise erfolgt das Ab- und Auftauchen unter **Ausgleich der Druckdifferenzen** – ähnlich wie beim Steig- oder Sinkflug im Flugzeug – über die Lunge. Fehlt die Möglichkeit zu einem aktiven Druckausgleich durch eine Verlegung der natürlichen Belüftungsmöglichkeiten (z. B. bei Asthmaanfall, Bronchitis, Erkältung, Atem anhalten beim Apnoetauchen), erfolgt der Druckausgleich zu langsam oder gar nicht. Folgen sind Verletzungen der

- Lunge
- Ohren
- Nasennebenhöhlen.

Basismaßnahmen

An erster Stelle stehen die Maßnahmen zur Sicherung der **Vitalfunktionen.** Die Symptome eines Lungenrisses durch Barotrauma sind Schmerzen in der Brust, Atemnot, Zyanose sowie Abhusten von blutigem, schaumigem Sekret. Oft ist eine Luftansammlung im Unterhautgewebe zu tasten (Hautemphysem). Eine begleitende Unterkühlung wird entsprechend therapiert. Die Therapie durch den **Notarzt** umfasst nach Anlage eines periphervenösen Zugangs Sedierung, Analgesie, Stabilisierung der Kreislauffunktionen mit Katecholaminen und/oder Infusionen. Die Indikation zur Narkoseeinleitung, Intubation und Beatmung muss großzügig gestellt werden. Ein eventuell auftretender Spannungspneumothorax muss durch eine Thoraxdrainage entlastet werden. Sämtliches Tauchgerät muss zur Untersuchung sichergestellt werden.

26.2.3 Dekompressionskrankheit (Caisson-Krankheit)

Von einem Senkkasten bzw. einer Taucherglocke (franz. Caisson) leitet sich die Bezeichnung für eine beim Auftauchvorgang drohende Dekompressionskrankheit ab. Taucht der Taucher (☞ Abb. 26.5) zu

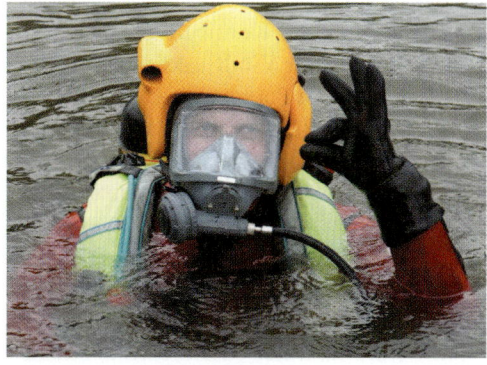

Abb. 26.5: Taucher [O429]

Tab. 26.2: Symptome der Dekompressionskrankheit

Symptomkomplex	Symptome
allgemeine Krankheitszeichen	• anhaltende Müdigkeit • außergewöhnliche Abgeschlagenheit
Haut, Muskulatur, Knochen, Gelenke	• Hautjucken und -rötung („Taucherflöhe") • Schwellung • Muskel-, Knochen- und Gelenkschmerzen („bends") • Beuge-Schonhaltung der Extremitäten
Ohr	• Schmerzen • Schwindel • Übelkeit, Erbrechen • Hörminderung • Tinnitus
Nervensystem	• Bewusstseinsstörungen • Seh- und Sprachstörungen • Kribbeln, Taubheitsgefühl (Gefühlsstörungen) • Halbseitenlähmung, Querschnittslähmung
Lunge	• atemabhängige Thoraxschmerzen mit Reizhusten („chokes")

schnell auf (z. B. durch Panik oder Nichteinhalten der Dekompressionspausen), kann sich das stickstoffhaltige Gewebe nicht schnell genug entsättigen, d. h. der **Stickstoff** kann nicht langsam in das Blut abgegeben und über die Lungen abgeatmet werden (Gesetze von Henry und Dalton). Wie beim Öffnen einer unter Druck stehenden Sprudelflasche perlt der Stickstoff aus und bildet Mikrogasblasen im Blut und dem Körpergewebe.

Symptome

Alle Symptome, die durch das Ausperlen von Gasen während des Auftauchvorganges verursacht werden, sind unter dem Begriff der Dekompressionskrankheit zusammengefasst. Sie sind breit gefächert (☞ Tab. 26.2) und reichen von Hautsymptomen (Juckreiz, rote oder livide Verfärbung, Ödeme), Muskel- und Knochenschmerzen über unspezifische Beschwerden (Krankheitsgefühl, Müdigkeit) bis zu schwerwiegenden Störungen am zentralen und peripheren Nervensystem. Die so genannten „Taucherflöhe" sind das bekannteste Symptom bei der Dekompressionskrankheit. Sie treten als juckende, gerötete und ge-

schwollene Flecken auf. Die Ausprägung der Symptome wird durch die Lokalisation der Gasbläschen bestimmt.

Die Krankheitszeichen sind Ausdruck von Schmerzreaktionen, Entzündungszeichen und Embolien in den unterschiedlichen Körpergeweben. Innerhalb weniger Stunden nach dem Auftauchvorgang treten die Beschwerden auf, in der Hälfte aller Fälle sogar innerhalb der ersten Stunde. Jedoch sind auch längere Latenzzeiten – z. B. nach Flugreisen – möglich. Schwierigkeiten bereitet es dann, den Zusammenhang zu einem Tauchgang herzustellen.

Basismaßnahmen

Primär stehen die Kontrolle und die Aufrechterhaltung der **Vitalfunktionen** im Vordergrund. Wache Patienten werden beruhigt und flach gelagert, bewusstlose Patienten werden in der stabilen Seitenlage gelagert. Alle Patienten erhalten die maximal mögliche **Sauerstoffkonzentration** (z. B. 10 bis 12 Liter über Maske), um das Abatmen von Stickstoff zu steigern und eine bessere Oxygenierung des Gewebes zu erreichen. Zum fortlaufenden Monitoring dienen EKG, Blutdruckmessung und Pulsoxyme-

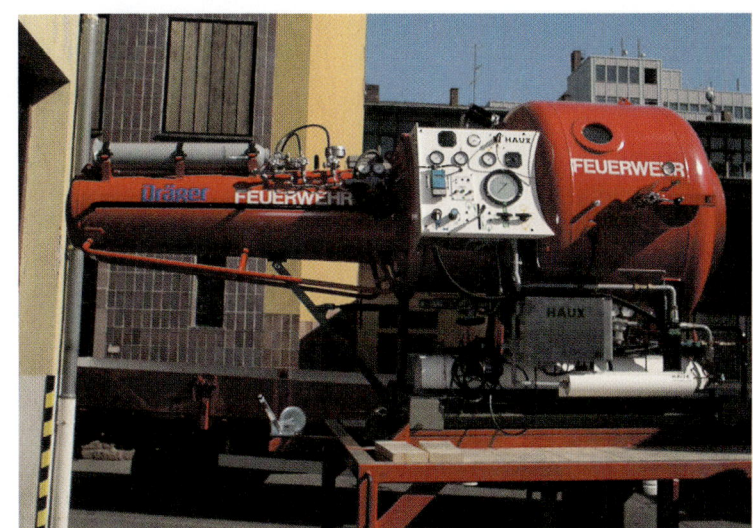

Abb. 26.6: Mobile Überdruckkammer der Berufsfeuerwehr Frankfurt/Main [W160]

trie. Falls möglich, wird das gesamte **Tauchgerät** einschließlich des Tauchcomputers sichergestellt. Die Tauchtiefe, die Länge des Tauchgangs, die Aufstiegsgeschwindigkeit und die Dekompressionspausen müssen ermittelt werden.

Der hinzugezogene **Notarzt** platziert einen periphervenösen Zugang und infundiert innerhalb der ersten zwei Stunden ein bis zwei Liter kristalloider Infusionen (z. B. Ringer-Lösung) zur Rehydration, ($\Rightarrow$ Kap. 13.2.16). Die Indikation zur Frühbeatmung mit 100 % Sauerstoff und PEEP (5 bis 10 cmH$_2$O) muss großzügig gestellt werden.

Die einzige Therapieoption, um den Stickstoff wirkungsvoll eliminieren zu können, ist die Rekompression des Tauchers in einer Druckkammer unter Zuführung hoher Sauerstoffkonzentrationen und unter intensivmedizinischen Bedingungen (**hyperbare Oxygenierung,** HBO). Auch wenn be-

reits konventionelle Maßnahmen wie die Sauerstoffgabe eine vollständige Remission erreicht haben, sollte eine HBO-Therapie angestrebt werden, um ein Spätödem zu verhindern und neurologische Spätfolgen zu reduzieren. Um Patienten einer HBO-Therapie zuführen zu können, müssen unter Umständen längere Transportwege in Kauf genommen werden. Daher sollte der Patient in einem Rettungshubschrauber transportiert werden, der möglichst früh alarmiert werden muss. Da jedoch der Luftdruck mit zunehmender Höhe abnimmt und infolgedessen die Dekompression schneller voranschreitet, muss der Transport unterhalb einer Flughöhe von 300 m erfolgen. Verschiedene Berufs- und Werksfeuerwehren halten mobile Druckkammern ($\Rightarrow$ Abb. 26.6) vor, die zwar nicht immer die notwendige intensivmedizinische Betreuung ermöglichen, aber zur Überbrückung bis zu einem Transportbeginn dienlich sein können.

Wiederholungsfragen

1. Definieren Sie den Begriff „Ertrinken". (☞ Kap. 26.1)

2. Was wird unter Beinahe-Ertrinken verstanden? (☞ Kap. 26.1)

3. Nennen Sie typische Ursachen für Ertrinkungsunfälle. (☞ Kap. 26.1)

4. Erläutern Sie den Unterschied zwischen trockenem und nassem Ertrinken. (☞ Kap. 26.1.1)

5. Worin liegt der Unterschied zwischen Süß- und Salzwasserertrinken? (☞ Kap. 26.1.1)

6. Welche Symptome prägen den Ertrinkungsunfall? (☞ Kap. 26.1.2)

7. Schildern Sie die präklinische Therapie beim Ertrinkungsunfall. Worauf müssen Sie besonders achten? (☞ Kap. 26.1.2)

8. Was ist ein Tauchunfall? (☞ Kap. 26.2)

9. Welche Phasen werden beim Tauchen unterschieden und welche physikalischen Gesetzmäßigkeiten müssen berücksichtigt werden? (☞ Kap. 26.2.1)

10. Welche Verletzungen erwarten Sie bei einem Barotrauma und wie gehen Sie gegen diese vor? (☞ Kap. 26.2.2)

11. Was ist die Caisson-Krankheit, wie entsteht sie und welche Gefahren drohen? (☞ Kap. 26.2.3)

12. Welche Symptome sind typisch für einen Dekompressionsunfall und wie erfolgt das therapeutische Vorgehen? (☞ Kap. 26.2.3)

Intoxikationen **27**

Jürgen Luxem

Jede chemische Substanz kann allein oder in Kombination zu Funktionsbeeinträchtigungen des Körpers führen. Ob sie eine Giftwirkung entfalten kann, ist abhängig von der Substanzmenge (Dosis). Wird eine Grenzdosis überschritten, schädigt die Substanz den Körper. Dieser Vorgang wird als Vergiftung (Intoxikation) bezeichnet.

Merke

„Alle Dinge sind Gift und nichts ist ohne Giftigkeit. Allein die Dosis macht, dass ein Ding kein Gift ist." (Paracelsus, 1493 – 1541)

Bei **endogenen Vergiftungen** wirken körpereigene Substanzen als Gift. Sie entstehen als Folge von Stoffwechselentgleisungen im Körper. **Exogene Vergiftungen** werden durch die Aufnahme körperfremder Gifte verursacht.

27.1 Allgemeine Toxikologie

Giftaufnahme

Bei Vergiftungen werden verschiedene **Aufnahmewege** (☞ Abb. 27.1) unterschieden. Gifte können über Magen oder Darm, die Atemwege oder über die Haut aufgenommen werden. Auf allen drei Wegen gelangen sie ins Blut und können den Körper schädigen.

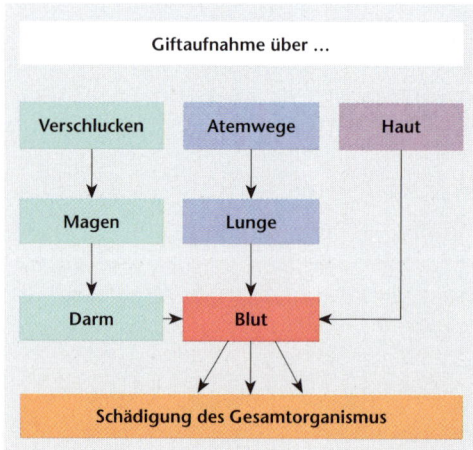

Giftaufnahme über …

Verschlucken → Magen → Darm → Blut

Atemwege → Lunge → Blut

Haut → Blut

→ **Schädigung des Gesamtorganismus**

Abb. 27.1: Möglichkeiten der Giftaufnahme [A400]

Giftwirkung

Nach der Aufnahme in den Körper können Gifte den Organismus auf unterschiedliche Weise schädigen:

- direkte Schädigung des Körpers (**Primärschaden**) durch
  - **unmittelbare** Giftwirkung am Zielorgan: direkte und akute Beeinträchtigung von Vitalfunktionen (z. B. führt eine Opiatintoxikation zu einer Blockierung der Opiatrezeptoren, wodurch Atemstillstand und Bradykardie verursacht werden können)
  - **mittelbare** Giftwirkung am Zielorgan: direkte, aber chronische Beeinträchtigung von Organen (z. B. beeinträchtigt langjähriger Alkoholabusus die Leberfunktion, was zu einer Leberzirrhose führen kann)
- indirekte Schädigung des Körpers (**Sekundärschaden**) durch Ausfall von Schutzreflexen und Bewusstseinsstörungen infolge der Gifteinwirkung auf andere Organsysteme (z. B. führt eine Überdosierung mit Benzodiazepinen zum Koma; dadurch kommt es zum Verlust der Schutzreflexe; es droht Aspiration bei Erbrechen, gefolgt von Hypoxie und Atemstillstand).

Entgiftung

Um das Gift wieder aus dem Körper zu entfernen, werden je nach Giftstoff folgende Methoden der Entgiftung angewandt:

Dekontamination

Die Maßnahmen der Dekontamination zielen auf die **Verhinderung** der Giftaufnahme durch Unterbrechung des Kontakts zwischen Patient und Gift. Die Dekontaminationsverfahren orientieren sich am Aufnahmeweg des Giftes.

- Für Vergiftete mit **oral** aufgenommenen Giftstoffen ist die Magenentleerung mithilfe der Magenspülung das Mittel der Wahl.

- Durch **Inhalationsgifte** bedrohte Personen müssen so schnell wie möglich aus der toxischen Umgebung an die frische Luft gebracht werden.
- Über die **Haut** eingedrungene Toxine (Kontaktgifte) werden durch Reinigungsmaßnahmen von der Haut entfernt.

Neutralisation

Als Neutralisation wird die **Umwandlung** der giftigen Substanz in nicht resorbierbare oder weniger giftige Substanzen (Giftinaktivierung) verstanden.

- **Aktivkohle** kann große Mengen an oral aufgenommenen Giften im Magen binden und die Resorption der Gifte verhindern.
- **Oleum paraffinum** (Paraffinöl) bindet organische Lösungsmittel (fettlösliche Substanzen) wie Lampenöl, Benzin und Petroleum und kann die weitere Resorption verhindern.
- Bei Einnahme von Schaum bildenden Substanzen (Tenside) kommen **Entschäumer** (z. B. Sab simplex®) zum Einsatz. Durch Verringerung der Oberflächenspannung werden die Schaumblasen zerstört.

Elimination

Die Elimination fördert die **beschleunigte Giftausscheidung** aus dem Körper über

- die natürlichen Ausscheidungswege Blase, Darm und Lunge oder
- Hämodialyse oder Hämofiltration.

In der Regel ist das Eliminationsverfahren der weiterbehandelnden Klinik vorbehalten.

Antidottherapie

Antidote (Gegengifte) zielen auf die **Inaktivierung** des Gifts durch direkte chemische und physikalische Reaktionen am Giftstoff selbst oder durch Verminderung der pharmakologischen Wirkung am Organ oder Rezeptor.

27.2 Elementar- und Basismaßnahmen im Vergiftungsnotfall

Elementarmaßnahmen

Bei jedem Verdacht auf eine Vergiftung müssen Faktoren berücksichtigt werden, die eine **Einschätzung** der Gefährlichkeit des mutmaßlichen Giftstoffes und seiner Wirkung auf den Organismus ermöglichen:

- Liegt eine Gefährdung für das Rettungsfachpersonal vor? Wenn ja, in welcher Weise und in welchem Umfang? Welche Vorkehrungen sind zu treffen (Eigenschutz)?
- Liegt überhaupt eine Vergiftung vor?
- Welcher Art und Menge ist das aufgenommene Gift?
- Besteht die Möglichkeit einer speziellen Antidottherapie oder muss symptomatisch behandelt werden?

Die Beantwortung der ersten Frage ist von entscheidender Bedeutung, denn die Behandlung von Vergifteten beginnt erst dann, wenn die Gefahren an der Einsatzstelle unter Kontrolle oder beseitigt sind bzw. sich der Betroffene außerhalb des Gefahrenbereichs befindet.

Merke

Die Eigensicherung ist die wichtigste Elementarmaßnahme! Kontaktgifte, wie z. B. E605, können bei ungeschütztem Patientenkontakt auf das Rettungsfachpersonal übertragen werden und dieses lebensgefährlich vergiften.

Die beiden nächsten Fragen sind meistens nur schwer zu beantworten, da die ersten Vergiftungssymptome oft nur sehr uncharakteristisch sind und überwiegend aus Übelkeit, Erbrechen, Durchfall und/oder Schwindel bestehen. Daher ist grundsätzlich bei jedem Verdacht auf einen toxikologischen Notfall der **Notarzt** zu alarmieren. In dieser Situation ist die genaue und gezielte **Anamneseerhebung** von entscheidender Bedeutung, um für die medizinische Versorgung möglichst viele und genaue Informationen über die Vergiftung zu bekommen.

Durch gezielte Fragen an den Patienten (Eigenanamnese) und seine Angehörigen (Fremdanamnese) sollten folgende Fragen beantwortet werden:

- **Wer** hat das Gift eingenommen?
- **Wann** begann die Giftexposition?
- **Warum** kam es zu der Vergiftung (Suizidabsichten, Arbeitsunfall, Unfall)?
- **Welche(s)** Gift(e) hat/haben die Intoxikation herbeigeführt (möglichst genaue Identifizierung)?
- **Wie viel** wurde aufgenommen (Dosis, möglichst genaue Menge, ggf. potenzielle Maximalmenge)?
- **Worüber** wurde das Gift aufgenommen (Aufnahmeweg in den Körper)?

> **Merke**
> Die Früherkennung einer Vergiftung und das Einleiten einer zielgerichteten Therapie kann lebensrettend sein.

Basismaßnahmen

Die medizinischen Basismaßnahmen zielen auf die Erhaltung und Wiederherstellung der **Vitalfunktionen** des Patienten. Verlegte Atemwege werden freigemacht und freigehalten, ggf. werden die Patienten unter Zuhilfenahme eines Beatmungsbeutels beatmet. Reanimationsmaßnahmen werden nach den Standardverfahren durchgeführt. Bewusstlose werden in die stabile Seitenlage gebracht, die bei vorliegendem Kreislaufschock mit der Schocklage kombiniert werden kann. Alle Vergifteten erhalten, in Abhängigkeit von ihrem klinischen Zustand, eine ausreichende Menge an Sauerstoff. Wenn die Möglichkeit einer speziellen Antidottherapie besteht, wird diese **frühzeitig** durchgeführt.

> **Merke**
> Kein Patientenkontakt ohne Schutzhandschuhe!
> Keine Mund-zu-Mund-Beatmung!

27.3 Spezielle Vergiftungen

27.3.1 Intoxikationen mit Arzneimitteln

Vergiftungen mit Arzneimitteln nehmen mit etwa 60 bis 90 % den größten Anteil unter den Vergiftungen ein. Dreiviertel aller Suizidversuche werden mit Arzneimitteln unternommen. Bei etwa 40 % liegt eine Mischintoxikation mit Alkohol vor, die meistens die Arzneimittelwirkung verstärkt. Am häufigsten sind Vergiftungen mit rezeptpflichtigen Schlaf- bzw. Beruhigungsmitteln und Psychopharmaka (Neuroleptika, Antidepressiva). Darunter haben die Benzodiazepine die zahlenmäßig größte Bedeutung.

Aber auch rezeptfreie Substanzen wie Paracetamol, Aspirin oder Antihistaminika können lebensbedrohliche Störungen hervorrufen. Vor diesem Hintergrund ist festzuhalten, dass Intoxikationen mit **nahezu allen Medikamenten** – verschreibungspflichtigen wie verschreibungsfreien – möglich sind (☞ Tab. 27.1).

> **Merke**
> „Was im Haus ist, wird genommen."

27.3.2 Drogenintoxikationen

Drogen (**Suchtmittel**) sind körperfremde Substanzen, die im Organismus differenzierte Wirkungsweisen entfalten (z. B. Stimulation, Rausch, Euphorie, Sedierung) und zu Toleranzentwicklung und Abhängigkeit führen.

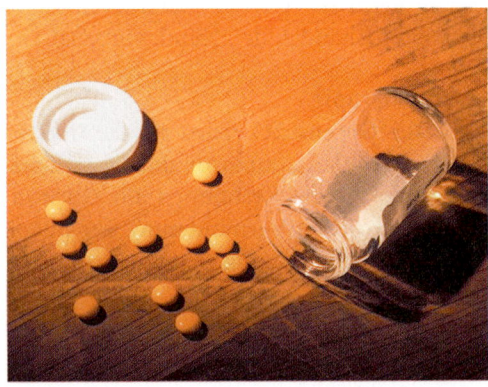

Abb. 27.2: Suizidversuche mit Tabletten [K183]

Tab. 27.1: Überblick über Intoxikationen mit Arzneimitteln

Substanz-gruppe	Beispiele für Handelsnamen	spezielle Symptome	spezielle Therapie	Bemerkungen
Barbiturate („Schlafmittel")	• Luminal®	• narkoseähnlicher Schlaf • Blasenbildung auf der Haut (Auflagestellen)	• symptomatisch	• hohe Sterblichkeit • Wirkungsverstärkung in Kombination mit Alkohol
Psychopharmaka • Benzodiazepine	• Tavor®	• narkoseähnlicher Schlaf	• Antidot Flumazenil (z. B. Anexate®) i.v.	Benzodiazepine: • Verwendung auch als Schlafmittel (haben Barbiturate verdrängt) • Flumazenil hat eine kürzere Halbwertszeit als die Benzodiazepinwirkung; daher ist mit erneuter Eintrübung zu rechnen.
• Neuroleptika • Antidepressiva	• Haldol® • Aponal®	• extrapyramidal-motorisches Syndrom • anticholinerges Syndrom	• symptomatisch	
Kardiaka • Betablocker • Kalziumanatagonisten • Antiarrhythmika • ACE-Hemmer • Herzglykoside • Parasympatholytika • Antihypertonika	• Tenormin® • Dilzem® • Rytmonorm® • Lopirin® • Novodigal® • Atropin® • Adalat®	sehr unterschiedlich; je nach der Wirkungsweise der Medikamente. • **neurotoxisch:** Sehstörungen, Kopfschmerzen, Schwindel, Ohrensausen, Bewusstseinsstörungen • **gastrointestinal:** Übelkeit, Erbrechen, Diarrhoe • **kardiovaskulär:** Herzrhythmusstörungen aller Art (☞ Kap. 9.5), Blutdruckabfall, Tachykardie/Bradykardie • **respiratorisch:** Dyspnoe, respiratorische Insuffizienz bis Apnoe	• symptomatisch	• hohe Letalität • Alle Antiarrhythmika können neue Herzrhythmusstörungen auslösen.

Folgende Stoffe können **Abhängigkeiten** entwickeln und den Körper schädigen:

- Alkohol
- Opiate (☞ Abb. 27.3)
- Cannabisprodukte (☞ Abb. 27.4)
- Halluzinogene, z. B. LSD
- Nikotin
- Lösungsmittel/Inhalantien, z. B. Verdünner, Fleckenwasser, Benzin
- Designerdrogen.

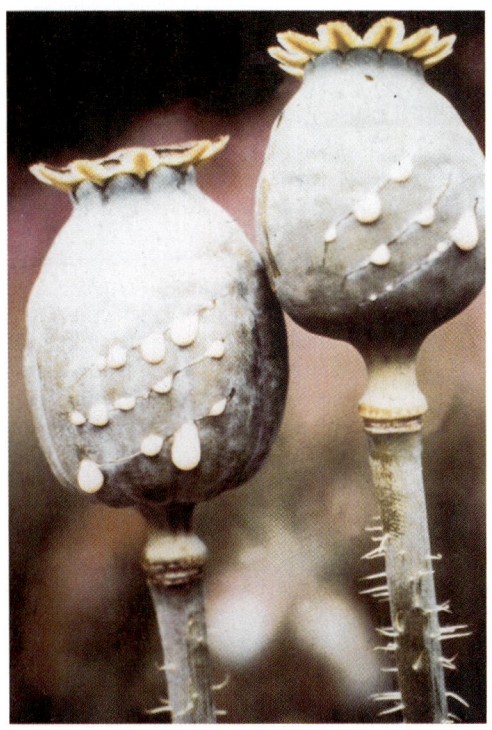

Abb. 27.3: Angeritzte Mohnkapsel [W170]

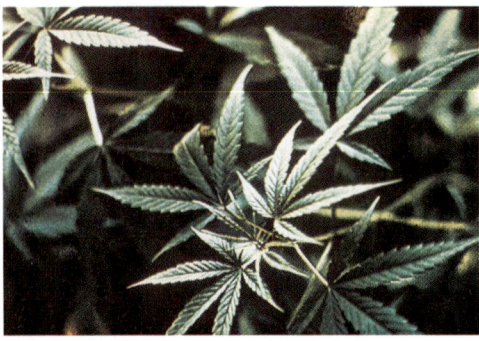

Abb. 27.4: Cannabisstaude [W170]

Alkohol

Der missbräuchliche Konsum von Alkohol ist das größte und wichtigste Drogenproblem. Etwa 2 % aller Sterbefälle sind in Deutschland auf Alkoholmissbrauch zurückzuführen. Alkoholkonsum führt vielfach zu körperlichen, geistigen und sozialen Problemen.

Symptome

Es werden in Abhängigkeit von der Blutalkoholkonzentration im Körper (BAK in Promille ‰) unterschieden:

- **Exzitation (= euphorisches Stadium, 1 – 2‰):** Euphorie, Aggressivität, Unruhe, Enthemmung, Rausch, Hyperventilation, gerötete Augen, Gleichgewichtsstörungen, lallende Sprache, Erbrechen, Foetor, Tachykardie
- **Hypnose (= Rauschstadium, 2 – 2,5‰):** Bewusstseinsstörung (aus Schlaf erweckbar), eingeschränkte Schmerzwahrnehmung, Pupillen eng bis mittelweit, Amnesie, Haut heiß und trocken, Muskelerschlaffung, Hypoglykämie
- **Narkose (2,5 – 4‰):** Bewusstlosigkeit, Blutdruckabfall, Tachykardie, Maschinenatmung, Mydriasis, träge Lichtreaktion, Stuhl- und Harnabgang (Inkontinenz)
- **Asphyxie (> 4‰):** Koma, Aufhebung der Schutzreflexe, abnehmende Spontanatmung, Hypoxie, Zyanose, Hypothermie, Schock, Herz-Kreislauf-Versagen, Atemlähmung bis zum Tod.

Basismaßnahmen

Die Therapie der Alkoholvergiftung erfolgt symptomatisch. Die Vitalfunktion Bewusstsein ist beim alkoholisierten Patienten grundsätzlich beeinträchtigt. Durch Bewusstseinsverlust kann es bereits bei niedrigen Blutalkoholkonzentrationen zu Beeinträchtigungen der Schutzreflexe (Zurückgleiten der Zunge) und bei höheren Alkoholkonzentrationen zur direkten Beeinträchtigung kommen (Koma). Die weitere Sicherung der **Vitalfunktionen** Atmung und Kreislauf, die Sauerstoffgabe und die gesonderte Lagerung des Patienten in stabiler Seitenlage werden durch regelmäßige Blutdruckmessung und Blutzuckerkontrolle (Gefahr der Hypoglykämie) ergänzt. Da Alkohol die Blutgefäße erweitert und die Patienten daher schneller auskühlen und oft auch bei schlechter Witterung im Freien aufgefunden werden, sind Maßnahmen zur

Vermeidung einer **Unterkühlung** zu ergreifen (z. B. nasse Kleidung entfernen).

Opiate

Die Leitsubstanz der Opiate ist das **Morphium.** Es ist der Hauptbestandteil des Opiums, einer Substanz, die aus dem Schlafmohn gewonnen wird. Durch chemische Umwandlung des Morphiums entsteht Heroin. **Heroin** ist seit den 1970er Jahren eine der dominierenden Drogen auf dem internationalen Markt, die Zahl der Heroinkonsumenten hat jedoch in den letzten Jahren nachgelassen.

Symptome

Im zentralen Nervensystem bewirken Opiate eine ausgeprägte Engstellung der Pupillen (Miosis) sowie eine Dämpfung des Atemzentrums. Die sofort auffallenden „stecknadelkopfgroßen Pupillen" sind neben der respiratorischen Insuffizienz (Bradypnoe, Apnoe) das **Leitsymptom** der Opiatvergiftung. Einstichstellen früherer Injektionen und das Vorhandensein von Fixerutensilien in unmittelbarer Nähe geben Hinweise auf eine Heroinvergiftung.

Basismaßnahmen

Die Basismaßnahmen zielen auf die Aufrechterhaltung der **Vitalfunktionen.** Zur gezielten Therapie der Opiatvergiftung steht dem **Notarzt** das spezifische **Antidot** Naloxon (Narcanti®) zur Verfügung. Bleibt die einmalige intravenöse Gabe ohne Erfolg, so kann die Injektion zwei- bis dreimal wiederholt werden. Bei der Anwendung von Naloxon ist zu beachten, dass dieses Antidot eine kürzere Halbwertszeit als die meisten Opiate besitzt. Daher ist nach Abklingen der Antidotwirkung mit einer erneuten Ateminsuffizienz und Bradykardie zu rechnen (sog. „Rebound-Effekt").

Wiederholungsfragen

1. Erläutern Sie den Begriff Intoxikation. (☞ Kap. 27)

2. Welche Aufnahmewege kommen für Intoxikationen in Frage? Erläutern Sie die Resorptionsmechanismen und geben Sie Beispiele. (☞ Kap. 27.1)

3. Auf welche Arten können Gifte den Organismus schädigen? (☞ Kap. 27.1)

4. Welche Bedeutung hat Aktivkohle bei der Behandlung von Vergifteten? (☞ Kap. 27.1)

5. Nennen Sie Dekontaminationsverfahren bei Intoxikationen. (☞ Kap. 27.1)

6. Welche Substanzen sind Schaumbildner? Wie kann die Schaumbildung unterdrückt werden? (☞ Kap. 27.1)

7. Worauf müssen Sie achten, wenn Sie sich bei Intoxikationen einen Überblick über die Einsatzsituation verschaffen? (☞ Kap. 27.2)

8. Nennen Sie Elementar- und Basismaßnahmen bei Intoxikationen. (☞ Kap. 27.2.)

9. Beschreiben Sie die Bedeutung von Intoxikationen mit Arzneimitteln im Rettungsdienst. (☞ Kap. 27.3.1)

10. Welche Arzneimittelvergiftung erzeugt Blasen an den Aufliegeflächen? (☞ Kap. 27.3.1)

11. Bei welcher Vergiftung wird Anexate® eingesetzt? Was muss dabei beachtet werden? (☞ Kap. 27.3.1)

12. Welche Substanzen zählen zu den Psychopharmaka? Welche Vergiftungssyndrome erwarten Sie? (☞ Kap. 27.3.1)

13. Nennen Sie Beispiele für Kardiaka. Beschreiben Sie die Vergiftungssymptome. (☞ Kap. 27.3.1)

14. Wie ist der Begriff „Droge" definiert? Nennen Sie Beispiele für wichtige Drogen. (☞ Kap. 27.3.2)

27

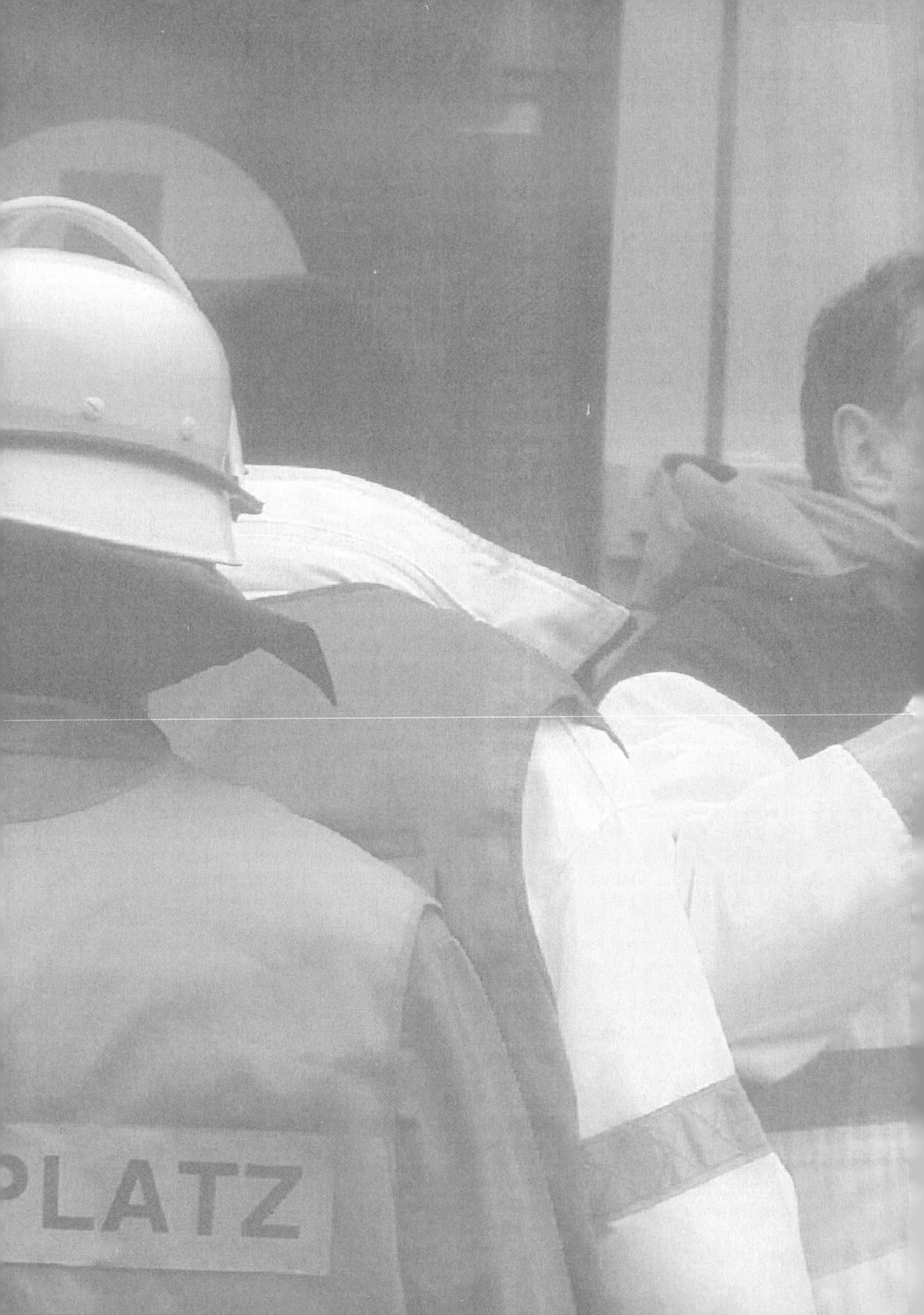

D Organisations- und Einsatztaktik

Organisation 28
des Rettungsdienstes

Dennis Lentz, Jürgen Luxem (28.1, 28.3)

Zentraler Leitgedanke des Rettungsdienstes im deutschsprachigen Raum ist die Forderung des Heidelberger Chirurgieprofessors Kirschner aus dem Jahre 1938, dass in medizinischen Notfällen der Arzt möglichst schnell zum Patienten und nicht der Patient zum Arzt kommen soll. Anhand dieses Leitgedankens entwickelte sich der Rettungsdienst in der Bundesrepublik Deutschland, der heute eine **öffentlich-rechtliche Aufgabe der Gesundheitsvorsorge** und Gefahrenabwehr ist und zum Gesundheitswesen in der Bundesrepublik Deutschland zählt. Der Rettungsdienst gliedert sich in Notfallrettung und Krankentransport. Die Bundesländer erlassen **Rettungsdienstgesetze.**

28.1 Geschichte des Rettungsdienstes

Die Geschichte des Rettungsdienstes (☞ Tab. 28.1) und der Notfallmedizin sind eng mit der Entwicklung der Medizin verbunden. Herausragende wissenschaftliche Errungenschaften führten auch immer zu Veränderungen in der Notfallmedizin.

Bereits aus dem antiken Griechenland und aus römischer Zeit gibt es Berichte über medizinische Maßnahmen, die Ansätze einer notfallmedizinischen Versorgung, wenn auch nicht im heutigen Sinne, erkennen lassen. Von einer strukturierten Versorgung zur Rettung einzelner Menschen kann aber nicht die Rede sein. Gleiches gilt im Übrigen auch für die Zeit des Mittelalters, in der Krankheit und Tod als Gottes Strafe verstanden und das Leben als der Weg zur ewigen Glückseligkeit betrachtet wurden.

Bis zum Ende des 17. Jahrhunderts war es in vielen Ländern Europas durch die Obrigkeit streng untersagt, bei einem Verunglückten Hilfsmaßnahmen einzuleiten, ehe der Helfer nicht von der zuständigen Gerichtsbarkeit dazu autorisiert worden war. Die Ideen und wissenschaftlichen Erkenntnisse der Aufklärung gingen jedoch nicht spurlos an den Menschen vorbei. Sie brachten eine neue Wertschätzung des Individuums und

eine neue Einschätzung seines Nutzens für die Gesellschaft.

Die viel zitierten **Ursprünge** der Notfallmedizin im heutigen Sinne gehen auf die Gründung der „Maatschappij tot Redding van Drenkelingen" (Gesellschaft zur Rettung Ertrunkener) in Amsterdam im Jahre 1767 zurück. Der Leibarzt der österreichischen Kaiserin Maria Theresia, der Niederländer van Swieten (1700 – 1772), griff ihre Empfehlungen auf, die 1769 zu einer kaiserlichen Verordnung „zur Rettung ins Wasser Gefallener und darin Ertrunkener und in andere Unglücksfälle Verwickelter" führte. Darin forderte van Swieten die aktive Beatmung durch „Einblasung von Luft mit starker und durchhaltender Wirkung". Es dauerte jedoch noch viele Jahrzehnte, bis sich dieser revolutionäre Gedanke durchsetzte.

Im 19. Jahrhundert wurde die Versorgung verunglückter oder erkrankter Personen im Zuge der Einrichtung eines öffentlichen Gesundheitswesens mehrheitlich den Krankenhäusern übertragen. Der Transport des Patienten blieb aber mehr oder weniger dem Patienten selbst überlassen.

Zentraler **Leitgedanke** des Rettungsdienstes ist bis heute das Postulat des Heidelberger Chirurgen Kirschner (1879 – 1942) von 1938, dass der „... Arzt möglichst schnell zum Patienten und nicht der Patient zum Arzt kommen solle". Bereits 1937 forderte der Ungar Körmöczy eine breite Erste-Hilfe-Ausbildung der Bevölkerung und die aktive Teilnahme von Ärzten und Medizinstudenten am Rettungsdienst. So wurde der erste Notarztwagen Europas 1954 in Budapest in Betrieb genommen. 1957 rückte der erste NAW heutiger Prägung in Köln aus (☞ Abb. 28.1).

28.2 Organisation des Rettungsdienstes in Deutschland

28.2.1 Definition und Organisation

Der Begriff Rettungsdienst umfasst die beiden Organisationsformen Notfallrettung

Tab. 28.1: Geschichte des Rettungsdienstes ab 1900

Jahr	Errungenschaft
1906	organisierter Rettungsdienst in Salzburg durch die Freiwillige Feuerwehr
1910	Dr. Lukas (Korpsarzt der Münchener Feuerwehr): Forderungen nach einer Ausbildung für das Sanitätspersonal
1910	Militärflugzeuge dienen zum Transport eines liegenden Verwundeten
1938	Kirschner, Tagung der Deutschen Gesellschaft für Chirurgie: „Der Arzt muss zum Patienten kommen!"
1942	systematischer Einsatz der Infusionstherapie durch amerikanische Streitkräfte im Zweiten Weltkrieg
1945	Reorganisation des Rettungsdienstes durch die Besatzungsmächte
1950	betriebsärztlicher Unfallwagen der Bergbauindustrie in Bochum
1954	erster NAW Europas für den öffentlichen Rettungsdienst in Budapest (IFA-Phänomen)
1957	erster NAW heutiger Prägung (Ford LKW FK 2500) rückt in Köln aus
1958	erstmalige Beschreibung der eigentlichen Herz-Lungen-Wiederbelebung (Beatmung, externe Thoraxkompression und Defibrillation)
1965	Vietnamkrieg: erstmaliger Einsatz von Antischockhosen in Verbindung mit Infusionen
1965	erster Prototyp eines klassischen RTW (Citroen HY 1500) ohne Arzt in Heidelberg („Wellblechbomber")
1966	gemeinsamer Notarztdienst der Landeshauptstadt und des Landkreises München
1967	Beginn des Rendezvous-System durch Installation eines NEF in Heidelberg
1967	erste Versuche einer organisierten Luftrettung in Deutschland (Mittelfranken und Frankfurt)
1968	Rettungshubschrauber Christoph 1 in München nimmt Betrieb auf (Standardmodell MBB BO 105 C)
1969	kombiniertes Stations- und NEF-System in Köln
1977	bundeseinheitliche Ausbildung zum Rettungssanitäter („520-Stunden-Programm")
1988	Beginn der Einführung von Ersthelfersystemen
1989	Gesetz über den Beruf des Rettungsassistenten
1990	Beginn der Etablierung der Frühdefibrillation durch nichtärztliches Personal und ausgebildete Laienhelfer
1990	Beginn einer systematischen seelsorgerischen Betreuung von Betroffenen, Angehörigen, Helfern und Dritten (Notfallseelsorge, Krisenintervention, Mediatorenmodell)

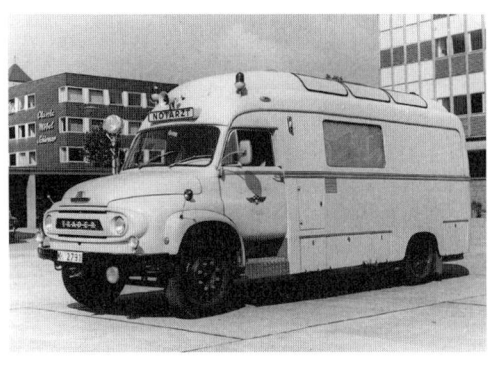

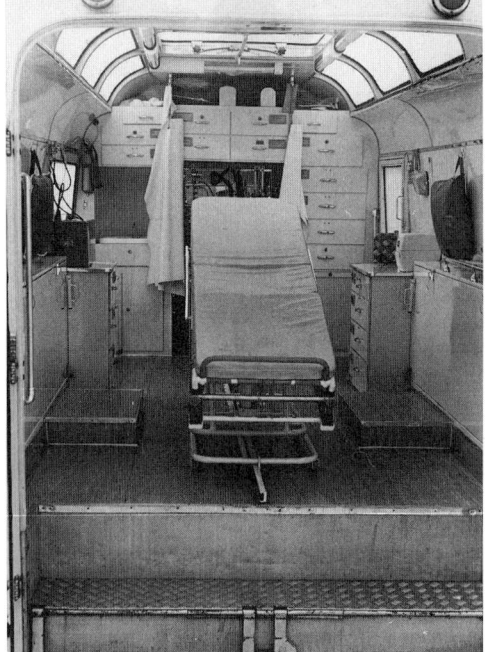

Abb. 28.1: NAW Köln 1957 [M237]
a) Außenansicht
b) Innenansicht

und qualifizierter Krankentransport, die zum Gesundheitssystem in der Bundesrepublik Deutschland gehören.

Die **Notfallrettung** dient der Durchführung von lebensrettenden Maßnahmen bei Notfallpatienten am Notfallort, der Herstellung der Transportfähigkeit und der Beförderung unter fachgerechter Betreuung in ein geeignetes Krankenhaus.

Der **qualifizierte Krankentransport** dient der Beförderung von Kranken, Verletzten oder sonstigen hilfsbedürftigen Personen, die **keine** Notfallpatienten sind, unter fachgerechter Betreuung. Der Krankentransport ist in der Regel nicht dringlich und damit disponibel.

Die Beförderung von Kranken oder hilfsbedürftigen Personen, die während der Fahrt weder eine medizinisch-fachliche Betreuung noch die besonderen Einrichtungen eines Krankentransportwagens (☞ Kap. 28.3.1) benötigen, gehört nicht zum Rettungsdienst (**unqualifizierter Krankentransport, Kranken- und Liegendtaxifahrten**).

Die DIN 13050 beschreibt, dass der Rettungsdienst in der Bundesrepublik Deutschland eine öffentliche Aufgabe der **Gesundheitsvorsorge** und der **Gefahrenabwehr** für die Bevölkerung ist. Das Grundgesetz weist die Gesetzgebungskompetenz den Bundesländern zu, die ihrerseits Landesrettungsdienstgesetze, Verordnungen und Verwaltungsvorschriften erlassen. Die Rettungsdienstgesetze geben vor, dass der Bürger im Rahmen des Rettungsdienstes Anspruch auf eine flächendeckende, hilfsfristorientierte, qualifizierte ärztliche Hilfe hat, die ausschließlich von der Schwere der Erkrankung oder des Traumas bestimmt wird.

Die Umsetzung der Vorgaben des gültigen Landesrettungsdienstgesetzes ist eine Aufgabe der **kommunalen Selbstverwaltung.** Als Träger des Rettungsdienstes können daher nur Landkreise, kreisfreie Städte oder Rettungsdienstzweckverbände – sie umfassen mehrere Gebietskörperschaften – auftreten. Die Träger des Rettungsdienstes richten **Rettungsleitstellen** ein und bestimmen **Rettungsdienstbereiche,** die Bevölkerungsdichte und vorhandene Verkehrswege berücksichtigen sollten. Innerhalb dieser Rettungsdienstbereiche liegen die **Rettungswachen.**

Die Träger des Rettungsdienstes sind gesetzlich verpflichtet, regelmäßig die Effizienz ihres Rettungsdienstes zu messen und ihn gegebenenfalls an die veränderten Gegebenheiten anzupassen. Dazu stellen sie **Rettungsdienstbedarfspläne** auf.

Die **Durchführung** des Rettungsdienstes kann der Träger des Rettungsdienstes delegieren. Innerhalb der britischen Besatzungszone wurde die Durchführung an die Feuerwehren delegiert. Innerhalb der amerikanischen Besatzungszone wurde das Deutsche Rote Kreuz mit der Durchführung des Rettungsdienstes beauftragt. Bis heute hat sich diese historisch gewachsene Struktur kaum geändert: So betreiben die **Rettungsdienstträger** selbstständig Rettungswachen (Berufsfeuerwehren, städtische Rettungsdienste) oder beziehen Leistungserbringer – z. B. Hilfsorganisationen wie ASB, DRK, JUH und MHD – ein (☞ Tab. 28.2). Die Mitwirkung der Hilfsorganisationen erfolgt nach dem Subsidiaritätsprinzip, das in den meisten Rettungsdienstgesetzen verankert ist. Zunehmend gewinnen jedoch wirtschaftliche Aspekte und die Effektivität der Dienstleistungserbringung an Bedeutung. So fordern europäische und nationale Rechtsvorschriften regelmäßige Bieterwettbewerbe und Ausschreibungsverfahren auf europäischer Ebene, in denen die Bewerber ein optimales Preis-Leistungs-Verhältnis präsentieren müssen.

Tab. 28.2: Beteiligte Organisationen (Auswahl) im deutschen Rettungsdienst und ihre Aufgaben

Organisation	Spektrum
ADAC	Verkehrswacht, Luftrettung (Pilot und Maschine), weltweite Krankenrückholung
Arbeiter-Samariter-Bund (ASB)	bodengebundener Krankentransport und Notfallrettung, Luftrettung (medizinisches Personal), weltweite Krankenrückholung
Bergwacht	Bergrettungsdienst
Bundesgrenzschutz (BGS)	Luftrettung (Pilot und Maschine)
Bundeswehr (BW)	Luftrettung (medizinisches Personal), „Search and Rescue" (SAR), Notfallrettung
Deutsche Gesellschaft zur Rettung Schiffbrüchiger (DGzRS)	Hochsee- und Küstenrettung
Deutsche Lebensrettungs-Gesellschaft (DLRG)	Wasserrettung an Binnengewässern
Deutsche Rettungsflugwacht (DRF)	Luftrettung (gesamte Crew), weltweite Krankenrückholung
Deutsches Rotes Kreuz (DRK)	bodengebundener Krankentransport und Notfallrettung, Luftrettung (medizinisches Personal), weltweite Krankenrückholung
Feuerwehren	Brand- und Feuerschutz, technische Hilfeleistungen, bodengebundener Krankentransport und Notfallrettung, Luftrettung (medizinisches Personal)
Johanniter-Unfall-Hilfe (JUH)	bodengebundener Krankentransport und Notfallrettung, Luftrettung (medizinisches Personal), weltweite Krankenrückholung
Malteser Hilfsdienst (MHD)	bodengebundener Krankentransport und Notfallrettung, Luftrettung (medizinisches Personal), weltweite Krankenrückholung
Private Leistungserbringer	bodengebundener Krankentransport und Notfallrettung
Technisches Hilfswerk (THW)	Brand- und Feuerschutz, technische Hilfeleistungen

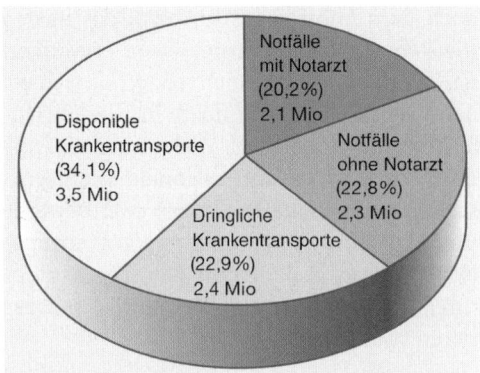

Abb. 28.2: Verteilung der Rettungsdiensteinsätze nach Einsatzart. Angaben in Prozent und absoluter Anzahl in Millionen. [L108]

Die **rettungsdienstlichen Organisationseinheiten** (Notfallrettung und Krankentransport) absolvieren jährlich mehr als zehn Millionen Einsätze (☞ Abb. 28.2). Eine wesentliche Hauptforderung an den Rettungsdienst ist die **Ergebnisorientierung.** Durch die Abwendung der unmittelbaren und mittelbaren Lebensgefahr noch am Notfallort sollen insgesamt mehr Patienten überleben, die stationäre Behandlungsdauer gesenkt, die Invalidität reduziert und letztlich die Lebensqualität durch qualifizierte Behandlung am Notfallort und während des Transportes gesteigert werden.

28.2.2 Rettungskette

Die von Ahnefeld erstmals beschriebene Rettungskette (☞ Abb. 28.3) veranschaulicht das **Gesamtsystem des Rettungswesens,** in dem der Rettungsdienst als ein Glied dieser Kette mitwirkt. Die Rettungskette macht deutlich, dass eine bestmögliche Notfallversorgung das harmonische Zusammenwirken aller an der Rettungskette beteiligten Glieder erfordert.

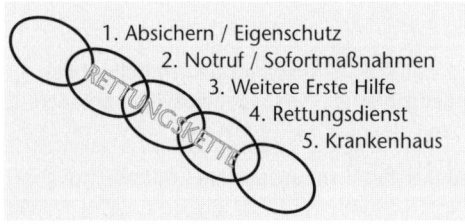

1. Absichern / Eigenschutz
2. Notruf / Sofortmaßnahmen
3. Weitere Erste Hilfe
4. Rettungsdienst
5. Krankenhaus

Abb. 28.3: Rettungskette

Schutz und Sofortmaßnahmen

Am Anfang der Rettungskette steht der Ersthelfer, der erkennen muss, welches Notfallereignis vorliegt, und weiterhin überlegen muss, welche Gefahren dem Patienten und eventuell ihm als Helfer daraus drohen können.

Merke

„Nur ein unverletzter Helfer ist ein guter Helfer"

Diesen Überlegungen und notwendigen Maßnahmen zu Schutz und Eigenschutz folgen die medizinischen, organisatorischen und betreuenden Maßnahmen der Ersten Hilfe. Dabei stehen lebensrettende Sofortmaßnahmen wie Reanimation und stabile Seitenlage im Vordergrund. Laien- oder Ersthelfer sind Menschen, die in unmittelbarer Nähe zum Notfallort und Patienten bereit sind, Erste Hilfe zu leisten, häufig unter großem persönlichen Einsatz.

Notruf

Die Notfallmeldung (Notruf) ist ein Hilfeersuchen, das bei der Leitstelle (☞ Kap. 29.1) eingeht. Auf seiner Grundlage muss der Disponent in der **Leitstelle** eine Entscheidung über die erforderlichen Rettungsmittel treffen. Damit er die notwendigen Rettungsmaßnahmen einleiten kann, muss das Hilfeersuchen folgende **Informationen** enthalten:

- **Was** geschah?
- **Wo** geschah es?
- **Wie viele** Verletzte oder Erkrankte?
- **Welche** Art der Verletzung oder Erkrankung?
- **Warten** auf Rückfragen durch die Leitstelle!

Die Rettungsleitstelle organisiert und leitet anschließend den Rettungsdiensteinsatz.

Rettungsdienst

Auf Rettungswachen werden das notwendige **Personal** und die erforderlichen **Rettungsmittel** für die Durchführung des Rettungseinsatzes vorgehalten.

Nach Eintreffen des Rettungsdienstes übernimmt dieser die Verantwortung für den Patienten. Ohne jeden zeitlichen Verzug werden lebensrettende Maßnahmen eingeleitet oder weitergeführt. **Ziel** ist die Herstellung der Transportfähigkeit und der Transport des Patienten in die nächstgelegene geeignete Zielklinik durch rettungsdienstliche Maßnahmen, wie z. B.:

- Rettung aus Gefahrenzonen (z. B. Feuer, Strom) unter strenger Beachtung des Eigenschutzes
- schnellstmögliche medizinische Versorgung
- psychische Betreuung.

Krankenhäuser

Krankenhäuser dienen der endgültigen und weiterführenden medizinischen Behandlung der Patienten. Sie stellen die **Schnittstelle** zwischen präklinischer und klinischer Versorgung dar.

28.3 Rettungsdienstfahrzeuge

Rettungsdienstfahrzeuge sind die im Rettungsdienst eingesetzten **Verkehrsmittel** zu Land, zu Wasser und in der Luft, die der Versorgung und dem Transport von Patienten dienen (☞ Abb. 28.4 und 28.5).

Im bodengebundenen Rettungsdienst werden Krankentransportwagen (KTW), Rettungswagen (RTW), Notarztwagen (NAW) und Notarzteinsatzfahrzeuge (NEF) eingesetzt. Auf Binnengewässern (Seen und Flüsse) werden Wasserrettungsboote, auf hoher See

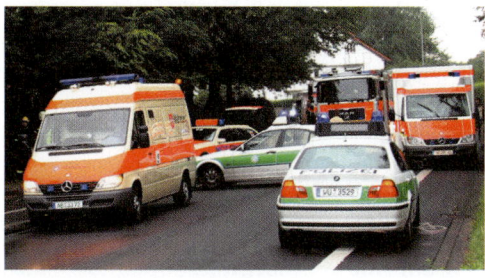

Abb. 28.4: Rettungsfahrzeuge an der Einsatzstelle [O429]

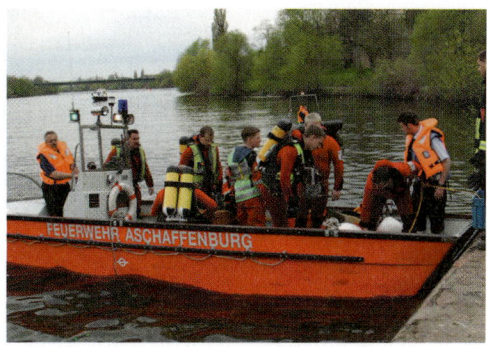

Abb. 28.5: Wasserrettungsboot im Einsatz [O429]

Seenotrettungskreuzer (SK) verwendet. Im Luftrettungsdienst gibt es Rettungshubschrauber (RTH) und Intensivtransporthubschrauber (ITH).

28.3.1 Normen im Rettungsdienst

Die im Rettungsdienst gültigen Normen legen Mindestanforderungen an Konstruktion, Prüfmethoden, Betriebsverhalten und Ausrüstungen von Rettungsmitteln fest.

Rettungsgeräte wie Schaufeltrage und Vakuummatratze dienen der Durchführung der technischen Rettung. **Transportgeräte,** z. B. Fahrgestell für Krankentragen, Krankentrage und Tragesessel, ermöglichen die Lagerung und den Transport von Verletzten oder Erkrankten. **Rettungsmaterial** ist die Summe aller Ge- und Verbrauchsmaterialien, die für die Rettung, die lebensrettenden Sofortmaßnahmen und die Herstellung der Transportfähigkeit erforderlich sind, z. B. medizinisches Gerät, Arzneimittel und Verbandmittel. **Rettungsmittel** sind die Rettungsdienstfahrzeuge einschließlich des Rettungsmaterials.

DIN EN 1789 Rettungsdienstfahrzeuge und deren Ausstattung – Krankenkraftwagen

Die DIN EN 1789 ist die europaweit gültige Norm für bodengebundene Rettungsmittel. Darin werden vier Kategorien von Krankenkraftwagen unterschieden:

- Typ A: **Krankentransportwagen (KTW)** sind konstruiert und ausgerüstet für Pa-

tienten, die nicht vorhersehbar Notfallpatienten sind.

– Krankentransportwagen vom Typ A1
sind für einen Patienten geeignet.

– Krankentransportwagen vom Typ A2
dienen dem Transport eines oder mehrerer Patienten auf Trage(n) oder Ses-
sel(n).

- Typ B: **Notfallkrankenwagen** sind zur
Erstversorgung, zum Transport und zur
Überwachung eines Patienten konstruiert
und ausgerüstet.

- Typ C: **Rettungswagen (RTW)** sind für die
erweiterte Behandlung, den Transport und
die Überwachung von Patienten konstruiert und ausgerüstet. Dabei dienen RTW
der Herstellung und Aufrechterhaltung
der Transportfähigkeit von Notfallpatienten vor und während der Beförderung.

28.3.2 Luftfahrzeuge und Luftrettung

Deutschland verfügt über ein beinahe flä-
chendeckendes Luftrettungsnetz. **Ziele** und
Aufgaben der Luftrettung sind:

- Ermöglichung schneller notärztlicher
Versorgung bei allen Notfällen (schneller
Notarztzubringer)
- Primärtransport des Patienten in das
nächste geeignete Krankenhaus
- dringliche Sekundärtransporte (qualifizierte und dringliche Intensivtransporte)
- dringender Transport von Blutkonserven,
Medikamenten und Transplantaten

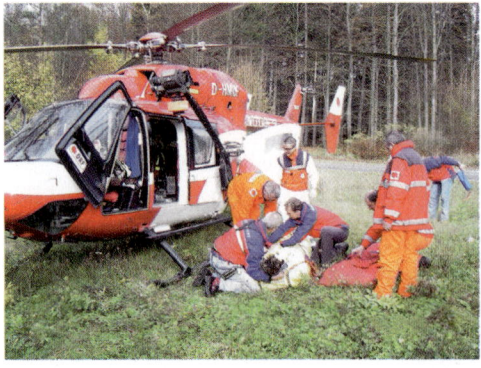

Abb. 28.6: Luftrettungseinsatz nach Windenret-
tung eines Waldarbeiters [W253]

- Suchflüge und ggf. Rettung mit spezieller
Ausrüstung.

In der Primärluftrettung werden heute
52 **Rettungshubschrauber (RTH)** (Stand:
2006) eingesetzt, die den bodengebundenen
Rettungsdienst unterstützen und ergänzen
(☞ Abb. 28.6). Luftrettungsstützpunkte
(☞ Abb. 28.7) liegen meist an leistungsfähi-
gen Kliniken und werden von unterschiedlichen Organisationen (☞ Tab. 28.2) betrieben.

Rettungshubschrauber sind von sieben
Uhr morgens bis Sonnenuntergang einsatzbereit. Der Einsatzradius eines RTH beträgt
etwa 50 km. Für die Sekundärluftrettung stehen **Intensivtransporthubschrauber (ITH)**
zur Verfügung. Derzeit sind etwa 10 Ambu-
lanz- und Intensivhubschrauber über das
Bundesgebiet verteilt.

28.4 Rettungsfachpersonal

Das Personal im Rettungsdienst wird in ärzt-
liches und nichtärztliches Rettungsfachpersonal unterteilt. Letzteres übernimmt dabei
die tragende Rolle im Rettungsdienst, da
das ärztliche Fachpersonal (Notärzte) nur
an ca. 20 % aller Einsätze beteiligt ist.

28.4.1 Nichtärztliches Personal im Rettungsdienst

Ausführungen zum Thema „Rechtliche Stellung des Rettungsfachpersonals" finden sich
in Kapitel 32.1.

Die **Ausbildung** des nichtärztlichen Personals umfasst die Ausbildung im Sanitätsdienst bis zur Berufsausbildung zum Rettungsassistenten. Die Tätigkeit im Rettungsdienst wird von Rettungsfachpersonal mit
folgenden Ausbildungen wahrgenommen:

- Rettungshelfer
- Rettungssanitäter
- Rettungsassistent.

Sowohl die Hilfsorganisationen als auch
manche Bundesländer haben **Ausbildungs-
richtlinien** und **Verwaltungsvorschriften**

Stützpunkte der Luftrettung in Deutschland

ADAC

ADAC-Luftrettung GmbH
Gemeinnützige Gesellschaft

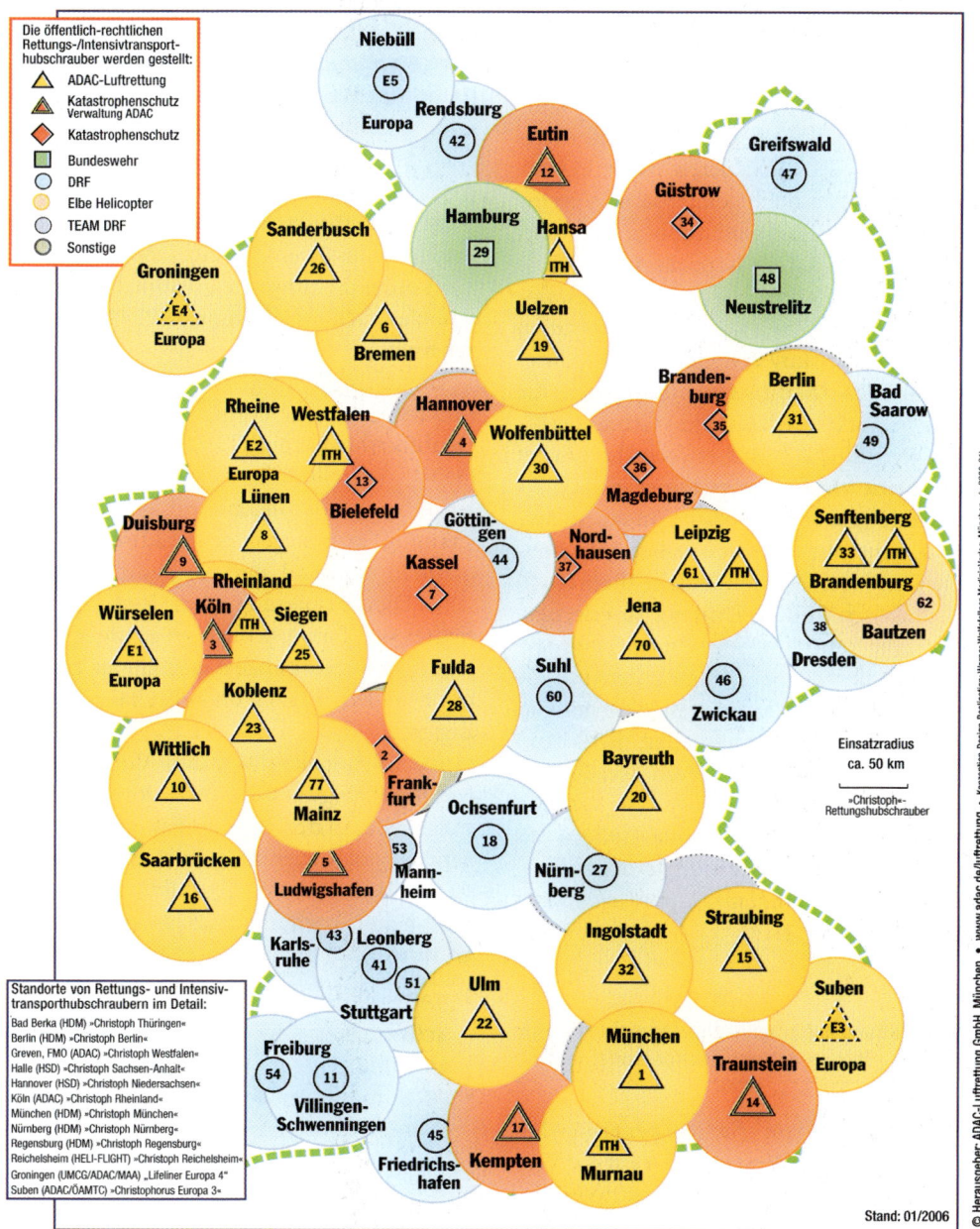

Die öffentlich-rechtlichen Rettungs-/Intensivtransport-hubschrauber werden gestellt:
- ADAC-Luftrettung
- Katastrophenschutz Verwaltung ADAC
- Katastrophenschutz
- Bundeswehr
- DRF
- Elbe Helicopter
- TEAM DRF
- Sonstige

Standorte von Rettungs- und Intensiv-transporthubschraubern im Detail:

Bad Berka (HDM) »Christoph Thüringen«
Berlin (HDM) »Christoph Berlin«
Greven, FMO (ADAC) »Christoph Westfalen«
Halle (HSD) »Christoph Sachsen-Anhalt«
Hannover (HSD) »Christoph Niedersachsen«
Köln (ADAC) »Christoph Rheinland«
München (HDM) »Christoph München«
Nürnberg (HDM) »Christoph Nürnberg«
Regensburg (HDM) »Christoph Regensburg«
Reichelsheim (HELI-FLIGHT) »Christoph Reichelsheim«
Groningen (UMCG/ADAC/MAA) „Lifeliner Europa 4"
Suben (ADAC/ÖAMTC) »Christophorus Europa 3«

Einsatzradius
ca. 50 km

»Christoph«-
Rettungshubschrauber

Stand: 01/2006

© Herausgeber: ADAC-Luftrettung GmbH, München • www.adac.de/luftrettung • Konzeption-Design-Realisation: Werner Wolbeilner MedizinVerlag, München (v-2006-01)

Abb. 28.7: Stützpunkte der Luftrettung in Deutschland [W161]

für die Ausbildung zum Rettungshelfer und Rettungssanitäter erlassen. Nur die Ausbildung zum Rettungsassistenten ist bundeseinheitlich geregelt.

Eine Tätigkeit im Rettungsdienst kann haupt- oder nebenberuflich, ehrenamtlich und als Zivildienstleistender oder Freiwilliger erfolgen. Der Einsatz kann auf allen boden- und luftgebundenen Rettungsdienstfahrzeugen stattfinden und ist ausschließlich von der erworbenen Qualifikation abhängig.

Sanitätshelferausbildung

Für die Ausbildung zum **Sanitätshelfer** (SanH) und der sonstigen Qualifikationsstufen unterhalb des Rettungshelfers, etwa Sanitäter, Einsatzsanitäter oder Sanitäter Rettungsdienst (SRD), existieren weder gesetzliche Regelungen noch gemeinsame Vereinbarungen der Hilfsorganisationen über einheitliche Qualifikationsbezeichnungen, Ausbildungsdauer, -inhalte und Lernzielkataloge. Bei allen diesen Qualifikationsstufen handelt es sich um erweiterte Erste-Hilfe-Ausbildungen (**Sanitätsausbildungen**), die lediglich notfallmedizinische Grundkenntnisse vermitteln. Üblicherweise beinhaltet eine solche Ausbildung keinerlei Klinik- oder Rettungswachenpraktika. In einem solchen Rahmen ist es nicht möglich, den heutigen Stand der Notfallmedizin theoretisch und praktisch in dem Umfang zu erlernen, der für eine Rettungsdiensttätigkeit erforderlich ist. Daher zählen Sanitätshelfer und die sonstigen Qualifikationsstufen zwischen Sanitätshelfer und Rettungshelfer nicht zum Rettungsfachpersonal, sondern werden als **Sanitätspersonal** bezeichnet. Sie dürfen nur noch in wenigen Bundesländern als zweites Besatzungsmitglied in der Notfallrettung oder im Krankentransport eingesetzt werden (☞ Tab. 28.3).

> **Merke**
> Die Sanitätsausbildungen zählen nicht zu den Ausbildungen zum Rettungsfachpersonal.

Die **Aufgaben** von Sanitätspersonal beschränken sich im Wesentlichen auf die Versorgung und Betreuung von Nichtnotfallpatienten, z. B. im Sanitätsdienst bei Großveranstaltungen, in Schnelleinsatzgruppen oder im Katastrophenschutz.

Rettungshelferausbildung

Mangels gesetzlicher Regelung haben die Hilfsorganisationen im November 1995 gemeinsame Grundsätze für eine Mindestausbildung von **Rettungshelfern** festgelegt. Die Ausbildungszeit umfasst 320 Stunden. Lediglich in Nordrhein-Westfalen ist die Rettungshelferausbildung inzwischen gesetzlich geregelt. Allerdings umfasst diese insgesamt nur 160 Stunden, davon 80 Stunden theoretische Ausbildung und 80 Stunden Praktikum an einer Lehrrettungswache. Wegen der deutlich kürzeren Ausbildungsdauer wird sie in allen anderen Bundesländern nicht als Rettungshelferausbildung, sondern nur als Sanitätsausbildung anerkannt und zur Verdeutlichung des Qualifikationsunterschiedes auch als „Rettungshelfer NRW" bezeichnet.

Übereinstimmung besteht darin, dass die Rettungshelferausbildung die niedrigste Qualifikation für eine Tätigkeit im Rettungsdienst darstellt. Sie muss die fachlichen Grundvoraussetzungen und ein intensives Training grundlegender praktischer Maßnahmen während der Ausbildung vermitteln. Die Ausbildung zum Rettungshelfer richtet sich hauptsächlich an Zivildienstleistende im Rettungsdienst und gilt als Einstieg für neue Mitarbeiter und ehrenamtlich Engagierte.

In Abhängigkeit von den Vorgaben der Landesrettungsdienstgesetze können Rettungshelfer in der Regel als Fahrer von Krankentransportwagen tätig sein. Exemplarisch sei an dieser Stelle die Ausbildung zum Rettungshelfer nach dem **„320-Stunden-Programm"** dargestellt:

- 160 Stunden theoretische Ausbildung mit schriftlicher und praktischer Abschlussprüfung
- 80 Stunden Krankenhauspraktikum (z. B. Notaufnahme, Anästhesie, Intensivstation)
- 80 Stunden Rettungswachenpraktikum an einer anerkannten Lehrrettungswache.

Eine abgeschlossene Ausbildung zum Rettungshelfer ermöglicht eine Weiterbildung zum Rettungssanitäter (☞ Tab. 28.3).

Rettungssanitäterausbildung

Rettungssanitäter (RS) ist keine Berufs-, sondern eine **Qualifikationsbezeichnung.** Die Ausbildung zum RS ist bis heute auf Bundesebene nicht gesetzlich geregelt. Im Jahr 1977 wurden vom Bund-Länder-Ausschuss „Rettungswesen" die „Grundsätze zur Ausbildung des Personals im Rettungsdienst" festgelegt, die allerdings rechtlich unverbindlich sind. Nach diesem **„520-Stunden-Programm"** werden Rettungssanitäter bis heute von allen Hilfsorganisationen ausgebildet. Die Ausbildung umfasst

- 160 Stunden theoretische Ausbildung,
- 160 Stunden Krankenhauspraktikum (z.B. Notaufnahme, Anästhesie, Intensivstation),
- 160 Stunden Rettungsdienstpraktikum an einer anerkannten Lehrrettungswache,
- 40 Stunden Abschlusslehrgang mit schriftlicher, mündlicher und praktischer Prüfung.

Für die **Bewertung** der Prüfungsleistungen gelten die Notenstufen „sehr gut" bis „ungenügend", zum Bestehen ist ein „ausreichend" erforderlich. In Anlehnung an das 520-Stunden-Programm wurde die Ausbildung zum Rettungssanitäter inzwischen in den Bundesländern Bayern, Hessen, Niedersachsen, Nordrhein-Westfalen, Saarland und Sachsen-Anhalt rechtsverbindlich in landesrechtlichen Rettungssanitäter-Verordnungen geregelt.

Aus diesen Verordnungen und aus der Möglichkeit, Rettungssanitäter in den meisten Bundesländern als Fahrer in der Notfallrettung oder als Transportführer im Krankentransport einzusetzen (☞ Tab. 28.3), ergeben sich die **Ausbildungsziele** und **Aufgaben** eines Rettungssanitäters:

- Unterstützung des Notarztes und des Rettungsassistenten bei der Durchführung lebensrettender Maßnahmen und bei der Herstellung der Transportfähigkeit von Notfallpatienten,
- bis zur Übernahme der Behandlung durch einen Notarzt oder zum Tätigwerden eines Rettungsassistenten selbstständige Durchführung von lebensrettenden Maßnahmen (z.B. Reanimation),
- Gewährleistung einer fachgerechten Betreuung beim qualifizierten Krankentransport.

Eine abgeschlossene Ausbildung zum Rettungssanitäter ermöglicht eine weiterqualifizierende Ausbildung zum Rettungsassistenten.

Rettungsassistentenausbildung

Das Berufsbild des Rettungsassistenten (RA) wurde 1989 durch das Rettungsassistentengesetz (RettAssG) geschaffen. Die Ausbildung zum Rettungsassistenten ist im RettAssG und der dazugehörigen Ausbildungs- und Prüfungsverordnung (RettAssAPrV) geregelt. Die **Berufsbezeichnung „Rettungsassistent/in"** darf nur mit behördlicher Erlaubnis geführt werden. Diese erhält, wer neben der Erfüllung von bestimmten persönlichen Voraussetzungen (z.B. Straffreiheit) die Regelausbildung abgeschlossen hat.

Die **Regelausbildung** dauert zwei Jahre und gliedert sich in:

- ein Jahr (1.200 Stunden) theoretische und praktische Ausbildung an einer staatlich anerkannten Berufsfachschule für Rettungsassistenten (Rettungsassistentenschule) mit
  - 780 Stunden schulischem Unterricht
  - 14 Wochen (420 Zeitstunden) Krankenhauspraktikum (Pflegestation, Notaufnahme, Intensivstation, OP – Anästhesie)
  - 3 Wochen (120 Stunden) Einführungspraktikum im Rettungsdienst
  - staatliche Abschlussprüfung (schriftlich, praktisch und mündlich)
- ein Jahr (1.600 Stunden) praktische Ausbildung an einer Lehrrettungswache als Rettungsassistent im Praktikum (RA i.P.)
- Abschlussgespräch.

Bei **Vorkenntnissen,** etwa der Ausbildung als Rettungssanitäter oder Krankenschwester/Krankenpfleger, ist eine verkürzte Ausbildung möglich.

Die Ausbildung soll den Rettungsassistenten insbesondere dazu befähigen,

- am Notfallort bis zur Übernahme der Behandlung durch den Arzt lebensrettende Maßnahmen bei Notfallpatienten durchzuführen,
- die Transportfähigkeit solcher Patienten herzustellen,
- die lebenswichtigen Vitalfunktionen während des Transports zum Krankenhaus zu beobachten und aufrecht zu erhalten
- sowie kranke, verletzte und sonst hilfsbedürftige Personen, auch wenn sie nicht Notfallpatienten sind, unter sachgerechter Betreuung zu befördern (§ 3 RettAssG).

Aus diesen **Ausbildungszielen** und aus der **Funktion** des Rettungsassistenten als Transportführer in der Notfallrettung ergeben sich dessen Aufgaben.

Allerdings ist im RettAssG nicht geregelt, zu welchen medizinischen Maßnahmen ein Rettungsassistent befugt ist. Inzwischen besteht Einigkeit, dass ein Rettungsassistent unter den folgenden Voraussetzungen in die Körperintegrität des Patienten eingreifende (invasive) Maßnahmen vornehmen darf (so genannte **„Notkompetenz"** in rechtfertigendem Notstand nach § 34 StGB):

- Ärztliche Hilfe ist trotz An- oder Nachforderung nicht oder nicht rechtzeitig verfügbar.
- Die Maßnahmen sind zur unmittelbaren Abwehr von Gefahren für Gesundheit oder Leben des Notfallpatienten dringend erforderlich.
- Das gleiche Ziel kann durch weniger eingreifende Maßnahmen, z.B. Basismaßnahmen, nicht erreicht werden (Prinzip der Verhältnismäßigkeit bei der Wahl der Maßnahmen).
- Der Rettungsassistent beherrscht die Maßnahmen sicher.

Als **Maßnahmen** im Rahmen der Notkompetenz kommen z.B. die Intubation ohne Relaxanzien, die Venenpunktion, die Applikation kristalloider Infusionen und ausgewählter Medikamente sowie die Frühdefibrillation in Betracht. Liegen die genannten Voraussetzungen vor, sind Rettungsassistenten aufgrund ihrer Garantenstellung (☞ Kap. 32.2.1) sogar dazu verpflichtet, diese Maßnahmen zu ergreifen. Rettungsassistenten haben dabei die volle Verantwortung für die Indikation und fachgerechte Durchführung der Maßnahmen. Diese sind stets zu dokumentieren. Werden invasive Maßnahmen ohne Vorliegen der genannten Voraussetzungen vorgenommen, drohen straf- und haftungsrechtliche sowie arbeitsrechtliche Konsequenzen bis hin zur Kündigung.

Gegenwärtig (2006) scheinen sich die langjährigen Forderungen nicht zu erfüllen, die Rettungsassistenten-Ausbildung auf drei Jahre auszudehnen und damit einhergehend eigene Fachkompetenzen des Rettungsassistenten zu schaffen.

Mindestqualifikation der Fahrzeugbesatzungen

Von besonderer Bedeutung für das Rettungsfachpersonal sind die Regelungen, welche die fachliche Mindestqualifikation der Fahrzeugbesatzungen vorschreiben. Inzwischen ist in den meisten Bundesländern gesetzliche Pflicht, dass Rettungsfahrzeuge in der Notfallrettung mit mindestens je einem Rettungsassistenten und Rettungssanitäter, im Krankentransport mit mindestens je einem Rettungssanitäter und Rettungshelfer besetzt sein müssen (☞ Tab. 28.3).

28.4.2 Ärztliches Personal im Rettungsdienst

Wesentlicher Bestandteil des deutschen Rettungsdienstsystems ist die Einbeziehung von Notärzten in die Notfallrettung bei vitaler Bedrohung. Dies ermöglicht eine differenzierte Diagnostik und Therapie. Im Rettungsdienst eingesetzte Notärzte müssen je nach Bundesland den Fachkundenachweis „Rettungsdienst" oder die Zusatzbezeichnung „Notfallmedizin" vorweisen.

Merke

Die notärztliche Versorgung im Rettungsdienst ist obligater Bestandteil des medizinischen Gesamtversorgungskonzeptes.

Tab. 28.3: Mindestqualifikation der Fahrzeugbesatzungen (ohne Übergangsregelungen)

Bundesland	Krankentransport		Notfallrettung		NEF
	Fahrer	Beifahrer	Fahrer	Beifahrer	Fahrer
Baden-Württemberg	gP	RS	gP	RA	RA
Bayern	gP	RS	gP	RA	k.A.
Berlin	SanH60[1]	RS	RS	RA	g.P.
Brandenburg	RS	RS	RS	RA	RS
Bremen	RH	RS	RS	RA	RA
Hamburg	RS	RS	RS	RA	k.A.
Hessen	SanH48[2]	RS	RH[3]	RA	k.A.
Mecklenburg-Vorpommern	RS	RS	RS	RA	RA
Niedersachsen	gP (RS)[4]	gP (RS)[4]	gP (RS)[4]	gP (RA)[4]	gP (RA)[4]
Nordrhein-Westfalen	RH NRW[5]	RS	RS/RA i.P.	RA	RA
Rheinland-Pfalz	RH	RA i.P. (RS)[6]	RA i.P. (RS)[6]	RA	RA i.P. (RS)[6]
Saarland	SanH[7]	RS	SanH[7]	RA	RA
Sachsen	gP	RS	gP	RA	k.A.
Sachsen-Anhalt	RS	RS	RS	RA	k.A.
Schleswig-Holstein	RS	RA	RS200[8]	RA	k.A.
Thüringen	gP	RA	gP	RA	k.A.

k.A. = keine Angabe (es existiert keine gesetzliche Regelung)

gP = geeignete Person; das Rettungsdienstgesetz oder die dazugehörigen Ausführungsbestimmungen enthalten keine näheren Vorgaben zur Qualifikation.

[1] 60 Stunden umfassende Sanitätsausbildung

[2] Sanitätsausbildung mit mindestens 48 Stunden

[3] vierwöchige theoretische Ausbildung und zweiwöchige klinisch-praktische Ausbildung (orientiert an der Rettungssanitäterausbildung)

[4] Das Rettungsdienstgesetz erfordert „geeignetes und zuverlässiges" Personal, wobei die niedersächsische Landesregierung hierunter nur Rettungsassistent und Rettungssanitäter versteht (siehe oben in der Tabelle).

[5] „Rettungshelfer Nordrhein-Westfalen": 80 Stunden theoretische Ausbildung und 80 Stunden Rettungswachenpraktikum

[6] Fahrer von RTW/NEF und Beifahrer von KTW müssen nach dem maßgeblichen Rettungsdienstgesetz „in der Regel Rettungsassistent i.P., mindestens aber Rettungssanitäter sein".

[7] „mindestens eine abgeschlossene Sanitätsausbildung" (ohne nähere Stundenangaben)

[8] Rettungssanitäter mit 200 abgeleisteten Einsätzen

Für die Einbindung des Notarztes in die Notfallrettung haben sich zwei Systeme etabliert:

- **Rendezvous-System:** Ein Notarzteinsatzfahrzeug (NEF) oder ein Rettungshubschrauber (RTH) transportiert den Notarzt zur Einsatzstelle (Notarztzubringerfunktion). Rettungswagen (RTW) und NEF/RTH treffen sich am Notfallort. Dort erfolgt die medizinische Versorgung. Gegebenenfalls kann der Notarzt den Patienten im RTW begleiten. Sollte eine Transportbegleitung nicht notwendig sein, steht das NEF für einen neuen Einsatz zur Verfügung.

- **Stationssystem/NAW-System:** Der Notarzt ist einem RTW fest zugeordnet; Notarzt und Rettungswagen bilden somit eine organisatorische Einheit (notarztbesetzter RTW, Notarztwagen). Zusätzliche Unterhaltungskosten für ein NEF entfallen, allerdings ist der Notarzt immer an dieses Fahrzeug gebunden und damit wenig flexibel einsetzbar.

Das auszuwählende Notarztsystem ist grundsätzlich abhängig von der rettungsdienstlichen Infrastruktur. Derzeit überwiegt das Rendezvous-System (75 %) gegenüber dem Stationssystem (25 %). Es existieren allerdings auch Mischformen innerhalb eines Rettungsdienstbereiches.

Zur Qualitätssicherung sehen die meisten Rettungsdienstgesetze einen **Ärztlichen Leiter Rettungsdienst** (ÄLRD) vor. Dies ist ein Notarzt mit spezieller Weiterbildung, der im jeweiligen Rettungsdienstbereich die medizinische Aufsicht über die Notärzte und das Rettungsfachpersonal führt. In manchen Bundesländern ist der ÄLRD in medizinischen Angelegenheiten weisungsbefugt.

Wiederholungsfragen

1. Welche Epochen haben zur Entwicklung des Rettungsdienstes entscheidend beigetragen? (☞ Kap. 28.1)
2. Welcher zentrale Leitgedanke prägt auch noch heute den Rettungsdienst? (☞ Kap. 28.1)
3. Welche Stadt galt als Motor der rettungsdienstlichen Entwicklung im Nachkriegsdeutschland? (☞ Kap. 28.1)
4. Welche zwei zentralen Aufgaben hat der Rettungsdienst? (☞ Kap. 28.2.1)
5. Welche Aufgaben haben die Bundesländer bei der Organisation des Rettungsdienstes? (☞ Kap. 28.2.1)
6. Wer sind die Träger des Rettungsdienstes und welche Aufgaben haben sie? (☞ Kap. 28.2.1)
7. Nennen Sie die fünf Glieder der Rettungskette. (☞ Kap. 28.2.2)
8. Was sind Laienhelfer und welche Aufgaben haben sie? (☞ Kap. 28.2.2)
9. Woraus besteht ein strukturierter Notruf und welchem Hauptzweck dient er? (☞ Kap. 28.2.2)
10. Nennen Sie die Aufgaben des Rettungsdienstes im Rahmen der Rettungskette. (☞ Kap. 28.2.2)
11. Welche Rettungsdienstfahrzeuge können unterschieden werden? (☞ Kap. 28.3)
12. Beschreiben Sie das System der Luftrettung in Deutschland. (☞ Kap. 28.3.2)
13. Nennen Sie die fünf Hauptaufgaben der Luftrettung. (☞ Kap. 28.3.2)
14. Beschreiben Sie die Ausbildung zum Rettungshelfer. Welche Tätigkeitsschwerpunkte haben Rettungshelfer? (☞ Kap. 28.4.1)
15. Beschreiben Sie die Ausbildung zum Rettungssanitäter. Welche Tätigkeitsschwerpunkte haben Rettungssanitäter? (☞ Kap. 28.4.1)
16. Beschreiben Sie die Ausbildung zum Rettungsassistenten. Welche Tätigkeitsschwerpunkte haben Rettungsassistenten? (☞ Kap. 28.4.1)
17. Nennen Sie die gesetzlich vorgeschriebenen fachlichen Mindestqualifikationen der Fahrzeugbesatzungen für Notfallrettung, Krankentransport und NEF in Ihrem Bundesland. (☞ Tab. 28.3).
18. Nennen Sie die Voraussetzungen für die Anwendung von Maßnahmen der „Notkompetenz".

Einsatztaktik 29
und Einsatzorganisation

Achim Hackstein

Die Tätigkeit im Rettungsdienst verlangt ein hohes Maß an medizinischem Fachwissen und die Fähigkeit, komplexe Einsatzsituationen unter hohem Entscheidungs- und Handlungsdruck zu erfassen. Aus dieser ersten Situationserfassung muss eine sinnvolle Vorgehensweise abgeleitet werden. Dazu sind Kenntnisse in Einsatztaktik und Einsatzorganisation insbesondere in besonderen Einsatzlagen, z.B. Großschadensereignisse oder Massenanfall von Verletzten, unerlässlich.

29.1 Führung im rettungs-dienstlichen Einsatz

Die sinnvolle, speziell auf die Lage im rettungsdienstlichen Einsatz abgestimmte Vorgehensweise im Rahmen eines Gesamtkonzeptes zur Einsatzabwicklung wird in der Führungslehre als **Taktik** bezeichnet.

Merke

Rettungstaktik ist der zielgerichtete Einsatz von Menschen und Material in einem Rettungsdiensteinsatz, wobei Aufwand und Nutzen in einem vernünftigen Verhältnis zueinander stehen müssen.

Taktisches Ziel jedes Rettungsdiensteinsatzes ist die Abwendung einer Lebensgefahr von den Betroffenen, wobei die **Einsatzführung** häufig unter Zeit- und Öffentlichkeitsdruck in einer ungeklärten Situation stattfinden muss. Viele unterschiedliche Einflussgrößen erschweren die Entscheidungsfindung und damit auch die Führung der Einsatzkräfte. **Entscheidungsfindung** unter Stress ist nur möglich, wenn die Einflussgrößen, wie in Abbildung 29.1 dargestellt, systematisch analysiert und verarbeitet werden.

Der Führende muss **umgehend** und **absolut** entscheiden. Das verlangt klare **Regeln** und von jedem am Einsatz Beteiligten nachvollziehbare **Führungsmechanismen.** Da Führung im Einsatz trotz unterschiedlicher Einsatzsituationen wiederkehrenden Gesetzmäßigkeiten unterliegt, kann man diese in einem **Algorithmus** bzw. einem Regelkreis darstellen. Der Algorithmus zur taktischen Einsatzführung wird als **Führungskreis** (☞ Abb. 29.2) bezeichnet.

Führungskreis

Der Führungskreis macht Einsatzabläufe vergleichbar und vereinfacht die Informationsbeschaffung, Informationsbeurteilung und Entscheidungsfindung. Durch seine Anwendung wird verhindert, dass vorschnell Entschlüsse in die Tat bzw. in einen Befehl oder eine Anweisung umgesetzt werden. Bei systematischer Vorgehensweise anhand des Führungskreises werden z.B. im Rahmen der **Lagefeststellung** ausschließlich Informationen zur Schadenslage gesammelt.

Die **eigene Lage,** als Bestandteil der Lagefeststellung, ergibt sich u.a.

• aus der momentan zur Verfügung stehenden Menge an Rettungsmitteln

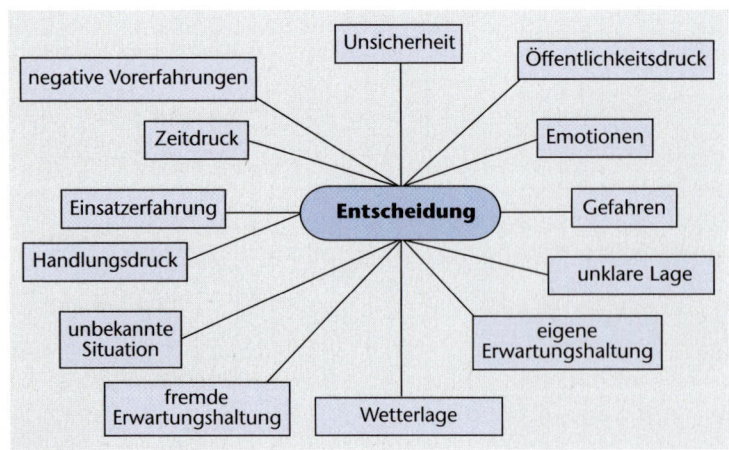

Abb. 29.1:
Entscheidungsfindung

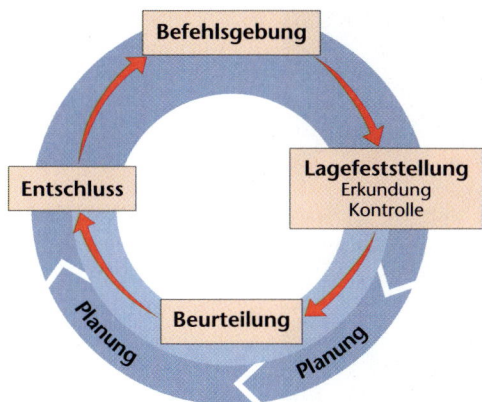

Abb. 29.2: Führungskreis [L157]

- aus der Anzahl und Qualifikation des Rettungsfachpersonals
- den zur Verfügung stehenden Ressourcen im Einsatzbereich.

Erkundung

Das Mittel zur systematischen und umfassenden **Informationssammlung,** die der Entscheidungsfindung dient, ist die Erkundung.

Merke

Aus rettungsdienstlicher Sicht erforderliche Informationen zur Erkundung:
- Art und Umfang des Geschehens
- besondere Gefahren
- Anzahl der Verletzten
- Schweregrad der Verletzungen
- Zugänglichkeit der Verletzten.

Ist die Lageerkundung abgeschlossen, werden die Erkundungsergebnisse beurteilt. Mit in die **Lagebeurteilung** sollen das Wetter an der Einsatzstelle, der Einsatzort und die Einsatzzeit einfließen. Aus der Beurteilung der Lage resultiert die **Entscheidung** für oder gegen eine oder mehrere Maßnahmen. So könnte z. B. eine Entscheidung sein, zunächst nicht zu behandeln, sondern mit dem Feuerlöscher des RTW den Entstehungsbrand eines PKW zu bekämpfen. Eine weitere Entscheidung könnte sich auf die Ordnung des Einsatzraumes, also auf die Fahrzeugaufstellung, und den Einsatz weiterer Rettungskräfte beziehen.

Rückmeldung

Spätestens nach Beurteilung der Lage muss eine Rückmeldung an die **Leitstelle** erfolgen, falls dies erforderlich ist. Dem **Disponenten** in der Leitstelle ist es oftmals bis zu dieser ersten Rückmeldung nicht möglich, die Lage vor Ort klar einzuschätzen.

Merke

Die Rückmeldung an die Leitstelle enthält mindestens folgende Informationen:
- Art und Umfang des Geschehens
- besondere Gefahren
- Anzahl schwer verletzter und leicht verletzter Patienten
- Zugänglichkeit der Patienten
- Nachforderung
- Bereitstellungsraum Rettungsmittel.

Die **Einsatzentscheidung** wird in eine Anweisung oder einen Befehl umgesetzt und an die Einsatzkräfte weitergegeben. Grundsätzlich ist der Führungskreis in jedem Rettungsdiensteinsatz nutzbar und sollte vor jeder Entscheidungsfindung durchlaufen werden. Durch die Form „Kreis" soll dargestellt werden, dass der Führungskreis immer wieder durchlaufen werden muss. Erkundung, Beurteilung, Befehlsgebung und Kontrolle sind **kontinuierliche Aufgaben** des Führenden. Nur so sind rettungsdienstliche Lagen in ihrer gesamten Dynamik und Komplexität zu erfassen und zu beherrschen.

29.2 Massenanfall von Verletzten und Erkrankten

Eine besondere rettungsdienstliche Lage ist der Massenanfall von Verletzten und/oder Erkrankten (☞ Abb. 29.3). Innerhalb kürzester Zeit sieht sich der einzelne Rettungssanitäter und Rettungsassistent mit einer nicht mehr durch ihn allein zu versorgenden Anzahl von Patienten konfrontiert. Rettungsdienstliche **Großschadenslagen** treten mit zuneh-

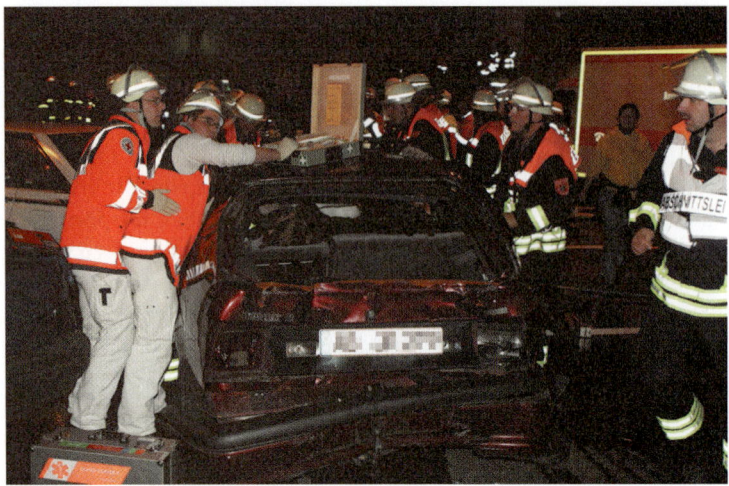

Abb. 29.3: Massenanfall von Verletzten in einem Autobahntunnel [O430]

mender Industrialisierung und Technisierung unseres Lebens gehäuft auf. Eine zusätzliche, konkrete Gefährdungslage besteht seit einigen Jahren durch **Terrorakte,** die zu Großschadenslagen mit einem nicht mehr kalkulierbaren Umfang führen können.

Trotz etablierter Führungsstrukturen im Rettungsdienst, z.B. durch die Einrichtung Leitender-Notarzt-Systeme, entsteht ein **„führungsfreies Intervall"** an diesen Einsatzstellen, wenn die zuerst eintreffenden Rettungsdienstkräfte keine Führungsaufgaben wahrnehmen, sondern direkt mit der Patientenversorgung beginnen.

Ersteintreffende rettungsdienstliche Kräfte

Der Erfolg der Abwicklung eines Massenanfalls von Verletzten hängt in hohem Maße von der **Qualität** der Einsatzführung, der **Disziplin** der ersteintreffenden rettungsdienstlichen Einsatzkräfte (☞ Abb. 29.4) und den klaren **Strukturen** im Einsatzraum ab. Selbstverständlich ergeben sich viele Entscheidungen im täglichen Rettungseinsatz aus der Einsatzerfahrung der täglichen Routine heraus. Die Entscheidungsprozesse laufen zu einem großen Teil unbewusst ab.

Wird die Situation aber komplexer und unübersichtlicher, z.B. bei einem Massenanfall von Verletzten, greifen die in der täglichen Einsatzpraxis erworbenen Führungserfahrungen nur noch bedingt. Aufgrund der

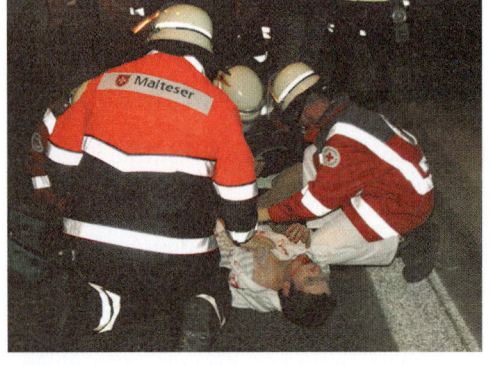
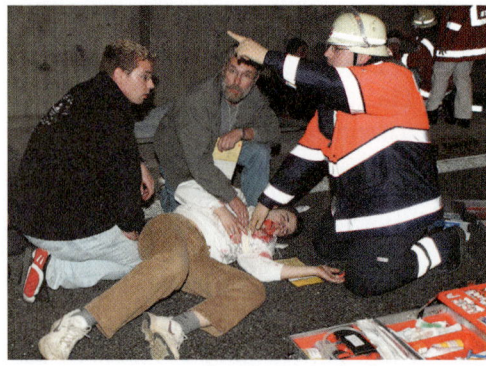

Abb. 29.4 a, b: Ersteintreffende Einsatzkräfte [O429, O430]

geringen Häufigkeit dieser Einsätze fehlen den Mitarbeitern im Rettungsdienst meist bewährte Handlungsmuster für diese Situationen, sodass hier jeder einzelne Schritt zur Einsatzabwicklung neu überlegt und geplant werden muss. Gerade dann kommt es auf eine **klare und eindeutige Führung** an, um in dieser für alle Einsatzkräfte neuen, unübersichtlichen und umso beschwerlicheren Situation das rettungsdienstliche Ziel zu erreichen.

> **Merke**
>
> Der Massenanfall von Verletzten führt zu einem Missverhältnis zwischen benötigten und tatsächlich vorhandenen Einsatzkräften und Einsatzmitteln.

Dieser Fall tritt schon bei allen Einsatzlagen auf, innerhalb derer z. B. die Besatzung eines Notarzteinsatzfahrzeuges oder Rettungswagens mit mehreren Verletzten im Rahmen eines Verkehrsunfalls konfrontiert wird. Führung in einer solchen Situation wird dadurch erschwert, dass der überwiegende Anteil rettungsdienstlicher Arbeit in der Regel **individualmedizinisch** geprägt ist. Taktische und medizinische Maßnahmen sowie strategische Ziele sind auf einen Patienten ausgerichtet. In der Lage „Massenanfall von Verletzten" aber trifft das Rettungsteam auf eine Vielzahl Verletzter in einer nicht überschaubaren Szene. Das **rettungsdienstliche Ziel** besteht jetzt darin, einer möglichst großen Anzahl von Betroffenen das Überleben zu sichern und sich nicht nur auf einen Patienten zu konzentrieren. Dazu ist eine von der individualmedizinischen Versorgungs- und Einsatzstrategie abweichende Vorgehensweise erforderlich.

Grundsätzliche Vorgehensweise

Bei Massenanfällen von Verletzten sind Unterschiede in den Unfallmechanismen, den Betroffenen und den Rahmenbedingungen festzustellen. Für ersteintreffende Rettungsdienstkräfte lässt sich jedoch eine **grundsätzliche Vorgehensweise** bestimmen, die taktisch sinnvoll erscheint.

> **Merke**
>
> **Regeln für ersteintreffende Rettungsdienstkräfte:**
> - keine Individualmedizin, keine Patientenversorgung
> - sichtbar die Einsatzleitung übernehmen
> - Überblick über die Lage verschaffen
> - besondere Gefahren beachten
> - Rückmeldung an die Leitstelle
> - vorhandene Kräfte einteilen
> - Raumordnung für nachrückende Kräfte planen
> - Sichtung aller Patienten, z. B. durch den ersten Notarzt
> - Delegation der Patientenversorgung
> - Übergabe an Einsatzleitung, wenn vor Ort eingetroffen.

Abhängig vom Umfang der Einsatzlage wird eine **Einsatzleitung** gebildet, die den bisher führenden Rettungsdienstmitarbeiter aus der Führungsverantwortung nimmt. In den meisten Bundesländern regeln die **Rettungsdienstgesetze** (☞ Kap. 32) die Zusammensetzung der Einsatzleitung bei einem Massenanfall von Verletzten. Die **Gesamteinsatzleitung** liegt jedoch immer bei einem Gesamteinsatzleiter, der als **Technischer/Örtlicher Einsatzleiter** (TEL/ÖEL) bezeichnet wird. Der Gesamteinsatzleiter kann bei einer Berufsfeuerwehr ein Beamter des höheren Dienstes, ein Mitglied der Kreis- oder Stadtbrandinspektionen oder eine Führungskraft der zuständigen Verwaltungsbehörde sein. Allen ist gemeinsam, dass sie bereits im Vorfeld eines Schadensereignisses von der zuständigen Gebietskörperschaft (Stadt oder Landkreis) für ihre Führungsaufgabe bestellt worden sind.

Führungsstrukturen Rettungsdienst

Der **Einsatzleiter der Feuerwehr** arbeitet bei Großschadensereignissen eng mit der **Sanitätseinsatzleitung** (SanEL) zusammen (☞ Abb. 29.5). Die Sanitätseinsatzleitung umfasst den **Leitenden Notarzt** (LNA) und den **Organisatorischen Leiter Rettungsdienst** (OrgL).

Die **Sanitätseinsatzleitung** wird in die gesamte Führungskonstellation der Gesamt-

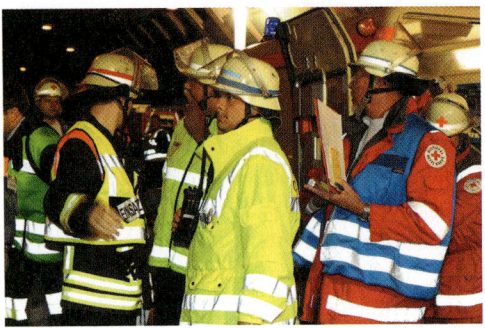

Abb. 29.5: Einsatzleiter Feuerwehr und Sanitäts-einsatzleitung (SanEL) [O430]

Tab. 29.1: Sichtungskategorien

Dringlichkeits-kategorie	Kenn-farbe	vitaler Bedrohungs-grad
DK I	Rot	vitalbedroht, sofortige Behandlung
DK II	Gelb	schwer verletzt, dringende Behandlung
DK III	Grün	leicht verletzt, spätere oder ambulante Behandlung
DK IV	Blau	hoffnungslos, Betreuung und Analgesie unerlässlich

oder örtlichen Einsatzleitung integriert. Aufgaben des **Leitenden Notarztes** sind die Führung und Lenkung der medizinischen Einsatzkräfte, wobei er v.a. den medizinischen Einsatz leitet und in medizinisch-organisatorischen Aufgaben tätig wird. Der **Organisatorische Leiter Rettungsdienst** leitet den Einsatz im taktisch-organisatorischen Bereich, z.B. Sicherstellung der Kommunikation, Anlage und Betrieb von Behandlungs- und Krankenwagenhalteplätzen, und führt das Rettungsfachpersonal.

Ergänzend kommen, je nach Struktur des Landkreises oder der kreisfreien Stadt, rettungsdienstliche **Schnelleinsatzgruppen** (SEG) zum Einsatz. Diese verfügen über Personal- und Materialressourcen, mit denen die Leistungsfähigkeit des Rettungsdienstes optimiert werden kann. Gleichzeitig werden durch ihren Einsatz die Versorgung und/oder der Transport einer größeren Anzahl von Verletzten sichergestellt.

Sichtung

Da bei einem Massenanfall von Verletzten die zeitgleiche Versorgung aller Patienten nicht möglich ist, müssen **Kriterien** geschaffen werden, die eine **Versorgungsreihenfolge** festlegen. Diese Sortierung der Patienten unter medizinischen Gesichtspunkten bezeichnet man als Sichtung (☞ Abb. 29.6).

Neben der Erkundung zur Feststellung der Gesamtlage gehört die Sichtung der Patienten zu einer der **wichtigsten rettungsdienstlichen Aufgaben** im Rahmen eines Massenanfalls von Verletzten. Die Sichtung

ist eine rein ärztliche Maßnahme und wird entweder durch den ersteintreffenden Notarzt oder den Leitenden Notarzt durchgeführt. Durch die „Sichtung" aller Patienten wird deren vitaler Bedrohungsgrad festgestellt und gleichzeitig, mit Zuordnung des Patienten in eine der vier folgenden **Dringlichkeitskategorien** (DK), dessen **Behandlungspriorität** festgelegt. Die Kennfarbe entspricht der Farbkennzeichnung auf der **Verletztenanhängekarte** (☞ Tab. 29.1).

Um alle Patienten in einem vertretbaren Zeitrahmen sichten zu können, soll die Sichtung pro Patient max. zwei Minuten in Anspruch nehmen und ohne diagnostische

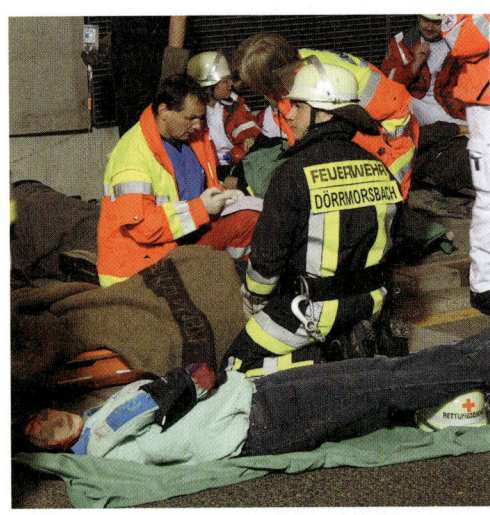

Abb. 29.6: Sichtung der Patienten [O429]

Hilfsmittel erfolgen. Anschließend wird das **Sichtungsergebnis** auf einer geeigneten Verletztenanhängekarte dokumentiert und diese am Patienten befestigt. Die Versorgung der so gekennzeichneten, gesichteten und registrierten Patienten erfolgt dann an hierfür speziell z. B. durch eine SEG eingerichteten Plätzen.

29.3 Leitstelle

Nicht nur im Rahmen eines Massenanfalls von Verletzten oder Erkrankten, sondern auch im täglichen Rettungsdienst- und Krankentransporteinsatz obliegt die Führung aller Rettungsmittel der Leitstelle eines Landkreises oder einer kreisfreien Stadt.

Leitstellentypen

Aufgrund unterschiedlicher geschichtlicher Entwicklungen und politischer Entscheidungen haben sich in den Bundesländern verschiedene **Leitstellenformen** mit unterschiedlichen Aufgabenstellungen etabliert:

- Rettungsleitstellen
- Feuerwehrleitstellen oder Feuerwehreinsatzzentralen
- Integrierte Leitstellen.

Rettungsleitstellen, die ausschließlich im Rahmen der rettungsdienstlichen Gesetzgebung tätig werden, koordinieren die Einsätze des Rettungsdienstes und Krankentransporteinsätze. Unter Umständen nehmen sie über die **Notrufnummer** 112 auch Einsatzlagen der Feuerwehr an und geben diese nach Alarmierung der Feuerwehr an die zuständige Feuerwehreinsatzzentrale oder Feuerwehrleitstelle weiter.

Da durch die Auftrennung der Leitstellen für Rettungsdienst und Feuerwehr viele Synergieeffekte verloren gehen, werden zukünftig in der **Integrierten Leitstelle** beide Dienste zusammengefasst. Die Mitarbeiter der Integrierten Leitstellen verfügen sowohl über eine feuerwehrtechnische als auch eine rettungsdienstliche Ausbildung. Diese wird durch eine leitstellenspezifische Weiterbildung ergänzt.

Leitstellenaufgaben

Das Personal der Leitstelle nimmt die Notrufe entgegen, bewertet die Notrufmeldung und alarmiert geeignete Einsatzkräfte. Im Rettungsdienst ist die Leitstelle den eingesetzten Rettungskräften **weisungsbefugt,** ausgenommen davon sind lediglich medizinische Entscheidungen. Demgegenüber fungiert die **Leitstelle der Feuerwehr** als reine Alarmierungs- und Unterstützungszentrale. Der Feuerwehreinsatz wird vor Ort vom Einsatzleiter der Feuerwehr geführt, die Leitstelle wird lediglich unterstützend tätig.

Neben den typischen Leitstellenaufgaben, wie Notrufabfrage, Alarmierung der Einsatzkräfte, Heranführung der Kräfte an die Einsatzstelle, Durchführung der Nachalarmierungen und Verständigung anderer Dienststellen, werden von den meisten Leitstellen auch **„sonstige Leitstellenaufgaben"** wahrgenommen, wie:

- Entgegennahme Hausnotruf
- Bereitschaftsdienst Ärzte und Apotheken
- Handwerkernotdienste
- Telefonvermittlung.

Leitstellenausstattung

Die Leitstelle ist 24 Stunden an 365 Tagen im Jahr besetzt und über verschiedene Kommunikationswege an die Außenwelt angebunden. Zunächst finden sich die drahtgebundenen **Kommunikationsmittel** wie Telefon und Fax, darüber hinaus das drahtlose Kommunikationsmittel Funk. Etwa 90 % der Leitstellen in Rettungsdienst und Feuerwehr arbeiten EDV-gestützt mit einem **Einsatzleitrechner.** Über diesen werden alle Alarmierungen durchgeführt. Die Datenbanken unterstützen den Disponenten weiterhin bei der Zuordnung der Rettungsmittel zu den Einsätzen mit Hilfe einer **Alarm- und Ausrückordnung.** Hierin wird über ein **Einsatzstichwort,** z. B. „Hausunfall", eine bereits im Vorfeld festgelegte **Rettungsmittelkette** zur Alarmierung, z. B. auch in Abhängigkeit vom Einsatzort und der Tageszeit, vorgeschlagen. Die letztendliche Entscheidung zur Alarmierung trifft jedoch immer der Disponent.

Wiederholungsfragen

1. Was verstehen Sie unter dem Begriff „Taktik?" (☞ Kap. 29.1)
2. Wozu dient der Führungskreis und welche Stationen beinhaltet er? (☞ Kap. 29.1)
3. Welche Bedeutung kommt der Führung durch ersteintreffende Kräfte beim Massenanfall von Verletzen zu? (☞ Kap. 29.2)
4. Welche Regeln gelten für ersteintreffende Kräfte bei einem Massenanfall von Verletzten? (☞ Kap. 29.2)
5. Was verstehen Sie unter einer Integrierten Leitstelle? (☞ Kap. 29.3)

Gefahrenlehre, Brand- 30
bekämpfung, Gefahrgutunfälle

Achim Hackstein

Neben der Behandlung von Patienten sind im Rettungsdienst viele weitere Aufgaben zu bewältigen. Dabei bildet das Themengebiet der Gefahrenlehre einen großen Teil der Aus- und Weiterbildung zur Schaffung eines ausgeprägten Gefahrenbewusstseins, zur Sensibilisierung für die Wahrnehmung und Auswertung von Gefahrensignalen und zur Bildung von Verhaltensmustern für gefährliche Situationen. Ziel der Gefahrenlehre ist es Gefahren zu erkennen, Gefahren zu bewältigen und Gefahren zu vermeiden.

30.1 Gefahren der Einsatzstelle

Der größte Teil rettungsdienstlicher Einsätze hat ausschließlich die Abwendung einer akuten Lebensgefahr für den Notfallpatienten zum Ziel. In der Regel ist der Patient frei zugänglich. Jedoch kommt es immer wieder zu Einsatzlagen, die zunächst der **technischen Rettung** des Patienten bedürfen. An diesen Einsatzstellen sind besondere Gefahren zu erwarten. Hier steht zunächst nicht die medizinische Versorgung im Vordergrund, sondern die Abwägung, ob eine Annäherung an den Patienten für das Rettungsfachperso-

nal überhaupt möglich ist. Unter subjektiv empfundenem Zeit- und Handlungsdruck ist es schwierig, zunächst eine **Risikoanalyse** zu erstellen und nicht dem Handlungsdruck nachzugeben. Eine Möglichkeit der systematischen Erfassung möglicher Gefahren der Einsatzstelle stellt das **Gefahrenschema** dar.

> **Merke**
>
> **Gefahrenschema**
> **A** temgifte
> **A** usbreitung
> **A** tomare Gefahren
> **A** ngstreaktionen
> **C** hemische Gefahren
> **E** lektrizität
> **E** xplosion
> **E** insturz
> **E** rkrankung/Verletzung

Das Gefahrenschema hilft bei konsequenter Anwendung, mögliche Gefahren der Einsatzstelle zu erkennen und, falls der Rettungsdienst über entsprechende Möglichkeiten verfügt, sich davor zu schützen. Im Folgenden sind beispielhafte **Einsatzsituationen** aufgeführt, um zu verdeutlichen, wie das Gefahrenschema eingesetzt werden kann (☞ Abb. 30.1 – 30.3).

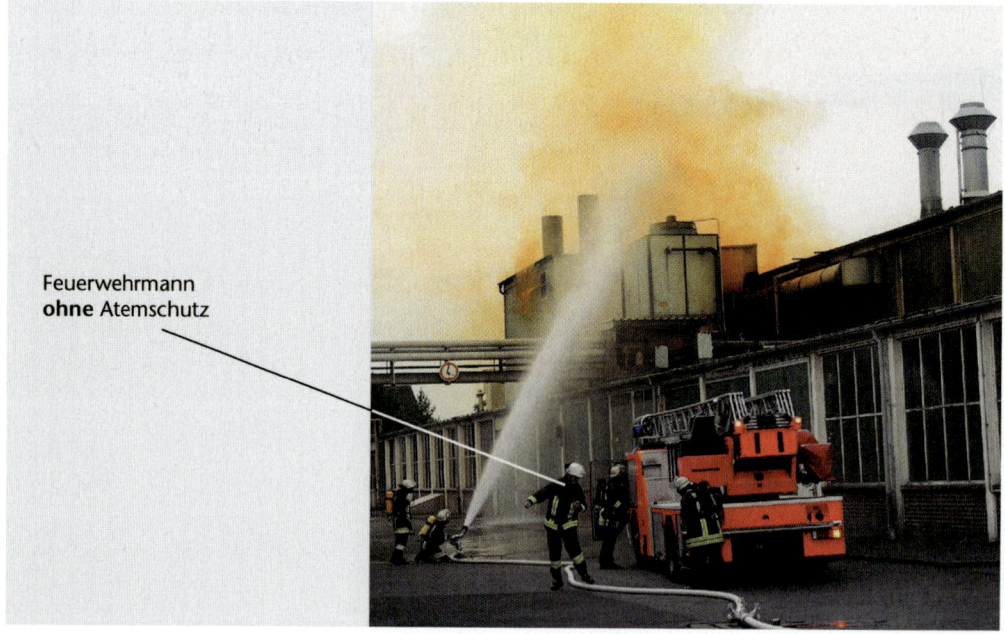

Feuerwehrmann **ohne** Atemschutz

Abb. 30.1: Giftgasunfall mit Austritt von Nitrose-Gasen [O429]

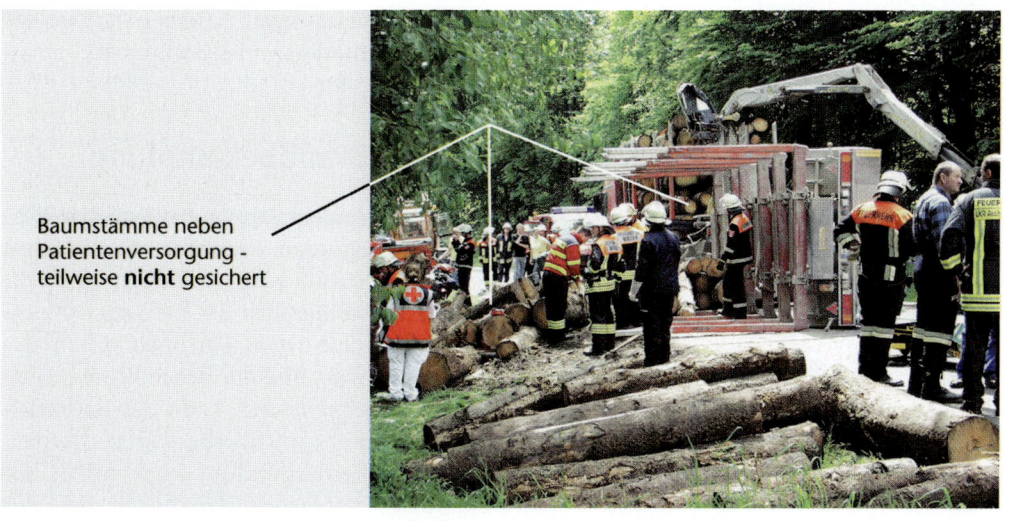

Abb. 30.2: Verkehrsunfall mit Holzlaster [W255]

Baumstämme neben Patientenversorgung - teilweise **nicht** gesichert

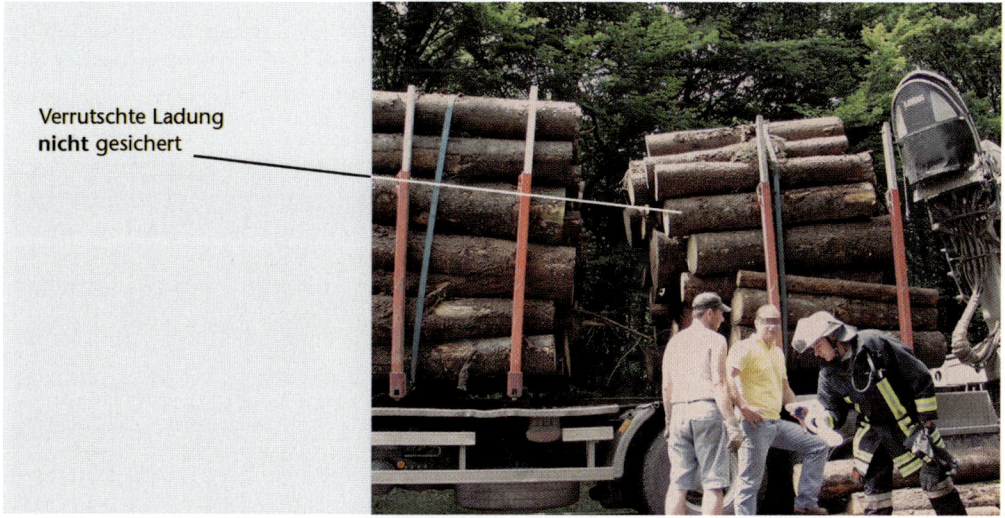

Verrutschte Ladung **nicht** gesichert

Abb. 30.3: Ungesicherte Ladung – Personal und Schaulustige im Gefahrenbereich [W255]

Beispiel

Beispiele für Gefahren an Einsatzstellen

- **Atemgifte:**
  Wohnungsbrände, Fahrzeugbrände, Unfälle in Schwimmbädern
- **Ausbreitung:**
  alle Brandeinsätze, auslaufende Flüssigkeiten, Infektionskrankheiten
- **Atomare Gefahren:**
  Straßenverkehr, radiologische Arztpraxen, Industriegebäude
- **Angstreaktionen:**
  Verkehrsunfälle, Massenveranstaltungen
- **Chemische Gefahren:**
  Unfälle auf den Verkehrsträgern, Industrieanlagen, Lagerhallen
- **Elektrizität:**
  Bahnunfälle, Betriebsunfälle, Hausunfälle
- **Explosion:**
  Gasausströmung, Brandeinsätze, Unfälle mit gefährlichen Stoffen
- **Einsturz:**
  Unfälle auf Baustellen, Gebäudeeinstürze, Hochbauunfälle
- **Erkrankung/Verletzung:**
  bei allen vorstehenden Beispielen möglich.

Die Gefahren der Einsatzstelle wirken sowohl auf die **Einsatzkräfte** als auch auf die **betroffenen Personen.** An jeder Einsatzstelle ist abzuwägen, ob das Gefährdungspotenzial ein Risiko auch für die Einsatzkräfte darstellt oder der Zugang zum Patienten ohne Eigengefährdung möglich ist. Im Zweifelsfall ist das Eintreffen der **Feuerwehr** abzuwarten.

30.2 Zusammenarbeit an der Einsatzstelle

Besonders im Bereich der **technischen Rettung** ist die Zusammenarbeit mit der **Feuerwehr** erforderlich. Hier kann es unter Umständen zu Konflikten kommen, wenn Rettungsdienst und Feuerwehr voneinander abweichende Vorstellungen zur Einsatzabwicklung haben und in unterschiedlichen Führungsstrukturen agieren. Grundsätzlich ist der **Einsatzleiter der Feuerwehr** im Bereich der Einsätze mit technischer Rettung auch **Gesamteinsatzleiter** und trägt somit die Verantwortung für alle Entscheidungen im Einsatzverlauf. Um die Zusammenarbeit möglichst reibungslos zu gestalten, sollten folgende **Regeln** beachtet werden:

- Nach Eintreffen umgehend beim Einsatzleiter melden
- gemeinsame Lagefeststellung/Lagebeurteilung
- Ablauf der rettungsdienstlichen Versorgung festlegen
- Ablauf der technischen Rettung festlegen
- Festlegung der Raumstrukturen an der Einsatzstelle.

Immer wieder stellt sich die **Fahrzeugaufstellung** an gemeinsamen Einsatzstellen als problematisch dar. Grundsätzlich müssen die Fahrzeuge der Feuerwehr direkt an die Einsatzstelle heranfahren können und verlassen die Einsatzstelle erst nach Einsatzende. Für die **Fahrzeuge des Rettungsdienstes** gilt daher der Grundsatz, die Fahrzeuge in ausreichendem Abstand zur Einsatzstelle zu positionieren. Diese Vorgehensweise stellt sicher, dass alle Rettungsmittel auch während des Einsatzes mit Patienten die Einsatzstelle ungehindert verlassen können.

30.3 Brandbekämpfung

Wie kaum eine andere Gefahr an der Einsatzstelle erfordert ein **Entstehungsbrand** (☞ Abb. 30.4 und 30.5) sofortiges und entschlossenes Eingreifen des Rettungsfachpersonals. Gerade wenn Personen durch das Feuer gefährdet und nur durch Eigengefährdung zu befreien sind, kann das Eintreffen der Feuerwehr nicht abgewartet werden. Das dem Rettungsfachpersonal immer zur Verfügung stehende Löschgerät ist der **Feuerlöscher,** ein so genanntes **Kleinlöschgerät.**

Nach DIN EN 1789 befindet sich auf jedem Rettungswagen ein **Pulverlöscher** mit 8 kg Löschpulvervorrat. Das Löschmittel

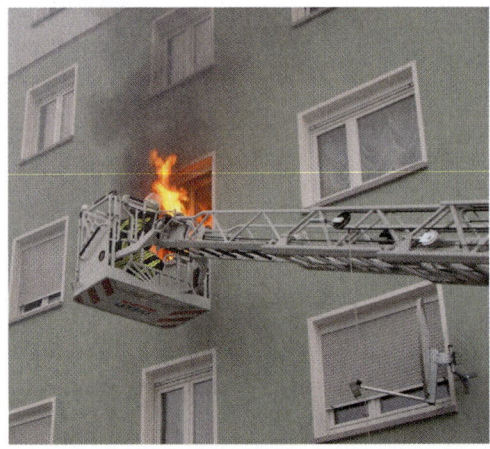

Abb. 30.4: Zimmerbrand [O429]

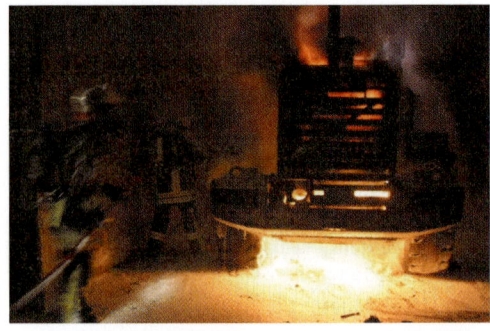

Abb. 30.5: Radladerbrand [O429]

Pulver wird durch gespeicherte oder bei Inbetriebnahme erzeugte Druckenergie ausgestoßen. Feuerlöscher dienen grundsätzlich nur der Bekämpfung von Entstehungsbränden. Aufgrund des begrenzten Vorrats an Löschmittel haben sie nur eine Löschdauer von wenigen Sekunden. Diese Tatsache bedingt die Einhaltung einiger weniger taktischer **Grundregeln,** um den größtmöglichen Löscherfolg zu erzielen.

Merke

Taktische Regeln für die Brandbekämpfung
- Immer mit der Windrichtung vorgehen!
- Löschmittel von vorne und unten beginnend in die Flammen einbringen!
- Löschmittel gezielt auf den Brandherd geben!
- Löschmittel stoßweise aufbringen!
- Löschmittelreserven für Rückzündungen bereithalten!

Neben dem Pulverlöscher in verschiedenen Größen kommen, je nach Brandklasse, auch Kohlendioxidlöscher, Wasserlöscher und Schaumlöscher sowie Löscher mit speziellen Löschmitteln für besondere Gefährdungspotenziale zum Einsatz. Um die Löschmittel den verschiedenen Brandgeschehen eindeutig zuordnen zu können, wurden alle brennbaren Stoffe verschiedenen **Brandklassen** zugeteilt.

Merke

Brandklasseneinteilung
Brandklasse A: brennbare feste Stoffe
Brandklasse B: brennbare flüssige/flüssig werdende Stoffe
Brandklasse C: brennbare Gase
Brandklasse D: brennbare Leichtmetalle

Das **Ablöschen von Personen** ist bei allen aufgeführten Löschmitteln unbedenklich, die zur Anwendung kommenden Löschmittel sind nicht gesundheitsschädlich. Sie sollten jedoch nicht direkt im Gesichtsbereich eingesetzt werden. Sowohl die mechanische als auch die löschmittelspezifische Wirkung (es könnte z. B. feinkörniges Löschpulver ins Auge gelangen) können nachteilige Folgen für den Patienten haben. Durch rasches

und überlegtes Handeln lässt sich jeder Entstehungsbrand unter Kontrolle bringen. Dazu ist der sichere Umgang mit dem Feuerlöscher, neben dem taktischen Wissen zur Brandbekämpfung, Voraussetzung für den Erfolg.

30.4 Gefahrgutunfälle und Rettungsdienst

Im Rettungsdienst kommt es immer wieder zu Einsätzen, bei denen die Vorgehensweise im **Umgang mit gefährlichen Stoffen und Gütern** bekannt sein muss, z. B. im Rahmen von Unfällen im Straßenverkehr oder in gewerblichen Bereichen. Da diese Einsätze selten sind, fehlen dem Rettungsdienstpersonal oftmals entsprechende Bewältigungsstrategien. Hinzu kommen Gefahren, die nicht direkt erkennbar sind und daher übersehen werden können.

Es sind Situationen denkbar, in denen Patienten mit gefährlichen Stoffen in Berührung gekommen sind. Patienten können eingeklemmt und/oder schwer verletzt, aber für den Rettungsdienst, bedingt durch die Gefährlichkeit der transportierten Güter, nicht zugänglich sein. In diesen Einsatzlagen sind die enge Zusammenarbeit mit der Feuerwehr, Basiswissen im Umgang mit gefährlichen Stoffen und Gütern sowie eine klar strukturierte Vorgehensweise von entscheidender Bedeutung für den rettungsdienstlichen Einsatzerfolg.

30.4.1 Kennzeichnung gefährlicher Stoffe und Güter

Gefährliche Stoffe und Güter begegnen dem Rettungsdienst im Bereich nahezu aller Verkehrsträger, insbesondere aber auf der Schiene und der Straße. Etwa 60 % aller gefährlichen Stoffe und Güter werden auf der Straße transportiert. Der **Transport** erfolgt grundsätzlich in zwei Formen:

- als **Stückgut** (flüssig, fest oder gasförmig) auf entsprechenden Lastkraftwagen oder

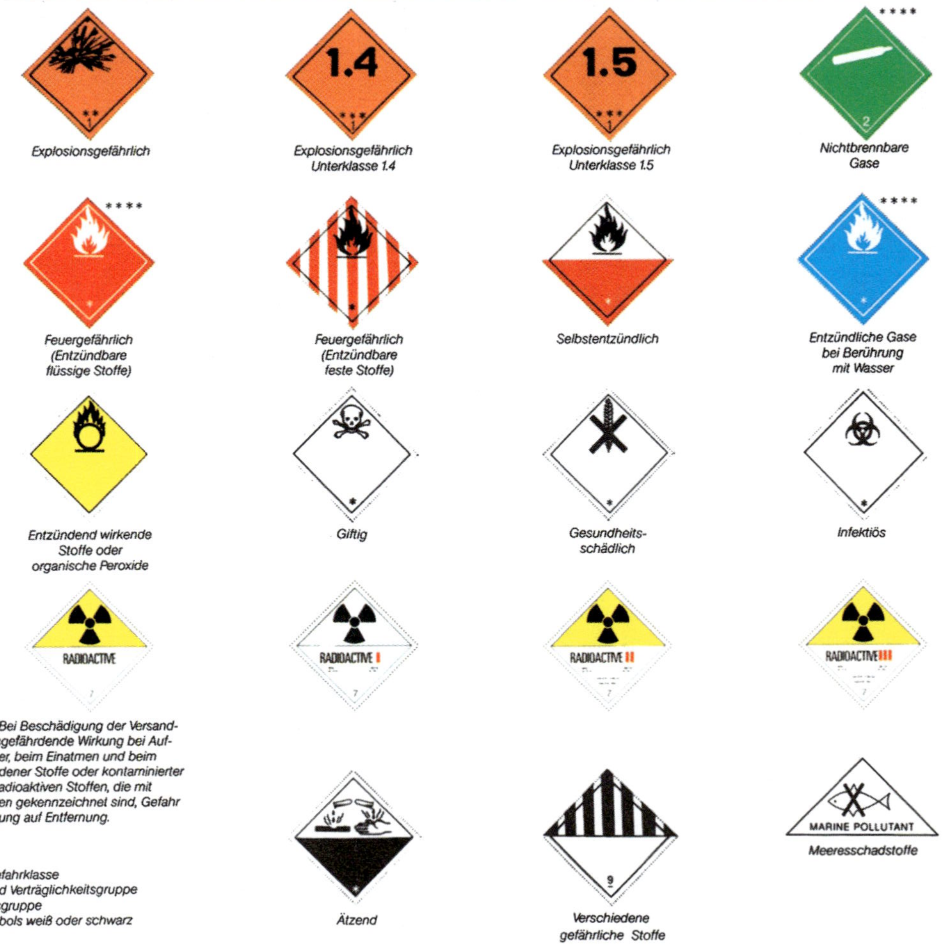

WIE SIND GEFAHRGUT-TRANSPORTE ZU ERKENNEN?

Versandstücke/ Fahrzeuge

Gefährliche Güter sind so zu kennzeichnen, daß sie als solche erkannt werden. Diese Kennzeichnung erfolgt bei **Versandstücken und Fahrzeugen** in allen Bereichen mit Gefahrzetteln.

Die Gefahrzettel können zusätzlich eine Aufschrift in Zahlen (oder Buchstaben), die auf die Gefahrklasse (oder bei Explosivstoffen die sogenannten Verträglichkeitsgruppen) hinweisen, tragen.

Häufig müssen Versandstücke aufgrund anderer Rechtsvorschriften zusätzlich gekennzeichnet sein, z.B. mit Hinweisen auf die besonderen Gefahren des Gutes, gegebenenfalls auch mit orangefarbenen Gefahrsymbolen nach der Gefahrstoffverordnung.

Versandstücke im Seeschiffsverkehr, die Meeresschadstoffe enthalten, sind ebenfalls zu markieren.

Bei Gefahr: Kennzeichen an Polizei/ Feuerwehr weitergeben!

Radioaktive Stoffe: Bei Beschädigung der Versandstücke gesundheitsgefährdende Wirkung bei Aufnahme in den Körper, beim Einatmen und beim Berühren freigewordener Stoffe oder kontaminierter Gegenstände. Bei radioaktiven Stoffen, die mit 2 oder 3 roten Balken gekennzeichnet sind, Gefahr der Strahleneinwirkung auf Entfernung.

*) Angabe der Gefahrklasse
**) Unterklasse und Verträglichkeitsgruppe
***) Verträglichkeitsgruppe
****) Farbe des Symbols weiß oder schwarz

Explosionsgefährlich

Explosionsgefährlich Unterklasse 1.4

Explosionsgefährlich Unterklasse 1.5

Nichtbrennbare Gase

Feuergefährlich (Entzündbare flüssige Stoffe)

Feuergefährlich (Entzündbare feste Stoffe)

Selbstentzündlich

Entzündliche Gase bei Berührung mit Wasser

Entzündend wirkende Stoffe oder organische Peroxide

Giftig

Gesundheitsschädlich

Infektiös

RADIOACTIVE

RADIOACTIVE II

RADIOACTIVE III

Ätzend

Verschiedene gefährliche Stoffe

MARINE POLLUTANT
Meeresschadstoffe

Abb. 30.6: Beispiele für Gefahrenklassen [S122]

12 13

- als **Flüssigkeiten** oder **Gase** in Tankfahrzeugen.

Unter bestimmten Bedingungen unterliegen Transporte gefährlicher Stoffe und Güter einer **Kennzeichnungspflicht.** Die Kennzeichnung wurde mittlerweile EU-weit vereinheitlicht, sodass auch das von Fahrzeugen aus Anrainerstaaten ausgehende Gefahrenpotenzial eindeutig klassifizierbar ist. In der Praxis bleibt die Stoffidentifikation dennoch ein großes Problem, da die Kennzeichnung durch Spediteure und Fahrer nicht in jedem Fall konsequent eingehalten wird.

Kennzeichnung an der Verpackung

Die Kennzeichnung eines Gefahrgutes erfolgt an der Verpackung mittels eines **Gefahrenzettels.** Hierbei handelt es sich um ein auf die Spitze gestelltes Quadrat. Darauf findet sich ein meist eindeutiges Symbol, das die vom Stoff ausgehende Gefahr beschreibt (☞ Abb. 30.6). Bei Tankfahrzeugen oder Aufsetztanks sind ein oder mehrere Gefahrenzettel auch am Tank angebracht.

Kennzeichnung am Transportfahrzeug

Unter bestimmten Voraussetzungen ist auch eine Kennzeichnung des Transportfahrzeuges erforderlich. Diese erfolgt über eine in zwei Hälften geteilte orangefarbene **Warntafel.** In der oberen Hälfte steht die Nummer zur Kennzeichnung der Gefahr und in der unteren Hälfte die Nummer zur Kennzeichnung des Stoffes (☞ Abb. 30.7).

Gefahrkennzeichnung

Die Nummer zur Kennzeichnung der Gefahr besteht aus zwei oder drei Ziffern. Die Verdopplung einer Ziffer weist auf die Zunahme der Gefahr hin. Die erste Ziffer beschreibt die **Hauptgefahr,** die zweite Ziffer die **Nebengefahr.** Wenn die Gefahr eines Stoffes ausreichend von einer einzigen Ziffer angegeben werden kann, wird dieser Ziffer eine Null angefügt.

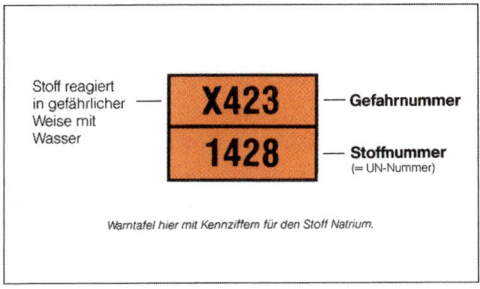

Abb. 30.7: Warntafel [S122]

Das „**X**" vor der Gefahrnummer weist darauf hin, dass der Stoff in gefährlicher Weise mit **Wasser** reagiert. Die Kennzeichnung mit dem Buchstaben „X" hat auch rettungsdienstliche Bedeutung: Kontaminierte Patienten dürfen nicht mit Wasser dekontaminiert werden. Ist ein Patient mit einer so gekennzeichneten Substanz kontaminiert, ist er auch schnellstmöglich gegen Regen zu schützen.

Findet sich an einem **Stückgutfahrzeug** oder einem **Tanklastzug** eine leere, aber sichtbare orange Warntafel, werden auf diesem Fahrzeug unterschiedliche gefährliche Stoffe und Güter transportiert. Soweit es sich um Fahrzeuge mit mehreren Kammern handelt, ist an Tanklastzügen seitlich an jeder Kammer eine weitere Warntafel mit der Kennzeichnung des Stoffes in der jeweiligen Kammer montiert. Bei Stückgutfahrzeugen findet sich die Stoffkennzeichnung am Stückgut auf der Ladefläche.

Merke

Bedeutung der Warntafel-Kennziffern:
2 Entweichen von Gas durch Druck oder durch chemische Reaktion
3 Entzündbarkeit von flüssigen Stoffen (Dämpfen) und Gasen
4 Entzündbarkeit fester Stoffe
5 oxydierende (brandfördernde) Wirkung
6 Giftigkeit
7 Radioaktivität
8 Ätzwirkung
9 Gefahr einer spontanen heftigen Reaktion
0 ohne Bedeutung

Stoffkennzeichnung

Die Nummer zur Kennzeichnung des Stoffes besteht immer aus vier Ziffern, mit Ausnahme der Kennzeichnung von Explosivstoffen und explosionsfähigen Stoffen, die lediglich mit drei Ziffern dargestellt werden. Die **Identifikation** des Stoffes erfolgt mit Hilfe von **Datenbanken** oder in **Nachschlagewerken,** die jeweils in den Leitstellen vorgehalten werden.

Beispiel

Beispiele für Nachschlagewerke:

- Hommel G. (Hrsg.): Handbuch der gefährlichen Güter, 20. Auflage. Springer-Verlag, Heidelberg 2006
- Six: Schnellinformation Gefahrgut. Medienverlag, Karlsruhe 1988
- Nüßler HD: Gefahrgut-Ersteinsatz, 6. Auflage. Storck Verlag, Hamburg 2005
- Kühn R., Birett K.: Gefahrgut-Schlüssel. ecomed Verlagsgesellschaft, Landsberg 2005
- Birett K., Ridder K.: Gefahrgut-Merkblätter. ecomed Verlagsgesellschaft, Landsberg 2006

Dazu kommen zahlreiche **EDV-Anwendungen,** entweder in entsprechende Leitstellenrechner integriert oder als transportable Geräte zur Direktinformation an der Schadenstelle.

Transportunfall-, Informations- und Hilfeleistungssystem

Eine zusätzliche Informations- und Beratungsquelle bei Unfällen mit gefährlichen Stoffen und Gütern ist das von der chemischen Industrie ins Leben gerufene **Transportunfall-, Informations- und Hilfeleistungssystem (TUIS).** Ziel dieses Informationssystems ist eine Regelung der Zusammenarbeit zwischen öffentlichen Feuerwehren und den Experten der chemischen Industrie bei Transportunfällen auf allen Verkehrswegen. Die Hilfe erfolgt auf Anforderung durch die zuständige **Leitstelle** in drei Stufen:

- Fachberatung am Telefon
- Beratung am Unfallort
- Beratung und aktive Hilfe mit Firmenausrüstung am Unfallort.

Weitere Informationen über TUIS und die angeschlossenen Firmen sind zu erhalten beim Verband der Chemischen Industrie e.V., Karlstr. 21, 60329 Frankfurt, Telefon: 069/2556–0.

Neben möglicher Unterstützung der Feuerwehr in technischen Fragen kann auch der Rettungsdienst über dieses Informationssystem **stoffspezifische und medizinische Versorgungsinformationen** erhalten.

30.4.2 Taktische Vorgehensweise

Aufgrund der Gefahrenvielfalt, die von vielen gefährlichen Stoffen und Gütern ausgeht, hängt der Einsatzerfolg stark von der Vorgehensweise ab. Hier sind grundsätzlich zwei Szenarien für den Rettungsdienst denkbar, in denen unterschiedliche taktische Vorgehensweisen gefordert sind:

Gefahrgutunfall bekannt

Wird der Rettungsdienst zu einem bei der Alarmierung bekannten Gefahrgutunfall nachgefordert, befindet sich die Feuerwehr unter Umständen bereits an der Einsatzstelle. In diesem Fall ist das Fahrzeug mit ausreichendem Abstand zur Einsatzstelle aufzustellen. Anschließend meldet sich der Fahrzeugführer des RTW oder NEF beim **Einsatzleiter der Feuerwehr.** Das weitere Vorgehen wird hier festgelegt, eigenmächtige Entscheidungen sind zu unterlassen. Befindet sich die schon alarmierte Feuerwehr noch nicht vor Ort, ist deren Eintreffen vor weiteren Maßnahmen abzuwarten.

Gefahrgutunfall nicht bekannt

Wesentlich komplizierter stellt sich die Lage dar, wenn die Einsatzmeldung der Leitstelle nicht auf einen Gefahrgutunfall schließen ließ bzw. dieser durch die Leitstelle nicht als ein solcher erkannt wurde.

Die Besatzung des eintreffenden Rettungsmittels sollte daher bei Verkehrsunfällen, Eisenbahnunfällen oder rettungsdienstlichen Lagen auf Lastschiffen oder im Bereich von Lagerhallen immer auf folgende **Hinweise** achten:

Mögliche Hinweise auf einen Gefahrgutunfall

- Sind Lastkraftwagen, Tanklastfahrzeuge, Kesselwaggons, Tankschiffe oder Lagerhallen beteiligt?
- Ist Qualm- oder Rauchentwicklung erkennbar?
- Sind ausgetretene Substanzen erkennbar?
- Sind besondere Gerüche/Geräusche wahrnehmbar?
- Stehen Personen mit auffälligen Verhaltensweisen (z. B. Reizhusten) an der Einsatzstelle?

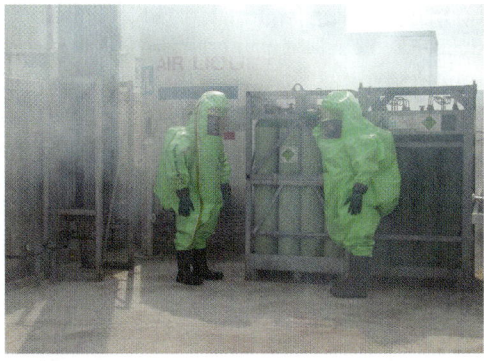

Abb. 30.8: Auf Erkundung bei einem Gefahrgutunfall [W254]

Diese Aufzählung ist nicht vollständig. Durch Beachtung vorstehender Hinweise wird aber zumindest die Gefahr reduziert, unbedacht in eine Einsatzsituation zu geraten, die auch für die Einsatzkräfte ein hohes **Gefahrenpotenzial** birgt.

Können eine oder mehrere der vorstehenden Fragen positiv beantwortet werden, ist abzuwägen, ob eine weitere Erkundung ohne Selbstgefährdung überhaupt durchführbar ist. Die Einsatzstelle sollte dann weiträumig umgangen und von mehreren Seiten erkundet werden, bevor eine sorglose Annäherung erfolgt (☞ Abb. 30.8). Im Rahmen der **Erkundung** sind folgende Fragestellungen für die weitere Einsatzentwicklung wichtig:

Erkundung Gefahrgutunfall

- Art und Umfang des Geschehens?
- Sind Personen betroffen und/oder kontaminiert?
- Sind Personen eingeklemmt?
- Kennzeichnung des/der Fahrzeuge sichtbar?
- Tritt Substanz aus und in welcher (geschätzten) Menge?
- Sind sonstige Gefahren erkennbar?

Insbesondere bei **Gefahrgutunfällen** muss nach der Erkundung sofort eine **Rückmeldung** an die Leitstelle erfolgen. Die Rückmeldung sollte das Erkundungsergebnis wiedergeben und so abgefasst sein, dass sich der **Leitstellendisponent** ein Bild von der Lage vor Ort machen kann. Je schneller und präziser die Rückmeldung abgesetzt wird, umso exakter kann der Leitstellendisponent die notwendigen Einsatzkräfte auswählen und alarmieren.

Sind **Patienten** mit dem frei gewordenen Gefahrgut in Berührung gekommen und/oder mit dem Stoff kontaminiert, muss vor der Versorgung immer eine **Dekontamination** des Patienten in geeigneten mobilen Einrichtungen erfolgen (☞ Abb. 30.9). Dekontaminationseinrichtungen werden, ab-

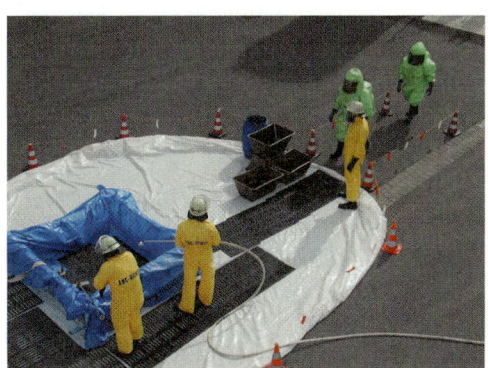

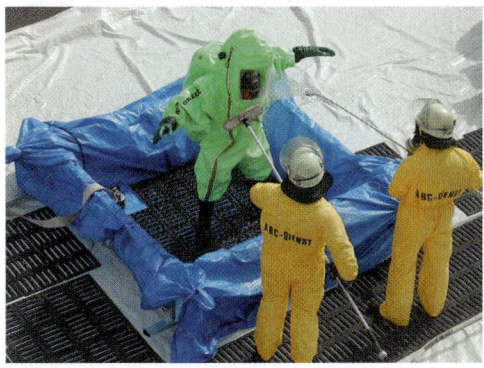

Abb. 30.9 a, b: Dekontaminationsstelle [W254]

hängig von den regionalen Gegebenheiten, durch die Feuerwehren oder die Hilfsorganisationen vorgehalten.

Die **Gesamteinsatzleitung** liegt auch in diesen Fällen, aufgrund der zentralen Bedeutung der Eindämmung von speziellen Gefahrenpotenzialen, bei der Feuerwehr. Schwerpunktaufgabe des Rettungsdienstes ist **nur** die Versorgung der durch die Feuerwehr geretteten Personen **außerhalb** des Gefahrenbereiches. Dieser wird durch die Feuerwehr festgelegt. Ihr stehen für die Festlegung der Fläche des Gefahrenbereiches besondere Erkenntnisse, z. B. Messungen

der Konzentration einer Substanz in der Umluft, zur Verfügung. Zwischen dem Einsatzleiter der Feuerwehr und den Rettungskräften besteht ein hoher **Abstimmungsbedarf,** um eigene Einsatzkräfte nicht zu gefährden.

Grundsätzlich gilt die **GAMS-Regel:**

Merke

GAMS-Regel
G efahr erkennen
A bsperren
M enschenrettung, wenn möglich
S pezialkräfte nachfordern

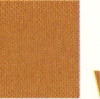

Wiederholungsfragen

1. In welchen Bereichen kann der Rettungsdienst mit gefährlichen Stoffen und Gütern konfrontiert werden und wo liegen die besonderen Gefahren? (☞ Kap. 30.1)
2. Welche Umstände können an Einsatzstellen auf einen Gefahrgutunfall hinweisen? (☞ Kap. 30.4.1, 30.4.2)
3. Was bedeuten die oberen/unteren Ziffern auf einer orangefarbenen Warntafel? (☞ Kap. 30.4.1)
4. Welche Fakten sind bei einem Gefahrgutunfall zu erkunden? (☞ Kap. 30.4.2)
5. Was verstehen Sie unter den Begriffen Kontamination/Dekontamination? (☞ Kap. 30.4.2)
6. Wofür stehen die Buchstaben GAMS in der Merkregel? (☞ Kap. 30.4.2)

Funk im Rettungsdienst 31

Achim Hackstein

Da sowohl Rettungsdienst als auch Feuerwehr immer mobil und flexibel einsetzbar sein müssen, kommen als Kommunikationsmittel nur drahtlose Technologien in Frage. Seit mehr als 40 Jahren findet Einsatzführung und Einsatzlenkung aus diesem Grund fast ausschließlich über das Medium „Funk" statt. Unter dem Begriff **„BOS-Funk"** versteht man den nichtöffentlichen Landfunkdienst der polizeilichen und nicht polizeilichen **B**ehörden und **O**rganisationen mit **S**icherheitsaufgaben. Funk ist die Bezeichnung für die drahtlose Übermittlung von Informationen und Nachrichten. Einsatzführung ohne das Hilfsmittel Funk, sowohl als Verbindung zur Leitstelle als auch der Einsatzkräfte untereinander an der Einsatzstelle, ist heute nicht mehr vorstellbar. Um das Kommunikationsmittel Funk aber kompetent zu nutzen und auch kleinere Störungen und Probleme selbst beheben zu können, ist es erforderlich, über ein Basiswissen in diesem Bereich zu verfügen.

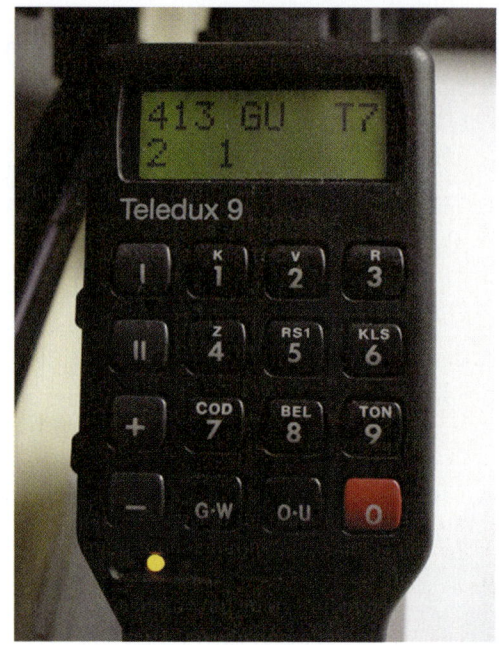

Abb. 31.1: Funkhörer Teledux 9 [O169]

31.1 Aufbau einer Funkanlage

Unabhängig von Hersteller, Aussehen und Einsatzzweck, ist eine Funkanlage immer nahezu gleich aufgebaut (☞ Abb. 31.1).

Durch Betätigung der Sendetaste im Funkhörer (**Sprechtaste**) wird der Sender des Fahrzeugfunkgerätes aktiviert. Bei nicht betätigter Sendetaste, also im Ruhezustand, ist das Funkgerät grundsätzlich nur empfangsbereit, um eingehende Nachrichten hören zu können. Über das **Mikrofon** in der Sprechmuschel des Funkhörers wird die Stimme in eine niederfrequente Spannung umgewandelt.

Die so entstehenden Schwingungen werden jetzt auf ein Trägermedium übertragen (**Modulation**). Als Trägermedium dienen **Hochfrequenzschwingungen,** denen die niederfrequenten, im Mikrofon erzeugten Sprachschwingungen über die **Frequenzmo-**

dulation mitgegeben werden. Dabei wird die Amplitudenschwankung der **Niederfrequenz** in eine Frequenzänderung der hochfrequenten Schwingungen umgewandelt. Da keine Amplitudenveränderung (Höhe der Trägerwelle) stattfindet, tritt auch kein Energieverlust auf, der unter Umständen zu einer Beeinträchtigung der Reichweite und der Verständigungsqualität führen könnte.

Die hochfrequenten Schwingungen werden über den **Sender** und die **Antenne** des Funkgerätes abgestrahlt und vom empfangenden Funkgerät aufgenommen. Hier werden im Empfänger Hochfrequenz und Niederfrequenz wieder voneinander getrennt (**Demodulation**). Die niederfrequenten Schwingungen werden über den Lautsprecher des Funkgerätes in akustische Schwingungen zurückgewandelt und so die Sprache hörbar gemacht. Soll auf die eingegangene Nachricht geantwortet werden, muss die Sprechtaste betätigt werden. Das oben beschriebene Verfahren beginnt jetzt in umgekehrter Richtung.

31.2 Sprechfunkkanäle und deren Nutzung

31.2.1 Funkkanäle

Der Informationsaustausch erfolgt auf festgelegten Frequenzen, die als **Funkkanal** (Kanal) bezeichnet werden. Jedem Betreiber einer Funkanlage sind durch das Bundesinnenministerium ein oder mehrere Kanäle zugeordnet worden. Die Funkkanäle (Frequenzen) der Behörden und Organisationen befinden sich im **Ultrahochfrequenz-** (UHF-) Bereich und werden nach den mittleren Wellenlängen der genutzten Frequenzbereiche benannt. Es finden sich dort ein **2-m-Band,** ein **4-m-Band** und ein **70-cm-Band,** jeweils bestehend aus Unter- und Oberband. Die Begriffe **Oberband** und **Unterband** stehen für zwei gegenüberliegende Frequenzbänder, innerhalb derer die Funkkanäle der Behörden und Organisationen mit Sicherheitsaufgaben liegen.

Im 4-m-Band stehen dem Nutzer 164 Kanäle (Kanal 347 bis 510) zur Verfügung, im 2-m-Band 92 Kanäle. Im Bereich des 70-cm-Bandes sind es 110 Kanäle. Aufgrund unterschiedlicher Vor- und Nachteile der verschiedenen Frequenzbereiche werden diese auch taktisch unterschiedlich genutzt.

Das **4-m-Band** dient der Verbindung zur Leitstelle und der Kommunikation der Fahrzeuge untereinander, soweit erforderlich und zulässig. Funkgeräte im **2-m-Band** werden, aufgrund der geringen Reichweite, an Einsatzstellen zur Kommunikation der Einsatzkräfte untereinander verwendet.

Das **70-cm-Frequenzband** wird ausschließlich für Festverbindungen (Ansteuerung von Relaisfunkstellen) eingesetzt und findet im mobilen Bereich keine Anwendung.

Kanalverteilung

Die Kanäle sind durch die Aufsichtsbehörden verbindlich vergeben. So sind den **Feuerwehren** die Kanäle 462 bis 471 im 4-m-Band und die Kanäle 50, 53, 55 und 56 im 2-m-Band zugeordnet worden. Die restlichen Kanäle im 4-m-Band stehen dem **Ka-**tastrophenschutz, der **Polizei** und den **Hilfsorganisationen** zur Verfügung. Im Bereich des 2-m-Bandes sind dies verbindlich die Kanäle 25, 27, 34 und 39. Bei einer **Zusammenarbeit** an gemeinsamen Einsatzstellen soll die Kommunikation über den Kanal 31 erfolgen.

31.2.2 Funkverkehrsarten

Als Funkverkehrsart wird die Art der Gesprächsabwicklung eines Funkgesprächs bezeichnet. Sie ist abhängig von den technischen Möglichkeiten der Anlagen und Geräte der jeweiligen Betreiber der Funkanlage. Es wird zwischen folgenden Funkverkehrsarten unterschieden:

Wechselverkehr

Ist ein **abwechselndes Senden und Empfangen** von Nachrichten auf einem Funkkanal möglich, wird diese Verkehrsart als Wechselverkehr bezeichnet. Der **Verkehrsartenschalter** muss dazu auf Stellung „W" stehen. Wird die Sendetaste (Sprechtaste) betätigt, wird der Sender aktiviert und der Empfänger deaktiviert. Die Nachricht (Sprache) wird übertragen, sobald in das Mikrophon eingesprochen wird. Beim Loslassen der Sendetaste kommt es nun umgekehrt zur Abschaltung des Senders und zur Einschaltung des Empfängers. Eine Unterbrechung des Wechselverkehrs ist nur in den Sendepausen möglich. Aufgrund seiner leichten Störanfälligkeit und dem daraus resultierenden vollständigen Ausfall der Funkverbindung ist **strenge Funkdisziplin** unabdingbar.

Gegenverkehr

Bei der Funkverkehrsart Gegenverkehr besteht die Möglichkeit des **gleichzeitigen Sendens und Empfangens.** Hierbei ist es wichtig, dass Sender und Empfänger jeweils auf eine unterschiedliche Bandlage (Oberband/Unterband) eingestellt wurden, der Kanal aber identisch geschaltet ist. Die Senderbandlage ist am Bandlagenschalter sichtbar. In der Regel schalten feste Funkstellen (Leitstelle) auf Oberband/Gegenverkehr und mobile Funkstellen (Fahrzeug) auf Unterband/ Gegenverkehr. Die Gesprächsabwicklung erfolgt auf einem Kanalpaar. Der **Verkehrsartenschalter** muss dazu auf Stellung „G" stehen.

Bedingter Gegenverkehr

Der bedingte Gegenverkehr stellt eine **Sonderform** des Funkgegenverkehrs dar. Hierbei werden Funkgeräte ohne Antennenweiche verwendet. Anstelle der Weiche besitzen diese Geräte einen **Antennenumschalter.** Dadurch können sie zwar auf verschiedenen Frequenzen senden und empfangen, aber nicht gleichzeitig.

Richtungsverkehr

Hierbei wird auf der Teilnehmerseite nur gesendet oder nur empfangen. Diese Verkehrsart findet zur **Alarmierung** Anwendung, ein beidseitiger Informationsaustausch ist nicht möglich.

31.2.3 Relaisfunkstellen

Funkgeräte besitzen eine **begrenzte Reichweite,** die durch die Sendeleistung, topographische Besonderheiten (Berge, Täler, Häuserschluchten) oder große Versorgungsflächen bedingt ist. Um die Reichweite zu vergrößern, werden Relaisfunkstellen auf erhöhten und messtechnisch ermittelten Punkten im Versorgungsbereich installiert. Ihr Einsatz ermöglicht die **gleichmäßige Funkversorgung** eines bestimmten Gebiets. Bei diesen Relaisstellen handelt es sich um gegensprechfähige Funkgeräte mit Relaisstellenzusätzen. Diese verbinden zur **Nachrichtenübermittlung** die Sender und Empfänger der Funkgeräte miteinander. Eine ankommende Nachricht wird vom Empfänger der Relaisfunkstelle aufgenommen, direkt auf ihren Sender weitergeleitet und abgestrahlt. Durch die höhere Position der Relaisfunkstelle wird die Reichweite des einzelnen Teilnehmers (Funkgerätes) erhöht und die Verständigung in einem Versorgungsgebiet sichergestellt.

31.3 Gesprächsabwicklung

Das **Funkgespräch** ist ein definierter, unmittelbarer **Informationsaustausch.** Alle Regelungen zum Funksprechverkehr finden sich in der Dienstverordnung Nr. 810.3 (**DV 810.3**). Diese regelt, dass jeder Teilnehmer am Sprechfunkverkehr entsprechend unterwiesen und gemäß den rechtlichen Bestimmungen auf seine Verschwiegenheitspflicht hingewiesen wird. Die Unterweisung ist zu dokumentieren.

Der **Sprechfunkverkehr** ist so kurz wie möglich, aber so umfassend wie nötig durchzuführen. Es ist deutlich, aber nicht zu schnell zu sprechen. So werden unnötige Rückfragen vermieden. Da übermäßig lautes Sprechen nur zu Verzerrungen in Bezug auf die Sprachqualität führt, ist die Lautstärke auf ein Normalmaß zu reduzieren. Ebenso sollten Abkürzungen vermieden werden. Diese führen unter Umständen zu Missverständnissen. Zahlen sind unverwechselbar auszusprechen, d. h. die Ziffern null bis neun werden deutlich betont.

Die Teilnehmer sind mit „Sie" anzureden, Personennamen sowie Amtsbezeichnungen usw. sind nur in begründeten Fällen zu nennen, um den Datenschutz zu gewährleisten. Schwer verständliche Wörter und Eigennamen (Medikamente, Chemikalien usw.) sollten ggf. buchstabiert werden. Weiterhin ist jede Frage mit dem Wort „Frage" und jede Wiederholung mit den Worten „Ich wiederhole" anzukündigen.

Das Funkgespräch beinhaltet **feste Gesprächsbestandteile,** die im Wortlaut immer gleich sind und im Rahmen der DV 810.3 genau definiert wurden. Anruf und Anrufantwort gehören zur Gesprächseröffnung. Durch den Anruf wird ein Funkgespräch eröffnet. Jeder am Funkverkehr der Behörden und Organisationen mit Sicherheitsaufgaben teilnehmenden Institution wurde zur Eindeutigkeit ein **Organisationskennwort** verbindlich zugeteilt (☞ Tab. 31.1).

Der **Anruf** muss den Rufnamen der Gegenseite, das Wort „von …", den eigenen Rufnamen, evtl. die Ankündigung einer

Tab. 31.1: Organisationskennwörter (Funkrufnamen)

Organisation	4-m-Band	2-m-Band
Feuerwehr	Florian	Florentine
Johanniter-Unfallhilfe (JUH)	Akkon	Jonas
Deutsches Rotes Kreuz (DRK)	Rotkreuz	Äskulap
Malteser Hilfsdienst (MHD)	Johannes	Malta
Arbeiter-Samariter-Bund (ASB)	Sama	Samuel
Technisches Hilfswerk (THW)	Heros	(Heros) *Hermine*
Deutsche Lebensrettungs-Gesellschaft (DLRG)	Pelikan	Pelikan (Betriebsfunk Adler)
Rettungshubschrauber (RTH)	Christoph	–
Katastrophenschutzeinheiten (KatS)	Kater	–
Deutsche Gesellschaft zur Rettung Schiffbrüchiger (DGzRS)	Triton	–

Nachricht und die Aufforderung zur Antwort „kommen" enthalten.

Beispiel

„Leitstelle A-Dorf von Akkon 1/83 – 1 – kommen."

Hierauf muss sofort die **Bestätigung** durch eine **Anrufantwort** erfolgen. Inhaltlich muss diese Antwort enthalten: das Wort „Hier …", den eigenen Rufnamen und die Aufforderung zur Antwort „kommen".

Beispiel

„Hier Leitstelle A-Dorf – kommen."

Jetzt ist die Gesprächseröffnung beendet. Nun kann die **Übermittlung der Nachrichten und Informationen** beginnen. Hier folgen z. B. Einsatzinformationen, Lagemeldungen, Nachforderungen, Auftragsübernahme usw.

Beispiel

„Rückmeldung von Northeimer Landstraße, VU, 3 Personen eingeklemmt, Feuerwehr und weitere Rettungsmittel erforderlich – kommen."

Wichtig ist, dass jede übermittelte Nachricht mit dem Wort **„kommen"** abzuschließen ist. Alle Informationen müssen unmissverständlich formuliert werden. Negierungen sind möglichst zu vermeiden und unwichtige Informationen wegzulassen. Nach Beendigung des Informationsaustausches wird das Funkgespräch mit dem Wort **„Ende"** unmissverständlich beendet.

Beispiel

„Hier Leitstelle A-Dorf, verstanden, Ende."

In Deutschland fordert die Aufsichtsbehörde für den Funk der BOS für jede Funkstelle einen eindeutigen und unverwechselbaren **Funkrufnamen.** Dieser wird in die Genehmigungsurkunde eingetragen und muss im Sprechfunkverkehr in angemessener Zeit genannt werden. 1979 wurde ein Schema zu bundeseinheitlichen Funkrufnamen erarbeitet, welches die Mehrzahl der Bundesländer übernommen hat. Der Funkrufname besteht aus drei Teilkennzahlen. Im Rettungsdienst (RD) bezeichnet die erste Teilkennzahl den **Standort** der jeweiligen Funkstelle (Fahrzeug), die zweite die **Art des Fahrzeugs** und die dritte Teilkennzahl gibt die **laufende Nummer** der Fahrzeuge gleicher Bauart an einer Wache (an einem Standort) an. Im Rettungsdienst unterscheiden wir beispielsweise folgende Fahrzeuge:

> **Merke**
>
> **Fahrzeugkennungen**
> Notarztwagen (NAW) 81
> Notarzteinsatzfahrzeug (NEF) 82
> Rettungswagen (RTW) 83
> Krankentransportwagen (KTW) 85

Die Benutzung der zugelassenen Funkrufnamen hat neben der Eindeutigkeit des Fahrzeuges auch taktische Bedeutung für den Einsatzleiter vor Ort.

31.4 Alarmierung per Funk

Analoge Alarmierung

Die Alarmierung der Einsatzkräfte im Rettungsdienst erfolgt überwiegend mittels **Funkmeldeempfängern** (FME). Den Funkmeldeempfängern werden **fünfstellige Kennziffern** zugewiesen. Verschiedene Funkmeldeempfänger können mit gleichen Kennziffern versehen und einer **Alarmierungsschleife** zugeordnet werden. Zur Alarmierung gibt der Leitstellenmitarbeiter eine Ziffer in einen Alarmgeber ein oder steuert den Alarmgeber mittels EDV-System an. Sobald der Alarmgeber aktiviert wird, sendet er die fünfstellige Rufnummer in Form von Tönen (verschiedene Frequenzen) aus (Fünf-Ton-Folge). Nach der Alarmierung prüft ein Tonfolgeauswerter im Funkmeldeempfänger die gesendete Tonfolge. Ist diese mit der hinterlegten fünfstelligen Rufnummer identisch, wird der Lautsprecher des Gerätes aktiviert. Der von der **Leitstelle** ausgestrahlte Weckruf sowie die anschließende Sprachdurchsage werden übertragen. Die beschriebene Form der analogen Alarmierung erfolgt im 4-m-Band.

Digitale Alarmierung

Zwischenzeitlich wurde die digitale Alarmierung entwickelt, die ausschließlich im **2-m-Band-Bereich** erfolgt. Diese Alarmierungsform bedingt jedoch eine eigene technologische Infrastruktur, bestehend aus einem digitalen Alarmgeber (**DAG**), mehreren digitalen Alarmumsetzern (**DAU**) und den digitalen **Meldeempfängern** als Alarmierungsgeräte. Die digitale Alarmierung hat bereits zum größten Teil die analoge Variante abgelöst, da sie wesentlich übertragungssicherer ist, die Sprechfunkkanäle im 4-m-Band nicht belastet und weitreichendere Funktionalitäten bietet. Neben dem Signalton können im digitalen Bereich auch **Textinformationen** auf das Display des Meldeempfängers übertragen werden. So ist eine umfassende und sichere Information der Einsatzkräfte schon in der Alarmierungsphase möglich.

31.5 Funkmeldesystem

Bedingt durch die stetig steigende Belegung der Funkkanäle aufgrund ständig wiederkehrender Routinemeldungen, wurde Anfang der achtziger Jahre für die BOS-Dienste das **Funkmeldesystem** (FMS) entwickelt. Ziel war es, Standardmeldungen wie z. B. „Am Einsatzort eingetroffen" oder „Einsatzbereit über Funk" in einer übertragungstechnisch komprimierteren und damit schnelleren Form zu übertragen. Gleichzeitig sollten aber auch Informationen zur BOS-Zugehörigkeit der Funkstelle (DRK, Feuerwehr usw.), der Funkverkehrskreis, Funkrufname und sonstige fahrzeug- oder besatzungsrelevante Daten übertragen werden.

Mittels eines **digitalen Kurztelegramms** wird nun eine **achtstellige Ziffernkombination** an das FMS-Gerät der Leitstelle übermittelt. Diese Ziffern enthalten alle Routineinformationen, die zur Identifizierung einer Funkstelle (Fahrzeug) nötig sind (Kennung). Gleichzeitig kann hier auch eine **Standardmeldung** in Form einer Zahl abgegeben werden. FMS-Datentelegramme werden durch Drücken der entsprechenden Zifferntaste am FMS-Fahrzeuggerät (Hörer oder Einbaugerät) abgeschickt. Die Übermittlung eines solchen Kurztelegramms dauert zwischen 80 und 160 ms.

Merke

Statusziffern und ihre Bedeutung

0: Notruf (Gerät schaltet auf Sendung)
1: Einsatzbereit über Funk
2: Einsatzbereit an Wache
3: Auftrag übernommen, unterwegs zum Einsatzort
4: Am Einsatzort eingetroffen
5: Sprechwunschanmeldung
6: Nicht einsatzbereit, außer Dienst
7: Abfahrt vom Einsatzort
8: Am Zielort (z. B. Krankenhaus)
9: Frei durch Leitstelle belegbar z. B. Handquittung/Anmeldung

Ist eine Statusmeldung abgegeben, erscheint die jeweilige Ziffer im Display des Fahrzeuggeräts. Im Rahmen der Baustufe II des Funkmeldesystems ist auch die Leitstelle in der Lage, dem Fahrzeug definierte Nachrichten zu übermitteln, wie z. B. „Wache anfahren" oder „Lagemeldung geben". Diese **Fernanweisungen** werden mittels Buchstaben an die betreffenden Fahrzeuge weitergegeben.

Der Buchstabe erscheint im Display des FMS-Fahrzeuggerätes.

Merke

Fernanweisungen
C: Einsatzannahme melden
H: Standort anfahren
E: Einrücken
J: Sprechaufforderung
F: Über Telefon melden
L: Lagemeldung

Ergänzt wird das Funkmeldesystem durch die Weiterentwicklung zur Übertragung von Kurztexten aus dem EDV-Leitstellensystem an das Rettungsmittel. Diese **Kurztexte** können die Einsatzstelle, den Anfahrtsweg oder besondere Gefahrenhinweise beinhalten. Umgekehrt ist auch die **Übermittlung von Daten** an die Leitstelle möglich. Ebenso können Datensätze an die Rettungswache übertragen werden, z. B. zur Abrechnung der rettungsdienstlichen Leistungen.

Wiederholungsfragen

1. Welche Komponenten gehören immer zu einer Funkanlage? (☞ Kap. 31.1)
2. Was verstehen Sie unter den Begriffen BOS und DV 810.3? (☞ Kap. 31, 31.3)
3. Was beschreibt der Begriff Funkverkehrsart und welche Arten kennen Sie? (☞ Kap. 31.2.2)
4. Welche Aufgaben haben Relaisfunkstellen? (☞ Kap. 31.2.3)
5. Nennen Sie die BOS-Kennwörter der am Rettungsdienst beteiligten Organisationen. (☞ Kap. 31.3)
6. Was bedeutet die Abkürzung „FMS" und welche Vorteile hat diese Technologie? (☞ Kap. 31.5)

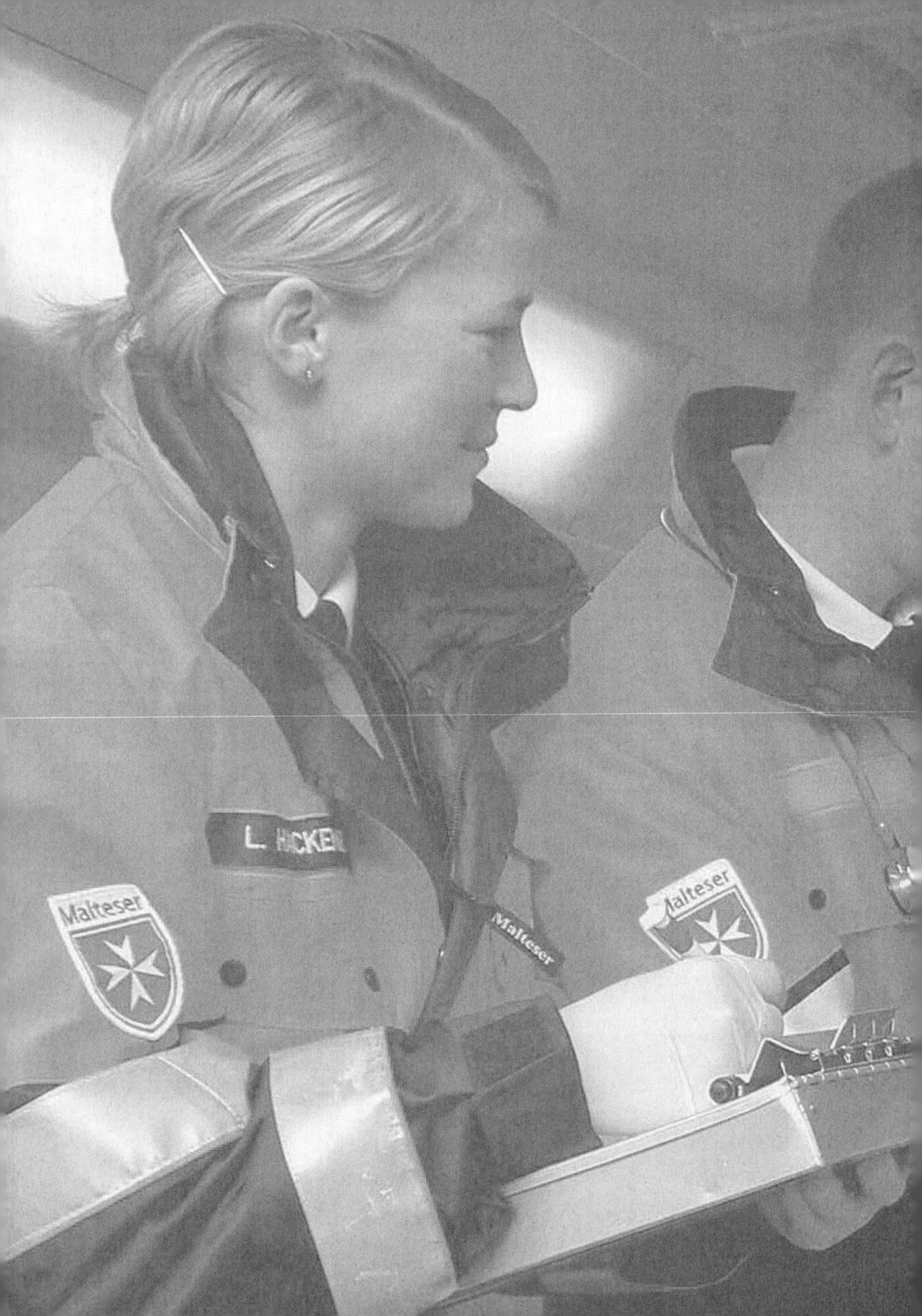

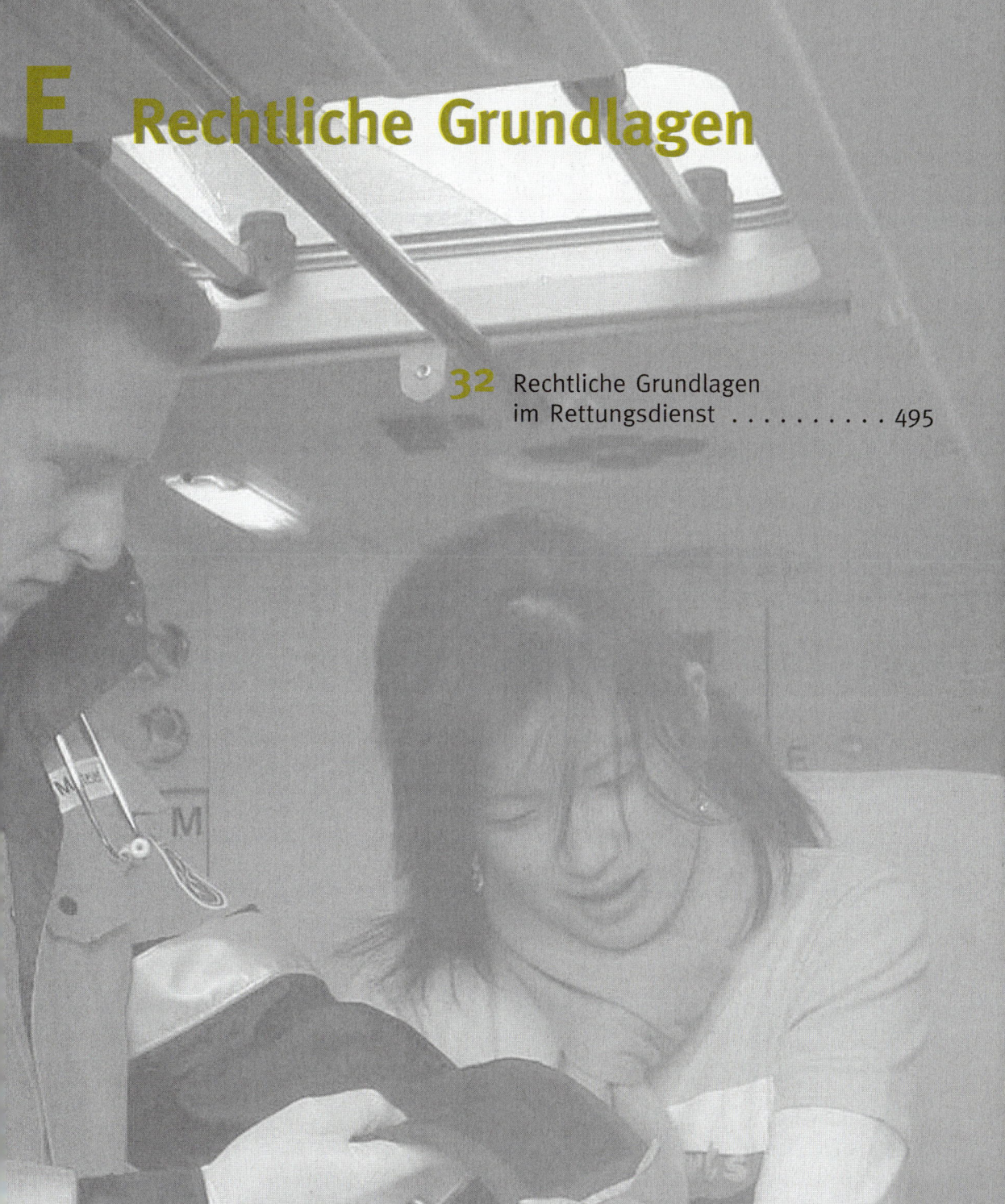

E Rechtliche Grundlagen

Rechtliche Grundlagen 32
im Rettungsdienst

Dennis Lentz

„ Wo Kein Kläger – da Kein Richter!"

§ 34 § 35

Zur Vermeidung von straf-, haftungs- und arbeitsrechtlichen Risiken muss das Rettungsfachpersonal die rechtlichen Grundlagen des Rettungsdienstes kennen. Diese werden als **„Rettungsdienstrecht"** bezeichnet. Das Rettungsdienstrecht umfasst alle Rechtsvorschriften, die für Organisation und Finanzierung des Rettungsdienstes, für Aus- und Fortbildung sowie die Tätigkeit des Rettungsfachpersonals wichtig sind. Das Kapitel beschränkt sich auf die für das Rettungsfachpersonal wesentlichen Aspekte.

32.1 Rechtliche Stellung des Rettungsfachpersonals

Ausführungen zum Thema „Notkompetenz durch Rettungsassistenten" finden sich in Kapitel 28.4.1.

32.1.1 Rechtsstellung der Mitarbeiter im Rettungsdienst

Rettungsfachpersonal kann **hauptberuflich, nebenberuflich, ehrenamtlich,** als **Zivildienstleistender** (ZDL) oder **Freiwilliger** im Rahmen eines sozialen Jahres tätig sein. Die rechtliche Stellung des Rettungsfachpersonals macht für dienstliche Pflichten, straf- und haftungsrechtliche Konsequenzen grundsätzlich keinen Unterschied. Einzelne Ausnahmen bestehen bei Beamten und Zivildienstleistenden. In den folgenden Abschnitten wird stellvertretend für die unterschiedlichen Stellungen des Rettungsfachpersonals von Mitarbeitern, Dienstverhältnissen und Dienstpflichten gesprochen.

Haupt- und nebenberufliche Mitarbeiter

Die Rechte und Pflichten von haupt- und nebenberuflichen Mitarbeitern ergeben sich aus dem jeweiligen **Arbeitsvertrag** und gegebenenfalls aus tarifvertraglichen und betrieblichen Vereinbarungen. Ist die **Berufsfeuerwehr** im Rettungsdienst tätig, kommen Beamte zum Einsatz. Verstoßen haupt- oder nebenberufliche Mitarbeiter gegen gesetzliche oder vertragliche Dienstpflichten, kön-

nen sie abgemahnt und gegebenenfalls gekündigt werden. Auf arbeits- und beamtenrechtliche Fragen wird nicht näher eingegangen.

Ehrenamtliche Mitarbeiter

Die rechtliche Stellung von Ehrenamtlichen ergibt sich aus der das Mitgliedschaftsverhältnis regelnden **Satzung** der jeweiligen Hilfsorganisation. Teilweise sind in den Satzungen **Fortbildungspflichten** und sonstige **Dienstpflichten** der ehrenamtlichen Mitarbeiter ausdrücklich geregelt. Verstoßen ehrenamtliche Mitarbeiter gegen die Satzung, dienstliche Weisungen oder gesetzliche Bestimmungen, können sie von der Rettungsdiensttätigkeit, gegebenenfalls aus der Hilfsorganisation, ausgeschlossen werden.

Zivildienstleistende

Die Rechtsstellung der zivildienstleistenden Mitarbeiter ist im **Zivildienstgesetz** (ZDG) geregelt. Sie haben ihren Dienst gewissenhaft zu erfüllen und müssen sich in die Gemeinschaft, in der sie ihren Dienst ableisten, einfügen. Sie dürfen durch ihr Verhalten den Arbeitsfrieden und das Zusammenleben innerhalb der Zivildienststelle nicht gefährden (§ 27 ZDG). Gegenüber den zivildienstleistenden Mitarbeitern sind der Präsident des Bundesamtes für den Zivildienst, der Leiter der Zivildienststelle sowie andere Vorgesetzte **weisungsbefugt** (§ 30 ZDG).

Zivildienstleistende, die ihren dienstlichen Verpflichtungen, insbesondere dienstlichen Anordnungen, nicht nachkommen, werden mit Freiheitsstrafe bis zu drei Jahren bestraft (§§ 52 ff ZDG). Dienstvergehen können mit Disziplinarmaßnahmen geahndet werden (§ 58a ZDG).

Leistende eines freiwilligen sozialen Jahres

Seit einigen Jahren bieten die Hilfsorganisationen auch im Rettungsdienst Stellen für **Freiwillige** zur Leistung eines sozialen Jahres an. Die rechtliche Stellung der Freiwilligen ergibt sich aus dem **Gesetz zur Förderung eines freiwilligen sozialen Jahres** (FSJG). Vor Beginn des freiwilligen Dienstes ist zwischen dem Freiwilligen und dem Träger des freiwilligen Dienstes eine schriftliche Vereinbarung zu schließen (§ 6 FSJG). Das freiwillige soziale Jahr dauert normalerweise bis zu zwölf Monate und kann einmalig um bis zu sechs Monate verlängert werden (§ 2 Abs. 4 FSJG). Die Freiwilligen erhalten ein Taschengeld, unentgeltliche Unterkunft, Verpflegung und Arbeitskleidung oder entsprechende Geldersatzleistungen (§ 2 Abs. 1 FSJG). Bei Missachtung von dienstlichen Pflichten kann das Dienstverhältnis vom Träger unter denselben Voraussetzungen aufgelöst werden wie ein Arbeitsverhältnis.

32.1.2 Pflichten des Rettungs-fachpersonals

Alle Rettungsdienstmitarbeiter sind verpflichtet, Patienten entsprechend ihrer jeweiligen **Qualifikation** nach aktuellen notfallmedizinischen Erkenntnissen, gegebenenfalls in Zusammenarbeit mit einem Arzt, bestmöglich zu versorgen, zu betreuen und zu transportieren. Dabei haben sie sämtliche gesetzlichen und vertraglichen Vorgaben zu beachten. Sie müssen alle generellen und individuellen **Dienstanweisungen** befolgen. **Generell weisungsbefugt** ist der Vorgesetzte, z.B. für Schichteinteilung, Reinigungspläne, Desinfektionsvorgaben und Ähnliches. Im Einsatzfall ist die Rettungsleitstelle für die Einsatzdisponierung **organisatorisch** und der Notarzt **medizinisch weisungsbefugt**. Ist kein Arzt zugegen, ist der höher qualifizierte Mitarbeiter des Rettungsfachpersonals vor Ort medizinisch weisungsbefugt.

Wer eine medizinische Maßnahme anordnet, hat stets die Verantwortung für die richtige Anordnung (**Anordnungsverantwortung**). Dagegen ist derjenige, der die Maßnahme ausführt, für die korrekte Ausführung verantwortlich (**Ausführungsverantwortung**). Zur Vermeidung eines **Übernahmeverschuldens** (☞ Kap. 32.2.1 und 32.3.2) muss daher derjenige, der eine Maßnahme ausführen soll, dem Anordnenden ungefragt mitteilen, wenn er diese nicht sicher beherrscht.

Fortbildungspflichten des Rettungsfachpersonals ergeben sich nicht nur aus den jeweiligen Dienstverhältnissen, z. B. für haupt- und nebenberufliche Mitarbeiter aus dem Arbeitsvertrag und für Ehrenamtliche aus der Satzung, sondern auch aus den meisten Rettungsdienstgesetzen, für Rettungssanitäter zusätzlich aus dem 520-Stunden-Programm. Meist umfasst die Fortbildungspflicht, unabhängig von der konkreten Qualifikation, **mindestens 30 Stunden** jährlich. Wird die Fortbildungspflicht missachtet, kann dies straf-, haftungs- und arbeitsrechtliche Konsequenzen nach sich ziehen.

Praxistipp

Jede Teilnahme an einer Fortbildung schriftlich bestätigen lassen, um die Einhaltung der Fortbildungspflicht lückenlos belegen zu können.

Darüber hinaus sind in den Rettungsdienstgesetzen der meisten Bundesländer spezielle **Datenschutz- und/oder Dokumentationspflichten** geregelt, die vom Rettungsfachpersonal zu beachten sind. Die Pflicht zur **Dokumentation** der Versorgung und des Transports der Patienten ergibt sich auch als **Nebenpflicht** aus dem Rechtsverhältnis zum Patienten. Wird das Rettungsfachpersonal ohne Notarzt tätig, hat es die Dokumentation selbstständig und unaufgefordert anzufertigen (☞ Kap. 8.2.3). Um späteren Streitigkeiten vorzubeugen, empfiehlt es sich, insbesondere bei alkoholisierten und bewusstlosen Patienten, zusätzlich die Übergabe von Wertsachen des Patienten an die weiterbehandelnde Einrichtung im **Einsatzprotokoll** zu vermerken. Eine unvollständige, mangelhafte oder unterlassene Dokumentation kann für das Rettungsfachpersonal haftungsrechtliche Konsequenzen haben (☞ Kap. 32.3.3).

Praxistipp

Die Übergabe von Wertsachen des Patienten an die weiterbehandelnde Einrichtung immer im Einsatzprotokoll vermerken und bestätigen lassen, insbesondere bei alkoholisierten oder bewusstlosen Patienten.

Weiterhin besteht die dienstliche **Nebenpflicht,** in Rettungsfahrzeugen und im Einsatz nicht zu rauchen. Das Rettungsfachpersonal darf während des Dienstes oder der Dienstbereitschaft weder den Dienst oder die Dienstbereitschaft beeinträchtigende Mittel (z. B. Alkohol, Drogen, manche Medikamente) zu sich nehmen noch den Dienst unter der Wirkung solcher Mittel antreten.

Ferner muss sich die Fahrzeugbesatzung bei jedem Schichtbeginn von der **Fahrtüchtigkeit** des Rettungsfahrzeugs sowie der **Vollständigkeit** und **Funktionsfähigkeit** der Ausrüstung und Ausstattung überzeugen.

Auf die Schweigepflicht und die sich aus dem Medizinprodukterecht ergebenden Pflichten wird gesondert eingegangen (☞ Kap. 32.2.3 und 7.1.2).

32.2 Strafrechtliche Verantwortung

Die wichtigsten Strafvorschriften sind im Strafgesetzbuch (StGB) geregelt. Daneben gibt es spezielle Strafvorschriften, die z. B. im Medizinproduktegesetz (MPG), Arzneimittelgesetz (AMG), Betäubungsmittelgesetz (BtMG) und Infektionsschutzgesetz (InfSG) enthalten sind.

32.2.1 Tötung und Körperverletzung

Die Tötung eines anderen Menschen durch aktives Tun ist als **Totschlag** strafbar (§ 212 StGB).

Bedeutung für das Rettungsfachpersonal hat die **vorsätzliche Körperverletzung,** die nach § 223 StGB mit Freiheitsstrafe bis zu fünf Jahren geahndet wird. **Körperverletzung** bedeutet die körperliche Misshandlung oder Gesundheitsschädigung einer anderen Person, etwa das Ohrfeigen eines Alkoholisierten zur Feststellung der Bewusstseinslage. Auch jede invasive medizinische Maßnahme fällt darunter, wie z. B. das Stechen mit einer Lanzette zur Blutzuckerbestimmung,

die Venenpunktion, die Verabreichung von Medikamenten – unabhängig vom Applikationsweg –, die Intubation und Defibrillation. Für die **Strafbarkeit** spielt es keine Rolle, ob die Maßnahme von einem Arzt oder vom Rettungsfachpersonal vorgenommen wurde. Ebenfalls unerheblich ist, ob die Maßnahme medizinisch indiziert war, zur Heilung beigetragen hat oder fachgerecht, d. h. nach den anerkannten Regeln der ärztlichen Kunst (lege artis), ausgeführt wurde.

Jedoch entfällt die Strafbarkeit, wenn ein Patient **ausdrücklich in die Maßnahme einwilligt** oder sich eine **Einwilligung aus den Umständen** ergibt. Straffreiheit ist auch gegeben, wenn davon ausgegangen werden kann, dass der bewusstlose oder willensunfähige Patient (z. B. durch Alkohol oder Demenz) in die entsprechende Maßnahme einwilligen würde, wenn er dazu in der Lage wäre (**mutmaßliche Einwilligung).**

Eine wirksame Einwilligung setzt beim bewusstseinsklaren Patient immer die Erläuterung der Maßnahme, der damit verbundenen Risiken und gegebenenfalls möglicher Alternativen voraus (**Aufklärung).** Freilich darf die Aufklärung umso geringer ausfallen, je dringlicher die Maßnahme ist. Bei akuter Lebensgefahr kann sie ausnahmsweise komplett entfallen, wenn sich aus den Umständen eine Einwilligung ergibt. Die Ausführung einer Maßnahme, die nicht indiziert ist, nicht fachgerecht oder ohne Einwilligung vorgenommen wird, ist stets strafbar.

Körperverletzung mit Todesfolge wird mit Freiheitsstrafe nicht unter drei Jahren geahndet (§ 227 StGB).

Beispiel

Ein Patient stirbt an den Folgen einer Körperverletzung, z. B. an einem anaphylaktischen Schock oder an einer nicht beherrschbaren Herzrhythmusstörung nach der Applikation eines nicht indizierten Medikaments. Dies ist als Körperverletzung mit Todesfolge (§ 227 StGB) strafbar.

Darüber hinaus ist **fahrlässige Körperverletzung** nach § 229 StGB mit Freiheitsstrafe bis zu drei Jahren und **fahrlässige Tötung** nach § 222 StGB mit Freiheitsstrafe bis zu fünf Jahren strafbar. Rettungsfachpersonal handelt fahrlässig, wenn es die **Sorgfalt** außer Acht lässt, zu der es nach den Umständen und seinen persönlichen Verhältnissen verpflichtet und fähig ist. Paradebeispiele hierfür sind Unachtsamkeit und Schlamperei.

Beispiel

Ein Mitarbeiter bemerkt aus Unachtsamkeit bei Schichtbeginn nicht, dass im RTW Medikamente, medizinische Geräte oder sonstige Medizinprodukte fehlen bzw. nicht einsatzbereit sind. Bei einem Einsatz verstirbt deswegen ein Patient. Der Mitarbeiter ist wegen fahrlässiger Tötung (§ 229 StGB) strafbar.

Ferner kann sich Rettungsfachpersonal durch eine unzureichende oder unterlassene Versorgung eines Patienten nach § 212 i.V.m. § 13 oder § 223 i.V.m. § 13 StGB einer **Tötung oder Körperverletzung durch Unterlassen** strafbar machen. Eine Strafbarkeit durch Unterlassen erfordert nach § 13 StGB, dass eine Pflicht besteht, gesundheitliche Schäden oder den Tod des Patienten durch aktives Tun abzuwenden (**Garantenstellung**). Eine solche Garantenstellung des Rettungsfachpersonals ergibt sich aus der Übernahme des konkreten Einsatzes, außerdem aus den Rettungsdienstgesetzen. Das Rettungsfachpersonal ist daher verpflichtet, sämtliche geeigneten, erforderlichen und zumutbaren Maßnahmen vorzunehmen, um eine drohende Gefahr für die Gesundheit oder das Leben des Patienten abzuwenden sowie weitere Schäden zu verhindern.

Beispiel

Rettungsfachpersonal, das trotz starker Schmerzen des Patienten keinen Notarzt zur Analgesie nachfordert, macht sich einer Körperverletzung durch Unterlassen strafbar (§§ 223 i.V.m. § 13 StGB).

Besitzt jemand die für Notfallrettung, Krankentransport, Sanitätsdienst oder Durchführung einer einzelnen medizinischen Maßnahme erforderlichen Kenntnisse, Fähigkeiten und Erfahrung **nicht,** übernimmt aber trotzdem die entsprechende Tätigkeit

oder die Ausführung der Maßnahme, kommt eine Strafbarkeit wegen Körperverletzung bzw. Tötung aufgrund **Übernahmeverschuldens** in Betracht.

Achtung

Zur Vermeidung einer Strafbarkeit wegen Übernahmeverschuldens darf man Tätigkeiten in Notfallrettung, Krankentransport oder Sanitätsdienst sowie die Ausführung von einzelnen Maßnahmen nur übernehmen, wenn man die dafür erforderlichen Kenntnisse, Fähigkeiten und Erfahrungen besitzt.

32.2.2 Unterlassene Hilfeleistung

Unterlassene Hilfeleistung ist nach § 323c StGB für jedermann strafbar (☞ Tab. 32.1).

Unglücksfälle im Sinne des § 323c StGB sind plötzlich eintretende Ereignisse, die erhebliche Gefahren für Menschen hervorrufen oder hervorzurufen drohen (z. B. Unfallereignis, Krankheitsereignis). Zu beachten ist allerdings, dass nicht jede Krankheit oder Erkrankung automatisch als Unglücksfall einzuordnen ist. Im Rahmen einer Erkrankung kann aber eine plötzliche oder sich rasch verschlimmernde Wendung eintreten. Ausschlaggebend für einen Unglücksfall ist das **plötzliche** Eintreten und die Gefahr, die durch das plötzliche Ereignis für den Patienten ausgeht.

Erforderlich ist eine Hilfeleistung, wenn ohne sie möglicherweise weiterer (gesundheitlicher) Schaden entsteht. Dabei kommt es auf die Erfolgsaussichten der Hilfeleistung ebenso wenig an wie auf die Folgen des Unterlassens.

Zumutbar ist eine Hilfeleistung, wenn sich die hilfeleistende Person **nicht** in erhebliche eigene Gefahr, insbesondere für ihre Gesundheit oder ihr Leben, begibt. Das Rettungsfachpersonal muss also keine viel befahrene Autobahn zu Fuß überqueren, nicht in brennende Gebäude stürmen oder einem psychisch Kranken auf die Bahngleise folgen, solange der Bahnverkehr nicht ruht. Aber aufgrund der beruflichen Stellung des Rettungsfachpersonals und der Möglichkeit von planbaren Schutzmaßnahmen gegen In-

Tab. 32.1: § 323c StGB Unterlassene Hilfeleistung *(Hervorhebungen vom Autor)*

§ 323c StGB Unterlassene Hilfeleistung
Wer bei **Unglücksfällen** oder gemeiner Gefahr oder Not nicht Hilfe leistet, obwohl dies **erforderlich** und ihm den Umständen nach **zuzumuten** ist, insbesondere ohne erhebliche eigene Gefahr und ohne Verletzung anderer wichtiger Pflichten möglich ist, wird mit Freiheitsstrafe bis zu einem Jahr oder mit Geldstrafe bestraft.

Tab. 32.2: § 203 Abs. 1 und 3 StGB Schweigepflicht *(Hervorhebungen vom Autor)*

§ 203 StGB Schweigepflicht
(1) Wer unbefugt ein fremdes Geheimnis, namentlich ein zum persönlichen Lebensbereich gehörendes Geheimnis oder ein Betriebs- oder Geschäftsgeheimnis, offenbart, das ihm als 1. Arzt, Zahnarzt, Tierarzt, Apotheker oder **Angehörigen eines anderen Heilberufs, der für die Berufsausübung oder die Führung der Berufsbezeichnung eine staatlich geregelte Ausbildung erfordert,** ... ... anvertraut worden oder sonst bekannt geworden ist, wird mit Freiheitsstrafe bis zu einem Jahr oder mit Geldstrafe bestraft. ... (3) ... Den in Absatz 1 ... Genannten stehen ihre **berufsmäßig tätigen Gehilfen und die Personen gleich, die bei ihnen zur Vorbereitung auf den Beruf tätig sind** ...

fektionsgefahren entfällt die Zumutbarkeit einer Hilfeleistung durch Rettungsfachpersonal für infizierte Patienten (z. B. HIV oder Tuberkulose) nicht. Für Zivildienstleistende schreibt § 27 Abs. 3 ZDG sogar ausdrücklich vor, dass diese mit dem Dienst verbundene Gefahren auf sich nehmen müssen.

Besteht eine Hilfeleistungspflicht, richten sich **Art und Umfang** der zu leistenden Hilfe nach den **Fähigkeiten und Möglichkeiten** der hilfeleistenden Person. Jede Person muss – im Rahmen ihrer Möglichkeiten – sofort und auf die wirksamste Weise helfen. Jede Person, die über **keine** Erste-Hilfe-Kenntnisse verfügt, ist daher zumindest zur Absicherung einer Notfallstelle, zum Notruf und zur Betreuung eines Verletzten verpflichtet.

Das Rettungsfachpersonal hingegen macht sich schon strafbar, wenn es sich nicht unverzüglich zum Notfallort begibt. Vom Rettungsfachpersonal wird erwartet, dass es seine **besondere Fach- und Sachkunde** sowie zur Verfügung stehende **Hilfsmittel** (Werkzeug oder medizinisches Gerät) einsetzt.

32.2.3 Schweigepflicht

Zweck der Schweigepflicht ist es, den **persönlichen Lebens- und Geheimbereich des Einzelnen zu schützen.** Sie ergibt sich als Nebenpflicht aus dem jeweiligen Dienstverhältnis, für Zivildienstleistende aus § 28 ZDG. Daneben ist sie in manchen Rettungsdienstgesetzen festgeschrieben. Die Verletzung der Schweigepflicht wird unter den be-

sonderen Voraussetzungen des § 203 Abs. 5 StGB mit Freiheitsstrafe bis zu zwei Jahren bestraft.

Der Schweigepflicht im Rettungsdienst unterliegen nicht nur Ärzte und Rettungsassistenten, die zur Führung einer Berufsbezeichnung berechtigt sind (§ 203 Abs. 1 StGB), sondern, unabhängig von ihrer Qualifikation oder ihres rechtlichen Status, **alle im Rettungs- oder Sanitätsdienst tätigen Mitarbeiter** (auch Praktikanten). Für die persönliche Anwendbarkeit der Schweigepflicht kommt es nicht darauf an, ob gerade ein Arzt zugegen ist, sondern nur, ob im Rettungsdienst tätige Personen, die nicht als Rettungsassistent qualifiziert sind, **berufsmäßig tätige Gehilfen** sind (§ 203 Abs. 3 StGB). Berufsmäßig tätig ist, wer bei der eigentlichen Berufsausübung hilft.

Unter den Begriff des **fremden Geheimnisses** fallen alle dienstlichen Angelegenheiten der Dienststelle, die Inanspruchnahme des Rettungsdienstes durch den Patienten, alle Informationen über den Gesundheitszustand des Patienten, seine personenbezogenen Daten und das Transportziel, darüber hinaus sämtliche Informationen aus dem Lebensbereich des Patienten, etwa über dessen persönliche, familiäre, finanzielle und berufliche Angelegenheiten. Unbedeutend ist, ob das Rettungsfachpersonal von diesen Informationen durch ausdrückliche Mitteilung des Patienten oder anderweitig, etwa durch Umschauen in der Wohnung, Kenntnis erlangt hat.

Ausnahmsweise fallen Anlass, Ort und Zeit eines Einsatzes nicht unter die Schweigepflicht, wenn dieser im **öffentlichen Bereich** stattgefunden hat (z. B. bei Verkehrsunfällen).

Die Schweigepflicht besteht über den Tod des Patienten hinaus und gilt gegenüber jedermann, auch gegenüber Angehörigen, Polizei, Staatsanwaltschaft und nicht am konkreten Einsatz beteiligten Kollegen.

Beispiel

Ein Rettungssanitäter wird von seiner Großmutter gefragt, ob die Gerüchte stimmen, dass Frau Maier ins Krankenhaus eingeliefert wurde. Der Rettungssanitäter, der an dem entsprechenden Einsatz beteiligt war, bejaht dies durch Kopfnicken. Allein dadurch hat er sich einer Verletzung der Schweigepflicht strafbar gemacht (§ 203 StGB).

Die Weitergabe eines fremden Geheimnisses ist nicht strafbar, wenn sie mit der ausdrücklichen, sich aus den Umständen ergebenden oder mutmaßlichen Einwilligung eines Patienten geschieht oder wenn eine gesetzliche Pflicht zur Weitergabe (z. B. nach dem Infektionsschutzgesetz [IfSG] ☞ Kap. 6.5.1) besteht. Eine **Einwilligung** des Patienten aus den Umständen ergibt sich beispielsweise, wenn er der für ihn offensichtlichen Weitergabe seiner persönlichen Daten zu Weiterbehandlungs- oder Abrechnungszwecken nicht widerspricht. Sofern es keine gegenteiligen Anhaltspunkte gibt, kann bei **Bewusstlosen** eine mutmaßliche Einwilligung zur Benachrichtigung von Angehörigen angenommen werden. Dasselbe gilt für die Hinzuziehung der **Polizei,** wenn dies im Interesse des Patienten als Geschädigten eines Unfalls oder einer Straftat geschieht. Eine Weitergabe von erlangten Informationen kann außerdem wegen **rechtfertigenden Notstandes** nach § 34 StGB straffrei sein, wenn das Interesse an einer Weitergabe das Geheimhaltungsinteresse des Patienten wesentlich überwiegt, etwa zur Abwendung von ernstlichen Gefahren für Gesundheit oder Leben anderer Personen.

Merke

Sämtliche personenbezogenen Daten des Patienten, Informationen über dessen Gesundheitszustand und alle sonstigen, im Einsatz erlangten Informationen fallen unter die Schweigepflicht.

▷ Paragraphen

32.2.4 Sonstige relevante Strafvorschriften

Wenn das Rettungsfachpersonal einen Patienten gegen seinen Willen festhält, transportiert oder fixiert, macht es sich einer **Nötigung** (§ 240 StGB), möglicherweise einer **Freiheitsberaubung** (§ 239 StGB) strafbar. Die gewaltsame Durchsetzung einer **Zwangseinweisung** (☞ Kap. 18.3) und die **Gewahrsamnahme** (☞ Kap. 32.5.2) zum Schutz des Patienten oder der Allgemeinheit ist der **Polizei** vorbehalten. Ausnahmsweise ist eine Gewaltanwendung zur Abwendung einer akuten Gesundheits- oder Lebensgefahr durch das Rettungsfachpersonal wegen **rechtfertigenden Notstandes** (§ 34 StGB) straffrei, z. B. wenn ein alkoholisierter Patient auf eine befahrene Straße oder ein Suizidgefährdeter im Winter mit leichter Kleidung in den Wald laufen will. In diesen Fällen ist das Rettungsfachpersonal aufgrund seiner Garantenstellung sogar zum Eingreifen verpflichtet.

Bei Manipulationen an Transportscheinen ohne oder gegen den Willen des zuständigen Arztes, etwa wenn Rettungsfachpersonal diese selbst mit Stempel oder Unterschrift versieht oder nachträglich ein anderes Transportmittel ankreuzt, kann wegen **Urkundenfälschung** eine Freiheitsstrafe bis zu fünf Jahren verhängt werden (§ 267 StGB).

Achtung

Manipulationen an Transportscheinen sind als Urkundenfälschung strafbar.

32.3 Zivilrechtliche Haftung

32.3.1 Haftungsrechtliche Grundlagen

Wenn Rettungsfachpersonal fahrlässig oder vorsätzlich seine dienstlichen Pflichten (z. B. durch unzureichende, fehlerhafte oder unterlassene Versorgung des Patienten, Missachtung von oder Verstöße gegen Dienstanweisungen oder Gesetze) verletzt und dem Patienten dadurch ein (gesundheitlicher) Schaden entsteht, muss hierfür das **Rettungsdienstunternehmen** bzw. die **Hilfsorganisation** aufkommen, für die das Rettungsfachpersonal tätig ist. Grundlage dieser Haftung ist das Rechtsverhältnis, das mit der Übernahme der Versorgung und des Transports eines Patienten durch das Rettungsfachpersonal zwischen der Hilfsorganisation bzw. dem Rettungsdienstunternehmen und dem Patienten entsteht – unerheblich, ob der Patient geschäftsfähig ist oder nicht. Der **Schadensersatz** besteht regelmäßig in einer Geldleistung als Kompensation für die entstandenen Schäden, bei erlittenen Schmerzen oder Beeinträchtigungen des Wohlbefindens zusätzlich in einem Schmerzensgeld. Nach den Grundsätzen der Arbeitnehmerhaftung kann die Hilfsorganisation bzw. das Rettungsdienstunternehmen den Mitarbeiter, der den Schaden verursacht hat, bei Vorsatz und grober Fahrlässigkeit im Regelfall vollständig und bei normaler Fahrlässigkeit – je nach den Umständen des Einzelfalls – teilweise in Regress nehmen.

Daneben kommt eine **unmittelbare Haftung des Rettungsdienstmitarbeiters** gegenüber dem Patienten wegen unerlaubter Handlung (§§ 823 ff. BGB) in Betracht, insbesondere wenn er den Patienten vorsätzlich oder fahrlässig an Leben, Gesundheit, Freiheit oder Eigentum geschädigt hat. Da das Rettungsfachpersonal eine **Garantenstellung** gegenüber Patienten hat, kann die schädigende Handlung auch durch Unterlassen geschehen, z. B. durch unzureichende oder unterlassene Versorgung oder Überwachung des Patienten. Hat der Mitarbeiter den Schaden leicht fahrlässig verursacht, kann er nach

den Grundsätzen der **Arbeitnehmerhaftung** von der Hilfsorganisation bzw. dem Rettungsdienstunternehmen eine vollständige Freistellung von seiner Haftung verlangen, bei normaler Fahrlässigkeit – je nach den Umständen des Einzelfalls – eine teilweise. Hat der Mitarbeiter grob fahrlässig oder vorsätzlich gehandelt, muss er im Regelfall den vollständigen Schadensersatz selbst leisten.

Inzwischen hat die Rechtsprechung für Bayern und NRW (anders dagegen für Baden-Württemberg) entschieden, dass wegen der öffentlich-rechtlichen Trägerschaft (z. B. in Bayern die Rettungszweckverbände bzw. in NRW die Kreise und kreisfreien Städte) zumindest in der Notfallrettung **keine unmittelbare Haftung des einzelnen Mitarbeiters** in Betracht kommt, sondern nur der Träger des Rettungsdienstes dem Patienten gegenüber nach Staatshaftungsgrundsätzen (§ 839 BGB, Art. 34 GG) haftet. Dies gilt auch dann, wenn mit der Durchführung der Notfallrettung vom Rettungsdienstträger eine Hilfsorganisation beauftragt wurde. Jedoch kann der Mitarbeiter in Regress genommen werden, wenn er grob fahrlässig oder vorsätzlich gehandelt hat. Ob sich diese Rechtsprechung auf alle anderen Bundesländer übertragen lässt, ist derzeit (2006) noch unklar.

Für die zivilrechtliche Haftung macht es keinen Unterschied, ob jemand haupt-, nebenberuflich oder ehrenamtlich im Rettungsdienst tätig ist. Dagegen bestehen für **Zivildienstleistende** haftungsrechtliche Besonderheiten. Zivildienstleistende haften gegenüber der Zivildienststelle für Schäden, die sie durch Verletzung von dienstlichen Pflichten verursachen, nur bei Vorsatz und grober Fahrlässigkeit (§ 34 ZDG). Verursachen Zivildienstleistende im Zusammenhang mit dienstlichen Tätigkeiten Schäden bei Dritten, etwa an Patienten, haftet diesen gegenüber nach Staatshaftungsgrundsätzen die Bundesrepublik Deutschland (§ 839 BGB, Art. 34 GG). Bei Vorsatz und grober Fahrlässigkeit kann der Zivildienstleistende in Regress genommen werden. Im Unterschied zu Zivildienstleistenden haben **Freiwillige im Rahmen eines sozialen Jahres** kein Haftungsprivileg. Für Schäden, die Freiwillige im Rahmen ihres sozialen Jahres durch Verletzung dienstlicher Pflichten bei ihrer FSJ-Stelle oder Dritten, etwa Patienten, verursachen, haften sie wie haupt-, nebenberufliche und ehrenamtliche Mitarbeiter.

32.3.2 Vorsatz und Fahrlässigkeit

Vorsätzlich handelt nicht nur, wer mit Absicht seine Pflichten bzw. das Leben oder die Gesundheit des Patienten verletzt, sondern auch, wer deren Verletzung für möglich hält und billigend in Kauf nimmt.

Normale bzw. mittlere Fahrlässigkeit liegt vor, wenn die für die entsprechende Tätigkeit erforderliche Sorgfalt außer Acht gelassen wird.

Leichte Fahrlässigkeit ist gegeben, wenn kleinere Unachtsamkeiten oder Nachlässigkeiten geschehen, die wegen der menschlichen Unzulänglichkeit jedem noch so aufmerksamen Mitarbeiter passieren können.

Dagegen handelt **grob fahrlässig,** wer die erforderliche Sorgfalt in besonders schwerem Maße verletzt und Verhaltensregeln missachtet, die unter den gegebenen Umständen jedem hätten einleuchten müssen.

Beispiel

Beispiele für grobe Fahrlässigkeit:

- Benutzung von medizinischen Geräten ohne die erforderliche Ausbildung bzw. zusätzliche Einweisung
- Betreuung des Patienten durch den weniger qualifizierten Mitarbeiter während der Fahrt
- Fortbildungsverpflichtungen seit Jahren nicht oder nur unzureichend erfüllt
- Verstöße gegen Hygiene-/Desinfektionsvorschriften oder Dienstanweisungen
- Rückwärtsfahren ohne Einweiser

Für die zivilrechtliche Haftung gilt ein **objektiver Sorgfaltsmaßstab.** Die **erforderliche Sorgfalt** richtet sich nicht nach den individuellen Kenntnissen und Fähigkeiten des einzelnen Rettungsdienstmitarbeiters, sondern nach den Kenntnissen und Fähigkeiten, die ein Mitarbeiter der jeweiligen **Qualifika-** tionsstufe (z. B. Rettungssanitäter) mit aktueller Fortbildung aufweisen muss. Sie ergibt sich aus den aktuellen notfallmedizinischen Standards, aus Dienstanweisungen und gesetzlichen Vorschriften. Hierfür macht es keinen Unterschied, ob jemand hauptberuflich, als Zivildienstleistender, als Freiwilliger im Rahmen eines sozialen Jahres oder ehrenamtlich im Rettungsdienst tätig ist.

Besondere Beachtung verdient das **Übernahmeverschulden.** Wegen Übernahmeverschuldens haftet ein Mitarbeiter für Schäden, wenn er sich für eine Tätigkeit in der Notfallrettung, im Krankentransport oder Sanitätsdienst einteilen lässt oder eine einzelne medizinische Maßnahme durchführt, ohne die dazu erforderlichen Kenntnisse, Fähigkeiten und Erfahrungen zu besitzen.

32.3.3 Beweisrechtliche Besonderheiten

In Zivilprozessen hat im Normalfall jede Prozesspartei (z. B. der Patient) die Umstände (z. B. fehlerhafte Behandlung durch den Rettungsdienst) zu beweisen, aus denen sich zu ihren Gunsten günstige Rechtsfolgen (z. B. Schadensersatz) ergeben. Allerdings wird – meist aus Unkenntnis – von vielen Rettungsdienstmitarbeitern nicht bedacht, dass es in Prozessen wegen fehlerhafter oder unterlassener Behandlung **Beweiserleichterungen** oder sogar eine **Beweislastumkehr zugunsten des möglicherweise geschädigten Patienten** geben kann. Dies ist bei unzureichender oder unterlassener Aufklärung (☞ Kap. 32.2.1 und 32.5.1), bei lückenhafter, mangelhafter oder unterbliebener Dokumentation (☞ Kap. 8.2.3) oder bei so genannten groben Behandlungsfehlern der Fall. Ein **grober Behandlungsfehler** wird von der Rechtsprechung angenommen, wenn bei der Patientenversorgung gegen elementare Behandlungsregeln verstoßen oder grundlegende Erkenntnisse der Medizin außer Acht gelassen wurden und wenn der Fehler aus objektiv ärztlicher Sicht nicht mehr verständlich ist, weil er schlechterdings nicht unterlaufen darf.

Fallbeispiel für einen groben Behandlungsfehler
Bei einem Verkehrsunfall wird ein Patient vom Rettungsdienst aus einem schwer beschädigten Fahrzeug ohne Anwendung von KED®-System/Spineboard/Schaufeltrage herausgezerrt und ohne Vakuummatratze transportiert, obwohl aufgrund der Fahrzeugbeschädigungen von einer Wirbelsäulenverletzung ausgegangen werden muss.

Bei einer **Beweislastumkehr** muss nicht der Patient beweisen, dass er vom Rettungsdienst aufgrund einer fehlerhaften Versorgung einen Schaden (z.B. Querschnittslähmung) erlitten hat, sondern der Rettungsdienstmitarbeiter muss nachweisen, dass der Patient den Schaden nicht aufgrund fehlerhafter Behandlung erlitten hat. Dies wird ihm selten gelingen.

Bei unzureichender oder unterlassener Aufklärung, bei lückenhafter, mangelhafter oder unterbliebener Dokumentation und bei groben Behandlungsfehlern bestehen zugunsten des geschädigten Patienten Beweiserleichterungen bis hin zur Beweislastumkehr!

32.4   Straßenverkehrsrecht

Im Normalfall gelten für den Rettungsdienst **alle Verkehrsregeln und Verkehrszeichen,** wie z.B. Geschwindigkeitsbeschränkungen, sowie die Vorschriften zur zulässigen Gesamtmasse, Anschnall- und Ladungssicherungspflichten. Auch Angehörige, sitzende und liegende Patienten sind anzuschnallen (Ausnahme: eine Verletzung erlaubt dies nicht). Medizinische Geräte, Gepäck oder Gehhilfen der Patienten (Ladung) sind so zu verstauen oder zu sichern, dass im Fall einer plötzlichen Bremsung niemand durch umherfliegende Ladung zu Schaden kommen kann. Wer diese Pflicht missachtet, handelt grob fahrlässig und haftet für entstandene Schäden. Rettungsdienstfahrzeuge dürfen nur von Personen gesteuert werden, die für das jeweilige Fahrzeug eine erforderliche Fahrerlaubnis besitzen. Mit Rettungsdienstfahrzeugen dürfen nur so viele Personen befördert werden, wie Sitz- und Liegeplätze im Kfz-Schein ausgewiesen sind.

Im Einsatzfall kann es für den Rettungsdienst erforderlich sein, den Notfallort oder das Krankenhaus schneller zu erreichen, als es der normale Verkehrsfluss ermöglicht. Dem hat der Gesetzgeber durch die Vorschriften zu **Sonderrechten** und **Wegerecht** Rechnung getragen. Auch wenn in der Praxis oft von beiden Rechten gemeinsam Gebrauch gemacht wird, ist streng zwischen ihnen zu unterscheiden.

32.4.1   Sonderrechte

Die Sonderrechte des Rettungsdienstes sind in § 35 Abs. 5a und 8 der **Straßenverkehrsordnung** (StVO) geregelt (☞ Tab. 32.3).

Wenn höchste Eile geboten ist, um Menschenleben zu retten oder schwere gesundheitliche Schäden abzuwenden, sind Fahrzeuge des Rettungsdienstes von den Vorschriften der StVO **befreit** (§ 35 Abs. 5a StVO). Diese dürfen z.B. die zulässige Höchstgeschwindigkeit überschreiten, trotz roter Ampelzeichen weiterfahren, entgegen Einbahnstraßen fahren, Grünflächen, Feld- und Forstwege befahren, im Halte- bzw. Parkverbot halten und parken. Allerdings gewährt § 35 Abs. 5a StVO Rettungsdienstfahrzeugen keine Vorrechte, insbesondere keine Vorfahrt, gegenüber dem restlichen Verkehr. Der restliche Verkehr ist nach § 35 StVO nicht verpflichtet, freie Bahn zu schaffen. Auch bei **Sonderrechtsfahrten** müssen Zeichen und Weisungen eines Polizeibeamten beachtet werden (§ 36 StVO). Die Inanspruchnahme von Sonderrechten setzt nicht voraus, dass blaues Blinklicht und Einsatzhorn verwendet werden. Wenn möglich, sollte dies trotzdem geschehen, um andere Verkehrsteilnehmer zu warnen und zu erhöhter Vorsicht anzuhalten.

Zu beachten ist, dass Sonderrechte nur in den Grenzen des § 35 Abs. 8 StVO gewährt werden. Sie dürfen **nur soweit im Einzelfall erforderlich** und nur unter **Beachtung größtmöglicher Sorgfalt** in Anspruch genommen werden. Je weiter sich ein Sonder-

§ 35 StVO Sonderrechte
(1) Von den Vorschriften dieser Verordnung sind die Bundeswehr, der Bundesgrenzschutz, die Feuerwehr, der Katastrophenschutz, die Polizei und der Zolldienst befreit, soweit das zur Erfüllung hoheitlicher Aufgaben dringend geboten ist.
...
(5a) Fahrzeuge des Rettungsdienstes sind von den Vorschriften dieser Verordnung befreit, wenn höchste Eile geboten ist, um Menschenleben zu retten oder schwere gesundheitliche Schäden abzuwenden.
...
(8) Die Sonderrechte dürfen nur unter gebührender Berücksichtigung der öffentlichen Sicherheit und Ordnung ausgeübt werden.

rechtsfahrer über die sonst geltenden Verkehrsvorschriften hinwegsetzt, desto vorsichtiger muss er sein. Ein Sonderrechtsfahrer darf nicht darauf vertrauen, sondern muss sich davon überzeugen, dass ihn alle anderen Verkehrsteilnehmer wahrgenommen und sich auf seine Absicht eingestellt haben. Er darf nicht in eine unübersichtliche Verkehrslage hineinfahren, ohne rechtzeitig anhalten zu können. Insbesondere aus nicht vorfahrtsberechtigten Straßen heraus und über rote Ampeln in Kreuzungen hinein darf ein Sonderrechtsfahrer nur mit Schrittgeschwindigkeit und jederzeitiger Möglichkeit zum vollständigen Anhalten fahren. Bei Fahrten mit Sonderrechten dürfen zu keiner Zeit **andere Verkehrsteilnehmer** wie Autofahrer oder Fußgänger gefährdet oder gar geschädigt werden. Wer diese Vorgaben nicht beachtet, begeht eine Ordnungswidrigkeit (§ 49 Abs. 4 Nr. 2 StVO) und haftet im Falle eines Unfalls zumindest teilweise.

Außerdem befreit § 35 Abs. 5a StVO nur von den Vorschriften der StVO, nicht aber von strafrechtlichen Vorschriften. Auch bei Sonderrechtsfahrten kann man sich wegen Sachbeschädigung, Körperverletzung, Tötung, Nötigung oder Straßenverkehrsgefährdung strafbar machen. Eine **Straßenverkehrsgefährdung** (§ 315c StGB) begeht z. B., wer an unübersichtlichen Stellen, an

Straßenkreuzungen und Straßeneinmündungen zu schnell fährt und dadurch Gesundheit oder Leben eines anderen Menschen gefährdet. Das Fahren unter dem Einfluss von die Fahrtüchtigkeit beeinträchtigenden Mitteln (z. B. Alkohol, Drogen, manche Medikamente) gestattet § 35 StVO nicht. Wer Sonderrechte zu Unrecht ausübt, verstößt nicht gegen § 35 StVO, sondern gegen sämtliche Verkehrsvorschriften, die missachtet werden. Er begeht entsprechende bußgeldbewehrte Ordnungswidrigkeiten und haftet möglicherweise im Fall eines Unfalls.

Merke

Sonderrechte werden nur in den Grenzen des § 35 Abs. 8 StVO gewährt und befreien nicht von strafrechtlichen Vorschriften!

Sonderrechte werden nach § 35 Abs. 5a StVO nur **Fahrzeugen des Rettungsdienstes** gewährt. Deshalb stehen haupt- oder ehrenamtlichen Mitarbeitern des Rettungsdienstes, die aufgrund einer Alarmierung in der Freizeit mit **Privatfahrzeugen** zur Rettungswache, zum SEG-Fahrzeugstandort oder zu Erstversorgungen im Rahmen eines Ersthelfersystems (☞ Kap. 32.5.4) fahren, keine Sonderrechte zu. Auch Fahrzeuge der SEG, des Katastrophenschutzes oder sonstige Vereinsfahrzeuge werden nicht zu „Fahrzeugen des Rettungsdienstes" im Sinne des § 35 StVO, wenn sie von der Rettungsleitstelle für Notfalleinsätze eingesetzt werden. Ersthelfersysteme ersetzen weder den Rettungsdienst, noch sind sie Bestandteil desselben. Werden solche Fahrzeuge zu Erstversorgungen eingesetzt, stehen ihnen daher ebenfalls nie Sonderrechte zu, selbst wenn sie zulässigerweise mit blauem Blinklicht und Sondersignalanlage ausgestattet sind. Etwas anderes gilt wegen des unterschiedlichen Wortlauts in § 35 Abs. 1 StVO („die Feuerwehr") für organisierte Ersthelfer der **Feuerwehren**.

In Einzelfällen können Verkehrsordnungswidrigkeiten wegen **rechtfertigenden Notstands** nach § 16 **Ordnungswidrigkeitengesetz** (OWiG) frei von Ahndung bleiben. Der Verzicht auf Ahndung kommt jedoch nur dann in Betracht, wenn eine gegenwärtige, konkrete Gefahr für Gesundheit oder Leben eines Patienten besteht, z. B. wenn ein Mitarbeiter zu Hause alarmiert wird, um ein zusätzliches Rettungsdienstfahrzeug für einen Notfalleinsatz zu besetzen, oder wenn organisierte Ersthelfer zur Erstversorgung bei akut lebensbedrohlichen Notfällen alarmiert werden.

Dagegen ist der Verzicht auf Ahndung nach dem OWiG bei (vorsorglichen) **Alarmierungen** zur Nachbesetzung von Rettungsmitteln oder zu SEG- (Betreuungs-) Einsätzen dann nicht möglich, wenn (noch) keine konkreten Gesundheits- oder Lebensgefahren bekannt sind.

Die Rechtsprechung ist bei den Voraussetzungen des § 16 OWiG sehr streng und hat für Abweichungen von den Vorschriften der StVO noch deutlich strengere Sorgfaltspflichten aufgestellt als bei Sonderrechtsfahrten. Somit kommen – wenn überhaupt – nur mäßige Geschwindigkeitsüberschreitungen in Betracht. **Auf keinen Fall dürfen andere Verkehrsteilnehmer gefährdet oder geschädigt werden.** Vor Strafverfolgung schützt § 16 OWiG nicht.

32.4.2 Wegerecht

Das Wegerecht ist in § 38 Abs. 1 StVO geregelt (☞ Tab. 32.4).

Wird **blaues Blinklicht** zusammen mit dem **Einsatzhorn** verwendet, haben die übrigen Verkehrsteilnehmer einem Einsatzfahrzeug ohne Rücksicht auf die übliche Verkehrsregelung Vorrang zu gewähren. Sie müssen auf ihren eigenen Vorrang verzichten. Allerdings wird dadurch **kein Vorrangrecht** des Einsatzfahrzeugs begründet. Ein Einsatzfahrzeug darf sich über fremden Vorrang nur hinwegsetzen, wenn der übrige Verkehr erkennbar auf seinen Vorrang verzichtet. Das Fahren mit blauem Blinklicht und Einsatzhorn befreit nicht von den Vorschriften der StVO. Liegen allein die Voraussetzungen des § 38 Abs. 1 StVO, nicht aber die des § 35 Abs. 5a StVO vor (kein Fahrzeug des Rettungsdienstes, sondern z. B. Privatfahrzeug eines organisierten Ersthelfers mit

Tab. 32.4: § 38 Abs. 1 und 2 Blaues Blinklicht

§ 38 Blaues und gelbes Blinklicht
(1) Blaues Blinklicht zusammen mit dem Einsatzhorn darf nur verwendet werden, wenn höchste Eile geboten ist, um Menschenleben zu retten oder schwere gesundheitliche Schäden abzuwenden, eine Gefahr für die öffentliche Sicherheit oder Ordnung abzuwenden, flüchtige Personen zu verfolgen oder bedeutende Sachwerte zu erhalten. Es ordnet an: „Alle übrigen Verkehrsteilnehmer haben sofort freie Bahn zu schaffen." (2) Blaues Blinklicht allein darf nur von den damit ausgerüsteten Fahrzeugen und nur zur Warnung an Unfall- oder sonstigen Einsatzstellen, bei Einsatzfahrten oder bei der Begleitung von Fahrzeugen oder von geschlossenen Verbänden verwendet werden. (3) ...

genehmigter Sondersignalanlage oder Fahrzeug der SEG, das zur Erstversorgung eingesetzt wird), bestehen keine Sonderrechte. **Wegerechtsfahrzeuge** bleiben dann an alle Verkehrsregeln gebunden. Die für Sonderrechtsfahrten dargestellten strengen Sorgfaltspflichten gelten ebenso für Wegerechtsfahrten.

Merke

Das Fahren mit blauem Blinklicht und Einsatzhorn begründet nach § 38 Abs. 1 StVO weder ein Vorrangrecht noch Sonderrechte.

Nach § 38 Abs. 2 StVO darf blaues Blinklicht ohne Einsatzhorn zur **Absicherung** an Einsatzstellen und auf Einsatzfahrten verwendet werden. Allerdings besteht auf Einsatzfahrten dann **kein** Wegerecht. Nach der Rechtsprechung muss der übrige Verkehr bei alleinigem Gebrauch von blauem Blinklicht nicht damit rechnen, dass eine rote Ampel überfahren wird.

Wer ohne das Vorliegen der Voraussetzungen des § 38 StVO blaues Blinklicht zusammen mit dem Einsatzhorn oder allein verwendet, begeht eine bußgeldbewehrte **Ordnungswidrigkeit** (§ 49 Abs. 3 Nr. 3 OWiG). Dies gilt ebenso für andere Verkehrsteilnehmer, die entgegen § 38 Abs. 1 Satz 2 StVO nicht sofort freie Bahn schaffen.

Merke

Nur blaues Blinklicht zusammen mit dem Einsatzhorn gewährt ein Wegerecht.

Blaues Blinklicht und Einsatzhorn (**Sondersignalanlagen**) dürfen an Privatfahrzeugen nur nach behördlicher Genehmigung installiert oder in diesen mitgeführt werden. Gelbes Blinklicht ist an Privat- oder Vereinsfahrzeugen allein zur Absicherung einer Notfallstelle zulässig. Es darf ebenso wenig wie Hupe, Lichthupe und Warnblinker auf Fahrten zur Rettungswache, zum SEG-Fahrzeugstandort oder zu Erstversorgungseinsätzen verwendet werden.

32.5 Sonstige Rechtsvorschriften

32.5.1 Behandlungs- oder Transportverweigerung

Will sich ein Patient trotz medizinischer Notwendigkeit (Indikation) nicht behandeln oder transportieren lassen, ist die Situation einer **Behandlungs- oder Transportverweigerung** gegeben. Diese ist rechtlich als **Haftungsverzicht** des Patienten für gesundheitliche (Folge-) Schäden zu qualifizieren, die möglicherweise durch die Nichtbehandlung oder den Nichttransport entstehen.

Daher muss Rettungsfachpersonal in eigenem Interesse darauf achten, dass dieser **Haftungsverzicht** vom Patienten rechtswirksam erklärt worden ist. Entgegen einer weit verbreiteten Praxis reichen dazu keineswegs allein das Unterschreiben eines Transportverweigerungsformulars durch den Patienten und weitere Zeugen, z. B. Angehörige, aus. Der Patient muss bei **Erklärung** der Transportverweigerung **geschäftsfähig** sein, was etwa bei Alkoholisierung, psychischer Erkrankung, Schock, Gehirnerschütterung,

Demenz oder bei Kindern nicht gegeben ist. Außerdem verlangt die Rechtsprechung eine eindringliche Aufklärung des Patienten über die möglichen gesundheitlichen Folgen seiner Behandlungs- bzw. Transportverweigerung. Auf keinen Fall darf das Rettungsfachpersonal den Patienten bei der ersten Äußerung eines Behandlungs- oder Transportverweigerungswillens verlassen.

Zusätzlich ist der Patient im Fall einer Transportverweigerung eindringlich darauf hinzuweisen, dass er umgehend seinen Hausarzt aufzusuchen hat. Auf dem **Transportverweigerungsformular** sind neben der Behandlungs- oder Transportverweigerung die Aufklärung und die gesundheitlichen Folgen, auf die hingewiesen wurde, im Einzelnen festzuhalten (Beispiel: „Patient wurde eindringlich über den Verdacht auf eine Gehirnerschütterung und deren mögliche Folgen wie Gehirnblutung, Bewusstlosigkeit und Tod hingewiesen."). Eine pauschale Formulierung reicht dazu nicht aus.

Will ein Patient trotz rechtswirksamer Verweigerung das Verweigerungsformular nicht unterschreiben, ist dies durch das Rettungsfachpersonal festzuhalten und, wenn möglich, durch Zeugen, etwa durch Angehörige oder anwesende Polizisten, bestätigen zu lassen.

Kann ein Patient beispielsweise aufgrund von Alkoholisierung oder psychischer Erkrankung den Transport nicht rechtswirksam verweigern, möchte sich aber trotzdem nicht transportieren lassen, hat das Rettungsfachpersonal einen Arzt (je nach den Umständen des Einzelfalls Notarzt, Hausarzt, Ärztlicher Notdienst) oder in offensichtlichen Fällen (z. B. Fraktur mit Fehlstellung oder riesige Wunde, die genäht werden muss) sofort die Polizei hinzuziehen. Ein Arzt kann in einigen Bundesländern im Bedarfsfall einen **zwangsweisen Transport und Behandlung** veranlassen. Auf keinen Fall darf das Rettungsfachpersonal selbst einen Patienten gegen seinen Willen transportieren oder mit Gewalt dazu zwingen (☞ Kap. 32.2.4 und 18.3).

32.5.2 Gewahrsamnahme

Allein die **Polizei** ist befugt, über die Gewahrsamnahme zum Schutz des Betroffenen oder der Allgemeinheit zu entscheiden und diese durchzuführen.

Wurde der Rettungsdienst zu einem Notfall gerufen, ist aber eine medizinische Behandlungsindikation nicht gegeben, sondern eine Gewahrsamnahme durch die Polizei geboten, z. B. zur Ausnüchterung, hat das Rettungsfachpersonal aufgrund seiner Garantenstellung die Pflicht, die Polizei zu benachrichtigen und bis zu ihrem Eintreffen bei der betroffenen Person zu verbleiben.

32.5.3 Sanitätsdienst

Für die sanitätsdienstliche Betreuung von Veranstaltungen und Großereignissen gilt das oben Ausgeführte weitgehend entsprechend. Bei der Betreuung, Versorgung oder Behandlung eines Patienten kommt zwischen der Hilfsorganisation und dem Patienten ein (unentgeltliches) **Rechtsverhältnis** zustande. Im Fall einer fehlerhaften Behandlung oder Versorgung eines Patienten haftet sowohl die **Hilfsorganisation** als auch der **einzelne Mitarbeiter.** Bei sämtlichen ambulanten Versorgungen sind die Patienten, je nach konkreten Beschwerden, aufzuklären und eindringlich darauf hinzuweisen, dass sie nochmals die Hilfsstelle bzw. in den nächsten Tagen einen Arzt aufsuchen müssen, wenn sich die entsprechenden Beschwerden nicht bessern oder wenn sich eine versorgte Wunde entzündet. Um straf- und haftungsrechtliche Konsequenzen zu vermeiden, muss im Fall einer Überforderung des sanitätsdienstlichen Personals parallel zur Erstversorgung des Patienten sofort der Rettungsdienst verständigt werden.

32.5.4 Ersthelfersysteme

Organisierte **Ersthelfer** (Ersthelfersysteme), für die auch die Bezeichnungen **Helfer-vor-Ort-, Voraus-Helfer- oder First-Responder-Systeme** oder **First-Response-Einheiten** gebräuchlich sind, dienen besonders in ländlichen Gegenden dazu, durch Alarmierung von notfallortnahen Ersthelfern das so genannte therapiefreie Intervall bis zum Eintreffen des Rettungsdienstes mit Maßnahmen der erweiterten **Ersten Hilfe** zu verkürzen.

Die Einrichtung von Ersthelfersystemen erfolgt auf freiwilliger, meist ehrenamtlicher Basis. Ihre Durchführung ist **keine Aufgabe des Rettungsdienstes.** Ersthelfersysteme sind weder organisatorisch noch rechtlich Bestandteil des Rettungsdienstes und haben keinen Einfluss auf die vom Rettungsdienst einzuhaltenden Hilfsfristen. Daher stehen organisierten Ersthelfern keine Sonderrechte zu.

Obwohl organisierte Ersthelfer durch die Rettungsleitstellen alarmiert werden, haften für deren Fehler nicht die Rettungsdienstträger oder Betreiber der Rettungsleitstellen, sondern die einzelnen Helfer und deren Organisation. Zwischen dem Rettungsdienstträger, dem Betreiber der Rettungsleitstelle und den Organisationen, die das Ersthelfersystem betreiben, sollten **vertragliche Vereinbarungen** über die Einzelheiten der Organisation des Ersthelfersystems getroffen werden.

Die einschlägigen Empfehlungen halten für organisierte Ersthelfer eine **Ausbildung** von 48 bzw. 80 Stunden, einschließlich einer Ausbildung in der Durchführung der **Frühdefibrillation** mit halbautomatischen Defibrillatoren (AED), für erforderlich.

Eine **regelmäßige Fortbildung** von mindestens vier Stunden pro Halbjahr wird empfohlen. Ersthelfer sollten sich vergewissern bzw. darauf hinwirken, dass sie über ihre Organisation für ihre Tätigkeit **haftpflicht- und unfallversichert** sind. Die von den Ersthelfern eingesetzten Fahrzeuge müssen für die Tätigkeit als Ersthelfer versichert sein.

Wiederholungsfragen

1. Nennen Sie die dienstlichen Pflichten, die für Rettungsfachpersonal bestehen. (☞ Kap. 32.1.2)

2. Unter welchen Voraussetzungen ist eine invasive medizinische Maßnahme nicht als Körperverletzung strafbar? Welche Arten von Einwilligung unterscheidet man? Unter welchen Umständen kann man eine mutmaßliche Einwilligung annehmen? (☞ Kap. 32.2.1)

3. Welche Pflichten ergeben sich für das Rettungsfachpersonal aus der Garantenstellung gegenüber Patienten? (☞ Kap. 32.2.1)

4. Wann liegt eine unterlassene Hilfeleistung vor? Darf Rettungsfachpersonal die Versorgung eines Patienten wegen einer möglichen Infektionsgefahr ablehnen? Welche Anforderungen ergeben sich aus § 323c StGB für Hilfeleistungen durch Rettungsfachpersonal? (☞ Kap. 32.2.2)

5. Nennen Sie Beispiele für ein Übernahmeverschulden. (☞ Kap. 32.2.1, 32.3.2)

6. Nennen Sie alle Informationen, die unter die Schweigepflicht fallen. Wann ist die Weitergabe von Informationen nicht strafbar? (☞ Kap. 32.2.3)

7. Der Arzt in der Notaufnahme weigert sich, einen Transportschein auszustellen bzw. zu unterschreiben. Dürfen Sie als Rettungsfachpersonal diesen selbst ausstellen bzw. unterschreiben? (☞ Kap. 32.2.4)

8. Kann ein Rettungsdienstmitarbeiter von seiner Hilfsorganisation bzw. seinem Arbeitgeber in Regress genommen werden, wenn diese bzw. dieser einem Patienten wegen seines Fehlers Schadensersatz leisten muss? (☞ Kap. 32.3.1, 32.3.2)

9. Ist es zulässig, dass der höher qualifizierte Kollege während eines Patiententransportes das Rettungsdienstfahrzeug steuert? (☞ Kap. 32.3.2)

10. Welche beweisrechtlichen Besonderheiten bestehen bei Prozessen wegen unterlassener oder fehlerhafter Behandlung? Warum ist dafür eine vollständige Dokumentation so wichtig? (☞ Kap. 32.3.3)

11. Welche Rechte gewährt die StVO Fahrzeugen des Rettungsdienstes, um den Notfallort schneller zu erreichen? Erläutern Sie diese und ihre Unterschiede. Welche Sorgfaltspflichten bestehen bei Sonderrechts- und Wegerechtsfahrten? (☞ Kap. 32.4)

12. Nennen Sie die Voraussetzungen einer wirksamen Transportverweigerung. Wie gehen Sie vor, wenn ein Patient den Transport aufgrund starker Alkoholisierung nicht rechtswirksam verweigern kann? (☞ Kap. 32.5.1)

13. Was müssen Sie bei der Gewahrsamnahme eines Patienten beachten? (☞ Kap. 32.5.2)

14. Worauf müssen Sie bei einem Sanitätsdienst besonders achten? (☞ Kap. 32.5.3)

Anhang

Literaturverzeichnis

Bastigkeit M.: Medikamente in der Notfall-medizin: Das Handbuch und Nachschlage-werk für die tägliche Praxis, 6. Auflage. Stumpf & Kossendey, Edewecht/Wien 2003.

Beck A., Bayeff-Fillof M., Sauerland S., Huber-Lang M.: Wirbelsäulenverletzung in der Prä-klinik. Notfall- & Rettungsmedizin 8 (2005), S. 162 – 169.

Böbel M., Hündorf H.-P., Lipp R., Veith J. (Hrsg.): LPN-San: Lehrbuch für Rettungs-sanitäter, Betriebssanitäter und Rettungs-helfer, 2. Auflage. Stumpf & Kossendey, Ede-wecht/Wien 2006.

Böker K.H.W.: Die hepatische Enzephalopathie – Angriff aufs Gehirn. Notfallmedizin 27 (2001), S. 250 – 255.

Book M.: Sofortmaßnahmen bei einem verun-fallten Taucher mit Pneumothorax. Rettungs-dienst 26 (2003), S. 1081 – 1083.

Braig F., Halank M., Kipke R., Höffken G.: Not-fallbehandlung der akuten Exazerbation der COPD und des Asthmaanfalls. Der Notarzt 21 (2005), S. 83 – 88.

Brambrink A.M., Noppens R.: Der Notfallpati-ent im Schock. Notfall- & Rettungsmedizin 4 (2001), S. 4 – 15.

Criée C.-P.: COPD-Management und COPD-Leitlinien. Notfallmedizin 29 (2003), S. 404 – 408.

Depta A., Kern T., Brambrink M.: Sedierung und Analgesie beim kindlichen Notfall. Not-fall- & Rettungsmedizin 4 (2001), S. 416 – 420.

DIN 13050, 2002.

DIN EN 1789, 2004.

Dodegge G.: Unterbringung nach den Landes-unterbringungsgesetzen. Notfall- & Rettungs-medizin 8 (2005), S. 139 – 148.

Dt. Ges. f. Kinder- und Jugendpsychiatrie u. a. (Hrsg.): Leitlinien zur Diagnostik und Thera-pie von psychischen Störungen im Säuglings-, Kindes- und Jugendalter, 2. Auflage. Deut-scher Ärzte Verlag, Köln 2003.

Dt. Ges. f. Kinderchirurgie: Leitlinie der Deut-schen Gesellschaft für Kinderchirurgie zum Battered-child-Syndrom, Kindesmisshand-lung. AWMF-Leitlinien-Register Nr. 006/090. 2002.

Eberhard M., Schäfer R.: Klinikleitfaden Anäs-thesie, 5. Auflage. Urban & Fischer, Mün-chen/Jena 2005.

Eicke, M.: Schlaganfall. Notfall- & Rettungs-medizin 8 (2005), S. 247 – 253.

Emminger H.A. (Hrsg.): Exaplan: Das Kom-pendium der klinischen Medizin, 4. Auflage. Urban & Fischer, München/Jena 2003.

Enke K., Flemming A., Hündorf H.-P., Knacke P.G., Lipp R., Rupp P.: Lehrbuch für prä-klinische Notfallmedizin, Band 1 – 4, 3. Auf-lage. Stumpf & Kossendey, Edewecht/Wien 2005.

European Resuscitation Council: Guidelines for Resuscitation, 2005.

Faller A.: Der Körper des Menschen. Einführung in Bau und Funktion, 14. Auflage. Thieme, Stuttgart/New York 2004.

Frick H., Leonhardt H., Starck D.: Taschenlehr-buch der gesamten Anatomie, Band 1 und 2, 4. Auflage. Thieme, Stuttgart/New York 1992.

Gorgaß B., Ahnefeld F.W., Rossi R., Lippert H.-D., Krell W., Weber G.: Rettungsassistent und Rettungssanitäter, 7. Auflage. Springer, Berlin/Heidelberg/New York 2005.

Graß H., Grellner W.: Plötzlicher Kindstod der anderen Art. Der Notarzt 14 (1998), S. 23 – 25.

Gries A.: Notfallmanagement bei Beinahe-Er-trinken und akzidenteller Hypothermie. Not-fall- & Rettungsmedizin 4 (2001), S. 529 – 541.

Hahn J.-M.: Checkliste Innere Medizin, 4. Auf-lage. Thieme, Stuttgart/New York 2003.

Hasche H.: Bedeutung der Schulung von Diabe-tikern. Notfallmedizin 28 (2002), S. 86 – 90.

Heintzen M.P.: Akut-Management beim Myo-kardinfarkt. Notfallmedizin 29 (2003), S. 448 – 452.

Heister U.: Praxis der Notfallmedizin 2003. Handbuch des Notarztdienstes Bonn.

Hering R.: Risikofaktor „PFO": Tauchen und offenes Foramen ovale. Rettungsdienst 26 (2003), S. 1078–1080.

Hermann H.-P.: Diagnostik und Therapie beim akuten Koronarsyndrom. Notfallmedizin 29 (2003), S. 462–467.

Herold G. et al: Innere Medizin. Eigenverlag 2005.

Herrmann B.: Medizinische Diagnostik bei sexuellem Kindesmissbrauch, 2. Auflage. Unveröffentlichtes Manuskript. Kassel 1998.

Hirner A., Weise K.: Chirurgie Schnitt für Schnitt, 1. Auflage. Thieme, Stuttgart/New York, 2003.

Ittner K.P., Koppenberg J.: Pharmakologische Therapie in der Notfallmedizin – Notfallmedizinische Gesichtspunkte. Der Notarzt 19 (2003), S. 177–181.

Jost U.: Ertrinkungsunfälle heute: „Beinahe-Ertrinken". Notfallmedizin 27 (2001), S. 372–375.

Kardos P.: Anaphylaktischer Schock. Notfallmedizin 28 (2002), S. 134–139.

Karow T., Lang-Roth R.: Allgemeine und spezielle Pharmakologie und Toxikologie: Vorlesungsorientierte Darstellung, 11. Auflage. Eigenverlag 2003.

Köhler U., Steinhorst U.: Druck im Auge Symptomatik und Therapie des akuten Glaukoms. Notfallmedizin 27 (2001), S. 38–41.

Koppenberg J., Taeger K.: Stromunfälle. Notfall- & Rettungsmedizin 4 (2001), S. 283–298.

Kühn D., Luxem J., Runggaldier K.: Rettungsdienst, 3. Auflage. Urban & Fischer, München/Jena 2004.

Leitlinien der Deutschen Gesellschaft für Urologie: Blasenentleerungsstörungen. AWMF-Leitlinien-Register Nr. 043/041. 2003.

Leonhardt U.: Moderne Diabetestherapie. Notfallmedizin 28 (2002), S. 55.

Lier H.: „Euphorie und Tiefenrausch": Atemgasintoxikationen beim Tauchen. Rettungsdienst 26 (2003), S. 1084–1087.

Lutomsky B., Flake F.: Leitfaden Rettungsdienst, 3. Auflage. Urban & Fischer, München/Jena 2003.

Madler C., Jauch K.-W., Werdan K.: Das NAW-Buch: praktische Notfallmedizin, 2. Auflage. Urban & Fischer, München/Jena 1998.

Mandl M.: Fieberkrampf – bedrohlich, aber meist ohne Folgen. Notfallmedizin 27 (2001), S. 536–541.

Manger A., Zoremba N., Feist N. et al: Erstbehandlung Brandverletzter. Notfall- & Rettungsmedizin 4 (2001), S. 421–425.

Menzel-Severing J., Hering R., Schroeder S.: Präklinisches Management der Unterkühlung: schnelle Wiedererwärmung verbessert Prognose. Notfallmedizin 29 (2003), S. 514–520.

Merbs R. et al: Einheitlicher Mindeststandard für die Versorgung Brandverletzter durch den Rettungsdienst. Rettungsdienst 27 (2004), S. 36–41.

Moormann O.: Pathophysiologie, Diagnostik und Schmerztherapie der akuten Harnleiterkolik. Notfallmedizin 27 (2001), S. 198–201.

Müller M.: Chirurgie für Studium und Praxis – 2006/07, 8. Auflage. Medizinische Verlags- und Informationsdienste, Breisach 2005.

Natzer, R.F.D.: Tauchunfallbehandlung. Notfall- & Rettungsmedizin 7 (2004), S. 121–137.

Peters O., Runggaldier K.: Algorithmen im Rettungsdienst, 2. Auflage. Urban & Fischer, München/Jena 2005.

Pschyrembel Klinisches Wörterbuch, 260. Auflage. de Gruyter, Berlin/New York 2004.

Purucker E.A., Gartung C., Matern S.: Symptomatik – Diagnostik – Therapie Gastrointestinale Blutung. Notfallmedizin 27 (2001), S. 416–424.

Reinbold J.: Akuttherapie der diabetischen Notfälle. Notfallmedizin 28 (2002), S. 82–84.

Reinsch B., Ehren M., Pfohl M.: Hypoglykämische Notfälle bei Typ 1- und Typ 2-Diabetespatienten. Notfallmedizin 29 (2003), S. 134–138.

Reith M.W.: Prioritätenorientiertes Schocktraumamanagement. Notfall- & Rettungsmedizin 7 (2004), S. 279–292.

Rendenbach U., Glatz U.: Misshandlung und Vergewaltigung von Kindern. Notallmedizin 28 (2002), S. 32–35.

Renz-Polster H., Krautzig S., Braun J.: Basislehrbuch Innere Medizin, 3. Auflage. Urban & Fischer, München/Jena 2004.

Schatz H.: Hypoglykämie – eine wichtige Differentialdiagnose bei jedem bewusstlosen Patienten. Notfallmedizin 29 (2003), S. 115.

Schiebler T.: Anatomie - Histologie, 9. Auflage. Springer, Berlin/Heidelberg/New York 2004.

Schmidt R., Thews G., Lang F.: Physiologie des Menschen, 28. Auflage. Springer, Berlin/Heidelberg/New York 2000.

Scholl H., Bargon P.: Stand und Perspektiven: Das Luftrettungssystem in Deutschland. Rettungsdienst 27 (2004), S. 534–535.

Literaturverzeichnis

Schröder S. et al: Notfallmedizinische Versorgung des schweren Tauchunfalls. Rettungsdienst 26 (2003), S. 1070–1077.

Silbernagl S., Despopoulus A.: Taschenatlas der Physiologie, 6. Auflage. Thieme, Stuttgart/New York 2003.

Silbernagl S., Lang F.: Taschenatlas der Pathophysiologie, 2. Auflage. Thieme, Stuttgart/New York 2005.

Speckmann E., Wittkowski W.: Bau und Funktion des menschlichen Körpers, 20. Auflage. Urban & Fischer, München/Jena 2004.

Staschull S. (Red.): Altenpflege konkret. Gesundheits- und Krankheitslehre, 2. Auflage. Urban & Fischer, München/Jena 2003.

Wachter C., Beischer W.: Diabetes mellitus – Notfallsituationen und Folgeerkrankungen. Rettungsdienst 18 (1995), S. 438–443.

Wiese S.: Medikamentöse Therapie beim schweren Tauchunfall. Rettungsdienst 26 (2003), S. 1088–1091.

Wirtz, S.: Der Drogennotfall. Notfall- & Rettungsmedizin 7 (2004), S. 435–451.

Wolf A.: Hygieneleitfaden für den Rettungsdienst: Das Handbuch für die tägliche Praxis, 2. Auflage. Stumpf & Kossendey, Edewecht/Wien 2001.

Ziegenfuß T.: Checkliste Notfallmedizin, 3. Auflage. Thieme, Stuttgart/New York 2005.

Internet-Adressen

Fachinformationen

Gefahrgut	www.gefahrgut.de
Gifte	www.gifte.de
Giftnotrufzentralen	www.giftinfo.de
Medikamente	www.gelbe-liste.de
Notfallseelsorge	www.notfallseelsorge.de
Rettungshubschrauber	www.rettungshubschrauber.de
Verbrennungsbetten	www.feuerwehr.hamburg.de

Gesellschaften und Organisationen

ADAC Luftrettung GmbH	www.adac.de/Luftrettung
American Heart Association (AHA)	www.americanheart.org
Arbeiter-Samariter-Bund e.V. (ASB)	www.asb.de
Arbeitsgemeinschaft der in Bayern tätigen Notärzte e.V.	www.agbn.de
Arbeitsgemeinschaft südwestdeutscher Notärzte e.V.	www.agswn.de
Arbeitsgemeinschaft der in Hessen tätigen Notärzte e.V.	www.aghn.org
Arbeitsgemeinschaft der in Thüringen tätigen Notärzte e.V.	www.agtn.de
Arbeitsgemeinschaft sächsischer Notärzte e.V.	www.agsn.org
Arbeitsgemeinschaft Notärzte in Nordrhein-Westfalen e.V.	www.agnnw.de
Arbeitsgemeinschaft der in Norddeutschland tätigen Notärzte e.V.	www.agnn.com
Arbeitsgemeinschaft in Sachsen-Anhalt tätiger Notärzte e.V.	www.agsan.de
Arbeitsgemeinschaft in Brandenburg tätiger Notärzte e.V.	www.copyworxx.de/agbrn
Arbeitsgemeinschaft der in Mecklenburg-Vorpommern tätigen Notärzte e.V.	www.band-online.de/agmn/html/agmn_fr.html
Arbeitsgemeinschaft Notarzt Berlin e.V.	www.band-online.de/agnb/html/agnb_fr.html
Bundesärztekammer	www.baek.de
Bundesarbeitsgemeinschaft Erste Hilfe	www.bageh.org
Bundesvereinigung der Arbeitsgemeinschaften Notärzte Deutschlands e.V.	www.band-online.de

Deutsche Gesellschaft zur Rettung Schiffbrüchiger (DGzRS)	www.dgzrs.de
Deutsche Rettungsflugwacht	ww.drf.de
Deutsches Rotes Kreuz (DRK)	www.drk.de
European Resuscitation Council (ERC)	www.erc.edu
Johanniter-Unfall-Hilfe (JUH)	www.juh.de
Malteser Hilfsdienst (MHD)	www.malteser.de

Behörden und Ministerien

Akademie für Krisenmanagement, Notfallplanung und Zivilschutz (AKNZ)	www.zivilschutz-online.de
Bundesamt für Bevölkerungsschutz und Katastrophenhilfe	www.bevoelkerungsschutz.de
Bundeszentrale für gesundheitliche Aufklärung	www.bzga.de
Bundesministerium für Gesundheit und Soziales	www.bmgs.bund.de
Institut für Notfallmedizin	www.stadt-koeln/feuerwehr/rettung.ifn
Paul Ehrlich Institut für Sera und Impfstoffe	www.pei.de
Rettungsdienst Baden-Württemberg	www.sozialministerium.baden-wuerttemberg.de
Rettungsdienst Bayern	www.rd-bayern.de
	www.stmi.bayern.de/sicherheit/rettungswesen
Rettungsdienst Berlin	www.berliner-feuerwehr.de
Rettungsdienst Brandenburg	www.magsf.brandenburg.de
Rettungsdienst Bremen	www.feuerwehr-bremen.org
Rettungsdienst Hamburg	www.feuerwehr.hamburg.de
Rettungsdienst Hessen	www.sozialministerium.hessen.de
Rettungsdienst Mecklenburg-Vorpommern	www.uni-regierung.de
Rettungsdienst Niedersachsen	www. mi-niedersachsen.de
Rettungsdienst NRW	www.mags.nrw.de
Rettungsdienst Rheinland-Pfalz	www.ism.rlp.de
Rettungsdienst Saarland	www.innen.saarland.de
Rettungsdienst Sachsen	www. sani.sachsen.de
Rettungsdienst Sachsen-Anhalt	www.uni.sachsen-anhalt.de
Rettungsdienst Schleswig-Holstein	www.landesregierung.schleswig-holstein.de
Rettungsdienst Thüringen	www.thueringen.de/de/tim
Robert-Koch-Institut	www.rki.de

Sachregister

Die 7 Grundeinheiten des weltweit gültigen Système International d'Unités (SI-Einheiten)

Größe	Name	Symbol
Länge	Meter	m
Masse	Kilogramm	kg
Zeit	Sekunde	s (veraltet: Sek.)
Elektrische Stromstärke	Ampere	A
Temperatur	Kelvin (älter, aber noch üblich: Grad Celsius)	K ($^{\circ}$C, 0 $^{\circ}$C = 273,15 K)
Lichtstärke	Candela	cd
Stoffmenge	Mol	mol

Aus den Grundeinheiten abgeleitete Einheiten und Auswahl weiterer zugelassener Einheiten

Größe	Name	Symbol
Fläche	Quadratmeter	m^2
Volumen	Kubikmeter	m^3
Flüssigkeitsvolumen	Liter	l
Massenkonzentration	Kilogramm/Kubikmeter oder Kilogramm/Liter	kg/m^3 bzw. kg/l
Stoffmengenkonzentration	Mol/Liter	mol/l
elektrische Spannung	Volt	V
elektrische Leistung	Watt	W
Kraft	Newton	N
Druck	Newton/Quadratmeter = Pascal (der Blutdruck darf auch in Millimeter Quecksilbersäule angegeben werden)	Pa (mmHg)
	veraltet: Bar	bar
	Der positive endexspiratorische Druck (PEEP) wird in Zentimeter Wassersäule gemessen.	cmH_2O
Energie	Joule (ältere Einheit: Kalorie)	J (cal)
Frequenz	Hertz	Hz = 1/s

Standardvorsilben für dezimale Vielfache und Teile von SI-Einheiten

Vorsilbe	Kurzzeichen	Bedeutung
Giga	G	Milliardenfach = 10^9 = 1 000 000 000
Mega	M	Millionenfach = 10^6 = 1 000 000
Kilo	k	Tausendfach = 10^3 = 1000
Hekto	h	Hundertfach = 10^2 = 100
Deka	da	Zehnfach = 10^1 = 10
—	—	Einfach = 10^0 = 1
Dezi	d	Zehntel = 10^{-1} = 0,1
Zenti	c	Hundertstel = 10^{-2} = 0,01
Milli	m	Tausendstel = 10^{-3} = 0,001
Mikro	μ („mü")	Millionstel = 10^{-6} = 0,000 001
Nano	n	Milliardstel = 10^{-9} = 0,000 000 001
Piko	p	Billionstel = 10^{-12} = 0,000 000 000 001
Femto	f	Billiardstel = 10^{-15} = 0,000 000 000 000 001

Umrechnung von Einheiten

Größe	Umrechnung
Volumen	1 l $\cong$ 10^{-3} m^3 $\cong$ 1 000 cm^3
	1 ml $\cong$ 10^{-6} m^3 $\cong$ 1 cm^3
	1 μl $\cong$ 10^{-9} m^3 $\cong$ 1 mm^3
Druck	1 cmH_2O $\cong$ 100 Pa $\cong$ 1 mbar $\cong$ 0,75 mmHg
	1 mmHg $\cong$ 133 Pa $\cong$ 1,33 mbar $\cong$ 1,33 cmH_2O
	1 bar $\cong$ 10 N/cm^2 $\cong$ 1 000 cmH_2O $\cong$ 750 mmHg $\cong$ 100 000 Pa
Energie	1 cal = 4,185 J $\rightarrow$ 1 J = 0,2389 cal
Temperatur	Temperatur [$^{\circ}$C] $\cong$ Temperatur [K] −273,15 bzw. Temperatur [K] +273,15 $\cong$ Temperatur [$^{\circ}$C]